CHIRURGIE

FÜR STUDIUM UND PRAXIS

Unter Berücksichtigung des Gegenstands-
kataloges und der mündlichen Examina
in den Ärztlichen Prüfungen

13. Auflage

2016/17

Markus Müller
und Mitarbeiter

Medizinische Verlags- und Informationsdienste • Breisach

Autor:

Dr. med. Markus Müller
Neutorplatz 4
D-79206 Breisach a. Rh.
E-Mail: med.verlag-dr.mueller@t-online.de

13. Auflage, Jahrgang 2016/2017

ISSN: 1437-6717
ISBN: 978-3-929851-12-0

Wichtige Hinweise: Medizin als Wissenschaft ist im ständigen Fluss. Hinsichtlich der in diesem Buch angegebenen Anwendungen von Therapien und Dosierungen von Medikamenten wurde die größtmögliche Sorgfalt beachtet. Dennoch ist der Leser aufgefordert, die entsprechenden Empfehlungen der Hersteller zu den verwendeten Präparaten zu prüfen, um in eigener Verantwortung festzustellen, ob die Indikation, Dosierungen und Hinweise auf Kontraindikationen gegenüber den Angaben in diesem Buch abweichen. Dies ist insbesondere wichtig bei selten verwendeten Präparaten oder solchen, die neu auf den Markt gebracht worden sind oder off-label eingesetzt werden. Eine Garantie oder Gewähr für die Aktualität, Vollständigkeit und Richtigkeit der Inhalte dieses Buches übernehmen wir ausdrücklich nicht.

Aus der Bezeichnung einer Ware mit dem für sie eingetragenen Warenzeichen kann bei Fehlen des Vermerkes ® od. ™ nicht geschlossen werden, dass es sich um einen freien Warennamen handelt. Angegebene Handelsnamen sind Beispiele für Medikamente mit dem entsprechenden Wirkstoff ohne Anspruch auf Vollständigkeit produzierender Hersteller. Jegliche Haftung, die auf irgendeine Art aus der Benutzung der in diesem Buch enthaltenen Informationen oder Teilen davon entsteht, wird ausgeschlossen.

Für alle angegebenen Internet-Links in diesem Buch gilt, dass wir uns ausdrücklich von allen Inhalten der angegebenen Seiten distanzieren und uns diese Inhalte nicht zu eigen machen. Die Nutzung der Links erfolgt auf eigene Verantwortung und eigenes Risiko.

Bezug über den Buchhandel oder beim Verlag:

Medizinische Verlags-
und Informationsdienste
Neutorplatz 4
D-79206 Breisach/Rh.

Bestellungen im Direktversand vom Verlag sind in Deutschland zum Einzelpreis von **34,-- EUR** pro Expl. (inkl. MwSt. und aller Versandkosten) bei nebenstehender Adresse möglich.

Mengenpreise, Antiquariat u. Mängelexemplare auf Anfrage (E-Mail: med.verlag-dr.mueller@t-online.de)

Auslandspreis unverbindlich: 36,-- EUR

Bibliografische Information der Deutschen Bibliothek

Die Deutsche Bibliothek verzeichnet diese Publikation in der Deutschen Nationalbibliografie; detaillierte bibliografische Daten sind im Internet über www.portal.dnb.de abrufbar.

Alle Rechte vorbehalten!

Das Werk, einschließlich aller seiner Teile, ist urheberrechtlich geschützt. Die dadurch begründeten Rechte, insbesondere die der Übersetzung, des Nachdruckes, der Mikroverfilmung, der Vervielfältigung oder der Speicherung in Datenverarbeitungsanlagen bleiben, auch bei nur auszugsweiser Verwertung, vorbehalten. Nachdrucke, Vervielfältigungen und insbesondere Fotokopien sind außerhalb der engen Schranken der §§ 53ff UrhG nicht zulässig. Zuwiderhandlungen unterliegen den Strafbestimmungen des Urheberrechtsgesetzes gem. §§ 106ff.

© Copyright 1993, 2016 by Dr. Markus Müller, Breisach am Rhein.

Danksagung

Bedanken möchte ich mich bei allen meinen Freunden und Kollegen, die mir mit Anregung, Rat, Tat und Korrektur hilfreich zur Seite standen. Ein besonderer Dank geht an
Herrn **Dr. Achim Elsen**, Großburgwedel (gesamte Traumatologie)
und den weiteren Mitarbeitern:

- M. Backes, Ingelheim (Mitarbeit am Kapitel Schilddrüse),
- Dr. N. Hanhart, Nürburg (Mitarbeit am Kapitel Nieren),
- Dr. Ch. Lörke, Ubstadt-Weiher (Mitarbeit am Kapitel Gefäßchirurgie und Hernien),
- Dr. M. Sander, Horkheim, Dr. H. A. Müller, Ludwigshafen, Dr. J. Zimmermann, Köln und Prof. Dr. M. Maier, Starnberg (Mitarbeit am Kapitel Traumatologie),
- Prof. Dr. D. Schilling, Monsheim (Mitarbeit am Kapitel Ösophagus, Magen u. Darm),
- Dr. R. Volb, Mehlingen (Mitarbeit am Kapitel Herzchirurgie),
- Dr. S.-B. Wirth, Heidelberg (Anatomie),
- Prof. Dr. R. Wunsch, Villingen-Schwenningen, Dr. Th. Solbach, London und Dr. P. Fuck, Koblenz (Mitarbeit zur Röntgendiagnostik).

Weiterhin gilt unser gemeinsamer Dank den Professoren und Dozenten der Universität Mainz aus den Abteilungen Allgemeinchirurgie, Herz- und Thoraxchirurgie, Kinderchirurgie, Neurochirurgie und Unfallchirurgie sowie den Professoren und Dozenten an den Lehrkrankenhäusern der Universität Mainz in Ludwigshafen und Koblenz für die Anregungen, die wir aus ihren Vorlesungen und Unterrichten entnehmen konnten.

Vorwort

Berücksichtigt wurden alle wichtigen **chirurgischen Lehrbücher**, die aktuellen **chirurgischen Fachzeitschriften**, der **Gegenstandskatalog** (ÄAppO 2002/2012 IMPP-Gk 2) sowie die Leitlinien der AWMF (**A**rbeitsgemeinschaft der **w**issenschaftlichen **m**edizinischen **F**achgesellschaften). Für alle Tumoren werden neben den gebräuchlichen klinischen Einteilungen stets die aktuelle **TNM-Klassifikation** u. UICC-Stadiengruppierung (in der 7. Auflage v. 2010) angegeben. Die **klinischen Einteilungen** des Buches sind allgemein gebräuchliche (die Autoren sind dabei jeweils angegeben). An den verschiedenen Universitäten werden aber oft zusätzliche oder andere eigene Klassifizierungen benutzt, die der/die Leser/in selbst ergänzen möchte. Die internationale Klassifizierung der Krankheiten **ICD-10-GM** (**G**erman **M**odification, Version 2015) ist jeweils im Textteil und als alphabetische Hitliste im Appendix zu finden (ICD-11 voraussichtlich ab 2017). Ergänzt wurden die bekannten **Selbsthilfegruppen** mit aktueller Anschrift und, soweit vorhanden, mit Internet-/E-Mail-Adresse sowie eine Sammlung aller wichtigen **Internet-Adressen** rund um die Medizin.

Zur Entstehung dieses Buches:

Am Anfang stand die Idee, den Studenten/innen ein Chirurgiebuch an die Hand zu geben, das es ermöglichen soll, sich den relevanten Stoff der Chirurgie in realistischer Zeit anzueignen. Dabei will und kann dieses Buch kein großes Lehrbuch der Chirurgie ersetzen, jedoch soll die klar strukturierte Gliederung des Stoffes eine wertvolle Hilfe vor allem in der Zeit der Prüfungen geben. Der konsequente didaktische Aufbau soll die Leser und Lernenden dabei besonders unterstützen.

Ein weiteres Anliegen war es, auf allen Gebieten den heutigen aktuellen Wissensstand zusammenzutragen und zusammenzufassen. Es blieb dabei nicht aus, dass einzelne Kapitel weit über das normale Wissen hinaus spezielle Aspekte beinhalten. Das soll dem/r interessierten Leser/in die Möglichkeit zur Vertiefung geben. Nach eigener Erfahrung muss dies kein Nachteil sein, da der/die Student/in zur Zeit der Prüfungen sich die wichtigsten Punkte jeweils erarbeitet und später als Student/in im Praktischen Jahr oder junge/r Assistent/in für weitergehende Hinweise dankbar ist. So möchte dies nicht nur ein Buch für die Zeit der Prüfungen sein, sondern auch darüber hinaus sein. Die häufigen Neuauflagen sollen der Aktualität und dem ständigen Fluss des medizinischen Wissens, gerade unter den Aspekten der rasanten Entwicklung in der endoskopischen Chirurgie und der evidenzbasierten Medizin Rechnung tragen.

Um künftig das Wissen sowohl aktuell zu halten als auch die Verbindung zum/r Lernenden nicht zu verlieren, hoffen wir nicht nur auf, sondern wünschen uns ausdrücklich Anregungen, Hinweise und Kritik aus dem Leserkreis, gerne per E-Mail (**med.verlag-dr.mueller@t-online.de**).

M. Müller und Mitarbeiter

ABKÜRZUNGSVERZEICHNIS

A., Aa.	= Arteria, Arteriae	i.U.	= im Urin	Proc.	= Processus
a.p.	= anterior-posterior	i.v.	= intravenös	prof.	= profundus
Abb.	= Abbildung	ICR	= Interkostalraum	Prog:	= Prognose
Ag	= Antigen	ICV	= Intrazellulärvolumen	Proph:	= Prophylaxe
AG	= Atemgeräusch	IfSG	= Infektionsschutzgesetz	prox.	= proximal
Ak	= Antikörper	Ind:	= Indikation	QF	= Querfinger
allg.	= allgemein	inkl.	= inklusive	re.	= rechts
Amp.	= Ampullen	insb.	= insbesondere	rel.	= relativ
Anm:	= Anmerkung	int.	= internus	rez.	= rezessiv
AO	= Arbeitsgemein. Osteosynthese	ITN	= Intubationsnarkose	RF:	= Risikofaktoren
art.	= arteriell	IVP	= intravenöse Pyelographie	RG	= Rasselgeräusche
asc.	= ascendens	J.	= Jahre	RIA	= Radio-Immunoassay
ASS	= Acetylsalicylsäure	JÜR	= Jahres-Überlebens-Rate	Rö	= Röntgen
Ät:	= Ätiologie	Kap.	= Kapitel	RR	= Blutdruck
aut.	= autosomal	KE	= Kontrasteinlauf	s.	= siehe
AV	= arterio-venös	kg	= Kilogramm	s.c.	= subkutan
AVK	= arterielle Verschlusskrankheit	KG	= Körpergewicht	s.o.	= siehe oben
AZ	= Allgemeinzustand	KG.	= Krankengymnastik	s.u.	= siehe unten
B	= BILLROTH	KHK	= koronare Herzkrankheit	seitl.	= seitlich
bakt.	= bakteriell	K-Ind:	= Kontraindikationen	sek.	= sekundär
BB	= Blutbild	kl.	= klein	Sek.	= Sekunden
Bev.	= Bevölkerung	Klin:	= Klinik, Symptome	SH	= Schleimhaut
bez.	= bezüglich	KM	= Kontrastmittel	SHT	= Schädel-Hirn-Trauma
BGH	= Bundesgerichtshof	KOF	= Körperoberfläche	sog.	= sogenannt
Bsp.	= Beispiel	Kompl	= Komplikationen	spez.	= speziellen
BWK	= Brustwirbelkörper	kons.	= konservativ	Stad.	= Stadium
BWS	= Brustwirbelsäule	körpl.	= körperlich	Stag:	= Staging
Ca	= Karzinom	KS	= Klopfschall	Std.	= Stunde
ca.	= circa	l	= Liter	Str.	= Stratum
Cap.	= Capitulum	LA	= Lokalanästhesie	Supp.	= Suppositorium
CCT	= craniales CT	lat.	= lateral	symp.	= sympathisch
Ch	= 1 Charrière = 1/3 mm	li.	= links	Sympt.	= Symptome
Chrom.	= Chromosom	Lig.	= Ligamentum	Syn:	= Synonyma
chron.	= chronisch	Lj.	= Lebensjahr	Syst.	= System
CRP	= C-reaktives Protein	Lk	= Lymphknoten	syst.	= systemisch
CT	= Computertomographie	Lok:	= Lokalisation	TBC	= Tuberkulose
d.	= der, die, das	Lux.	= Luxation	TEA	= Thrombendarteriektomie
d.F.	= der Fälle	LWK	= Lendenwirbelkörper	TEP	= Total-Endoprothese
d.h.	= das heißt	LWS	= Lendenwirbelsäule	Tg.	= Tage
DC	= dynamische Kompression	m	= männlich	tgl.	= täglich
DD:	= Differentialdiagnosen	M., Mm.	= Musculus, Musculi	Ther:	= Therapie
Def:	= Definition	max.	= maximal	TNM	= Tumor, Nodi, Metastase
DEGS1	= Dt.Gesundheitsstudie 1.Erhebg.	MCL	= Medioklavikularlinie	Tr.	= Truncus
desc.	= descendens	MCP	= Metacarpophalangealgelenk	Trac.	= Tractus
Diag:	= Diagnostik	MdE	= Minderung d. Erwerbsfähigkeit	Tub.	= Tuberculum
DIC	= Verbrauchskoagulopathie	MDP	= Magen-Darm-Passage	Tx	= Transplantation
Dig.	= Digitus	ME	= Metallentfernung	u.	= und
DIP	= distales Interphalangealgelenk	med.	= medial	UA	= Unterarm
dist.	= distal	min.	= minimal	UÖS	= unterer Ösophagussphinkter
DMS	= Durchbltg. Motorik Sensibilität	Min.	= Minute	US	= Unterschenkel
dom.	= dominant	mind.	= mindestens	USG	= unteres Sprunggelenk
DSA	= Digitale Subtraktionsangiogr.	Mio.	= Millionen	V. a.	= Verdacht auf
Duct.	= Ductus	mögl.	= möglich	v. a.	= vor allem
E / E.	= Einheiten / Escherichia	Mon.	= Monate	v.	= von
ECV	= Extrazellularvolumen	MRT	= Magnetresonanztomographie	V., Vv.	= Vena, Venae
EK	= Erythrozytenkonzentrat	n.	= nach	ven.	= venös
ELISA	= Enzyme-linked imm. sorb. assay	N., Nn.	= Nervus, Nervi	VW	= Verbandswechsel
EMG	= Elektromyographie	Nach:	= Nachsorge	w	= weiblich
ERCP	= endoskopische retrograde Choledochopankreatikographie	neg.	= negativ	w.o.	= wie oben
		NLG	= Nervenleitgeschwindigkeit	Wdh.	= Wiederholung
Etlg:	= Einteilung	Nll.	= Nodi lymphatici	wg.	= wegen
evtl.	= eventuell	NNH	= Nasennebenhöhlen	WHO	= Weltgesundheitsorganisation
ext.	= externus	NSAR	= nicht steroidale Antirheumatika	Wo.	= Wochen
Extr.	= Extremität	NW:	= Nebenwirkungen	WS	= Wirbelsäule
Fakt.	= Faktor	o.B.	= ohne pathologischen Befund	z.B.	= zum Beispiel
fktl.	= funktionell	OA	= Oberarm	Z.n.	= Zustand nach
Frakt.	= Fraktur	od.	= oder	z.Zt.	= zur Zeit
genet.	= genetisch	ÖGD	= Ösophago-Gastro-Duodenoskopie	zus.	= zusätzlich
GI	= Gastrointestinal	OÖS	= oberer Ösophagussphinkter	ZVD	= zentraler Venendruck
gr./Gr.	= groß/Größe	Op	= Operation	ZVK	= zentraler Venenkatheter
Hb	= Hämoglobin	OS	= Oberschenkel	zw.	= zwischen
HEP	= Hemiendoprothese	OSG	= oberes Sprunggelenk		
histo.	= histologisch	p.a.	= posterior-anterior	**Sonstige Zeichen:**	
Histo:	= Histologie	Pat.	= Patient	®, ™	= eingetragene Warenzeichen
HWK	= Halswirbelkörper	Path:	= Pathogenese	°C	= Grad Celsius
HWS	= Halswirbelsäule	PE	= Probeentnahme	m	= milli
I.E.	= internat. Einheiten	phys.	= physiologisch	µ	= mikro
i.m.	= intramuskulär	PIP	= prox. Interphalangealgelenk	<	= kleiner
i.d.R.	= in der Regel	postop.	= postoperativ	>	= größer
i.S.	= im Serum	PPI	= Protonenpumpeninhibitoren	§	= Paragraph
		Prädisp.	= Prädisposition	⇨	= daraus folgt
		präop.	= präoperativ		
		Präp.	= Präparate	Abkürzungen für Laborwerte, s. dort	
		prim.	= primär		

INHALTSVERZEICHNIS

Allgemeine Chirurgie 1
    Wunde, Wundheilung und -behandlung 1
    Wundinfektion 4
    Wunddehiszenz / Wundruptur 5
        Platzbauch 5
    Serom 6
    Hämatom / Nachblutung 6
    Wundkeloid 6
    Nahtmaterial 7
        Nahttechnik 8
    Regionalanästhesie 9
    Operationsvorbereitungen 10
    Aufklärung 12
    Allgemeine Tumorklassifikation 13
    Allgemeine Tumornachsorge 15
        Schmerztherapie 16
    Organtransplantationen 19
        Lebendspende von Organen 22

Allgemeine Komplikationen 23
    Postoperatives Fieber 23
    Postaggressionssyndrom 24
    Schock 25
    ARDS 28
    Verbrauchskoagulopathie 29
    Herz-Kreislauf-Versagen 31
    Lungenembolie 32
    Diabetes mellitus in der Chirurgie 35
    Wasser- und Elektrolythaushaltstörungen 38
    Dekubitus 40

Spezielle Infektionen in der Chirurgie 42
    Tetanus 42
    Gasbrand 44
    Tollwut 45
    HIV / AIDS 47

Kleine Chirurgie 52
    Panaritium 52
    Unguis incarnatus 53
    Subunguales Hämatom/Fremdkörper 54
    Ganglion 55
    Paratenonitis crepitans 55
    Atherom- / Lipom-Entfernung 56
    Myositis ossificans 57

Gefäßchirurgie - Arterien 58
    Arterienverletzungen 58
    Akute Arterienverschlüsse 60
    Arterielle Aneurysmen / Aortenaneurysma 62
    Zerebrovaskuläre Insuffizienz 65
    Subclavian-steal-Syndrom 70
    Thoracic-outlet-Syndrom 70
    Verschlüsse der Viszeralgefässe 72
    AVK der Nierenarterien 74
    Chronische AVK der unteren Extremität 75
    Arteriovenöse Fisteln 78

Gefäßchirurgie - Venen ... 80
- Thrombophlebitis ... 80
- Phlebothrombose ... 80
- Phlegmasia coerulea dolens ... 83
- Paget-v.Schroetter-Syndrom ... 84
- Varikosis ... 85
- Ulcus cruris ... 88
- Hämodialyse-Shunts ... 89

Gefäßchirurgie - Lymphgefäße ... 90
- Anatomie ... 90
- Lymphangitis ... 90
- Lymphödem ... 91
- Lymphzysten/Fisteln ... 93
- Viszerale Lymphzysten/Fisteln ... 93
- Lymphadenopathie ... 93

Thoraxchirurgie ... 95
- Anatomie ... 95
  - Fehlbildungen ... 96
- Thoraxtrauma ... 96
- Pneumothorax ... 97
- Pleuraerguss ... 99
- Chylothorax ... 100
- Hämatothorax ... 101
- Pleuraempyem ... 101
- Pleuratumoren ... 102
- Lungenabszess ... 104
- Bronchiektasen ... 105
- Tumoren der Thoraxwand ... 106
- Bronchialkarzinom ... 106
- Pancoast-Tumor ... 112
- Lungenmetastasen ... 113
- Lungentransplantation ... 114

Mediastinum ... 115
- Anatomie ... 115
- Mediastinalemphysem ... 115
- Mediastinitis ... 115
- Mediastinaltumoren ... 116

Herzchirurgie ... 118
- Anatomie ... 118
- Angeborene Herz- und thorakale Gefäßfehler ... 120
  - Angeborene Pulmonalstenose ... 122
  - Angeborene Aortenstenose ... 122
  - Aortenisthmusstenose ... 123
  - Vorhofseptumdefekt Typ II ... 123
  - Lutembacher-Syndrom ... 124
  - Defekte des AV-Kanales ... 124
  - Ventrikelseptumdefekt ... 125
  - Persistierender Duct.arteriosus BOTALLI ... 125
  - FALLOT-Tetralogie ... 126
  - Ebstein-Anomalie ... 126
  - Trikuspidalklappenatresie ... 127
  - Totale Lungenvenenfehlmündung ... 127
  - Transposition der großen Arterien ... 127
  - Hypoplastisches Linksherzsyndrom ... 128
- Herzklappenfehler ... 128
  - Aortenklappenstenose ... 131
  - Aortenklappeninsuffizienz ... 132
  - Mitralklappenstenose ... 132
  - Mitralklappeninsuffizienz ... 132
  - Trikuspidalklappenfehler ... 133

    Mehrklappenfehler 133
    Chirurgie der Herzkranzgefäße 133
    Schrittmachertherapie 137
    Cardiomyoplastie 138
    Perikarderkrankungen 139
    Herztumoren 140
    Herztransplantation 141

Mammachirurgie **143**
    Anatomie 143
    Physiologie 144
    Allgemeine Untersuchung der Brust 144
    Kongenitale Anomalien der Mamma 144
    Wachstumsbedingte Fehlbildungen 145
    Mastitis 145
    Gynäkomastie 146
    Mastopathie 147
    Gutartige Tumoren der Brust 149
        Fibroadenom 149
        Papillom 149
    Mammakarzinom 150

Bauprinzip des GI-Traktes und Tumorklassifikation **158**

Ösophagus **159**
    Anatomie 159
    Refluxösophagitis 160
    Ösophagusverletzungen 162
    Ösophagusverätzung 162
    Ösophagusdivertikel 163
    Achalasie 164
    Gutartige Ösophagustumoren 166
    Ösophaguskarzinom 166

Magen **169**
    Anatomie 169
    Gastritis 170
    Ulcus ventriculi 171
    Ménétrier-Faltenhyperplasie 174
    Magenkarzinom 174
    Krankheiten des operierten Magens 178
    Adipositas-Chirurgie 179

Duodenum **182**
    Anatomie 182
        Fehlbildungen 182
    Ulcus duodeni 182
    Duodenaltumoren 184

Dünndarm **185**
    Anatomie 185
        Anomalien und Missbildungen 185
    Dünndarmverletzungen 186
    Meckel-Divertikel 186
    Dünndarmtumoren 187

Kolon und Rektum **189**
    Anatomie 189
    Appendizitis 189
    Divertikulose / Divertikulitis 192
    Polypen des Dickdarms 194
    Kolonkarzinom 197
    Rektumkarzinom 200

Anus ... 203
Anatomie ... 203
Analabszesse und Analfisteln ... 203
Proktitis ... 205
Kryptitis ... 206
Pilonidalsinus ... 206
Pyodermia fistulans sinifica ... 207
Analfissur ... 208
Hämorrhoiden ... 209
Perianale Thrombose ... 210
Marisken ... 211
Anal- und Rektumprolaps ... 211
Stuhlinkontinenz ... 213
Anorektale Schmerzsyndrome ... 214
Pruritus ani ... 215
Analkarzinom ... 215

Abdomen ... 217
Akutes Abdomen ... 217
Bauchtrauma ... 221
Gastrointestinale Blutungen ... 222
Peritonitis ... 225
Ileus ... 227
    Mechanischer Ileus ... 227
    Paralytischer Ileus ... 229
Morbus Crohn ... 230
Colitis ulcerosa ... 233
Stoma-Versorgung ... 236

Leber ... 238
Anatomie ... 238
Leberverletzungen ... 238
Leberabszesse ... 240
Leberzysten ... 240
Portale Hypertonie ... 242
Lebertumoren ... 246
Lebertransplantation ... 249

Gallenblase und Gallenwege ... 252
Anatomie ... 252
Physiologie ... 252
Missbildungen ... 252
Gallensteine ... 253
Cholezystitis/Cholangitis ... 258
Tumoren der Gallenblase und Gallenwege ... 259

Pankreas ... 261
Anatomie ... 261
Physiologie ... 261
    Kongenitale Veränderungen ... 262
Pankreasverletzungen ... 262
Akute Pankreatitis ... 263
Chronische Pankreatitis ... 267
Pankreaskarzinom ... 270
Pankreastransplantation ... 272

Milz ... 274
Anatomie ... 274
Physiologie ... 274
Fehlbildungen ... 274
Milzverletzung/-Ruptur ... 274
Splenektomie ... 276

Zwerchfell 278
    Anatomie 278
    Zwerchfellruptur 278
    Zwerchfellhernien 279
    Hiatushernien 280
    Tumoren des Zwerchfells 282

Retroperitoneum 283
    Anatomie 283
    Retroperitoneale Blutungen 283
    Retroperitoneale Fibrose 284
    Retroperitoneale Tumoren 285

Nieren 286
    Anatomie 286
    Nierenfehlbildungen 287
    Nierentrauma 288
    Nierensteine 290
    Urosepsis 292
    Nierentumoren 293
    Nierentransplantation 296

Hernien 299
    Leistenhernie 301
    Schenkelhernie 303
    Nabelhernie 304
    Epigastrische Hernie 305
    Rektusdiastase 306
    Spieghel-Hernie 306
    Narbenhernien 307
    Lumbalhernie 307
    Hernia obturatoria 308
    Hernia ischiadica 308
    Hernia perinealis 309
    Innere Hernien 309

APUD-Zellsystem 310
    Anatomie 310
    APUDome 310
    Karzinoide 311
    Gastrinom 312
    Insulinom 313
    Glukagonom 315
    VIPom 315
    MEN 316

Schilddrüse 317
    Anatomie 317
    Physiologie 317
    Struma 317
    Hyperthyreose 320
    Thyreoiditis 322
    Schilddrüsenmalignome 323
    C-Zell-Karzinom 326

Nebenschilddrüsen 327
    Anatomie 327
    Hyperparathyreoidismus 327

Nebennieren 330
    Anatomie 330
    Physiologie 330
    Funktionsstörungen 330
    Phäochromozytom 331
    Cushing-Syndrom 332

Hyperaldosteronismus 334
Adrenogenitales Syndrom 335
Hormon-inaktive Nebennierentumoren 336

Allgemeine Traumatologie **338**
Frakturenlehre 338
Kompartmentsyndrom 343
Sudeck-Syndrom 345
Epiphysenfugenverletzung 347
Gelenkverletzungen 348
    Gelenkinfektionen 349
    Bursitis 350
Muskel-/Sehnenverletzungen 350
Osteomyelitis 351
Amputationen von Gliedmaßen 353
Replantationen von Gliedmaßen 355
Verbrennungen / Verbrennungskrankheit 356
Unterkühlung / Erfrierung 361
Polytrauma 362
Schädel-Hirn-Trauma 364
Tracheotomie 369

Schultergürtel **370**
Anatomie 370
Sternoklavikulargelenkluxation 370
Klavikulafrakturen 371
Akromioklavikulargelenkluxation 372
Skapulafrakturen 373
Schultergelenkluxation 373

Obere Extremität **376**
Humeruskopffraktur 376
Oberarmschaftfraktur 377
Distale Oberarmfraktur 378
Bizepssehnenruptur 379
Ellenbogenluxation 380
Olekranonfraktur 381
Radiusköpfchenfraktur 381
Unterarmfrakturen 382
Distale Radiusfraktur 383

Hand und Handwurzel **385**
Anatomie 385
Handwurzelverletzungen 385
Mittelhandverletzungen 386
Phalangenverletzungen 387
Hand-Sehnenverletzungen 388
Tendovaginitis stenosans 389
Dupuytren-Kontraktur 390

Becken **391**
Anatomie 391
Beckenverletzungen 391
Azetabulumfraktur 393
Hüftgelenkluxation 394
Koxarthrose 395

Untere Extremität - Femur **397**
Anatomie 397
Hüftkopffrakturen 397
Schenkelhalsfrakturen 398
Femurfrakturen 400

Untere Extremität - Kniegelenk **402**
Anatomie 402

Knie-Bandverletzungen ... 402
Kniegelenkluxation ... 403
Meniskusläsion ... 404
Knie-Knorpelschäden / Gonarthrose ... 405
Baker-Zyste ... 407
Patellaverletzungen ... 407
Streckapparatverletzung ... 409

Untere Extremität - Unterschenkel ... **410**
Anatomie ... 410
Tibiakopffraktur ... 410
Unterschenkelfrakturen ... 411
Pilon-tibiale-Fraktur ... 412
Sprunggelenkfrakturen ... 413
Sprunggelenkdistorsion/Außenbandruptur ... 414
Achillessehnenruptur ... 416

Untere Extremität - Fuß ... **418**
Talusverletzungen ... 418
Kalkaneusfraktur ... 419
Fußwurzelverletzungen ... 420
Mittelfußfrakturen ... 420
Zehenverletzungen ... 421

Rumpfskelett ... **422**
Anatomie ... 422
HWS-Trauma ... 422
Rückenmarktrauma ... 424
Querschnittlähmung ... 425
Wirbelsäulenfrakturen ... 426
Rippen-/Rippenserienfraktur ... 429

Gesicht ... **431**
Gesichtsschädelfrakturen ... 431

Tumoren des Skeletts und der Weichteile ... **433**
Knochentumoren ... 433
Weichteiltumoren ... 435

Neurochirurgie ... **438**
Anatomie und Physiologie ... 438
Hydrozephalus ... 438
Kraniosynostosen ... 441
Basiläre Impression ... 442
Dysrhaphische Störungen ... 443
Syringomyelie ... 445
Hirndruck / Hirnödem ... 446
Hirnabszess ... 447
Intrakranielle Blutungen ... 448
Epiduralblutung ... 449
Subduralblutung ... 450
Subarachnoidalblutung ... 451
Intrazerebrale Blutung ... 453
Hirntumoren ... 454
Astrozytome ... 457
Glioblastome ... 459
Hirnstammgliome ... 460
Oligodendrogliome ... 460
Medulloblastome ... 461
Pinealome ... 461
Neurinome ... 462
Ependymome ... 464
Plexuspapillome ... 465
Meningeome ... 465
Hämangioblastome ... 467

Inhaltsverzeichnis

Hypophysentumoren 468
Kraniopharyngeome 470
Intrazerebrale Metastasen 471
Spinale Tumoren 473
Wurzelkompressionssyndrome 476
Periphere Nervenläsionen 479
Karpaltunnelsyndrom 481
Supinatorsyndrom 483
N.ulnaris-Engpasssyndrome 484
Tarsaltunnelsyndrom 485

Kinderchirurgie **487**
Ösophagusatresie 487
Pylorusstenose 488
Darmatresien 489
Invagination 490
Megakolon / Morbus Hirschsprung 491
Mekoniumileus 493
Omphalozele 494
Lippen-Kiefer-Gaumenspalten 495
Tumoren im Kindesalter 496
Wilms-Tumor 497
Neuroblastom 499

Begutachtung **501**

Blut- und Laborparameter **502**
Checkliste nach Indikationen 502
Blut- und Spezialkonserven 503

ICD-10 .... **504**

Gegenstandskatalog 2 .... **506**
ÄAppO 2002 IMPP-Gk 2 für den Zweiten Abschnitt der Ärztlichen Prüfung .. 506
Teil 1 - Gesundheitsstörungen (mit chirurgischer Relevanz) 506
Teil 2 - Krankheitsbilder 507

Bewegungsmaße **508**

Internet-Adressen **509**
Medizinische Selbsthilfegruppen, Informations- und Kontaktstellen 509
Sonstige medizinische Adressen und Auskunftsdienste 509

Stichwortverzeichnis **510**

Anmerkung zum Thema Umweltschutz

- Dieses Buch ist auf **chlorfrei** gebleichtem und holzfreiem (= alterungsbeständigem) Papier gedruckt.
- Auf den Einsatz von **Kunststofffolien** zum Verkauf haben wir bewusst **verzichtet** (das akademische Wissen lässt sich durch die im Buchhandel üblichen „Frischhaltefolien" für Bücher nicht konservieren, sondern bedarf der ständigen Überarbeitung und Aktualisierung).
- Der Versand erfolgt in **wiederverwertbaren Kartonagen**, hergestellt aus Recycling-Material, ohne Kunststoffeinsätze zur Polsterung und Verpackung.

ALLGEMEINE CHIRURGIE

WUNDE, WUNDHEILUNG UND -BEHANDLUNG

WUNDE ICD-10: T14.-

Def: **Defekt des schützenden Deckgewebes** (Haut, innere Oberflächen) und Gewebezerstörung durch äußere Einwirkung
* Einfache Wunde = ohne Organbeteiligung
* Zusammengesetzte/komplizierte Wunde = mit Organbeteiligung
* Geschlossene Wunden: Prellung, Quetschung
* Offene Wunden

Ät: 1.) **Mechanisch:**
- **Schürfwunde** (Erosio u. Excoriatio): nur Epidermis verletzt, keine spezielle Behandlung
- **Schnittwunde:** glatte Wundränder (Sonderform: Operationswunde)
- **Stichwunde:** dünner Kanal in die Tiefe, Verletzung tiefer Strukturen prüfen, Röntgen: Fremdkörper?
  Bei tiefer Wunde Infektionsgefahr ⇨ keine Naht, damit Wundsekret ablaufen kann
- **Risswunde:** zerfetzte Wundränder
- **Bisswunde:** Stich-/Quetschwunde durch Tierzähne (insb. Hund, Katze) ⇨ Wundränder ausschneiden u. je nach Befund offene Wundversorgung od. auch Naht, Infektionsgefahr der Weichteile ist hoch (20 % d.F.) und auch Osteomyelitis mögl., Tollwutverdacht klären!
- **Riss-Quetschwunde** (sog. Platzwunde): über Knochen mit Gewebebrücken
- **Ablederung (Décollement, Avulsion):** Schichtweise Ablösung der Haut, z.B. Skalpierungsverletzung
- **Abtrennungswunde:** inkomplette Amputation eines Körperteils
- **Schusswunde:** Durchschuss (Ein- u. Ausschuss) oder Steckschuss? Immer Röntgen-Diagnostik mit Weichteilen! ⇨ Projektil/Fragmente?, Schussfraktur?
- **Pfählungsverletzung:** im Anorektalbereich, Perineum oder Genitalbereich
  Wichtig: Fremdkörper präklinisch belassen!
2.) **Thermisch:** Wunde durch **Wärme-** oder **Kälteexposition**
3.) **Chemisch:**
- **Säuren** ⇨ Koagulationsnekrosen
- **Laugen** ⇨ Kolliquationsnekrosen (Verflüssigung des Gewebes ⇨ tiefere Schäden)
4.) **Strahlung:** Gewebeschaden durch radioaktive Strahlung ⇨ Hautnekrosen, Strahlenulkus

WUNDHEILUNG

Primäre Wundheilung: (sanatio per primam intentionem) Minimale Bindegewebsbildung, primäre Adaptation der Wundränder; Erosionen und Exkoriationen der Haut heilen ohne Narben ab. Knochen, Mukosa und Bindegewebe bilden wieder organtypisches Gewebe.

Sekundäre Wundheilung: (sanatio per secundam intentionem) Granulationsgewebebildung, sekundäre Wundrandadaptation durch Zusammenziehung der Wunde, Defektheilung mit Narbe

Tertiäre Wundheilung: Kombination aus sekundärer Wundheilung (= Bildung von Granulationsgewebe) u. anschließender Hauttransplantation (mit primärer Wundheilung)

Allgemeine Chirurgie

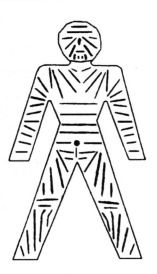

Wundheilungsphasen (physiologischer Wundheilungsprozess):
1. Tag: **Exsudative Phase** (Hämostase): Thrombozyteneinwanderung u. -aggregation, Fibrinfreisetzung u. -verklebung, Freisetzung von Zytokinen ⇨ Blutstillung, Schorfbildung
1.-3. Tag: **Inflammatorische Phase** (Entzündungs-, Resorptions- od. Latenzphase): katabole Autolyse, Fibrinabbau, Entzündungsreaktion und Entzündungszeichen, Infektabwehr
4.-7. Tag: **Proliferationsphase** (Kollagen- od. Granulationsphase): Fibroblasten- und Kapillareneinsprossung ⇨ Kollagenneusynthese
8.-12. Tag: **Reparationsphase** (Narbenphase): Ausbildung der kollagenen Fasern, Wundkontraktion ⇨ zunehmende Reißfestigkeit, Epithelialisierung
ab 2. -3. Wo. bis zu 1 Jahr: und im weiteren die **Differenzierungsphase**: Ausreifung des Kollagens ⇨ **Remodeling** von spezifischem Gewebe (intakte narbenfreie Haut) oder Ausbildung von belastungsstabilem Bindegewebe (Narbe)

Heilungsdauer: Haut: 8-10 Tage, vollständige Belastbarkeit nach ca. 3 Wochen, Entfernung der Hautfäden je nach Region (s.u.).

Wichtig für Operationen:
Durch Schnittführung im Verlauf der **Spaltlinien der Haut** (LANGER-Linien, s. Abb.) klaffen Wunden weniger und führen durch zusätzliche Wundkontraktion zu besserer Heilung mit geringerer Narbenbildung.

WUNDBEHANDLUNG

Angestrebt wird eine **primäre chirurgische Wundversorgung** (nach FRIEDRICH, 1916).
Was bei der Behandlung der Wunde zu beachten ist:
1.) Begleitverletzungen? ⇨ **Durchblutung, Motorik** und **Sensibilität** (DMS) **prüfen!**
 ⇨ Wichtig: Dokumentieren!
2.) Wie alt ist die Wunde? ⇨ Bis **6 Std.** kann primär genäht werden.
3.) Was für eine Wundart? ⇨ Keine primäre Naht bei Biss-, Stich- und verschmutzten Wunden
4.) Wundrandbeschaffenheit? ⇨ glatt ⇨ Wahrscheinlich wird nur wenig nekrotisches Gewebe entstehen, nur geringe Angriffsfläche für Bakterien, gute Heilungstendenz, geringe Narbenbildung.
 ⇨ zerfetzt ⇨ Wundinfektionsgefahr
5.) Lokalisation der Wunde? ⇨ Wichtig für die Durchblutung u. Heilung: gut am Kopf, schlechter an den Extremitäten

Chirurgische Wundversorgung (nach FRIEDRICH):
1.) **Reinigung und Desinfektion** der umliegenden Haut (ca. 20 cm, mit alkoholischen Präparaten, z.B. Merfen® für 3 Min.), bei starker Behaarung Rasur des Op-Gebietes (Haarflaum u. Kurzhaar werden belassen, keine Rasur bei Wunden im Bereich der Augenbrauen)
2.) **Lokalanästhesie** oder Leitungsanästhesie (Finger, Zehen), dann sterile Abdeckung der Wunde
3.) **Inspektion** der Wunde (Fremdkörper, Blutungen, Verletzung tiefer Strukturen?)
4.) **Exzision des Wundrandes** (zurückhaltend bei Gesicht und Fingern, nicht bei Schürfwunden), evtl. Ausräumung von nekrotischem Gewebe (Débridement)
Wundtoilette: Bei verschmutzten Wunden Spülung mit H_2O_2 od. Biguanid-Antiseptikum (Lavasept®) und Nachspülen mit NaCl- od. Ringer-Lösung
5.) **Spannungsfreie Wundadaptation** mit Wundnaht; bei großen od. gekammerten Wunden oder Hohlräumen Einlage einer REDON-Drainage (über separate Inzision) und zusätzliche Subkutannähte
6.) Steriler Verband und Ruhigstellung (soweit möglich)

Allgemeine Chirurgie | Seite 3

7.) Prüfung des **TETANUSSCHUTZES!** (im Zweifel [keine Vorimpfungen, kein Impfpass] bei tiefen und unsauberen Wunden immer simultan impfen: Tetanol® (bzw. heute Tdap-Impfstoff empfohlen) + Tetagam®N, genaueres s. Kap. Spezielle Infektionen in der Chirurgie, Tetanus)

Naht: – Primärnaht: 6 Std. (bis max. 12 Std.) bei allen unkomplizierten Wunden
– Verzögerte/aufgeschobene Primärnaht: bei großer Weichteilbeteiligung/Polytrauma ⇨ Naht nach Stabilisierung des Zustandes des Pat.
– Sekundärnaht: nach Tagen (ca. 3-8) bei Vorliegen von sauberem Granulationsgewebe im Wundgebiet

Fadenentfernung: Richtwerte differieren je nach Alter, Allgemeinzustand, Wundausdehnung usw.:
Kopf / Hals: 4.-8. postoperativer Tag
Rumpf: 7.-10. postoperativer Tag
Extremitäten: 10.-15. postoperativer Tag

Offene Wundversorgung:
Bei **infizierten**, gekammerten, zerfetzten oder fremdkörperhaltigen Wunden sowie bei Biss- und Schusswunden durchzuführen:
– Mechanische Wundreinigung (Entfernen von Fremdkörpern) und Wundspülung (s.o.), **Débridement** von nekrotischem Gewebe und Exzision des Wundrandes
– Evtl. Einlage einer **Lasche** oder Gazestreifens (damit Wundsekret abfließen kann und sich die Wunde nicht vorzeitig verschließt), feuchter Verband, Ruhigstellung
– Nach Bildung von sauberem Granulationsgewebe (ca. 3-8 Tage) evtl. Sekundärnaht
– Ggf. Antibiose (nach Keimbestimmung u. Antibiogramm od. Breitspektrumantibiose, Doxycyclin)

Spezielle Wundbehandlungen

- Stichwunden im Abdomen: Immer eine **diagnostische Laparotomie** durchführen, falls das Peritoneum verletzt wurde. Ausschluss einer abdominellen Verletzung, dann chirurgische Wundversorgung.
- Stichwunden im Thorax: Röntgen: Pneumothorax? ⇨ **Saugdrainage** (z.B. BÜLAU-Drainage, in Höhe 4. ICR) einlegen. Chirurgische Wundversorgung
- Décollement (Ablederung, Avulsionsverletzung): Versuch der Replantation, sonst plastische Deckung, z.B. mit Maschentransplantaten oder Verschiebeplastiken
- Chemische Wunden: Schädigendes Agens entfernen. Ausgiebiges Spülen mit Wasser!
- Bisswunden: Tier- und Menschenbisse ⇨ Wundausschneidung und je nach Befund offene Wundversorgung oder auch Primärnaht (insb. im Gesicht), ggf. stationäre Beobachtung und Ruhigstellung. Bei Tierbissen an **Tollwut**- und Tetanusschutz denken, ggf. zusätzlich Antibiose (z.B. Cefuroxim, Elobact® od. Moxifloxacin, Avalox® + Clindamycin, Sobelin®). Bei Schlangenbissen an mögl. Antidotbehandlung denken.
- Pfählungsverletzungen: Präklinisch Fremdkörper (Syn: Corpus alienum) nicht entfernen. Laparotomie und operative Entfernung des Fremdkörpers (auf Blutung achten!), Kontinenzverlust durch Läsion der Beckenbodenmuskulatur mögl.
- Amputation der Fingerspitze (ohne knöcherne Beteiligung): Débridement, sekundäre Wundheilung (dauert 4-8 Wo.), Prog: gut, meist auch wieder normale Sensibilität

WUNDHEILUNGSSTÖRUNGEN

Faktoren, die die Wundheilung stören:

- ♦ **Allgemein:**
  - Höheres **Alter**
  - Eiweißmangel, Mangelernährung, Kachexie (konsumierender Prozess)
  - **Anämie**, Leukopenie, Gerinnungsstörungen
  - **Immunsuppression**, Glukokortikoide, Zytostatikatherapie, Radiatio, Polytrauma
  - Vitamin-C-Mangel (Vit. C ist wichtig für die Kollagenbiosynthese)
  - **Begleiterkrankungen** wie Diabetes mellitus, Arteriosklerose, konsumierende Prozesse (Tumoren, Tuberkulose, Sepsis etc.), Adipositas, Hyperurikämie
  - Hypothermie während der Operation
  - Aktives **Rauchen** (Nikotin, Thiocyanate, Kohlenmonoxid)

Seite 4 | **Allgemeine Chirurgie**

◆ **Lokal:** ▪ **Wundinfektion**, Wundtaschen, Nekrosen
▪ Minderdurchblutung, Wundödem, Hämatom, Serom
▪ Spannung der Wundränder (Defekt od. ungünstige Körperstelle)
▪ Mangelnde Ruhigstellung ⇨ Dehiszenz
▪ **Fremdkörper**, Implantate, Piercings
▪ Traumatisierende Operationstechnik, mangelnde intraoperative Asepsis
▪ Vorgeschädigtes Gewebe (Bestrahlung, Voroperationen, Vernarbungen)

WUNDINFEKTION

Def: Infektion einer Wunde durch Mikroorganismen oder Parasiten

Formen: 1. Oberflächliche Infektionen: **Erysipel** (Streptokokken), Erysipeloid ("Schweine-Rotlauf", Erysipelothrix rhusiopathia), **Phlegmone, Lymphangitis** (Volksmund: "Blutvergiftung")
2. Einschmelzende Infektionen (sind abgegrenzt): Schweißdrüsenabszess, Follikulitis, Furunkel, Karbunkel (meist Staphylokokken)
3. Tiefe Weichteilinfektionen: **Abszess** mit Abszessmembran und Abszesshöhle, Pyodermia fistulans, Gasphlegmone
4. Infektionen in (präformierten) Körperhöhlen: **Empyeme** (z.B. Pleura, Gelenke), subphrenischer Abszess

Ät: – Primär offene und verschmutzte Wunden, Bisswunden, Fremdkörper, Piercings
– **Iatrogen:** Zugänge (Venenkatheter, Blasenkatheter), chirurgische Wunden (Infektion im Operationsgebiet innerhalb von 30 Tagen postop.), Implantate

Path: ◆ Als Eintrittspforte traumatische oder iatrogene (chirurgische) Wunden ⇨ Infektion
◆ Ungenügende äußere Schutzmechanismen des Körpers: Immunsystem (IgA auf Schleimhäuten), Gewebedurchblutung, Flimmerepithel (Respirationstrakt), physiologische Bakterienflora, Bakterizide (z.B. Lysozym)
◆ Bevorzugte Keime: Staphylococcus aureus, Escherichia coli, Pseudomonas aeruginosa, Enterokokken, Staphylococcus epidermidis, Proteus mirabilis, Bacteroides, Streptokokken Grp. A
Hunde-/Katzenbisse: Pasteurella canis, multocida od. septica, anaerobe Fusobakterien

Epid: ◊ Geschlossene chirurgische Wundversorgung: 1-3%ige Infektionsrate
◊ Offene Wundversorgung: 5-10%ige Infektionsrate

Klin: Die 5 Kardinalsymptome der Entzündung: Rötung, Überwärmung, Schmerz, Schwellung und Schonhaltung. Merksatz:

| **Rubor, Calor, Dolor, Tumor (Ödem) und Functio laesa** |

Ther: • Grundsatz: **Ubi pus, ibi evacua!** = Eiteransammlungen entfernen
• Fremdkörper entfernen, Wundreinigung, Wundrevision = Öffnen und Spreizen der Wunde, Spülung, Drainage ⇨ **offene Wundbehandlung** (s.o.)
• Ruhigstellung der entzündeten Wunde (insb. bei Lymphangitis)
• Evtl. antiseptische Salben und feuchte Verbände
• Möglichst keine lokalen Antibiotika (wegen Allergisierung, Resistenzentwicklung, Zerstörung der physiologischen Keimflora, Wundheilungsstörungen); wenn Antibiotika notwendig sind (z.B. bei Fieber und Leukozytose): **systemische Antibiose!** (z.B. Doxycyclin, Doxy® od. ein Cephalosporin, z.B. Cefuroxim, Elobact®)

Kompl: ∗ Chronische Entzündungen ⇨ Narben
∗ Bei systemischer Ausbreitung u. verminderter Resistenzlage **septischer Schock** mögl.

* **Nekrotisierende Fasziitis** als Maximalform der Weichteilinfektion (lebensbedrohlich!)
Ät: Typ I Mischinfektion (Staph.aureus, E.coli, Klebsiellen, Anaerobier), Typ II Streptococcus pyogenes (Grp. A, Kompl: toxic shock-like syndrome), Typ III Vibrio vulnificus (in Asien im Meerwasser vorkommend) od. Gasbrandinfektion (Clostridium perfringens)
Prädisp.: Immunsuppression, Glukokortikoide, Diabetes mellitus, Drogen, HIV, Varizellen-Infektion, Ther. mit NSAR (da diese die rechtzeitige Diagnose verzögern können)
Klin: zu Beginn extremer lokaler Druckschmerz („pain out of proportion") bei geringem Hautbefund, dann Schwellung, Hautnekrosen, Ulzerationen, Blasen, bis zur Gangrän einer Extremität od. des Skrotums/der Perianalregion (FOURNIER-Gangrän)
Ther: sofortiges radikal-chirurgisches **Débridement** (alles nekrotische Gewebe muss entfernt werden), Breitbandantibiose, eine HBO (hyperbare Oxygenation in der Druckkammer) ist umstritten, im weiteren Verlauf ist dann später meist eine plastische Deckung der Defektregion erforderlich.
Prog: bei rechtzeitiger Ther. u. Intensivmedizin Letalität <20 %
Kompl: Übergriff auf die Muskulatur (Streptokokkenmyositis), Sepsis, Bewusstseinsstörungen, Nierenversagen, **Multiorganversagen**, bei toxischem Schock hohe Letalität

Proph: ♥ Strenge **Asepsis** bei jeglicher chirurgischer Wundbehandlung; postoperativ darf mit einer versorgten Wunde bereits ab dem 2. Tag geduscht werden (ergibt keine erhöhte Infektionsgefahr gegenüber der früheren Empfehlung nicht zu duschen).
♥ Magen-/Darmoperationen, Implantat-Chirurgie: perioperative Antibiotikaprophylaxe
♥ **Nikotinkarenz**: Das Risiko für Wundheilungsstörungen ist bei Rauchern um ein Vielfaches erhöht! Vor elektiver Op mit hohem Risiko für Wundheilungsstörungen (z.B. Bauchreduktionsplastik) sollte mind. 6 Wo. vor Op mit dem Rauchen aufgehört werden.

WUNDDEHISZENZ / WUNDRUPTUR

Path: ♦ Mangelnde Ruhigstellung (Husten, Niesen, Erbrechen)
♦ Infektion des Wundgebietes
♦ Weitere begünstigende Faktoren: hohes Alter, Adipositas, konsumierende Prozesse, zytostatische Therapie, Malnutrition, Marasmus, Hypalbuminämie, Faktor-XIII-Mangel, Bindegewebeerkrankungen (z.B. Sklerodermie, MARFAN-Syndrom), gestörte Kollagensynthese mit fehlender Narbenbildung, Diabetes mellitus, AVK

Ther: Oberflächliche Wunddehiszenz: Wundrevision, Entfernung von Nekrosen, durchgreifende Nähte, bei Faktor-XIII-Mangel Substitution

Platzbauch
Syn: Bauchwandruptur, Eventeration, Eviszeration, ICD-10: T81.3
Epid: Nach Laparotomie in ca. 1 % der Fälle
Path: Nach Bauch-Op durch Husten, Niesen, Erbrechen ⇨ Bauchpresse = mechanische Belastung der Wunde
forcierter Bauchdeckenverschluss nach Bauch-Op mit intraabdomineller Druckerhöhung (z.B. durch Ödem der Darmwände) ⇨ abdominelles Kompartmentsyndrom
Marasmus, krankhafte Adipositas (permagna, BMI >40 kg/m²) ⇨ Wundheilungsstörungen
Formen: Inkomplett (ohne Peritoneum), komplett (alle Schichten)
Inapparent (noch geschlossene Hautnaht, subkutane Dehiszenz ⇨ leicht übersehbar!, Gefahr der Darmeinklemmung)
Apparent (freiliegende Darmschlingen = Eventeration)
Septischer Platzbauch: Infektion ⇨ **Peritonitis** ⇨ Platzbauch
Ther: Sofortige Operation mit durchgreifender Bauchdeckennaht, bei großer Dehiszenz Anlage von Stütznähten, die täglich nachgezogen werden können
Septischer Platzbauch: offene Wundbehandlung!, evtl. kontinuierliche Saug-Spül-Drainage oder mehrfache Etappenlavage, evtl. Implantation eines Polypropylen-Bauchnetzes (Marlex®) beim endgültigen Verschluss erforderlich

Prog: Hohe Letalität (25-35 %)
Proph: Bei Risiko-Patienten keine mediane Laparotomie, elastischer Leibeswickel (Tricodur®) für die postoperative Zeit, evtl. Fakt.-XIII-Substitution
Kompl: Später Narbenhernien

SEROM

Def: Hohlräume im Wundbereich mit Lymphe und Wundsekret gefüllt

Klin: Schwellung, die nicht druckdolent oder verfärbt ist (DD: Entzündung, Hämatom)

Diag: Sonographie

Ther:
- Abpunktieren und Kompression des Inhalts
- Bei Rezidiv u. zur Proph. bei allen großen Wundhöhlen ⇨ Einlage einer REDON-Drainage

HÄMATOM / NACHBLUTUNG

Def: Einblutung oder Nachblutung in einem Wundbereich

Diag: 1. Sonographie (DD: Abszess, Serom?)
2. Ausschluss systemischer Ursachen (Gerinnung)

Ther:
- Kleine Hämatome resorbieren sich von selbst.
- Große Hämatome ⇨ **Punktion oder Ausräumung** des Hämatoms nur unter strengen **aseptischen** Bedingungen, da Gefahr der bakteriellen Kontamination!
- Große Hämatome: operative Eröffnung u. Ausräumung, große REDON-Drainage (16er)
- Starke Nachblutungen und Hämatombildung: operative Revision, gründliche Blutstillung mit Koagulation, Umstechung od. Ligatur blutender Gefäße

WUNDKELOID

Syn: Keloid, Narbenkeloid, ICD-10: L91.0

Path:
- ♦ Überschießende Bindegewebeproliferation aufgrund **individueller Disposition** und ungünstiger Schnittführung bei Op (nicht in den LANGER-Linien, nicht spannungsfreie Wundverhältnisse), bei Hautverletzungen und insb. nach **Verbrennungen**. Keloid breitet sich über das ursprüngliche Wundgebiet aus (im Gegensatz zur hypertrophen Narbe).
- ♦ **Lok:** Besonders gefährdete Stellen sind **Sternum**, Schulterregion, Wange u. Ohrläppchen.

Klin: ⇒ Frühstadium: gerötete, juckende Wundfläche ⇨ Ther: Kompressionsverband
⇒ Spätstadium: 6-12 Monate postoperativ ⇨ bleibender geröteter "Tumor", evtl. auch funktionelle Störungen, keine Rückbildung

Ther:
- Konservativ: Kompressionstherapie mit Druckverband kombiniert mit Silikonkissen od. Silikongels (Dermatix®, verbessert die Elastizität der Narbe) und speziell angefertigter Kompressionskleidung, Kryotherapie, Laserbehandlung.
Med: lokale Injektion von Glukokortikoiden (Triamcinolon, 3- bis 5-mal alle 14 Tage) od. von 5-Fluorouracil (10-mal, alle 7 Tage)
- Operativ: Exzision der gesamten Narbe (auch subkutan)

Es kann versucht werden, sofort nach der Op durch Radiatio die erneute Keloidbildung zu verringern. Insg. **sehr zurückhaltende Op-Indikationsstellung** zur Keloidentfernung!

Prog: Zu Narbenkeloid neigende Patienten bilden das Keloid meist auch nach dem Versuch der Keloidentfernung wieder aus **(häufig sogar noch stärker)**. Unbedingt den Patienten darüber aufklären!

Proph: ♥ Op-Schnittführung im Verlauf der **Spaltlinien der Haut** (LANGER-Linien beachten)
♥ Bei bekannter Disposition: unnötiges Wundtrauma durch Pinzetten, Klemmen od. starken Zug vermeiden, keine transkutanen Nähte

DD: Hypertrophe Narbe: Im Unterschied zum Keloid wird die hypertrophe Narbe nach ca. 1 Jahr blass, zeigt keinen Juckreiz und die Hypertrophie bleibt **auf die Narbe begrenzt**.
Lok: insb. an den Beugeseiten der Gelenken u. an den Fingern
Ther: ähnlich der Keloidtherapie, meist Kompressionstherapie, Narbenmassage, lokal Vit.-A-Salbe, lokale Kortikoidinjektionen
Problem: Es entstehen gerne Narbenkontrakturen (insb. nach größeren Verbrennungswunden) ➪ operative Korrektur meist notwendig und indiziert (frühestens aber nach ca. 9 Monaten), z.B. Exzision und Z-Plastik zur Deckung oder Verschiebelappen.

NAHTMATERIAL

Arten: **I. Resorbierbares Nahtmaterial:**
Synthetisch: Polyglycolsäuren (Vicryl®, Monocryl®, Dexon™), Polydioxanon (PDS)
[Naturfäden: Catgut, chromiertes Catgut (verzögerte Resorption, 2-4 Wochen)]

II. Nicht resorbierbares Nahtmaterial:
Kunststoff (Polypropylen, Polyester, Polyamid): Monofil (Prolene®, Miralene®, Marilon®, Ethilon®, Seralon®) oder gezwirnt (Mersilene®)
Seide, Zwirn (Flachs)
Draht: Monofil oder gezwirnt, Edelstahl

Ind: I. Resorbierbares Nahtmaterial:
- **Vicryl®, Monocryl®, Marlin®, Dexon®**: Für alle Nähte, die nicht entfernt werden müssen ➪ Ligaturen, Umstechungen, Magen-Darm-, Faszien-, Muskel-, Subkutannähte. Resorption in 6 Wochen, NW: selten Gewebereaktionen und Narbenbildung
- **PDS**: für Bandnähte (PDS-Banding in der Unfallchirurgie), Resorption nach ca. 12 Wochen
- Catgut: wurde zuletzt nur noch für Schleimhäute verwendet, heute durch synthetisches resorbierbares Nahtmaterial ersetzt. Herstellung war aus Tierdärmen, daher wegen der potentiellen BSE-Gefahr seit 2001 nicht mehr im Handel. NW waren auch vermehrt Fremdkörperreaktionen.

II. Nicht resorbierbares Nahtmaterial:
- **Prolene®, Miralene®, Marilon®, Ethilon®, Seralon®, Mersilene®**: für **Hautnähte**, Intrakutannähte; Vorteil: wenig Angriffsfläche für Bakterien, kaum Fremdkörperreaktionen. Nachteil: Nahtmaterial muss nach der Wundheilung entfernt werden.
- Seide: für Hautnähte, Gore-Tex®-Implantate
- Draht: für Zerklagen, z.B. zum Verschluss einer Sternotomie

Fadenstärken:

Es gibt verschiedene Stärkebezeichnungen für chirurgisches Nahtmaterial. Im Op am gebräuchlichsten ist die amerikanische Pharmakopoe **USP**. Die europäische Pharmakopoe ist nach dem **metrischen System** ausgerichtet, die Angabe entspricht dabei in etwa 1/10 mm Fadenstärke (beide Angaben, USP und metric, sind auf allen Nahtmaterialpackungen zu finden). Die angegebenen USP gelten für alle Nahtmaterialien.

Allgemeine Chirurgie

Folgende Fadenstärken sind am gebräuchlichsten:

Hautnaht an Rumpf und Extremitäten 3-0   Muskelnaht 0 bis 2
Hautnaht im Gesicht/Finger/Kinder 5-0   Fasziennaht 1 bis 3
Subkutannaht 3-0   Gefäßnaht 5-0 bis 7-0
Gefäßligaturen 2-0   Nervennaht 8-0 bis 10-0

Umrechnung der Größenangaben:

USP	metric	in mm	USP	metric	in mm
12-0	0,01	0,001 - 0,009	(2-0)	2,5	0,250 - 0,299
11-0	0,1	0,010 - 0,019	2-0	3	0,300 - 0,349
10-0	0,2	0,020 - 0,029	0	3,5	0,350 - 0,399
9-0	0,3	0,030 - 0,039	1	4	0,400 - 0,499
8-0	0,4	0,040 - 0,049	2	5	0,500 - 0,599
7-0	0,5	0,050 - 0,069	3	6	0,600 - 0,699
6-0	0,7	0,070 - 0,099	4	7	0,700 - 0,799
5-0	1	0,100 - 0,149	5	8	0,800 - 0,899
4-0	1,5	0,150 - 0,199	6	9	0,900 - 0,999
3-0	2	0,200 - 0,249			

Nadeln:
* Art: **Atraumatisch:** Nahtmaterial im Nadelschaft versenkt (öhrlose Nadel) ⇨ keine Kante am Fadenansatz
  Traumatisch: Nadel mit Nadelöhr, durch das der Faden geführt wird.
* Form (wird mit einem Buchstaben kodiert): Gerade (G) oder **gebogen** mit 1/4 Kreis (V), **3/8 Kreis (D), 1/2 Kreis (H),** 5/8 Kreis (F)
* Profil (wird mit einem Buchstaben kodiert): Rund (R), schneidend (S), trokar (T), Spatel (SP), Lanzette (L)
* Länge: Angabe in mm (bei gebogenen Nadeln wird die gestreckte Länge angegeben)

Andere Wundverschlussarten:
- **Hautklammern** mit Klammergerät (skin stapler), Entfernung der Klammern mit Hautklammer-Entferner; Vorteil zur Naht: Zeitersparnis, gleiches kosmetisches Ergebnis; Nachteil: teurer
- **Klebestreifen** (Steri Strip®) in verschiedenen Breiten zur zusätzlichen Wundrandadaptation
- **Fibrinkleber** (TISSUCOL®, Beriplast®) od. Cyanoacrylat-Kleber (Dermabond®) für kleine Wunden und spezielle Anwendungen
- **Metallclips** für Ligatur von Gefäßen und spezielle kombinierte Klammernaht- und Schneidegeräte für die endoskopische Chirurgie
- Spezielle Schneide- und Klammernahtgeräte für die Darmchirurgie

Nahttechnik

* Allgemein: Alle 1 bis 1,5 cm legen einer Naht, Ein- und Ausstich erfolgen etwa im Abstand von 0,5-1 cm vom Wundrand unter Mitfassen des oberflächlich angeschnittenen Unterhautfettgewebes.

* Einzelknopfnaht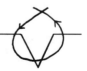

* Rückstichnaht n. DONATI

  Rückstichnaht n. ALLGÖWER (Modifikation der DONATI-Naht mit einseitig intrakutanem Verlauf)

* Fortlaufende Naht: als überwendliche Naht = Kürschnernaht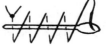

als durchschlungene Naht 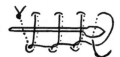 oder als U-Naht = Matratzennaht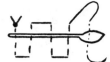

- Intrakutannaht (als fortlaufende intrakutane U-Naht, Ein- und Ausstich nur am Anfang und Ende der Wunde)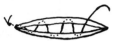
- Tabakbeutelnaht (z.B. bei Appendektomie)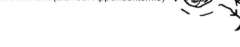

REGIONALANÄSTHESIE

Art:
- **# Oberflächenanästhesie**: Schleimhautanästhesie mit Sprays oder Gelen, z.B. Lidocain als Xylocain®-Spray für Nasen-Rachenraum, Xylocain®-Gel für Urethra oder Instillagel® für Prokto- u. Rektoskopien, Vereisungsspray (Ethylchlorid) für Stichinzisionen bei Abszessen
- **# Infiltrationsanästhesie: Lokalanästhesie**, sog. *Field-Block,* fächerförmige Injektion um den zu anästhesierenden Operationsbereich mit dünner Nadel, Mepivacain 1%ig 10-20 ml Tumeszenz-Lokalanästhesie: großflächige Injektion großer Mengen (500-2.000 ml) verdünnter Lidocain-Lösung (0,05%ig mit Adrenalin) od. Prilocain-Lösung, Ind: wird vor allem bei der Liposuktion (Fettabsaugung) eingesetzt.
- **# Periphere Nervenblockade**: OBERST-**Leitungsanästhesie** an Fingern und Zehen, perineurale Injektion am Finger-/Zehenursprung (ohne Vasokonstringenzienzusatz), auch einzelne periphere Nerven mögl., z.B. N.tibialis post. für die Fußsohle
- **# Plexusblockade**: Infiltration im Bereich des Plexus brachialis mit 30 ml 0,5 % Bupivacain
- **# Intravenöse Regionalanästhesie** nach BIER: intravenöse Applikation von Lokalanästhetikum in eine Vene bei proximaler Blutsperre
- **# Periduralanästhesie** (Syn: PDA, Epiduralanästhesie): extradurale Ausschaltung der Nervenwurzeln über einen Periduralkatheter ⇨ Vorteil: gute Steuerung durch Nachinjektionen möglich; Präparate: Bupivacain 0,75%ig 20 ml (Carbostesin®), in der Geburtshilfe wird Ropivacain (Naropin®) bevorzugt (geringere motorische Blockade)
- **# Spinalanästhesie**: Lokalanästhetikum im Subarachnoidalraum, Mepivacain (Scandicain®) 4%ig hyperbar 2 ml oder Bupivacain (Carbostesin®) 0,5%ig hyperbar 4 ml
  Reihenfolge der Ausschaltung: Autonome Nerven, Schmerz und Temperatur, Druck und Berührung und zuletzt Motorik

Präp:
- Heute wegen geringerer Allergiequote meist Aminoamide gebräuchlich:
  - **Bupivacain** (Carbostesin®) 0,25-0,75%ig, 0,5%ig hyperbar, längste Wirkungsdauer mit 5-7 Std.
  - **Lidocain** (Xylocain®) 0,5-2%ig, Wirkungsdauer 1-2 Std.
  - **Mepivacain** (Scandicain®, Meaverin®) 0,5-2%ig, 4%ig hyperbar, Wirkungsdauer 1-2 Std.
  - **Prilocain** (Xylonest®) 0,5-2%ig, neutraler pH-Wert, Wirkungsdauer 1-2 Std.
  - **Ropivacain** (Naropin®) 0,2-1%ig, Wirkungsdauer 0,5-6 Std.
  - **Procain** (Procain®) 0,5-2%ig, Wirkungsdauer 0,5-1 Std., gehört zu den Ester-Typen
- Zusätze: Vasokonstringenzien = **Adrenalin** 1:200.000 (Epinephrin) zur Wirkungsverlängerung und Verminderung der Blutung, **nicht** für eine Anästhesie an den **Akren** (Fingern, Nase, Ohr oder Penis) verwenden ⇨ führt sonst zu Ischämie und Gangrän!
- Cave: **Vor Applikation von Lokalanästhetika immer nach Überempfindlichkeiten/ Allergien fragen!**

Kompl:
- Lokalanästhesie: Die **höchste Dosis** liegt zwischen 150 u. 300 mg (4 mg/kgKG bei Lidocain, 2,9 mg/kgKG bei Mepivacain, 2 mg/kgKG bei Bupivacain)
  Bei Zusatz von Adrenalin 2- bis 2,5fache Dosis mögl. (da verlängerte Resorptionszeit)
  Richtwerte: ⇨ bei Lidocain 1%ig 20 ml Höchstdosis (ohne Adrenalinzusatz)
  ⇨ bei Mepivacain 1%ig 30 ml Höchstdosis (ohne Adrenalinzusatz)
  ⇨ bei Bupivacain 0,5%ig 30 ml Höchstdosis (ohne Adrenalinzusatz)
- Zeichen der Überdosierung: Taubheitsgefühl der Mundregion, Sehstörungen, metallisches taubes Gefühl auf der Zunge ⇨ Ther: Benzodiazepine, venöser Zugang, O_2-Insufflation
- **Versehentliche intravasale Injektion** oder starke Überdosierung: epileptiforme Krämpfe, Brady-/Arrhythmien, Herz-Kreislauf-Versagen ⇨ Intubation, Beatmung, Reanimation
- **Überempfindlichkeitsreaktionen** bis anaphylaktischer Schock (anamnestisch erfragen und den Pat. über das Risiko aufklären)
- Störungen der Blutgerinnung
- In entzündlichem Gewebe (lokale Azidose) kann die Wirksamkeit der Lokalanästhetika vermindert bis aufgehoben sein.
- Periduralanästhesie: epidurale Blutung
- Spinalanästhesie: Postpunktionelles Syndrom (Kopfschmerzen durch Liquoraustritt aus der Punktionsstelle), Proph: dünne Nadel mit stumpfem Schliff verwenden
  Vorsicht bei Störungen der Blutgerinnung (Gefahr einer Blutung im Bereich des Rückenmarkkanals), daher immer vor einer Spinalanästhesie anamnestisch nach mögl. **Gerinnungsstörungen fragen!**
  Cave: Zeitabstand bei Gabe von Heparin (zur Thromboseprophylaxe) zur Spinalanästhesie/Periduralanästhesie sollte 12 Std. betragen.
- Schwangerschaft: Procain und Bupivacain bevorzugen, in der Stillzeit auch Lidocain, der Zusatz von Vasokonstringenzien ist ebenfalls möglich.

OPERATIONSVORBEREITUNGEN

Diag: 1. **Anamnese**: aktuelle Krankheit, Vorerkrankungen, Voroperationen, Medikamentenanamnese, frühere z.b. perioperative Blutungsereignisse = **Blutungsanamnese** und **klinische Untersuchung** (Ganzkörperstatus) mit Größe, Gewicht, Blutdruck, Puls
2. Routinelabor: Blutbild, BSG, Elektrolyte, Blutgerinnung (Quick/INR, PTT), Leberwerte, Nierenretentionswerte, Gesamteiweiß, Blutzucker, HIV-Test (mit Einwilligung des Patienten), Urin-Status, Blutgruppe und ggf. Kreuzprobe für Konserven je nach Op.
3. Röntgen: Thorax in 2 Ebenen (bei Pat. >30. Lj. oder je nach Klinik)
4. Ruhe-EKG (bei Pat. >30. Lj. oder je nach Klinik)
5. Sonographie-Abdomen empfehlenswert

Indikationseinteilung für operative Eingriffe:

Notfalleingriff = absolute Op-Indikation (dringlicher Eingriff ohne Alternativen)
Elektiveingriff (Wahleingriff) = relative Op-Indikation (Alternativen mögl.)
Palliativeingriff = lebensverlängernde Maßnahme/Beseitigung bestimmter Symptome, ohne Beseitigung des Grundleidens
Kontraindikation = fehlende Op-Fähigkeit, Inoperabilität

Daneben gibt es noch eine diagnostische Indikation (Eingriff zur Diagnostik, z.B. Staging-Laparotomie bei malignen Tumoren), prophylaktische Operationen (z.B. Herdsanierung vor Chemotherapie) und kosmetische Eingriffe (z.B. Schönheitsoperationen).

Allgemeine Maßnahmen vor der Operation:
- **Aufklärung** und Einwilligung des Patienten in den operativen Eingriff (mind. einen Tag vor der geplanten Operation [BGH, 1992], Ausnahme bei einer Notoperation)

Allgemeine Chirurgie | Seite 11

- Rasur des Operationsfeldes nur bei starker Behaarung (Haarflaum und Kurzhaar werden heute entgegen früherer Empfehlungen belassen!), Zeitpunkt: möglichst unmittelbar vor der Op.
- **Nahrungskarenz** ab Vorabend der Operation, kohlenhydratreiche Trinklösungen können bis 2 Std. prä-op. gegeben werden, ebenso können Medikamente noch am Morgen des Operationstages eingenommen werden
- Anlage eines Blasenkatheters bei größeren Eingriffen
- Diabetiker müssen je nach Stoffwechsellage präoperativ auf Insulin umgestellt werden (siehe Kap. Diabetes mellitus).
- **Thromboseprophylaxe** peri-/postoperativ (außer bei Thoraxeingriffen, dort erst postoperativ) und bei jeder Immobilisation mit **Low-dose-Heparinisierung** mit 3 x 5.000 I.E./Tag Heparin s.c. (oder auch 2 x 7.500 I.E.) oder **1 x tgl. mit niedermolekularen Heparinen** s.c. (3.000-5.000 I.E. Anti-Xa /Tag, je nach Herstelleranweisung), z.B. Enoxaparin (Clexane®), Nadroparin (Fraxiparin®), Certoparin (Mono-Embolex®NM), Dalteparin (Fragmin®), Reviparin (Clivarin®1.750) od. mit dem vollsynthetischen Xa-Hemmstoff Fondaparinux (1 x tgl. 2,5 mg s.c., Arixtra®)
Für elektive Hüft- und Kniegelenksersatzoperationen sind jetzt auch **orale** Antithrombotika zugelassen (1 x 10 mg/Tag Rivaroxaban, Xarelto® od. 2 x 2,5 mg/Tag Apixaban, Eliquis®).
Antithrombosestrümpfe (ab Tag der Operation)!
<u>Bei Patienten unter Antikoagulation:</u> Absetzen des Phenprocoumon (Marcumar®) ca. 7 Tage vor Op, bei Risikopatienten Heparinperfusor und Vollheparinisierung (200-600 I.E./Std. unter tgl. Laborkontrolle, Ziel: 2fache PTT), sonst Low-dose-Heparinisierung beginnen ab Quick >40 % (sog. Bridging, meist ab ca. 4. Tag vor Op). Bei Notfalleingriffen Anheben des Quick (Prothrombinzeit) mit Frischplasma (FFP) auf mind. 40 %.
Bei Pat. mit ASS-/P2Y$_{12}$-Rezeptorantagonisten- od. NSAR-Medikation oder v.-WILLEBRAND-JÜRGENS-Syndrom: Antagonisierung der Thrombozytendysfunktion mit Vasopressinanalogon Desmopressin i.v. (Minirin® parenteral, 0,3 µg/kgKG) ½ Std. vor Op oder falls erforderlich Thrombozyten- od. Faktor-VIII-/vWF-Konzentrat-Substitution. Bei einer niedrig-dosierten ASS-Gabe (100 mg/Tag) ist ein Absetzen i.d.R. nicht erforderlich.
Hormonelle Kontrazeptiva und operative Eingriffe: 4 Wo. vor elektiven großen Operationen (mit erhöhtem Thromboserisiko) sollten östrogenhaltige Kontrazeptiva abgesetzt werden und erst nach vollständiger Mobilisation wieder verordnet werden.

Spezielle Maßnahmen bei einzelnen Eingriffen vor der Operation:

- Je nach Größe des Eingriffs kreuzen und anfordern von ausreichend **Blutkonserven**, als Anhalt (je nach Symptomatik, Op-Technik und Krankenhaus verschieden) gilt bei folgenden Eingriffen:

Neck dissection	4 Konserven	Kolon, Sigma, Rektum	4 Konserven
Lunge	4 Konserven	Akutes Abdomen, Ileus	4 Konserven
Pneumothorax	2 Konserven	Gallenblase	2 Konserven
Herz	6 Konserven	Splenektomie	2 Konserven
Aortenaneurysma	10 Konserven	Nephrektomie	4 Konserven
Ösophagus	6 Konserven	Hüfte, TEP	4 Konserven
Magen	4 Konserven	Amputationen	4 Konserven
Hiatushernie	2 Konserven	Kraniotomie	6 Konserven

Die Anzahl der Erythrozytenkonzentrate ist als **Sicherheitsmaßnahme** zu sehen, meist wird bei den operativen Eingriffen kein Fremdblut benötigt.
Bei elektiven (= planbaren) Eingriffen mit hohem Blutverlust (z.B. Hüftendoprothese) wird die **Eigenblutspende** bevorzugt (max. 2 Liter = 4 Konserven sind mögl.).
Vorgehen: 4 Wo., 3 Wo., 2 Wo. und 1 Wo. vor dem geplanten Eingriff jeweils 500 ml Blutspende. Die Konserven sind max. 7 Wo. lagerungsfähig, <5 Tage vor dem Eingriff keine Spende mehr, damit dem Körper Zeit zur Regeneration bleibt, ab 1. Spende oder besser 1 Woche zuvor sollte Eisen substituiert werden, 300 mg Eisen-(II)-Sulfat/Tag (z.B. 1x1 Tbl./Tag Eryfer®100 od. ferro sanol® duodenal 100), neuerdings wird auch rekombinantes humanes Erythropoetin gegeben.
Über die Möglichkeit der Eigenblutspende muss jeder Pat. aufgeklärt werden!
K-Ind. für eine Eigenblutspende sind: instabile Angina pectoris, koronare Hauptstammstenose, dekompensierte Herzinsuffizienz, kritisches Aortenklappenvitium (Druckgradient >70 mmHg), Anämie, Malnutrition, hochgradige Karotisstenose und kürzlich aufgetretene TIA

- Anlage eines **ZVK** bei allen großen Eingriffen im Magen-Darmtrakt ca. 2-3 Tage präoperativ und Vorbereitung mit hochkalorischer Infusion (z.B. 2 l Combiplasmal®/Tag) u. Humanalbumin (je nach Gesamteiweiß, 3 x 50 ml 20%ig/Tag)

Allgemeine Chirurgie

- **Lungenfunktionsprüfung** (Vitalkapazität, Tiffeneau-Test) und Blutgasanalyse bei Thoraxeingriffen sowie Atemtraining prä- und postoperativ
- **Darmreinigung** (bei Kolon-, Sigma-, Rektum-Op.): Retrograd mit Klysma od. Einlauf (1,5-2 Liter) oder orthograd (= dem natürlichen Weg folgend = vom Mund zum Anus) mit 3 Liter hypertoner Golytely-Trinklösung od. mit stark wirksamem Laxans (Prepacol®) und 3 Liter zu trinken. Die frühere routinemäßige Darmreinigung bei kolorektalen Eingriffen ist zwischenzeitlich umstritten, da in Studien Komplikationen sogar häufiger mit Darmreinigung gefunden wurden als ohne.
- **Perioperative Antibiotikaprophylaxe**:
Allgemein: Der ideale Zeitpunkt der (einmaligen) prophylaktischen Antibiotikagabe ist ½-2 Std. **präoperativ i.v.** (z.B. bei Einleitung der Narkose). Dauert der Eingriff länger als 3 Std. wird eine 2. Dosis gegeben. Je nach Krankenhaus werden unterschiedliche Antibiotika verwendet.

<u>Ind:</u> - Alle Darmoperationen, Darmverletzung (z.B. 2,0 g Cefotaxim [Claforan®] od. 2,0 g Ceftriaxon [Rocephin®] + 0,5 g Metronidazol [Clont®])
- Ösophagus-, Magen-, Gallen-Op (z.B. 2,0 g Ceftriaxon [Rocephin®])
- Herzoperationen (z.B. 2,0 g Cefotaxim [Claforan®])
- Lungenoperationen (z.B. 2,0 g Cefotaxim [Claforan®] od. 4,0 g Mezlocillin [Baypen®])
- Neurochirurgie: alle Kraniotomien (z.B. 2,0 g Cefotaxim [Claforan®])
- Septische Wunden, offene Frakturen und Implantation von Fremdmaterial, z.B. endoprothetischer Gelenkersatz, prothetische Netze, Gefäßprothesen (z.B. 1,5 g Cefuroxim [Zinacef®] od. 1,0 g Oxacillin [InfectoStaph®])

Anästhesiologische Maßnahmen:

- Beurteilung des Risikos nach der ASA-Klassifikation (<u>A</u>merican <u>S</u>ociety of <u>A</u>naesthesiology)

ASA I	Normaler, gesunder Patient
ASA II	Pat. mit leichter Allgemeinerkrankung
ASA III	Pat. mit schwerer Allgemeinerkrankung und Leistungsminderung
ASA IV	Pat. mit inaktivierender Allgemeinerkrankung, ständige Lebensbedrohung
ASA V	Moribunder Pat., kein Überleben ohne Operation
ASA VI	Hirntoter Pat., der für eine Organspende vorgesehen ist

- **Prämedikation:** Meist am Abend vor dem Eingriff (z.B. Dikaliumclorazepat, Tranxilium® 50 mg) und am Morgen des Eingriffs (z.B. Promethazin, Atosil® 50 mg + Buprenorphin, Temgesic® 0,2 mg od. Piritramid, Dipidolor® i.m. 15-30 mg), durch den Einsatz der Prämedikation lässt sich der Bedarf an Narkotika intraoperativ verringern.

Op. K-Ind: ʊ Herzinfarkt innerhalb der letzten 6 Monate
    ʊ Nicht rekompensierbare Herzinsuffizienz
    ʊ Lungenfunktion mit <u>Vitalk</u>apazität VK <2 l, Tiffeneau-Test (FEV₁) <1 l
    ʊ Bei Elektiveingriffen: Infektionen des Respirationstraktes
    ʊ Relativ: Adipositas permagna bei Elektiveingriffen ⇨ Gewichtsreduktion präop.

AUFKLÄRUNG

Je weniger dringlich der Eingriff (elektive Operation, s.o.), umso gründlicher und ausführlicher muss die ärztliche Aufklärung und deren Dokumentation sein! Bei Notfalleingriffen (vitale Indikation) kann die Aufklärung auf ein Minimum beschränkt werden. Bei bewusstlosen Patienten gilt eine 'Geschäftsführung ohne Auftrag' und eine Einwilligung des Patienten ist anzunehmen. Ein ärztlicher Eingriff ohne Einwilligung des Patienten ist eine strafbare Körperverletzung! Über die Einwilligung sollten schriftliche Unterlagen angefertigt werden (z.B. perimed®-Aufklärungsbögen).

<u>Folgende Punkte muss die Aufklärung beinhalten:</u>
- **Art des durchzuführenden Eingriffs** und Aufklärung über die **Diagnose** (Art und Bedeutung der Krankheit) des Patienten

- **Alternative Behandlungsmöglichkeiten** (z.B. konservative Therapieverfahren)
- **Eventuelle Erweiterung** des Eingriffs mit dem Patienten besprechen und dokumentieren (z.b. Erweiterung einer Knotenexstirpation auf eine Ablatio mammae bei intraoperativem Mammakarzinomnachweis von großer Größe)
- Hinweise zum normalen **postoperativen Verlauf** (z.B. Anlage von Drainagen, Kathetern, Intensivstation, Infusionstherapie, Nahrungskarenz, postoperative Medikamenteneinnahme), Aufklärung über notwendige postoperative **Verhaltensregeln** (z.B. kein Sport für eine bestimmte Zeit)
- Bei Elektiveingriffen Aufklärung über die Möglichkeit einer **Eigenblutspende** vor dem operativen Eingriff, bzw. Aufklärung über die Risiken der Fremdblutspende (Hepatitis C ⇨ 0,005 % Risiko, HIV ⇨ 0,0001 % Risiko), Urteil des BGH v. 17.12.1991
- Bei Elektiveingriffen muss dem Patienten genügend Zeit zwischen Aufklärung und der geplanten Operation verbleiben, um Nutzen und Risiken des Eingriffes abwägen zu können (mindestens ein Tag vor der geplanten Operation, Urteil des BGH v. 7.4.1992).
- **Allgemeine Operationskomplikationen**
  - Wundinfektion
  - Gefäßverletzungen, Blutung, Nachblutung, Hämatom, Durchblutungsstörungen
  - Narbenbildung, Keloid
  - Sensibilitätsstörungen im Wundgebiet
  - Mögliche Reoperation bei akuten Komplikationen (z.B. Nachblutung)
  - Rezidivrisiko
  - Thrombose, Embolie
- **Typische spezielle Operationskomplikationen**, unabhängig davon ob diese häufig oder sehr selten vorkommen (es müssen nur für den Eingriff typische Komplikationen sein), z.B.:
  - N.laryngeus-recurrens-Verletzung oder Hypoparathyreoidismus bei Strumaresektion
  - Verletzung oder Einengung der Samenstranggebilde bei Leistenhernien-Op
  - Milzverletzung bei allen Oberbaucheingriffen
  - Andere spezielle Komplikationen ⇨ siehe in den jeweiligen einzelnen Kapiteln
- Außerdem muss eine Aufklärung durch den **Anästhesisten** bezüglich der **Narkose** am Vorabend der Operation (bei Elektiveingriffen) erfolgen.

Kinder: Bei unter 14-Jährigen müssen die Eltern einwilligen (bei schwerwiegenden Eingriffen beide Elternteile). Bei Jugendlichen zw. 14-18 J. sollten die Eltern mit aufgeklärt werden und zustimmen.

ALLGEMEINE TUMORKLASSIFIKATION

TNM-Klassifikation maligner Tumoren

Aktuell in der **7. Auflage der UICC** (<u>U</u>nion <u>I</u>nternationale <u>C</u>ontre le <u>C</u>ancer) aus dem Jahr **2010**; alle TNM-Klassifizierungen in diesem Buch entsprechen der aktuellen gültigen Nomenklatur. Diese sind aus der 7. Auflage des American Joint Committee on Cancer (AJCC) – Cancer Staging Manual von 2009 zitiert. Abweichungen zu anderen Lehrbüchern ergeben sich durch die dort eventuell noch verwendeten, älteren Klassifikationen.

Einteilung anhand des klinischen Aspekts und klinischer Untersuchung (cTNM):

T = Primärtumor:	T_0 = Kein Anhalt für einen Primärtumor
	T_x = Primärtumor kann nicht beurteilt werden
	T_{is} = Carcinoma in situ
	T_{1-4} = Zunehmende Größe und/oder lokale Ausdehnung des Primärtumors

N = <u>N</u>odi = regionäre Lymphknotenmetastasen:	
	N_0 = Keine regionären Lymphknotenmetastasen
	N_x = Lymphknotenmetastasen nicht beurteilbar
	N_{1-3} = Zunehmender Befall regionärer Lymphknoten
	(Anmerkung: Metastasen in entfernten Lymphknoten werden als Fernmetastasen klassifiziert)

M = Fernmetastasen:	M_0 = Keine Fernmetastasen
	(M_x = Fernmetastasen nicht beurteilbar, Mx wird in der 7. A. nicht mehr verwendet)
	M_1 = Fernmetastasen vorhanden, dazu zählen auch alle *nicht lokoregionären Lk-Metastasen*

Fakultative Kategorien:

L = Lymphgefäßinvasion: L_0 = keine Lymphgefäßinvasion, L_1 = Lymphgefäßinvasion

Fest eingeführt ist auch der Begriff des **Sentinel-Lymphknoten** in der Tumorchirurgie (engl. sentinel = der Wachposten, Syn: Schildwächterlymphknoten) = erster Lymphknoten im Abflussgebiet eines Primärtumors. Dieser wird erkannt durch ^{99m}Tc-Humanalbuminkolloid-Injektion um das Tumorgewebe herum 3-18 Std. vor Op (zusätzlich Lymphabstrom-Szintigraphie präop. mögl.) und ggf. zusätzlich durch eine Farbstoffinjektion [Isosulfanblau, Patentblau V, Lymphazurin] um das Tumorgewebe herum während der Op. Der erste Lk wird dann mit einer Gamma-Handsonde für Radioaktivität aufgesucht (ggf. bestätigt anhand der Blaufärbung durch die Farbstoffmarkierung). Ist dieser dann tumorfrei (= $pN_{0(sn)}$), wird auf die sonst übliche weitere Lk-Entfernung verzichtet.
Etabliert ist das Verfahren bei dem Mammakarzinom und das maligne Melanom, in Erprobung auch für das Magen-, Zervix-, Prostata- u. Peniskarzinom.
Vorteil: viel geringeres Op-Trauma und der einzelne entnommene Lk kann besonders gründlich auf Mikrometastasen untersucht werden.
Anmerkung: Die komplette Lymphadenektomie, die bei den soliden Tumoren seit Jahrzehnten Standard ist, wird seit kurzem hinterfragt. In Berechnungen aus den Krebsregistern wurde teilweise kein Vorteil hinsichtlich des Überlebens gefunden, wenn die Lymphknoten entfernt wurden (so z.B. beim Mammakarzinom od. Kolonkarzinom). Es wird daher in Zukunft neue Untersuchungen zu diesem Thema geben. Die früher angenommene Filterfunktion der Lymphknoten als Zwischenstation, von der aus dann eine generelle Metastasierung stattfindet, ist möglicherweise nicht so, sondern das Metastasierungsverhalten ist ggf. in der Gen-Signatur des jeweiligen Tumors begründet. Danach würden die regionären Lymphknoten und andere Organe zeitgleich mit Tumorzellen befallen werden. Die Ausbildung von (Makro-)Metastasen hängt möglicherweise von lokalen, systemischen und genetischen Faktoren ab, weniger aber davon, ob zuvor Lymphknoten befallen waren.

V = Veneninvasion: V_0 = keine Veneninvasion, V_1 = mikroskopische Veneninvasion,
V_2 = makroskopische Veneninvasion

Pn = Perineurale Invasion: Pn_0 = keine perineurale Invasion, Pn_1 = perineurale Invasion,
Pn_x = perineurale Invasion kann nicht beurteilt werden

C-Faktor = diagnostische Sicherheit (engl. certainty)
C1 = Diagnosesicherung durch Standardverfahren (Rö, Endoskopie)
C2 = Diagnosesicherung durch spezielle Verfahren (MRT, Nuklearmedizin, Biopsie)
C3 = Diagnosesicherung durch chirurgische Exploration mit Biopsie
C4 = Diagnosesicherung durch **definitive Chirurgie** und **pathologische Untersuchung**
C5 = Autopsie

Die **pTNM-Klassifikation** ist gleich wie die o.g. clinische TNM (cTNM), die Angabe wird postoperativ vom **Pathologen** anhand des histologischen Präparates erstellt (entspricht also dem C-Faktor C4).

y-Symbol: ein y wird vorangestellt (ypTNM), wenn die Klassifizierung während od. nach initialer multimodaler Therapie erfolgt.

Die **Stadiengruppierung** der UICC (wird bei allen Karzinomen in diesem Buch zusätzlich nach der TNM mit angegeben) wird meist als einfache Klassifizierung zur Vergleichbarkeit der Ergebnisse für wissenschaftliche Untersuchungen aber auch in der Klinik zur Prognoseabschätzung angewendet (es gibt immer ein **Stadium I** bis **IV**).

Residualtumor-(R)-Klassifikation (zusätzlich verwendete Klassifikation)

R_0 = kein Residualtumor
R_x = Vorhandensein eines Residualtumors kann nicht beurteilt werden
R_1 = mikroskopischer Residualtumor (Tumor an den Resektionsrändern im histologischen Präparat sichtbar)
R_2 = makroskopischer Residualtumor an den Resektionsrändern am Operationspräparat sichtbar

Allgemeine Chirurgie | Seite 15

Histopathologisches Grading
G1: gut differenzierter Tumor
G2: mäßig differenzierter Tumor
G3: schlecht differenzierter Tumor
G4: undifferenzierter = entdifferenzierter = anaplastischer Tumor
(Anm.: bei manchen Einteilungen gibt es nur 3 Grade, G3 und G4 wird dann zu G3 zusammengefasst)

KARNOFSKY-Index:
Dieser wird in der Onkologie zur Beschreibung des Allgemeinzustandes eines Tumorpatienten verwendet (100 % bis 10 %), sog. **Aktivitätsindex** des Pat.:

```
100 % = volle Aktivität ohne Beschwerden
 80 % = gewohnte Lebensweise unter Anstrengung möglich, einige Beschwerden
 70 % = Arbeitsunfähigkeit, Patient kann sich aber noch selbst versorgen
 50 % = Patient benötigt regelmäßig Hilfe und häufige medizinische Betreuung
<40 % = Pflegefall, meist Hospitalisierung erforderlich
 10 % = moribund (0 % = Tod)
```

ALLGEMEINE TUMORNACHSORGE

Nach allen Eingriffen, die einen malignen Prozess in der histopathologischen Untersuchung ergeben, muss ein Staging (Suche nach Metastasen, Zuordnung in die TNM-Klassifikation) durchgeführt werden (falls dies nicht schon präoperativ erfolgt ist) sowie künftig die Tumornachsorge betrieben werden. ICD-10: Z08.-

Epid:
◊ Jährlich erkranken in Deutschland ca. 490.000 Personen an Krebs. Aufgrund des zunehmenden Durchschnittsalters der Bevölkerung ist mit einer weiteren Zunahme der Inzidenz zu rechnen. Es versterben ca. 220.000 Personen/J. an Krebs in Deutschland (am häufigsten Tod durch **Bronchialkarzinome**, gefolgt von **Mamma-**, **Colon-** u. **Pankreas**-Ca).
◊ Das mittlere Erkrankungsalter aller Krebspatienten beträgt statistisch **66 Jahre**.
◊ Die statistische 5-JÜR (Jahres-Überlebensrate) aller Krebsarten beträgt heute **55 %**.
◊ 26 % aller Todesfälle sind auf Krebs zurückzuführen (damit **Todesursache Nr. 2** nach den Herz-Kreislauf-Erkrankungen in Deutschland).
◊ Etwa **5 %** aller Krebserkrankungen sind **erblich** bedingt (meist aut.-dom. erblich und die Keimbahnmutation führt zu einer Erkrankung bereits in jüngeren Jahren) ⇨ bei bekannter Disposition ist eine besondere Vor- und Nachsorge und ggf. prophylaktische Therapie erforderlich (s. z.B. FAP, HNPCC – Kap. Kolonkarzinom od. BRCA-Gen-Mutation bei Mammakarzinom). Ebenso sind ggf. Familienangehörige in die Vorsorge und Beratung einzubeziehen (humangenetische Beratungsstellen im Internet: www.bvdh.de).

Staging:
♦ Röntgen des Thorax, ggf. CT-Thorax
♦ Sonographie des Abdomens, ggf. CT-Abdomen/Becken
♦ Skelettszintigraphie, ggf. PET-CT
♦ Bei verdächtigen Lk ⇨ Biopsie/Exstirpation und histologische Untersuchung
♦ Tumormarker (möglichst schon präop. um einen Verlaufsparameter zu haben)

Ther:
• Allgemeiner zeitlicher Ablauf der Nachsorgeuntersuchungen: 1. Kontrolle nach 1 Monat, dann für 1-2 Jahre in 3-monatigem Abstand, dann für 2-3 Jahre in 6-monatigem Abstand, danach nur noch jährliche Nachuntersuchung (dies gilt nur für komplikationslose = rezidivfreie Verläufe, bei Auftreten von Rezidiven müssen die Zeitintervalle verkürzt werden)
• **Zwischenanamnese** (Leistungsfähigkeit, Gewichtsabnahme, Fieber, Nachtschweiß, Knochenschmerzen, Stuhl- od. Miktionsbeschwerden, Husten oder Atemnot) und klinische Untersuchung (allg. körperlicher Status, Lokalbefund, Lymphknoten-Status)
• **Routinelabor** (BB, BSG, Leberwerte, Nierenwerte), okkultes Blut im Stuhl, präoperativ tumorspezifische Tumormarker (nur falls diese präoperativ erhöht waren, sind sie als Verlaufs- und Rezidivkontrollparameter geeignet)

- Röntgen: Thorax (2 Ebenen)
- Sonographie: Abdominalorgane (insb. **Leber** wichtig)
- Spezielle Untersuchungen (nicht bei jeder Tumornachsorge notwendig):
  - CT-Abdomen bei V.a. intraabdominelle Metastasen
  - Tumoren im oberen GI-Trakt: Ösophagogastroduodenoskopie, im unteren: Koloskopie
  - Mamma-Tumoren: Mammographie, Skelettszintigraphie
  - Lungen-Tumoren: Bronchoskopie, Skelettszintigraphie
  - CT-/MRT-Schädel bei V.a. zerebrale Metastasen

Proph: **Allgemeine Empfehlungen für Tumorpatienten:**
- ♥ Stress vermeiden, ausreichend Schlaf und Erholung, ausgewogene Ernährung, ausreichend Spurenelemente und Vitamine (A, E, C)
- ♥ **Nicht Rauchen** (Rezidivrate sonst erhöht) und weniger (kein) Alkohol
- ♥ Schmerztherapie bei Tumorschmerzen nach einem festen Stufen- und Zeitplan (s.u.)
- ♥ Ggf. Versuch einer Immunstimulationstherapie mit Mistelextrakten (Viscum album, zytotoxisch wirksam sind die Mistellektine hieraus, z.b. Helixor®, Iscador®), eine Wirksamkeit auf den klinischen Erkrankungsverlauf findet sind in Studien jedoch nicht.
- ♥ Einen nachgewiesenen positiven Effekt hat **sportliche Aktivität**.
- ♥ Selbsthilfegruppen: Deutsche Krebshilfe e.V., Buschstr. 32, 53113 Bonn, Tel.: 0228 72990-0, Fax: -11, Internet: www.krebshilfe.de
  Deutsche Krebsgesellschaft e.V., Hanauer Landstr. 194, 60314 Frankfurt, Tel.: 069 630096-0, Fax: -66, Internet: www.krebsgesellschaft.de
  Regionale Adressen über NAKOS (Nationale Kontakt- und Informationsstelle zur Unterstützung von Selbsthilfegruppen), Otto-Suhr-Allee 115, 10585 Berlin-Charlottenburg, Tel.: 030 310189-60, Fax: -70, Internet: www.nakos.de, E-Mail: selbsthilfe@nakos.de
  Onkologisch tätige Kliniken: eine Liste findet sich bei der Arbeitsgemeinschaft Deutscher Tumorzentren im Internet: www.tumorzentren.de
  Aktuelle Informationen zu allen Tumorarten im Internet: www.cancer.net, zu epidemiologischen Daten für Deutschland: www.krebsdaten.de (Herausgeber RKI)
  Deutsches Krebsforschungszentrum - Krebsinformationsdienst (KID) Heidelberg, Im Neuenheimer Feld 280, 69120 Heidelberg, Tel.: 0800 4203040 (gebührenfrei), Internet: www.krebsinformation.de

Prog: Statistisch verliert ein Pat. mit der Diagnose „Krebs" **8 Jahre** seiner ferneren Lebenserwartung. Dies ist von Krebsart zu Krebsart natürlich sehr unterschiedlich: Extreme sind z.B. das Hodenkarzinom mit einer 5-JÜR von 93 % oder das Pankreaskarzinom mit nur 5 %.

Schmerztherapie

Ind:
- Schmerzen durch ein akutes **Trauma**
- **Palliative** Schmerztherapie bei **finaler Tumorerkrankung**, Tumorrezidiv, **Knochenmetastasen**, pathologischer Fraktur, Tumornekrose an den Schleimhäuten (Ulzeration), Nervenkompression durch den Tumor, viszerale Tumorinfiltration/Metastasen (⇨ intestinale Obstruktion) oder Weichteilinfiltration
- Leberkapselschmerz, Aszites, Hirnödem, Lymphödem, venöse Ödeme
- Phantomschmerz nach Extremitätenamputation
- SUDECK-Syndrom
- Iatrogen: Postoperative Schmerztherapie, Op-Narben, Nervenläsionen, Postthorakotomiesyndrom, postoperative Kontrakturen, Strahlenfibrose (Plexusfibrose, Osteoradionekrose, Mukositis, Neuropathie), Tumorembolisation, Chemotherapie

Diag:
1. Anamnese (Grunderkrankung, Krankheitsstadium, Begleiterkrankungen), **Schmerztagebuch** führen lassen (Schmerzdauer, Intensität [Skala von 1-10], Lokalisation und Ausstrahlung, beeinflussende Faktoren, Begleitbeschwerden)
2. Klinische und neurologische Untersuchung: neurologische Ausfälle, DMS
3. Je nach Form und Lokalisation der Schmerzen erforderliche spezifische Diagnostik durchführen (z.B. zur Klärung Tumor, Rezidiv, Metastasierung, kausale Behandlungsmöglichkeit durch Bestrahlung od. Op mögl.?)

Allgemeine Chirurgie | Seite 17

Allgemein:
- Mit der Schmerztherapie frühzeitig beginnen, chronische Schmerzen führen zur Ausbildung eines sog. „Schmerzgedächtnisses", das dazu führt, dass die Schmerzen dann therapeutisch schwerer zu beeinflussen sind.
- Behandlung gem. dem Stufenschema (s.u., Tab.)
- Bei Dauerschmerzen **regelmäßige Medikation** (Einnahmeplan für den Pat. erstellen), keine Einnahmepause oder Verordnung „nur bei Bedarf" (außer für Zusatzmedikation zum Abfangen von extremen Schmerzspitzen)
- **Langwirksame** Präparate (Retardpräparate) und orale, rektale od. transdermale Applikation bevorzugen
- Ausreichend **hohe Dosierung** (keine Scheu vor hohen Dosen, Maximaldosis ausschöpfen bevor eine Kombinationstherapie begonnen wird), keine Kombination von Medikamenten aus der selben Wirkstoffgruppe
- Psychoonkologische Betreuung des Pat. (Krisenintervention, Gesprächstherapie, menschliche Zuwendung)

Stufenschema gem. WHO zur Behandlung von chronischen Tumorschmerzen

Stufe 1	normale Analgetika		
Stufe 2	normale Analgetika	schwache Opioide	
Stufe 3	(±)		starke Opioide
Stufe 4	(±)	(±)	invasive Schmerztherapie

Stufe:
1. **Normale Analgetika** (Nichtopioidanalgetika): oral od. rektal appliziert
2. Stufe 1 + **schwache Opioide**: oral od. rektal appliziert
3. **Starke Opioide** ± Stufe 1: oral, rektal od. transdermal appliziert
4. Invasive Schmerztherapie: **intravenös, intramuskulär, subkutan, epidural, intrathekal** appliziert oder regionale Schmerzblockade

Präp:
- Normale Analgetika (in Klammern Beispiele für Handelsnamen u. übliche Dosierung/Tag für Erwachsene [in eckiger Klammer max. Tagesdosis]): **Acetylsalicylsäure** (Aspirin®, 3 x 500-1.000 mg [6.000 mg]), **Paracetamol** (Benuron®, 3 x 500-1.000 mg [4.000 mg]), **Metamizol** (Novalgin®, 3 x 625-1.000 mg = 25-40 Trpf. [5.000 mg]), nichtsteroidale Antirheumatika (NSAR) wie **Diclofenac** (Voltaren®, 3 x 25-50 mg [300 mg]), **Ibuprofen** (Imbun®, 2-3 x 400 mg [2.400 mg]), Indometacin (Indomet®, 1-3 x 50 mg [200 mg]), Flupirtin (Trancopal®Dolo, 3 x 100 mg [600 mg]), Naproxen (Proxen®, 2-3 x 250 mg [1.250 mg]), Piroxicam (2 x 10 mg [40 mg])
- Schwache Opioide: **Tramadol** (Tramal®, 4 x 50-100 mg = 20-40 Trpf. [600 mg]), Nalbuphin (Nubain®, i.v. od. i.m., 4 x 0,15-0,30 mg/kgKG [2,4 mg/kgKG]), Meptazinol (Meptid®, i.v. od. i.m., 50-100 mg alle 2-4 Std.), Dihydrocodein (Remedacen®, 2 x 30 mg [360 mg])
- Starke Opioide (WHO-Stufe 3, unterliegen der BtMVV und erfordern ein **BtM-Rezept**): **Morphin** (MST® Retardtabletten od. Granulat, 2 x 10-200 mg [900 mg oral]), **Buprenorphin** (Temgesic® sublingual Tabletten, 3 x 0,4 mg [1,8 mg], Norspan® Transdermales Pflaster, 5-20 µg/h alle 7 Tage), **Fentanyl** (Durogesic®-Membranpflaster, 50-100 µg/h alle 72 Std. [700 µg/h alle 72 Std., frühestens alle 48 Std. Pflasterwechsel], für kurzfristige Schmerzspitzen Fentanyl-Lutschtabletten 200-1.600 µg, Actiq® od. Nasenspray, PecFent®, Instanyl®), Pethidin (Dolantin® Tropfen od. Supp., 1-3 x 50-100 mg [500 mg]), Kombination von **Tilidin + Naloxon** als Trpf. (Valoron®, 4 x 50-100 mg [600 mg]), Kombination von Oxycodon + Naloxon (2 x 10/5 mg oral, [40/20 mg], Targin®, Vorteil: weniger opiatbedingte NW)
- Zusätzliche Medikamente (Adjuvantien): Antiemetika (Metoclopramid, Paspertin® od. Dimenhydrinat, Vomex A®) bei Übelkeit/Erbrechen (bei Chemotherapie stark wirksame, wie Ondansetron [Zofran®] od. Granisetron [Kevatril®]), ggf. + Dexamethason und Aprepitant [Emend®], bei therapierefraktärer Übelkeit u. Erbrechen auch cannabishaltige Med. [Dronabinol, Marinol®])
  Quellstoffe od. Osmolaxanzien (z.B. vom Macrogol-Typ, Movicol®) od. Laxanzien (Bisacodyl, Dulcolax®) bei Obstipation, Spasmolytika (Butylscopolamin, Buscopan®, Metamizol wirkt auch spasmolytisch) bei kolikartigen Schmerzen

Allgemeine Chirurgie

Antidepressiva: insb. **Amitriptylin** (Saroten® retard Kapseln, mit 25 mg zur Nacht beginnen, steigerbar bis 25-25-50-50 mg, NW: sedierend, Gewichtszunahme ⇨ die NW sind z.b. bei Tumorpatienten aber eher positiv zu sehen), Nortriptylin (Nortrilen®, NW: antriebssteigernd) od. Duloxetin (1 x 60 mg/Tag, Cymbalta®) ⇨ modulieren das Schmerzempfinden und bessern die oft gleichzeitig vorhandene depressive Symptomatik; od. Neuroleptika, z.B. Levomepromazin (Neurocil®, einschleichend bis max. 300 mg/Tag).

Antikonvulsiva: Pregabalin (Lyrica®), Gabapentin (Neurontin®) od. Carbamazepin (Tegretal®) bei neuropathischen Schmerzen/Phantomschmerzen

Tizanidin, Sirdalud® od. Methocarbamol, Ortoton® bei Myogelosen

Glukokortikoide bei entzündlichem Prozess/Hirnödem/Rückenmarkkompression/Subileus

Calcitonin (Karil® s.c., i.m. od. i.v.) od. Bisphosphonate (Zoledronat, Zometa® od. Clodronat, Ostac®) bei Knochenmetastasenschmerzen

H_2-Blocker (Ranitidin od. Cimetidin) od. Sucralfat (Ulcogant®) als Magenschutz

- Invasive Schmerztherapie (wird meist vom Anästhesist/**Schmerztherapeut** durchgeführt):
  - I.v., i.m. od. s.c. Opiate: Morphin (MSI®-Ampullen, max. 50 mg alle 4 Std.), Piritramid (Dipidolor®, max. 22,5 mg alle 6 Std.), Pethidin (Dolantin®, max. 100 mg alle 4 Std.) zur Behandlung von Schmerzspitzen, längere Applikation auch mittels s.c. Katheter und Pumpe (z.B. Pegasus light) mögl.
  - Epidurale Opiatanalgesie (Morphin, MSI®-Ampullen) über subkutan getunnelten Katheter oder subkutan implantierten Port (evtl. auch mit subkutan implantierter Pumpe, z.B. Medtronic): 1-4 mg verdünnt mit physiologischer Kochsalzlösung
  - Intrathekale Opiatanalgesie mit Morphin (MSI®-Ampullen): 0,5-1 mg verdünnt mit 1-4 ml physiologischer Kochsalzlösung über Katheter mit implantiertem Port od. Pumpe, bei opiatrefraktären Pat. ist auch der neue Wirkstoff Ziconotid (Prialt®) intrathekal mögl.
  - Regionale Schmerzblockaden: Plexus coeliacus und Interkostalblockade als chemische Neurolyse (5%iges Phenol), Intrapleuralblockade mit Bupivacain (Carbostesin® 0,5%ig)
  - Epidurale elektrische Hinterstrangstimulation mit implantierten Elektroden und einem externen od. implantierten Generator (Ind: fehlendes Ansprechen auf andere Verfahren)
- Unterstützende Maßnahmen: Krankengymnastik, physikalische Therapie, Lymphdrainage, TENS (transkutane elektrische Nervenstimulation), Akupunktur

Neuraltherapie mit Hautinfiltration eines Lokalanästhetikums ("quaddeln" z.B. mit Lidocain, Xyloneural®) im Bereich von Myogelosen

Salben od. Aufkleben eines großflächigen Hautpflasters mit einem Lokalanästhetikum (z.B. Lidocain [Versatis®Hydrogelpflaster], Lidocain + Prilocain [EMLA®Creme od. Pflaster] od. Capsaicin [Qutenza™]) über dem betroffenen Dermatom

- Operativ: Ind: finale Erkrankung und Versagen aller anderen analgetischen Methoden
  - DREZ-Läsion (dorsal root entry zone): Koagulation od. Chemoneurolyse (mit Phenol-Glyzerin) der afferenten Schmerzbahn im Bereich der Hinterwurzel am Rückenmark od. auch operative Durchtrennung der Hinterwurzelnerven (Rhizotomie, FOERSTER-Operation) mögl.
  - Chordotomie: offene operative Durchtrennung od. perkutane Thermoläsion/Radiofrequenzablation des Tractus spinothalamicus im Rückenmark in Höhe C_1/C_2
  - Intrathekale Neurolysen, Thermokoagulation des Ganglion trigeminale GASSERI
- Radiatio: punktuelle Bestrahlung bei Knochenmetastasen
- Weitere Informationen für Ärzte und Patienten: Informationsdienst Krebsschmerz beim KID, Im Neuenheimer Feld 280, 69120 Heidelberg, Tel.: 0800 4203040 (gebührenfrei), Internet: www.ksid.de und www.schmerzliga.de

Kompl:
* Nichtopioidanalgetika: Magenschmerzen, Gastritis, Ulcus ventriculi, Ulkusperforation
* Metamizol: selten Agranulozytose, Anaphylaxie
* Opioide: Limitierend in der Dosissteigerung ist die **Obstipation** (Ther: Laxanzien od. Naloxegol [Moventig®]), daneben Miktionsstörungen mit Harnverhalt, Übelkeit, Erbrechen, Sedation, Verminderung des Reaktionsvermögens (Aufklärung: kein Autofahren!), Schwindel, Miosis, Atemdepression (Antidot bei Intoxikation: Naloxon).
Das Abhängigkeitspotential der Opiate spielt bei der Behandlung chronischer Tumorschmerzen keine Rolle (sehr wohl aber bei der Behandlung von Nichttumorschmerzen, insb. wenn diese längerfristig mit Opiaten erfolgt).

Allgemeine Chirurgie | Seite 19

ORGANTRANSPLANTATIONEN

Organe die heute routinemäßig transplantiert werden:
Herz, Herzklappen, Lunge, Leber, Niere, Pankreas, Dünndarm (an wenigen Zentren), Cornea, Haut, Knorpel, Knochen, Gehörknöchelchen, Knochenmark.

Im Versuchsstadium: Inselzellen des Pankreas (bei Diabetes mellitus), Dopamin-produzierende Gehirnzellen (bei PARKINSON-Syndrom), Larynx (bei Trauma), Hand, Arm, Gesicht

Epid: ◊ In Deutschland wurden im Jahr 2014 insg. 3.169 Organtransplantationen (Herz, Lunge, Leber, Niere, Pankreas, Dünndarm und kombinierte) sowie zusätzlich ca. 700 **Lebendspenden** von Familienangehörigen (meist Niere, seltener auch Teilleber) vorgenommen. Seit 1963 wurden über 110.000 Transplantationen in Deutschland durchgeführt. Leider hat insb. seit 2012 durch verschiedene Manipulationen bei der Organvergabe in dt. Kliniken die **Spendenbereitschaft abgenommen** (die gesamten Organspenden kamen 2014 gerade einmal von 864 Menschen, entspricht 10,7 Spendern/1. Mio. Einwohnern).

◊ Der Jahresbedarf beträgt ca. 7.500 Spenderorgane, ca. 10.500 Pat. stehen in Deutschland auf der **Warteliste** für ein Organ! (2/3 davon entfallen auf die Niere). Die Anzahl an Kadaver-Transplantationen ist seit Jahren in Deutschland rückläufig (durch den Mangel an Spenderorganen). Europaweit stehen über 50.000 Bürger auf der Warteliste (Österreich und Schweiz jeweils ca. 1.000 Patienten).

Transplantationsarten (Übereinstimmung von Spender und Empfänger)

Autogene (autologe) Transplantation = Empfänger und Spender identisch (z.B. Gefäßtransplantation der V.saphena mag. für einen aorto-koronaren Bypass)
Syngene (isologe) Transplantation = genetisch identische Individuen (Lebendspende zwischen eineiigen Zwillingen)
Allogene (homologe) Transplantation = genetisch differente Individuen derselben Spezies (typische Transplantation von Hirntoten = Kadaver-Transplantation oder Lebendspende, s.u.)
Xenogene (heterologe) Transplantation = Individuen verschiedener Spezies (z.B. Implantation von Schweineherzklappen)

Transplantation (Abkürzung: Tx) von Organen hirntoter Patienten

Def: Hirntod: Zustand der irreversibel erloschenen Gesamtfunktion des Großhirns, des Kleinhirns und des Hirnstamms. Dabei wird durch kontrollierte Beatmung die Herz- und Kreislauffunktion noch künstlich aufrechterhalten (Angaben nach der 3. Fortschreibung des Wissenschaftlichen Beirates der Bundesärztekammer v. 1997).

Voraussetzungen für eine Organentnahme beim "Spender":

– **Hirntod** durch akute, schwere **primäre Hirnverletzung** (meist intrakranielle Blutung, schweres SHT od. Hirninfarkt, selten akuter Okklusionshydrozephalus od. maligne Hirntumoren) oder **sekundäre Hirnverletzung** (Hypoxie, kardial bedingter Kreislaufstillstand, langandauernder Schock)

– **Ausschluss** anderer Ursachen: Intoxikationen, neuromuskuläre Blockade, Unterkühlung, endokrines oder metabolisches Koma, zentral dämpfende Medikamente

– Kein Vorliegen einer absoluten **medizinischen Kontraindikationen** gegen eine Organentnahme, wie Sepsis, Malignome (Ausnahme: primäre Hirntumoren), i.v. Drogenabhängigkeit, HIV-Infektion, immunologisch aktive Systemerkrankung

– Relative Kontraindikationen (individuelle Entscheidung): Beatmung >10 Tage (Lungen-Tx >5 Tage, Knochenmarkspende >2 Tage), Kreislaufschock, Hypoxie, unklare Grundkrankheit

– Altersgrenze: höheres Alter des Spenders (>50 J.) verschlechtert die Transplantatüberlebensrate beim Empfänger. Dennoch gibt es <u>keine</u> generelle Altersbegrenzung mehr. Für Pat.

>65. J. werden wegen des allgemeinen Organmangels jetzt auch Spenderorgane von >65 J. alten Spendern genommen (Eurotransplant-Senior-Programm, „old for old").

Allg:
- Die **Irreversibilität des Hirntodes** muss durch klinische Beobachtung während angemessener Beobachtungszeit oder durch ergänzende diagnostische Maßnahmen nachgewiesen werden.
- Das Vorliegen der klinischen Symptome muss übereinstimmend von **zwei erfahrenen Untersuchern** festgestellt und dokumentiert werden. Bei geplanter Organentnahme müssen diese beiden Untersucher **unabhängig** von dem Transplantationsteam sein.
- Als Todeszeitpunkt wird der Zeitpunkt angenommen, an dem die endgültige Feststellung des Hirntodes von den beiden Ärzten getroffen wird.
- Rechtssituation: Es gilt in Deutschland gem. Transplantationsgesetz [TPG] vom 1.12.1997 die **erweiterte Zustimmungslösung** (= der hirntote Spender hat zu Lebzeiten [z.B. mit Organspenderausweis] seine Bereitschaft erklärt oder seine Angehörigen müssen einer Explantation zustimmen). Als Vorlage für ein Transplantationsgesetz wurden zuvor auch die strenge Zustimmungslösung (der Spender muss zu Lebzeiten zugestimmt haben), die Informationslösung (Angehörige werden informiert; die Explantation ist möglich, wenn die Angehörigen sich nicht dagegen aussprechen) sowie die erweiterte Widerspruchslösung (Explantation immer möglich, wenn kein ausdrücklich bekannter Widerspruch des hirntoten Spenders vorliegt und die Angehörigen keine Einwände haben, gilt so z.b. in Spanien u. Österreich) diskutiert. In 2012 wurde nun zusätzlich die **Befragungslösung** beschlossen (jeder Deutsche wird von seiner Krankenkasse schriftlich befragt). Ein „Organhandel" ist in Deutschland gem. § 17 TPG verboten.

Klinische Symptome des Ausfalls der Hirnfunktion:
⇒ Bewusstlosigkeit (Koma)
⇒ Beide Pupillen lichtstarr und mindestens mittel weit, meistens maximal weit
⇒ Fehlen des okulozephalen Reflexes (Puppenkopfphänomen)
⇒ Fehlen des Kornealreflexes
⇒ Fehlende Reaktionen auf Schmerzreize im Trigeminusbereich
⇒ Fehlen des Pharyngeal-/Tracheal-Reflexes
⇒ Ausfall der Spontanatmung (obligatorischer **Apnoe-Test** mit Hypoventilationsphase und Diskonnektion vom Atemgerät ⇨ keine spontane Atemzüge)

Ergänzende diagnostische Maßnahmen:
Voraussetzung für den Einsatz der diagnostischen Maßnahmen ist das Vorliegen **aller** bisher genannten Punkte (insb. Apnoe-Test)!
1. Ein Hirntod ohne weitere Untersuchung kann angenommen werden, wenn alle bisher genannten Punkte während mind. 12 Std. bei primärer Hirnschädigung und mind. 72 Std. bei sekundärer Hirnschädigung mehrfach nachgewiesen wurden (bei Säuglingen und Kleinkindern bis 2 Jahren werden bei primärer Hirnschädigung 24 Std., bei Neugeborenen grundsätzlich 72 Std. gewartet und eine der drei u.g. Untersuchungen muss zusätzlich durchgeführt werden)

oder alternativ
2. EEG: **Null-Linien-EEG** über mind. 30 Min. (mit Elektrodenlage nach dem 10:20-System und mit mind. 8 EEG-Kanälen von einem entsprechend erfahrenen Arzt) ⇨ der Hirntod ist gesichert

oder alternativ
3. **Evozierte Potentiale:** Beidseitiges Erlöschen der frühen akustisch evozierten Potentiale (FAEP, Welle III-V) od. der somatosensibel evozierten Potentiale (Medianus-SEP, N13, N11/P11) zeigt Irreversibilität des Hirnstammfunktionsausfalles an ⇨ der Hirntod ist gesichert

oder alternativ
4. **Zerebraler Zirkulationsstillstand:** Mit Dopplersonographie (extrakraniell und transkraniell) oder zerebrale Perfusionsszintigraphie (^{99m}Tc-HMPAO) oder zerebrale intraarterielle Angiographie (bds. A.carotis + A.vertebralis) Nachweis des zerebralen Zirkulationsstillstandes ⇨ der Hirntod ist gesichert.

Allgemeine Chirurgie | Seite 21

Transplantationsort (Übereinstimmung von Explantations- und Transplantationsort)
Isotope Transplantation = örtliche und gewebliche Übereinstimmung
Orthotope Transplantation = örtliche Übereinstimmung (z.B. bei Herztransplantation)
Heterotope Transplantation = keine örtliche Übereinstimmung (z.B. bei Nierentransplantation)

Transplantatfunktion
Allovitale Transplantation = volle Funktionstüchtigkeit und Vitalität
Allostatische Transplantation = zeitlich begrenzte Funktion des Transplantats
Auxiliäre Transplantation = Unterstützung eines kranken Organs
Substitutive Transplantation = Ersatz eines funktionslosen Organs

Technik der Organentnahme: heute in der Regel als **Mehrorganentnahme**
Vor Op: Laboruntersuchung auf Blutgruppe, HLA-Typisierung, HIV-, Hepatitis-, CMV-Serologie
Op-Vorgehen: Darstellung der wichtigsten anatomischen Strukturen und Freipräparation der Gefäße, Einbringen der Perfusionskanülen, Heparinisierung, venöse Entlastung ⇨ Perfusion simultan für alle Organe mit kalter Perfusionslösung (z.B. University-of-Wisconsin-Lösung), Entnahme der Organe (Reihenfolge: Herz/Lunge, Leber/Pankreas, Nieren) und Milz + Lymphknoten zur Typisierung, ggf. zusätzliche Organentnahmen (z.B. Cornea, Gehörknöchelchen). Die Feinpräparation (z.B. Cholezystektomie und Spülung der Gallenwege bei der Leber) erfolgt ex situ vor der Implantation.

Die mögliche **Ischämiezeit** (Zeit zwischen Explantation und Implantation) liegt zwischen 4-6 Std. bei Herz u. den Lungen, 12-16 Std. bei der Leber und 30-40 Std. bei den Nieren. Experimentell wird versucht diese Zeit zu verlängern durch ein Transportsystem (POPS), in dem die Organe durch Sauerstoff und ein Nährstoff-Elektrolyt-Gemisch einen minimalen Stoffwechsel aufrechterhalten können.

Immunreaktionen

Host versus graft = Immunreaktion des Empfängers gegen das Transplantat durch Unterschiede der Histokompatibilitätsantigene (HLA-System) vermittelt durch zytotoxische Lymphozyten und Antikörper.

Graft versus host bei Knochenmarktransplantation = Immunreaktion des Transplantats (Knochenmark mit immunkompetenten Zellen) gegen Gewebe des Empfängers

Abstoßungsreaktionen (= Rejektion)
* Hyperakute Abstoßungsreaktion = innerhalb v. 48 Std. durch zytotoxische Antikörper
* Akzelerierte Abstoßungsreaktion = zwischen 2. und 5. postop. Tag durch zelluläre Abstoßung
* Akute Abstoßungsreaktion = innerhalb der ersten 3 Monate durch zelluläre Abstoßungsreaktion (T-Lymphozyten [T-Zell-Rezeptor/CD3-Komplex] + Rezeptoren mit akzessorischen Signalen, z.B. CD2, CD25, CD28, IL2R), meist 10-20 Tg. postop.
* Chronische Abstoßungsreaktion = langsame progrediente Funktionseinbuße des Transplantats mit geringer Beeinflussbarkeit ⇨ oft Retransplantation notwendig

Prinzipien der immunsuppressiven Therapie
⇨ Ziel ist die Erzeugung einer **Transplantat-spezifischen Immuntoleranz**
⇨ Zur Verhinderung akuter u. chronischer Abstoßungsreaktionen werden heute Standardkombinationen aus Glukokortikoiden, Azathioprin (Imurek®) und Ciclosporin A (Sandimmun®) od. Analoga (z.B. Pilzprodukt Tacrolimus [FK 506], Prograf®) gegeben. In Erprobung sind monoklonale Antikörper, wie OKT3 od. Ak gegen CD25 und Substanzen, die die intrazelluläre Signalübertragung hemmen.
⇨ Vor Transplantation/Immunsuppression sollte eine Impfung gegen Pneumokokken (Pneumovax®23) erfolgen.
⇨ Bei neg. CMV-Serostatus des Empfängers sollte ggf. ein CMV-Prophylaxe für 3 Mon. gegeben werden (Ganciclovir, Cymeven®).

Kompl: * Allgemeine **Infektanfälligkeit**, Knochenmarkdepression, Sepsis (mit hoher Letalität durch Multiorganversagen)

* Magen-Darm-Ulzera
* Neuauftreten oder Reaktivierung einer entzündlichen Darmerkrankung
* Nephro-/Hepatotoxizität
* Arterielle Hypertonie, Hypertrichose, Gingivahyperplasie, Tremor (Ciclosporin A)
* Osteoporose, Diabetes mellitus, aseptische Knochennekrosen, Akne (Glukokortikoide)
* Zunahme der Inzidenz **maligner Tumoren** (insg. 4-fach erhöht), insb. posttransplant-lymphoproliferative Erkrankung (bis zu 100fach höheres Risiko für Lymphome) und erhöhtes Risiko für Hauttumoren u. KAPOSI-Sarkom
* Hauterkrankungen: Infektionen (insb. virale, wie Herpes, Varicella zoster, Zytomegalie, EPSTEIN-BARR, HPV), aktinische Keratose, Plattenepithelkarzinome

Lebendspende von Organen

Aufgrund des Mangels an Spenderorganen (durch sog. Kadaverspende) werden zunehmend auch Lebendspenden durchgeführt. Etabliert für die Nieren- und Teilleberspende.

Epid: Bei der Niere sind dies heute bereits 25 % der Fälle und ca. 10 % bei der Leber.

Formen: Als Verwandtenspende zw. **Eltern und Kind** oder **unter Geschwistern** (ideal sind eineiige Zwillinge). Aufgrund der besseren genetischen Übereinstimmung sind dabei die Transplantationsergebnisse auch besser als bei einer Fremdspende.
Gemäß Transplantationsgesetz ist auch vom Ehegatten od. Verlobten eine Organspende mögl. (dann sind natürlich keine bessere Transplantationsergebnisse zu erwarten, da keine genetische Übereinstimmung).
Eine Cross-over-Lebendspende (dabei spendet ein Partner des einen Paares ein Organ/-teil dem Empfänger eines anderen Paares und umgekehrt) wird in einigen Ländern ebenfalls durchgeführt (ist in Deutschland nicht zulässig). Finanzielle Aspekte müssen auf jeden Fall ausgeschlossen sein!

Organe: z.Zt. bei Knochenmark, Niere, Teil-Leber (split-liver), Lunge, Teil-Dünndarm u. Pankreassegment mögl.

Kompl: Risiko für den **Organspender** bei der Organentnahme, z.B. Blutung, Verletzung von Nachbarstrukturen usw. Auch Möglichkeit eines Organversagens des Restorgans (ein erhöhtes Risiko ist hier insb. bei der Teilleberspende für Erwachsene gegeben).
Letalität: 0,03-0,06 % bei Nierenspende.

Informationen: Stiftung Lebendspende, TU München, Internet: www.stiftung-lebendspende.de

Organisationen und Adressen:

- Auskunft und Transplantationen an fast allen Universitätskliniken in Deutschland mögl., Transplantations-Koordination in Deutschland über die **Deutsche Stiftung Organtransplantation** (DSO), Deutschherrnufer 52, 60594 Frankfurt, Tel.: 069 677328-0, Infotelefon: 0800 9040400 (gebührenfrei), Internet: www.dso.de
- **Eurotransplant** in 2312 BK Leiden, Rynsburgerweg 10, Niederlande, Tel.: +31 71 18 28 38, Internet: www.eurotransplant.org mit vielen weitergehenden Informationen
- Daten und Statistiken von der Gesundheitsberichterstattung des Bundes, Internet: www.gbe-bund.de
- Knochenmark: Dt. Knochenmarkspenderdatei, Pf. 14 05, 72004 Tübingen, Tel.: 07071 51515
- Infotelefon Organspende der Bundeszentrale für gesundheitliche Aufklärung (BZgA), Köln, Tel.: 0800 9040400 (gebührenfrei), Internet: www.bzga.de oder www.organspende-info.de
E-Mail: infotelefon@dso.de
- Infomaterial und Organspenderausweise: Deutsche Lebenswacht e.V. (kostenlos gegen Rückumschlag), Postfach 17 02 62, 60076 Frankfurt, Tel.: 069 727645, Internet: www.deutsche-lebenswacht.de
- Selbsthilfegruppen: Verband Organtransplantierter Deutschlands e.V., Waldteichstr. 93, 46149 Oberhausen, Tel.: 0208 635-3223, Fax: -4868, Internet: www.vod-ev.de
Bundesverband der Organtransplantierten e.V., Paul-Rücker-Str. 22, 47059 Duisburg, Tel.: 0203 442010, Fax: 0203 442127, Internet: www.bdo-ev.de
Arbeitsgruppe Organspende e.V., Nonnengasse 4, 86720 Nördlingen, Tel.: 09081 86399, Fax: 09081 271740, Internet: www.a-g-o.de

ALLGEMEINE KOMPLIKATIONEN

POSTOPERATIVES FIEBER

Ät: – **Wundinfektion**, Wunddehiszenz, Serom, nekrotisierende Wunde, Fremdkörper
– Septischer Herd, Abszess, Empyem, infiziertes Hämatom
– **Iatrogen:** I.v.-Zugang-Infekt, zentraler Venenkatheter, Wunddrainagen
– **Harnweginfekt**, insb. bei Blasenkatheterismus
– Pulmo: Atelektase in der Lunge, **Pneumonie**, Lungenempyem, Lungenembolie, Infektion durch Intubation und Beatmung, Aspirationspneumonie
– Phlebitis, Phlebothrombose
– Peritonitis, Cholezystitis („Stressgallenblase"), Meningitis, Osteomyelitis
– Resorptionsfieber bedingt durch das Op-Trauma
– Unverträglichkeitsreaktionen: Bluttransfusion, Medikamente
– Hypothalamische Läsion in der Neurochirurgie od. durch SHT ⇨ gestörte Thermoregulation
– Maligne Hyperthermie

Path: ♦ **Pyrogene** (z.b. bakterielle Endotoxine, Interleukin-1)
♦ <u>Bevorzugte Keime:</u> **Staphylococcus** aureus u. epidermidis, E.coli, Enterokokken
Opportunistische und nosokomiale (= im Krankenhaus erworbene) Infektionen: Pseudomonas aeruginosa, Serratia marcescens, Legionellen, Klebsiellen, Clostridien, Candida, Cytomegalie-Viren
♦ <u>Risikofaktoren:</u> Besonders gefährdet für Infektionen sind Pat. mit septischer Op od. vorausgehender Sepsis, hohem Alter, Mangelernährung, parenteraler Ernährung, Vorbehandlung mit Antibiotika, Immunsuppression, Polytrauma.

Häufige Ursachen anhand des postoperativen Zeitpunktes:

Intra- oder perioperatives Fieber: Septische Op, Atelektase in der Lunge, Bluttransfusion, neurochirurgische Op, maligne Hyperthermie
Fieber innerhalb der ersten 2 Tage postop.:   Nekrotisierende Wunde, Atelektase in der Lunge, Bluttransfusion
Fieber am 2. - 4. Tag postop.:   I.v.-Zugang-Infekt, Harnweginfekt, Pneumonie, Atelektase in der Lunge, Lungenembolie, Phlebitis
Fieber am 5. - 10. Tag postop.:   Wundinfektion, Wunddehiszenz, Serom, Harnweginfekt, I.v.-Zugang-Infekt, Phlebitis   Abdomen: Anastomoseninsuffizienz, intraabdomineller Abszess, Peritonitis   Pulmo: Pneumonie, Empyem, Lungenembolie   Primär verkannte oder übersehene Verletzungen, Fremdkörper

Klin: ⇒ Temperatur >38 °C
⇒ Zeichen einer Wundinfektion (s.o., Kap. Wundinfektion)

Diag: 1. Anamnese (chirurgische Grunderkrankung) und klinische Untersuchung: Rektale Temperaturmessung, Inspektion des Wundgebietes, Druckschmerzhaftigkeit
2. <u>Labor:</u> Blutbild (Leukozytenzahl), BSG, CRP, Harnsediment, Blutkulturen (während des Fieberanstiegs und möglichst vor einer Antibiotikagabe abnehmen) ⇨ Suche nach Erreger und Bestimmung der Resistenz (Antibiogramm)

Allgemeine Komplikationen

3. **Röntgen:** Thorax zum Ausschluss v. Pneumonie u. Atelektasen
4. Bronchoskopie bei V.a. Atelektasen
5. Chirurgische (diagnostische) Reoperation als ultima ratio bei unklarem Befund

Ther:
- **Beseitigung der Ursache!**
- **Konservativ:** Antibiose bei Infektionen (zuerst Breitband-Antibiotika und nach Antibiogramm gezielte Antibiose geben)
  Symptomatisch: Kühlen, Medikamente wie Acetylsalicylsäure, Paracetamol od. Metamizol (= Hemmung der Prostaglandinsynthese)
- **Operativ:** Chirurgische Revision bei unklaren Wundverhältnissen und Fieber

Kompl:
- **Multiresistente Keime**, insb. **MRSA** (**M**ethicillin-**r**esistenter **S**taphylococcus **a**ureus, ICD-10: U80.00!), Problem insb. Intensivstationen; Ther: **Isolierung des Pat.** und stets **Händedesinfektion** nach Kontakt mit dem Pat., operative Infektsanierung bei Wunden, Med: Vancomycin (4 x 500 mg/Tag i.v.) od. neu Ceftarolinfosamil (2 x 600 mg/Tag, Zinforo™), bei Nachweis im Nasenabstrich zusätzlich Mupirocin-Nasensalbe (Turixin®) 3-mal tgl., seit 2009 sind MRSA-Infektionen in Deutschland meldepflichtig!
Varianten der MRSA sind CA-MRSA (= **c**ommunity **a**cquired), die virulenter sind und auch in normaler Umgebung vorkommen und gesunde Menschen infizieren können, sowie LA-MRSA (= **l**ivestock **a**ssociated), die in Tiermastbetrieben (Geflügel, Schweine) vorkommen und bei engem Kontakt auf den Menschen übertragen werden können.
Weitere aktuelle multiresistente Keime: **E**xtended-**S**pectrum-**B**eta-**L**actamase bildende Escherichia coli u. Klebsiella pneumoniae (**ESBL**), **V**ancomycin-**r**esistente **E**nterokokken (VRE), **C**lostridium-**d**ifficile-**a**ssoziierte **D**iarrhoe (CDAD), Penicillin-resistente Pneumokokken, Carbapenem-resistente Pseudomonas aeruginosa, multiresistente (4MRGN) Acinetobacter baumannii
Ther: spezielle intravenöse Reserveantibiotika nach Austestung (Erreger u. **Resistenz! bestimmen**), z.B. Tigecyclin (Tygacil®), Doripenem (Doribax®), Linezolid (ZYVOXID®) od. Daptomycin (Cubicin®) i.v. für 10-14 Tage
Proph: Testung der Pat. bei Aufnahme, Isolierzimmer, konsequente Hygiene

Proph:
- Operationsvorbereitung: Bei Darmeingriffen orthograde Spülung zur Keimreduktion, aseptisches Vorgehen / Op-Feld-Vorbereitungen (Reinigung, Rasur)
- Op: strenge Asepsis, atraumatisches Operieren, Vermeidung von Blutverlusten
- Perioperative Antibiotikaprophylaxe bei kontaminierten Wunden, offenen Frakturen, Dickdarm-, Lungen- od. Herzeingriffen, Kraniotomien od. Einbringung von Implantaten
- Postoperativ: Zugänge immer nur so lange wie nötig belassen, Händedesinfektion vor Wundbehandlung oder Pflege von Kathetern

POSTAGGRESSIONSSYNDROM

Syn: Postoperative Krankheit, ICD-10: R65.-!

Def: Allgemeine Reaktionen des Organismus auf Operationstrauma und Narkose mit transitorischen Funktionsstörungen des Herz-Kreislauf-Systems, des Energie- und Wasserhaushaltes und der Psyche (ähnliche Vorgänge auch bei der **Verletzungskrankheit** bei polytraumatisierten Patienten).

Abhängig von:
– Größe, Schwere und Dauer des Eingriffs
– Lokalisation der Operation (Bauchhöhle, Thorakotomie)
– Alter des Patienten
– Begleiterkrankungen: KHK, Herzinfarkt, Niereninsuffizienz, Leberzirrhose

Path:
- Erhöhte arterio-venöse O_2-Differenz durch erhöhten peripheren O_2-Verbrauch bei erhöhtem Grundumsatz (**Postaggressionsstoffwechsel** = Stresshormone erhöht) ⇨ HZV (**H**erz-**Z**eit-**V**olumen) steigt um >30 % an.
- **Entzündungsmediatoren** (auch ohne Infekt und Sepsis) ⇨ Fieber, Müdigkeit, Puls-

zunahme, international auch SIRS (systemic inflammatory response syndrome) genannt
- **Glukoseverwertungsstörung** bei gleichzeitigem Protein- und Fett**katabolismus** (= Abbau von Eiweißen und Fetten, negative Stickstoffbilanz, Ketonkörper ↑, Ketoazidose)
- Aldosteron und ADH-Erhöhung ⇨ Wasser- und Na-Retention, Hypokaliämie ⇨ generalisierte Ödeme
- **Gerinnungsaktivierung**, Thrombozytenaggregationen, Blutverlust ⇨ thromboembolische Komplikationen
- **Gestörte Infektabwehr** durch Verminderung von Immunglobulinen und Komplementverbrauch durch Erhöhung von Katecholaminen und Kortikoiden
- Vasokonstriktion, Zentralisierung ⇨ **Schock** bis hin zum Tod

Epid: ◊ Beschwerdefreiheit meist am 1. postoperativen Tag
◊ Beschwerdemaximum meist 2.-4. postoperativer Tag
◊ Dauer: einige Tage bis wenige Wochen

Klin: ⇨ **Fieber** (Resorptionsfieber), Adynamie, Müdigkeit, Puls und Atmung beschleunigt
⇨ Appetitlosigkeit, Durst, Oligurie
⇨ Seelische Verstimmung
⇨ Mögliche Laborveränderungen: BSG u. CRP erhöht, Leukozytose, Anämie, Anstieg harnpflichtiger Substanzen, Na^+ erhöht, K^+ vermindert, Glukose erhöht, Hyperbilirubinämie

Ther: Bei Auftreten von Symptomen: **intensivmedizinische** Überwachung und Behandlung (genaues Bilanzieren, bedarfsorientierte Infusionstherapie)

Proph: ♥ **Schonende Anästhesie** und **wenig invasive Op-Technik!**, Vermeidung von Hypothermie während der Op (Warmluftdecken, vorgewärmte Infusionslösungen)
♥ Verbesserte postoperative Regeneration (sog. **Fast-Track-Chirurgie**): Verzicht od. kein unnötig langes Verweilen von Magensonden (frühe orale Ernährung!), Drainagen od. Urinkatheter, gute post.-op. Analgesie, forcierte Mobilisation (meist bereits am Op-Tag)
♥ Keine ungezielte antibiotische Prophylaxe, keine unnötigen Kortikoid-Applikationen

SCHOCK

Def: Missverhältnis zwischen Gefäßfüllung und Gefäßkapazität, Missverhältnis zwischen O_2-Angebot und O_2-Bedarf, Verminderung der Mikrozirkulation und daraus folgende metabolische, funktionelle und strukturelle Gewebeveränderungen. ICD-10: R57.9

Ät: – **Volumenmangel** durch **Blutung** (nach außen oder nach innen durch Trauma, Tumor, Operation), Plasmaverlust/Eiweißverlust **(Verbrennungen)**, H_2O- und Elektrolytverlust (Ileus, schwere Diarrhoe, Erbrechen)
– **Kardiogener Schock:** ⇨ Manifeste Herzinsuffizienz (Pumpversagen des Herzens) bei großem **Myokardinfarkt** (>20-40 % Myokard infarziert), **Lungenembolie**, Kardiomyopathie, Perikardtamponade (200-400 ml Einblutung in den Herzbeutel), konstriktive Perikarditis, Myokarditis, Arrhythmien, Kammerflimmern, elektromechanische Entkoppelung
DD zum Volumen-Mangel: Halsvenenstauung, da ZVD erhöht!
– **Anaphylaktischer Schock:** Führt über Vasodilatation zu einem Volumenmangel (Toxine, Blutgruppenunverträglichkeitsreaktion, Medikamente, iodhaltige Kontrastmittel)
– **Septischer Schock:** Iatrogen!, nosokomial (Hospitalkeime, Problem insb. bei multiresistenten Keimen), v.a. gram-neg. Bakterien, toxic shock syndrome durch Staphylokokken, toxic shock-like syndrome durch Streptococcus pyogenes (Grp. A)
– **Neurogener Schock:** Dysregulation der Gefäßtonisierung durch extremen Schmerz, SHT, Hirnblutung, Intoxikation

Path: - Circulus vitiosus des Schocks (Moon-Spirale):
Hypovolämie ⇨ Verminderung des Herzzeitvolumens ⇨ Hypoxie und Gewebsazidose

Allgemeine Komplikationen

- ⇨ Atonie der Gefäße ⇨ erhöhte Kapillarpermeabilität ⇨ führt zur weiteren Zunahme der **Hypovolämie** (= Schockspirale)
- ♦ Zentralisation: Gehirn- und Herzdurchblutung bleiben zunächst unverändert zu Ungunsten von: Niere, Splanchnicus-Gebiet: Leber, Pankreas, Darm und d. Extremitäten (durch unterschiedliche Verteilung der α- und ß-Rezeptoren = α ⇨ Vasokonstriktion, ß ⇨ Vasodilatation) ⇨ Verminderung der O_2-Versorgung der Organe ⇨ anaerober Stoffwechsel der Zellen ⇨ Anfall von Laktat und Stoffwechselendprodukten ⇨ **Azidose** (Versuch der respiratorischen Kompensation der Azidose durch Mehratmung ⇨ aber: mehr O_2 wird für die verstärkte Atmung verbraucht und damit keine wesentliche Verbesserung der Gewebehypoxie) ⇨ metabolisch bedingte präkapillare Dilatation bei bestehender postkapillarer Konstriktion (präkapillar reagieren die Gefäße empfindlicher auf eine Azidose) ⇨ Blut „versackt" im Kapillarbett ⇨ Plasmaabfluss ins Interstitium ⇨ **Hypovolämie, Sludge-Phänomen** der Erythrozyten, Bildung von **Mikrothromben** (bis hin zur Verbrauchskoagulopathie = DIC)
- ♦ Anaphylaxie: Ag-Ak-Reaktion, Mediatorenfreisetzung (z.B. aus Mastzellen): Histaminausschüttung ⇨ Dilatation der Arteriolen, Konstriktion der Venolen ⇨ Blut versackt im Kapillarbett ⇨ Plasmaabfluss ins Interstitium ⇨ **Hypovolämie**
- ♦ Sepsis: Bakterien ⇨ Ektotoxine, Endotoxine führen zur Eröffnung der physiologischen AV-Fisteln ⇨ Hyperzirkulation des Blutes (O_2-Gehalt im venösen Blut hoch ⇨ rosige Farbe der Haut), aber Minderversorgung der Organe, zusätzlich wird O_2 in den Zellen nicht richtig verwertet (ursächlicher Mechanismus unklar) ⇨ Azidose und Folgen wie oben
- ♦ Schockorgane: Niere: Oligurie, akutes Nierenversagen
  Myokard: Koronare Perfusion sinkt, Herzmuskelinsuffizienz
  Leber: Hypoxidose ⇨ Nekrosen (histologisch: zentral um die Lebervenen beginnend), Leberversagen
  Lunge: ARDS (s.u.), respiratorische Insuffizienz, Infektanfälligkeit

Ätlg: # Hypovolämie: bis 1000 ml Blutverlust gute Kompensation,
bei >1.000 ml Blutverlust Schockgefahr! (= ab **20% Volumendefizit**, Index ca.1)

> **Schockindex:** Puls / systolischer Blutdruck = physiologisch ca. 0,5
> **Index >1 Schockgefahr!**

Anaphylaktische Reaktion: Schweregrade

> **I:** Allgemeinsymptome (Schwindel,Kopfschmerz) + Hautreaktion (Juckreiz, Urtikaria)
> **II:** Zusätzlich: Blutdruckabfall + Tachykardie + Übelkeit, Erbrechen
> **III:** Zusätzlich: Bronchokonstriktion + Schock
> **IV:** Kreislaufversagen

Klin: ⇒ Volumen-Mangel-Schock: **Tachykardie, blasses Hautkolorit** (eine Zyanose ist meist durch den Hb-Abfall nicht direkt erkennbar), **Blutdruckabfall**, Kaltschweißigkeit
⇒ Sistieren der Urin-Ausscheidung
⇒ Tachypnoe (Volumenmangel- und respiratorische Azidosekompensation)
⇒ Anaphylaxie: Akute respiratorische Insuffizienz durch Bronchokonstriktion (Histaminwirkung), Urtikaria (Quaddeln), evtl. Lungenödem, Quincke-Ödem (Augenlider, Glottis + Larynx ⇨ inspiratorischer Stridor)
⇒ Sepsis: eher rosige Hautfarbe (Hyperzirkulation)

Diag: 1. Anamnese und klinische Untersuchung: Ansprechbarkeit, Atmung (und Pulsoxymetrie), Puls, Blutdruck, Pupillenreaktion, Hautfarbe, Rekapilarisationszeit (Druck auf den Fingernagel, dann loslassen ⇨ nach ca. 1 sec ist der Nagel beim Gesunden wieder rosig), Temperatur, Diurese (⇨ Blasenkatheter, Bilanzierung)
2. **ZVD** (zentraler Venendruck, gemessen in Höhe des rechten Vorhofes, physiologisch sind 3-10 cm H_2O) erniedrigt bei Volumenmangel, erhöht bei kardiogenem Schock (Stau des Blutes vor dem insuffizienten Herzen)
3. Labor: Blutbild mit Hb, Hkt (⇨ Blutverlust)
Gerinnung! (auf AT-III-, Fibrinogen- od. Thrombozytenabfall, Nachweis von Fibrinspaltprodukten achten ⇨ Verbrauchskoagulopathie)

Leukozyten (Leukozytose, bei Sepsis auch Leukozytensturz mögl.)
Blutgasanalyse: arterieller pO_2, CO_2, pH (Azidose), Base excess
4. EKG und EKG-Monitoring: Kardiale Funktionskontrolle, Infarktausschluss
5. Röntgen: Thorax (auf Infiltrate und ARDS achten, s.u.)
6. Rechtsherzkatheter (SWAN-GANZ-Einschwemmkatheter): Pulmonalarteriendruck, indirekte Messung des li. Vorhofdrucks durch pulmonalkapilläre Druckmessung, Bestimmung des Herzminutenvolumens

Ther:
- **Allgemeinmaßnahmen:** Flachlagerung mit 15° angehobenen Beinen bei Hypovolämie (nicht bei kardiogenem Schock ⇨ sitzende Haltung)
  O_2-Zufuhr über Nasensonde (8-12 l/min.) oder evtl. Intubation und Beatmung (100%ige O_2-Gabe, ggf. mit PEEP) ⇨ Klinikeinweisung, Intensivstation!
- Durchbrechen des Circulus vitiosus:
  Volumenersatz initial mit 500-1000 ml Plasmaexpander (**HAES** oder Dextran) und mit isotonischer Kochsalzlösung/Ringerlaktat (in etwa gleicher Menge) i.v. (wenn bei Kindern kein I.v.-Zugang zu bekommen ist, auch als intraossäre Infusion über Tibiapunktion, Anmerkung: dies ist mit spezieller Kanüle auch bei Erwachsenen mögl.); diskutiert wird auch der Einsatz von hyperosmolarer Kochsalzlösung 7,5%ig 4 ml/kgKG als Bolusinfusion mit 6 % Dextran 70 als sog. small volume resuscitation, evtl. Acidoseausgleich mit Natriumbicarbonat.
  Bluttransfusion ab 1,5 l Blutverlust oder Hb <7-10 g/dl mit Erythrozytenkonzentrat (EK) oder Frischblut (in der Klinik)
- Behandlung der Ursache:
  – **Septischer Schock:** bei vorhandenem Eiterherd **operative Herdsanierung**, Fremdkörper entfernen, Wunddrainage, sofortige hochdosierte Antibiose i.v., auf akutes Nierenversagen, DIC und ARDS achten!
  – **Kardiogener Schock:** kausale Behandlung je nach Ursache (Kammerflimmern, Infarkt, Asystolie), Cave: bei Volumenmangel nur vorsichtiger Volumenersatz (wg. Belastung des Herzens), Dopamin-/Dobutamin-Perfusor, ggf. intraaortale Ballongegenpulsation bei dekompensierter linksventrikulärer Funktion
  – **Bei Herz-/Kreislaufstillstand:** Reanimation, Adrenalin (s.u., Kap. Herz-Kreislauf-Versagen)
  – **Anaphylaxie:** 1. Adrenalin (1:10 mit NaCl-0,9%ig verdünnt i.v., Suprarenin®)
      2. Antihistaminika (z.B. Dimetinden i.v., Fenistil®)
      3. Glukokortikoide (1.000 mg Prednisolon, Solu-Decortin®H)
      Bei Bronchokonstriktion zusätzlich Theophyllin (Euphyllin®)
  – **Neurogener Schock:** Zur Tonisierung der Gefäße Adrenalin, Dopamin, Dobutamin i.v., Schmerzbekämpfung
  – **Verbrauchskoagulopathie (DIC):** FFP (fresh-frozen-plasma = Frischplasma), AT-III-Substitution, in der Frühphase: Heparin, Thrombozytenkonzentrat (bei Thrombozytensturz), Fibrinogensubstitution
  – **Nierenversagen:** Diurese ⇨ Furosemid, Dobutamin-Perfusor, Bilanzierung von Ein- und Ausfuhr, evtl. Hämofiltration oder Hämodialyse

Prog: Jeder Patient, der das Stadium des manifesten Schocks erreicht, hat eine sehr ernste Prognose mit hoher Letalität ⇨ **Frühdiagnose** ist für das Fortschreiten des Organversagens entscheidend.

Kompl:
* Akutes Nierenversagen (das Risiko ist bei HAES-Gabe zusätzlich erhöht, daher wird in einigen Kliniken HAES nicht mehr eingesetzt)
* ARDS (akute respiratorische Insuffizienz, s.u.)
* DIC (Verbrauchskoagulopathie, s.u.)
* Weichgewebenekrosen, Myositis, nekrotisierende Fasziitis, Gangrän
* Multiorganversagen, Kreislaufversagen ⇨ Tod

Proph:
♥ Schonende Op- und Anästhesietechnik
♥ Bei intraoperativen Blutverlusten: rechtzeitige und ausreichende Substitution

ARDS

Syn: ARDS = <u>a</u>dult/<u>a</u>cute <u>r</u>espiratory <u>d</u>istress <u>s</u>yndrome, **akutes Lungenversagen**, akute respiratorische Insuffizienz, **Schocklunge**, ARF = <u>a</u>cute <u>r</u>espiratory <u>f</u>ailure, Atemnotsyndrom des Erwachsenen, ICD-10: J80

Ät: – **Protrahierter Schock, Thoraxtrauma, Polytrauma**, DIC, sehr belastende Op
- Infektionen, insb. **fulminante Pneumonie** durch Pneumocystis jiroveci, Legionella pneumophila, Influenza-Viren, HIV, **Sepsis**, nekrotisierende Pankreatitis
- Inhalation von **Reizgasen** (Rauchgase, NO_2, Ozon), hyperbarer Sauerstoff, Höhenkrankheit, großflächige Verbrennungen, Intoxikationen (Paraquat, Narkotika)
- Inokulation von Flüssigkeiten in die Lunge (z.B. Ertrinken, **Aspiration** von Magensaft, Lampenöle)
- Lungenembolie (Thrombus, Fettembolie), Fruchtwasserembolie
- Transfusionsassoziiertes Lungenversagen (insb. nach Frischplasmatransfusion)
- Idiopathisches ARDS (Syn: akute interstitielle Pneumonie, HAMMAN-RICH-Syndrom)

Path: ♦ Hypoxie, Azidose (Schock) ⇨ **Permeabilitätsstörungen** ⇨ exsudative Phase ⇨ interstitielles Lungenödem
♦ Unzureichende Bildung von **Surfactant** durch Untergang der Pneumozyten II ⇨ alveoläres Lungenödem, Atelektasen, hyaline Membranen
♦ Entzündungsmediatoren, Endotoxine ⇨ Mikroembolien ⇨ **hyaline Membranen** infolge Extravasion von Fibrinmonomeren in die Alveolen
⇨ **Globale respiratorische Insuffizienz**, Fibrosierung der Alveolarwände (irreversibel) durch Endothelproliferation der Alveolarkapillaren = proliferative Phase

Klin: ⇒ Dyspnoe bis Orthopnoe (höchste Atemnot)
⇒ Bewusstseinsstörung ⇨ Koma

Etlg: v. STEPPLING (1987) nach Klinik, Blutgasen und Rö-Befund

Stad. I:	**Latenzphase,** Dyspnoe, geringe Hypoxie (Hyperventilation ⇨ respiratorische Alkalose), Röntgen: beidseitige unscharfe Hiluszeichnung
Stad. II:	Orthopnoe, starke Hypoxie, Zyanose, Tachykardie, Verwirrtheit, Röntgen: interstitielles Lungenödem, Transparenzminderung
Stad. III:	**Terminalphase,** respiratorische Globalinsuffizienz, extreme Hypoxie, Schock, Koma, Röntgen: konfluierende grobfleckige Verdichtungen

Diag: 1. Anamnese (Trauma, Op, Schock) und klinische Untersuchung (Auskultation)
Das ARDS im Stad. I kann leicht verkannt/übersehen werden.
2. Röntgen-Thorax:
Stad. I: Perihiläre streifige Verdichtung, beginnendes interstitielles Ödem
Stad. II: Diffuse, mehr homogene Verdichtungen, evtl. Schmetterlingsfigur
Stad. III: Verdichtungszunahme durch Bronchuswandödem, pos. Pneumobronchogramm
Stad. IV: Zunehmend konfluierende grobfleckige Verschattungen
Stad. V: Großflächige Infiltrationen
3. Labor: pO_2/FiO_2 <200 mmHg, lebensbedrohlich <80 mmHg (Norm: 300-500 mmHg)
4. EKG-Monitoring und Herzechographie: kardiale Funktion
5. Ggf. Pulmonalarterienkatheter (Swan-Ganz-Einschwemmkatheter): pulmonalkap. Druck?

Ther: • Kausal: Ursache bekämpfen, Grunderkrankung behandeln
• **Frühzeitige Beatmung** mit **PEEP** (<u>p</u>ositive <u>e</u>ndexpiratory <u>p</u>ressure ⇨ verhindert das Kollabieren der Alveolen) und inflation hold (IRV = <u>i</u>nversed <u>r</u>atio <u>v</u>entilation: inspiratorisches Plateau 2- bis 3x länger als die Exspiration); anfangs für 30 Min. 100 % O_2, dann kontinu-

ierlich reduzieren (in Abhängigkeit von der Blutgasanalyse). Bei schwerer Gasaustauschstörung kann auch eine spezielle Hochfrequenzoszillationsventilation eingesetzt werden.
- Med: hochdosiert **Glukokortikoide**
  Heparin zur Proph. einer Verbrauchskoagulopathie (unter PTT-Kontrolle, Ziel: 2fach) Antibiotikaprophylaxe (Pneumonie) und NSDD (= nicht selektive Darmdekontamination durch orthograde Darmspülung), evtl. Katecholamine, Surfactantgabe Plasmaersatzmittel (niedermolekulare Dextrane), Albumin-Infusion (Ziel: Gesamteiweiß >60 g/l), bei pulmonaler Hypertonie inhalatives Stickstoffmonoxid (NO) od. Iloprost
- Wechselnde Rücken-/Bauchlagerung mit Rotationsbett (Pat. als "Sandwich")
- Bei Versagen der konventionellen Beatmung: künstlicher Oxygenator (**ECMO** = extracorporaler Membranoxygenator), wenn trotz FiO_2-100%-Beatmung der arterielle pO_2 nicht über 50 mmHg ansteigt (Norm: 70-100 mmHg). Alternativ ist auch partielle Flüssigkeitsbeatmung mögl. (die Lungen werden dabei mit Perfluorkarbonen [diese sind schwerer als Wasser und erweitern dadurch die Alveolen] befüllt und darüber normal maschinell beatmet). ECMO-Therapieplätze über www.ardsnetwork.de.

Prog: **Sehr schlecht**, Letalität bei schwerem ARDS ca. **45 %**!

Kompl:
- Manifester Schock, Nierenversagen, **Multiorganversagen**
- Verbrauchskoagulopathie (s.u.)
- Längere Beatmung mit FiO_2 (= inspiratorische O_2-Konzentration) 50-100 % ist zusätzlich lungentoxisch

DD:
- Lungenödem kardialer Genese
- Pneumonie, insb. interstitielle Pneumonie

VERBRAUCHSKOAGULOPATHIE

Syn: **DIC** = disseminated intravascular coagulation, disseminierte intravasale Gerinnung, Defibrinationssyndrom, ICD-10: D65.-

Ät: Kein eigenständiges Krankheitsbild sondern Kompl. (Freisetzung von gerinnungsaktivierenden Faktoren / Toxinen / Trauma) diverser Krankheitsbilder:
- Jeder **Schock** jeglicher Genese kann zur DIC führen.
- Operationen an thrombokinasereichen Organen: **Pulmo, Prostata, Pankreas, Plazenta**
- Sepsis: insb. **gram-neg. Bakterien**, Meningokokken (WATERHOUSE-FRIEDRICHSEN-Syndrom), Staphylokokken (toxic shock syndrome [TSS], insb. durch Enterotoxin F u. Exotoxin C von Staph. aureus, sog. Tamponkrankheit), septischer Abort, (SANARELLI-SCHWARTZMAN-Syndrom, experimentell beschrieben mit Bakterientoxininjektionen)
- Akute Pankreatitis
- Polytrauma, großflächige Gewebezerstörung (⇨ Aktivierung von Gewebsthromboplastin)
- Para-/postinfektiös: Purpura fulminans meist mit Entwicklung eines Schocks und Ausbildung schwerer ausgedehnter Weichteilnekrosen
- Hämolysen (Blutgruppenunverträglichkeit, Seifenlaugenabort, Schlangengifte)
- Geburtshilfliche Komplikationen: Fruchtwasserembolie, vorzeitige Plazentalösung, HELLP-Syndrom, Dead-fetus-Syndrom bei Missed abortion = verhaltener Abort über mehrere Wochen, septischer Abort, Puerperalsepsis im Wochenbett
- Herz-Lungen-Maschine = extrakorporaler Kreislauf (= Kontaktaktivierung des Gerinnungssystems)
- Crush-Syndrom durch Rhabdomyolyse, zirkulierende Immunkomplexe, zerfallende Tumoren
- Kortikoide, Leberinsuffizienz ⇨ Beeinträchtigung des RES/RHS
- Gefäßmissbildungen (Riesenhämangiome bei KASABACH-MERRITT-Syndrom)

Path: ♦ Schock, Hämostase, Hypoxie, Azidose, Endotoxine ⇨ intravasale Aktivierung des Gerinnungssystems (Prothrombin-Aktivierung) = Hyperkoagulabilität ⇨ **multiple Mikrothromben** ⇨ **Verbrauch von Thrombozyten und plasmatischen Gerinnungsfaktoren** (insb. Fibrinogen, AT III, Fakt. V + VIII) ⇨ **hämorrhagische Diathese** = Hypokoagulabilität mit multiplen Blutungen und **sekundärer Hyperfibrinolyse** (verstärkt zusätzlich den Faktorenverbrauch) ⇨ Schock (Circulus vitiosus)

♦ Das **RES / RHS** (<u>r</u>etikulo <u>e</u>ndotheliales/<u>h</u>istiozytäres <u>S</u>ystem) hat eine Abbaufunktion für gerinnungsaktivierende Substanzen. Im Schock, bei Tumorkrankheit oder unter Immunsuppression (Kortikoide) ist diese Funktion nicht mehr ausreichend gewährleistet ⇨ Mikrothrombosierung begünstigt!

Etlg: Verlauf der DIC

I:	**Aktivierungsphase:** Gerinnungsaktivierung, beginnender Thrombozytenabfall
II:	**Frühe Verbrauchsphase:** Abfall v. Thrombozyten u. plasmatischen Gerinnungsfaktoren
III:	**Späte Verbrauchsphase + Hyperfibrinolyse:** manifeste hämorrhagische Diathese

Klin: ⇒ Die DIC wird oft erst im Stadium der Blutungen erkannt.
⇒ Multiple Schleimhautblutungen (Nase, Rachen, Vagina, Anus), gastrointestinale Blutungen, petechiale oder großflächige Hautblutungen

Diag: 1. Anamnese (Op, Schock, Sepsis?) und klinische Untersuchung (Haut-/Schleimhautblutungen)
2. <u>Labor:</u> empfindlicher Parameter: **Thrombozytenzahl** (<30.000/µl ⇨ Blutungen) **Fibrinogen, AT III**, Quick, evtl. einzelne Gerinnungsfaktorenbestimmung (keine Routine), <u>F</u>ibrin<u>s</u>palt<u>p</u>rodukte (FSP, **D-Dimere** >0,5 µg/ml FEU ⇨ zeigen Hyperfibrinolyse an)

Ther: • **Grundkrankheit behandeln**, Ursache beseitigen!
• In der Aktivierungsphase (Stad. I) und Übergang in II: **Heparin i.v.** 5.000-10.000 I.E./Tag (Ziel: PTT 2fach der Norm), Anmerkung: nicht bei geburtshilflichen Komplikationen Substitution von **AT III** (ab AT III <70 %) 3.000-5.000 I.E./Tag, Substitution von Gerinnungsfaktoren mit **FFP** (<u>f</u>resh-<u>f</u>rozen-<u>p</u>lasma) u. Thrombozytenkonzentraten nach Bedarf Im Stadium III: zusätzlich AT III, FFP, Frischblut, Thrombozytenkonzentrate
• Merke: Die Hyperfibrinolyse darf **nicht** gestoppt werden, um über diesen Weg die Mikrothromben wieder aufzulösen und die Mikrozirkulation sicherzustellen (lebenswichtig für die Funktionsfähigkeit der Organe, insb. Niere, Gehirn, Lunge, Leber) ⇨ **Antifibrinolytika** sind **kontraindiziert!**
• Bei Nierenversagen: Hämodialyse

Prog: Wird das Stadium II akut überschritten, ist die Prognose sehr ernst.

Kompl: ∗ Jede DIC kann zum manifesten **Schock** führen! ⇨ **Multiorganversagen**
∗ Nebennierenrindennekrosen, akutes Nierenversagen, Anurie
∗ Akute respiratorische Insuffizienz, Lungenödem, ARDS (s.o.)
∗ Bleibende neurologische Defizite

Proph: ♥ Low-dose-Heparinisierung (3 x 5.000 I.E./Tag) bei allen Operationen und Erkrankungen mit dem Risiko einer DIC-Entwicklung (insb. Lungen-, Prostata- u. Pankreasoperationen)

DD: – Eine chronische DIC ist bei Malignomen mögl. (Thrombosen od. Blutungen mögl.)
– Blutungen bei Thrombozytopenien: idiopathisch (Morbus WERLHOF), bei Tumoren, Knochenmarkprozessen, Hypersplenismus, thrombotisch-thrombozytopenische Purpura (Morbus MOSCHCOWITZ), hämolytisch-urämisches Syndrom (GASSER-Syndrom), medikamentös (Heparin-induzierte Thrombozytopenie)
– Hämophilie A, B, v.-WILLEBRAND-JÜRGENS-Syndrom
– Vasopathien: Purpura SCHOENLEIN-HENOCH (postinfektiöse/allergische Vaskulitis)

HERZ-KREISLAUF-VERSAGEN

Syn: Herz-Kreislauf-Stillstand, Kreislaufstillstand, Herzstillstand, ADAMS-STOKES-Syndrom, ICD-10: I46.-

Def: Bedingt durch Kammerflimmern/Kammerflattern oder Asystolie

Ät: 1. Kardial (>90 % d.F.)
- **Herzinfarkt**, Perikardtamponade, Contusio cordis
- **Kammerflimmern**, Asystolie, Hyposystolie (weak action = Herzaktion im EKG, aber geringe Pumpleistung des Herzens), Kardiomyopathie, Sick-Sinus-Syndrom, höhergradiger AV-Block

2. Extrakardial
- Zirkulatorisch: Massen**blutung**, **Schock**, massive **Lungenembolie**
- Respiratorisch: Verlegung der Atemwege (Fremdkörper, Zurückfallen der Zunge bei Bewusstlosigkeit), Thoraxeinklemmung, Spannungspneumothorax, Aspiration, zentrale Atemlähmung, Ertrinken
- Reflektorisch: vasovagale Synkope, Herzmanipulation, Omentummanipulation, Elektrounfall, starke Unterkühlung, Karotissinusreflex
- Toxisch: Vergiftungen, Drogen, Medikamente (Digitalis, Narkotika, Atropin), starke Elektrolytverschiebungen (insb. K^+ und Ca^{++})

Path:
- Bewusstlosigkeit bei Kreislaufstillstand nach ca. 5-10 Sek.
- Atemstillstand tritt nach ca. 1 Min. ein
- Weite Pupillen nach ca. 2 Min., (Cave: bei Vergiftungen evtl. auch enge Pupillen)
- **Irreversible zerebrale Schädigung** nach ca. **5 Min.** (bei Kleinkindern, unter Hypothermie oder bei Schlafmittelintoxikation kann sich diese Zeit um ein Vielfaches verlängern)

Klin: ⇒ **Bewusstlosigkeit**, fehlende Reaktion auf Ansprache und Schütteln, keine Atmung mehr hörbar/sichtbar/fühlbar (fehlende Thoraxexkursionen, evtl. Schnappatmung durch Zwerchfellkontraktionen nach ca. ½ Min.), grau-blasse zyanotische Hautfarbe, Puls fehlt
⇒ **Weite Pupillen** nach ca. 2 Min., völlig **reaktionslose** Pupillen nach ca. 5 Min.

Diag: 1. Fremdanamnese u. klinische Untersuchung (Atmung, Karotispuls, sichtbare große Verletzungen od. Blutungen, graulivide Hautfarbe?) ⇒ **KEIN ZEITVERLUST!** durch andere, unnötige Untersuchungen (z.B. Blutdruckmessung...), **sofort mit Reanimation beginnen!**
2. Nach der Reanimation muss in der Klinik ein kompletter Organstatus erhoben werden: Rö-Thorax, EKG, Ultraschall-Abdomen, Notfall-Labor

Ther:
- Sofortmaßnahmen: **Kardiopulmonale Reanimation** nach der "**ABC-Regel**"
  Nach den geänderten Leitlinien steht heute die **Circulation** eindeutig im Vordergrund!, kein Zeitverlust, sofort mit Reanimation beginnen und sofort Notarzt anfordern.
  - **A**temwege freimachen: Mund-/Rachenraum manuell **ausräumen** (ggf. absaugen und ggf. Oropharyngealtubus zum Freihalten einlegen, sog. Guedel-Tubus)
  - **B**eatmen: Kopf überstrecken, **Mund-zu-Mund-Beatmung** od. Mund-zu-Nase- od. Maskenbeatmung (Ambu®-Beutel, mit Anschluss eines Reservoirs für O_2-Gabe, 10-15 l/min), später Intubation zur Sicherung der Atemwege sobald wie mögl. Begonnen wird heute aber immer zuerst mit der Herzdruckmassage, dann erst beatmen ⇒
  - **C**irculation (= **Herzdruckmassage**, in der Mitte des Sternums): bei korrekter Durchführung (Pat. auf eine harte Unterlage/Boden legen) mit einer Drucktiefe von 5-6 cm sind 60-80 mmHg erreichbar ⇒ Femoralispuls dann tastbar

    1- od. 2-Helfer: Herzdruck/Beatmung immer im **Verhältnis 30 : 2**
        (Ausnahme: bei Kindern, dort 15:2 und mit 5 Beatmungen beginnen)
        Zielfrequenz: 100-120 Herzdruckmassagen/Minute
    Dauer einer Reanimation: Mind. 30 Min. (Kinder, Schlafmittelintoxikation mind. 45 Min., bei Unterkühlung bis zur vollständigen Erwärmung), dies sind aber nur Anhaltswerte.
    Für die Laienreanimation ist akzeptiert auf die Beatmung zu verzichten u. nur eine Druckmassage durchzuführen (ist viel besser als nichts, Internet: ww.100-pro-reanimation.de).

Allgemeine Komplikationen

- Notarzt: **EKG-Monitoring** (über die Paddels des Defibrillators), **laufende kardiopulmonale Reanimation** dann mit Beatmung ➪ und weitere Maßnahmen (sog. erweiterte Maßnahmen der Reanimation):
  - Bei Kammerflimmern, -flattern, pulsloser ventrikulärer Tachykardie ➪ frühzeitige **Defibrillation** (einmal biphasisch mit 150-200 Joule), **Adrenalin** (wenn mögl. i.v. 1 mg auf 10 ml verdünnt, sonst auch 3 mg auf 10 ml NaCl-Lösung verdünnt als endobronchiale Applikation über den Tubus, Epinephrin, Suprarenin®). Nach erster Defibrillation sofort weitere kardiopulmonale Reanimation für 2 Min. (keine unnötigen Kontrollen!), dann weitere Defibrillation alle 2 Min. mit 360 Joule, spätestens jetzt I.v.-Zugang legen und falls erforderlich Intubation, Adrenalin weiter alle 3-5 Min. i.v., bei weiterem Flimmern einmalige Bolusinjektion von **Amiodaron** i.v. (300 mg, Cordarex®)
  - Bei Asystolie ➪ Intubation, **Adrenalin** (i.v. 1 mg auf 10 ml verdünnt), frühzeitiger Einsatz eines externen Schrittmachers, Adrenalin weiter alle 3-5 Min. i.v., ggf. auch Atropin 1 mg i.v. (max. 3 mal). Intrakardiale Injektionen sind obsolet!
  - Weitere Med: Magnesium 2 g in 50%iger Lösung über 2 Minuten, Natriumbicarbonat (NaHCO₃ initial 0,5 mmol/kgKG i.v.) erst dann einsetzen, wenn die anderen Maßnahmen über 20 Min. erfolglos waren (eine leichte Azidose ist für die Reanimation eher günstig).
  - Eine **milde Hypothermie** (32-34 °C) ist günstig (wird nach erfolgreicher Reanimation für 12-24 Std. empfohlen). BZ-Kontrolle nach erfolgreicher Reanimation (Hyperglykämie verschlechtert die Prog.).
  - Erfolgskontrolle: Pupillenreaktion (Miosis), tastbarer Puls, Wiedereinsetzen der Spontanatmung, Sinusrhythmus im EKG
- **Therapie der Ursache:** z.B. Druckverband bei äußerer Blutung, Entlastung bei Spannungspneumothorax, Erwärmung bei Unterkühlung
- Giftnotruf: Information bei akuten Vergiftungen über die bundeseinheitliche Rufnummer: **19240** (als Tel.-Vorwahl die Stadt mit der nächsten zuständigen Zentrale, Bonn [0228], Berlin [030], Erfurt [0361], Göttingen [0551], Mainz [06131], Homburg/Saar [06841], Freiburg [0761], München [089], Nürnberg [0911])
  Informationen im Internet: www.gizbonn.de (z.B. mit Bildern zu Pilzen, Schlangen usw.)
  Österreich: Vergiftungsinformationszentrale, Wien, Tel.: +43 1 4064343
  Schweiz: Toxikologisches Informationszentrum, Zürich, Tel.: 145 od. +41 44 2515151

Prog.: Irreversible Gehirnschädigungen sind ab 3 Min. Kreislaufstillstand zu erwarten (eine längere Ischämietoleranz wird bei unterkühlten Pat. und Kleinkindern beobachtet). Jeder längere Kreislaufstillstand erhöht die Gefahr eines Komas mit der Entwicklung eines Apallischen-/Dekortikations-Syndroms nach dann evtl. "erfolgreicher" Reanimation.
Die Überlebenschance bei Kammerflimmern reduziert sich mit jeder Minute um 10 %!

Kompl: Reanimation: Rippen-/Sternumfraktur, Herzverletzung, Aortenruptur, Perikarderguss, Pneumothorax, Verletzung/Perforation von Magen (Fehlbeatmung), Leber oder Milz.

LUNGENEMBOLIE

Syn: "Akutes Cor pulmonale", Lungenarterienembolie, ICD-10: I26.-

Ät:
- Verschleppung von **venösen Thromben** = Embolie, zu 90 % aus der **unteren Extremität** mit den allgemeinen Ursachen der tiefen **Phlebothrombose** (siehe dort, insb. Immobilisation), der Rest stammt aus dem rechten Herz oder Zustromgebiet der V.cava sup.
- Fettembolie (**Frakturen** langer Röhrenknochen mit Abschwemmung des fettreichen Knochenmarkes, Fettaggregation der Blutlipide im Schock)
- Luftembolie (Verletzungen, versehentliche Injektion, Thorax- od. Herz-Op) ➪ ca. **70 ml** Luft intravasal führen zur Kontraktion aller Pulmonalarterienäste
- Iatrogen: Fremdkörper (z.B. abgebrochene Katheterspitze, Tumorbestandteile), größere operative Eingriffe (insb. Hüft- od. Kniegelenksersatz, Immobilisation)

Allgemeine Komplikationen | Seite 33

Prädisp:
- ⊃ **Immobilität**, Adipositas, Varikosis, Schwangerschaft, hormonale Kontrazeptiva
- ⊃ Langes Sitzen (Abknicken der V.poplitea, z.B. bei Langstreckenflügen, sog. "economy class syndrome")
- ⊃ Exsikkose (z.B. forcierte Diurese), Malignome, Thrombozytose, Polyglobulie
- ⊃ AT-III-, Protein-S-, Protein-C, Heparin-Kofaktor-II-Mangel (dies sind alles Gerinnungsinhibitoren)
- ⊃ Plötzliche Anstrengung, Defäkation (Pressen), manifeste Herzinsuffizienz

Path:
- ♦ Verlegung einer Pulmonalarterie ⇨ **Rechtsherzbelastung** (akutes Cor pulmonale)
- ♦ Pulmonale Blutpassage wird vermehrt über AV-Shunts geführt ⇨ **Hypoxämie**
- ♦ HZV sinkt, da weniger Blut das linke Herz erreichen kann ⇨ **Kreislaufschock**
- ♦ Ein Lungeninfarkt bildet sich nicht immer aus, da die Vasa privata (Aa.bronchiales) der Lunge nicht betroffen sind und eine Nekrose des Gewebes verhindern. Bei vorbestehender Linksherzinsuffizienz kann sich ein hämorrhagischer Lungeninfarkt ausbilden (Hämoptoe als Symptom mögl.).

Etlg: nach der Europäischen Gesellschaft für Kardiologie in zwei Kategorien (2008)

> **Nicht-Hochrisiko-Lungenembolie**: hämodynamisch stabiler Pat.
> - niedriges Risiko: keine rechtsventrikuläre Dysfunktion, keine Myokardschädigung
> - mittleres Risiko: rechtsventrikuläre Dysfunktion und/oder Myokardschädigung
>
> **Hochrisiko-Lungenembolie**: hämodynamisch instabiler Pat., kardiogener Schock, persistierender arterieller Hypotonus (syst. <100 mmHg, Puls >100/Min.)

Epid:
- ◊ Inzidenz: 150-200/100.000/Jahr (klinisch relevante Lungenembolien)
- ◊ Größtes Lungenembolierisiko besteht um den **7. postop.** Tag! (5.-12. postop.-Tag)
- ◊ Besonders gefährdet sind Pat. mit Operationen von Frakturen, Verletzungen an der unteren Extremität, Hüftgelenkchirurgie und Gefäß-Operationen

Klin:
- ⇒ Kleine Embolien sind klinisch stumm oder nur oligosymptomatisch und werden häufig verkannt
- ⇒ Plötzliche akute **Dyspnoe** und Tachypnoe, Husten, evtl. **Hämoptoe** = Bluthusten, Schmerz im Thorax, Tachykardie, subfebrile Temperaturen
- ⇒ **Beklemmungsgefühl** und Angst, Schweißausbruch, Übelkeit, Brechreiz
- ⇒ Rezidivierende kleine Embolien: Belastungsdyspnoe, Neigung zu Synkopen unter Belastung, Tachykardien
- ⇒ Jede Pneumonie bei Bettlägerigen sollte auch an eine Lungenembolie denken lassen.

Diag:
1. Anamnese (Prädispositionsfaktoren) und klinische Untersuchung
2. EKG: MCGINN-WHITE-Syndrom = SI-QIII-Typ (tiefe S-Zacke in Einthoven I und Q-Zacke in III), Tachykardie, Rechtsschenkelblock, ST-Hebung in III u. terminal neg. T in III, P-dextrocardiale (überhöhtes P >3 mm)
3. Bildgebung: **Röntgen-Thorax**: Auftreten von "Gefäßlücken" bis zur "Hilusamputation" u. Transparenzzunahme, betroffen meist die Unterlappen (re > li), einseitiger Zwerchfellhochstand u. verminderte Exkursionen, evtl. kleine Plattenatelektasen, dilatiertes re. Herz
   Aber oft auch nur Normalbefund!
   Mehrschicht-Spiral-CT (auch MRT-Angiographie, DSA od. Pulmonalisangiographie mögl.): Nachweis od. Ausschluss des Verschlusses zuverlässig mögl.
4. Labor: **D-Dimere** (Abbauprodukt des Fibrins) erhöht
   Blutgasanalyse: Abnahme des CO_2 (Hypokapnie) wegen der Tachypnoe, Abnahme des O_2, normale Blutgase schließen eine Lungenembolie jedoch nicht aus.
5. Perfusionsszintigraphie und Ventilationsszintigraphie (auch Inhalationsszintigraphie genannt) der Lunge (sog. Kombilunge) zeigt beweisend die Verteilungsstörungen
6. ZVD: steigt durch Rückstau in das Venensystem an
7. Echokardiographie (evtl. auch transösophageal) zeigt Dilatation des rechten Herzens
8. Pulmonalisangiographie und Rechtsherzkatheter: beweisender angiographischer Nachweis einer Embolie mögl., Messung des Pulmonalarterienmitteldruckes (physiol. 10-20

mmHg), steigt ab Schweregrad II an und erreicht 25-50 mmHg, kritisch: **PA-Druck >30 mmHg** (Katheter über die Armvene einführen!, über V.femoralis könnten zusätzliche Thromben verschleppt werden)

Ther:
- Notfallmaßnahmen: Sedierung und Schmerzbekämpfung (z.B. Dolantin, Diazepam i.v.), O_2-Nasensonde, halbsitzende Lagerung, 5.000 I.E. **Heparin** i.v. als Bolus, Schockbehandlung (falls erforderlich Intubation, Beatmung)
- Konservativ: Nicht-Hochrisiko Lungenembolie: niedermolekulares Heparin, z.B. 1 x tgl. 175 I.E./kgKG Tinzaparin (Innohep®) s.c. od. Fondaparinux 1 x tgl. 7,5 mg/Tag (Arixtra®) für 1 Wo. u. bereits am 2. Tag überlappender Beginn mit Cumarin für 3 Mon. Alternativ: Zur Primärther. u. Sekundärprophylaxe werden auch die **oralen Faktor-Xa-Hemmer** Rivaroxaban (Xarelto®) od. Edoxaban (Lixiana®) eingesetzt, Vorteil: einfacher anzuwenden Hochrisiko Lungenembolie: systemische **Lysetherapie** oder lokale Katheterlyse (gleichzeitig Pulmonalisangiographie) mit Strepto-, Urokinase, rt-PA (Actilyse®) oder APSAC (als Kurzzeitlyse über 6 Stunden od. Langzeitlyse für mehrere Tage entsprechend der Klinik des Patienten unter ständiger Kontrolle des Gerinnungsstatus), **Heparin-Perfusor** mit 30.000-50.000 I.E./24h i.v. für 7-10 Tage (PTT soll das 2fache der Norm betragen), gegen Ende überlappend Antikoagulation mit Vitamin-K-Antagonisten (**Cumarine** nach Quick/INR dosiert, Ziel: INR 2,0-3,0, Phenprocoumon, Marcumar® od. Warfarin, Coumadin®) beginnen und für 3-6 Monate fortführen.
- Operativ: Ind: Hochrisiko Lungenembolie, wenn mit konservativer Therapie nicht innerhalb der ersten Stunde beherrschbar
  - Interventionell: Versuch der Embolusfragmentation und Embolektomie mit Pulmonalarterien-Saugkatheter von der V.femoralis aus
  - Mit Einsatz der Herz-Lungen-Maschine: Op n. SCHARF u. COOLEY, extrakorporaler Kreislauf zuerst über A.+V.femoralis oder V.jugularis, Sternotomie, extrakorporaler Kreislauf jetzt über V.cava inf. und A.femoralis, **Embolektomie** mittels Saugkatheter, Fogarty-Katheter oder Fasszange, ggf. auch Ballonangioplastie
  - Embolektomie nach Trendelenburg: wenn Einsatz einer Herz-Lungen-Maschine nicht möglich: kurzzeitiges Abklemmen des Tr.pulmonalis, Eröffnung der Arterie und Absaugung/Entfernung des Embolus
  - Bei rezidivierenden Embolien trotz Antikoagulation: Einsatz eines **Schirmchens** in die V.cava inf. (Schirm nach GÜNTHER, Spinne nach GREENFIELD ⇨ Einsetzen über einen spez. Katheter) oder V.cava Doppelkammklemmen von außen (ADAMS-DEWEESE-Klipp) unterhalb der Nierenvenen ⇨ verhindert Durchstrom von Thromben aus der unteren Körperhälfte und den unteren Extremitäten (Blut kann aufgrund der Kammform noch durch die V.cava strömen)
- Postoperative Nachbehandlung wie oben (Heparin, Cumarine)

Prog: Stad. III + IV haben eine ernste Prognose. Gelingt die konservative Therapie nicht, ist die operative Therapie mit einer Letalität von 50-60 % behaftet.
Wichtig ist die **Rezidivprophylaxe** (Rezidive sonst in 30-70 % d.F.), mit einem V.cava-Schirm Rezidiv nur noch in 3 % d.F.

Kompl:
* Entwicklung eines Schocks, Rechtsherzversagen durch Gefügedilatation ⇨ Tod ARDS, irreversible respiratorische Insuffizienz, irreversible Schockniere
* Atelektase, hämorrhagischer Lungeninfarkt mit Hämoptoe
* Entwicklung eines chronischen Cor pulmonale/pulmonale Hypertonie

Proph:
- Jede Immobilisation erfordert konsequent eine **Thromboseprophylaxe**, z.B. mit 3 x 5.000 I.E./Tag Heparin s.c. od. 1 x tgl. mit niedermolekularem Heparin s.c. (gewichtsadaptiert, je nach Herstelleranweisung), z.B. Enoxaparin [Clexane®] od. Nadroparin [Fraxiparin®] sowie Antithrombosestrümpfe für die Beine.
  Immobilisation immer nur solange wie nötig!
- Nach einer Lungenembolie: Rezidivprophylaxe mit Cumarin-Derivaten (Ziel: Quick 25-35 % od. INR = 2,0-3,0) für 3-6 Monate (bei Risikopatienten, z.B. AT-III-Mangel evtl. lebenslang) oder mit einem oralen Faktor-Xa-Hemmer (s.o.)

DD:
- Akuter Myokardinfarkt, Angina pectoris, akute Aortendissektion, Perikarditis
- Pneumothorax, Lungenödem, Asthmaanfall, Pleuropneumonie
- Hämoptoe anderer Genese (Bronchialkarzinom, Tuberkulose, hämorrhagische Bronchitis,

Lungenabszess, Goodpasture-Syndrom)
- Geburtshilfe: Fruchtwasserembolie = Übergang von Fruchtwasser in die Blutbahn der Mutter während od. kurz nach der Geburt über eröffnete uterine Venen im Bereich der Plazentahaftstelle ⇨ Aktivierung intravasaler Gerinnung, Vasokonstriktion, anaphylaktische Reaktion, Verlegung der Lungenmikrostrombahn
- Psychogene Hyperventilation

DIABETES MELLITUS IN DER CHIRURGIE

Syn: „Zuckerkrankheit", ICD-10: Typ I = E10.-, Typ II = E11.-

Ät: Einteilung nach WHO u. American Diabetes Association (1997)
1. **Diabetes mellitus Typ I** (früher juveniler D.m. od. IDDM = insulin-dependent diabetes mellitus genannt), 10 % d.f., **autoimmunologische** Destruktion der B-Zellen der LANGERHANS-Inseln, Sonderformen: LADA (latent autoimmune diabetes in adults), Brittle-Diabetes (schwer einstellbarer, sehr instabiler Diabetes Typ I)
2. **Diabetes mellitus Typ II** (früher NIDDM = non-insulin-dependent diabetes mellitus genannt), meist **mit Adipositas** (häufigste Form, mit zusätzlichem Risiko durch die Adipositas, „Wohlstandskrankheit", metabolisches Syndrom), 90 % d.f.; auch ohne Adipositas mögl. = normalgewichtiger Pat. (dies sind oft aber auch LADA-Formen = später Typ I)
3. Andere spezifische Formen:
   - **Genetische Defekte**/immunologisch: auf Chrom. 7, 12, 20 (alle früher MODY = maturity onset diabetes of the young bezeichnet), der mitochondrialen DNA der B-Zellen, Insulinresistenz Typ A, Anti-Insulin-Rezeptor-Antikörper, sekundäre Folge bei DOWN- (Trisomie 21), TURNER- (45 X0), KLINEFELTER- (47 XXY), PRADER-WILLI-Syndrom (Chrom. 15), FRIEDREICH-Ataxie (Chrom. 9), dystrophische Myotonie (Chrom. 19), Stiff-man-Syndrom
   - **Endokrinopathien** (Ausschüttung kontrainsulinärer Hormone): CUSHING-Syndrom (Glukokortikoide), Phäochromozytom (Katecholamine), Akromegalie (STH), Hyperthyreose, Glukagonom, Somatostatinom, Aldosteronom, autoimmun-polyglanduläres Syndrom
   - Krankheiten des exokrinen Pankreas mit **Untergang von Pankreasgewebe** (chronische Pankreatitis, zystische Fibrose, Karzinom), Hämochromatose, operative Pankreatektomie
   - **Infektiös**: Pankreatitis, konnatale Röteln, Zytomegalie, Parotitis epidemica (Mumps)
   - **Medikamentös**: Glukokortikoide, Katecholamine/β-Sympathomimetika, Thiazid-Diuretika, Schilddrüsenhormone, Diazoxid, Phenytoin, Pentamidin, α-Interferon
4. **Schwangerschaftsdiabetes** (Syn: Gestationsdiabetes): 3 % aller Schwangeren betroffen, dieser sistiert jedoch i.d.R. nach der Schwangerschaft wieder

Tabelle: Übersicht über Diabetes mellitus Typ I und II

	Typ-I-Diabetiker	**Typ-II-Diabetiker**
Verteilung	10 % der Fälle	90 % der Fälle
Insulinmangel	absolut	relativ / Insulinresistenz
Manifestationsalter	15.-25. Lebensjahr	>40. Lebensjahr
Beginn	oft rasch	schleichend
Ätiologie	Autoimmunerkrankung, Ak gegen Inselzellen, Insulin usw., genetische Faktoren	Insulinrezeptordefekt, Insulinresistenz, Überernährung mit Adipositas
B-Zellen	auf <10 % vermindert	kaum vermindert
Körperbau	asthenisch	meist adipös / pyknisch
Plasmainsulin	niedrig bis fehlend	normal bis erhöht
Stoffwechsellage	labil	meist stabil
Ketoseneigung	hoch	gering, eher hyperosmolare Dehydratation
Komplikationen	autonome Neuropathie	Hypovolämie
Insulintherapie	insulinpflichtig	nur bei Erschöpfung der Insulinreserve und perioperativ

Allgemeine Komplikationen

Epid: Lebenszeitprävalenz: 7,2 % der Bevölkerung in Deutschland haben einen bekannten Diabetes mellitus (Daten der DEGS1 v. 2013), in Deutschland sind etwa 6 Millionen betroffen.

Übersicht zum Risikopotential des Diabetes mellitus

MAKROANGIOPATHIE
Arteriosklerose
Arterielle Hypertonie
Myokardinfarkt
Zerebrale Durchblutungsstörungen
Periphere arterielle Durchblutungsstörungen
Plazentaminderperfusion
Gangrän („diabetischer Fuß")

MIKROANGIOPATHIE
Allgemeine Gewebsischämie, Gangrän
Nephropathie
Glomerulosklerose KIMMELSTIEL-WILSON
Albuminurie, Hypoalbuminämie
Retinopathie

ELEKTROLYT- UND VOLUMENVERSCHIEBUNGEN
Hypokaliämie, Phosphatverlust
Polydipsie, Adynamie
Osmotische Diurese
Hypovolämie, Exsikkose
Hyperviskosität
Mikrozirkulationsstörungen

INTRAOPERATIVE HYPOGLYKÄMIE

HYPERGLYKÄMIE
Proteinglykosilierung
Gesteigerte Blutviskosität
Erhöhte Gerinnbarkeit
HbA1c erhöht die Sauerstoffaffinität ⇨ Gewebehypoxie

DIABETES MELLITUS

INFEKTIONEN
Verminderte Aktivität der Infektabwehr
Harnweginfektion, Pyelonephritiden
Wundheilungsstörungen

KETOAZIDOTISCHE STÖRUNGEN
Metabolische Azidose, Ketonkörper
Hyperlipazidämie, Fettleber
Erhöhung der Blutviskosität
Polyurie, Hypovolämie, Oligurie
Abdominelle Beschwerden
 ('Pseudoperitonitis')
Bewusstseinsstörungen bis hin zum
 ketoazidotischen **Koma**

DIABETISCHE POLYNEUROPATHIE

<u>Autonomes Nervensystem</u>
 Hypotonie, orthostatische Dysregulation
 Kardioneuropathie mit Frequenzstarre,
  Ruhetachykardie
 Kardiorespiratorische Insuffizienz
 Ösophagusmotilitätsstörung
 Gastroparese
 Obstipation oder Diarrhoe
 Blasenentleerungsstörungen
  Blasenatonie, Überlaufblase
 Potenzstörungen
 Dyshidrosis, **trophische Störungen**

HYPEROSMOLARE STÖRUNGEN
Exzessive Hyperglykämie
Osmotische Diurese
Polyurie, Exsikkose
Bewusstseinsstörungen
Zerebrale Krampfanfälle

DIABETISCHE LAKTAZIDOSE
Auffällige Unruhe
Gastrointestinale Beschwerden
Gefahr bei der Ther. mit Biguaniden oder bei
verminderter Gewebeperfusion

<u>Sensomotorische Neuropathie</u>
 Hypästhesie u. Parästhesien (strumpfförmig)
 Trophische Störungen des Integuments
 Malum perforans pedis

Path: Die Gefährdung des Patienten ist im wesentlichen von der Ausbildung und Ausprägung sekundärer **vaskulärer** u. **neuropathischer Störungen** und ihren Komplikationen (s. Übersicht zum Risikopotential) und somit von der Güte der Diabeteseinstellung in der vergangenen Zeit abhängig. Weiterhin müssen **akute Entgleisungen** des Glukosestoffwechsels sowie des Wasser- u. Elektrolythaushaltes sicher ausgeschlossen sein.

Klin:
⇒ Ein (unbehandelter) Diabetes mellitus kann Polyurie (Glukosurie), vermehrter Durst (Polydipsie), Dehydratation, Gewichtsabnahme und Leistungsminderung verursachen
⇒ Ein behandelter (= gut eingestellter) Diabetes mellitus verursacht keine Symptome
⇒ Cave: **Hypoglykämie** (Blutglukose <50 mg/dl) bei zu hoher Insulindosierung ⇨ Symptome können Zittern, Hungergefühl, Kaltschweißigkeit, Blässe der Haut, Tachykardie, Koordinationsstörungen, Doppelbilder und Bewusstseinsstörungen bis zum hypoglykämischen Koma sein

Diag:
1. Anamnese: Diabetesdauer, Diabeteseinstellung, Diätführung, kardiale und andere Vorerkrankungen, **diabetische Komplikationen**, orthostatische Probleme, nächtliche Diarrhoen, Potenzstörungen, Ruhetachykardien, Hyp- oder Parästhesien (z.B. 'burning feet'), Medikamentenanamnese (Kortikosteroide, Diuretika, Schilddrüsenhormone, Östrogene)?
2. Klinische Untersuchung: **Gefäßstatus**, trophische und Heilungsstörungen, Herzauskultation (physiologische respiratorische Arrhythmie vorhanden? nein ⇨ vegetat. Nervensystem beeinträchtigt), distaler Vibrations- u. Lagesinn gestört (Polyneuropathie)?
3. Labor: **Blutglukosewert** (Norm: nüchtern <125 mg/dl) und Uringlukose (qualitativ), **HbA1c** (zeigt die Einstellung über die letzten Wochen an, Ziel: <6,5 %), Hämoglobin und Hämatokrit (Dehydratation?), Kreatinin, Harnstoff sowie Elektrolyte, Thrombozyten, PTT, Quick, Lipidstatus, Harnstatus (Glukose, Albumin, Ketonkörper, Bakterien, Leukozyten)
4. Bei Verdacht auf Stoffwechselentgleisung zusätzlich: Blutglukose (>300 mg/dl oder <50 mg/dl?), pH-Wert des Blutes (<7,25-7,36?), Ketonkörper (>7 mmol/l?), Osmolarität (>350 mosml/l?), Laktat (>8 mmol/l?)
5. EKG: Hypoxische Schäden, früherer Infarkt?, evtl. mit Rhythmusstreifen in tiefer In- und Exspiration (physiologischerweise vorhandene respiratorische Arrhythmie? ⇨ fehlt bei autonomer Neuropathie)
6. Röntgen-Thorax, Sonographie des Abdomens (insb. Leber, Pankreas u. Nieren)
7. Ophthalmoskopische Untersuchung (Fundoskopie) zur Beurteilung des Gefäßsystems

Ther:
- Ziel: Prophylaxe schwerer Entgleisungen des Glukosestoffwechsels (präoperativ, intraoperativ und in der Postaggressionsphase), **Stabilisierung des Blutzuckers etwas oberhalb des Normbereiches (Ziel: 150-250 mg/dl)**
- Präoperativ: Stationäre Aufnahme bei Elektiveingriffen 48 Stunden vor Op.
  - Insulintherapie notwendig bei bisher insulinunabhängigem Pat.?
  ⇨ Notwendig bei schlechter Voreinstellung = Nüchternglukosewerte >200 mg/dl, multiplen Verletzungen, Verbrennungs- oder Schockpatient, septischen Infektionen, besonders schwerem od. langdauerndem, geplantem operativen Eingriff, wenn keine baldige postoperative Umstellung auf normale orale Ernährung möglich ist.
  - Patienten mit insulinpflichtigem Diabetes mellitus und stabiler Stoffwechsellage und geplantem kleinem Eingriff: 5%ige Glukoseinfusion mit Zusatz von 20 mval/l KCl (125 ml/Std./70kgKG) am Morgen des Op-Tages + ½ übliche morgendliche Insulindosis als Altinsulin i.m., ¼ unmittelbar postop. und ¼ am Abend des Op-Tages.
  - Patienten mit insulinpflichtigem Diabetes mellitus und labiler Stoffwechsellage oder geplantem, sehr lang andauerndem, schwerem Eingriff: 5%ige Glukoseinfusion mit Zusatz von 20 mval/l KCl (125 ml/Std./70kgKG) + Altinsulin kontinuierlich per infusionem i.v. 0,5-2 E/Std. (je nach Bedarf, bei besonders schweren Fällen bis zu 2-6 E/Std.), möglichst schon einen Tag vor der Op beginnen.
- Intraoperativ:
  - Stündliche Blutzuckermessung intraoperativ
  - Strenges intra- u. postop. kardiales Monitoring (insb. bei autonomer Neuropathie)
  - Therapieregime: siehe präoperativ
- Postoperativ: 6-stündliche Blutzuckerkontrollen (in den ersten 24 Std. post operationem), auf mögl. Miktionsstörungen, Blasenatonie, EKG-Veränderungen, Verschlechterung bestehender arterieller Verschlusskrankheit und auf Wundheilungsstörungen achten.
- Behandlungsregime wie prä-/intraoperativ durchführen, bis der Patient wieder normal

Allgemeine Komplikationen

essen und trinken kann.
- Allgemein: Blutzuckerspitzen (>250-300 mg/dl) können mit 4-8 E Altinsulin i.m. abgefangen werden, Indikation zur Low-dose-Heparinisierung großzügig stellen.
- In der perioperativen Phase sind **hypoglykämische Zustände** besonders gefährlich ⇨ möglichst keine Werte <100 mg/dl, wegen Gefahr der schnellen Entgleisung. Bei Hypoglykämie sofortige Glukosegabe i.v. bzw. Glukoseinfusion erhöhen.
- K-Ind. für Operationen: schwere Ketoazidose, hyperosmolare Störung, Laktazidose od. diabetisches Koma (Op für mind. 3-6 Stunden hinausschieben und Stabilisierung des Pat. durch Rehydrierung, Insulinsubstitution, Kaliumsubstitution und Azidoseausgleich)

Kompl: Bei und nach Operationen ist immer auf vermehrte Komplikationen zu achten durch:
- **Wundheilungsstörungen**, Wundinfektion, Druckläsionen, diabetisches Fußsyndrom
- **Harnweginfekte**, Blasenatonie, Überlaufblase, Niereninsuffizienz
- Kardiorespiratorische Insuffizienz, Gastroparese
- Mikrozirkulationsstörungen, **thromboembolische Komplikationen**, TIA − Apoplexie, Myokardinfarkt
- Dekompensierten Stoffwechselentgleisungen (diabetische Ketoazidose, hyperosmolares Syndrom, Laktazidose)
- Ein verminderter Insulinbedarf (Cave: Hypoglykämien) besteht nach Extremitätenamputation, Entfernung septischer Organe, Adrenalektomie, Hypophysektomie, Sectio caesarea

---

WASSER- UND ELEKTROLYTHAUSHALTSTÖRUNGEN

Störungen im Wasserhaushalt:

Klin: ⇒ Dehydratation: verminderter Gewebeturgor, trockene Haut, ausgetrocknete Schleimhäute, Abnahme des Körpergewichtes, erniedrigter ZVD, Blutdruckabfall, Tachykardie, Hämokonzentration.
⇒ Hyperhydratation: gesteigerter Gewebeturgor (Ödeme), ZVD erhöht, Blutdruckerhöhung, als Komplikation: alveoläres Lungenödem, Steigerung des Hirndruckes.

Tabelle: Übersicht über Ursachen und Therapie zu Störungen des Wasserhaushaltes

Dehydratation:

	Isotone Dehydratation	Hypertone Dehydratation	Hypotone Dehydratation
Auslösende Ursachen	Erbrechen, Durchfälle Magen-Darm-Drainagen Darmfisteln, Stomata Blutverlust Osmotische Diurese Nephropathie mit Salzverlust Saluretika Verbrennungen	Fehlendes Durstgefühl (mangelnde Wasserzufuhr) Fieber, Diabetes insipidus Diabetes mellitus (osmotische Diurese) Hyperkalzämie Polyurie bei Niereninsuffizienz	Gestörte Osmoregulation Natriumverluste bei Nebennierenrindeninsuff. Diuretika Unzureichende Na-Zufuhr
Natrium	normal Bestand vermindert	erhöht Bestand normal od. vermindert	erniedrigt Bestand vermindert
Osmolalität	normal	gesteigert	vermindert
ECV	vermindert	vermindert	vermindert
ICV	normal	vermindert	erhöht
Therapie	Ausgleich mit 0,9%iger NaCl- od. Vollelektrolytlösung	5%ige Glukoselösung od. Halbelektrolyt-Laevuloselösung	Hypertone Elektrolytlösung

Hyperhydratation:

	Isotone Hyperhydratation	Hypertone Hyperhydratation	Hypot. Hyperhydratation
Auslösende Ursachen	Überinfusion physiologischer Kochsalzlösung Niereninsuffizienz Hyperaldosteronismus Herzinsuffizienz Hepatopathie Hypoproteinämie	Exzessive Na-Zufuhr CONN-Syndrom CUSHING-Syndrom Chron. Steroidgabe	Überinfusion (z.B. Glukose-Lösung) Inadäquate ADH-Sekretion Nephropathie mit Oligurie Nephrotisches Syndrom Herz- od. Leberinsuffizienz mit Verdünnungssyndrom Hypothyreose NNR-Insuffizienz
Natrium	normal Bestand erhöht	erhöht Bestand gesteigert	erniedrigt Best. normal od. gesteigert
Osmolalität	normal	gesteigert	vermindert
ECV	erhöht	gesteigert	erhöht
ICV	normal	vermindert	erhöht
Therapie	Wasserzufuhr vermindern Diuretika, Herzglykoside ggf. Hämodialyse	Reduzierung der Na-Zufuhr Natriumfreie Lösungen + Saluretika ggf. Hämodialyse	Reduzierung der Zufuhr von freiem Wasser Diuretika, Herzglykoside ggf. Hämodialyse

Störungen im Elektrolythaushalt:

Etlg: # **Natrium-Haushalt** korreliert eng mit dem Wasserhaushalt (s.o.)

Kalium-Haushalt

Hyperkaliämie bei Niereninsuffizienz, ausgedehnten Weichteiltraumen, langer Ischämie von Extremitäten, Transfusion überlagerter Blutkonserven, Spironolacton-Medikation, kataboler Stoffwechsellage, Azidose, Insulin-Mangel
Klin: Herzrhythmusstörungen jeglicher Art, Kammerflimmern, Herzstillstand
Ther: Indiziert bei Werten >6 mmol/l ⇨ Kaliumrestriktion, langsame Infusion v. 500 ml einer 10%igen Glukoselösung + 10 E Normalinsulin (verschiebt Kalium in die Zellen), Ionenaustauscharze per os, als ultima ratio bei schweren Fällen Hämodialyse

Hypokaliämie bei perioperativen Verlusten gastrointestinaler Sekrete, Alkalose, postoperativem Hyperaldosteronismus, in der polyurischen Phase eines Nierenversagens, unzureichender Substitution im Rahmen einer Infusionstherapie
Klin: Adynamie, Hypomotilität des Gastrointestinaltraktes, Lähmungen der Blasen- und Darmmuskulatur, Herzrhythmusstörungen
Ther: 100-200 mmol Kaliumchlorid über 24 Stunden für 1 mmol Serumkaliumausgleich notwendig (Cave: Maximaldosis 20 mmol/Std!)

Kalzium-Haushalt

Hyperkalzämie bei Hyperparathyreoidismus, malignen Tumoren, Immobilisation
Klin. u. Kompl: Organkalzinose, hyperkalzämische Krisen mit Polyurie, Erbrechen, Exsikkose, psychotischen Erscheinungen, Niereninsuffizienz, Herzrhythmusstörungen, Somnolenz bis hin zum Koma
Ther: Forcierte Diurese mit Furosemid und bis 5 l/Tag 0,9%ige NaCl-Lösung, dazu Bisphosphonate
Bei Therapieresistenz: Calcitonin 4- bis 6x pro Tag 100 I.E., evtl. auch Zytostatikum Mithramycin
Cave beim Einsatz von Herzglykosiden und Thiaziddiuretika!
Bei Niereninsuffizienz Dialyse mit verstärkter Phosphateliminierung.

Hypokalzämie bei akuter Pankreatitis, Malabsorptionssyndrom, Hypoparathyreoidismus
Klin: Tetanie, psychische Störungen, Hautveränderungen
Ther: Kalzium und Vitamin D für einige Tage, schwere Fälle 1-2 g Kalziumglukonat i.v. entsprechend dem Bedarf und unter Laborkontrolle

Allgemeine Komplikationen

\# **Magnesium-Haushalt**
Hypomagnesiämie bei postoperativem Malabsorptionssyndrom, polyurischen Störungen, parenteraler Ernährung
Klin: Muskelkrämpfe, Darmspasmen, Herzrhythmusstörungen
Ther: Magnesiumsubstitution
Hypermagnesiämie (selten) bei Niereninsuffizienz, Diabetes mellitus
Klin: Muskelschwäche, Atemstörungen, Erregungsleitungsstörungen des Herzens
Ther: wie bei Hyperkaliämie

DEKUBITUS

Syn: Druckgeschwür, Dekubitalulkus, ICD-10: L89.9-

Ät:
- **Schwere Grundkrankheit** (Paresen, Schock, Koma, Polytrauma)
- **Bettlägerige**, gelähmte (apoplektischer Insult, Querschnittlähmung) **immobile Patienten**
- Alte multimorbide Pat. (Demenzerkrankung)
- Mazeration der Haut durch **Feuchtigkeit** (Stuhl- u. Harninkontinenz)
- Langdauernde chirurgische Eingriffe, Intensivstation
- Prädisp.: vorbestehende **Durchblutungsstörung**, **Diabetes mellitus**, **Polyneuropathie**, Exsikkose, **Kachexie**, Anämie, Eiweißverlust

Path:
- **Allgemein:** verminderte Schmerzempfindung und/oder verminderte Spontanbeweglichkeit
- Aufgrund einer längeren **Druckbelastung** (>2 Stunden) kommt es zur **ischämischen Nekrose** der Haut und/oder des darunterliegenden Gewebes ⇨ Grundlage jeglicher Therapie ist die **Druckentlastung** zur Wiedereröffnung der Arteriolen und Kapillaren (der art. Kapillardruck beträgt ca. 30 mmHg, die Druckbelastung darf nicht höher sein als dieser Wert, idealerweise sollte der Auflagedruck noch unter dem venösen Druck liegen = <12 mmHg).
- Flächenhafte Rötung, dann Ulzerationen mit schlechter Granulations- u. Heilungstendenz
- Heilung: verläuft über 3 Stadien: Reinigung, Granulation, Epithelialisierung
- Lok: insb. über Knochenvorsprüngen: **Os sacrum** u. Steißbein, **Fersen**, **Trochanter major** (insb. bei 90° Seitenlagerung), Schulterblätter, Dornfortsätze der Wirbelsäule, Malleolen, Epikondylen der Knie- und Ellenbogengelenke, Ellenbogen, Hinterkopf

Epid:
◊ 7 % aller hospitalisierten Patienten (z.B. in Pflegeheimen) entwickeln einen Dekubitus (je nach Patientengut und abhängig von der Grunderkrankung 1-11 %).
◊ Prädisp.alter: sehr hohes Alter (insb. >80. Lj.)

Klin:
⇒ Geröteter Hautbezirk (**nicht wegdrückbar**) als Alarmsignal, schmerzhaft
⇒ Ulzerationen, fötider Geruch

Etlg:

Stadium I:	Umschriebene **Hautrötung** bei intakter Haut
Stadium II:	Hautdefekt mit freiliegendem Subkutangewebe
Stadium III:	Defekt umfasst **alle Weichteilschichten** (Cutis, Subcutis, Fett- und Bindegewebe, Muskeln, Sehnen oder Bänder sichtbar)
Stadium IV:	Defekt umfasst zusätzlich auch den Knochen

Diag:
1. Anamnese (Grunderkrankungen) und typisches klinisches Bild
2. Röntgen: vor operativer plastischer Deckung Beckenübersicht zum Ausschluss einer Osteitis und Beurteilung von Skelettdeformitäten, periartikuläre Verkalkungen
3. Ultraschall-Doppler mit Verschlussdruckmessung der Knöchelarterien (bei systolischem

Druck <50 mmHg nur geringe Heilungschance bei Fersendekubitus ➪ ggf. gefäßchirurgischer Eingriff erforderlich)

Ther:
- Konservativ:
  - **DRUCKENTLASTUNG!** (häufiges Umlagern **alle 2 Std.**, Polsterungen, zuschneidbare Schaumstoffe, Fersenringe/-kappen, Watteverband, Gelkissen, Spezialmatratzen, pneumatische Matratzen, Clinitron®-Mikroglaskugelbett), Bewegungsförderung soweit mögl.
    Patienten mit Sakralulzera sollten in **30° Schräglage** (nach SEILER) mit Schaumgummielementen gelagert werden (nicht komplett auf der Seite [= 90°], um die Trochanterregion nicht zu gefährden)
  - Thromboseprophylaxe bei immobilen Patienten
  - Tupfungen mit Povidon-Iod (Mercuchrom®) und trockene Verbände bei oberflächlichen Läsionen
- Lokaltherapie: Entfernung von Nekrosen
  - Eitrige und fibrinöse Beläge können mit proteolytischen Enzymen (Varidase®, Iruxol®N) entfernt werden.
  - **Hydrokolloidplatten** (z.b. Varihesive®, Comfeel® ➪ bilden eine feuchte Kammer) und keimreduzierende Maßnahmen durch Spülungen mit Ringer-Lösung oder mit Biguanid-Antiseptikum (Lavasept®) od. Polyvidon-Iod (z.b. Betaisodona®) ➪ Wunddesinfizienzen beeinträchtigen aber die Wundheilung u. sollten daher nur begrenzt eingesetzt werden.
  - Granulationsförderung: z.b. mit Perubalsam (Decubitan®), neu ist ein PDGF-Gel (Platelet Derived Growth Factor, Becaplermin, Regranex™ 0,01%, sehr teuer) od. auch mit Vakuumversiegelung des Wundgebietes mit einem Schwamm-Foliensystem mögl. (z.B. PICO®), Bestrahlung mit Wassergefiltertem-Infrarot-A.
  - Kohlensäurebäder als physikalische Lokaltherapie mögl.
  - Bei infizierten nicht heilenden Problemwunden auch sog. „Biochirurgie" durch Einbringen von sterilen Fliegenlarven [Lucilia sericata] für jeweils 3 Tage mögl., diese verflüssigen die Nekrosen durch ihre Verdauungssekrete und stimulieren die Wundheilung.
- Operativ: Ind: Dekubitalulzera des Stadiums III und IV
  Nekrosektomie, Umschneidung und **plastische Defektdeckung** (Lappenplastik mit muskulokutanem Lappen, z.B. glutealer Rotationslappen), evtl. in mehreren Sitzungen nach Ausbildung von intaktem Granulationsgewebe
  Perioperative Antibiotikaprophylaxe i.v. mit einem Cephalosporin (z.B. 2,0 g Cefotaxim, Claforan®) + Metronidazol (0,5 g Clont®)

Prog: Abhängig von der Sorgfalt der Pflege (viel Geduld)

Kompl:
* Fortschreiten des Krankheitsprozesses bei mangelnder Pflege
* Im Stadium III und IV drohen septische Komplikationen.
* Stadium IV: Entstehung einer Osteomyelitis
* Spätkomplikation: Entwicklung eines Narbenkarzinoms

Proph:
♥ Regelmäßiger **Lagerungswechsel** bei bettlägerigen Patienten (alle 2-4 Std.), sorgfältige Polsterung gefährdeter Stellen und Vermeidung von Falten der Unterlage usw., regelmäßige Kontrolle gefährdeter Hautstellen (auf nicht wegdrückbare Rötung achten)
♥ Regelmäßige Pflege der Haut mit spez. Hautpflegemitteln (z.B. PC 30 V®), insb. im Stadium I des Dekubitus wichtig
♥ Keine dauernde Nässe ➪ sorgfältige Hygiene bei Kathetern und Defäkation
♥ Bei Risikopatienten (z.B. Querschnittsgelähmten) frühzeitig Spezialbetten: Stryker-Bett (Sandwich-Bett), Clinitron®-Bett oder Luftkissenbett (Wechseldrucksysteme)

DD:
– Ulcus cruris aufgrund einer chronischen AVK am Fuß/Ferse
– Venöses Ulcus cruris
– Malum perforans bei Polyneuropathie (insb. bei Diabetes mellitus)

SPEZIELLE INFEKTIONEN IN DER CHIRURGIE

TETANUS

Syn: Wundstarrkrampf, ICD-10: A35

Ät: Clostridium tetani, sehr **widerstandsfähiger Anaerobier** (grampositives, sporenbildendes Stäbchen) mit ubiquitärem Vorkommen, bevorzugt in faulem Holz, feuchter Erde, Tierkot (auch im Darm des Menschen) od. an Pflanzen. Die Sporen können monatelang überleben.

Path:
- Der Erreger Clostridium tetani produziert **Neurotoxine** (Tetanospasmin, Tetanolysin), die von der primären Wunde über die Axone/Nervenscheide retrograd zu den **Motoneuronen** im Rückenmark und Medulla/Hirnnervenkerne (auch über Blut- und Lymphweg möglich) gelangen u. dort zur Aufhebung der RENSHAW-Hemmung führen ⇨ **erhöhte motorische Aktivitätsbereitschaft**, Tetanie der Muskulatur schon bei kleinsten Reizen (z.B. Geräusche, Berührung)
- Übertragungsmodus: **Jede Wunde kann Eintrittspforte sein**, besonders gefährdet sind tiefe Wunden mit Fremdkörpereintritt, Kammer- und Taschenbildung, Gewebetrümmern und Nekrosen sowie Verbrennungen. Auch jahrelang inkorporierte Fremdkörper können Sporen beinhalten, die bei einer Fremdkörperentfernung dann freigesetzt werden können.
- Sonderformen: Nabelschnurtetanus (Tetanus neonatorum), Tetanus post abortum
- Iatrogen: Tetanus post operationem

Epid:
◊ Inzidenz: 15/1.000.000 Verletzte, durch die Schutzimpfung in **Deutschland extrem selten** (nur noch ca. 10 Erkrankungsfälle/Jahr), weltweit jedoch noch besonders häufig in den tropischen Entwicklungsländern vorkommend (ca. 1.000.000 Fälle/Jahr)
◊ Inkubationszeit: 4-14 Tage, im Durchschnitt 1 Wo. (je später der Krankheitsbeginn, desto besser die Prognose), auch Spättetanus mit einer Inkubationszeit von Monaten bis ein Jahr mögl.

Etlg: Nach EYRICH

Grad I:	**Muskelrigidität**, Trismus, Opisthotonus, Schluckbeschwerden
Grad II:	Erhebliche Muskelrigidität bis fast zur Ateminsuffizienz, leichte Krampfneigung
Grad III:	Starke Muskelrigidität, **Ateminsuffizienz**, generalisierte Krämpfe, Kreislauflabilität

Klin:
⇒ Prodromi: Kopfschmerzen, Schwitzen, motorische Unruhe, Müdigkeit, Parästhesien im Wundbereich
⇒ Schmerzhafte klonische Muskelkrämpfe: **Risus sardonicus** (unwillkürlich verkrampft grinsendes Gesicht), **Trismus** (Kieferklemme), **Opisthotonus** (Reklination des Kopfes und Überstreckung des Rumpfes, seltener auch Pleurothotonus = seitl., Emprosthotonus = nach vorne, Orthotonus = gerade gestreckter Rumpf mögl., allgemein erfolgt die Krampfausbreitung in kranio-kaudaler Richtung, typische **Verstärkung durch äußere Reize** (sensible oder sensorische)
⇒ Krämpfe der Zwerchfellmuskulatur mit Singultus, Dyspnoe, Hypoxie, Azidose, Atemlähmung
⇒ Schwindel, Schlaflosigkeit, Myalgien und Myopathie, Hyperthermie bis 42 °C
⇒ Herzrhythmusstörungen, arterielle Hypertonie
⇒ Das Bewusstsein der Kranken bleibt bis zum Schluss klar

Diag:
1. Anamnese (Verletzung, offene Wunden, Fremdkörper?) und klinische Untersuchung: als Frühsymptom sind schnelle Wechselbewegungen mit dem Kiefer erschwert, es folgt später der Trismus
2. Evtl. Erregernachweis im Wundabstrich

3. <u>Labor:</u> Tetanus-Antitoxin-Nachweis im Serum (Impfschutz bei >0,1 I.E./ml)
4. EMG: ständige Aktivitätspotentiale (keine silent periods)

Ther:
- <u>Bei Wundstarrkrampf</u> (manifeste Erkrankung):
  - Korrekte Wundbehandlung, **großzügige Wundexzision** der Primärwunde (Débridement zur Keimreduktion, Entfernung von Fremdkörpern)
  - **Offene Wundbehandlung**
  - <u>Immunbehandlung:</u> Initial 4 x 0,5 ml **Tetanustoxoid** (Tetanol®) und 10.000 I.E. **Tetanus-Immunglobulin** (Tetagam®N) i.m. an kontralateralen Körperstellen, in den folgenden Tagen 3.000 I.E. Tetanus-Immunglobulin/Tag, Dauer in Abhängigkeit vom Krankheitsbild
  - Med: **Glukokortikoide** (Prednison 1 mg/kgKG/Tag i.v.) zur Dämpfung der Toxinwirkung auf die Nervenzellen
  - Muskelkrampfbehandlung durch **Sedierung**: Phenobarbital (Luminal®) + Diazepam (Valium®), bei schwerer Form Relaxation mit Succinylcholin und kontrollierte Beatmung
- <u>Allgemeine Maßnahmen:</u> **Intensivüberwachung**, Isolierung in abgedunkeltem und ruhigem Raum, Thromboseprophylaxe, allgemeine Infektionsprophylaxe mit **Breitbandantibiose**, Ausgleich der Azidose, Ein- u. Ausfuhrkontrolle, ggf. hochkalorische parenterale Ernährung, Intubation, Relaxation und kontrollierte Beatmung oder assistierte Beatmung, Hypothermie

Prog: **Schlecht**, Letalität bei Krankheitsausbruch auch bei Intensivtherapie bis 50 % ⇨ immer an die Impfprophylaxe bei jeder noch so kleinen Verletzung denken! Je kürzer die Inkubationszeit, desto schlechter die Prog. Letalitätsgipfel 1-5 Tage nach Krankheitsausbruch. Die Erholung dauert bei Überleben Monate. Auch nach Erkrankung keine zuverlässige Immunität.

Kompl:
* Bei Krämpfen Wirbelkörperfrakturen od. Frakturen der langen Röhrenknochen mögl.
* Aspirationspneumonie, Tod durch Dyspnoe, Kammerflimmern, Asystolie mögl.
* <u>Impfung:</u> Urtikaria, allergische Reaktionen, Übelkeit, Fieber, lokale Reaktionen (Rötung, Schwellung), Mono-, Polyneuropathien ⇨ insb. auch bei zu häufigem Impfen, der Abstand von 10 Jahren nach Grundimmunisierung (sofern keine schwere Verletzung zwischenzeitlich vorliegt) sollte nicht unterschritten werden.
Cave: Versehentliche intravenöse Injektion von Impfstoff ⇨ allergische Reaktionen bis hin zum Schock mögl.!

Proph: ♥ <u>Tetanus-Schutzimpfung:</u> Aktive **Grundimmunisierung** (⇨ Vollschutz für 10 Jahre) durch 3-malige Injektion (intramuskulär in M.deltoideus, bei Antikoagulanzientherapie od. hämorrhagischer Diathese auch s.c.) von 0,5 ml Tetanustoxoid = Tetanusimpfstoff (hochgereinigtes, formaldehydbehandeltes Tetanustoxin an Aluminiumhydroxid adsorbiert, Tetanol®). Applikationszeiten: 1. Tag, dann nach 4-8 Wochen und nach 6-12 Monaten (bei längeren Abständen: **jede Impfung zählt!**, es braucht keine neue Grundimmunisierung von vorne begonnen zu werden).
Bei Säuglingen ab 3. Monat, insg. 4 Impfungen: 1. + 2. + 3. im Abstand von 4 Wo. und 4. Impfung im Alter von 11-14 Monaten mit **DT-Impfstoff** = Diphtherie- + Tetanus-Toxoid, bzw. heute zusätzlich + Pertussis + Poliomyelitis + Haemophilus influenzae Typ b + Hepatitis B als 6fach Impfstoff, Infanrix®Hexa) i.m. in den M.vastus lat.
Auffrischimpfung: Lebenslang in Abständen von 10 Jahren nach Grundimmunisierung mit 1 x 0,5 ml Tetanustoxoid, bzw. heute mit **Tdap-Impfstoff** (Tetanus- u. weniger Diphtherietoxoid = d und weniger Pertussiskomponente = ap, dieser wird ab einem Alter von 5-6 J. benutzt) empfohlen. Tetanus-Antikörper-Bestimmungen werden nicht empfohlen, im Zweifel immer Impfung durchführen.
<u>Anmerkung:</u> **Alle Impfungen immer in den Internationalen Impfausweis eintragen!**

♥ **Bei jeder Verletzung immer Impfstatus prüfen** (Impfpass) und entsprechend impfen (s. im Folgenden u. Übersicht)! **Jede Wunde sorgfältig reinigen** (Keimreduktion)!

♥ Impfung bei Verletzungen von Personen **ohne Impfschutz** oder mit **unbekanntem Impfstatus** gegen Tetanus (s.u. Übersicht):
  - Bei sauberen kleinen Wunden Gabe einer normalen Tetanol®-Dosis, bzw. Tdap-Impfung (dann normale Grundimmunisierung mit o.g. Abständen 4 Wo. u. 6 -12 Mon. anschließen)
  - Bei verschmutzten großen Wunden od. Eindringen von Fremdkörpern **Simultanprophylaxe** (⇨ gleichzeitige Gabe von **Tetanustoxoid** [0,5 ml Tetanol®, bzw. Tdap-

Spezielle Infektionen in der Chirurgie

Impfung] und **TIG** [= Tetanusimmunglobulin vom Menschen, 250 I.E. Tetagam®N] i.m. an kontralateralen Körperstellen (bei chirurgisch nicht einwandfrei versorgbaren oder vernachlässigten Wunden oder schweren Verbrennungen 500 I.E. Tetagam®N, bei ausgedehnten Verbrennungen nach 36 Std. noch einmal 250 I.E. Tetagam®N), danach normale Grundimmunisierung mit o.g. Abständen anschließen.

Verletzungen bei Personen mit **unvollständigem Impfschutz** gegen Tetanus:
Nach 1 Tetanusimpfung:
- Bei sauberen kleinen Wunden 0,5 ml Tetanol®, bzw. Tdap-Impfstoff (dann nach 6-12 Mon. normale Grundimmunisierung abschließen)
- Bei verschmutzten großen Wunden Simultanprophylaxe (dann nach 6- 12 Mon. normale Grundimmunisierung abschließen)

Nach 2 Tetanusimpfungen:
- Bei sauberen kleinen Wunden Gabe einer normalen Tetanol®-Impfung, bzw. Tdap-Impfstoff (= somit normale Grundimmunisierung abgeschlossen)
- Bei verschmutzten großen Wunden und wenn die Verletzung >24 Std. zurückliegt ⇨ Simultanprophylaxe

♥ Verletzungen bei Personen mit **vollständigem Impfschutz** gegen Tetanus:
- Bei sauberen kleinen Wunden und letzte Impfung <10 Jahre: keine sofortige Impfung erforderlich, wenn >10 Jahre: Tetanol®, bzw. Tdap-Impfstoff (= Auffrischimpfung)
- Bei verschmutzten große Wunden und letzte Impfung >5 Jahre: 0,5 ml i.m. Tetanol®, bzw. Tdap-Impfstoff

♥ Verletzungen bei Personen mit bekannten Immundefekten/immunsuppressiver Therapie neben der entsprechenden Tetanol®-Impfung (je nach Impfstatus) immer + Tetagam®N

bisherige Anzahl an Impfungen	saubere, geringfügige Wunden		tiefe, verschmutzte Wunden	
	Tdap (<6 J. DTaP)	TIG + Tdap	Tdap (<6 J. DTaP)	TIG + Tdap
unbekannt	ja	nein	ja	ja (250-500 I.E.)
0-1	ja	nein	ja	ja (250-500 I.E.)
2	ja	nein	ja	nein (ja, bei Verletzung >24 Std. zurück)
3 od. mehr	nein (ja, bei >10 J. nach letzter Impfung)	nein	nein (ja, bei >5 J. nach letzter Impfung)	nein

DD:
- Zerebrale Krämpfe
- Tetanie (Hyperventilation), Hypokalzämie, hysterische Krämpfe
- Lyssa (Rabies, Tollwut)
- Strychninvergiftung (der Strychnintetanus bevorzugt die Extremitäten)
- Trismus: Reflektorisch bei Entzündungen im Bereich des Kiefergelenkes, Mundbodenphlegmone, Überempfindlichkeit gegen Depot-Neuroleptika
- Opisthotonus: zerebrale Blutung, Hirnstammeinklemmung, Dezerebration, Meningitis

GASBRAND

Syn: Gasödemerkrankung, Gasödem, malignes Ödem, ICD-10: A48.0

Path:
- ◆ Erreger: **Clostridium perfringens** (grampositiver, sporenbildender Anaerobier), selten auch: Clostridium septicum, histolyticum, novyi, gigas
  Ubiquitär vorkommende Keime und Sporen (auch im Darm gesunder Menschen)
- ◆ Krankheitssymptome durch Ektotoxin (enzymatisch, lytisch wirkend) ⇨ Verflüssigung und Zerfall von Gewebe mit Gasbildung
- ◆ Besonders gefährdet sind tiefe, erdverschmutzte Weichteilwunden mit Taschen, Kammern, schlechter Durchblutung und Nekrosen, oft Mischinfektionen
- ◆ Sonderformen: Darmbrand, traumatisches Uterus-Gasödem
- ◆ Bei oraler Aufnahme kontaminierter Nahrung ist auch das klinische Bild einer Gastroente-

ritis mit Bauchkrämpfen und Diarrhoe (meist nur für einen Tag) durch ein gebildetes Enterotoxin mögl.

Epid: ◊ Inzidenz: 0,1/100.000/Jahr in Deutschland (sehr selten, ca. 100 Fälle/J. in Deutschland)
◊ Inkubationszeit: wenige Stunden bis 5 Tage

Klin: ⇒ Plötzlich sich verstärkender Wundschmerz
⇒ Ausgedehnt ödematös geschwollene Wunde
⇒ **Knistern der Wunde**, süßlich **faul riechend**, auf Druck entweichen Gasblasen, kein bis wenig Eiter = relativ trockene Wunde, fleischwasserfarbenes Wundsekret
⇒ Allgemeinsymptome im fortgeschrittenen Stadium: **Rascher Verfall** des Kranken mit schwerem Krankheitsbild mit **Tachykardie**, Hypotonie, Zyanose, vertiefter Atmung, Unruhe oder Benommenheit, Anämie, Ikterus
⇒ Im Verlauf: anurisches Nierenversagen, Sepsis, toxisches Herz-Kreislauf-Versagen mögl.

Diag: 1. Anamnese und klinische Untersuchung: Wenig eiternde Wunde, schwarze Verfärbung der Wunde, Knistern der Wunde, auf Druck entweichen Gasblasen, Muskulatur sieht wie gekochter Schinken aus, trotz schwerem Krankheitsbild kaum Temperaturerhöhung
2. Röntgen: Charakteristisch **gefiederte Muskulatur**
3. Erregernachweis aus der Wunde mögl. (anaerober Transport!), dauert aber einige Tage
⇨ **Therapie schon bei Verdacht** ohne Erregernachweis indiziert!

Ther: • Operativ: Ind: Schon bei Verdacht Therapie einleiten!
– Großzügige Revision der Wundverhältnisse, **Ausräumung aller Nekrosen**, Spaltung der Muskelfaszien, Spülung mit H_2O_2, offene Wundversorgung (⇨ **aerobe Wundverhältnisse** schaffen)
– Hyperbare Oxygenation (3 bar) sofort postoperativ (Clostridium ist **An**aerobier!)
• Antibiose: Penicillin G + Metronidazol (Clont®)
• Intensivmedizinische Überwachung, Schockbehandlung, Hämodialyse bei Nierenversagen
• Ultima ratio: Extremitätenamputation
• Gabe von polyvalentem Gasödem-Antitoxin ist umstritten und weitgehend verlassen

Prog: Bei Nichtbehandlung innerhalb von Tagen letal. Letalität hängt vom **frühzeitigen! Behandlungsbeginn** ab. Gesamtletalität bis 30 %.

Kompl: ∗ Gangrän der benachbarten Muskulatur (Clostridien**myonekrose**)
∗ Toxisches Herz-Kreislauf-Versagen, Schock

Proph: ♥ Tiefe, zerfetzte, stark verschmutzte Wunden sollten neben der chirurgischen Wundversorgung auch eine antibiotische Abdeckung erhalten.

DD: – Hautemphysem (z.B. bei Lungen-, Mediastinal-Eingriffe, Pneumothorax)
– Abszesse mit Gasbildung bei Mischinfektionen (⇨ eher viel Eiter), nekrotisierende Fasziitis durch Streptococcus pyogenes (Grp. A)
– Verletzungen mit Presslufteinwirkung

TOLLWUT

Syn: **Rabies, Lyssa**, Hundswut, Hydrophobie, ICD-10: A82.-

Ät: Virale Zoonose durch das **Rabies-Virus** (RNA-Virus der Gattung Lyssa-Virus, gehört zur Familie der Rhabdoviren) mit weltweiter Verbreitung

Path: ♦ Übertragung: über den **Speichel**, z.B. durch **Biss** von Haustieren, wie **Hund**, Katze, Rind, Schaf (urbane Tollwut), Ziege, Pferd od. von Wildtieren, wie **Fuchs**, Wolf, Dachs, Marder, Reh, Waschbär, Skunk, Schakal, **Fledermaus**, Ratte, Maus (sylvatische Tollwut) ⇨ Ausbreitung aus der primären Wunde auf (vermutlich sensiblen) Nervenbahnen ⇨ Zielorgan:

Spezielle Infektionen in der Chirurgie

Befall der Perikaryen des ZNS (**graue Substanz**) im Rückenmark und/oder Gehirn
- **Allg:** Infektiosität gering, nur ca. 20 % der Infizierten erkranken, größtes Risiko bei Bissverletzungen am Hals, Gesicht und Kopf
- **Lok:** enzephalitische Herde im Hippocampus, Limbischen System, Kleinhirn und Stammhirnbereich

Epid:
◊ Inkubationszeit: 10 Tage bis mehrere Monate (im Durchschnitt **3-8 Wochen**, selten sogar mehrere Jahre)
◊ Deutschland ist frei von Tollwut (der letzte infizierte Fuchs wurde 2006 festgestellt, ein geringes Risiko wird noch bei Fledermäusen und durch illegalen Import von Haustieren gesehen), Risikogebiete sind Asien (insb. Indien, Nepal) und Osteuropa.
⇨ 90 % aller Tollwutexpositionen gehen von **Hunden** aus.
Weltweit ca. 60.000 Erkrankungen pro Jahr, in Deutschland zuletzt 0/Jahr (letzter Fall 2007 bei einem Mann, der bei einer Reise in Marokko von einem streunenden Hund gebissen worden war)
◊ **Meldepflichtig** gem. IfSG (schon bei **Krankheitsverdacht** und bei Erkrankung sowie Tod), auch die Berührung eines tollwutverdächtigen Tier ist meldepflichtig!

Klin:
⇒ Keine Warnsymptome. treten die ersten Krankheitssymptome auf, ist die Tollwut bereits manifest ⇨ **Therapie bei Verdacht** (abnormes Verhalten des beißenden Tieres)
⇒ Lokal: Rötung der Bissnarbe, **„Verspäteter" Wundschmerz** und Parästhesien an der Bissstelle
⇒ Prodromalphase: Kopfschmerz, Übelkeit, Erbrechen, Appetitlosigkeit, Lethargie, Reizbarkeit, Erregung, Depressionen, Angstzustände
⇒ Akute neurologische Symptome (Exzitationsstadium, „rasende Wut"): Überempfindlichkeit gegen Sinnesreize mit tonisch-klonischen Krämpfen, vermehrter Speichelfluss, Dysphagie und Schlundkrämpfe (pharyngealer Spasmus), Krämpfe der Kehlkopf- und Atemmuskulatur mit Erstickungsgefühl, **Hydrophobie** (Wasserscheu = qualvoller Durst, ohne aber schlucken zu können ⇨ Angst vor dem Trinken), Wesensänderung, Wutanfälle, Aggressivität
⇒ Endstadium („stille Wut"): Hirnnerven-Lähmungen und Paresen von Extremitäten- und Stammmuskulatur, aufsteigende Lähmungen bis zur Ateminsuffizienz mit Koma
⇒ Atemstillstand, Herzlähmung und Tod bei bis zuletzt klarem Bewusstsein

Diag:
1. Anamnese (Umstände des Tierbisses und auffälliges Verhalten des Tieres) und klinische, neurologische Untersuchung
2. Labor: Serologischer Nachweis nur nach Krankheitsausbruch mögl. ⇨ kein direkter Nachweis/Ausschluss in der Inkubationszeit mögl. (nur über das Tier)
3. Liquorpunktion: leichte Pleozytose mit Lymphozyten
4. Abschuss und Sektion des verdächtigen Tieres: Histologie des Gehirnes zeigt mikroskopisch die typischen **Negri-Körperchen** (intrazytoplasmatische Einschlusskörperchen, insb. im Ammonshorn zu finden), Nachweis mit RT-PCR mögl.

Ther:
- Bei Verdacht auf Tollwutinfektion ⇨ Impfung! (s. Übersicht)
  - Lokalbehandlung: **großzügige Wundausschneidung**, Auswaschen der Wunde mit viruziden Detergentien (Seifenlösung, Äthanol 70%ig od. Jodpräparat), **offene Wundversorgung** (= keine Primärnaht)
  - Bei oberflächlichen Kratzern oder Belecken des Tieres von nicht intakter Haut: sofortige (postexpositionelle) **Schutzimpfung mit HDC-Vakzine** (= human diploid cell strain, Rabipur®) 1 ml i.m. = 2,5 I.E., weitere Impfung nach 3 Tagen, 1, 2, 4 Wochen (der Impfschutz wird innerhalb von 1 Wo. erreicht, also noch vor Ablauf der Inkubationszeit) Lok: M.deltoideus i.m. (auch tief s.c. mögl.)
  - Bei tiefen blutenden Kratzern oder jeglicher Bissverletzung (und natürlich bei Krankheitsmanifestation): **Simultanbehandlung** mit HDC-Vakzine + exakt 20 I.E./kgKG Rabiesimmunglobulin (Berirab®, keine Überdosierung wegen Blockade der aktiven Immunisierung), davon die Hälfte lokal um die Bisswunde herum und den Rest i.m. kontralateral gluteal od. am Oberarm, anschließend weiter mit der postexpositionellen HDC-Vakzination (nach obigem Schema).
  - Außerdem immer auch **Tetanusprophylaxe** denken und durchführen (s.o.)!
  - Intensivtherapie bei Krankheitsausbruch und Progredienz

Grad/Art der Exposition	durch tollwutverdächtiges oder tollwütiges Wild- oder Haustier	durch einen Tollwut-Impfstoffköder	postexpositionelle Immunprophylaxe
I	Berühren/Füttern von Tieren, Belecken der intakten Haut	Berühren von Impfstoffködern bei intakter Haut	keine
II	oberflächliche, nicht blutende Kratzer od. Hautabschürfungen durch ein Tier, Lecken od. Knabbern an der nicht intakten Haut	Kontakt mit der Impfflüssigkeit eines beschädigten Impfköders bei nicht intakter Haut	HDC-Vakzine
III	jegliche Bisswunde oder Kratzwunde, Kontamination von Schleimhäuten. Wunden durch Speichel der Tiere (z.B. durch Lecken od. Spritzer) od. Fledermausverletzung	Kontamination von Schleimhäuten od. frischen Hautverletzungen mit der Impfflüssigkeit eines beschädigten Impfköders	Simultanprophylaxe

Prog: Sehr ernst, unbehandelt Tod innerhalb von wenigen Tagen nach Krankheitsausbruch.

Kompl: * Ateminsuffizienz, Aspirationspneumonie
* Kardiale Arrhythmien, Herzlähmung

Proph: ♥ Schutzimpfung = präexpositionelle Grundimmunisierung bei Risikogruppen (**Tierärzte**, Forstpersonal, Jäger, Tierpfleger, Metzger, Landwirtschaft, Reisende in Risikogebiete): 3 Impfungen mit HDC-Vakzine je 1 ml = 2,5 I.E. i.m. im Abstand von jeweils 4 Wo. und eine Auffrischimpfung nach 1 Jahr (dann Auffrischung alle 3-5 Jahre, nach Titerkontrolle ⇨ Auffrischung bei Titer <0,5 IE/ml Serum)
Bei Exposition und Grundimmunisierung <5 Jahren ⇨ Impfung am Tag 0 und 3, liegt der Impfschutz >5 Jahren zurück, oder Verletzung am Kopf ⇨ vollständiger Impfzyklus wie bei ungeimpften Personen
♥ Impfung von Hunden (alle 3 J.) und Füchsen (mit Impfflüssigkeit enthaltenden Ködern, für Füchse wird dies in Deutschland seit 2008 nicht mehr durchgeführt)
♥ Auf auffällige Tiere achten, Abstand zu fremden Hunden! insb. im Ausland

DD: – Virusenzephalitis
– Intoxikationen, Tetanus

HIV / AIDS

Syn: AIDS = <u>a</u>cquired <u>i</u>mmune <u>d</u>eficiency <u>s</u>yndrome, erworbenes Immundefektsyndrom, ICD-10: B20 - B24, asymptomatische HIV-Infektion Z21

Ät: HIV = <u>h</u>uman <u>i</u>mmunodeficiency <u>v</u>irus Typ 1 (bisher 10 Subtypen bekannt) u. Typ 2 (4 Subtypen) sind RNA-haltige **Retroviren**, direkt **lymphozytotrop** und auch **neurotrop**.

Path: ♦ HIV befällt die **T₄-Helfer-Lymphozyten**, Makrophagen, LANGERHANS-Haut-Zellen (als Eintrittspforte dient der CD₄-Rezeptor) und auch Fettzellen (über den CCR5-Rezeptor)
♦ **Serokonversion** = Auftreten von HIV-Antikörpern im Blut im Durchschnitt nach 2 Monaten, nach 6 Mon. sind 95 % HIV-Ak pos., einzelne Fälle zeigen noch spätere oder selten auch keine Serokonversion (Menschen mit Mutation des CCR-5-Gens scheinen gegen eine Infektion resistent zu sein, ebenfalls verminderte Anfälligkeit haben Menschen mit dem Blutgruppenmerkmal Pk)
♦ Es vermindert sich der Quotient T-Helfer zu T-Suppressorzellen (T_4/T_8, Norm = 2) durch Abnahme der absoluten (Norm: ca. 1.000/µl) und relativen Zahl der T-Helferzellen und Anstieg der T-Suppressorzellen (auf T_4/T_8 <1,2) und es folgt die allg. **Abwehrschwäche**.
♦ Durch die heutige Ther. lässt sich die Anzahl der Viren meist unter die Nachweisgrenze (<50 Kopien/ml) vermindern. Die Viren verbleiben jedoch lebenslang in den Memory-Cells (funktionell ruhende, immunkompetente B- u. T-Lymphozyten) und vermehren sich z.B. bei einem Therapieabbruch sofort wieder (⇨ AIDS ist bisher nicht heilbar).

Epid: ◊ M >> w, z.Zt. **4 : 1** bei den HIV-Infizierten und 5 : 1 bei den AIDS-Erkrankten in **Deutschland** (auf der Welt hingegen mittlerweile ausgeglichenes Verhältnis! m = w)

◊ Infektionsmodus: **ungeschützter Sexualkontakt**, i.v. **Drogenmissbrauch**, Blut- bzw. Blutprodukteübertragung, Organtransplantation, in der 3. Welt rituelle Beschneidung der Frauen, (rituelle) Tätowierungen, Piercing, Schwangerschaft ⇨ **Neugeborene** infizierter Mütter (sog. *vertikale Infektion*)
Medizinisches Personal: **Nadelstichverletzung** und Blutkontakt

◊ Risikogruppen: Promiskuitive Bi-/**Homosexuelle** (meist **Männer** Sex mit Männern (MSM), aktuell 55 % d.f. in Deutschland), Personen aus **Hochrisikoländern** (Subsahara-Afrika, 15 % d.f.), **intravenös Drogenabhängige** (5 % d.f.), Hämophiliepatienten (heute selten) Krankenhauspersonal durch den Umgang mit Körperflüssigkeiten von infizierten Patienten (das Risiko ist aber insg. gering, maximal 5 % bei einer Stichverletzung an einer Hohlnadel, bei Schleimhautexposition 0,1 %; weltweit sind derzeit einige hundert, in Deutschland ca. 50 berufsbedingte Fälle bekannt).

◊ Epizentren in Deutschland: Berlin, Hamburg, Bremen, München, Köln, Würzburg, Frankfurt, Wiesbaden, Düsseldorf (allgemein Ballungszentren der alten Bundesländer)

◊ Infektionsinzidenz: in Deutschland leicht steigend, derzeit ca. **3.500 Neuinfektionen** pro Jahr (die Zahl der mit AIDS-Vollbild neu diagnostizierten Fälle beträgt etwa 850/Jahr). Auf der **Welt** ist die Infektionsrate hingegen **extrem hoch**, es werden jährlich 2,5 Mio. Neuinfektionen (davon ca. 400.000 bei Kindern) geschätzt. In Europa 52.000/Jahr.

◊ Infektionsprävalenz (= Gesamtzahl gemeldeter lebender **HIV-Infizierter**) in Deutschland (Stand: 2015) **ca. 80.000 Personen** = 90/100.000 (davon ca. 200 Kinder), in Europa ca. 850.000 Infizierte geschätzt (3/4 davon in Osteuropa).
United Nation (UNAIDS) u. WHO schätzten die Zahl infizierter Personen **weltweit** auf **33,4 Mio.**, davon leben **95 %** in den **Entwicklungsländern!** (Afrika, Südostasien), in mehreren Ländern Südafrikas sind bereits 20-25 % der erwachsenen Bevölkerung mit HIV infiziert! (es sind hier überwiegend junge Erwachsene und mehr Frauen als Männer).

◊ In Deutschland erkranken ca. 800 Patienten/Jahr neu (ca. 5.-10.000 Pat. haben AIDS-definierende Erkrankungen), 50.000 Personen erhalten eine antiretrovirale Therapie. In Europa 200.000 gemeldete Krankheitsfälle (Spitzenreiter ist **Spanien!**, Frankreich, Italien, Portugal, Schweiz und mit Abstand Deutschland), weltweit geschätzt 2,5 Mio.

◊ Mortalität: bis heute sind auf der Welt geschätzt 25 Mio. Menschen an AIDS gestorben (in Deutschland seit 1982 sind es insg. 28.000).
Weltweit sterben jährlich ca. 2 Mio. Menschen (davon alleine 280.000 Kinder), in Westeuropa sind es 8.000/Jahr, in Deutschland ca. **550/Jahr**.

◊ Schwangerschaft: in Deutschland 1 HIV-Infizierte auf 3.000 Schwangere, die Gesamtzahl der HIV-infizierten Kinder in Deutschland liegt derzeit bei etwa 200

◊ **Meldepflichtig** gem. IfSG (nichtnamentliche Meldung durch das Labor)

◊ Neueste Infos zur Epidemiologie: Robert Koch-Institut, Nordufer 20, 13353 Berlin, im Internet: www.rki.de (Halbjahresberichte abrufbar)

Klin: ⇒ Allgemeinsymptome: Fieber, Nachtschweiß, Gewichtsverlust (HIV-Kachexie = Wasting-Syndrom), Diarrhoen, Kopfhaarverlust, Dysmenorrhoe, Lymphknotenschwellung, Gerinnungsstörungen ⇨ Hirnblutungen, Hirninfarkt, hypophysärer Infarkt mögl.

⇒ Opportunistische Infektionen:
Bakt.: **Tuberkulose** (insb. auch mehrfach resistente Stämme, sog. XDR-Tuberkulose = extensively drug resistant), atypische **Mykobakteriosen, Lues** (aggressiv), Nokardiose, Salmonellensepsis, Legionellenpneumonie, Listeriose, bazilläre Angiomatose
Viral: **Zytomegalie** (auf Sehstörungen achten ⇨ Retinitis), **Herpes simplex** in ulzerierender Form (HSV 2 und 1), **Varizella-Zoster**, Hepatitis-B- und/oder C-Infektion (insb. als Doppelinfektion zusammen mit HIV bei Drogenabhängigen mit rascherer Leberzirrhoseentwicklung), Papova-Virus, HPV-Infektionen (insb. bei Analverkehr)
Protozoen: **Toxoplasmose** (Enzephalitis), Isosporiasis (Kokzidiose des Dünndarms), Kryptosporidiose (wässrige Durchfälle), Lamblienruhr, Amöbiasis
Helminthen: Strongyloidiasis
Fungi: **Pneumocystis-jiroveci**-Pneumonie (früher P.-carinii genannt) = häufigste Infektion (60-80 % aller HIV-Pat. machen diese Infektion durch), **Kandidose** (Candida albicans und andere Candida-Sprosspilze, Infektion insb. im GI-Trakt, Soorösophagitis, **vulvovaginal** u. auch Hirnabszesse mögl.), **Kryptokokkose, Aspergillose** (pulmonale od. intrazerebrale Aspergillome), Histoplasmose, Coccidioides-Mykose

Spezielle Infektionen in der Chirurgie | Seite 49

⇒ Neurologische Symptome (30-40 % d.F.): **Persönlichkeitsveränderungen** (HIV-Enzephalopathie) bis hin zur **Demenz** (AIDS-dementia complex), Meningoenzephalitis (zerebrale Toxoplasmose, Kryptokokken-Meningitis), pontine Myelinolyse, Myelopathie, **Polyneuropathie**, vegetative Störungen bis hin zum Guillain-Barré-Syndrom, N.oculomotorius- od. N.facialis-Parese, Myopathie (Myalgien, Muskelatrophien, Polymyositis), infektiöse progressive multifokale Leukenzephalopathie (Papova-Virus)

⇒ Dermatologische Symptome: Makulopapulöses rubeoliformes Exanthem, Dermatitis seborrhoides + Psoriasis vulgaris = "Seborrhiasis", orale Haarleukoplakie (EBV-Infektion), **Herpes zoster ulzerierend**, Molluscum contagiosum (Gruppe d. Pocken-Viren), **Condylomata acuminata** (HPV), ulzerierender Soor (Candida), Stomatitis, Pyodermien

⇒ Malignome: Generalisiertes (kutan, viszeral und im ZNS) **KAPOSI-Sarkom** bei AIDS (humanes Herpesvirus 8, HHV 8 als Kofaktor, m >> w), invasives Zervixkarzinom, Non-HODGKIN-Lymphome (mehr als 100faches Risiko für HIV-Pat. im Vergleich zur Normalbevölkerung, Simian Vacuolating Virus, SV 40 als Kofaktor), primäre **ZNS-Lymphome** (mehr als 1.000faches Risiko) oder intrazerebrale Metastasen von System-Lymphomen, **Analkarzinom** (30- bis 60fach erhöhtes Risiko), Hodgkin-Lymphome, Mycosis fungoides (T-Zell-Lymphom der Haut), Adenokarzinom der Lunge, hepatozelluläres Karzinom

Etlg: # CDC-Einteilung (Centers for Disease Control, Atlanta, USA, v. 1993): berücksichtigt werden 3 Laborkategorien (1-3) und 3 klinische Kategorien (A-C, für Kinder gibt es noch die Kategorie N = keine Symptome). In den USA wird bei Helferzellen (CD4-Zellen) <200/μl dies immer als AIDS definiert. Eine Rückstufung bei Besserung des Pat. ist nicht zulässig.

Kategorien	A = Pat. asymptom. od. persistierende Lymphadenopathie	B = Fieber >1 Mon., Kandidose, Herpes zoster, orale Haarleukoplakie	C = typische AIDS-definierende Erkrankungen
1 = Helferzellen >500/μl	[A1]	[B1]	[C1] (AIDS)
2 = Helferzellen 200-499/μl	[A2]	[B2]	[C2] (AIDS)
3 = Helferzellen <200/μl	[A3] (AIDS)	[B3]	[C3] (AIDS)

Für Kinder bis 13 J. werden die 3 Laborkategorien für den immunologischen Status altersadaptiert angegeben (CD4-Zellzahl, CD4-%-Zahl an der Gesamtlymphozytenzahl):

Immunologische Kategorie	<12 Mon.	1-5 Jahre	6-12 Jahre
1 = keine Immunsuppression	≥1.500/μl ≥25 %	≥1.000/μl ≥25 %	≥500/μl ≥25 %
2 = mittelschwere Immunsuppression	750-1.499/μl 15-24 %	500-999/μl 15-24 %	200-499/μl 15-24 %
3 = schwere Immunsuppression	<750/μl <15 %	<500/μl <15 %	<200/μl <15 %

Klinische Einteilung nach CDC (v. 1987) in Stadium I-IV (Voraussetzung: positive Serologie). Eine Rückstufung (z.B. III ⇨ II) bei Besserung des Pat. ist nicht zulässig.

I:	Akute HIV-Infektion, **Mononukleose-ähnliches Krankheitsbild**
II:	A **Latenzstadium, asymptomatische** HIV-Infektion über Jahre möglich B Latenzstadium, asymptomatische HIV-Infektion mit pathol. Laborbefunden **Die asymptomatischen Virusträger sind INFEKTIÖS!**
III:	LAS = **Lymphadenopathie-Syndrom** ohne Allgemeinsymptome A mind. 2 extrainguinale Lymphknotenstationen vergrößert B wie A + pathol. Laborbefunde, wie Lymphozytopenie, T_4/T_8-Verminderung
IV:	**Manifestes Immunmangelsyndrom**, ARC (= AIDS related complex, Untergrp. A), AIDS (= Untergruppe B - E), mehrere Untergruppen können gleichzeitig vorliegen A Allgemeinsymptome wie Fieber, Nachtschweiß, Gewichtsverlust, persi. Diarrhoe B Neurologische Symptome AIDS-dementia complex C1 Stadium der opportunistischen Infektionen: Protozoen, Viren, Pilze, Bakterien C2 zusätzliche Infektionen: generalisierter Herpes zoster, oral hairy-leukoplakia D AIDS-definierende Malignome: KAPOSI-Sarkom, primäre Hirntumoren, Non-HODGKIN-Lymphome, **invasives Zervixkarzinom** E Andere: Interstitielle Pneumonie, Thrombozytopenie und HIV-assoz. Tumoren

Diag: 1. Anamnese (Infektion ist meist schon länger bekannt od. Risikogruppe, Infektionsmodus) oder **HIV-Ak-Nachweis** als Screening (mit ELISA), wenn positiv Immunoblot als Bestätigungstest unbedingt erforderlich wegen der geringen Spezifität des Screening-HIV-Tests + Bestätigung mit einer 2. Blutprobe, um auch Verwechslungen auszuschließen.
Dann **PCR** (polymerase-chain-reaction = Amplifikation von Genfragmenten) ⇨ HIV-Gennachweis mögl. (jedoch auch falsch positive Befunde mögl.).
Infizierte: ab Stad. 2 (bekannte Infektion) ⇨ ½-jährige **Kontrolluntersuchungen** mit klinischer Untersuchung, Laborkontrolle von $CD4^+$-Zellzahl u. **Viruslast** (= Virusäquivalente/ml Plasma ⇨ somit Aktivität der Infektion u. Wirksamkeitskontrolle der Therapie mögl.)
Anmerkung: beim ELISA bleibt ein diagnostisches Fenster von einigen Wochen, bis sich Ak im Blut des Pat. gebildet haben (Serokonversion). Diese scheinbar neg. Pat. haben aber in dieser Zeit eine besonders hohe Viruslast (⇨ 20fach höhere Infektiosität bei sexuellen Kontakten in dieser Zeit! und hier auch Risiko für infektiöse Blutkonserven, wenn die Pat. in dieser Zeit Blut spenden und Risiko bei Operationen).
2. Sonstiges Labor: **verminderte T4-Lymphozytenzahl** (CD4-Zellzahl <500/µl), **T4/T8-Verhältnis vermindert** (<1,2), Anstieg der Zahl aktivierter T8-Lymphozyten (CD 8/38-Antigen), Vermehrung von IgG, Thrombozytopenie, Anämie

Ther: • **Allgemein:** gesunde Lebensführung, psychosoziale/psychotherapeutische Betreuung
• **Med:** Ind: die medikamentöse Ther. wird nach den Deutsch-Österreichischen Leitlinien bei verminderter Lymphozytenzahl ($CD4^+$-Helferzellen **<350/µl**), hoher Viruslast (>100.000 Kopien/ml Plasma) od. bei symptomatischem Pat. (klinische Kategorie B od. C unabhängig von der Immunsituation) begonnen.
Derzeit stehen 6 Wirkstoffgruppen zur Verfügung: **Nukleosidanaloga, Proteaseninhibitoren, nicht nukleosidale reverse Transkriptase Inhibitoren** (NNRTI), **Fusionshemmer, CCR5-Antagonisten** und **Integrase-Inhibitoren** (aufgrund der zunehmenden Resistenzentwicklung erscheint es sinnvoll, vor Therapiebeginn und bei Therapieversagen die Resistenz zu testen sowie die Ther. dann anzupassen).

⊃ Die **aktuellen Therapiekonzepte** sind **Dreifach-Kombinationstherapien** o.g. Medikamente (z.B. 2 Nukleosidanaloga + 1 Proteasen-Inhibitor od. 1 NNRTI), sog. **HAART** (= highly active antiretroviral therapy), gängige Kombinationen sind z.B. AZT + 3TC + Indinavir od. AZT + 3TC + Efavirenz od. Emtricitabin + Tenofovir + Efavirenz.
Ziel: die Viruslast sollte innerhalb v. 6 Mon. unter die Nachweisgrenze (<50 Kopien/ml) sinken. Keine Therapiepausen machen (führen zu größerer Resistenzentwicklung).

• Opportunistische Infektionen: jeweils **erregerspezifische Therapie** durchführen
  – Prophylaxe einer Pneumocystis-Pneumonie (ab T4 <250/µl): Pentamidin-Inhalation (Pentacarinat®, 1 x pro Monat) oder Co-Trimoxazol (Cotrim® 3 x pro Woche)
  – Ther. bzw. Prophylaxe einer Zytomegalie-Infektion: Ganciclovir, Cymeven®
  – Ther. bzw. Prophylaxe einer Kryptokokkenmeningitis: Fluconazol (100 mg/Tag, bei Ther. 400 mg/Tag, Diflucan®)
  – Prophylaxe einer Pneumokokken-Infektion durch einmalige Impfung i.m. (Pneumovax®23), Auffrischung im Abstand von 3 -5 Jahren
  – Nicht empfohlen/kontraindiziert sind Lebendimpfungen gegen Varizellen, Masern, Mumps, Röteln, Tuberkulose und Gelbfieber (Masern, Mumps, Röteln u. Gelbfieber können im asymptomatischen Stadium noch geimpft werden, die Immunantwort kann aber reduziert sein). Für Männer mit HIV-Infektion (u. Analverkehr) wird eine regelmäßige Vorsorgeuntersuchung empfohlen u. Impfung gegen HPV-Infektion diskutiert.

• Malignome:
  – Für alle HIV-Pat. regelmäßige Krebsvorsorge empfohlen (das Gesamtrisiko für eine Karzinomerkrankung ist 2- bis 3fach höher als in der Allgemeinbevölkerung)
  – α**2A-Interferon** beim KAPOSI-Sarkom zur Stimulation des Immunsystems, in Erprobung auch Foscarnet (Foscavir® gegen die assoziierte Herpesvirus-8-Infektion)
  – Primäre ZNS-Lymphome: fraktionierte Schädelbestrahlung bis 40 Gy, Glukokortikoide zur Ther. des perifokalen Ödems

• Schwangerschaft: AZT-Ther. v. Mutter und Neugeborenem, operative Entbindung (Sectio caesarea am wehenfreien Uterus, nicht stillen (in Deutschland ca. 150-250 Geburten/Jahr bei HIV-pos. Mutter). Vertikales Infektionsrisiko für das Kind damit nur 1-2 %. Nähere Einzelheiten s. Gynäkologie- und Urologiebuch.

- Selbsthilfegruppen: gibt es in jeder größeren Stadt, Adressen über die Deutsche AIDS-Hilfe e.V., Wilhelmstr. 138, 10963 Berlin, Tel.: 030 690087-0, Fax: -42, Internet: www.aidshilfe.de. Kostenloses Informationsmaterial über Bundeszentrale für gesundheitliche Aufklärung, Ostmerheimer Str. 200, 51109 Köln, Tel.: 0221 8992-0, Fax: -300, Internet: www.bzga.de und Informationen bei www.unaids.org

Prog: 50-70 % der HIV-Positiven erreichen unbehandelt innerhalb von 10 Jahren das Stadium 4 (Personen >40. Lj. haben dabei eine 4- bis 8fach höhere Wahrscheinlichkeit als die unter 20 J.). Durch die bei uns heute übliche HAART wird diese Progression lange hinausgezögert. Wird eine HAART vor dem Auftreten von Symptomen begonnen u. lebenslang fortgeführt, so ist die Lebenserwartung, heute nur gering vermindert! Im Stadium IV (= AIDS-Vollbild) schlechte 5-JÜR, in den Industriestaaten mit Therapie mittlere Überlebensdauer 4 Jahre, schlechteste Prog. haben Pat. mit ZNS-Lymphomen (mittlere Überlebensdauer nur 3 Mon.).

Proph: ♥ Klinik: **Vorsicht beim Umgang mit Blut!** – es gelten die gleichen Schutzempfehlungen wie beim Umgang von Sekreten und sonstigen Körperflüssigkeiten von Hepatitis-B-Erkrankten (jedoch reichen normale Vinylhandschuhe nicht aus, **Latex-Handschuhe** benutzen!). Eine berufsbedingte HIV-Infektion ist eine Berufskrankheit (daher nach fraglichem Kontakt/Verletzungen immer Kontrollen durchführen und dokumentieren!).
Operationen: Vor jedem elektiven Eingriff sollte obligat ein HIV-Test beim Pat. durchgeführt werden, bei Notfalleingriffen sollte er anschließend nachgeholt werden.
Wichtig: Der Patient muss über die Durchführung des Tests **aufgeklärt** werden! Bei Op von HIV-positiven Patienten doppelte Handschuhe tragen.

♥ Patienten: sollten Ihren Arzt od. Zahnarzt über das Vorliegen einer Infektion informieren

♥ Blutbanken: **HIV-Screening** von Blutkonserven und Blutprodukten obligat. Trotzdem bleibt ein rechnerisches Restrisiko von 1:4.000.000 eine infizierte Blutkonserven zu bekommen (darüber und über die Möglichkeit einer Eigenblutspende muss aufgeklärt werden! Wesentlich höher ist in diesem Zusammenhang das Risiko einer Posttransfusionshepatitis mit einem Risiko von 1:250.000)

♥ **Bei Verdacht auf Kontamination** = Verletzungen mit **hohem** Risiko (z.B. Hohlnadelstichverletzung oder tiefe Stich-/Schnittverletzung im Op) ⇨ Postexpositionsprophylaxe **(PEP)** gem. Robert-Koch-Institut u. den dt./österreichischen Empfehlungen (2008): Wunde intensiv ausbluten lassen (Blutung anregen), großzügige Desinfektion (Alkoholpräparat 2-4 Min. anwenden [z.B. Betaseptic®], sollte schmerzen, z.B. durch spreizen des Stichkanals ⇨ nur dann effektiv. Erste Medikation dann möglichst unmittelbar (in den ersten 15-30 Min., max. innerhalb v. 2 Std.) einnehmen, derzeit empfohlen:
245 mg Tenofovir + 200 mg Emtricitabin 1 x tgl. (Truvada®) und 400 mg Lopinavir + 100 mg Ritonavir 2 x tgl. (Kaletra®). Eigener HIV-Test und beim Indexpatienten durchführen, D-Arzt-Bericht anfertigen! Die Medikation für 4 Wochen fortführen, wenn Patient tatsächlich HIV-positiv ist. HIV-Test-Kontrollen nach 6 Wo., 3 u. 6 Mon. zur Dokumentation durchführen.
An gleichzeitig mögl. **Hepatitis-B-** und **-C-**Infektion denken und im Labor überprüfen (Kontagiosität ist **25fach höher** als die des HI-Virus!) und Hepatitis-B-Impfschutz überprüfen, ggf. simultane aktive + passive Hep.-B-Impfung durchführen.

♥ Allgemein: **Aufklärung der Bevölkerung, Kondome, Meidung von Promiskuität, Safer Sex** für Hetero- und insb. Homosexuelle
Fixer: Einmalbestecke (kein "needle sharing"), Förderung von Beratungsstellen

♥ Impfung: keiner der bisher entwickelten Impfstoffe konnte eine HIV-Infektion verhindern (bestes Ergebnis war bisher eine Verminderungsrate von ca. 30 %, dies ist aber keinesfalls ausreichend für einen Schutz). Weltweit sind derzeit über 10 verschiedene Impfstoffe und andere Prophylaktika (z.B. ein Vaginalgel für Frauen mit 1%igem Tenofovir) in Erprobung.

DD: – Idiopathisches CD_4-T-Lymphozytopenie-Syndrom
– CVID (common variable immunodeficiency): fehlende Ausreifung von B-Lymphozyten zu Plasmazellen unklarer Genese ⇨ primäres Antikörpermangelsyndrom
– Immunschwäche anderer Genese (Tumorerkrankung, konsumierende Prozesse, medikamentöse Immunsuppression), X-chrom. vererbte Hypogammaglobulinämie

KLEINE CHIRURGIE

PANARITIUM

Syn: Fingereiterung, Nagelkrankheit, Nagelgeschwür, ICD-10: L03.0-

Ät: – Kleine Hautverletzungen als Eintrittspforte (insb. im Nagelgebiet)
– Stichverletzungen, **Bisswunden** (Tier- od. Menschenbisse)
– Offene Phalangenfraktur

Path: ◆ Volarseitige Fingerinfektion mit Gewebeeinschmelzung, streckseitige Abszedierungen (Handrücken) sind seltener
◆ Keime: meist Staphylokokken, A-Streptokokken oder Mischinfektion
Menschenbisse: Eikenella corrodens, Staphylokokken
Hunde- od. Katzenbisse: Pasteurella canis, multocida od. septica, Staphylokokken

Etlg: # **Oberflächliche Panaritien der Finger**
Panaritium cutaneum, Panaritium subcutaneum, Kragenknopfpanaritium (= kutaner Befall mit kleiner Verbindung zur subkutanen Schicht, die ausgedehnt befallen ist), Panaritium periunguale und subunguale (= Nagelpanaritium)
Tiefe Panaritien der Finger (als Komplikation der oberflächlichen Panaritien)
Panaritium periostale, Panaritium ossale (meist Endphalangen), Panaritium articulare, Panaritium tendinosum (= Sehnenscheidenphlegmone)
Panaritium der Hand: Hohlhandphlegmone (im Bereich der Palmaraponeurose oder der Beugesehnenfächer oder noch darunter), Interdigitalphlegmone (Zwischenfingerraum), Thenarphlegmone (Daumenballen) oder **V-Phlegmone** (Daumen- + Kleinfingerpanaritium in den Sehnenscheiden, Verbindung über den Karpaltunnel)
Cave: Ausbreitung auf Handwurzelgelenk und Unterarm mögl.

Klin: ⇒ Rötung, Überwärmung, Schwellung, Ödem, **pulsierender Schmerz**, Schonhaltung
⇒ Panaritium tendinosum: Druckempfindlichkeit der Sehnenscheide, **Schonhaltung** des betroffenen Fingers (Beugestellung), Bewegungsschmerz
⇒ Bei fortgeschrittenem Krankheitsbild (z.B. Hohlhandphlegmone): Fieber, Schüttelfrost, Leukozytose

Diag: 1. Anamnese und klinische Untersuchung: Auf Druck- und Klopfschmerzhaftigkeit der Beugesehnen achten (Entwicklung einer Phlegmone), DMS prüfen.
2. Röntgen: Hand, bei ossärer Beteiligung des Panaritiums subperiostale Einschmelzungen und Knochensequestrierung, bei Gelenkbeteiligung verbreiterter Gelenkspalt
3. Intraoperativer Abstrich: Keim- und Resistenzbestimmung

Ther: • Operativ: Ind: immer gegeben, um eine Ausbreitung zu verhindern
– *Panaritium cutaneum:* Inzision der oberflächlichen Eiterblase (Inspektion, ob ein Fistelgang nach subkutan besteht = Kragenknopfpanaritium?)
Offene Wundbehandlung mit Abszesssalbe (z.B. Furacin®) und Rivanol®-Verband
– *Panaritium subcutaneum:* Seitliche Inzision (Schonung der Fingerbeere), Ausräumung, evtl. Gummilasche, Drainage, Ruhigstellung (Böhler-Schiene)
– *Panaritium subunguale:* Nagelinzision
– *Interdigitalphlegmone:* Palmare Inzision im Interdigitalraum (prox. der Interdigitalfalte ohne diese zu durchtrennen) und dorsale Gegeninzision, Drainage
– *Panaritium tendinosum:* **sofortige/frühzeitige Operation!** Prox. u. distale Darstellung der Sehnenscheide und Spülung, Spüldrainage über kleine Katheter in den Sehnenfächern

- **V-Phlegmone:** **sofortige/frühzeitige Operation!** Spaltung d. Karpaltunnels zur Druckentlastung und weiteres Vorgehen wie bei Panaritium tendinosum
- **Hohlhandphlegmone:** **sofortige/frühzeitige Operation!** Inzision, evtl. Resektion der Palmaraponeurose, Spülung, Drainage
- **Panaritium ossale:** Curettage des Knochens, bei Knochennekrosen (Knochensequester) Entfernung des nekrotischen Teils, Drainage
- **Panaritium articulare:** Inzision und Spülung der Gelenkhöhle, Drainage, bei Therapieresistenz als ultima ratio Arthrodese (= Gelenkversteifung)
- Liegen schon Nekrosen vor, muss ein sorgfältiges Débridement vorgenommen werden.
- Möglichst bei allen Panaritien einen Abstrich zur Keim- und Resistenzbestimmung (Antibiogramm) durchführen
- Bei allen tieferen Panaritien zusätzlich zur operativen Sanierung **systemische Antibiose** (z.B. mit einem Cephalosporin, bzw. gezielt nach Resistenzbestimmung) und konsequente Ruhigstellung der Hand für einige Tage

Kompl:
* **Ausbreitung** und Entwicklung einer Hohlhandphlegmone, Unterarmphlegmone aus jedem Panaritium möglich!, Erysipel
* Panaritium tendinosum: Ischämische Sehnennekrose durch Ödem (⇨ Druck auf die versorgenden Gefäße), Spätfolgen durch die Entzündung können Verklebungen der Sehne mit der Sehnenscheide und damit Funktionsbeeinträchtigung sein.
* V-Phlegmone: Kompression des N.medianus im Karpaltunnel
* Lymphangitis (Volksmund: "Blutvergiftung")

DD:
- **Paronychie** (= Nagelumlauf, Nagelfalzentzündung, Panaritium periunguale), häufigste Infektion an der Hand:
Akute Paronychie durch Staphylokokken ⇨ Ther: Inzision, Salbenverband, EMMERT-Plastik bei Unguis incarnatus
Chronische Paronychie durch Candidabefall ⇨ Ther: Phenol, Antimykotika
- Gangränöse Veränderungen bei arterieller Durchblutungsstörung
- Schädigung des Halsmarks (z.B. Syringomyelie) ⇨ schmerzlose Fingereiterungen (Panaritium analgicum) = MORVAN-Syndrom

UNGUIS INCARNATUS

Syn: Eingewachsener Nagel, ICD-10: L60.0

Path:
♦ Nagelbett zu breit oder Nagel stark verformt ⇨ Nagel wächst in den Nagelfalz ein.
♦ Seitlicher Druck auf den Nagel durch zu enges Schuhwerk
♦ **Chronische Entzündung** an dem durch den Nagelrand gedrückten Nagelfalz (= Paronychie) ⇨ **Granulationsgewebe, Taschenbildung**
♦ Lok: meist **Großzehe** (medialer Teil des Dig. I)

Klin:
⇒ Schwellung durch Entzündungsherd, Druckschmerz
⇒ Pochender Schmerz bei akuter Entzündung, Eiterbildung
⇒ Chronisch: Bildung von überschießendem Gewebe, Taschenbildung

Ther:
• Konservativ: Fußpflege kann nur die Komplikationen (Entzündung) verhindern, versucht werden auch Nagelkorrekturspangen (diese müssen jedoch mehrere Monate getragen werden)
Akute Entzündung: Kamille- oder Polyvidon-Iod-Fußbäder (Betaisodona®), offenes Schuhwerk ⇨ im Intervall (nach Abklingen der akuten Entzündung) dann Op.
• Operativ: Verschiedene Verfahren stehen zur Verfügung (in aufsteigender Radikalität).
- OBERST-Leitungsanästhesie (ohne Adrenalinzusatz!, z.B. mit Mepivacain 1%ig, Scandicain®) u. Blutsperre am Zehengrundgelenk (z.B. mit abgeschnittenem Fingerling)

- **Phenol-Verödung** des Nagelbetts für 3 Min. nach Nagelteilresektion
- **Segmentale Matrixexzision:** Inzision des Nagelwalls und sparsame Teilresektion der Nagelmatrix, Naht des Nagelwalls
- **EMMERT-Nagelplastik** (= Nagelkeilexzision, s. Abb.): partielle Nagelresektion und Keilexzision des Nagelfalzes und des dazugehörigen Nagelbettes (1/3 oder 1/4 des Nagels werden reseziert) mit der dazugehörigen Nagelwurzel. Ind: schwere Nagelwallinfektion, Rezidive
  Postoperativ: **offene Wundversorgung** (keine Naht, die ehemalige Nagelmatrix soll epithelialisieren), Branolind®-Salbenkompressen und elastischen Binden, offenen Schuhen und Gehhilfen (Entlastung der Zehe) für einige Tage

Kompl: ∗ Akute Paronychie (= Nagelumlauf, Nagelfalzentzündung)
Op: ∗ Wundheilungsstörungen, sekundäre Infektion
∗ Rezidiv durch neue Granulombildung (keine geschlossenen Schuhe postop.)

Proph: ♥ Gerader Nagelschnitt an den Zehen, Überragenlassen der Nagelecken

DD: – **Onychogryphosis** (= Verdickung, Verhärtung, Krümmung des Nagels), sog. Krallennagel
  Vorkommen: insb. bei älteren Menschen
  Ther: Nagelentfernung in Oberst-Leitungsanästhesie
– **Nagel-** und **Fußmykose** (sollte vor operativer Korrektur therapiert werden)

SUBUNGUALES HÄMATOM/FREMDKÖRPER

Syn: Nagelhämatom

Ät: – **Quetschverletzungen** durch Hammerschlag, Autotür
– Einspießung von Fremdkörpern (in das Nagelbett, meist durch das Hyponychium, s. Abb.)

Path: ♦ Quetschung des Fingers ⇨ subunguale Blutungen aus d. Nagelbett durch Gefäßeinrisse
♦ Schmerz durch Druckanstieg im subungualen Raum (Selbsttamponade der Blutung im begrenzten subungualen Raum)

Klin: ⇒ Starke Schmerzhaftigkeit
⇒ Blaufärbung von Nagelbett und Nagelmatrix
⇒ Fremdkörper: Rötung, Schwellung, Schmerzen

Diag: 1. Anamnese (Trauma?) und klinische Untersuchung
2. Röntgen: Finger/Hand, um Fraktur durch die Quetschverletzung auszuschließen, Fremdkörper sichtbar?

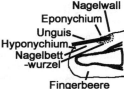

Ther: • Operativ:
  – Nagelhämatom: **Nageltrepanation** mit einer glühenden Büronadel od. einer 1er-Kanüle od. einem dünnen Bohrer ⇨ Perforation des Nagels und somit Entlastung des Hämatoms (der Nagel wird belassen!)
  – Fremdkörper: Oberflächliche Fremdkörper können direkt gezogen werden.
  – Tiefe Fremdkörper: OBERST-Leitungsanästhesie und Fremdkörperentfernung durch Nagelkeilexzision, offene Wundversorgung
• Tetanusprophylaxe!

Kompl: ∗ Fraktur der Endphalanx bei der Quetschverletzung oder Fremdkörpereinspießung
∗ Fremdkörper: Wundinfektion, Tetanus

DD: – Subungualer Naevuszellnaevus, Cave: subunguales malignes Melanom!

- Glomustumor (Syn: MASSON-Tumoren, Glomangiome, Angiomyoneurome = arterio-venöse Anastomose)
- Chronische Onychomykose (Nagelpilz) mit Verfärbung des Nagels

GANGLION

Syn: "Überbein", ICD-10: M67.4-

Path:
- ♦ Zystische Veränderungen in Sehnengleitlager od. Gelenkkapsel durch **mukoide/myxoide Degeneration** (schleimiger Umbau) des umgebenden Bindegewebes
- ♦ Bei vorangegangenem Trauma ist der Inhalt des Ganglions auch manchmal blutig.
- ♦ Lok: Handrücken, Streck- und Beugeseite der radialen Handwurzel, Fußrücken, Sprunggelenk, Kniekehle, lateraler Meniskus, selten auch intraossär (Femurkopf, Malleolus, Handwurzelknochen)

Epid: Vorwiegend bindegewebsschwache, junge Frauen

Klin:
⇒ **Prallelastischer**, gut abgrenzbarer, runder, glatter, nicht verschieblicher Tumor
⇒ Langsames Wachstum
⇒ Hervortreten meist nur bei bestimmten Gelenksstellungen / Bewegungsprovokation
⇒ Schmerzen, Bewegungseinschränkung ⇨ Ind. zur Op.

Diag:
1. Anamnese und klinische Untersuchung: typischer Inspektionsbefund (Provokation)
2. Sonographie: zystische Veränderung

Ther:
- Konservativ: Zertrümmerungs-/Verödungsbehandlungen führen meist zu Rezidiven ⇨ Op
- Operativ: Ind: Nur gegeben bei Beschwerden, z.B. Schmerzen, Bewegungseinschränkung (Anmerkung: Das Auffinden kann manchmal schwierig sein, wenn das Ganglion nicht immer sichtbar ist.)
  - Plexusanästhesie, Blutsperre
  - **Vollständige** Exstirpation
  - Postoperativ: Ruhigstellung mit Gipsschiene für 10 Tage

Kompl: Op: Bei nicht vollständiger Exstirpation ⇨ Rezidive häufig! (bis 25 %)

DD:
- Tumoren im Bereich des Sehnengleitgewebes: Lipome, Atherome, Fibroblastom, Fibrosarkom, Hämangiom, Synovialom, Xanthom, Riesenzelltumoren, Granulome
- Sehnenscheidenhygrom: Sackartige Erweiterung der **Sehnenscheide** bei chron. Entzündung (Rheuma, TBC), Lok: Fingerbeuger, Sehne des M.fibularis (Peroneusgruppe)
  Klin: verdickte Sehnenscheide mit tastbaren Fibringranula ("Reiskörner")
  Ther: Exstirpation des Hygroms / der Sehnenscheide

PARATENONITIS CREPITANS

Syn: Peritenonitis crepitans, Paratendinitis, ICD-10: M70.- (oft fälschlich Sehnenscheidenentzündung genannt)

Ät:
- Krankheiten des rheumatischen Formenkreises
- Überlastung
- Stumpfe Traumen, Kontusionen

Path:
- ♦ Entzündliche Veränderung (aseptisch) des Sehnengleitgewebes von sehnenscheiden**losen** Sehnen ⇨ Reizerguss, Fibrinausscheidung und anschließende Organisation

♦ Lok: Streckseite der Hand, Achillessehne, Mm.peronaei- und Mm.tibiales-Sehnen

Klin: ⇒ Bewegungsschmerzen, Druckschmerzhaftigkeit
⇒ Tastbares Bewegungsknirschen ("Schneeballknirschen", "Seidenpapierknirschen")
⇒ Schwellung, Überwärmung

Ther: • Konservativ: **Ruhigstellung** im Gipsverband, Schonung der betroffenen Extremität, nichtsteroidale Antiphlogistika
• Lokale Injektion von Lokalanästhetika und/oder Kortikoiden (Cave: Sehnennekrose)

Kompl: Wiederholte Kortikoideinspritzungen können zu Sehnenrupturen und verstärkter Kalkeinlagerung führen.

DD: Tendovaginitis crepitans: Entzündung d. Sehnengleitlagers bei Sehnen mit Sehnengleitlager

---

ATHEROM- / LIPOM-ENTFERNUNG

Syn: Atherom, umgangssprachlich "Grützbeutel", ICD-10: L72.1; Lipoma (Fettgewebsgeschwulst), ICD-10: D17.-

Path: ♦ **Echtes Atherom: Epidermoidzyste** aus embryonal verstreuten und abgekapselten Epidermis- oder Drüsenzellen (echte Atherome zeigen daher auch keine Öffnung)
Falsches Atherom: Talgretentionszysten = Stauung von Drüsensekreten der Haartalgdrüsen (meist eine Öffnung sichtbar/Follikelgang), Neigung zur Abszessbildung
Lok: echte Atherome: **Capillitium** (= behaarte Kopfhaut, oft multipel), Stirn, periokulär
     falsche Atherome: Gesicht, Brust, Rücken, Skrotum

♦ **Lipome: gutartige** Fettgewebsgeschwulst
Lok: meist im Unterhautfettgewebe an OA, UA, OS, Bauch, Flanke
Formen: L.fibrosum   = Lipom mit zus. Fibrose
        L.pendulum   = gestieltes Lipom
        L.arborescens = Lipom der Gelenkkapsel (insb. Kniegelenk, HOFFA-Krankh.)
        Lipomatose   = zahlreiche Lipome, oft symmetrisch (z.B. Lipomatosis colli, Syn: MADELUNG-Fetthals)

Klin: ⇒ Atherom: gut verschiebliche, prallelastische, **relativ harte**, halbkugelige, tastbare Zyste
⇒ Lipom: langsames Wachstum, **weicher**, diffus tastbarer Knoten

Diag: 1. Anamnese und klinische Untersuchung (insb. bei Lipomen kann die von außen tastbare Größe täuschen und diese können sich intraoperativ tiefer und ausgedehnter darstellen)
2. Sonographie: Ausdehnung der Raumforderung
3. Röntgen: Schädelübersicht bei Lok. am Kopf zum Ausschluss von Schädel-Osteomen
4. Operativ gewonnenes Material **immer zur histologischen Untersuchung** geben (Malignität muss ausgeschlossen werden)!

Ther: • Operativ:
– Lokalanästhesie als **Field-Block** (z.B. mit Mepivacain, Scandicain® 1%ig)
– Atherome: **Enukleation** (mit der gesamten Kapsel, möglichst ohne diese zu eröffnen)
  ⇨ kleine Atherome können digital ausgelöst werden, größere müssen stumpf/scharf präpariert werden
– Bei infizierten Atheromen Mitentfernung des umliegenden Gewebes
– Lipome: **Exzision** des Lipoms **mit seiner Kapsel** durch stumpfe/scharfe Präparation
– Hautnaht als Einzelknopf- oder intrakutane Naht, steriler Verband
– Bei sehr großen Exzidaten zusätzlich Subkutannaht und evtl. Einlage einer REDON-Drainage

Kompl: Op: Blutungen, Infektionen, Wundheilungsstörungen, Hautnarbe

DD: – Andere benigne Weichteiltumoren: Fibrom, Epitheliom, Zylindrom (Syn: SPIEGLER-Tumor, Turbantumor), Desmoid, Hämangiom, Lymphangiom / Lymphozele / Lymphadenopathie, Myome (Rhabdomyom = quergestreifte Muskulatur; Leiomyom = glatte Muskulatur), Schwannom, Neurofibromatose (v.RECKLINGHAUSEN), Mesenchymom
– Ganglion, Sehnenscheidenhygrom
– Abszess, Furunkel, Phlegmone
– Fremdkörperzysten, Epithelzysten (traumatische Verschleppung von Epidermiszellen in die Subkutis, insb. an den Fingern), Hämatomzysten, parasitäre Zysten
– Maligne Weichteiltumoren: sind sehr selten (Verhältnis: 1 maligner Tumor auf 200 benigne, trotzdem immer Histologie vom Op-Präparat durchführen, auch wenn dieses benigne erscheint): Liposarkom, pleomorphes Sarkom, Fibrosarkom, Rhabdomyosarkom, Leiomyosarkom, Synovialsarkom, malignes Schwannom

MYOSITIS OSSIFICANS

Syn: Muskelverkalkungen, ICD-10: M61.-

Ät: – **Trauma**, rezidivierende/chronische mechanische Läsion (z.B. sog. "Reiterknochen" in der Adduktorengruppe [M.sartorius] am OS), Muskelprellung, Muskelfaserrisse (insb. am OS und bei Rezidivrissen)
– Generalisiert mögl. bei polytraumatisierten Patienten, Paraplegie, Querschnittlähmungen od. apallischem Syndrom (Paraosteoarthropathie = nach einer Schädigung des ZNS auftretende Muskelverkalkungen im Bereich der gelähmten Körperregion)
– Selten angeboren / spontan entstehend
– Iatrogen: zu frühe Mobilisation nach Traumen od. Muskelfaserrissen durch passive Bewegungsübungen, posttraumatische Massagen, Wärmebehandlung

Path: ♦ Entstehung durch **Metaplasie** ⇨ Umwandlung von Muskelsepten zu Knochengewebe durch pathologische Einlagerung von Kalk
♦ Lok: M.brachialis, Adduktorengruppe (insb. bei Reitern), M.quadriceps femoris
Allgemein: eher im Muskelbauch als im Sehnenansatzbereich

Klin: Harte Stellen in der Muskulatur tastbar, druckempfindlich

Diag: 1. Anamnese (Trauma, mechanische Belastungen?) und klinische Untersuchung
2. Röntgen: kalkdichte Verschattungen in der Muskulatur

Ther: • Konservativ: Kortikoid- und Hyaluronidaseeinspritzungen bei beginnendem Umbau
• Operativ: Exstirpation der verkalkten Areale (abgeschlossener Umbau)

Prog: Postop. häufig rezidivierend, daher Op-Indikation zurückhaltend stellen

DD: – Para-/periartikuläre Ossifikationen (gelenknahe Verkalkungen, z.B. nach Luxationen, Luxationsfrakturen, Arthrose)
– THIBIÈRGE-WEISSENBACH-Syndrom (= subkutane Verkalkungen bei progressiver systemischer Sklerodermie)
– Fibrodysplasia/Myositis ossificans multiplex progressiva (MÜNCHMEYER-Syndrom, aut.-dom. erblich, Chrom. 4): seltene Erkrankung, meist mit zusätzlichen Fehlbildungen, insb. Mikrodaktylie von Dig. I an Hand und Fuß ⇨ Körperversteifung durch zunehmende Verknöcherung der quergestreiften Muskulatur, an der HWS u. Schulter/Rumpf beginnend
– Maligner Weichteiltumor mit Verkalkungen

GEFÄßCHIRURGIE - ARTERIEN

ARTERIENVERLETZUNGEN

Ät: – **Direkte Arterienverletzung** (95 % d.F.): **scharfe**, meist offene, penetrierende Verletzung, z.B. Messerstich, scharfe Frakturkanten, **iatrogene** Manipulationen (z.B. Katheterisierung der A.femoralis, Tumoroperationen, orthopädische/unfallchirurgische Eingriffe)
Stumpfe, meist geschlossene Unfallverletzungen: Anpralltrauma, Kontusion, Quetschung, Kompression
– **Indirekte Arterienverletzung:** Bei Überdehnung (sog. Distensionsverletzung) der Arterien (z.B. Gelenkluxationen, Biegungsfraktur, Repositionsmanöver) oder starken Beschleunigungs- oder Scherkräften (z.B. Auffahrunfall ⇨ Dezelerationstrauma der thorakalen Aorta bis hin zur kompletten Ruptur, insb. im Aortenisthmusbereich)

Path: ♦ Scharfe Gefäßverletzung: Führt zur **Diskontinuität** des Gefäßes mit starker arterieller **Blutung** nach außen.
♦ Stumpfe Gefäßverletzung: Führt durch Media- und/oder Intimaschädigung zur **Verlegung der Strombahn**, keine äußere Blutung. Gefahr der Arterienruptur und der Ausbildung eines Aneurysma dissecans
♦ Indirekte Gefäßverletzung: **Überdehnung** oder **Dezelerationstrauma** führt zum Intima- und Mediaeinriss ⇨ intramurales Hämatom und Lappenbildung / Einrollung ⇨ Gefäßverlegung (oder komplette Ruptur möglich).

Etlg: Zusammengefasste Einteilung nach VOLLMAR (1975) der direkten Arterienverletzung durch scharfe oder stumpfe Gewalt (anatomisches Substrat und Klinik):

Schweregrad I:	Strombahn nicht verlegt, keine Blutung, **keine periphere Ischämie**
Schweregrad II:	Eröffnung des Lumens oder Intima- + Medialäsion, Blutung oder Thrombose, evtl. periphere Ischämie
Schweregrad III:	Durchtrennung oder Zerquetschung der Arterie, schwere Blutung oder kompletter Verschluss, **periphere Ischämie obligat**

Klin: ⇒ Sichtbare Wunde mit äußerer (spritzender, hellroter) Blutung, periphere Ischämie (**Pulslosigkeit, Blässe, Kälte**)
⇒ Großes Weichteilhämatom, Cave: **Blutverlust** in den Oberschenkel kann bis zu 3 Liter betragen ⇨ Schockgefahr! Ebenso ist eine innere Blutung durch Verletzung intraabdomineller Gefäße lebensgefährlich.
⇒ Aorta thoracica bei Dezelerationstrauma: periphere Pulslosigkeit, Schock, Querschnittsymptomatik
⇒ Bei Gliedmaßenfrakturen immer den frakturdistalen Puls prüfen!
DMS-Regel bei Frakturen = immer Durchblutung, Motorik und Sensibilität prüfen!

Diag: 1. Anamnese (Unfallhergang) und klinische Untersuchung: Pulsstatus der betroffenen Region (s. Abb.), neurologischer Status (Sensibilität, Parästhesien, motorische Ausfälle)
2. Röntgen: Thorax: verbreitertes Mediastinum bei Aortenverletzung

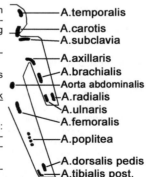

A.temporalis
A.carotis
A.subclavia
A.axillaris
A.brachialis
Aorta abdominalis
A.radialis
A.ulnaris
A.femoralis
A.poplitea
A.dorsalis pedis
A.tibialis post.

Angiographie mittels Katheter in SELDINGER-Technik (perkutane Punktion der Arterie mit Nadel + Hülse, meist A.femoralis oder auch A.brachialis, Entfernen der Nadel, Einführen und Vorschieben eines Drahtmandrins durch die Hülse, Entfernen der Hülse, Einführen eines Katheters über den liegenden Führungsdraht), heute meist als DSA
Ind: Bei geschlossenen Verletzungen, wenn nach Frakturreposition keine Pulse mehr tastbar sind ⇨ Darstellung des Gefäßschadens und genaue Lokalisation
3. Sonographie bei Bauchtrauma: Freie Flüssigkeit im Abdomen
4. Farbdopplersonographie zur orientierenden Untersuchung

Ther:
- Akute Erstversorgung: **Kompression** der Blutung durch Kompressionsverband oder Abdrücken. Abbinden (Tourniquet) oder blindes Fassen mit einer Klemme ist obsolet!
  Kein Hoch- oder Tieflagern, keine Wärme oder Kälte!
  Schockbekämpfung und unverzüglicher Transport in die Klinik
- Konservativ: Gefäßverletzungen Grad I werden konservativ behandelt/beobachtet.
- Operativ: Ind: Starke oder unstillbare arterielle Blutung (Grad III), elektive Indikation bei Verletzungen Schweregrad II, Dezelerationstrauma, progrediente Dissektionsprozesse oder posttraumatisches Aneurysma der Aorta
  – Freilegung des verletzten Gefäßes, Gefäßrekonstruktion durch primäre Gefäßnaht: **End-zu-End-Nähte**, evtl. nach Anschrägen der Gefäßränder (größerer Querschnitt ist besser zu nähen) mit 5-0 atraumatischem monofilem Faden als **evertierte Allschichtnaht** (dadurch legt sich Intima an Intima an ⇨ keine Gefahr der Intimaablederung) in Abständen von ca. 1-2 mm. Anschließend 5 Min. Mullkompression zur Stillung der obligaten Stichkanalblutung
  – Größere Verletzung: Resektion der traumatisierten Gefäßstrecke, **Patchverschluss** oder **Interponat** (periphere Arterien mit autologer Vena saphena magna, zentrale Arterien mit PTFE-Prothese)
  – Offene Frakturen III. (IV.) Grades (inkomplette oder komplette traumatische Amputation einer Gliedmaße): 1. Versorgung der Fraktur (aus Zeitgründen zuerst nur stabilisierende Maßnahmen), 2. Rekonstruktion der Venen, 3. Rekonstruktion der Arterien, 4. Rekonstruktion der Nerven, 5. Weichteilversorgung (Muskeladaptation und Hautnaht)
  – Thorakale Aorta: abwartende Haltung, um nicht im Schock operieren zu müssen (schlechte Prognose), nach 3-7 Tagen Op. mit extrakorporaler Zirkulation (Herz-Lungen-Maschine), Wiederherstellung der Aorta durch Resektion des verletzten Abschnittes und Interposition einer Kunststoffprothese. Alternativ wird heute zunehmend die interventionelle Einlage eines Stents in dem betroffenen Abschnitt durchgeführt (spart die aufwändige Op und ist sofort mögl.).
  – Fehlende Rekonstruktionsmöglichkeiten oder absolute Lebensgefahr: Extremitätenamputation ("life before limb")
  – Postoperativ: REDON-Drainagen, Antibiose, Überwachung, Vollheparinisierung (ca. 20-30.000 I.E. i.v. für 2-4 Tage über Perfusor [PTT soll 2fache der Norm betragen ⇨ individuelle Dosierung und tgl. PTT-Kontrolle]), danach Low-dose-Heparinisierung = 3 x 5.000 I.E. s.c. als Thromboseprophylaxe

Prog: Patienten mit Aortenruptur bei Dezelerationstrauma erreichen die Klinik selten lebend (80 % der Patienten versterben noch am Unfallort). Abwartende Op.-Ind. bei der Dezelerations-Aortenverletzung hat bessere Prognose, bzw. heute Versuch der interventionellen Stenteinlage.
Amputationsrate bei Extremitätengefäßverletzungen heute bei 5-10 %

Kompl:
* Aneurysma spurium (falsum, posttraumatisch, iatrogen: insb. nach Punktion zur Katheterisierung), Nahtaneurysma
* Infektion im Bereich der Gefäßanastomose
* Reverschluss, Verschluss im Bereich der Anastomose
* Ausbildung einer posttraumatischen arterio-venösen Fistel
* Tourniquet-Syndrom (Reperfusionssyndrom) durch die Ischämie
* Kompartmentsyndrom

AKUTE ARTERIENVERSCHLÜSSE

Syn: Akute arterielle Verschlusskrankheit, akutes Ischämiesyndrom, LERICHE-Syndrom (akuter Verschluss in Bereich der Aortenbifurkation)

Ät:
- **Embolien** (= verschlepptes Material): aus dem **linken Vorhof** bei Vorhofflimmern/Vorhofflattern mit absoluter Arrhythmie, Mitralklappenfehler, dilatative Kardiomyopathie, Z.n. Herzinfarkt mit wandständigen Thromben, arterielles Aneurysma als Ursprung, paradoxe Embolie (= venöser Thrombus, der durch ein offenes Foramen ovale vom rechten in das linke Herzen kommt u. somit in den großen Kreislauf embolisieren kann), thrombouzeröse Endokarditis (bakt. Embolie), Vorhofmyxom (selten ➪ Histologie zum Ausschluss bei jedem entfernten Embolus) ➪ **insgesamt 90 % kardiale Ursache!**
- **Akute arterielle Thrombose:** bei **Arteriosklerose** (mit ihren Risikofaktoren) ➪ **pAVK** (periphere arterielle Verschlusskrankheit, s.u.), Endarteriitis obliterans bei peripherem Aneurysma (z.B. A.poplitea-Aneurysma), Gefäßprothese, Polyglobulie, Thrombozytosen, schlechte kardiale Kreislaufsituation mit Stase (Low-output-Syndrom), hormonale Kontrazeptiva, infolge kompletter Venenthrombose (Phlegmasia coerulea dolens): Stase des arteriellen Flusses
- **Traumatische Gefäßwandschäden** (lokale Intimaläsion, z.B. bei Knochenfrakturen)
- Aneurysma dissecans, welches das Lumen verlegt
- Coarctatio der Aorta (angeborene od. entzündliche Stenose)
- Iatrogen: Katheterinterventionen (Dissektion, Embolien), Arteriospasmus durch Kontrastmittelinjektion, Cholesterinkristallembolie (nach Angiographie), Ergotismus (sehr selten)

Path:
- ♦ Akute Gefäßverschlüsse ➪ kaum Kollateralkreislauf (insb. bei akuter Embolie) ➪ Ischämieausmaß und Beschwerden abhängig von der Ischämietoleranz des betroffenen Gewebes ➪ ohne schnelle Therapie: irreversible Strukturveränderungen = **Nekrosen**
- ♦ Lok: jedes Stromgebiet möglich, häufig betroffen ist die **A.carotis** communis od. interna (60 %), untere Extremität (insg. 28 %) durch Aorta u. Aortenbifurkation (LERICHE-Syndrom), A.iliaca, **A.femoralis** communis und A.poplitea, A.renalis und seltener Mesenterialarterien (6 %) und obere Extremität (6 %, A.brachialis, A.axillaris)

Etlg: Klassifikation der akuten Extremitätenischämie nach TASC (Transatlantic Inter-Society Consensus Working Group, v. 2000)

TASC I:	Extremität nicht vital bedroht, Sensibilität u. Motorik erhalten, peripherer Puls dopplersonographisch nachweisbar
TASC IIa:	**Kompensierte Ischämie:** geringfügige Einschränkung von Sensibilität u. Motorik, peripherer Puls dopplersonographisch meist nachweisbar
TASC IIb:	**Fortgeschrittene Ischämie:** Extremität vital bedroht, Sensibilitätsverlust, Ruheschmerz, peripherer Puls dopplersonographisch meist nicht nachweisbar
TASC III:	Irreversibler Gewebeuntergang od. schwerer peripherer Nervenschaden, schwerwiegende Sensibilitätsstörung, Paralyse der Extremität

Klin:
⇒ A.carotis-Stromgebiet: TIA, PRIND, Apoplexie, s.u.
⇒ LERICHE-Syndrom: plötzlicher Schmerz in beiden Beinen, fehlende beidseitige Leisten- und periphere Pulse an den Beinen, periphere neurologische Ausfälle innerhalb von Stunden
⇒ Mesenterialarterienverschluss: Sofortschmerz bis akutes Abdomen, s.u.
⇒ A.renalis ➪ Nierenversagen
⇒ Extremitäten: die 6 "P" nach PRATT:

Pain (Schmerz)	**P**aleness / **P**allor (Blässe)
Pulselessness (Pulslosigkeit)	**P**aresthesia (Sensibilitätsstörungen)
Paralysis (Bewegungsstörung)	**P**rostration (Erschöpfung, Schock)

⇒ Embolien: Beginnen absolut akut, anamnestisch Herzerkrankungen.
Arterielle Thrombosen: subakut, mäßiger bis starker Schmerz, anamnestische AVK

Diag: 1. Anamnese und klinische Untersuchung sind führend: **Pulsstatus, Hauttemperatur, Blässe,** Motorik, neurologische Ausfälle
2. Ultraschall-Doppler-Untersuchung, farbkodierte Duplexsonographie an den Extremitäten transösophageale Echokardiographie bei V.a. thorakales Aortensyndrom
3. Röntgen: **Angiographie** (präoperative u. intraoperative DSA, Spiral-CT-Angio od. Angio-MRT), präop. nicht notwendig bei eindeutiger arterieller Embolie, indiziert bei art. Thrombose um das gesamte betroffene Gefäßsystem zu beurteilen
 ⇨ Embolien: kurzstreckiger Verschluss, kuppelförmiger Abbruch
 ⇨ Thrombosen: häufig langstreckiger Verschluss

Ther: • Akut: Heparin 5.000 I.E. i.v. im Bolus, Tieflagerung und Wattepolsterung der Extremität, Schockbekämpfung, sofortige Klinikeinweisung! (kein Zeitverlust), starke Analgetika
• Konservativ: Ind: TASC IIa
Fibrinolyse-Therapie: mit Urokinase (od. Streptokinase) systemisch (für max. 4-5 Tage) oder besser über lokale Katheterlyse direkt in den Thrombus, insb. bei peripheren Embolien. Ggf. auch mit rt-PA (<u>r</u>ecombinant human <u>t</u>issue-type <u>p</u>lasminogen <u>a</u>ctivator = gentechnologischer Plasminogenaktivator, Actilyse®) als Kurzzeitlyse über 6 Std. (bis max. 4 Zyklen), kombiniert mit Heparininfusion.
Zusätzlich kann nach erfolgreicher Lyse eine PTA (perkutane transluminale Angioplastie), evtl. mit Stent-Implantation zur Lumenerweiterung durchgeführt werden.

• Operativ: Ind: **Komplettes Ischämiesyndrom** (TASC IIb/III) = Aufhebung der Oberflächensensibilität u. Motorik der betroffenen Extremität, operiert wird an der oberen Extr. bei Verschlüssen von proximal bis zur A.cubitalis, an der unteren Extremität bis zur A.poplitea
ebenfalls bei Verschluss der Abdominalgefäße, A.carotis-Thromboembolie, Aneurysma dissecans Typ III

Chirurgische Zeitgrenze: **6 Std.!** (max. 10 Std.) nach komplettem Ischämiesyndrom

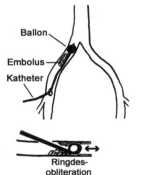

Ballon

Embolus

Katheter

Ringdesobliteration

– **Indirekte Fernembolektomie** mittels FOGARTY-Katheter (nach FOGARTY, 1963): in Lokalanästhesie Freilegung der Arterie (Femoralisgabel, Kubitalgabel, A.poplitea), Arteriotomie, **Ballonkatheter** wird endovaskulär über den Embolus hinausgeschoben, Ballon gefüllt und dann mit d. Embolus zurückgezogen (s. Abb.), evtl. mehrfach, Verschluss der Arteriotomie durch Naht

– **Direkte** Freilegung der Arterie: Arteriotomie und **Thrombendarteriektomie** (TEA) mittels Dissektionsspatel od. Ringdesobliteration / Ringstripper (s. Abb.), evtl. Erweiterung der Arteriotomie/Stenose durch Einnähen eines Venenpatches

– Weitere operative Eingriffe je nach Befund, z.B. Aneurysmaresektion, Gefäßprothese, Bypass, Amputationen (s.u., jeweiliges Kap.)

– Postoperativ: Heparin i.v. (Ziel: PTT 2fach)

• Später: **Ausschalten der Emboliequelle!** zur Rezidivprophylaxe, z.B. Therapie der Rhythmusstörungen, bei Vorhofflimmern Antikoagulation mit Cumarin-Derivaten (Phenprocoumon, Marcumar® od. Warfarin, Coumadin®, Ziel: INR = <u>i</u>nternational <u>n</u>ormalized <u>r</u>atio: 3,0-4,0) od. Dabigatran (2 x 150 mg/Tag, Pradaxa®)

Prog: Gute Prognose bei Embolektomie innerhalb v. 6 Std., schlechtere Prognose hat eine Spätembolektomie, schlechte Prognose haben die Viszeralgefäßverschlüsse (s.u.).

Kompl: ∗ Viszeralgefäße: paralytischer Ileus, Darmnekrose
∗ Extremitäten: **Kompartmentsyndrom** durch postischämisches Ödem ⇨ frühzeitige Fasziotomie
∗ Aneurysmaperforation ⇨ hypovolämischer Schock

* Kreislaufversagen ⇨ Schock
* **Tourniquet-Syndrom** (= Reperfusionssyndrom): tritt nach Revaskularisation insb. bei Verschlüssen >6-10 Std. od. ausgedehntem Verschluss (LERICHE-Syndrom) durch postischämisches Ödem und toxische Metabolite nach Reperfusion auf ⇨ Azidose u. Hyperkaliämie, Rhabdomyolyse, Myoglobinämie, Myoglobinurie, Hämokonzentration ⇨ hypovolämischer Schock, DIC, drohendes Nierenversagen (Crush-Niere), Multiorganversagen, vital bedrohter Patient (Letalität >30 %)

Proph: ♥ Rezidivprophylaxe wichtig ⇨ kardiale Grunderkrankungen therapieren

DD: – Akute Venenthrombose, Phlegmasia coerulea dolens (gesamter Querschnitt d. Venensystems einer Extremität verschlossen ⇨ Abflussstörung und reflektorische Minderperfusion der Arterien ⇨ ebenfalls fehlender Puls)
– Akutes RAYNAUD-Phänomen an den Akren
– Chronische AVK der unteren Extremität (s.u.) = periphere arterielle Verschlusskrankheit

ARTERIELLE ANEURYSMEN / AORTENANEURYSMA

Def: **Aussackung** der Gefäßwand, wobei mindestens eine Schicht der Gefäßwand defekt ist, ICD-10: I71.- bis I72.- (DD: Ektasie = Dehnung der Wand ohne Defekt)

Ät: – **Arteriosklerose** (insb. durch chronische arterielle Hypertonie)
– <u>Trauma:</u> nach vorhergegangenen Gefäßverletzungen, Dezeleration (Beschleunigungsverletzung), iatrogen (Punktion)
– <u>Entzündlich:</u> sog. mykotische Aneurysmen (meist bakterielle Infektion), Lues, TAKAYASU-Arteriitis, Riesenzellarteriitis, KAWASAKI-Syndrom
– <u>Funktionell:</u> nach einer arteriellen Stenose ⇨ poststenotische Erweiterung
– <u>Angeboren:</u> **MARFAN-Syndrom** (Missbildungssyndrom des Mesenchyms, aut.-dom. erblich, Chrom. 15 od. 3), häufig in Verbindung mit Aortenklappeninsuffizienz, EHLERS-DANLOS-Syndrom Typ IV (Kollagendysplasie), LOYES-DIETZ-Syndrom (aut.-dom. erbliche Bindegewebserkrankung)
Genetische Disposition (familiäre Häufung, Mutationen in verschiedenen Genen bekannt), bikuspide Aortenklappe (5- bis 10-faches Risiko)
– <u>Drogen:</u> chronischer Abusus von Amphetaminen (Syn. in der Szene: Speed, Crystal, Meth) erhöhen das Risiko für eine Aortendissektion
– Idiopathisch

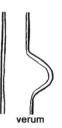
verum

Epid: ◊ Das infrarenale Aortenaneurysma hat den Altersgipfel zw. 65 u. **75 J.**
◊ **Überwiegend Männer** betroffen: m >> w (= 6:1)
◊ Inzidenz: 40/100.000/J., Prävalenz in höherem Lebensalter 2-5 %, bei männlichen Pat. mit art. Hypertonie bis 10 % betroffen.

Etlg: # **Aneurysma verum** (echtes Aneurysma): Sack- oder spindelförmige Erweiterung **aller drei Wandschichten** (Intima, Media u. Adventitia).
Aneurysma dissecans: Durch Intimaeinriss wühlt sich Blut unter die Intima u. spaltet die **Intimaschicht** der Arterie nach distal hin auf (= Dissektion, Wühlblutung) ⇨ **Doppellumen**, das vom Aortenbogen bis hin zur Aortenbifurkation reichen kann. Dabei Überdehnung der äußeren Wand u. **Verschluss der abgehenden Seitenäste** (⇨ absteigendes Ischämiesyndrom). Wiedereintritt des Blutes aus d. Dissekat in das Gefäßlumen durch Intimafenster möglich (= re-entry, vorübergehende Selbstheilung, verhindert aber nicht eine spätere Ruptur)

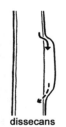
dissecans

<u>Einteilung nach DEBAKEY:</u>
Typ I: Entry in der Aorta ascendens (Segment 1, s.u.), Ausdehnung bis zur Femoralisgabel mögl. (Segment 5 und weiter)
Typ II: Entry in der Aorta ascendens, Beschränkt auf das Segment 1
Typ III: Entry in der Aorta descendens (Segment 3), Ausdehnung bis zur Femoralisgabel mögl. (5 % d.F.)

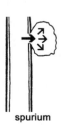
spurium

Einteilung nach STANFORD:
Typ A: Prox. Einriss betrifft die Aorta ascendens oder Aortenbogen ⇨ dringliche Op-Indikation
Typ B: Prox. Einriss betrifft die Aorta descendens distal des Abgangs der linken A.subclavia

Aneurysma spurium (oder falsum): durch ein Leck in der Arterienwand gelangt Blut nach extravasal, bildet ein **paravasales Hämatom**, wird organisiert und es bildet sich eine **Hämatommembran** (bindegewebige Kapsel = keine Gefäßwand ⇨ falsches Aneurysma). Diese entstehen traumatisch od. iatrogen (bei Gefäßpunktion, nach Gefäß-Op wegen zu weiter Naht oder zweizeitig nach Infektion der Anastomose und folgender Auflösung des abdichtenden Nahtthrombus = Aneurysma mycoticum). **Absolute Op-Indikation, da Penetrations- u. Blutungsgefahr!**

Aneurysmaformen beschreibend: sacciforme (sackförmig), fusiforme (spindelförmig), saccifusiforme (gemischt), cuneiforme (kahnförmig), serpentinum (= schlangenförmig aus mehreren Aneurysmen bestehend = Aneurysmosis).

Lok:
- ♦ Aortenaneurysmen: 85 % **infrarenal** (Segment 5 [s. Abb.], meist arteriosklerotisch bedingt), 15 % **thorakal** (evtl. auch luetisch od. mykotisch bedingt, Segment 1 + 2), sehr selten thorakoabdominal oder suprarenal (Segment 3 + 4 ⇨ Rekonstruktion mit schrittweisem Anschluss der Viszeralarterien, zur Vermeidung von Durchblutungsstörungen in den Eingeweiden).
- ♦ Periphere Aneurysmen: Sehr selten als Aneurysma verum, evtl. gefährlich als Embolus-Streuherd ⇨ meist absolute Op Indikation, Lok: A.carotis, A.iliaca, A.poplitea

Klin:
- ⇨ In 30 % d.F. **Zufallsbefund**, z.B. bei der Sonographie, ohne klinische Symptomatik
- ⇨ In 45 % symptomatisch: Rücken-, oder Flankenschmerz, Druckgefühl hinter dem Jugulum u. Sternum, Dyspnoe, Dysphagie od. Heiserkeit (thorakale Aneurysmen), Verdrängung von Organen, Nierenkolik od. Lumbago mit Ausstrahlung in den Oberschenkel vortäuschend (abdominale Aneurysmen)
- ⇨ In 25 % **Ruptur** mit Blutverlust ⇨ Volumenmangel**schock**, dann hohe Letalität (bis 90%)!
- ⇨ Thorakale Aneurysmen: evtl. HORNER-Syndrom, Rekurrensparese ⇨ Heiserkeit, Thoraxschmerzen, bei Ruptur Hämoptoe mögl.
- ⇨ Gastrointestinale, häufig schubweise Blutung bei Perforation in Duodenum od. Jejunum
- ⇨ Arterielle periphere Embolie aus einem Aneurysma ⇨ chronisch rezidivierende AVK-Symptome
- ⇨ Typisch sind schwere Begleiterkrankungen: **KHK** (in 55 % d.F.), arterielle Hypertonie + periphere AVK (40 %), Herzinsuffizienz (30 %), Diabetes mellitus (10 %)

Diag:
1. Anamnese und klinische Untersuchung: Palpation: **pulsierender Tumor im Bauchraum**, Auskultation: systolisches Strömungsgeräusch, Schwirren, arterielle Hypotonie
2. Sonographie und Duplex-Scan/Farbdoppler: Flüssigkeit im Abdomen, Aneurysmadarstellung (max. Querdurchmesser, Längenausdehnung), ggf. TEE (transösophageale Sonographie), Thromben, Strömung: Normwert: Durchmesser des Lumens der Aorta max. 2,5 cm, ein Lumen >2,5 bis 3 cm nennt man Aortenektasie, **Durchmesser >3 cm** = Aneurysma
3. Bildgebung: Rö-Thorax, Abdomen: evtl. sichelförmige **Kalkschale** sichtbar, bei Ruptur: Pleura- oder Perikarderguss. DSA/Angiographie: Bei thrombosierten Aneurysmen unergiebig, wichtig aber für die Beurteilung des Abgangs der Nierenarterie (⇨ infra- oder suprarenales Aneurysma?) und der Zu- und Abflussverhältnisse.
Heute wird meist ein CT des Abdomens (typisches Zeichen: 'Spiegelei'), meist als Spiral-CT mit **CT-Angiographie** od. auch Angio-MRT (damit können auch Hämatome, Thromben u. falsche Aneurysmen abgegrenzt werden),
bzw. ein CT/MRT-Thorax mit Angiographie zur Abgrenzung anderer mediastinaler Raumforderungen (insb. Lymphome, Sarkoidose) durchgeführt.
4. Präoperativ: Carotis-Doppler: Ausschluss einer hämodynamisch wirksamen Stenose, internistisches Konsil mit der Fragestellung der Operabilität: EKG + Echokardiographie (ggf. auch Koronarangiographie zur Beurteilung der Abgänge der Koronargefäße bei Aneurysmen des Segment 1) + Lungenfunktionsprüfung, i.v. Ausscheidungsurographie, nach Möglichkeit auch Eigenblutspende anstreben.

Gefäßchirurgie - Arterien

Ther:
- Konservativ: abwartendes Verhalten mit regelmäßigen Ultraschallkontrollen (jährliche Größenzunahme max. 0,4 cm), antihypertensive Therapie (ß-Blocker. ACE-Hemmer, AT_1-Rezeptorantagonisten), Ind: sehr kleine Aneurysmen, Aneurysma dissecans Typ III
- Interventionell (radiologisch, engl. EVAR = endovascular aneurysm repair): **transfemorales Einbringen** eines/mehrerer Kunststoff-beschichteten **Stents** in den Aneurysmabereich mittels Katheter (hierzu werden Schleusen in die Leistengefäße eingebracht). Kompl: fehlende Abdichtung (sog. Endoleak), Stentdislokation, Stents sehr teuer, mehr Kompl. im Langzeitverlauf im Vergleich zur Op. Der große Vorteil des Verfahrens ist aber die Vermeidung der extrem aufwändigen Op. (insb. gut für Risikopatienten), daher wird das Verfahren heute bereits in 50-70 % d.F. eingesetzt.

- Operativ: Ind: **Symptomatisches Aneurysma**: Op innerhalb von Stunden
    Notfall-Op: gedeckte oder freie **Ruptur**, Typ-A-Aortendissektion
    Elektiv-Op (Aneurysmen ohne Symptome):
    <70 Jahre: jedes Aneurysma bei fehlenden Risikofaktoren für Op
    70-80 Jahre: bei ≥5-6 cm u. begrenztes, vertretbares Op-Risiko
    ≥80 Jahre: asymptomatische Aneurysmen werden nicht operiert
        MARFAN-Syndrom: Aortenwurzeldurchm. >4,3 cm (Gefahr d. Dissektion)
    Allgemein: Darstellen des Aneurysmas, Heparingabe in d. dist. Aorta vor Abklemmen. Die Versorgung mit Prothesen erfolgt heute in **Inklusionstechnik** (Inlay-Technik) mit lediglich partieller Resektion des Aneurysmas:
    Die Prothese wird dabei in das Gefäß eingesetzt und anschließend wird das vorhandene Gefäß-/Aneurysmaendothel über der Prothese wieder vernäht (s. Abb.). Bei allen Prothesen-Implantationen immer perioperative Antibiotikaprophylaxe (mit einem Cephalosporin, z.B. 2,0 g Cefazolin, Gramaxin®), postop. intensivmedizinische Überwachung.
    - Aorta ascendens und Aortenbogen: Zugang über mediane Sternotomie
    Aorta descendens: Zugang über laterale Thorakotomie (5. ICR li.)
    Die Operation erfordert meist Einsatz einer **Herz-Lungen-Maschine** mit kardiopulmonalem Bypass (auch atriofemoraler Bypass bei Aneurysmen der Aorta descendens möglich), sowie einen **Cellsaver** zur Einsparung von Fremdblut.
    Sackförmige Aneurysmen ⇨ Abtragung und Vernähung des Defektes
    Kurzstreckige Aneurysmen: evtl. Resektion und End-zu-End-Naht
    Aneurysma dissecans Typ I und II: Kunststoffprothese in Inklusionstechnik und je nach Ausdehnung mit Insertion der abgehenden Gefäße
    Typ III: Kurze Segmentprothese (proximaler Teil von Segment 3) in Inklusionstechnik
    Typ A: meistens gleichzeitiger Ersatz der Aortenklappe erforderlich
    - Thorakoabdominale Aneurysmen: Zugang über laterale Thorakotomie + mediane Laparotomie (Zweihöhleneingriff, auch zweizeitig mögl.), Prothesenversorgung in Inklusionstechnik. Die A.radicularis magna (ADAMKIEWICZ ⇨ sonst Gefahr der Querschnittlähmung) sowie beide Nierenarterien (falls betroffen) müssen in die Prothese wieder integriert werden.
    - Abdominelle Aneurysmen: Zugang über medialen Längsschnitt (ein retroperitonealer Zugang ist auch mögl.), Mobilisation des Dünndarms (bei suprarenalem Aneurysma auch li. Hemikolon, Milz und Pankreasschwanz) und Darstellung der retroperitonealen Aorta, Versorgung mit Prothese in Inklusionstechnik. Rekonstruktion durch aorto-aortale Protheseninterposition (= **Rohrprothese**), seltener aorto-iliakale oder aorto-femorale Protheseninterposition (= Y-Prothese) erforderlich (ist auch aufwändiger und mit erhöhter Komplikationsrate verbunden).
    Die A.mesenterica inferior kann dabei fast immer abgesetzt werden (Ausnahme: fehlende Riolan-Anastomose von der A.mesenterica sup.).
    Bei Beteiligung der Nierengefäße ⇨ Reinsertion der Nierenarterie in die Prothese.
    Die Versorgung erfordert in aller Regel keine Herz-Lungen-Maschine oder Linksherz-Bypass (Extremitäten haben ca. 6 Std. Ischämietoleranz).

Prog: Ruptur asymptomatischer Aneurysmen ohne Therapie in 50 % d.F. innerhalb von 10 Jahren, bereits symptomatische Aortenaneurysmen rupturieren unbehandelt zu 90 % in 1-2 J.! Eine Aortenruptur hat eine Letalität von 50-90 %!, Letalität für die Elektivoperation beträgt 1-5 % (bei Zweihöhleneingriff bis 25 %), für die interventionellen Eingriffe 0,2-1,7 %.

Kompl:
* **Ruptur:** gedeckt (z.B. Pleura, Retroperitoneum) oder frei (z.B. Bauchhöhle), je größer der Durchmesser des Aneurysmas umso größer das Risiko (>5 cm 10 %, >7 cm 60 %)
* Perforation mit Fistelbildung, z.b. aorto-cavale oder aorto-duodenale Fistel
* Gefahr der **Embolie** aus einem Aneurysma
* Periphere kleine Aneurysmen (A.poplitea) neigen zur **arteriellen Thrombose**
* Kompression von Nachbarorganen durch große Aneurysmen: Harnleiter, N.ischiadicus, Lendenwirbelkörperarrosion
* Typ A: Gefahr der Herzbeuteltamponade, Verlegung supraaortaler Gefäße (⇨ Apoplexie), **Koronararterien** (⇨ Myokardinfarkt)
* Verlegung der ADAMKIEWICZ-Arterie (= A.radicularis magna), diese versorgt das Lumbalmark mit Blut, Ursprung: aus der Aorta abdominalis in Höhe Th9 links (Abgang sehr variabel) ⇨ Klin: Paraplegie, Nierenarterienstenose (⇨ Niereninfarkt)

Op:
* Nahtinsuffizienzen an den Anastomosenstellen, Nachblutung
* Ischämische Kolitis bis zur Gangrän des linken Hemikolon (fehlende Revaskularisierung, Verschluss der Riolan-Anastomose zur A.mesenterica inf.) mit hoher Letalität (50 %), Diag: Laktaterhöhung im Serum bei intestinaler Ischämie nachweisbar, im Zweifel explorative Laparotomie
* Bei Op von Rupturen mit Schock: 2.-5. postop.-Tag sehr kritisch, wegen häufigem Multiorganversagen (Niere, Lunge, Leber)
* Prothesen infektion bis zur aortalen Fistel (z.B aorto-duodenale Fistel), insb. durch Staphylokokken
* Thorakale Aortenaneurysmen: Rekurrensparese li. (meist nur passager)
* Inkompletter Querschnitt/Paraparese/Paraplegie (durch spinale Ischämie), Blasen-, Mastdarmstörungen, Ejakulationsstörungen

Proph:
* Allgemein wird eine einmalige Ultraschalluntersuchung für alle >65-Jährige als Aortenaneurysma-Screening empfohlen (insb. bei Nikotinabusus)
* Bei Nachweis eines (asymptomatischen) Aortenaneurysmas bei älteren Pat. ohne Op.-Ind. 1/2-jährige sonographische Kontrollen (Risiko für Ruptur hoch bei Zunahme des Durchmessers von 0,5 cm innerhalb von 6 Mon.)
* MARFAN-Syndrom: genetische Untersuchung der Familienmitglieder, jährliche Echo-Kontrolle der Betroffenen, Betablocker zur Aortenprotektion, Endokarditisprophylaxe, prophylaktische Op der Aorta, bevor es zu einer Notfallsituation kommt (Ind. s.o.). Damit lässt sich die statistische Lebenserwartung von ca. 30 J. (ohne Ther.) verdoppeln.

DD:
− Akute Aortendissektion: Herzinfarkt
− Urologischer, gastroenterologischer, orthopädischer Thorax- od. Bauchschmerz

ZEREBROVASKULÄRE INSUFFIZIENZ

Syn: **Ischämischer Insult**, zerebraler Gefäßinsult, **Schlaganfall**, **Apoplexie**, Apoplex, Apoplexia cerebri, apoplektischer Insult, engl. apoplexy, stroke, cerebrovascular accident, TIA, PRIND, Hirninfarkt, ICD-10: I63.- bis I67.-

Anatomie: Vorderes Stromgebiet = **A.carotis** (Durchfluss: 300-400 ml/Min.), hinteres Stromgebiet = **A.vertebralis** (100 ml/Min.). Verbindung zwischen den Stromgebieten über die **Circulus arteriosus cerebri** WILLISII über paarige A.communicans post. und auch zwischen den beiden Hemisphären (s. Abb.). Sehr viele anatomische **Variationen!**, nur 50 % haben einen vollständigen Circulus.

Physiologie: RR-Regulation im zerebralen Stromgebiet über BAYLISS-Effekt, dieser hält den zerebralen Blutdruck durch Dilatation oder Konstriktion der Gefäße konstant (**Autoregulation**) bei systemischen RR-Werten zwischen 70-180 mmHg.

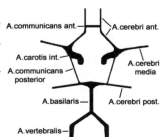

Gefäßchirurgie - Arterien

Ät:
- Generalisierte Veränderungen der Hirnarterien od. der extrakraniellen zuführenden Hirngefäße (insb. **A.carotis-Stenose**) durch **Arteriosklerose** bei **arterieller Hypertonie** (>140/90 mmHg, wichtigster Risikofaktor, bei 70 % d. Pat., 3- bis 4faches Risiko), **Diabetes mellitus** (2- bis 3faches Risiko), **Nikotinabusus** (2- bis 3,5faches Risiko), Hypercholesterin- und Hyperlipidämie, erhöhtes Lipoprotein a (Lp[a] >30 mg/dl), Adipositas (BMI >30 kg/m² 2faches Risiko), Hyperurikämie, Hyperhomocysteinämie (>15 µmol/l), hormonale Kontrazeptiva (insb. auch bei Kombination mit Nikotinabusus) od. Hormonersatztherapie im Klimakterium, hoher Alkoholkonsum, obstruktives Schlafapnoesyndrom, Bewegungsmangel, chronischer Disstress
- **Thromboembolien** (20-30 % d.F.), insb. bei Herzerkrankungen wie **Vorhofflimmern**/absolute Arrhythmie (bis 17faches Risiko), dilatative Kardiomyopathie, Herzinfarkt, Mitralvitien mit Vorhofthrombus, Klappenvegetationen (infektiöse Endokarditis), Vorhofmyxom od. **arterio-arterielle Embolien** (z.B. aus Plaques an der Karotisgabel od. Aortenbogen od. bei Dolichoektasie = Aufweitung und Elongation intrakranieller Arterien, z.B. Megadolichobasilaris)
- Aneurysma dissecans (z.B. spontane Dissektion bei fibromuskulärer Dysplasie, traumatisch nach SHT-Trauma, HWS-Distorsion, chiropraktischer Manipulation)
- Polyglobulie, Polyzythämie, Thrombophilie (venöse Thrombosen mit paradoxer venös-arterieller Thromboembolie bei offenem Foramen ovale od. Vorhofseptumdefekt = rechts-links Shunt), z.B. durch APC-Resistenz [Faktor-V-LEIDEN-Genmutation], AT-III-Mangel, Protein-S- od. -C-Mangel, Antiphospholipidantikörper-Syndrom, Methyltetrahydrofolatreduktase-Mutation, Prothrombin-Gen-Mutation, Hyperfibrinogenämie, Verbrauchskoagulopathie
- Vaskulopathien: Angiitis, Panarteriitis nodosa, systemischer Lupus erythematodes, SNEDDON-Syndrom (subintimale Arterienhyperplasie, Lumeneinengung und generalisierte Livedo racemosa), SUSAC-Syndrom (disseminierte Mikroinfarkte), HERNS-Syndrom (hereditäre Endotheliopathie mit Retinopathie, Nephropathie u. Schlaganfällen)
- Erhöhtes CRP (C-reaktives Protein als unspezifischer Entzündungsparameter, vermutet wird ein entzündlicher Prozess bei der Arteriosklerose) ⇨ 2faches Risiko
- CADASIL (Cerebrale aut.-dom. Arteriopathie mit subkortikalen Infarkten und Leukenzephalopathie, Defekt auf Chrom. 19, Mutation im Notch-3-Gen)
- Frauen im prämenopausalen Alter mit Migräne (3- bis 4faches Risiko und potenziertes Risiko bei Nikotinabusus od. Einnahme hormonaler Kontrazeptiva)
- Schwangerschaft: Gestose
- Moya-Moya-Syndrom (rezidivierende zerebrale Ischämien durch Stenosen im Bereich der der A.carotis int. mit Ausbildung von Kollateralen, familiäre Häufung, HLA DR/DQ od. B51-DR4 gehäuft, sehr selten, Kinder u. Erwachsene 30.-50. Lj. betroffen)
- FABRY-Syndrom (vererbte Lipidspeicherkrankheit ⇨ Ablagerung von Ceramid)
- Drogen: erhöhtes Risiko bei Kokain- od. Amphetaminmissbrauch
- Kinder (selten): Gefäßdefekte, Herzvitium, Gerinnungsstörungen, Vaskulitis bei Varizelleninfektion, MELAS-Syndrom (= mitochondriale Myopathie, Enzephalopathie, Laktatazidose, Schlaganfälle), Moya-Moya-Syndrom, fibromuskuläre Dysplasie der A.carotis int.
- In bis zu 1/3 d.F. bleibt die Ursache unklar

Etlg: Nach der Klinik

I:	Stenosen u. Verschlüsse **ohne Klinik** (gute Kollateralen über Circulus arteriosus WILLISII)
IIa:	**TIA** (transitorische ischämische Attacke) oft brachiofazial betonte, kontralaterale Hemisymptomatik, die innerhalb **von 24 Std. voll reversibel** ist
IIb:	**PRIND** (prolongiertes reversibles ischämisches neurologisches Defizit) Rückbildung innerhalb von 7 Tagen bis 3 Wochen
III:	**Großer ischämischer Schlaganfall**, fortschreitender Insult (progressive stroke / stroke in evolution, Crescendo-TIA), Symptome nur teilweise reversibel
IV:	**Komplette Apoplexie** (completed stroke) ⇨ Defektheilung ⇨ bleibendes (chronisches) neurologisches Defizit

Path: ♦ **85 % ischämisch** bedingt, 15 % intrakranielle Blutung
♦ Pathophysiologie:

1. **Territorialinfarkt** – **embolisch** bedingt (ein gesamtes Stromgebiet betroffen, z.B. A.lenticulostriata- oder A.cerebri-media-Versorgungsgebiet) durch kardiale oder arterio-arterielle Embolie = atheromatöse Ulzerationen/Plaques (**Makroangiopathie**) der Hirngefäße oder im präzerebralen Gefäßbereich, insb. Alteration der Abgänge bzw. Gefäßgabeln (insb. der **Karotisgabel**) oder bei pathoanatomischen Veränderungen: Knickstenosen (meist kurzstreckige Veränderungen), Schlängelung (kinking), Schlingenbildung (coiling), s. Abb.

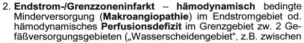

2. **Endstrom-/Grenzzoneninfarkt** – **hämodynamisch** bedingte Minderversorgung (**Makroangiopathie**) im Endstromgebiet od. hämodynamisches **Perfusionsdefizit** im Grenzgebiet zw. 2 Gefäßversorgungsgebieten („Wasserscheidengebiet", z.b. zwischen A.cerebri ant. und A.cerebri med.), z.b. durch Stenosen der zuführenden Gefäße
3. Lakunäre (kleine 2-10 mm, multiple) Läsionen - **Mikroangiopathie** (hypertensive Arteriosklerose, BINSWANGER-Krankheit, Status lacunaris, CADASIL)

♦ Stenosen-Lok: makroangiopathische Stenosen finden sich in **90 % d.F.** im **vorderen Stromgebiet** (= A.carotis): Sinus caroticus (**Karotisgabel**), A.carotis com., Aortenbogensyndrom (= Abgänge der Gefäße vom Aortenbogen, Truncus brachiocephalicus) **hinteres Stromgebiet** in 10 % d.F. betroffen (A.basilaris, A.vertebralis, A.subclavia)
♦ Totale Ischämie: Nach 2-8 Sek. kein freies O_2 ⇨ 12 Sek. Bewusstlosigkeit, 30-40 Sek. Null-Linien-EEG, 3-4 Min. irreversible Nekrosen, 9 Min. Hirntod
♦ Histo: Kolliquationsnekrose der betroffenen ischämischen Hirnareale, Zystenbildung, Fasergliose

Epid: ◊ Inzidenz: 340/100.000/Jahr, in der Altersgruppe 65-74 J. 800/100.000/Jahr, 75-84 J. 1.900/100.000/Jahr, in Deutschland ca. 200.000 Schlaganfälle/Jahr, ca. 70.000 Tote/Jahr Lebenszeitprävalenz für einen Apoplex beträgt ca. **3 %** in Deutschland (DEGS1 v. 2013)
◊ Prädisp.alter: 60.-80. Lj., m = w
◊ Prävalenz: bei den >65 J. haben >5 % der Bevölkerung eine Karotisstenose (m > w = 2:1)
◊ **3.-häufigste Todesursache in Deutschland** (nach Herzerkrankungen und Krebs)

Klin: ⇒ A.cerebri-med.-Gebiet (am häufigsten betroffen sind die *lenticostriären Äste* der A.cerebri media, die u.a. die **Capsula interna** versorgen): **Kontralaterale** brachiofazial betonte Paresen (initial schlaffe dann **spastische** Mono- od. **Hemiparese** u./od. faziale Paresen je nach Ausdehnung des Infarktgebietes), Parästhesien, **Aphasie** (in 85 % d.F. wenn die dominante Hemisphäre [meist li.] betroffen ist), Babinski pos., Schluckstörungen, pathologisches Lachen u. Weinen, Hemianopsie kontralateral, Kopf u. Augen sind der Herdseite zugewandt, **zirkumduzierender Gang** (wenn Gang wieder mögl., sog. WERNICKE-MANN-Prädilektionstyp der Hemiplegie mit angewinkeltem Arm, adduzierter Hand und Fingern, durchgestrecktem Knie u. plantarflektiertem Fuß, s. Abb.)

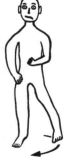

⇒ Amaurosis fugax (ipsilateral, bei rezidiv. Embolien der A.ophthalmica)
⇒ Hemianopsie bei A.cerebri-post.-Infarkt
⇒ A.basilaris / A.vertebralis-Gebiet: **Hirnstammsyndrome** mit Schwindel, Gleichgewichtsstörungen, Tinnitus (Ohrgeräusche), Kopfschmerzen, Doppelbildern, Nystagmus, Dysphagie und zerebellarer Ataxie
Kleinhirninfarkte mit Kopfschmerzen, Schwindel, Übelkeit, Dysarthrie, Dysmetrie, Nystagmus, Rumpf-, Gang- und Extremitätenataxie, Bewusstseinsstörungen
⇒ Psychoorganische Veränderungen bei multiplen lakunären Infarkten = **subkortikale arteriosklerotische Enzephalopathie**, Leukenzephalopathie, CADASIL: Emotionale Verflachung, Aufmerksamkeitsstörung, Antriebsstörung bis hin zur schwerwiegenden Demenz (Multiinfarktdemenz) und organischen Psychosen
⇒ Einseitige Stenosen (evtl. sogar Verschlüsse) können durch die Kompensation über den Circulus arteriosus cerebri WILLISII auch **ohne Symptomatik** sein (umgekehrt können auch sehr früh Symptome auftreten, z.B. bei Fehlen der Aa.communicantes), Symptome meist erst bei Stenosen >50 %

Diag: 1. Anamnese (Beginn, Dauer der Symptome, frühere Ereignisse, sonstige Gefäßerkrankungen, kardiale Vorerkrankungen) und klinische Untersuchung: Halbseitensymptomatik,

Gefäßchirurgie - Arterien

Apraxie, gesteigerte Muskeleigenreflexe, positive Pyramidenbahnzeichen, Fingerperimetrie (Sehen), Sprache (Aphasie), Palpation (**Pulsstatus** komplett, Seitenvergleich) und **Auskultation**: bei 80 % d. Pat. ist bei einer Karotisgabelstenose ein Strömungsgeräusch zu hören.
2. CCT (nativ = ohne KM): heute die **Standarddiagnostik** akut zur DD zwischen Ischämie (akut isodens = Normalbefund, nach ca. 24 Std. hypodens) und Hirnblutung (hyperdens), Ausschluss von Hirnerweichungsherden oder sonstigen raumfordernden Prozessen
MRT: gute Beurteilung des perivaskulären ischämischen Hirnödems (Penumbra) und Infarktabgrenzung im diffusionsgewichteten MRT schon 30 Min. nach Beginn der Symptomatik mögl. (großer Vorteil gegenüber dem Nativ-CT) und **MR-Angiographie** (mit KM) für die Beurteilung des gesamten Gefäßgebietes
3. Carotis-Doppler: Frequenzerhöhung über der Stenose (ab 50 % erkennbar); retrograder Fluss über der A.supratrochlearis
Farbkodierte Duplexsonographie: zusätzlich morphologische Darstellung der Karotisstenose (auch schon unter 50 % sichtbar) u. Flusses, Messung der Intima-Media-Dicke
Transkranieller Doppler: Flussverhältnisse intrazerebral
4. Internistische Untersuchung: EKG, Langzeit-EKG, Langzeit-RR-Messung, **Echokardiographie**, TEE (trans-esophageale Echokardiographie zum Ausschluss einer kardialer Emboliequelle od. eines offenen Foramen ovale/Vorhofseptumdefektes), Labordiagnostik (Gerinnungsanalyse), Fettstoffwechselstörung ausschließen)
5. Angiographie (als selektive intraarterielle DSA): exakte Vermessung der Stenosen, Ausschluss intrazerebraler Stenosen, Beurteilung des Aortenbogens und dessen Gefäßabgänge mögl. – zur Diagnostik nur noch selten eingesetzt ⇨ wird genutzt bei geplanter, selektive intraarterielle Thrombolyse (z.B. im hinteren Stromgebiet bei Verschluss der A.basilaris) od. interventioneller Ballondilatation/Stenteinlage
6. SPECT (Single-Photon-Emission-Computerized-Tomography): Beurteilung der Perfusion des Gehirnes im Seitenvergleich (keine Routineuntersuchung)
PET (Positronen-Emissions-Tomographie): Auskunft über die Stoffwechselsituation des Gehirnes (O_2-Verbrauch), regionale Hirndurchblutung, Ischämien um das Insultgebiet (**Penumbra**), Glukosestoffwechsel od. Rezeptorstatus, nur in wenigen Zentren mögl.)
7. Präoperative Diagnostik: Neurologisches Konsil (Status vor der Operation), Rö-Thorax, Lungenfunktionsprüfung, Echokardiographie, internistisches Konsil, EEG (ggf. auch intraoperativ)

Ther:
- Akut: **sofortige Klinikeinweisung** (möglichst in eine **Stroke unit**, von diesen sind in Deutschland bereits viele etabliert und eine flächendeckende Versorgung ist fast erreicht). Rheologische Maßnahmen zur Hämodilution werden nicht mehr empfohlen, **Blutdruck im oberen Bereich** belassen (nicht senken), systolisch: 150-220 / diastolisch: 90-110 mmHg
- Lysetherapie: Bei kleinem ischämischem Infarkt (wegen Blutungsrisiko bei großem Infarkt kontraindiziert) mit rt-PA (recombinant tissue plasminogen activator, 0,9 mg/kgKG i.v. über 1 Std., Alteplase, Actilyse®), auch als interventionelle intraarterielle Thrombolyse. Wichtig: schneller Therapiebeginn! (innerhalb von **3 Std.** (max. 4,5 Std.), „time is brain"), daher immer **schnelle** Klinikeinweisung.
- Interventionell: Neueste Entwicklung sind sog. Stent-Retriever-Systeme zur Entfernung des Thrombus über den Katheter (dies bringt Vorteile noch bis 8 Std. nach Verschluss). Dies erfolgt in Kombination mit der I.v.-Lyse, die so früh wie möglich begonnen wurde.
PTA (perkutane transluminale Angioplastie) = **Ballondilatation** (statt eines operativen Eingriffs an der A.carotis od. A.vertebralis), meist in Kombination mit einer **Stenteinlage** (kleines Metallgerüst, das mit dem Ballon eingebracht wird und die dilatierte Arterie abstützt). Periinterventionell: ASS + Clopidogrel für mind. 4 Wo. Die Ergebnisse für PTA + Stent sind aber nicht besser als für die Op. (und mehr neurologische Komplikationen als bei Op.!). Ind: operativ schlecht erreichbarer Stenose im Bereich der A.carotis od. A.vertebralis, Tandemstenose, Restenose nach vorheriger Op.
- Symptomatisch: optimale Lagerung, **frühzeitige mobilisierende Krankengymnastik**, orthopädische Hilfsmittel, psychosomatische Begleitung
- Operativ: Ind: Stad. II (= symptomatische Stenosen, >50 % Stenose), Stad. I nur bei hochgradigen Stenosen (>60-70 %, n. NASCET-Kriterien) od. bei zusätzlichen kraniellen arteriellen Veränderungen ⇨ **Ziel ist die Schlaganfallprophylaxe** (spontane Häufigkeit im Stad. II: 6-7 %/Jahr)
Stad. III: bei nicht bewusstlosen Patienten innerhalb der ersten 6 Stunden, bei akutem Verschluss keine Op >6 Std., wegen der Gefahr der sekundä-

ren Einblutung in entstandene Erweichungsherde nach Revaskularisation
Stad. IV: nur bei gleichzeitiger kontralateraler hochgradiger Karotisstenose
od. -verschluss ⇨ Prophylaxe eines weiteren Infarktes
- Op: offene **Desobliteration mit Karotis-TEA** (Thrombendarteriektomie), evtl. mit Patch-Plastik aus Dacron oder autologer V.saphena zum Verschluss der Arteriotomie (verbreitert das Lumen ⇨ Stenose-Prophylaxe)
Bei Kinking oder Coiling (nur wenn mit Symptomatik) ⇨ segmentale Kürzung u. Reinsertion   TEA
- Alternativ: Bei langstreckigem Verschluss der A.carotis interna (od. Moya-Moya-Syndrom): extra-intrakranieller Bypass zwischen A.temporalis superficialis und A.cerebri media nach Kraniotomie. Vorher ggf. zusätzlich Desobliteration des A.carotis-externa-Abgangs.
- Intraoperativ evtl. intraluminaler Shunt zur Aufrechterhaltung der Zirkulation. In Kliniken, in denen dies nicht routinemäßig durchgeführt wird, erfolgt während der Abklemmphase zumindest im SEP- (N.medianus der Gegenseite) od. EEG-Monitoring (Methode der Trendanalyse durch den Neurologen) zur Kontrolle der Hirnfunktion
- Adjuvante anästhesiologische Maßnahmen perioperativ: Hämodilution, Heparinapplikation, konstanter Blutdruck, in der Abklemmphase eher Hypertension
- **Med:** Akut ggf. Vollheparinisierung (bei kardialen Embolien u. hochgradigen Stenosen ⇨ 20-30.000 I.E./24 Std. für 7-14 Tage, Ziel: 2fache PTT)
Bei allen ischämischen Insulten auf Dauer: **Thrombozytenaggregationshemmer** ASS = **Acetylsalicylsäure** (Aspirin®) 300 mg/Tag. Bei ASS-Unverträglichkeit oder weiteren Gefäßerkrankungen ADP-Antagonist **Clopidogrel** 75 mg/Tag (Iscover®, Plavix®) od. Ticlopidin 2 x 250 mg/Tag (Tiklyd®) od. Dipyridamol (2 x 200 mg/Tag, Aggrenox®)
Bei rezidivierenden kardialen Embolien (Vorhofflimmern) **Antikoagulation** mit Vit.-K-Antagonist (Cumarin-Derivat) Phenprocoumon (Marcumar®) od. Warfarin (Coumadin®) auf Dauer (Ziel: Quick 25-35 % bzw. INR = international normalized ratio = 2,0-3,0) oder mit den neuen oralen Antikoagulanzien: Thrombininhibitor Dabigatran (2 x 150 mg/Tag, Pradaxa®) od. Faktor-Xa-Hemmer Apixaban (2 x 5 mg, Eliquis®) – Vorteil: geringeres Blutungsrisiko gegenüber den Vit.-K-Antagonisten, keine INR-Kontrollen. Und Versuch der Behandlung des Vorhofflimmerns (medikamentös, Kardioversion od. Rhythmuschirurgie).
- **Selbsthilfegruppen:** Stiftung Deutsche Schlaganfall-Hilfe, Carl-Miele-Straße 210, 33311 Gütersloh, Tel.: 01805 093093, Internet: www.schlaganfall-hilfe.de

Prog: Symptome nach einer Apoplexie können sich über einen langen Zeitraum (Monate - Jahre) bessern oder ganz zurückbilden. 50 % d. Pat. mit einem Insult bleiben aber **erwerbsunfähig**, von diesen haben die Hälfte eine schwere Behinderung und sind dauerhaft pflegebedürftig. 24 % d. Pat. sterben innerhalb v. 30 Tagen, ca. 30 % im ersten Jahr.
Bei extrakraniellen Stenosen ohne Op: 35 % d. Pat. (im Stadium II) entwickeln einen Schlaganfall innerhalb von 5 J., mit Op nur 5-7 % Schlaganfall innerhalb von 5 Jahren. Bei asymptomatischer Stenose 11 % Schlaganfallrisiko in 5 J., mit Op 5 %.

Proph: ♥ Primärprävention: Ausschaltung der Risikofaktoren (s. Ätiologie), insb. des **arteriellen Hypertonus** u. **Nikotinkarenz**! (nach 5 J. kein erhöhtes Risiko mehr), mindestens 2 x 30 Min. **Ausdauersport**/Woche. Mäßiger Alkoholkonsum von 10 g bei Frauen und 20 g/Tag bei Männern (unabhängig vom Getränk, z.B. 1/8 bzw. 1/4 Liter Wein) hat bei Konsumenten >50. Lj. ohne weitere Risikofaktoren einen protektiven Effekt.
(Eine postmenopausale Östrogengabe bei Frauen hat keinen protektiven Effekt.)
♥ Tertiärprävention (nach einem Schlaganfall): konsequente Ther. (s.o.), optimale Einstellung eines Hypertonus (Ziel: 135/85 mmHg) od. Diabetes mellitus, Gewichtsreduktion bei Adipositas, körperliches Ausdauertraining, Nikotinkarenz

Kompl: ∗ Risiko für **Schlaganfallrezidiv** im 1. Jahr 10-12 %
∗ Konservativ: Einblutung durch rheologische Maßnahmen und Vollheparinisierung 3 %
∗ Angioplastie/Stent: intraoperative Apoplexie 3-7 % (spezielle Protektionskatheter mit einem distalen Ballon/Schirm verringern dabei das Risiko für eine Plaqueembolisation.
∗ Gleichzeitiges Vorliegen einer koronaren Herzkrankheit od. AVK
Op: ∗ Intraoperative Apoplexie 2-3 %, Läsion des N.hypoglossus 4 %, Läsion des N.vagus, Blutung, Op-Letalität: 1-2 % (intraoperativer Herzinfarkt, Schlaganfall), postoperatives zerebrales Hyperperfusionssyndrom 2 % (Cave: Hirnödem, intrazerebrale Blutung)

DD:
- **Hirnblutung** (15 % der Schlaganfälle sind intrazerebrale Blutungen ➪ immer CCT zur DD durchführen)
- Andere neurologische Erkrankungen: Hirntumoren (mit Einblutung), Multiple Sklerose, Hirnabszesse, Enzephalitis, Migräne accompagnée, TODD-Paralyse nach Epilepsie
- Sinusvenenthrombose, Fettembolie, Luftembolie
- Internistisch: Synkopen, Hypoglykämie, Hypotonie

SUBCLAVIAN-STEAL-SYNDROM

Syn: A.subclavia-Anzapfsyndrom, Subklavia-Anzapf-Syndrom, A.subclavia-Entzugssyndrom, A.vertebralis-Anzapfsyndrom, ICD-10: G45.8-

Path: Proximaler Verschluss der A.subclavia (vor dem Abgang der A.vertebralis; in 70 % links) od. d. re. Truncus brachiocephalicus). Es kommt v. a. bei **Belastung des Armes** zu einem **Steal-Effekt** aus dem Stromgebiet der A.vertebralis zur A.axillaris hin (Flussumkehr) ➪ Blutentzug aus dem vertebrobasilären Stromgebiet zugunsten der Armversorgung.

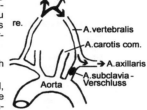

Klin:
⇒ Beschwerden entstehen bei Belastung des Armes durch den Steal-Effekt
⇒ Intermittierende **Hirnstammsymptomatik: Schwindel**, Ataxie, Drop Attacks (plötzliches Hinstürzen), zentrale Sehstörungen, Parästhesien, rezidivierende Nackenschmerzen
⇒ Brachialgie, Claudicatio des Armes bei Belastung, seltener in Ruhe, da gute Kollateralen und Steal-Blut den Arm versorgt

Diag:
1. Anamnese und klinische Untersuchung: Radialispuls abgeschwächt od. ausgefallen, **Blutdruckdifferenz** an den Armen (>30 mmHg), Faustschluss-Probe als Provokationstest, evtl. Stenosegeräusch über der A.subclavia auskultierbar
2. Carotis Doppler: **Strömungsumkehr** in der A.vertebralis nachweisbar
3. Röntgen: Nachweis der Stenose in der **Angiographie**; Überprüfung auf weitere Gefäßanomalien (bei >50 % der Fälle)

Ther:
- Interventionell: **Ballondilatation** (**PTA** = perkutane transluminale Angioplastie) der Stenose (ca. 10%ige Rezidivrate), ggf. mit Stenteinlage
- Operativ: Ind: Nur bei ausgeprägter Symptomatik gegeben
  - Extraanatomischer Bypass: Von der homolateralen A.carotis communis zur A.subclavia oder von der kontralateralen A.subclavia zur betroffenen A.subclavia mit Dacron-Prothese oder V.saphena-Transplantat
  - Anatomischer Bypass: Von der Aorta desc. zur A.subclavia

Prog: Operationsletalität: 0,5 %, die interventionelle Technik zeigt gute Ergebnisse, daher heute Therapie der ersten Wahl.

DD: Aortenbogensyndrom (= Stenosen an den Abgängen der Gefäße vom Aortenbogen)

THORACIC-OUTLET-SYNDROM

Syn: Thorax-Kompressionssyndrom, Schultergürtel-Kompressionssyndrom, ICD-10: G54.0

Def: Kompression von Plexus brachialis, A.subclavia oder V.subclavia im Bereich des Schultergürtels

Ät:
- **Skalenussyndrom:** Skalenushypertrophie (M.scalenus anterior, Gewichtheber), Skalenusfibrose (nach einem Muskelriss), atypische fibrotische Bänder
- **Halsrippe** (Häufigkeit: 0,1-1 % der Bevölkerung und nur in 10 % d.f. dann symptomatisch)
- Kostoklavikularsyndrom, Steilstand der 1. Rippe (bei asthenischer Konstitution), Exostosen der ersten Rippe, Kallusbildung nach Fraktur der 1. Rippe
- Überschießende Kallusbildung nach medialer Klavikulafraktur
- HWS-Distorsion
- Physiologisches Absinken des Schultergürtels im Alter

Etlg:
- # Kompression der Skalenuslücke: Halsrippen-, Skalenussyndrom, Syndrom der 1. Rippe
- # Kompression des Kostoklavikularspaltes: Kostoklavikular-, Hyperabduktionssyndrom
- # Kompression des Korakopektoralraumes: Korakopektoralsyndrom

Klin:
- ⇒ Lokal: Schmerzen, mit Ausstrahlung in das Schulterblatt, zervikal oder in die Brust
- ⇒ Neurologisch: Irritation des Plexus brachialis mit Parästhesien und Taubheitsgefühl (entlang des N.ulnaris-Versorgungsgebietes)
- ⇒ Vegetativ neurologisch: RAYNAUD-Phänomen (Gefäßspasmen an den Akren)
- ⇒ Arteriell: insb. bei Provokation (Hyperabduktion oder Retroversion, z.B. bei Überkopfarbeiten) ⇨ leichte Ermüdbarkeit des betreffenden Armes, Absinken der Hauttemperatur, Pulsverlust der Arme (25 % d.F.) od. Stenosegeräusch
- ⇒ Venös: Schwellung, Schwere- und Spannungsgefühl, Schmerzen, livide zyanotische Verfärbung des betroffenen Armes, Druckgefühl in der Axilla, evtl. sichtbarer Kollateralkreislauf über V.cephalica, jugularis und laterale Thoraxvenen

Diag:
1. Anamnese und klinische Untersuchung mit Provokation: Hyperabduktion der Arme und Kopf nach hinten und zur Seite drehen (ADSON-Test)
   AER-Test (Abduktion, Elevation, Rotation): Arm 90° abduzieren, im Ellenbogen beugen und Hände pronieren ⇨ Schmerz oder Ischämie oder Blauverfärbung nach 3 Minuten
   Beidseitige Blutdruckmessung in Provokationsstellung
2. **Röntgen: Thorax** und **HWS** in 4 Ebenen (= mit Foramina intervertebralia) und ggf. Zielaufnahmen der oberen Thoraxapertur zum Ausschluss einer Halsrippe, Exostosen, abnorme Proc.transversi, ggf. CT
   Dynamische Armangiographie (= mit Provokation): Aufnahmen in unterschiedlichen Arm- und Kopfstellungen
   Phlebographie (mit Provokation) bei V.a. venöse Thrombose
3. Evtl. Prüfung der N.ulnaris-Nervenleitungsgeschwindigkeit (NLG)

Ther:
- Konservativ: Physiotherapie mit Massagen/Wärme zur Lockerung, KG zur Kräftigung insuffizienter Schultermuskulatur
- Operativ: Ind: bei ausgeprägten vaskulären u. neurologischen Symptomen
  - Operative Entfernung der Halsrippe bzw. der ersten Rippe oder komprimierender Muskel-/Bandstrukturen über supraklavikulären (laterales Halsdreieck) oder transaxillären Zugang. Durchtrennung des M.scalenus anterior ⇨ dadurch werden die Skalenuslücke u. der Kostoklavikularspalt erweitert
  - Evtl. gefäßchirurgisch: Resektion eines poststenotischen Aneurysmas u. Revaskularisation der A.subclavia
- Postoperativ: Rö-Kontrolle des Thorax ⇨ Pneumothorax?

Prog: In 90 % gute Ergebnisse mit Beschwerdefreiheit nach Op, ungünstiger bei präop. bereits vorhandenen neurologischen Komplikationen

Kompl:
* Mikroembolien aus einem **poststenotischen Aneurysma** der A.subclavia
* Thrombotische Komplikationen bei Kompression der V.subclavia

DD:
- Venös: Thrombose der V.axillaris / V.subclavia (s. Kap. PAGET-v.-SCHROETTER-Syndrom)
- Arteriell: Verschlüsse der A.subclavia / Aortenabgang, TAKAYASU-Arteriitis
- Neurologisch: HWS-Syndrom, zervikales Wurzelsyndrom, Syringomyelie, unspezifische Neuritiden, Armplexuslähmung, neuralgische Schulteramyotrophie, PANCOAST-Tumor mit Nervenkompression, Brachialgia paraesthetica nocturna/Karpaltunnel-Syndrom (N.medianus), GUYON-Logensyndrom (N.ulnaris)

- RAYNAUD-Syndrom: I. primär ⇨ durch Ischämie (Kältereiz)
  II. sekundär ⇨ bei progressiver systemischer Sklerodermie, Lupus erythematodes, SUDECK-Dystrophie, paraneoplastisch (Plasmozytom), Vibrationstrauma (z.B. Presslufthammer)

VERSCHLÜSSE DER VISZERALGEFÄSSE

Syn: Akut: **Mesenterialinfarkt**, akute mesenteriale/**intestinale Ischämie**, ICD-10: K55.0
Chronisch: Angina abdominalis, Angina visceralis, Angina intestinalis, Claudicatio intermittens abdominalis (ORTNER-Syndrom II), ICD-10: K55.1

Anatomie: Die drei Viszeralarterien (**Truncus coeliacus, A.mesenterica sup., A.mesenterica inf.**) stehen durch zahlreiche Kollateralen/Anastomosen in Verbindung, sodass sich Abgangsstenosen od. Verschlüsse oft nur als Zufallsbefund in der Angiographie finden.
Anastomosen: zu den Rr.oesophagei, BÜHLER-Anastomose (pankreatikoduodenale Arkade), RIOLAN-Anastomose (A.mes.sup.-inf.-Arkade am Colon transversum) und Randarkade, sog. Marginalarterien nach DRUMMOND (ebenfalls A.mes.sup.-inf.) sowie zum Plexus rectalis superior.

Ät:
- **Arterielle Embolie:** Vorhofflimmern, Mitralfehler oder Z.n. Herzinfarkt mit Aneurysma ⇨ akuter Mesenterialinfarkt, hochakutes Ereignis
- **Arteriosklerose** (mit den Risikofaktoren arterielle Hypertonie, Diabetes mellitus, Adipositas, Hyperlipidämie u. Nikotinabusus), arterielle Thrombose, Arteriitis, dissezierendes Bauchaortenaneurysma, Viszeralarterienaneurysma, Kompression von außen: Tumoren, Morbus ORMOND (= retroperitoneale Fibrose) ⇨ eher chronische intestinale Durchblutungsinsuffizienz
- Funktionell: Neurovaskuläres Kompressionssyndrom des Truncus coeliacus ⇨ verursacht durch Kompression der Zwerchfellpfeiler am Hiatus aorticus
- Iatrogen: bei/nach Bauchaortenanurysma-Operation
- **Non-occlusive mesenteriale Ischämie** (NOMI): Vasokonstriktion bei Hypovolämie, Hypotonie, Herzinsuffizienz, Aortenisthmusstenose, Steal-Syndrom, Z.n. Herz-Op mit Herz-Lungen-Maschine, Dialysepatienten. Lok. v.a. A.mesenterica-superior-Versorgungsgebiet
- **Venenthrombose**: Primär (idiopathisch, multifaktoriell)
- Sekundär bei Pfortaderthrombose, portaler Hypertonie, Polyzythämie, Leukämie, nach Splenektomie, Einnahme hormonaler Kontrazeptiva und als Komplikation eines arteriellen Verschlusses

Path:
- Chronische Verschlüsse der Viszeralarterien verursachen wenig Symptome, da gute Kollateralisierung und Querverbindungen (z.B. RIOLAN-Anastomose = A.mesenterica sup.[colica media] - inf.[colica sinistra]-Anastomose od. zum Plexus rectalis) ⇨ der Prozess ist progredient (fortschreitende Arteriosklerose)
- Durch die Kollateralisierung kommt es bei akuten Verschlüssen zur **hämorrhagischen Infarzierung** (Blut strömt noch in das Kapillargebiet ein, reicht aber zur Perfusion nicht mehr aus und bleibt liegen)

Epid: Inzidenz: 2-4/100.000/Jahr

Etlg:
Akuter Mesenterialinfarkt: in über 90 % ist die **A.mesenterica sup.** betroffen, doppelt so häufig durch Embolien wie durch Thrombosen verursacht ⇨ manifestiert sich klinisch unter dem Krankheitsbild des 'Akuten Abdomens'
Chronische Verschlussprozesse: meist proximaler Verschluss/Alteration der A.mesenterica sup., seltener des Truncus coeliacus oder Stenosen und Verschlüsse im Stammbereich der A.mesenterica inf.
NOMI in bis zu 50 % d.F.
Mesenterialvenenthrombose (relativ selten)

Gefäßchirurgie - Arterien | Seite 73

Klin: ⇒ Akuter Verschluss: **akute abdominelle Schmerzen** und Diarrhoe bis Schock (für ca. 6 Std.), danach **freies Intervall** für 6-12 Std. mit relativ blandem Lokalbefund, wenig Schmerzen in **Diskrepanz** zur zunehmenden Verschlechterung des AZ (Stadium der Wandnekrose, "fauler Friede" durch Absterben der intramuralen Schmerzrezeptoren)
Spätphase (>12 Std., Durchwanderungsperitonitis): Meteorismus, paralytischer Dünndarm-Ileus, **akutes Abdomen** (Nekrose), bretthart gespannte Bauchdecke, Erbrechen, blutige Durchfälle durch Einblutung in die nekrotische Darmwand und das Darmlumen

⇒ Chronischer Verschluss:
- Stad. I: Keine Beschwerden (Angiozufallsbefund)
- Stad. II: Postprandiale Angina abdominalis mit small meal syndrome (= Verringerung od. Verzicht auf Nahrungsaufnahme wegen der Angst vor den Schmerzen)
- Stad. III: Abdominelle Dauerschmerzen, Meteorismus, chronische Malassimilation (Maldigestion + Malabsorption)
- Stad. IV: Mesenterialinfarkt, Ileus, Durchwanderungsperitonitis, Darmgangrän, akutes Abdomen

⇒ **Bei Pat. mit Herzerkrankung + Bauchbeschwerden: an Mesenterialinfarkt denken!**

Diag:
1. Anamnese und klinische Untersuchung: Verdachtsdiagnose aufgrund klinischer Befunde! Evtl. Stenosegeräusch über dem Abdomen
2. Farbkodierte Duplexsonographie: Fluss in den Mesenterialgefäßstämmen (pathologisch ist ein Abbruch od. Pendelfluss im Arterienstamm), verdickte Darmwand (postischämisches Ödem ⇨ Spätzeichen), freie Flüssigkeit
3. Röntgen: Abdomenübersicht: geblähte Dünndarmschlingen, evtl. Spiegel bei Ileus
Beweisend: **Angiographie** (wegen Aufwand im Akutstadium heute zunehmend seltener) od. **Spiral-CT** mit KM (i.v. gegeben reicht aus)
4. Labor: Ansteigende Leukozytose (15-20.000/µl oder auch Leukozytensturz bei Sepsis), Azidose (Laktat erhöht durch die Nekrosen)
5. **Probelaparotomie** bei V.a. akuten Mesenterialarterieninfarkt!
Frühzeitige Diagnostik und Eingriff, um die Möglichkeit einer Revaskularisierung nicht zu verlieren.

Ther:
- Konservativ: keine Therapie bei chron. Verschluss im Stadium I (regelmäßige Kontrolle)
  Interventionell im Stadium II u. III: perkutane transluminale Angioplastie, ggf. kombiniert mit einer Stenteinlage
  Mesenterialvenenthrombose: Vollheparinisierung od. Fibrinolyse
  NOMI: Alprostadil intraarteriell über den Angiographiekatheter in die A.mesenterica sup.
- Operativ: Ind: akut immer gegeben, chronisch bei vorhandener Klinik
  – Akuter Mesenterialinfarkt: **frühzeitig** (<6 Std.) Versuch der Revaskularisation durch Thrombendarteriektomie und Patch-Plastik, evtl. Anastomose mit der distal abgesetzten A.lienalis nach Splenektomie oder aortomesenterialer Bypass mit autologer V.saphena. I.v.-Heparinisierung, Antibiose (Cephalosporin + Metronidazol)
  – Bereits infarzierter Darm: Resektion der nekrotischen Darmanteile als ultima ratio ⇨ Prognose schlecht, evtl. Second-look-Op nach 24 Std.
  – Neurovaskuläres Kompressionssyndrom: Therapeutische Spaltung d. Zwerchfellzwinge
  – Postoperativ: Thrombozytenaggregationshemmer, bzw. Antikoagulation mit Cumarin-Derivaten (Phenprocoumon, Marcumar®) bei kardialen Rhythmusstörungen
- Eine Revaskularisation der A.mesenterica inf. im Rahmen der Versorgung eines Aortenaneurysmas ist indiziert, wenn die RIOLAN-Anastomose fehlt.

Prog: Akuter Mesenterialinfarkt: **hohe Letalität** mit 50-70 % bei Verlauf >12 Std. bis zur Ther. ⇨ Problem ist, dass die **Diagnose meist zu spät** gestellt wird!
Chronische Verschlüsse: Im Stadium I und II relativ gute Prognose u. geringe Op-Letalität.

Kompl:
* Aufpfropfen einer Mesenterialvenenthrombose auf einen arteriellen Verschluss
* Durchwanderungsperitonitis, Pankreatitis, abdominales Kompartmentsyndrom
* Bei Totalresektion des Dünndarms (weniger als 1 m Restdarmlänge = Kurzdarmsyndrom) ⇨ parenterale Ernährung auf Dauer notwendig, ggf. Dünndarmtransplantation

DD: Akutes Abdomen (s. dort), z.B. Ulkusperforation, Pankreatitis, Ileus, Bauchaortenaneurysma

AVK DER NIERENARTERIEN

Syn: Nierenarterienstenose (NAS), engl. renal artery stenosis, ICD-10: I70.1

Ät: – **Arteriosklerose** (70 % d.F.)
– **Fibromuskuläre Prozesse** (Dysplasie) an der A.renalis, angeboren/idiopathisch
– Sonstige Veränderungen (Aneurysma der A.renalis, AV-Fisteln, externe Kompression, kongenitale Hypoplasie, Arteriitis)
– Verschluss durch Embolie (Aortenaneurysma, Herzfehler, bakterielle Endokarditis, beim Neugeborenen aus dem Duct.arteriosus BOTALLI)
– Nierenarterienthrombose (Intimaläsion durch Trauma, iatrogen durch vorübergehendes Abklemmen der A.renalis bei Op an der Niere)

Etlg: # Arteriosklerotische Nierenarterienstenose, Lok: proximales Drittel der A.renalis (1)
Fibromuskuläre Dysplasie, Lok: eher im mittleren Abschnitt der A.renalis und an den Segmentarterien der Niere (2)

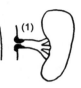 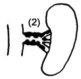

Path: Poststenotischer Druckabfall löst im juxtaglomerulären Apparat die Sekretion von Renin aus, das über den Angiotensin-Aldosteron-Mechanismus eine renovaskuläre Hypertonie erzeugt (**GOLDBLATT-Mechanismus** ⇨ sekundäre Hypertonie, insg. 1-5 % aller Hypertoniker)

Klin: ⇒ Arterielle Hypertonie (häufig Kopfschmerzen), insb. diastolische RR-Erhöhung
⇒ Hochdruckkrise: Gefahr des Schlaganfalls, Linksherzüberlastung
⇒ Nierenarterienembolie/Nierenarterienthrombose (Niereninfarkt): plötzlicher Flankenschmerz („Nieren:- Kolik"), Hämaturie, Fieber

Diag: 1. Anamnese und klinische Untersuchung: in 40 % ist ein **Stenosegeräusch** über der A.renalis/paraumbilikal auskultierbar, Spiegelung des Augenhintergrundes: Fundus hypertonicus unterschiedlichen Ausmaßes (verengte Arterien, AV-Kreuzungszeichen, Cotton-wool-Herde, Blutungen, Papillenödem)
2. Spiral-CT- od. MRT-Angiographie (oder DSA): Darstellung der Stenose u. intrarenaler Gefäße u. des übrigen Arterienstatus
3. Urographie mit Frühaufnahme während der ersten 5 Min.: verspätete Nierenbeckenkontrastierung, kleinerer Längsdurchmesser der betroffenen Niere (Drosselniere, >1,5 cm Unterschied), allerdings in 50 % d.F. beide Nieren betroffen!
4. Nierensequenzszintigraphie mit seitengetrennter Iod-Hippuran-Clearance: Minderperfusion der betroffenen Niere (K-Ind: Schrumpfniere!)
5. Farbkodierte Duplexsonographie: Fluss der A.renalis
6. Seitengetrennte Reninbestimmung aus den Nierenvenen mittels Katheter: Quotient >1.5 ist beweisend (der Unterschied wird mit Captoprilgabe noch deutlicher)
7. Captopril-Test: Gabe eines Angiotensin-Converting-Enzym-Hemmers führt zu deutlichem RR-Abfall und massivem Anstieg der Reninkonzentration im Serum bei NAS

Ther: • Konservativ: **perkutane transluminale Angioplastie** (PTA) = Katheterdilatation mittels Ballon, geringes Risiko, daher heute Mittel der ersten Wahl
• Bei akuter Nierenarterienembolie/Nierenarterienthrombose Lysetherapie innerhalb v. 6 Std. mögl.
• Operativ: Ind: hängt von verschiedenen Faktoren ab: Versagen der Angioplastie, Gefahr des Nierenarterienverschlusses mit Organverlust, fehlende medikamentöse Einstellbarkeit der Hypertonie, akute Embolie, traumatische Läsion
Bereits schwerwiegender Parenchymuntergang der poststenotischen Niere oder Befall der Segmentarterien gilt als Kontraindikation zur Op.
– Desobliteration durch Thrombendarteriektomie (TEA) und Patch-Plastik zur Erweiterung des Gefäßdurchmessers

- Interposition der V.saphena magna oder einer Prothese als aorto-renaler Bypass (insb. bei fibromuskulärer Nierenarterienstenose)
- bei vitaler Schädigung der Niere oder wiederholten vergeblichen Revaskularisationsversuchen: einseitige Nephrektomie

Prog: Funktionelles Langzeitergebnis (5 Jahre) ist bei 70-85 % d.F. mit Normalisierung des Bluthochdrucks gut bis sehr gut. Die fibromuskuläre NAS schneidet dabei insgesamt besser ab. Op-Letalität 1-5 %, bei bereits bestehender Funktionsstörung der Niere bis zu 50 %

Kompl: * Niereninfarkt, Nierennekrose ⇨ Niereninsuffizienz (bei beidseitigem Befall), eine einseitige aseptische Nekrose kann unbemerkt bleiben
Op: * Anastomosenaneurysma ⇨ Blutung, Restenosierung, Urämie, Wundinfektion

DD:
- Nephrosklerose (fibrinoide Vasopathie der afferenten Arteriolen): kann durch art. Hypertonie entstehen oder eine verursachen
- Gefäßanomalien (meist ohne Krankheitswert): akzessorische Arterien, retroaortaler Verlauf der li. V.renalis, „Nussknacker-Phänomen" durch Einengung der V.renalis durch die A.mesenterica sup., intraparenchymatöse AV-Fisteln. Mögl. Kompl. sind Obstruktion eines Ureters od. einer Kelchgruppe, Stenosierung der Nierenvene mit Rückstau in die Niere, Hämaturie, art. Hypertonie
- **Nierenvenenthrombose** ⇨ Klin: „Nierenkolik", durch den hämorrhagischen Niereninfarkt Funktionsverlust der betroffenen Niere, bei beidseitigem Prozess Niereninsuffizienz. Ther: frühzeitige Thrombolyse mit Urokinase od. Streptokinase und anschließende Heparinisierung
- Nierenrindennekrose durch Vasospasmus/Thrombose der interlobulären Arterien und Arteriolen (bei Gestose, vorzeitiger Plazentalösung, Pankreatitis od. Sepsis vorkommend) ⇨ sich schnelle entwickelnde Niereninsuffizienz
- DD der arteriellen Hypertonie: primäre **essentielle Hypertonie** (häufigste Form, 90 % d.F.), Glomerulopathie (renoparenchymatöse Hypertonie), Nierentumoren, Zystennieren, chronische Pyelonephritis, postrenale Harnabflussstörung, Nephrosklerose, Phäochromozytom, CUSHING-Syndrom, Hyperaldosteronismus, reninproduzierender Tumor, Hyperparathyroidismus, Hyperthyreose, Akromegalie, Aortenisthmusstenose, hyperkinetisches Herzsyndrom, Gestose (Schwangerschaftshypertonie), Hirndrucksteigerung, Hirntumoren, Medikamente (Ovulationshemmer, Glukokortikoide, NSAR), Nikotin-, Alkohol od. Drogenkonsum
maligne arterielle Hypertonie: schlecht einstellbarer Hypertonus mit ständig erhöhten diastolischen RR-Werten (>120 mmHg) ⇨ Proteinurie, rasch progredienten Niereninsuffizienz (innerhalb v. 2 J.), Retinopathie

CHRONISCHE AVK DER UNTEREN EXTREMITÄT

Syn: pAVK = periphere arterielle Verschlusskrankheit, ICD-10: I70.2

Anatomie: Einteilung in einen Beckentyp (Aorta, A.iliaca), Oberschenkeltyp (A.femoralis u. femoralis prof.) u. einen Unterschenkeltyp (A.poplitea teilt sich in die A.tibialis ant. + post. u. fibularis/peronaea), s. Abb.

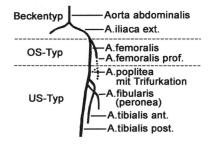

Ät:
- „Endogene" Risikofaktoren: **Diabetes mellitus, arterielle Hypertonie, Hyperlipid- und Hypercholesterinämie** (erhöhtes LDL >160 mg/dl, vermindertes HDL <35 mg/dl), Hyperurikämie, Kollagenosen, Vaskulitiden, Angioneuropathien (RAYNAUD-Phänomen)
- Exogene Risikofaktoren: **Nikotinabusus**, Adipositas ab 30 % Übergewicht, mangelnde Bewegung, Ergotismus, hormonale Kontrazeptiva

Gefäßchirurgie - Arterien

Path: ♦ Die **Arteriosklerose** verläuft in folgenden Stadien:
1. **Gefäßendothelläsion** (Prädilektionsstellen sind die Gefäßgabeln) ⇨ **Intimaödem** (noch reversibler Schaden!)
2. **Einlagerung** von Lipiden, Lipoproteinen und Cholesterin in die Intima und beginnend auch in die Media ⇨ **Atherome** ⇨ Stenosen
3. Durch den Reiz **Proliferation von Fibroblasten** ⇨ führt zur **Sklerose** der Gefäßwand bis hin zur Verkalkung
4. An den in das Lumen vorspringenden **Skleroseplaques** können sich durch Thrombozytenaggregation und Flussminderung **Thromben bilden** ⇨ zunehmende Stenosierung ⇨ Verschluss des Gefäßes oder Emboliequelle

♦ Juvenile Form der Arteriosklerose: zelluläre Proliferation der Intima
♦ Mediaverkalkung vom Typ MÖNCKEBERG: Steinharte Kalkeinlagerungen, oft spangenartig (Gänsegurgelarterien) ohne Intimaverdickung mit offenem Lumen
♦ Entzündlich verursachte Verschlussprozesse: Fibromuskuläre Hyperplasie, Riesenzellarteriitis, Angioneuropathien (RAYNAUD-Phänomen)
Thrombangiitis obliterans (WINIWARTER-BUERGER-Krankheit): Degenerative und entzündliche Veränderungen v.a. an kleinen Gefäßen (distal von Knie und Ellenbogen)
♦ Diabetische Angiopathie: insb. kleine und mittlere, distale Gefäße betroffen (auch die peripheren Vasa nervorum ⇨ Polyneuropathie)

Epid: ◊ M > w (5:1)
◊ Prädisp.alter: >50. Lj., mit zunehmendem Alter steigende Inzidenz

Etlg: # **Typen:** Aorten- (LERICHE-Syndr.), Becken-, Oberschenkel-, Unterschenkeltyp = peripher
Stadieneinteilung der chronischen **AVK** nach FONTAINE

Stadium I:	Stenosen oder Verschlüsse **ohne Beschwerden**
Stadium IIa:	**Claudicatio intermittens** mit einer freien Gehstrecke >200 m*
Stadium IIb:	Claudicatio intermittens mit einer freien Gehstrecke <200 m*
Stadium III:	**Ruheschmerzen** und Nachtschmerzen
Stadium IV:	Ischämie: IVa: mit trophischen Störungen, **Nekrosen**
	IVb: sekundäre **Infektion** der Nekrosen

* In der Originaleinteilung v. 1967 wird statt 200 m als Gehstrecke 100 m angegeben.

Klin: ⇒ **Bis zu 50 % Stenose meist asymptomatisch!**
⇒ Schaufenstergang = **Claudicatio intermittens** (nach einer gewissen Gehstrecke muss schmerzbedingt eine Gehpause eingelegt werden)
Ruheschmerzen, v.a. in Horizontallage u. in der Nacht, Pat. lässt das betroffene Bein aus dem Bett heraushängen (DD: Venöser Schmerz: Hochlagerung)
⇒ Schmerzlokalisation ⇨ abhängig von der Verschlusslokalisation (allgemein gilt: Schmerzlokation distal der Stenose, sog. Etagenkrankheit):
- Gluteal und/oder gesamtes Bein und/oder Potenzstörungen ⇨ Aortentyp (LERICHE-Syndrom, Bifurkationssyndrom)
- Oberschenkel ⇨ Beckentyp
- Waden ⇨ Oberschenkeltyp
- Füße ⇨ Unterschenkeltyp
- Die Schmerzen können auch wechselnd sein ⇨ Mehretagenerkrankung
⇒ Steal-Effekt beim Gehen aus dem arteriellen Stromgebiet des Abdomens bei generalisierter Arteriosklerose ⇨ Bauchschmerzen (aortoiliakales Steal-Syndrom, mesenterisches Steal-Syndrom)
⇒ **Trophische Störungen** der Haut und Weichteile, Blässe der Haut, fehlende Venenfüllung
⇒ Mumifikation des betroffenen Areals (ohne bakt. Besiedlung) = Nekrose, **trockene Gangrän**, Beginn: meist Großzehe
⇒ Allgemein Neigung zu Weichteilinfektionen und **Wundheilungsstörungen**, feuchte Gangrän = bakterielle Infektion der Nekrose
⇒ Bei Diabetes mellitus: Häufig Kombination der Stadien II u. IV (schmerzlose trophische Störungen durch gleichzeitige periphere Polyneuropathie)

Diag: 1. **Anamnese und klinische Untersuchung:** Angabe der Schmerzlokalisation ⇨ Verschluss liegt i.d.R. eine Etage über der Schmerzlokalisation. **Inspektion** der Haut. Auf Wundheilungsstörungen achten.
Palpation: Pulsstatus aller Gefäßgebiete erheben! (A.femoralis, A.poplitea, A.tibialis post., A.dorsalis pedis, A.brachialis, A.radialis, A.carotis com., A.temporalis), Extremitäten-Hauttemperatur (mit Handrücken) prüfen
Bei Diabetes mellitus kann trotz tastbarem Puls eine pAVK vorliegen (Mikroangiopathie).
Auskultation: über dem Abdomen, A.femoralis und auch A.carotis ⇨ Geräusch ab ca. 40 % Stenose nachweisbar
Bestimmung des **Knöchel-Arm-Index** (Blutdruck v. Bein/Arm, Ankle-Brachial-Index, ABI-Norm: ≥1 (0,91-1,30), pathologisch bei <0,9, Gefährdung der Extremität bei <0,4)
Lagerungsprobe nach RATSCHOW: Beine 2 Min. nach oben halten, dann herunterhängen lassen ⇨ nach 5 Sek. muss Rötung erfolgen.
Gehstreckenmessung (mit einem standardisierten Verfahren)
2. **Farbkodierte Duplexsonographie** und Messung der Verschlussdrücke
3. Angiographie (i.a. DSA) ist heute nur zur Diagnostik nicht erforderlich (erfolgt natürlich beim interventionellen Eingriff). Können mit der Sonographie nicht alle Befunde geklärt werden, dann ggf. CT- od. MRT-Angiographie.
Wichtig: **Keine "Bilder" operieren, sondern immer die Klinik des Pat. beachten!**
4. Präop.: Klärung der Operabilität: Ausschluss koronarer, renaler, zerebraler Durchblutungsstörungen (Karotisstenose?), Karzinome, Lungenfunktion, Herz-Kreislauf-Zustand (EKG, Rö-Thorax), Urogramm zur Lokalisation der Ureteren.
Im Stadium IV mit Nekrosen: Osteomyelitis ausschließen (Rö: Vorfuß).

Ther: • **Konservativ:** Domäne der Inneren Medizin im Stadium I und IIa
Allg.: **Ausschalten von Risikofaktoren** ⇨ absoluter **Nikotinverzicht**, Hypertonie mit ACE-Hemmern od. AT₁-Rezeptorantagonisten (z.B. Valsartan, Telmisartan usw.) behandeln, Diabetes optimal einstellen, Adipositas reduzieren, Fette u. Cholesterin vermindern.
Vermeidung von Verletzungen oder Infektionen an der betroffenen Extremität (z.B. unsachgemäße Manipulation an Zehennägeln, Hornhautschwielen etc.)

> **Arteriosklerose ist nicht heilbar ⇨ wichtig ist die Prophylaxe!**

Gehtraining: tägliches Intervalltraining über insg. 60 Min., auch spezielle Belastungen wie Zehen- u. Hackengang üben. Immer bis knapp an die Schmerzgrenze gehen (dann Pause machen u. erneut beginnen) ⇨ die erzwungene Azidose führt zur Dilatation u. Reduktion des peripheren Widerstandes u. Ausbildung von Kollateralgefäßen.
Med: Basistherapie mit **Thrombozytenaggregationshemmer** (ASS) und einem **Statin** (Cholesterinsenker), im Stadium II verlängert Cilostazol (ein Phosphodiesterase-Hemmstoff, Pletal®) die Gehstrecke nachweislich.
Rheologische Maßnahmen: Aderlass u. Ersatz des Volumens mit HAES (Hydroxyäthylstärke) = makromolekulare Infusionslösung, angestrebt wird ein **Hkt von 35-40 %** zur Verbesserung der Fließeigenschaften und der Mikrozirkulation (Hb sollte aber nicht <12 g/dl u. der HKT nicht <30 % fallen ⇨ zu schlechte Sauerstoffversorgung).
Therapie mit vasoaktiven Substanzen, z.B. Prostaglandin E1 (Prostavasin®), Pentoxifyllin (Trental®) od. Naftidrofuryl (Dusodril®)
• **Interventionelle Radiologie:** hat große Teile der operativen Verfahren ersetzt.
PTA = perkutane transluminale Angioplastie (Ballonkatheterdilatation, sog. GRÜNTZIG-Verfahren) mit anschließender Nachbehandlung mit ASS (+ für 4 Wo. Clopidogrel).
Ind: kann heute an allen Etagen u. praktisch bei allen Stadien angewendet werden.
Je nach Befund können über den **intraarteriellen Katheter** zusätzlich ein oder mehrere **Stents implantiert** werden (heute auch spezielle knickresistente Stents für die Poplitealregion und selbstexpandierende Stents für die aorto-iliacale Bifurkation erhältlich). Neu ist auch die Anwendung von DEB (= drug-eluting ballons), die kristallines Paclitaxel (antiproliferativ wirksam) in die Gefäßwand beim Aufblasen des Ballons einpressen (⇨ längere Offenheitsrate). Weitere Verfahren sind die perkutaner Laserangioplastie (Abtragung von Plaques mittels eines im Katheter integrierten Lasers), Rotablation (rotierender Schleifkopf mit Absaugung an der Spitze des Katheters zum Abfräsen von Plaques) sowie PAT (perkutane Aspirations-Thrombembolektomie) + Lyse bei längerem Verschluss.

- **Operativ:** Ind: Früher absolute Op-Indikation im Stadium III u. IV, heute werden auch hier interventionell gute Ergebnisse erzielt (bei vermindertem Risiko).
  - Atheromatöses Ulkus der Aorta mit peripherer Mikroembolisation: offene TEA = **Thrombendarteriektomie** (Ausschälung von Intima mit Teil der Media) mittels Dissektionsspatel oder Ringdesobliteration mit Ringstripper oder einer Gefäßkürette ("Pilz"), evtl. Patcherweiterung, postoperativ für 2-3 Monate Marcumarisierung.

  Gefäßkürette mit Pilzkopf
  - Hoher Aortenverschluss: **"Y"-Prothese** als **aorto-bifemoraler** Kunststoff-**Bypass** oder seltener aorto-biiliakaler Bypass, seltenst aorto-biprofundaler Bypass
  - Verschluss einer A.iliaca com.: Iliaco-iliacaler Crossover-Bypass oder Y-Prothese
  - Verschluss der A.femoralis superficialis mit Abgangsstenose der A.profunda femoralis u. offener A.poplitea: Profundaplastik mit autologer Vene (V.saphena mag. mit zerstörten Venenklappen oder anterograde Implantation) oder Gefäßprothese
  - Langstreckiger Verschluss der A.femoralis superficialis bis distal des Kniegelenkes (evtl. kombiniert mit einer Profundaabgangsstenose): Profundaplastik und Kniegelenküberschreitender femoropoplitealer Bypass
  - Verschluss im Bereich der A.poplitea-Trifurkation (A.tibialis ant., A.tibialis post., A.fibularis): femoro-kruraler Bypass mit peripherem Anschluss an eine oder zwei Unterschenkel-Arterien
  - Bei Risikopatienten und bei Patienten mit Infektionen nach vorausgegangener Gefäßoperation mit Stenosen im aorto-iliakalen Bereich: Extraanatomische Bypässe = (femoro-femoraler Cross-over-Bypass, axillo-bi-/femoraler-Bypass [subkutane Lage])
  - Ultima ratio im Stad. IV: Amputation ca. 3 % d.F.
- Selbsthilfegruppen: Deutsche Gefäßliga e.V., Postfach 40 38, 69254 Malsch, Tel.: 07253 26228, Internet: www.deutsche-gefaessliga.de
  AVK-Bundesverband e.V., An der Oberhecke 34, 55270 Sörgenloch/Mainz, Tel.: 06131 924050, Internet: www.avk-bundesverband.de

Prog: Nach 5 Jahren liegt die Rate der offenen Gefäßprothesen zwischen 60 u. 85 %, nach 10 Jahren zwischen 40-60 % (Abhängig vom Zustand der Zustrom- und Ausflussbahn). Op-Letalität 1-2 % für das Stad. II und bis zu 10 % im Stadium IV.

Kompl: ∗ Zweiterkrankung im Gefäßsystem, sog. "Kreuzrisiko": 50-90 % d. Pat. haben zusätzlich eine **koronare Herzkrankheit** (4faches Risiko) oder/und **zerebrovaskuläre Durchblutungsstörungen** (2- bis 3faches Risiko) ⇨ prophylaktische Gabe von Thrombozytenaggregationshemmern (ASS-Medikation)
Merke: **Die Arteriosklerose ist eine Systemerkrankung!**

Op: ∗ Verletzung von Venen, Lumbalarterien, Nerven, Ureter, Darm
∗ Nachblutung u. früher Rezidivverschluss (insb. bei extraanatomischem Bypass)
∗ Ischämische Kolitis, ischämische Glutealnekrose
∗ Impotenz bei Op im Bereich der infrarenalen Aorta
∗ Protheseninfektion: Häufigkeit 1 %
Klinisch: Phlegmone, Wundabszess, Sepsis, falsches Aneurysma, Blutung! ⇨ Letalität: bis zu **40 %**, je zentraler gelegen, desto schlechter die Prognose.
Ther: extraanatomischer Bypass, Amputation

DD:
- Als Anhalt: sind beide Fußpulse tastbar, liegt keine relevante pAVK vor.
- **Venöse Thrombose:** geschwollene, bläulich gefärbte, leicht zyanotische, warme Beine, gestaute Hautvenen, Ödem, Linderung der Schmerzen bei Hochlagerung
- LWS-Syndrom, Ischialgie, Bandscheibenvorfall, spinale Ischämie, Osteoporose
- Zur Claudicatio intermittens: Polyarthritis hat Morgensteifigkeit, Arthrose hat Anlaufschmerz
- Polyneuropathie: häufig vorkommend, insb. bei Diabetes mellitus ⇨ Pat. haben trotz "faulender" Beine kaum Schmerzen

ARTERIOVENÖSE FISTELN

<u>Syn:</u> AV-Shunt, arteriovenöse Malformation, ICD-10: I77.0

Gefäßchirurgie - Arterien | Seite 79

Def: **Pathologische Kurzschlussverbindung** zwischen arteriellem und venösem Gefäßgebiet (extrakardial), das Shuntvolumen bedingt einen Anstieg der Blutumlaufgeschwindigkeit, eine Venenstauung und eine chronische Volumenbelastung des Herzens.

Ät:
- **Angeborene arteriovenöse Gefäßmissbildung** (kongenitale AV-Fisteln, ICD-10: Q27.3): Gehirn, Lunge, Extremitäten (bis zum Gigantismus der betroffenen Extremität), Ductus arteriosus BOTALLI persistens (zw. Aorta und A.pulmonalis, s. Kap. Herzchirurgie), OSLER-Krankheit (aut.-dom., angiomatöse Teleangiektasien v. Haut/Schleimhäuten/GI-Trakt u. Vorkommen von pulmonalen AV-Fisteln)
- **Erworben/traumatisch:** perforierende Verletzungen, Tumoren, zweizeitiger Einbruch/Perforation eines Aneurysmas in die begleitende Vene, Aktinomykose, Schistosomiasis
- **Iatrogen:** Probebiopsien, arterio-venöse Massenligaturen, Hämodialyseshunts

Etlg: # Kongenitale Fisteln (nach VOLLMAR):
  Typ I: kurzstreckige direkte lokalisierte Verbindung, Duct.arteriosus BOTALLI
  Typ II: Typ-F.P.WEBER-Syndrom: generalisierte Shuntform = ein ganzer Extremitätenabschnitt ist durch hämangiomatöse Bezirke betroffen
  Typ III: lokalisierte tumoröse Form: kavernöse Hohlraumverbindungen, meist im Bereich des Kopfes und Gehirns (Aneurysma cirsoides/racemosum, Rankenangiom, sehr selten), häufig in Kombination mit anderen Missbildungen (KLIPPEL-TRÉNAUNAY-Syndrom, STURGE-WEBER-Syndrom, F.P.WEBER-Syndrom)
Lok: 50 % Extremitäten, 15 % Lungen, 15 % Bauchraum, 10 % Hals u. Kopf
Direkte AV-Fisteln: Arterie und Vene liegen direkt nebeneinander
Indirekte AV-Fisteln: aneurysmatischer Sack dazwischengeschaltet

Klin:
⇒ Einseitige ausgeprägte Varikosis, **pulsierende Varizen**, Stauungsödem
⇒ **Kardiale Insuffizienz** u. Herzvergrößerung (durch chronisch erhöhtes Blutvolumen), Polyglobulie, arterielle u. venöse Distension
⇒ Akute Hypovolämie: "Verblutung" in d. venöse Niederdrucksystem bei akutem Entstehen
⇒ Zeichen einer Mangeldurchblutung: Angina abdominalis

Diag:
1. Anamnese und klinische Untersuchung: Palpation ⇨ tastbarer Tumor
   Auskultation ⇨ Schwirren (Maschinengeräusch)
   NICOLADONI-BRANHAM-Test: bei Kompression der zuführenden Arterie oder der Fistel ⇨ Pulsverlangsamung durch abnehmendes Shuntvolumen
2. Röntgen: Thorax ⇨ Herzgröße?, Angiographie (DSA) bei unklarem Befund
3. Ultraschall-Doppler-Verfahren: Hyperzirkulation darstellbar
4. Bestimmung des HZV, des Gesamt-Blutvolumens, O_2-Sättigung im venösen Blut
5. Einmaliges MRT-Schädel zum Ausschluss zerebraler Gefäßmalformationen

Ther:
- Konservativ: transluminale **Katheterembolisation** in SELDINGER-Technik, Verödung bzw. Thrombosierung der Fistel, heute insb. mit kleinen **Metallspiralen**, die sich im Gefäß zusammenrollen und so zum Verschluss der Fistel führen.
  Therapie der Herzinsuffizienz (Diuretika, Digitalis)
- Operativ: Ind: alle größeren Fisteln, die zu einer Herzmuskelinsuffizienz führen, müssen operativ versorgt werden. Aneurysmaperforation
  - **Separationsmethode:** Isolierung und Trennung der Fistel, Naht der Stümpfe
  - **Kontinuitätsresektion:** Fistelbereich wird reseziert, Arterie und Vene jeweils mittels Naht wieder adaptiert
  - Wenn erhaltende Maßnahme nicht möglich ist: Vierpunkteligatur von Arterie und Vene proximal und distal der Fistel, in der Lunge Segmentresektion/Lobektomie
  - Angeborene Extremitätenfisteln: Skelettierungs-Op der großen Arterien, bei extremer angeborener Malformation ist die Gliedmaßenamputation ultima ratio.

Prog: Im allgemeinen funktionell zufriedenstellend behandelbar.

Kompl:
∗ Aorto-kavale und aorto-portale Fisteln können zu Pfortaderhochdruck führen
∗ Kongenitale Fisteln neigen zum **Rezidiv** proximal der ursprünglichen Fistel

GEFÄSSCHIRURGIE - VENEN

THROMBOPHLEBITIS

Def: **Oberflächliche** (epifasziale) **Venenentzündung** mit einem verschließenden Thrombus, ICD-10: I80.-

Ät: – Aseptische Form durch Intimareizung (z.B. **Trauma**, Varikosis (Varikophlebitis), tiefe Venenthrombose, Medikamente, Infusionen)
– Infektiöse Form durch Keimverschleppung (selten)

Klin: ⇒ Geröteter, tastbarer, **schmerzhafter** Strang, Periphlebitis
⇒ Nur geringe Schwellung des perivasalen Gewebes (als DD zur tiefen Venenthrombose mit generalisierter Schwellung, da 9/10 des venösen Blutes über das tiefe Venensystem abfließen)

Diag: Anamnese und klinische Untersuchung

Ther: • Konservativ: kühlender Heparin-Salbenverband mit Kompressen und **Kompression** mit elastischen Binden, **Mobilisation** (Pat. laufen lassen), evtl. Enzympräparate (z.B. Wobenzym®, Traumanase®) u. Antiphlogistika/Analgetika (z.B. Ibuprofen)
• Der Einsatz von Antikoagulanzien wird diskutiert, ggf. ASS 500 mg/Tag (geringe Prophylaxe einer Thrombose), evtl. niedermolekulare Heparine für 4 Wo.

Prog: **Gut**, als DD zur Phlebothrombose ⇨ keine Lungenembolie mögl. (Gefahr sehr gering), kein postthrombotisches Syndrom.

Kompl: ∗ Bei Immobilisation Übergriff auf tiefes Venensystem mögl.!
∗ Abszedierende Thrombophlebitis: lokale Einschmelzung (z.B. Infektion einer Punktionsstelle, meist Staphylokokken) ⇨ Abszesse durch Inzision spalten, Antibiose
∗ Varikophlebitis: Varixknoten-Thrombose und Entzündung ⇨ sehr schmerzhaft
Ther: Inzision und Entfernung des Thrombus

DD: – **Erysipel** ⇨ Streptokokkeninfekt, Symptomatik: Fieber (Schüttelfrost bis zu septischen Temperaturen), als Erythema migrans der Haut (wandert innerhalb von Stunden), Eintrittspforte evtl. zu sehen (kleine Verletzung), Prädisp.: Diabetes mellitus, höheres Alter, Abwehrschwäche, paraneoplastisch
– **Thrombophlebitis migrans / saltans**: Springende rezidivierende Thrombophlebitiden häufig mit Malignomen, Autoimmunerkrankungen, Appendizitis oder mit anderen Infektionen vergesellschaftet ⇨ Fokussuche und Sanierung des Fokus, evtl. NSAR, Kortikosteroide

PHLEBOTHROMBOSE

Syn: Tiefe Venenthrombose, Beinvenenthrombose, ICD-10: I80.2

Def: Kompletter oder teilweiser Verschluss des **tiefen Venensystems**

Ät: V<small>IRCHOW</small>-**Trias:** Veränderung der **Blutzusammensetzung** (Viskosität), der Strömungsgeschwindigkeit (= **Stase**) und **Endothelläsion**
– **Immobilisation!** (Bettlägerigkeit, Polytrauma, Schlaganfall, Frakturbehandlung, langes Verweilen in Zwangshaltung, z.B. im Flugzeug "economy class syndrome" genannt)
– Trauma (Quetschung, Frakturen, Stichverletzungen) ⇨ Gefäßinnenwandschädigung

Gefäßchirurgie - Venen | Seite 81

- Perioperativ: lange Op, **Op am Bein**, insb. **Knie-** od. **Hüftgelenk** (TEP), Wadendruck auf dem Op-Tisch, Flüssigkeitsverlust, postop. Immobilisation (Thrombosegipfel um den 7. Tag)
- **Gerinnungsstörungen**: Thrombophilie durch APC-Resistenz (APC = aktiviertes Protein C ⇨ aut.-dom. erblich, hohes Risiko insb. bei homozygoter Faktor-V-LEIDEN-Genmutation), AT-III-Mangel, Protein-S-Mangel, Protein-C-Mangel, Faktor-II-Mutation, Lupusantikoagulans, Polyzythämie, Thrombozytose, Heparin-induzierte Thrombozytopenie (HIT II)
- Einnahme von **hormonalen Kontrazeptiva**, **Nikotin** (hormonalen Kontrazeptiva + Rauchen haben ein potenziertes Risiko, Risiko: 6fach!), während oder nach einer Schwangerschaft
- Exsikkose, Diabetes mellitus, Adipositas, Kokainabusus
- Lokale Kompression oder Wandinfiltration: bei den Beckenvenen durch linksseitigen Beckenvenensporn (pulsabhängige Einklemmung der V.iliaca com. sinistra zwischen LWK u. A.iliaca com. dextra, die sie überkreuzt, insb. bei jungen schlanken Frauen), maligne Prozesse, Lk-Metastasen, retroperitoneale Fibrose, Schwangerschaft, Kompression der V.femoralis durch Femoralhernie, frühere Thrombosen, Status varicosis
- **Paraneoplastisches Syndrom** (TROUSSEAU-Syndrom, Viskositätsänderung ⇨ bei Karzinomen von Lunge, Pankreas, Verdauungstrakt, Ovar, Uterus und bei Leukosen)

Path: ♦ **9/10 des venösen Blutes** am Bein fließen über das **tiefe Venensystem** zum rechten Herz zurück. Wichtige Determinanten für den venösen Rückstrom sind die **Muskelpumpe** und Gelenkpumpe in Verbindung mit der Suffizienz der **Venenklappen**.
♦ Thrombusbildung:
1. Bildung eines weißen Gerinnsels (aus Thrombozyten), Emboliegefahr
2. Einlagerung von Fibrin und Erythrozyten
3. Stadium der Schrumpfung des Thrombus ⇨ Emboliegefahr (ca. 8.-12. Tag)
4. Thrombus-Organisation: Thrombus wird entweder gefäßwandständig oder es kommt zur Rekanalisation der Vene (die Venenklappen bleiben dabei aber in der Regel defekt ⇨ **postthrombotisches Syndrom**, das nach Jahren manifest werden kann)
♦ Lok: Meist Bein- (tiefe Unterschenkelvenen) oder Becken-/Beinvenenthrombose, auch V.iliaca / V.cava mögl., V.subclavia / V.axillaris (PAGET-v.SCHROETTER-Syndrom), Phlegmasia coerulea dolens (gesamter venöser Querschnitt einer Extremität thrombosiert, s.u.)

Epid: ◊ Nach chirurgischen Eingriffen entstehen in ca. 0,5 % d.F. klinisch manifeste Thrombosen (wahrscheinlich insg. in ca. 2-5 % d.F., die aber meist klinisch stumm bleiben).
◊ Inzidenz: Phlebothrombose 20-100/100.000/Jahr

Klin: ⇒ Thrombosen verlaufen häufig symptomlos ⇨ Gefahr einer **Lungenembolie!**
⇒ Erhöhte Konsistenz d. Wadenmuskulatur, Druckschmerz der tiefen Venenstämme
⇒ Nächtliche Waden- u. Oberschenkelkrämpfe, Zerreißungsschmerz in der Wade beim Gehen, Fußsohlenschmerz beim Gehen oder spontan
⇒ Zyanotische Hautfarbe bei Verschluss mehrerer tiefen Venen, sichtbare prätibiale Venen = PRATT-Warnvenen
⇒ Tiefrote bis violette Verfärbung, starke Schwellung, Blasenbildung der Haut
⇒ Evtl. Fieberzacke und Tachykardie
⇒ Phlegmasia alba dolens = weiße Schwellung des Beines bei aufsteigender Beinvenenthrombose aus dem Becken (reflektorische art. Minderdurchblutung)

Diag: 1. Anamnese und **klinische Untersuchungen**:
Umfangsmessung: **Seitendifferenz** >1 cm ist pathologisch
Druckschmerzen in der Leiste (RIELANDER-Zeichen), über dem Adduktorenkanal, Kniekehle (TSCHMARKE-Zeichen) oder am Unterschenkel, beim Husten Schmerzen im Bein (LOUVEL-Zeichen)
LOWENBERG-Test: Manschettendruck zwischen 60 und 120 mmHg auf der betroffenen Seite schmerzhaft (bei Gesunden kommt es zum Schmerz erst bei über 180 mmHg)
DUCUING-Zeichen: Ballottement der Wadenmuskulatur schmerzhaft
MEYER-Druckpunkte: Druckschmerz im Verlauf der V.saphena magna an den Perforansvenen-Austrittsstellen

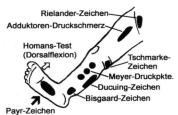

HOMANS-Test: Wadenschmerz bei Dorsalflexion des Fußes ⇨ Unterschenkelvenenthrombose
PAYR-Zeichen: Druckschmerz der Plantarmuskulatur, auch spontan (DENECKE-Zeichen)
BISGAARD-Zeichen: Kulissendruckschmerz retromalleolär
Bei klinischem Verdacht auf eine Thrombose muss eine Diagnostik durchgeführt werden!
⇨ **Farbkodierte Duplexsonographie od. Phlebographie bei Verdacht indiziert** ⇦

2. Labor: Bestimmung der **D-Dimere** (Abbauprodukt des Fibrins) ⇨ erhöht bei Thrombose, Ausschluss einer Gerinnungsstörung (AT-III-, Protein-S-, Protein-C-Mangel, APC-Resistenz), insb. bei jungen Pat. mit einer Thrombose (<45. Lj.)
3. Sonographie: a.) Doppler-Sonographie: Die Aussagekraft ist von der Erfahrung des Untersuchers abhängig, gut geeignet für Becken und Oberschenkel
   b) Bildgebender Ultraschall gut für die Diagnose von intraluminären Strukturen
   c) **Farbkodierte Duplexsonographie** ⇨ Kombination aus a.) u. b.) mit sehr guter Sensitivität und Spezifität (95 %)
4. Röntgen: Bein-Becken-Phlebographie zur genauen Bestimmung von Lokalisation und Ausdehnung der Thrombose, Kollateralisierung, heute seltener eingesetzt
5. Bei Versagen von Rö. u. Sono (z.B. komplette Thrombose ohne Fluss) auch MRT, Angio-MRT oder Phlebo-CT zur Beurteilung mögl.
6. Szintigraphie: mit Radioiod-markiertem Fibrin, Technetium-markiertem Plasmin oder auch radioaktiv markierten Antifibrin-Antikörpern

Ther:
- Konservativ: **Kompression** anfangs mit Druckverband, später mit Kompressionsstrumpf (Kompressionsklasse II) bis zur Leiste, ein Wadenkompressionsstrumpf sollte dann im Anschluss langfristig (für mind. 2 J.) getragen werden..
  Antikoagulation: Bei allen Thrombosen gewichtsadaptierte Gabe (gem. Herstelleranweisung, ca. 200 I.E. Anti-Xa/kgKG/Tag) eines **niedermolekularen Heparins**, z.B. 2 x tgl. Nadroparin (Fraxiparin®) od. 1 x tgl. Tinzaparin (Innohep®) s.c. oder vollsynthetischer Xa-Hemmstoff Fondaparinux (1 x tgl. 7,5 mg s.c., Arixtra®). Am 2. Tag bereits überlappender, einschleichender Beginn der Antikoagulation mit **Cumarin-Derivaten** (= orale Vit.-K-Antagonisten, Phenprocoumon Marcumar® od. Warfarin Coumadin®), Absetzen des Heparins bei Wirksamkeit des Cumarins (dazu Laborkontrolle, meist dauert es 3-5 Tage, Zielwert: Quick 25-35 %, INR 2,0-3,0). Dauer der Behandlung: 3-6 Monate, bei Rezidivthrombose od. Gerinnungsstörungen je nach Schwere für 12 Monate od. auch lebenslang. Alternativ: Zur Primärther. u. zur Sekundärprophylaxe werden auch **orale Faktor-Xa-Hemmer**, Rivaroxaban (Xarelto®) od. Edoxaban (Lixiana®) eingesetzt. Vorteil: direkt anzuwenden, weniger Blutungskomplikationen, keine Laborkontrollen erforderlich).
  Bettruhe wird heute bei adäquater Antikoagulation nicht mehr empfohlen ⇨ **direkte Mobilisation**, die Behandlung kann daher auch in 80-90 % d.F. **ambulant** erfolgen.
- Thrombolyse: Mit Strepto-, Urokinase, rt-PA oder APSAC (Anisoylderivat des Plasminogen-Streptokinase-Aktivatorkomplexes), wird heute zunehmend seltener durchgeführt. Ind: junger Pat., Mehretagenthrombose <8 Tage alt, aszendierende Unterschenkel-Oberschenkelvenenthrombose (chirurgisch ungünstig), je früher eingesetzt umso bessere Ergebnisse! K-Ind. für Lyse: hohes Alter, art. Hypertonie, GI-Ulzera, Nephrolithiasis, unmittelbar nach anderen Operationen, vorangegangene arterielle Punktionen. Durchführung: Langzeitlyse über 4-6 Tage (unter Gerinnungskontrollen), anschließend überlappend Vollheparinisierung und dann Cumarine (wie oben)
- Operativ: Ind: **Phlegmasia coerulea dolens**, segmentale Oberschenkel- oder Beckenvenenthrombose, Mehretagenthrombose, erfolglose Lyse
  – Intraoperative Oberkörperhochlagerung (Anti-Trendelenburg-Lagerung), Bauchpresse und Überdruckbeatmung zur Vermeidung einer intraoperativen Lungenembolie, bei Op-Beginn 5.000 I.E. Heparin i.v.
  – **Thrombektomie** (s. Abb.): Freilegung der beiden Vv.femorales in der Leiste. Von der gesunden Seite Vorschieben eines Ballonkatheters bis in die V.cava und Blockade (um Abstrom von thrombotischem Material zu verhindern), Entfernung der Thromben auf der erkrankten Seite mittels Fernembolektomie entsprechend dem FOGARTY-Katheter-Manöver und Auswickeln der Beine von distal nach proximal

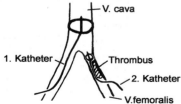

Zur Rezidivprophylaxe bei weit prox. Verschlüssen: temporäre AV-Fistel für ca. 6 Mon.
- Postoperativ: Druckverband, Heparinisierung u. Frühmobilisation (Aktivierung der Muskelpumpe), anschließend überlappend für mind. 6 Monate Marcumarisierung (ohne Kompl. Absetzen nach spätestens 2 J.) wie oben
- Selbsthilfegruppen: Deutsche Gesellschaft Venen e.v., Postfach 18 10, 90007 Nürnberg, Tel.: 0911 5988600, Internet: www.dgvenen.de

Prog: Gute Resultate bei frühzeitiger Thrombektomie (innerhalb d. ersten 2-3 Tage) Operationsletalität ca. 1 %, Letalität bei kons. Therapie <0,5 %
Unbehandelt entwickelt sich in 80 % d.f. ein postthrombotisches Syndrom.

Kompl:
* **Lungenembolie**: Risiko insb. bei flottierenden Thromben in der femoro-iliakalen Region Insgesamt entwickeln mind. 10 % der Pat. eine Lungenembolie (kleinere bleiben aber klinisch stumm), Ther: s.o., Kap. Lungenembolie.
* **Postthrombotisches Syndrom** (in 20-50 % d.F.): Durch bleibende chronische venöse Insuffizienz (Klappenschaden, Ektasie der tiefen Venen ⇨ Klappeninsuffizienz) erfolgt der Blutfluss vermehrt über die insuffizienten Perforansvenen in die oberflächlichen Venen ⇨ Varikosis, Stauung, Ödem, Unterschenkeldermatosen, trophische Störungen bis zum Ulcus cruris. Durch eine konsequente Kompressionstherapie kann das Risiko vermindert werden.
* Heparinisierung: in 0,1-3 % d.F. (das Risiko ist bei den niedermolekularen Heparinen 10fach geringer) **Heparin-induzierte Thrombozytopenie** (HIT Typ II, „Heparinallergie") = nach ca. 5 Tagen plötzlicher Thrombozytenabfall. Klin: Thrombosen, Lungenembolie, Extremitätenischämie, Myokardinfarkt, Apoplexie, Fieber durch Antikörper-bedingte Bildung von Thrombozytenaggregaten (white-clot syndrome), Letalität 6 bis 20 %.
Diag: HIPA-Test (Heparin-induzierter Plättchen-Aktivierungstest) od. Nachweis v. Heparin-Plättchenfaktor-4-Komplexen, ELISA-Test auf HIT-Immunglobuline
Ther: Heparin sofort absetzen, Antikoagulation mit Thrombininhibitor Danaparoid (Orgaran®), bei Thrombose mit einem Hirudin, z.B. Desirudin (Revasc®)
Proph: bei Heparingabe regelmäßig **Thrombozytenzahl** kontrollieren (Tag 0, 5, 7, 9, 11, 14, dann 1x/Woche), aufklärungspflichtige Komplikation!

Proph:
♥ **Vermeidung jeglicher unnötiger Immobilisation!** Bei jeder Immobilisation (also insb. bei jedem operativen Eingriff!) die Beine mit elastischen Binden **wickeln** od. **Antithrombosestrümpfe** benutzen.
♥ Krankenhaus: Peri-/postoperativ und jede Immobilisation erfordern eine Thromboseprophylaxe mit Low-dose-Heparinisierung mit 3 x 5.000 I.E. tgl. Heparin s.c. (od. auch 2 x 7.500 I.E.) oder 1 x tgl. mit einem **niedermolekularem Heparin** s.c. (gewichtsadaptiert, je nach Herstelleranweisung), z.B. Enoxaparin (Clexane®), Nadroparin (Fraxiparin®), Certoparin (Mono-Embolex®NM), Dalteparin (Fragmin®), Reviparin (Clivarin®1.750)

DD:
- Arterieller Verschluss (fehlender Puls, kühle Haut, kein Ödem)
- Trauma mit Muskelfaserriss, Muskelhämatom, rupturierte BAKER-Zyste (Schmerz in der Kniekehle), Leistenhernie
- Bei unerklärlichen rezidivierenden Thrombosen an Karzinome des Pankreas und des Verdauungstraktes denken!
- Ischiassyndrom mit Schmerzausstrahlung
- Schnell wachsendes Sarkom
- Erysipel (Fieber, Erythema migrans)
- Lymphödem (auf die Zehen übergreifend), hereditäres Angioödem, kardiale Ödeme

PHLEGMASIA COERULEA DOLENS

Syn: Pseudoembolische Phlebitis, venöse Gangrän, ICD-10: I80.2

Def: Maximalvariante einer **akuten** tiefen Venenthrombose ⇨ der **gesamte venöse Gefäßquerschnitt einer Extremität** ist verschlossen (zur Ät. s.o. bei Phlebothrombose).

Path: ♦ Durch das Sistieren des gesamten venösen Abflusses kommt es zur Aufhebung auch der kapillaren Perfusion und somit zur Störung des arteriellen Zuflusses, evtl. sind zusätzlich auch venös-arterielle Reflexe für die arterielle Minderperfusion zuständig
♦ Häufig als Aufpfropfung auf eine bestehende Venenthrombose

Klin: ⇒ Trias: **Ödem, Zyanose** und **Schmerz**
⇒ Schwellung (venöse Stauung), aber kühle Haut (arterieller Zufluss gemindert)
⇒ Venenstauung, Blaufärbung, Hautblutungen
⇒ Nekrosen bis zur Gangrän
⇒ Hypovolämischer Schock (mehrere Liter Blut können in einer Extremität eingeschlossen werden)

Diag: 1. Anamnese und klinische Untersuchung: Pulsstatus
2. Ultraschall-Doppler-Untersuchung
3. Röntgen: Phlebographie

Ther: • Operativ: Ind: Die Phlegmasia coerulea dolens ist ein gefäßchirurgischer Notfall
– **Venöse Thrombektomie** (Mittel der ersten Wahl): Thrombektomie mit FOGARTY-Katheter-Manöver
– Als ultima ratio bleibt noch die Grenzzonenamputation bei bereits bestehenden ausgedehnten Nekrosen und Fehlschlagen der Rekanalisierung
– Postoperativ Antikoagulation (Marcumar) für mind. 6 Monate
• Konservativ: bei Versagen der operativen Therapie Versuch d. Fibrinolysetherapie mögl.

Prog: Ernstes Krankheitsbild mit hoher Mortalität (>50 %)

Kompl: ∗ Nekrosen bis zur **Gangrän der Extremität** ⇨ Amputation
∗ **Lungenembolie**, Schock mit Verbrauchskoagulopathie
∗ Kompartmentsyndrom, Myoglobinolyse Ther: Rechtzeitige Fasziotomie bei Verdacht auf ein sich entwickelndes Kompartmentsyndrom.
∗ Postthrombotisches Syndrom (s.o.)

DD: – Arterielle Embolie/Thrombose: Keine Schwellung der Extremität
– Cumarinnekrose

PAGET-v.SCHROETTER-SYNDROM

Syn: Arm-/Achselvenenthrombose, Achselvenenstau, ICD-10: I80.8

Def: Akute **Thrombose** der **V.axillaris** oder **V.subclavia** meist durch Endothelläsion
Lok: Prädilektionsstelle ist die Enge zwischen Schlüsselbein und erster Rippe

Ät: – **Trauma**, Überanstrengung (Tennis, Schwimmen, Kegeln, Gewichtheben, Holzhacken, sog. Thrombose par l'effort, Effort-Thrombose)
– Kompression des venösen Abflusses: **Thoracic-inlet-Syndrom** (Skalenussyndrom, Halsrippe usw.), Klavikula-Fraktur (Kallusbildung), Aneurysma der A.subclavia, mediastinale Tumoren, Lymphknotenvergrößerungen, längere ungünstige Zwangshaltung (z.B. im Schlaf, beim Autofahren) od. Partner schläft auf dem Arm des Anderen (sog. Thrombose des jeunes mariées)
– Junge Frauen: hormonale Kontrazeptiva (meist + Nikotinabusus)
– Gerinnungsstörungen: APC-Resistenz, AT-III-Mangel usw. (s. Kap. Phlebothrombose)
– Iatrogen: Thrombose entlang eines ZVK von der V.cephalica aus
Medikamente: Zytostatika, hypertone Lösungen

Klin: ⇒ **Schwellung**, livide zyanotische Verfärbung des betroffenen Armes
⇒ Schwere-, **Spannungsgefühl** u. Schmerzen im betroffenen Arm, Druckgefühl in der Axilla
⇒ Gefüllte oberflächliche Oberarmvenen, ggf. sichtbarer Kollateralkreislauf über V.cephalica, jugularis und laterale Thoraxvenen

Diag:
1. Anamnese (Trauma, Zwangshaltung?) und klinische Untersuchung
2. Doppler-Sonographie
3. Röntgen: **Phlebographie** des Armes, evtl. mit Belastungsstellung
4. Szintigraphie: mit Radioiod-markiertem Fibrin

Ther:
- Konservativ: Hochlagerung, Kompressionsverbände, Heparinisierung oder Fibrinolyse (Streptokinase, Urokinase, rt-PA, APSAC), anschließend für 3 Mon. Antikoagulation mit Cumarin-Derivaten (= orale Vit.-K-Antagonisten, Phenprocoumon, Marcumar®)
- Operativ: Ind: Versagen der kons. Therapie, persistierende Kompressionsursache, rezidivierende Thrombose (selten)
  - Trendelenburg-Lagerung, Darstellung der V.axillaris, Thrombektomie mittels FOGARTY-Katheter und Auswickeln des Armes, Op der Ursache (z.B. Entfernung einer Halsrippe, Skalenotomie)
  - Postoperative Röntgen-Kontrolle: Pneumothorax?
  - Überlappende Heparin-Marcumartherapie für mind. 3 Monate (s.o. Kap. Thrombose)

DD:
- Lymphödem des Armes, insb. nach axillärer Lymphonodektomie oder Radiatio bei Mammakarzinom
- MONDOR-Krankheit: Thrombophlebitis der Vv.thoracoepigastricae, insb. nach Mamma-Op.

VARIKOSIS

Syn: Krampfadern, altdt. Krummadern, Varizen, varix = der Knoten, ICD-10: I83.9

Def: Sack- oder knotenförmige Erweiterung oberflächlicher Venen, v.a. an der unteren Extremität

Anatomie: 3 Venensysteme am Bein:
1. Oberflächlich, subkutan/epifaszial: **V.saphena magna** (am Innenknöchel beginnend bis zum Venenstern = Krosse an der Leiste) und die V.saphena parva sowie alle davon ausgehenden Seitenäste
2. Tief, intermuskulär, zwischen Faszien: die tiefen Beinvenen übernehmen 90 % des venösen Rückstroms durch **Muskelpumpe** (Hauptwirkung) und Gelenkpumpe mit Hilfe der **Venenklappen** (Paternoster-Prinzip = Blut wird durch Kompression von Klappe zu Klappe nach oben transportiert), Pulswellen der perivenös gelegenen Arterien, Inspiration des Thorax und Herzvorhofsog (= negativer Druck)
Intramuskulär: Soleussystem dient gleichzeitig als Blutspeicher und mündet in das tiefe Venensystem.
3. Perforansvenen (Venae perforantes): Verbindung zwischen oberflächlichem und tiefem System. Die physiologische Flussrichtung ist dabei von **außen nach innen**, durch Venenklappen gesichert, gerichtet.
   a.) DODD-Gruppe: Innenseite des mittleren Oberschenkels
   b.) BOYD-Gruppe: Innenseite des Unterschenkels direkt unterhalb des Knies
   c.) COCKETT-Gruppe: 3 Perforans-Venen an der Innenseite des Unterschenkels im unteren Drittel ca. 7, 14 und 18 cm von der Fußsohle entfernt.
   LINTON-Linie: Bildet eine Gerade vom Innenknöchel zum Knie auf dem die Perforans-Venen-Gruppen b. und c. liegen.

Ät:
- Bindegewebsschwäche / idiopathisch / **genetische Disposition** ⇨ primäre Varikosis
- **Klappeninsuffizienz** (erworben, s.u.) / fehlende Venenklappen (angeboren) oder dysplastische Venenklappen (= KLIPPEL-TRÉNAUNAY-Syndrom mit Gliedmaßenriesenwuchs und Naevus flammeus u. evtl. dysplastischem Lymphsystem)
- **Postthrombotisches Syndrom:** Stau/Druckerhöhung bei Insuffizienz der Klappen im tiefen System ⇨ Rückfluss in das oberflächliche Venensystem ⇨ Varikosis (in mehr als 80 % d.F. nach einer nicht behandelten akuten tiefen Beinvenenthrombose mit einer Latenz von 1-2, manchmal 10 bis 30 Jahren auftretend) ⇨ Austritt von Flüssigkeit durch den erhöhten hydrostatischen Druck (STARLING-Hypothese) führt zum Ödem und sekundär zu trophischen Störungen durch Minderperfusion.
- Erhöhter hydrostatischer Druck (häufiges langes Stehen)

Gefäßchirurgie - Venen

- Nicht ausreichende Muskel-/Gelenkpumpe (Bewegungsmangel)
- Prädisponierend: Gravidität (hormonelle Einflüsse und Stase des ven. Abflusses durch intraperitoneale "Raumforderung"), Adipositas, Kompression (z.B. durch Leibbänder), Kompression durch Tumoren im venösen Abstromgebiet

Path:
- ♦ **Primäre Varikosis** (vom oberflächlichen Venensystem ausgehend): primäre Erweiterung der V.saphena magna o. parva mit konsekutiver Klappeninsuffizienz, meist nachweisbare genetische Disposition (angeborene Bindegewebeschwäche) u. unphysiologische Belastung: Berufe mit langem Stehen, wenig Laufen
- ♦ **Sekundäre Varikosis:** folgt anderen Venenerkrankungen (meist vom tiefen Venensystem ausgehend): posttraumatisch, **postthrombotisch**, Insuffizienz der Vv.perforantes, AV-Fisteln, Schwangerschaftsvarikosis, portale Hypertension

Epid:
◊ Häufigkeit: Besenreiser-Varizen haben 60 % der Bevölkerung, ca. 10 % aller Berufstätigen haben eine Varikosis mit Krankheitswert, 25 % davon haben bereits Komplikationen.
◊ Fast jeder zweite >50 Lj. leidet an Varizen oder deren Folgen, w > m (3:2)

Etlg:
Chronisch venöse Insuffizienz (CVI), Einteilung nach WIDMER:
  I: **Kölbchenvenen, Ödemneigung** perimalleolär (BISGAARD-Kulisse)
  II: **Trophische Hautveränderungen** mit Hyper- u. Depigmentation
  III: Florides oder abgeheiltes **Ulcus cruris**

Erscheinungsformen der Varikosis:
- Besenreiservarikosis, Kölbchenvenen (z.B. Corona paraplantaris phlebectatica)
- Retikuläre Varikosis (netzartige Erweiterungen subkutaner Venen)
- **Stammvarikosis** (V.saphena magna oder parva oder Seitenäste), Etlg. n. HACH:
  Stad. I: Insuffizienz d. Mündungsklappe d. V.saphena mag. am Venenstern
  Stad. II: I + variköse Veränderung bis oberhalb des Kniegelenkspaltes
  Stad. III: I + II + variköse Veränderung bis ca. 5 cm unterhalb d. Knies
  Stad. IV: I - III + fingerdicke variköse Veränderung bis zum Knöchel
- Perforans-Varikose = "blow-out"-Varizen bei insuffizienten Vv.perforantes
- Varizenpolster / Rezidivvarizen
- **Ulcus cruris venosum** (in ca. 30 % d.F. bei Stad. IV vorhanden)
- Pudendale Varikosis bei pelviner Veneninsuffizienz (meist nach Schwangerschaft durch Klappeninsuffizienz der V.ovarica ⇨ Ther: Clipping der V.ovarica)

Klin:
⇒ Primäre Varizen machen nur selten Beschwerden: evtl. Schwere- u. Spannungsgefühl und Schmerzen bei langem Stehen
⇒ Sekundäre Varizen: Ausgeprägtes Schwere- u. Spannungsgefühl, Schmerzen, Schwellung des Beines (DD: keine Schwellung bei arteriellem Verschluss), Juckreiz, Ekzeme, Stauungsdermatitis (Lipodermatosklerose), Hyperpigmentation der Haut, Ulkus cruris venosum (typische Stelle über dem Malleolus medialis), evtl. Atrophie blanche (Arteriolen reflektorisch verengt)
⇒ Klinische Einteilung der sog. CEAP-Klassifikation (1994)

C0 = keine sichtbaren Zeichen einer Venenerkrankung
C1 = kleine Varizen (z.B. Besenreiser)
C2 = größere Varizen, ohne Zeichen einer chron. venösen Insuffizienz
C3 = Varizen mit Ödemen
C4 = mit Hautveränderungen (Hyperpigmentierungen, Ekzeme, Atrophie blanche)
C5 = mit abgeheiltem Ulcus cruris
C6 = mit floridem Ulcus cruris

Diag:
1. Inspektion: Sichtbare **Ausbuchtungen** und Erweiterungen im Stehen, gestörte Hauttrophik, geschwollene Knöchelregion = BISGAARD-Kulisse, Ulzera cruris etc.
Palpation von **Faszienlücken** an den Durchtrittsstellen der insuffizienten Perforansvenen, **"blow-out"**-Phänomen (hervortretende Perforans-Venen)
2. TRENDELENBURG-Test: Überprüft Suffizienz der Perforantes und der Klappen. Patient liegt, Beine hochgelagert ⇨ Ausstreichen der Varizen, Kompression der V.saphena mag. am Oberschenkel durch eine Staubinde
anschließend: Beobachtung der oberflächl. Venen im Stehen, normal sehr langsame od.

gar keine Füllung der Venen ⇨ Perforantes suffizient
nach Abnahme der Stauung keine retrograde Füllung der oberflächlichen Venen ⇨ Venenklappen intakt.
TRENDELENBURG I positiv: Schnelle Venenfüllung bei noch liegender Stauung (<15 Sek.)
⇨ Perforantes insuffizient
TRENDELENBURG II positiv: Retrograde Füllung nach Abnahme der Stauung ⇨ Klappeninsuffizienz (= Stammvarikosis)
Zur Abklärung der Lokalisation: Staubinde am Ober- und Unterschenkel
3. PERTHES-Test: Überprüft die Durchgängigkeit der tiefen Venen u. somit die Op-Fähigkeit: eine Staubinde am Oberschenkel im Stehen anlegen, Pat. umhergehen lassen: normal: Entleerung der Venen am US durch Muskelpumpe ⇨ tiefe Venen o.B.
PERTHES-Test positiv: Varizen werden praller und schmerzen ⇨ Abflussbehinderung der tiefen Beinvenen (sekundäre Varikosis)
4. MAHORNER-OCHSNER-Test: Zur Prüfung der Perforans-Insuffizienz: Mittels 2 Staubinden wird ein Areal abgeschnürt ⇨ Pat. gehen lassen ⇨ sind die Perforans-Venen in diesem Areal defekt zeigt sich eine Venenfüllung (ähnlich funktioniert der PRATT-Test mit 2 elast. Binden und einem Stauschlauch oder der COOPER-Test mit 3 Staubinden)
5. Sonographie: Doppler-Sonographie und bildgebender Ultraschall, bzw. **farbkodierte Duplexsonographie**: pathologisch: Kaliberzunahme u. retrograder Flow der Vv.saphenae, Strömungsumkehr der Vv.perforantes (blow out)
6. Aszendierende Phlebographie der Bein- u. Beckenvenen (vom Fußrücken aus): gibt Auskunft über die Durchgängigkeit der tiefen Venen, über die Insuffizienz der Perforantes und das Ausmaß der Varikosis

Ther:
- Konservativ: gut sitzende **Kompressionsstrümpfe + Bewegung** (Muskelpumpe!)
  In der Ödemphase Kompressionsverbände mit Kurzzugbinden, danach Strümpfe (Kompressionsklasse II = Druck 23-32 mmHg an der Fessel), Hochlagern der Beine.

  Merksatz für Patienten: **S meiden, L tun** (S = nicht sitzen/stehen ⇨ L = liegen, laufen)

  Med: Venentonika (z.B. Rosskastanienextrakte)
- Bei **Besenreiservarikosis**: perkutane Verödungsbehandlung = **Sklerosierung** nach SIGG (Injektion eines flüssigen Verödungsmittels in die Besenreiservarize, z.B. 0,5%iges Polidocanol (Lauromacrogol 400, Aethoxysklerol®), alternativ ist auch eine Laserverödung mit d. Neodym-YAG-Laser mögl. Danach Kompressionsverband/-strumpf für 1 Wo.
- Endovenöse Verödung der V.saphena mit **Laser** oder mit **Radiowellen** (Radiofrequenzobliteration od. bipolare Radiofrequenz-induzierte Thermoablation). Durchführung: Punktion der Vene kurz oberhalb des Knies, vorschieben des Katheters unter duplexsonographischer Kontrolle bis 1-2 cm vor den Venenstern. Verödung dann beim Zurückziehen. Vorteil: spart die Stripping-Op., allerdings auch häufiger Rezidive
  Schaumsklerosierung bei Nebenästen, kleinen Rest- oder Rezidiv-Varizen: 1%iges Polidocanol (Aethoxysklerol®) 1:4 mit Luft gemischt direkt in die Varize, Cave! Keine Injektion in das tiefe Venensystem/Vv.perforantes!
  Nachbehandlung: Kompressionsverband ⇨ lokale Verklebung u. Thrombose führt zum Verschluss der Varizen
- Operativ: Ind: Varikosis mit ausgeprägtem Befund (Korkenzieher-Varikosis, Varizen >15 mm Durchmesser, Stammvarikosis)
  – Wichtig vor Op: **Präoperativ** muss der Varizenstatus am **stehenden Patient detailliert angezeichnet** werden! (im Liegen auf dem Op-Tisch sind die Venen kollabiert und nicht mehr sichtbar), bzw. duplexsonographisch-kontrolliert angezeichnet werden.
  – Bei umschriebenem Befund: Resektion der einzelnen Varizen (od. Laserverödung).
  – Bei Stammvarikosis **Venen-Stripping** d. **V.saphena magna**, modifizierte **BABCOCK-Op**:
    1. Schnitt in der Leiste und Aufsuchen des Venensternes (auch Krosse genannt = Einmündung der V.saphena magna in die V.femoralis)
    2. Sorgfältige Unterbindung der peripheren Äste am Venenstern, um ein Rezidiv zu vermeiden (= **Crossektomie**)
    3. Absetzen der V.saphena magna, Fasziennaht über der Krosse. Dann von proximal Einbringen der Stripping-Sonde ⇨ Vorschieben bis unterhalb des Knies

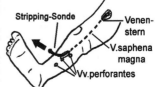

Gefäßchirurgie - Venen

4. Schnitt am oberen Drittel des Unterschenkels über dem tastbaren Sondenende, Ausleitung der Sonde
5. Befestigung des Strippers an der Vene in der Leiste durch Naht und dann Ziehen der Vene von proximal nach distal (diese invertiert sich beim Ziehen dabei)
+ Insuffiziente **Perforans-Venen** am Bein sind über kleine Miniinzisionen in der LINTON-Linie aufzusuchen und mit großer Sorgfalt zu **ligieren**/umstechen (subfaszial) und unter anschließender Fasziennaht zu versenken
+ **Exhairese** (= Resektion)/Ligatur aller oberflächlichen (vorher eingezeichneten) **Venenkonvolute** über kleine Extrainzisionen
Am Ende der Op wickeln des Beines mit elastischen Binden.
- <u>Postoperativ:</u> Fäden ex nach 8 Tagen, Kompressionsstrümpfe Klasse II bis zum Oberschenkel für 6-8 Wo., ausreichend Bewegung
- Selbsthilfegruppen: Deutsche Venen-Liga e.V., Sonnenstr. 6, 56864 Bad Bertrich, Tel.: 0800 4443335 (gebührenfrei), Internet: www.venenliga.de

Prog: Rezidivrate der Sklerosierungstherapie 20-50 % innerhalb von 5 Jahren, bei Op: 5-15 % (insb. durch unversorgte Vv.perforantes!), Letalität: 0,02 %

Kompl: * Thrombophlebitis, Varizenruptur, tiefe Venenthrombosen, Lungenembolie
* Sklerotherapie: paravenöse Injektion ⇨ lokale Reizung, Allergien
Op: * **Verletzungen** der **V.femoralis** an der Einmündungsstelle der V.saphena magna od. der A.femoralis superficialis
* Blutungen, **Hämatome**, Serome, Ödeme (Ther: Kompressionsverband, abschwellende Maßnahmen mit Lymphdrainage, Enzympräparate, z.B. Wobenzym®N)
* Wundheilungsstörungen (insb. wenn eine ekzematöse Hautveränderung bereits präoperativ bestand, daher bei akutem Ekzem besser das Abklingen abwarten)
* Sensibilitätsstörungen über der Hautinzision (15 %, meist reversibel), Lymphfisteln (5 %)

ULCUS CRURIS

Syn: Ulcus cruris venosum, venöses Ulkus, ICD-10: 83.0

Ät: Ulzeröse Form der **chronisch venösen Insuffizienz** / Endstadium (häufigste Komplikation)

Epid: Ca. 30 % der Pat. im Stad. IV der Stammvarikosis haben ein Ulcus venosum.

Klin: ⇒ Tiefrotes Ulkus (häufig am medialen Unterschenkel/Knöchel), umgebende Haut meist hyperpigmentiert und trophische Störungen (dünne Haut, Lipodermatosklerose), Ödem
⇒ Juckreiz, unbestimmtes Schmerzgefühl ("restless legs")

Ther: • <u>Konservativ:</u> **Kompression!**, ohne Kompression keine Heilung (nur durch die Kompression kann das Ödem zurückgedrängt werden und über die somit verkürzte Diffusionsstrecke werden die Zellen wieder mit O_2 und Nährstoffen versorgt ⇨ Voraussetzung für eine Heilung) + Bewegung. Med: Acetylsalicylsäure beschleunigt die Heilung.
Hydrokolloidplatten (Varihesive®, Comfeel®) zur Wundreinigung und Konditionierung des Wundgrundes (diese können mehrere Tage auf der Wunde belassen werden)
• <u>Operativ:</u> Ind: wenn das Ulcus unter konsequenter! (1-2 Mon.) Kompression nicht abheilt
  – Wundtoilette: Säuberung des Ulkusgrundes, Abtragen von Nekrosen, unter Kompressionsverband oder Vakuumversiegelung **Granulationsgewebe** bilden lassen.
  Bei ausreichendem Granulationsgewebe ⇨ Hauttransplantation (Mesh-Graft, Spalthaut ⇨ muss perforiert sein, um Sekretverhaltung zu verhindern) + Kompressionsverband
  – Bei extremer trophischer Störung: Fasziotomie der paratibialen Muskelfaszie (zur Druckentlastung) u. anschließende (ein- od. zweizeitige) plastische Deckung des Ulkus
  – Biochirurgie: Einbringen von sterilen Fliegenlarven (*Lucilia sericata*), diese Maden sind reine Nekrophagen, sie verflüssigen die Nekrosen durch ihre sezernierten Verdauungssekrete) für 3 Tage zum „Abfressen" der Nekrosen und Förderung der reparativen Wundheilung (Ind: schlechter Gesamtzustand des Pat., z.B. wenn keine Narkose zur Nekrosenabtragung mögl. ist)

Prog: Die Therapie erfordert **viel Geduld**, bei konsequentem Therapieregime (Kompression!) und guter Compliance des Patienten können sehr gute Ergebnisse erzielt werden.

Kompl:
* Infektion des Wundgebietes
* Spätkomplikation: Entwicklung eines Narbenkarzinoms

DD:
- Arterielles Ulcus (Pulsstatus), meist über der Tibia lokalisiert
- Ulcus bei Diabetes mellitus, meist am lat. Unterschenkel lokalisiert
- Ulcus trophoneuroticum = Malum perforans (bei Polyneuropathie, insb. zusammen mit einem Diabetes mellitus), meist an der Fußsohle über dem II. Strahl lokalisiert
- Dekubitus (Druckgeschwür, bei bettlägerigen immobilen Patienten), meist zuerst über dem Os sacrum, an der Ferse od. über den Malleolen
- Ulkus-Karzinom (Ulcus neoplasticum): daher bei nicht abheilendem Ulcus Biopsien von Rand u. Kraterboden entnehmen und ein Karzinom histologisch ausschließen
- Ulcus allergischer, toxischer oder infektiöser Genese

HÄMODIALYSE-SHUNTS

Def: Sicherer, hämodynamisch ausreichender u. wiederholt gut punktabler, venöser Gefäßzugang (Shunt-Volumen mind. 300 ml/Min.) zwischen einer Extremitätenarterie und einer Vene.

Ind: Patienten, die eine chronische intermittierende Dialyse bei terminaler Niereninsuffizienz benötigen (ca. 60.000 Hämodialysepatienten in Deutschland)

Ther:
* Akut wird eine Hämodialyse mit nur einem, dicklumigem Zugang (sog. SHALDON-Katheter) im "Single-needle-Verfahren" (= Dialyse erfolgt mittels Pumpen über nur einen einzigen, doppellumigen Katheter) über die V.jugularis int. od. V.subclavia (mit Katheterlage bis in den re. Vorhof = entspricht einem **ZVK**) durchgeführt.
* Einfache arteriovenöse (= AV)-Fistel: subkutane (autologe) **BRESCIA-CIMINO-Fistel** (Syn: CIMINO-Shunt) zwischen **A.radialis** u. **V.cephalica** an d. radialen Innenseite d. **distalen Unterarmes** Durchführung: in Lokalanästhesie Aufsuchen der Arterie und Vene, Mobilisation der Vene und **End-zu-Seit**-Naht auf die Arterie. Weitere Möglichkeiten: A.cubitalis u. V.cephalica in der Ellenbeuge (GRACZ-Shunt), A.brachialis u. V.basilica am Oberarm, A.femoralis/A.poplitea u. V.saphena magna am Bein (extrem selten)
* Alloplastische AV-Fistel: **SCRIBNER-Shunt** aus Kunststoff (PTFE, Ø 6 mm) als Schleifenshunt (Loop) am Unterarm, gestreckter Shunt am Oberarm od. Oberschenkel mit subkutaner Shuntanlage (Nachteil: kürzere Haltbarkeit, häufiger Infektionen u. Shuntthrombosen ⇨ werden erst eingesetzt, wenn keine autologe Shuntanlage mehr möglich ist)
* Selbsthilfegruppen: Bundesverband Niere e.V., Weberstr. 2, 55130 Mainz, Tel.: 06131 85152, Internet: www.bundesverband-niere.de

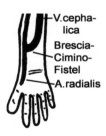

V.cephalica
Brescia-Cimino-Fistel
A.radialis

Prog: Der CIMINO-Shunt kann nach 4 Wochen benutzt werden (Dilatation der Vene), Shunttraining in dieser Zeit (wiederholtes proximales Abbinden zur Dilatation), ein Shunt kann bis zu 10 Jahren halten. Ein-Jahres-Offenheitsrate im Durchschnitt ca. 75 %.

Kompl:
* Steal-Effekt distal des Shunts (z.B. kalte Hände, Parästhesien, Nekrosen)
* **Thrombosierung** od. Verschluss ⇨ Auskultation: fehlendes Strömungsgeräusch (ein auskultatorisches und sogar palpatorisches Schwirren ist bei einem durchgängigen Shunt sehr deutlich vorhanden)
* **Infektion** ⇨ Sepsis, Aneurysmabildung (⇨ Perforations- u. Emboliegefahr), Blutung
* Stenose im Anastomosenbereich
* Karpaltunnelsyndrom (Engpass durch venöse Dilatation)

GEFÄßCHIRURGIE - LYMPHGEFÄßE

Anatomie

Die Lymphe aus der unt. Extremität und dem Abdomen (Tr.intestinalis) trifft sich in der **Cisterna chyli** (liegt am Hiatus aorticus). Von dort wird die Lymphe weitergegeben an den **Duct.thoracicus** ("Milchbrustgang") der im linken Venenwinkel (Angulus venosus sin. zwischen V.subclavia und V.jugularis int.) endet. Der Lymphabfluss des li. Armes und der li. Kopf-/Halshälfte erfolgt ebenfalls in den li. Venenwinkel. Der rechte Arm und die re. Kopf-/Halshälfte endet am re. Venenwinkel. Weitere mögliche lymphatische Einmündungsstellen (Varietäten) gibt es in die V.cava inf. und V.azygos. In der Peripherie gibt es Verbindungen zwischen Lymphgefäßen und benachbarten Venen.

Lymphknoten: Diese sind als Filterstationen in die Lymphbahnen zwischengeschaltet. Größere Stationen finden sich in der Leiste, Axilla, Abdomen, parahilär der Lunge und am Hals.

Funktion: Abwehrfunktion (Lymphozyten), Filterfunktion (Lymphknoten), Transportfunktion (Proteine, Fette) mit Drainage der interstitiellen Flüssigkeit (ca. 2 l/Tag).

LYMPHANGITIS

Syn: Volksmund: *"Blutvergiftung"*, mit Befall der Lymphknoten = Lymphadenitis, ICD-10: I89.1

Ät: Bakterielle Lymphbahnenentzündung: meist Staphylokokken und Streptokokken mit Abszess, Furunkel, Phlegmone od. Panaritium als Quelle, in den Tropen oft Filariosen

Path:
- Die Infektion breitet sich über die Lymphbahnen aus (roter Streifen, Volksmund: „*Blutvergiftung*") und mündet an den großen Lymphknotenstationen (Leiste oder Axilla) und gehen dort mit einer schmerzhaften Schwellung einher.
- Wird nicht rechtzeitig therapiert, geht die Infektion über die Mündung des Lymphsystems in das venöse Gefäßsystem über ⇨ Sepsis!

Klin:
⇒ **Roter Streifen,** als druckschmerzhafter Strang, lokale Überwärmung
⇒ Schmerzen an der Eintrittspforte (häufig nicht mehr sichtbar)
⇒ **Schmerzhafte Schwellung der regionären Lymphknotenstationen**
⇒ Evtl. Fieber, Leukozytose, Schüttelfrost ⇨ **Cave: Sepsis!**

Diag:
1. Anamnese und klinische Untersuchung (Eintrittspforte?)
2. Szintigraphie: Speicherfähigkeit der Lk herabgesetzt
3. Röntgen: Lymphangiographie (nur im chron. Stadium erforderlich)

Ther:
- Konservativ: Ruhigstellung der Extremität, Verbände mit Rivanol-Lösung, Antibiose, **Tetanusschutz!**
- Operativ: Ind: Bei sichtbarem Abszess, Furunkel, Phlegmone, etc.
  – Sanierung der Eintrittspforte (chirurgische Inzision)

Kompl:
* Nicht rechtzeitiges Einschreiten ⇨ **Gefahr der Sepsis!**
* Bei rezidivierenden Lymphangitiden ⇨ chronische Lymphangitis mit Lymphödem mögl.

DD:
– Oberflächliche Thrombophlebitis, Phlebitis migrans
– Lymphadenitis bei Systemerkrankungen, Tumoren

LYMPHÖDEM

Syn: Engl. lymphoedema, ICD-10: I89.0, angeboren Q82.0

Path: Ein Lymphödem entsteht, wenn die anfallende Lymphe einer Region (lymphatische Last) die Transportkapazität des Lymphgefäßsystems übersteigt. Physiologischerweise besteht eine hohe Reservekapazität des lymphatischen Systems, sodass einfache Verletzungen i.d.R. nicht zu einem Lymphödem führen.

Ät:
- Angeboren (hereditäres Lymphödem) oder sporadisch: Aplasie/Hypoplasie des Lymphgefäßsystems (NONNE-MILROY-Syndrom, MEIGE-Syndrom), Dysplasien der Lymphwege mit Lymphangiomen bei KLIPPEL-TRÉNAUNAY-Syndrom.
- Iatrogen: **Entfernung regionärer Lymphknoten** (Armlymphödem nach Ausräumung der tiefen Axilla-Lk beim **Mammakarzinom**, Beinlymphödem nach **gynäkologischen** oder **urologischen Operationen** od. Lymphbahnzerstörung am med. Kniegelenk),
Bestrahlungstherapie regionärer Lymphknoten ⇨ Fibrose der Lymphbahnen, mögl. NW bei Paclitaxel-Medikation (Chemotherapeutikum)
- Entzündlich: rezidivierende Lymphangitis od. Erysipel, Lymphangitis durch Wurmbefall der Lymphgefäße: sog. Filariose (weltweit ca. 250 Mio. Pat.) mit Wuchereria bancrofti ⇨ Elephantiasis (= Maximalform eines Lymphödems)
- Neoplastisch = Lymphoedema tardum, Leukämien, Lk-Metastasen
- Posttraumatisch, Narben unterschiedlicher Genese

Epid:
◊ Prävalenz: ca. 1,5 ‰ ⇨ ca. 120.000 Pat. in Deutschland geschätzt
◊ Primäre Lymphödeme: <30. Lj. beginnend, bei späterem Beginn muss immer an einen malignen Prozess gedacht werden (sek. Form). In 90 % d.F. **Frauen** betroffen.
◊ Nach Mamma-Ca-Lymphonodektomie der Axilla in 10 % d.f., bei zusätzlicher Radiatio in bis zu 50 % d.F.!

Etlg:
\# Primäres Lymphödem: **angeborene** Insuffizienz des Lymphgefäßsystems (familiär bedingt, selten auch sporadisch)
\# Sekundäres Lymphödem: posttraumatisch, entzündlich, neoplastisch
    iatrogen: postoperativ, post radiationem
\# Stadien:

0:	Latentes Lymphödem (Schwellungen nach banalen Traumen, z.B. Mückenstich)
I:	Reversibles Lymphödem, insb. abends auftretend, Haut unverändert
II:	**Irreversibles** Lymphödem: hart, blasses, nicht eindrückbares Ödem, Hauthypertrophie
III:	**Elephantiasis** (= fibrosklerotisches Lymphödem), entstellende Deformation

Klin:
⇒ Lymphödem: harte, glatte, nicht eindrückbare Haut, Hauthypertrophie, eher kühle Haut
⇒ Primäres Lymphödem: meist an Zehen, Fußrücken und Knöchel
⇒ Sekundäre Lymphödeme: meist gesamtes Bein/Arm betroffen
⇒ Elephantiasis: Ödem extremen Ausmaßes, Lymphfisteln, Ulzerationen, Beweglichkeit eingeschränkt

Diag:
1. **Anamnese** (Operationen, Verletzungen, Radiatio?) und klinische Untersuchung
STEMMER-Zeichen: trotz Ödem sind an den Zehen die queren Hautfalten sichtbar, durch fibrotische Hautverdickung (insb. am Dig. II) ⇨ die Haut lässt sich nicht abheben
2. **Weichteilsonographie**
3. Lymphsequenzszintigraphie: zeigt Transport- od. Speicherdefekte, hierzu werden ^{99m}Tc-markierte Nanokolloide in die Region injiziert
4. Röntgen: Lymphographie ⇨ Nachweis pathologischer Gefäßveränderungen, in der Erprobung ist auch eine MRT-Lymphangiographie

Gefäßchirurgie - Lymphgefäße

Ther: • Konservativ: komplexe physikalische Entstauungstherapie, bestehend aus **manueller Lymphdrainage** (2 x tgl.), Entstauungsgymnastik, Hochlagerung der betroffenen Extremität und konsequentes Tragen von Kompressionsbandagen (Klasse 4 = >49 mmHg) für ca. 4 Wo.
Im Anschluss an die Akuttherapie wiederholte Lymphdrainagetherapie (1-2x/Wo.) und Kompressionsstrümpfe (flachgestrickte, Klasse 2) lebenslang.
Med: haben sich wenig bewährt, evtl. schonende Diurese, niedrigdosiert Kortikoide
sofortige **Antibiose** bei bakteriellem Hautinfekt/Erysipel
• Operativ: Ind: Stad. (III) IV = invalidisierendes Lymphödem
– Nach operativen Eingriffen an der Axilla ist eine **Transplantation** von Lymphgefäßen mögl. Hierzu werden Lymphbahnen vom ventro-medialen Bündel des Oberschenkels entnommen und frei End-zu-End zwischen Oberarm und Hals anastomosiert.
Nach destruierenden Eingriffen in der Leistenregion können Lymphbahnen vom kontralateralen Oberschenkel gestielt an den gesunden Leistenlymphknoten oberhalb der Symphyse auf die Gegenseite kreuzend mit aufsteigenden Lymphbahnen am ödematösen Bein anastomosiert werden.
– Innere Drainage-Op nach THOMPSON: Keilresektion von Subkutangewebe + Faszie, Einschlagen des epidermisbefreiten Hautstreifens in eine darunterliegende Muskelloge ⇨ Ableitung des oberflächlichen Lymphstroms in die tiefen Lymphbahnen

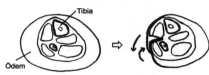

– Op n. NIEBULOWICZ: Anschluss von Lymphknoten an Venen ⇨ Lymphabfluss
– Op n. CHARLES: Abtragung des gesamten ödematösen Subkutangewebes
• Selbsthilfegruppen: Lymphselbsthilfe e.V., Schulstr. 28, 91074 Herzogenaurach, Tel.: 09132 745886, Internet: www.lymphselbsthilfe.de

Prog: Nach Lk-Entfernung (Tumorchirurgie) und Bestrahlung gute Ergebnisse mit kons. Ther. mögl., bei Versagen der kons. Therapie über mind. 6 Mon. ist eine Transplantation mögl. (die Lymphgefäße haben eine gut spontane Anastomosierungsfähigkeit und eine gute dauerhafte Offenheitsrate).
Bei den angeborenen Formen lassen sich in 3/4 d.F. gute bis befriedigende Op-Ergebnisse erzielen.

Kompl: ∗ Rezidivierendes Erysipel (⇨ sofortige Antibiose), Thrombophlebitiden
∗ STEWART-TREVES-Syndrom: angioplastisches Sarkom (selten) auf dem Boden eines chronischen Lymphödems mit einer Latenz von ca. 10 Jahren
Op: ∗ Evtl. Verstärkung des distalen Lymphödems (Fuß)

Proph: ♥ Nach **Mammakarzinom-Lymphonodektomie** und/oder **Radiatio** der Axilla: am betroffenen Arm keine Injektionen od. Blutabnahmen (auch wenn noch kein Ödem vorhanden ist!), keine übermäßige Kälte/Wärme, keine starke Beanspruchung des Armes, keine mechanische Reize (z.B. Blutdruckmessen), vor Insektenstichen schützen, kein Sonnenbrand, BH mit breiten Trägern verwenden

DD: – Schwellung und Ödem durch **chronisch venöse Insuffizienz**, bei Überschreitung der Transportkapazität des Lymphgefäßsystems, auch kombiniertes Ödem bei venöser Insuffizienz möglich (Phlebolymphödem)
– **Lipödem**: Fettverteilungsstörung (pathologisch vermehrtes Fettgewebe insb. konzentriert auf Hüfte und Oberschenkel, Hände u. Füße sind typischerweise ausgespart), Schmerzen und Spannungsgefühl, Ther: im fortgeschrittenen Stadium Liposuktion
– Traumatisch: SUDECK-Dystrophie
– Kardial bedingtes Ödem (Herzinsuffizienz) ⇨ Klin: bei Druck bleibende Dellen!
– Renal bedingtes Ödem (Albuminurie, Hypoproteinämie)
– Hepatisch bedingtes Ödem (Leberzirrhose)

LYMPHZYSTEN/FISTELN

Syn: Lymphozelen, variköse Lymphektasien

Ät: Nach Lymphgangdurchtrennung durch Trauma, iatrogen (Operationen, Probeexzisionen) ⇨ Retentionszysten, Fisteln

Klin: ⇒ Evtl. druckschmerzhafte Raumforderungen

Diag: 1. Anamnese (Op, Trauma?) und klinische Untersuchung
2. Röntgen: Lymphographie, Fisteldarstellung

Ther:
- Konservativ: bei kleinen Zysten/Fisteln ⇨ Kompressionsverbände
- Operativ: Ausschälen der Zyste und Unterbindung des Zuflusses

VISZERALE LYMPHZYSTEN/FISTELN

Syn: Chylaszites (Chyloperitoneum, Chylaskos), **Chylothorax**

Ät: − Traumatisch oder iatrogen: Operationen/Punktionen (z.B. thorakale Aortenaneurysmen, Pneumektomie, Pleurapunktion, Subclavia-Katheter)
− Tumoren: Lymphosarkome, Lymphome, Pleuratumoren, HODGKIN-Lymphome
− Angeborene chylöse Zysten

Klin: ⇒ Raumforderung im Thorax ⇨ evtl. Dyspnoe, Chylusrefluxsyndrom in das Abdomen u. Beinperipherie
⇒ Abdomen: Freie Flüssigkeit

Diag: 1. Anamnese (Trauma, Op) und klinische Untersuchung
2. Röntgen: Thorax, Abdomen
3. Sonographie: Nachweis von Pleuraerguss oder freier Flüssigkeit im Abdomen
4. Pleura- od. Aszitespunktion zur DD (z.B. Flüssigkeit bei malignem Prozess)

Ther:
- Konservativ: Chylothorax: Drainagebehandlung und parenterale fettfreie Diät für ca. 2 Wochen versuchen (s. Kap. Chylothorax)
Abdomen: Aszitespunktionen ⇨ wenn keine Abnahme des nachlaufenden Chylus ⇨ Op
- Operativ: Ind: Versagen der kons. Therapie
  − Fistelumstechung, Deckung der Leckage, Fibrinklebung
  − Abdomen: lymphogene Anastomose zu einer Vene, evtl. Darmresektion des fistelbetroffenen Darmabschnitts

Kompl: ∗ Ausbildung von Lymphfisteln: Harnwege (⇨ Chylurie), Thorax, Abdomen

LYMPHADENOPATHIE

Syn: Lymphknotenschwellung, Lymphadenitis, ICD-10: I88.-/R59.9

Ät: − **Entzündung/Infektion** im Zuflussgebiet der Lymphknoten (z.B. **Lymphangitis**, virale Infektionen im HNO-Bereich), meist Staphylokokken od. Streptokokken,

aber auch an systemische Infektionen durch **HIV, Tuberkulose,** Toxoplasmose, Brucellose, Yersinien (⇨ mesenterial), Mononukleose (PFEIFFER-Drüsenfieber ⇨ Halslymphknotenschwellung), Röteln (⇨ nuchal/retroaurikulär), Sarkoidose (Morbus BOECK ⇨ Mediastinum/Lunge) denken
- **Maligne Lymphome** (Non-HODGKIN-Lymphome), maligne **Lymphogranulomatose** (HODGKIN-Lymphom), Lymphosarkom
- Primärer benigner Lymphknotentumor (CASTLEMAN-Tumor)
- **Metastase** eines Tumors vom Zuflussgebiet der Lymphknoten (z.B. HNO-Tumoren ⇨ Hals-Lk, Mamma-Ca ⇨ Axilla, Bronchial-Ca ⇨ Mediastinum, usw.), der erste betroffene Lk wird dabei als Sentinel-Lk (engl. sentinel = der Wachposten) bezeichnet
Ist der Primärtumor unbekannt (CUP-Syndrom = carcinoma of unknown primary, ICD-10: C80.0) ist die Prog. dabei besonders schlecht, da eine Disseminierung bereits vorliegt (manchmal kann der Primärtumor auch gar nicht gefunden werden).

Anatomie: Lymphknoten-Abwehrgebiete:

I. Kopfbereich: (Nodi lymphoidei) Nll.occipitales, mastoidei, retro- u. praeauriculares, submandibulares, submentales
II. Hals und Nacken: Nll.cervicales superficiales et profundi (sup. et inf.)
III. Obere Rumpfhälfte u. Extremität: Nll.pectorales, axillares, cubitales
IV. Untere Rumpfhälfte u. Extremität: Nll.inguinales, poplitei

Klin: ⇒ Schmerzhafte oder nicht schmerzhafte Schwellung der Lymphknoten
⇒ Infektiös: Schmerz, Schonhaltung, Fieber, evtl. Schüttelfrost (Cave: Sepsis), lokale Überwärmung und Rötung, Abszess im Zuflussgebiet

Diag: 1. Anamnese (Dauer?) und klinische Untersuchung
2. Sonographie (mit 7,5-MHz-Schallkopf): physiologisch sind länglich ovale, echoarme „Raumforderungen" (Länge : Breite = 2 : 1) mit echoreichem Hilus in der Mitte des Lk (Hilusfettzeichen), max. Länge <1,0 cm (inguinal <2,0 cm).
V.a. Malignität bei runden Raumforderungen, fehlendem Hilusfettzeichen und diffuser, baumartiger Vaskularisation in der Farbdopplersonographie
DD: reaktive Vergrößerung bei Entzündungen im Zuflussgebiet
3. Labor: BSG, CRP, Differentialblutbild, HIV-Test
4. Jede länger bestehende Lymphadenopathie muss der **Histologie** zugeführt werden ⇨ Op: **Probebiopsie** oder **Exstirpation** (= gesamter Lk), Histologie, ggf. Untersuchung auf TBC
5. Bei V.a. malignes Lymphom ⇨ Knochenmarkpunktion, Thorax- und Abdomen-CT
6. Im Röntgen verbreitertes Mediastinum ⇨ bei unklarem Befund Mediastinoskopie und Histologie
7. Bei V.a. Metastasen ⇨ Untersuchung des Zuflussgebiets der Lymphknoten

Ther: • Behandlung nach der zugrundeliegenden Ursache
- Infektionen: Antibiose, Infektsanierung, antivirale Substanzen
- Malignome: Chemotherapie, Bestrahlung, Operation je nach Tumor od. Metastase

Kompl: Infektion ⇨ Lymphdrüseneinschmelzung ⇨ Abszess, Sepsis

THORAXCHIRURGIE

Anatomie

Orientierungslinien: von vorne Mitte nach hinten zur Wirbelsäule geordnet
Mediosternallinie - Parasternallinie - Medioklavikularlinie -- vordere Axillarlinie - mittlere Axillarlinie - hintere Axillarlinie -- Skapularlinie - Paravertebrallinie - Mediovertebrallinie.

Pleura: **Pleura visceralis** überzieht die Lunge, **Pleura parietalis** hat die Teile Pars mediastinalis, costalis und diaphragmatica. Im Pleuraspalt Exsudation und Resorption bis 1 Liter/Tag möglich. Ausgeprägte gute arterielle, venöse und lymphatische Versorgung.
Intrapleuraler Druck: -7 (Inspiration) bis -3 cm H_2O (Exspiration) bis +6 cm H_2O (Pressen)

Mediastinum: Begrenzung vorne durch das Sternum, hinten BWS, seitlich Pleurasäcke, unten Centrum tendineum des Diaphragma, oben Eintritt von Ösophagus, Trachea und der supraaortalen Gefäßen.

Pulmo: **Rechts 10 Lungensegmente:** 3 Ober-, 2 Mittel-, 5 Unterlappen)
Links 9 oder 10 Lungensegmente: 3 Ober-, 2 Lingula, 4 oder 5 Unterlappen (Oberlappen und Lingula (= Segment 4 und 5) haben gemeinsam einen Bronchus, Segment 7 fehlt).
Röntgenologisch: Lungenoberfeld = Lungenspitze bis Höhe 2. Rippe, Mittelfeld = 2.-4. Rippe, Unterfeld = 4. Rippe bis Zwerchfell.

Tracheobronchialbaum: Trachea - Trachealbifurkation (Carina) - Hauptbronchus - Lappenbronchus - Segmentbronchien, pro Segment je ein Versorgungsgefäß
Lage des Bronchus zu den Gefäßen:
Linke Lunge: Arterie Bronchus Vene (von kranial nach kaudal)
Rechte Lunge: Bronchus Arterie Vene (von kranial nach kaudal)

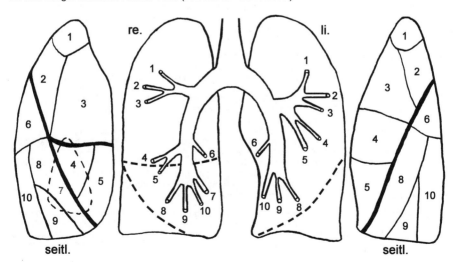

Lymphstationen der Lunge:
Peribronchial:
1. Nodi lymphatici pulmonales = intrapulmonal, an Bronchiengabelungen
2. Nodi lymphatici bronchopulmonales = Hilus-Lymphknoten

Mediastinal:
3. Nodi lymphatici tracheobronchales = direkt sup. und inf. der Tracheabifurkation
4. Nodi lymphatici paratracheales = Lymphknoten entlang der Trachea
   Nodi lymphatici paraaortales, paraösophageales oder am Lig. pulmonale

Extrathorakal:
5. Nodi lymphatici supraclaviculares (zählen noch als regionäre Lk im TNM-System)
6. Nodi lymphatici cervicales profundi (zählen als Fernmetastasen im TNM-System)

Fehlbildungen

Knöcherne Deformitäten: Trichterbrust, Kiel-/Hühnerbrust, Sternumspalten, Skoliose, Kyphose
Pleurazysten: Hohlräume mit Epithelauskleidung (meist angeboren)
Lungensequestration: Fehlender bronchialer Anschluss eines Lungenanteils und vaskuläre Missbildung
Missbildungen des Tracheobronchialsystems: Bronchogene Zysten, lobäres Emphysem, zystische Adenomatose

THORAXTRAUMA

Syn: Engl. chest trauma, ICD-10: S20.- bis S29.-

Ät: – **Stumpfes Trauma** (Verkehrs- oder Arbeitsunfälle) durch Anprall (häufig)
 – **Penetrierend = offen** (Stich-, Schuss- oder Pfählungsverletzungen, insg. seltener)
 – Iatrogen: tracheobronchiale Rupturen bei Tracheotomie od. Intubation

Epid: ◊ 25 % aller tödlich Unfallverletzten sterben an den Thoraxverletzungen.
 ◊ 70 % haben keine alleinige Thoraxverletzung! ⇨ zusätzliche Diagnostik wichtig! Immer an ein **Polytrauma** denken!

Etlg: # Verletzung des Brustkorbes (Thoraxprellungen, Rippenserienfrakturen, Sternumfraktur)
 # Verletzung des Mediastinums (Herzkontusion, Herzbeuteltamponade, Aortenruptur)
 # Verletzung der Lungen: Lungenkontusion, Lungenriss, Bronchusruptur, Trachealruptur/-verletzung, Pneumo- und Hämatothorax

Diag: 1. Anamnese (Unfallhergang) und klinische Untersuchung:
  – Inspektion: Prellmarken, seitendifferente Atemexkursionen, Zyanose, Vorwölbungen am Thorax, Instabilität, atemabhängige Schmerzen, Einflussstauung, schlürfendes Geräusch (offener Thorax), blutiges Sputum
  – Palpation: Hautemphysem, Druck- od. Kompressionsschmerz, Krepitation
  – Perkussion: Dämpfung oder hypersonorer KS, Atembeweglichkeit
  – Auskultation: abgeschwächtes AG, seitendifferente AG
  – Immer gesamten Körper untersuchen (Ausschluss von Begleitverletzungen)
 2. Röntgen: Thorax in 2 Ebenen, ggf. orientierendes CT, evtl. kurzfristige Wiederholungen notwendig! Knöchernes Skelett zum Ausschluss von Begleitverletzungen
 3. **Pulsoxymetrie** bereits präklinisch durch den Notarzt, Labor: Blutgasanalyse, ZVD; EKG
 4. Sonographie: Abdomen ⇨ Begleitverletzungen ausschließen, Pulmo ⇨ Ergüsse?
 5. Bei V.a. Gefäßverletzungen ⇨ Angiographie in Op-Bereitschaft
 6. Bei V.a. Bronchusruptur ⇨ Bronchoskopie

Ther: • Notfallmaßnahmen: Sicherstellung der Atmung (Atemwege freihalten), Sauerstoffgabe (6 l/Min.) bei Spontanatmung, bei insuffizienter Spontanatmung frühzeitige Intubation u. druckkontrollierte Beatmung mit 100 % O_2, bei V.a. Spannungspneumothorax sofortige Entlastung, Oberkörperhochlagerung oder Lagerung des Pat. auf der verletzten Thoraxseite, Schockbehandlung
 • Konservativ: stumpfes Thoraxtrauma mit Hämatothorax, Pleuraerguss ⇨ **frühzeitige Pleuradrainage** (bei anhaltendem Blutverlust über die Drainage >200 ml/Std. ⇨ Op-Ind.)
 • Operativ: Ind: stumpfes Thoraxtrauma mit persistierenden Blutungen bei Gefäßverletzungen, Herzbeuteltamponade, tracheobronchiale Rupturen, Ösophagusruptur, Zwerchfellruptur

Offenes Thoraxtrauma mit penetrierender Verletzung von Herz, Gefäßen, Tracheobronchialsystem oder Ösophagus
- Zugang: antero-laterale oder postero-laterale Thorakotomie, bei sicherer Herzbeteiligung Sternotomie
- Op der betroffenen Strukturen (siehe jeweiliges Kapitel)

Kompl:
* **Kreislaufinsuffizienz:** durch Volumenmangel, Gefäßverletzungen (V.cava, Aorta, Koronargefäße), myogene Herzinsuffizienz, Herzkontusion mit Herzmuskelödem, Koronarthrombose mit Myokardinfarkt, Verletzung innerer Herzstrukturen (Papillarmuskelriss, Klappenein- od. -abriss) od. Herzbeuteltamponade
* **Respiratorische Insuffizienz:** z.B. durch schmerzbedingte Hypoventilation, Lungenparenchymkompression durch Spannungspneumothorax, Hämatothorax, Schocklunge, Verletzung des Tracheobronchialsystems, instabilen Thorax, Entwicklung eines ARDS od. einer Pneumonie
* **Rippen- / Rippenserienfraktur**, Sternumfraktur als Impressions- oder Stückfraktur ⇨ evtl. schmerzbedingte Hypoventilation, **instabiler Thorax**, paradoxe Atmung, Lungenkontusion, Pneumothorax, Spannungspneumothorax, Schocklunge, Herzkontusion
* **Pneumothorax / Spannungspneumothorax**, Bronchusruptur, Bronchialfistel
* **Hämatothorax** (Blutungen in die Pleurahöhle)
* Chylothorax (Verletzung des Duct.thoracicus)
* Mediastinal- / Hautemphysem
* Bronchopleurale Fisteln, Pleuraempyem, Pleuraschwarte (Spät-Kompl.)
* Ösophagusverletzung (evtl. mit anschließender Mediastinitis)
* **Zwerchfellruptur** (⇨ Herniation abdomineller Organe in den Thoraxraum mit Verdrängung der Lunge oder Mitverletzung von Leber, Milz, Magen, Colon, Dünndarm)
* **Herzbeuteltamponade** ⇨ Kreislaufinsuffizienz (Ther: Punktion)
* Aortenruptur (bei starkem Dezelerationstrauma, thorakale Aorta meist distal d. Isthmus)
* Offene Thoraxverletzung ⇨ offener Pneumothorax, evtl. Pleuritis, Mediastinitis
* **Immer an Mitverletzung anderer Organe denken!** = Polytrauma, Zweihöhlenverletzung

PNEUMOTHORAX

Syn: Umgangssprachlich in der Klinik oft nur "**Pneu**" genannt, ICD-10: J93.-

Ät:
- **Spontan:** Ruptur einer od. mehrerer subpleural gelegener **Emphysemblasen** (= Abhebung der Pleura visceralis vom Lungenparenchym durch Lungenstrukturveränderung, meist apikal = Pneumothorax **von innen**, geschlossener Pneu), insb. bei Rauchern, Asthmatikern, jugendlichen Sportlern oder auch bei TBC-Kavernen, durchgebrochenem Karzinom, abszedierender Pneumonie, zystischer Fibrose, Zwerchfelldefekt
- Penetrierendes Thoraxtrauma ⇨ Durchspießung der Brustwand **von außen** (offener Pneu) oder traumatische Bronchusruptur ⇨ es entsteht daraus fast immer ein Spannungspneumothorax (= Ventilpneumothorax), meist auch Hämopneumothorax durch Einblutung.
- Iatrogen: Subklavia-Katheter, **Überdruckbeatmung**, Pleurapunktion und **jede Operation am eröffneten Thorax!**

Path:
♦ Durch eine Eröffnung des Pleuraraumes geht der vorhandene **Unterdruck** durch Druckausgleich zwischen innen und außen verloren ⇨ Luft im Pleuraraum, die Lunge kollabiert.
♦ Offener Pneumothorax: Die Lunge kollabiert durch die Verbindung nach außen. Bei der In- und Exspiration kommt es zum Hin- und Herpendeln des Mediastinums in Richtung der gesunden Seite; ebenso wandert im Bronchien Luft hin u. her = sog. **Pendelluft**.
♦ Spannungspneumothorax: Durch den **Ventilmechanismus** gelangt bei jeder Inspiration Luft in den Pleuraraum, die aber bei Exspiration nicht mehr entweichen kann ⇨ zunehmende intrapleurale Drucksteigerung ⇨ **Verlagerung des Mediastinums** zur gesunden Seite, Kompression der noch gesunden Lunge, Kompression des Herzens mit Behinderung des venösen Rückstroms (Erhöhung des ZVD). Eine Beatmung des ateminsuffizienten Patienten, insb. mit Überdruck verschlimmert dabei den Zustand durch weitere Kompression.

Thoraxchirurgie

Etlg: # Offener Pneumothorax führt zum Mediastinalflattern/-pendeln
Einfacher, geschlossener Pneumothorax = ohne Verlagerung des Mediastinums
– Primärer (idiopathischer) Spontanpneumothorax: durch minimale Veränderungen im Lungengewebe, v.a. Lungenspitze (sog. Blebs = kleine Blasen), meist Männer <30 J.
– Sekundärer Spontanpneumothorax: als Folge einer Lungengerüsterkrankung (z.B. Emphysem, Kavernen, Abszesse), Altersgipfel um 65 J.
Spannungspneumothorax/Ventilpneumothorax führt zur Mediastinalverlagerung
– Innerer: durch Verletzung der Lungenoberfläche
– Äußerer: durch Verletzung der Thoraxwand

Klin: ⇒ Plötzlich eintretende Atemnot (erst relativ spät!, dann v.a. bei Belastung), Schmerzen im Thorax, Husten (trocken)
⇒ Spannungspneu: zunehmende Atemnot, Zyanose, Schmerzen, Tachykardie, Einflussstauung (deutlich dilatierte Vv.jugulares u. Venen des Zungengrundes), Schockgefahr!
⇒ Evtl. Hautemphysem um die Verletzungsstelle
⇒ Fieber, wenn der Pneumothorax längere Zeit besteht

Diag: 1. Anamnese (Thoraxtrauma, spontan: jüngerer Patienten) und klinische Untersuchung: Perkussion ⇨ **hypersonorer Klopfschall**, Seitenvergleich! Auskultation ⇨ **abgeschwächtes Atemgeräusch** (selten ganz fehlend) auf der Seite des Pneumothorax
2. Röntgen: Thorax in **Exspirations**stellung ⇨ Lungenkollaps mit "leerem Thorax" (im Bild reicht die Lungengefäßzeichnung nicht bis zur lat. Thoraxwand), Mediastinalverlagerung, die viszerale Pleura ist als Linie abgrenzbar. Nach wieder ausgedehnter Lunge noch CT-Thorax zum Nachweis von Bullae od. Klärung einer anderen Ursachen durchführen.

Ther: • <u>Akute Behandlung</u>
– <u>Offener Pneumothorax</u>: Verschluss der Eintrittspforte mit luftdichtem Verband
– <u>Spannungspneumothorax</u>: **unverzügliche Entlastung** durch **Punktion** des Pleuraraumes, z.B. mit großlumiger Kanüle/Braunüle im 2. ICR medioklavikulär (am Rippenknochenoberrand eingehen) oder mit Pleurakanüle nach MATTHYS (mit einem eingebauten Ventil) / TIEGEL-Kanüle (= Kanüle mit eingeschnittenem Fingerling: Luft kann raus, aber nicht mehr rein). Vor jeglicher Beatmung muss beim Spannungspneumothorax eine Saugdrainage angelegt werden!
• <u>Bei allen Pneumothoraces Anlegen einer Pleurasaugdrainage:</u>
Hautdesinfektion, Lokalanästhesie, Stichinzision der Haut (diese wird **1-2 ICR tiefer** durchgeführt als die Durchtrittsstelle des Trokars in den Pleuraraum (s.u.), um eine Abdichtung zu gewährleisten), über einen Trokar den Katheter in den Pleuraraum einführen (Cave: Interkostalgefäße befinden sich an der Unterseite der Costae, daher Trokar immer an der Oberseite der Rippen entlangführen)
Als Durchtrittsstellen sind gebräuchlich:
- 4. ICR, hintere Axillarlinie (BÜLAU-Saugdrainage) und den Katheter intrapleural bis ca. in die Höhe des 1.-2. ICR hochschieben
- 2. ICR, Medioklavikularlinie (MONALDI-Lage)
Exakter Wundverschluss u. Fixation der Drainage, Anschluss des Sogs (ca. -10 cmH$_2$O), Rö-Thorax zur Kontrolle der Katheterlage
• <u>Spontaner Pneumothorax</u> durch Emphysemblasenruptur: Saugdrainage od. HEIMLICH-Ventil (Luft kann raus, aber nicht hinein) für 3-4 Tage.
Fibrinpleurodese (Verkleben der Pleurablätter) bei Versagen der Saugdrainagentherapie, bzw. bei rezidivierendem Spontanpneumothorax.
Sehr kleine spontane Pneumothoraces (Mantelpneu) resorbieren sich von selbst und werden nur kontrolliert.
• <u>Operativ:</u> Ind:große bronchopleurale Fistel (Pneu mit Saugdrainage nicht zu beheben), Bronchusruptur, Rupturen von Aorta od. Ösophagus
– Rupturen der Bronchien: Thorakotomie und Übernähen der Fistel/Ruptur oder Lungensegmentresektion, Versorgung von Mitverletzungen, z.B. einer Ösophagusruptur
– Bei rezidivierendem Spontanpneumothorax oder fehlendem Rückbildung trotz Saugdrainage innerhalb v. 3-4 Tagen offene parietale Pleuraresektion (führt zum Verkleben der Lungenoberfläche mit der Thoraxwand). Heute meist als **thorakoskopische** (minimal invasive Chirurgie) Op mit **endoskopischer Ausschneidung der Emphysemblasen**

an der **Lungenspitze** (mit spez. Klammergeräten = Endo-GIA™) u. partieller (apikaler) Pleuraresektion oder Pleurodese (= Verklebung) durch Koagulation der apikalen Pleura mit dem Argon-Laser oder endoskopischer Fibrinklebung

Kompl: * Respiratorische Insuffizienz, Spannungspneu: zusätzlich kardiale Insuffizienz
⇨ Entwicklung eines Schocks mit ernster Prognose
* Pleurainfiltrat: Seropneumothorax ⇨ Vernarbung, Fibrothorax
* Rezidive bei Emphysemblasen

<u>Op:</u> * Interkostal-Nerven/Gefäß-Verletzung durch den Kathetertrokar
* Infektion und Keimverschleppung, Pleuraempyem
* Bronchusanschluss der Drainage (⇨ fehlende Sogwirkung)
* Postoperative persistierende chronische Schmerzen (20-25 % d.F.)

Proph: ♥ Nach Spontanpneumothorax od. bei vorhandenen Bullae kein Tauchsport

DD: – Hämatothorax bei Rippenserienfrakturen ⇨ Ther: Pleurapunktion (8.ICR hintere Axillarlinie)
– Instabiler Thorax mit paradoxer Atmung bei Rippenserienfrakturen
– Katamenialer Pneumothorax: rezidivierend mit d. Menstruation (subpleurale Endometriose)

PLEURAERGUSS

Def: Flüssigkeit in der Pleurahöhle, ICD-10: J90

Ät: – Mitreaktion bei **Entzündungen:**
Intrathorakale Entzündungen, z.B. **Pneumonie**, Bronchopneumonie, Tuberkulose
Mediastinale Entzündungen, z.B. nach Traumata (Ösophagusperforation, BOERHAAVE-Syndrom)
Intraabdominelle Entzündungen, z.B. bei Peritonitis, Cholezystitis, Pankreatitis, Leberabszess, subphrenischem Abszess
– Nicht entzündlich: Mediastinum/Thorax: **Herzinsuffizienz** (dekompensiert), Atelektasen, Pneumothorax, Lungenembolie, Abdomen: **Leberzirrhose**
– **Tumoren**: Bronchialkarzinom, Pleuratumoren (primär, z.B. Mesotheliom oder metastatisch, z.B. Mammakarzinom), Lymphome, Ovarialfibrom (MEIGS-Syndrom), Ovarialkarzinom (Pseudo-MEIGS-Syndrom)
– Systemische/rheumatische Erkrankungen, Kollagenosen unter Einbeziehung der Pleura

Path: ♦ <u>Formen:</u> Serothorax, Hämatothorax, Pyothorax, Chylothorax
♦ **Exsudat** (spez. Gewicht >1,015 g/cm³, >3 g/dl Eiweiß, LDH >200 U/l): bei Infektion oder Malignomen (Exsudat = bei Erkrankungen von der Pleura ausgehend)
♦ **Transsudat** (spez. Gewicht <1,015 g/cm³, <3 g/dl Eiweiß, LDH <200 U/l): bei kardiovaskulären Erkrankungen, Hypoproteinämie (Leberzirrhose, nephrotisches Syndrom), Urämie

Klin: Atemnot, Dyspnoe, evtl. Schmerzen

Diag: 1. Anamnese und klinische Untersuchung: Perkussion ⇨ **Dämpfung** (erst ab ca. 500 ml Erguss, die obere Begrenzung der Dämpfung steigt dabei typischerweise nach lateral parabelförmigen an, der höchste Punkt ist ca. in der mittleren Axillarlinie = ELLIS-DAMOISEAU-Linie), dann auch Stimmfremitus aufgehoben, Auskultation: abgeschwächtes Atemgeräusch, oberhalb des Ergusses oft verschärftes Bronchialatmen
2. **Sonographie** (Nachweis schon ab 50 ml mögl.)
3. <u>Röntgen</u>: Thorax in 2 Ebenen ⇨ Erguss sichtbar ab 200 ml im Stehen (ab 100 ml in Seitenlage), CT-Thorax
4. **Klärung der Ursache durch Punktion** mit ROTANDA-Spritze: Punktion im geschlossenen System (3-Wege-Spritze)
Punktion im Sitzen von hinten, Patient sitzt nach vorne gebeugt: Lokalanästhesie, Stichrichtung: Horizontal in Höhe des 7. oder 8. ICR in der hinteren Axillarlinie bis Brustwand durchstochen ist, dann Stichrichtung etwas nach oben.
⇨ Untersuchung des Punktates:
– **Bakteriologisch** (auch auf TBC) und ggf. Antibiogramm

- Pathologie/**Zytologie** (maligner Tumor?)
- Erythrozyten-, Leukozytenzahl
- Spezifisches Gewicht, Eiweißgehalt, LDH, Amylase/Lipase (Pankreatitis?)
- Evtl. pH-Messung (z.B. zur Diagnose eines BOERHAAVE-Syndroms)

Ther:
- Punktion mit ROTANDA-Spritze: Entfernung von ca. 200 ml/Tag ⇨ Verbesserung der respiratorischen Funktion
- Bei rezidivierendem Erguss: **Thoraxdrainage**, ca. 5./6. ICR mittlere Axillarlinie
- **Behandlung des Grundleidens!** (z.B. Antibiose bei Pneumonie)
- Operativ: Ind: gekammertes Empyem (s.u.), Pleuraschwielen, Versagen der konservativen Therapie, rezidivierender maligner Erguss (s.u. Pleuratumoren)

Kompl:
* Ausbildung eines chronischen Pleuraergusses
* Ausbildung e. Pleuraschwarte (Granulationsgewebe) ⇨ Lungenfunktionseinschränkung

Pkt: * Infektion!

CHYLOTHORAX

Syn: Intrapleurale Ansammlung von Lymphflüssigkeit, ICD-10: J94.0

Anatomie: Der **Ductus thoracicus** entspringt der Cisterna chyli (in Höhe des 2. LWK). Er verläuft durch den Hiatus aorticus hinter dem Ösophagus prävertebral und mündet in den **li. Venenwinkel** (zwischen V.subclavia u. V.jugularis int.). Transport: 2,5-3 l/Tag durch muskuläre Kontraktionen, negativen transdiaphragmalen Druck und Klappen. Häufig sind anatomische Variationen (1/3 der Bev., z.B. doppelte Anlage, Kollateralen).

Ät:
- **Trauma:** Wirbelkörperfrakturen, Rippenfrakturen, Schuss- oder Stichverletzungen
- **Iatrogen:** Verletzung bei Op im Thoraxraum/Mediastinum (insb. bei Ösophagusresektion od. Eingriffe an der Aorta, Herz, Lunge, Lymphknotendissektionen), Radiatio des Mediastinum
- Kongenital: Aplasien, Lymphangiome, Lymphangioleiomyomatose
- Symptomatisch: bei Entzündungen, **Tumorerkrankungen** (maligne Lymphome oder tumoröse Fisteln mit Abflussbehinderung)
- Idiopathisch (meist mit Chylaskos = Lymphe intraperitoneal)

Path:
♦ Einriss des Duct.thoracicus oder der Cisterna chyli
♦ Ein längeres Zeitintervall zwischen Trauma und Chylothorax ist möglich.

Klin:
⇒ Dyspnoe, Husten
⇒ Störung des Lipidstoffwechsels, Hypovolämie, Avitaminose, Elektrolytstörungen
⇒ Bei längerer Dauer: Proteinmangel, Immunsuppression

Diag: 1. Pleurapunktion: ergibt **sterile**, milchig trübe Flüssigkeit **mit Lymphozyten**
Labor: typisch ist ein **hoher Lipidgehalt** des Punktates (Triglyceride >110 mg/dl).
2. Röntgen-Thorax: verbreitertes Mediastinum, einseitiger Erguss
3. Ggf. Szintigraphie mit ^{123}I-Pentadekansäure zur Lokalisation des Defektes od. flüssigkeitssensitives MRT, alternativ auch Lymphographie mit öligem Kontrastmittel (dies kann gleichzeitig therapeutisch zur Verklebung des Lecks führen)

Ther:
- Konservativ: Punktionen, besser BÜLAU-Drainage, Überdruckbeatmung mit PEEP, Versuch der totalen **parenteralen fettfreien Ernährung** bis zu 14 Tage und anschließende fettarme Diät (Ceres®-Diät), Med: Somatostatin zur Verminderung des Chylusflusses
- Operativ: Ind: Konservativ nicht sistierende Lymphsekretion (>2 Wo. od. >1.000 ml/Tag)
  - Interventionell: Lymphographie und dann perkutane/transabdominelle Punktion der Cisterna chyli und Embolisation des Duct.thoracicus über einen Katheter
  - Ligatur des Duct.thoracicus über transthorakalen oder subdiaphragmalen Zugang
  - Verschluss einer Lymphfistel durch Umstechung (prox. u. distal der Leckage)

Kompl: Zusätzlich Chylaskos (= Chylaszites, Chyloperitoneum, subdiaphragmaler Lymphaustritt)

HÄMATOTHORAX

Syn: Hämothorax, ICD-10: S27.1

Ät: – <u>Trauma:</u> **Rippenserienfrakturen, Thoraxkompressionstrauma**
– <u>Iatrogen:</u> Postoperative Nachblutungen, Punktionen, Lungenbiopsien, Punktion für zentralen Venenkatheter
– Hämorrhagische Ergüsse: Pleuramesotheliom, Lungenembolie, Infarkt

Path: <u>Lok. der Blutungsquelle:</u> Interkostalarterien, A.mammaria interna, Mediastinalgefäße (Aorta, Lungenhilus), Lungengefäße (Blutungen aus dem Lungenparenchym sind aber selten)

Klin: ⇒ Behinderung der Atmung abhängig von der Größe des Ergusses ⇨ Dyspnoe, Hämoptoe
⇒ Evtl. Schocksymptomatik

Diag: 1. Anamnese (Trauma, iatrogene Eingriffe?) und klinische Untersuchung:
Perkussion: Dämpfung der unteren Thoraxpartien
Auskultation: Abgeschwächtes AG
2. Röntgen-Thorax in 2 Ebenen: Verschattung, evtl. Mediastinalverdrängung, ggf. CT
3. Pleurapunktion fördert Blut

Ther: • <u>Konservativ:</u> Entlastung der Pleurahöhle durch Pleurapunktion (bei frischem noch flüssigem Blut), Thoraxsaugdrainage (dick, ca. 28 Ch)
• <u>Operativ:</u> Ind: Blutverlust >500 ml/Std. oder 800 ml/Tag (selten)
– Thorakotomie, Aufsuchen der Blutungsstelle und Übernähung / Resektion
• Wichtig ist die vollständige Entfernung des Blutes aus dem Pleuraraum.

Kompl: * Lungenkompression, Herzinsuffizienz, Globalinsuffizienz, hämorrhagischer Schock
* Infektion
* Spätfolgen: Schwartenbildung

PLEURAEMPYEM

Syn: **Pyothorax**, ICD-10: J86.-

Def: Empyem = **Eiter** in präformierter Höhle, hier Pleura

Ät: – <u>Entzündung:</u> Pneumonie (Pneumo- od. Staphylokokken, Infarktpneumonie), Bronchiektasen, Lungenabszess, peripherer Lungentumor, Ösophagusperforation, bronchopleurale Fistel, Mediastinitis, Tuberkulose (Kavernenruptur), ARDS
Peritonitis, Leberabszess, Pankreatitis od. subphrenischer Abszess (als hämatogen gestreute Infektion oder per continuitatem)
– <u>Trauma:</u> Perforation, Penetration, offener Pneumothorax
– <u>Iatrogen – postoperativ:</u> Lungen-Op., Ösophagus-Op., Thoraxdrainagen

Etlg: # Stadien:

I:	Exsudationsphase mit diffuser Eiterung (2 Tage)
II:	Fibrinöse Phase, beginnende Septierung der Pleurahöhlen (ca. 1 Woche)
III:	Organisationsphase: Abgrenzung durch Granulationsgewebswall, Verschwielung mit Ausbildung einer Pleuraschwarte

Path: ♦ <u>Erregerspektrum:</u> Staphylococcus aureus, Pneumokokken, Streptokokken, E. coli, Klebsiellen, selten TBC od. Pilze
♦ <u>Lok:</u> meist basale Eiteransammlungen, seltener Mittel- od. Obergeschoss oder interlobär

Thoraxchirurgie

♦ Durchbruch nach außen durch Thoraxwand = Empyema necessitatis (außen imponierend als Abszess) oder Anschluss ans Bronchialsystem ⇨ Abhusten von putridem Sekret

Klin: ⇨ Schwere Infektion: Hohes Fieber (bei TBC meist nur subfebrile Temp.), Kreislaufdepression, eingeschränkte Lungenfunktion, Dyspnoe, Sepsis
⇨ Evtl. Husten mit Eiter
⇨ Thorax- und Schulterschmerz
⇨ Lokale Überwärmung und Rötung, Vorwölbung und Schmerz bei Empyema necessitatis

Diag:
1. Anamnese und klinische Untersuchung: perkutorisch dumpfer Klopfschall, auskultatorisch: abgeschwächtes AG
2. Labor: Leukozytose, CRP- und BSG-Erhöhung
3. Röntgen: Thorax ⇨ Verschattungen, evtl. sichtbare **Spiegelbildung** durch Eiterhöhlen, ggf. CT-Thorax
4. Sonographie
5. **Pleurapunktion** ⇨ visueller Aspekt (z.B. trüb), pH <7,2, LDH >1.000 U/l, Bakteriennachweis und Antibiogramm, Untersuchung auf TBC

Ther:
- Konservativ: Stad. I: großlumige Thoraxsaugdrainage, systemische Antibiose für 4-6 Wo., im Stad. II zusätzlich Fibrinauflösung in den Empyemhöhlen durch Instillation von Urokinase (100.000 I.E./Tag in 100 ml NaCl-Lösung für 1 Std. für 1-10 Tage) zur Mobilisierung der Ergüsse ⇨ Frage: Ausheilung?, sonst operative Schwartenentfernung (spätestens nach 8 Wo.)
- Operativ: Ind: stark gekammerte Empyeme, Pleuraschwartenbildung
  - Videoassistierte Thorakoskopie bei gekammerten Empyemen: Spülung, Vereinigung und Drainage der Empyemhöhlen
  - Bronchopleurale Fisteln müssen zur Parenchymsanierung reseziert/übernäht werden
  - Im Stad. III (Pleuraschwartenbildung) offene Thorakotomie: Entfernung der Schwielen (**Dekortikation**) und Spülung der Pleurahöhle, ggf. auch mit Thorakoplastik (Resektion von Pleura + Rippen)
  - Postoperativ: Thoraxsaugdrainage, weiter systemische Antibiose

Prog: Letalität 3 bis 20 %

Kompl:
* Entwicklung einer Sepsis
* Ausbildung gekammerter Empyeme (insb. nach Punktionen) = Stadium II
* Ausbildung einer bronchopleuralen Fistel
* Durchbruch nach außen durch die Thoraxwand = Empyema necessitatis (außen imponierend als Abszess)
* **Pleuraschwartenbildung** (= Stadium III), Zwerchfellhochstand, Thoraxhälftenschrumpfung, Mediastinalverlagerung, Skoliose, Cor pulmonale, Amyloidose

Op: * Thorakoplastik: Thoraxdeformierung, Skoliose, Ventilationseinbuße, Cor pulmonale

DD: Pleuratumoren, insb. bei Pleuraverschwartung

PLEURATUMOREN

Etlg: # Primäre Pleuratumoren:
70 % **benigne** (Lipome, Fibrome, Hämangiome) ⇨ Op.-Indikation gegeben, da Dignitätsänderung von benigne nach maligne möglich
maligne: werden alle **Pleuramesotheliome** genannt (ICD-10: C45.0)
Sekundäre maligne Pleuratumoren (**Pleurakarzinose**) = **Metastasen** (nach der Häufigkeit): Bronchial-, Mamma-, Lymphangiosis carcinomatosa (Lymphome), Ovarial-, gastrointestinale Karzinome

Ät: – Pleuramesotheliom: **Asbestexposition** (>40faches Risiko, anerkannte Berufskrankheit,

BeKV-Nr. 4105), Erionitexposition (ein in der Türkei vorkommendes vulkanisches Zeolithmineral), Virusinfektion mit SV 40 (Simian Vacuolating Virus, gehört zu den Papovaviren)
- Pleurametastasen: Absiedlungen auf hämatogenem Weg, auch per continuitatem (Bronchial-, selten Mammakarzinom) mögl.

Epid: ◊ Inzidenz: Pleuramesotheliom insg. selten, in Deutschland ca. 1.600 Pleuramesotheliome/Jahr (Tendenz noch steigend), wesentlich häufiger ist die sekundäre Pleurakarzinose
◊ Prädisp.alter d. Pleuramesothelioms: 50.-70. Lj., **lange Latenzzeit** zwischen Asbestexposition und Manifestation des Tumors (**30-50 J.**), ein Erkrankungsgipfel wird daher für die Jahre 2015-2030 erwartet), **m** >> w (4 : 1)

Path: ♦ Formen: Pleuramesotheliom breitbasig, gestielt (Solitärknoten, lokale Form mit günstigerer Prognose) oder flächenhaft (diffus, Prognose schlecht) wachsend
♦ TNM des Pleuramesothelioms:

T_1	Tumor befällt ipsilaterale parietale Pleura, mit od. ohne fokale Beteiligung der viszeralen Pleura
T_2	Tumor befällt ipsilaterale parietale Pleura und konfluierender Tumor der viszeralen Pleura und/oder Infiltration der ipsilateralen Lunge und/oder der Zwerchfellmuskulatur
T_3	Tumor befällt ipsilaterale parietale Pleura und Infiltration der endothorakalen Faszie und/oder mediastinales Fettgewebe und/oder Perikard und/oder Weichteilgewebe der Thoraxwand
T_4	Tumor befällt ipsilaterale parietale Pleura und diffuser Befall der Thoraxwand/Rippen/Wirbelsäule und/oder Peritoneum und/oder Befall kontralateraler Pleura und/oder Myokard und/oder des Plexus brachialis, maligner Pleuraerguss (positive Zytologie)
N_1	Metastasen in ipsilateralen peribronchialen oder hilären Lk
N_2	Metastasen in ipsilateralen mediastinalen, entlang der A.mammaria int. und/oder subcarinalen Lk
N_3	Metastasen in kontralateralen mediastinalen, entlang der kontralateralen A.mammaria int. oder kontralateralen hilären Lk, in ipsi-/kontralateralen Skalenus- od. supraklavikulären Lk
M_1	Fernmetastasen

Stadiengruppierung: I: $T_1N_0M_0$ II: $T_2N_0M_0$
III: $T_3N_0M_0$ und $T_{1-3}N_{1-2}$ IV: alle T_4, alle N_3, alle M_1

Klin: ⇒ Gutartige Tumoren werden meist asymptomatisch als Zufallsbefund entdeckt
⇒ Thorakale Schmerzen (Interkostalnerven), Dyspnoe, trockener Reizhusten
⇒ Ergussbildung (Tumoren behalten meist die Eigenschaften der Pleurazellen bei), unklarer **Pleuraerguss**, wenn **hämorrhagisch** ⇨ Verdacht auf Pleuramesotheliom
⇒ Im fortgeschrittenen Stadium: Hämoptysen, Dysphagie, Heiserkeit, HORNER-Syndrom (Ptosis, Miosis, Enophthalmus)
⇒ Atemnot, kardiorespiratorische Insuffizienz bei massivem Erguss od. beidseitigem Befall

Diag: 1. Anamnese (Berufsanamnese!) und klinische Untersuchung: **gedämpfter Klopfschall, abgeschwächtes Atemgeräusch**
2. Röntgen: Thorax in 2 Ebenen: Pleuraerguss, Rundherd, randständiger knolliger Tumor unter Durchleuchtung ⇨ **CT-Thorax** / MRT zur besseren Beurteilung durchführen
3. Sonographie: Pleuraerguss, Invasion von Zwerchfell od. Abdomen?
4. Echokardiographie: Infiltration von Perikard/Myokard?
5. Pleurapunktion: Untersuchung des Ergusses (aber: nur bei ca. 50 % der Mesotheliompatienten ist der zytologische Befund für maligne Zellen positiv)
6. **Thorakoskopie** mit PE unter Sicht

Ther: • Operativ: Ind: lokalisiertes Mesotheliom (max. T_3), benigne Pleuratumoren
Überprüfung der Operabilität und Op-Vorbereitung wie beim Bronchial-Ca. (s.u.)
- Pleuramesotheliom: **radikale Operation** (möglichst ohne Eröffnung der Pleurahöhle) durch Entfernung der Pleura und Lunge en bloc (= extrapleurale Pleuropneumektomie), ggf. mit Entfernung des ipsilateralen Herzbeutels, des Zwerchfells (Zwerchfellersatz durch Mersilene-Netz u. Omentum majus) u. partielle Thoraxwandresektion + mediastinale Lk-Dissektion + adjuvante (postoperative, auch intraoperativ mögl.) **Chemo-** (Carboplatin + Paclitaxel) u. **Strahlentherapie** (betroffener Hemithorax und Mediastinum)
- Palliativ im Spätstadium des Pleuramesothelioms od. bei Pleurakarzinose: Pleurektomie, bei rez. Erguss auch **Pleurodese** (= Verkleben der Pleurablätter) durch Einbrin-

gen von Talkum-Puder od. Bleomycin, Chemotherapie (z.B. Cisplatin + Pemetrexed, ALIMTA®) u./od. lokale Bestrahlung
• Selbsthilfegruppen: Asbestose-Selbsthilfegruppe e.v., Dazendorfer Weg 19, 23774 Heiligenhafen, Tel.: 04362 506100, Internet: www.asbesterkrankungen.de

Prog: Pleuramesotheliom: **sehr schlecht**, 5-Jahres-Überlebensrate nur 5-10 % (durchschnittliche Überlebenszeit nur 1 Jahr nach Diagnosestellung)
Pleurakarzinose: **extrem schlecht**, durchschnittliche Überlebenszeit nur 4 Mon.

LUNGENABSZESS

Syn: Engl. lung abscess, ICD-10: J85.-

Def: Umschriebene Lungengewebeeinschmelzung mit Erweichungshöhlen und eitrigem Inhalt.

Ät: – Pneumonie
– Fremdkörperaspiration, Aspiration von purulentem Sekret aus NNH od. Tonsillen
– Lungeninfarkt, Emphysemblasen, Bronchiektasen ⇨ Superinfektion
– Bronchialkarzinom mit Tumorzerfall oder retrostenotischer Pneumonie
– Nach penetrierenden Thoraxverletzungen
– Subphrenische Abszesse mit transdiaphragmaler Ausbreitung
– Hämatogene Streuung septischer Herde (z.B. Osteomyelitis, Prostatitis)
– Lymphogene Streuung bei Oberlippenfurunkel, Mundbodenphlegmonen
– Allg. Infektabwehrschwäche ⇨ konsumierende Prozesse, Kachexie, okkulte Karzinome, Alkoholismus, Drogenkonsum, HIV ausschließen

Path: ♦ Eiterung des Lungengewebes mit Parenchymeinschmelzung und Höhlenbildung (nicht tuberkulös)
♦ Erregerspektrum: **Staphylokokken, Pneumokokken**
♦ Verlauf: innere spontane Drainage in das Bronchialsystem ⇨ eitriges Sputum, Foetor ex ore, Luftspiegel über den Abszessen im Rö-Thorax
oder Chronifizierung mit Kapselbildung

Klin: ⇒ Husten und Auswurf (eitrig, putride riechend, wenn der Abszess Anschluss an das Bronchialsystem hat, zweischichtiges Sputum)
⇒ Lokaler Atemschmerz, Thoraxschmerz (pleurale Mitbeteiligung)
⇒ Dyspnoe, schweres Krankheitsbild, Fieber

Diag: 1. Anamnese (vorangegangene Pneumonie od. Lungenembolie?) und klinische Untersuchung, Perkussion und Auskultation
2. Röntgen: Thorax und konventionelle Tomographie zeigen Abszesshöhlen, evtl. Spiegelbildung und Verdichtungsbezirke, ggf. CT mit KM
3. Labor: BSG stark erhöht, Leukozytose, Anämie
4. Bronchoskopie, Abszessdrainage ⇨ Erreger- und Resistenzbestimmung, TBC ausschließen

Ther: • Konservativ: systemische Antibiose, Behandlung der Grunderkrankung
Vibrationsmassage, wiederholte bronchoskopische Absaugungen
• Operativ: Ind: Versagen d. kons. Therapie, Resektion bei operativ beseitigbarer Ursache
– Abszessdrainage
– Segmentresektion od. Lobektomie bei Bronchiektasen oder Tumoren

Kompl: ∗ Durchbruch in den Pleuraraum ⇨ Pleuraempyem
∗ Abszedierende Lungengangrän bei Fäulniserreger
∗ Bronchialfistel

DD: – Tuberkulose: Tuberkulom, Kavernen, Kavernensystem (destroyed lung), Lymphknotentuberkulose. Ther: primär Tuberkulostatika, bei Therapieresistenz, Komplikationen, Restkavernen oder narbigen Veränderungen (Bronchusstenosen, Tracheakompression) unter tuberkulostatischer Behandlung resezierende Verfahren (Segmentresektion, Lobektomie, Pneumektomie)
– Candida-albicans-Granulome (Kandidose), Aspergillom, Aktinomykose- od. Nocardia-Granulome, Echinokokkose
– Sarkoidose
– Lungentumoren

BRONCHIEKTASEN

Syn: Engl. bronchiectases, ICD-10: erworbene J47, angeborene Q33.4

Ät: – Primär, **angeboren:** Schwäche der Bronchuswand u. Schleimhauthypertrophie, insb. bei **Mukoviszidose** (Syn: zystische Fibrose, Defekt auf Chrom. 7, 1:2.000 Kinder betroffen), KARTAGENER-Syndrom (aut.-rez.) od. WILLIAMS-CAMPBELL-Syndrom
– Sekundär, **erworben:** chronisch-**asthmatische** spastische Bronchitis (COLD = chronic obstructive lung disease) ⇨ rezidivierende Infektionen (führen zur Wandzerstörung und folgender Ektasie), postinfektiöse Bronchusstarre (nach Tuberkulose), Fremdkörperaspiration, benigne Tumoren, Keuchhusten

Path: ♦ Erweiterungen (zylindrisch od. sakkulär) der Segment-/Subsegmentbronchien
♦ In Kombination mit einer chronischen, produktiven Infektion der Bronchuswand
⇨ führen zur weiteren Schleimhauthypertrophie
♦ Lok: Basaler Unterlappen, Lingula oder Mittellappen, re. > li.

Klin: ⇒ Morgendlicher **produktiver Husten** (mundvolle Expektorationen), Hämoptysen, sog. **dreigeschichtetes Sputum** (trüber Schleim, klarer Speichel, dichter Eiter)
⇒ Rezidivierende pulmonale Infekte, chronische Bronchitis, rezidivierendes Fieber
⇒ Chronische Hypoxie: Entwicklungsverzögerung u. Minderwuchs bei Kindern, Trommelschlägelfinger mit Uhrglasnägeln (sog. hippokratische Nägel)

Diag: 1. Anamnese und klinische Untersuchung: Auskultation: mittel- bis grobblasige RG
2. Bildgebung: Rö-Thorax: streifige Verschattungen in den unteren Segmenten, CT-Thorax
3. Bronchographie: zeigt Ektasien deutlich, insb. der Unterlappenbronchien
4. Lungenventilationsszintigraphie: Messung der mukoziliären Clearance

Ther: ♦ Konservativ: Internistische Therapie der Grunderkrankung, Mukolytika (z.B. Mucosolvan®, ACC®), evtl. i.v. Antibiose, krankengymnastische Therapie (Lagerungsdrainage, Vibrax, Atemgymnastik)
• Operativ: Ind: erhebliche Beeinträchtigung des Allgemeinzustandes und Versagen der konservativen Therapie (und lokalisierte Veränderungen = resezierbar), als Herdsanierung vor anderen Eingriffen (z.B. vor Transplantationen)
– Segmentresektion oder Lobektomie (auch beidseitig mögl.)
– Eingriff heute vermehrt als thorakoskopische Op

Prog: Rezidivneigung in den verbliebenen Lungenabschnitten ist je nach Grunderkrankung hoch.

Kompl: ∗ Rezidivierende Infektionen, Abszessbildung, Pneumonien
∗ Parenchymschrumpfung
∗ Lungenemphysem (ICD-10: J43.-), Ther: Lungenvolumenreduktions-Op bei schwerem Emphysem zur Verbesserung der Ventilation der verbleibenden Restlunge
∗ Amyloidose

TUMOREN DER THORAXWAND

Ät:
- Benigne: **Chondrome** (50 %), eosinophiles Granulom, fibröse Dysplasie, Hämangiome, Fibrome, Neurofibrome, Lymphangiome
- Maligne: Chondrosarkome, osteogene Sarkome, EWING-Sarkom, Myelome
- Metastasen oder direkte Infiltration: Mammakarzinom, maligne Pleuratumoren, Bronchialkarzinom, Nierenzellkarzinom (Hypernephrom), Prostatakarzinom

Klin:
⇒ Lokale Schwellung
⇒ Evtl. schmerzhaft und schmerzbedingte Schonatmung

Diag:
1. Anamnese und klinische Untersuchung
2. Röntgen: Thorax p.a. u. seitl. sowie konventionelle Tomographie des Lokalbefundes, knöcherner Thorax zur Beurteilung von Rippendestruktionen, CT
3. Skelettszintigraphie
4. Biopsie des Lokalbefundes

Ther:
- Operativ:
  - Lokalexstirpation des Befundes (benigne Tumoren)
  - Thoraxwandresektion (maligne Tumoren)
- Radiatio als Palliativmaßnahme bei schlechtem Allgemeinzustand oder bei nicht möglicher radikaler Tumorentfernung (= keine Entfernung im Gesunden)

BRONCHIALKARZINOM

Syn: Lungenkarzinom, Lungenkrebs, bronchogenes Karzinom, engl. bronchial carcinoma, ICD-10: C34.-

Ät:
- **Nikotinabusus** (85-90 % d.F.) mit einer Expositionszeit und Latenz von ca. 15-30 Jahren (**männliche Raucher** haben ein **28faches Risiko**, Frauen ein 8faches Risiko gegenüber Nichtrauchern/innen), Pfeifen- od. Zigarrenraucher immerhin auch noch 8faches Risiko, **auch Passivrauchen** (mehr als 15 J.) verdoppelt das Risiko gegenüber "Nie-Rauchern"
Zusätzliche Risikoerhöhung bei Mutation im CYP3A4-Gen (Gen im Cytochrom-P450-System) ⇨ Männer 3,5faches, Frauen 8faches Risiko
Zusätzliche Risikoerhöhung bei Einnahme von Vitamin A od. ß-Carotin
- **Radonstrahlung** ⇨ Alpha-Strahler (**natürlich** vorkommendes radioaktives Edelgas, ^{222}Rn), der nur direkt auf der Schleimhaut wirkt. Durch rechnerische Extrapolation entstehen bis zu 9 % der Lungentumoren durch die (geringe) natürliche Strahlenbelastung (rechnerische lineare Dosis-Wirkungsbeziehung ohne Schwellenwert). Vorkommen: in umbauten, schlecht gelüfteten Räumen, z.B. Kellern, insb. bei Rissen in den Fundamenten der Häuser (Radon wird aus dem Boden freigesetzt) u. im Trinkwasser. Berufliche Radonexposition bei Bergarbeitern in Uranminen ⇨ dann 4fach höheres Bronchialkarzinomrisiko.
- **Umweltgifte**, chemisch-toxisch (5-10 %), industrielle Substanzen (selten) ⇨ **Berufskrankheiten** (BeKV-Nr. in Klammern): z.B. bei ionisierender Strahlung (2402, z.B. Uran, Radon), Nickel- (4109), Arsen- (1108), Chrom- (1103), halogenierte Alkylaryloxid- (1310, z.B. Bischlormethylether), halogenierte Alkylarylsulfid- (1311, z.B. Senfgas, Lost), Asbestexposition (4104, in Zusammenhang mit Nikotinabusus potenziert sich dabei das Risiko!) oder Kokereirohgase (4110, Benzo[a]pyren und andere polyzyklische aromatische Kohlenwasserstoffe)
- **Abgase von Dieselmotoren** (von der WHO seit 2012 offiziell als Karzinogen eingestuft), **Feinstäube** (z.B. aus Kohlekraftwerken, PM 2.5 = Particulate Matter <2,5 µm)
- **Narbenkarzinom** (nach Lungennarben), Kavernenkarzinom (nach Tuberkulose)
- Mutationen im Epidermal-growth-Faktor-Rezeptor (EGFR) od. K-ras-Genmutation
- HIV-Infektion begünstigt nach epidemiologischen Untersuchungen die Entstehung von Adenokarzinomen

Path: ♦ Geht fast immer vom Epithel der Bronchien aus (98 % der Lungentumoren sind Bronchialkarzinome, nur 2-5 % sind alveolären Ursprunges)
♦ Karzinome werden von Bronchialarterien versorgt ⇨ Gefahr der Abszedierung, wenn der Tumor sehr groß wird und die versorgende Arterie nicht mehr ausreicht (führt zur zentralen Tumornekrose)
♦ <u>Histologie:</u> 95 % lassen sich in die zwei großen Gruppen einteilen
  1. <u>Nicht kleinzelliges Bronchialkarzinom</u> (**NSCLC** = <u>n</u>on <u>s</u>mall <u>c</u>ell <u>l</u>ung <u>c</u>ancer, 75 %):
     - **Adeno-Karzinom** (35 % d.F., hat in den letzten Jahren **stark zugenommen** und liegt in der Häufigkeit jetzt vor dem Plattenepithel-Karzinom, kommt insb. häufig bei Frauen vor): ¾ liegen peripher im Lungenparenchym, insg. langsames Wachstum, aber Gefäßinvasion ⇨ sehr frühe hämatogene Metastasen (selten lymphogen)
     - **Plattenepithel-Karzinom** (30 %): verhornend und nicht verhornend, 2/3 zentral wachsend ⇨ Lumenverschluss durch intraluminales Wachstum ⇨ Atelektase, kann auch peribronchial wachsen (Möglichkeit, dass die Schleimhaut bronchoskopisch o.B. ist) ⇨ führt zur Kompressionsstenose des betreffenden Bronchus
     - Sonderformen: Broncho-alveolär in den Alveolen (sehr differenziert, als solitärer Rundherd, peripher oder multilokulär), fetales Adenokarzinom (pulmonales Blastom)
     - **Großzelliges Bronchialkarzinom** (10 %): undifferenziert, sehr rasche hämatogene und lymphogene Metastasierung
  2. <u>Kleinzelliges Bronchialkarzinom</u> (**SCLC** = <u>s</u>mall <u>c</u>ell <u>l</u>ung <u>c</u>ancer, 20 %): insb. zentral liegend, sehr aggressiv (hochmaligne) und schnell wachsend, frühzeitige lymphogene und hämatogene Metastasen, paraneoplastische Symptome mögl. (neuroendokrines Karzinom = KULCHITZKY-Zell-Karzinom Typ 3 mit Hormonbildung, siehe auch Kapitel APUD/Karzinoid), sehr früher Knochenbefall (meist bei Diagnosestellung schon vorhanden) ⇨ selten operabel!
♦ **Lok:** rechts häufiger als links
Oberlappen > Unterlappen > Mittellappen
Zentral (hilusnah) 80 % > peripher 20 % (Stammbronchus > Lappenbronchien) > diffus
♦ **Ausbreitungswege**
  I. <u>Kontinuierlich:</u>
     1. Im Lungenparenchym: Segment- und Lappengrenzen überschreitend
     2. Einwachsend in Gewebe außerhalb der Lunge:
        * Pleura (Schmerzen erst, wenn Pleura parietalis erreicht ist)
        * Perikard ⇨ Perikarderguss ⇨ keine Op.
        * Ösophagus ⇨ Stenose, Schluckbeschwerden
        * V.cava superior ⇨ obere Einflussstauung
        * N.laryngeus-recurrens-Alteration (insb. linksseitig) ⇨ Heiserkeit
        * N.phrenicus-Alteration ⇨ zunächst keine Symptomatik, evtl. Singultus
        * PANCOAST-Tumor ⇨ Plexus brachialis (insb. N.ulnaris = C8-Gebiet)
        * Ganglion stellatum ⇨ HORNER-Syndrom
  II. <u>Lymphogen</u> (um den Lungenhilus herum = „Lymphsammelbecken"):
        * Paraaortal, paratracheal, paraösophageal
        * Kontralaterale lymphogene Metastasierung möglich! (häufiger von links ⇨ rechts, als umgekehrt)
  III. <u>Hämatogen:</u>   * Leber (unabhängig von der Histologie)
        * Skelett (osteolytische Knochenmetastasen, insb. Wirbelsäule)
        * Nebennieren und Nieren
        * ZNS (v.a. beim kleinzelligen Bronchialkarzinom)

Epid: ◊ <u>Inzidenz:</u> 55/100.000/Jahr, bei Mann und Frau mittlerweile dritthäufigste Krebsart in Deutschland, weltweit **häufigste Tumormortalität beim Mann** (wegen der insg. schlechten Prog.; am häufigsten Prostatakarzinom versterben nicht so viele Männer), dritthäufigste bei der Frau (nach Mamma- u. Kolorektalkarzinom), weltweite Inzidenz ca. 1.300.000 Neuerkrankungen/J., in Deutschland 55.000 Neuerkrankungen/J. (davon 13.000 Frauen)
◊ <u>Altersgipfel:</u> **55.-75. Lj.**
◊ **M** > w (= 3:1), mit Verdopplung des Frauenanteils in den letzten 10 Jahren (mehr rauchende Frauen!, die Inzidenz bei den Männern hingegen ist konstant). Statistisch erkrankt

jeder 20. **Mann** an einem Bronchialkarzinom!
◊ Etwa die ½ aller Bronchialkarzinome sind bei Diagnose inoperabel (= M_1, Stadium IV).
◊ Sterblichkeit (Mortalität): liegt derzeit in Europa für Männer bei 50/100.000/Jahr, für Frauen bei 10/100.000/Jahr, in Deutschland ca. 42.000 Todesfälle/Jahr
◊ Historie: 1. Pneumektomie 1932 in den USA
◊ Epid. zum Rauchen: in Deutschland sind ca. **ein Drittel der Bevölkerung** Tabakraucher (39 % der Männer und 31 % der Frauen im Alter von 18-80 Jahren). In der Altersgruppe der 18- bis 25-Jährigen rauchen 41 % der Männer und 36 % der Frauen, bei den 12- bis 17-Jährigen rauchen 12 % (Tendenz in den letzten 10 Jahren erfreulicherweise fallend). Durchschnittliches Einstiegsalter für das Zigarettenrauchen ist in Deutschland **14 J.**!
Wird ab der Jugend durchgehend geraucht, so versterben 50 % im mittleren Lebensalter und büßen damit statistisch ca. **22 Jahre ihrer Lebenserwartung ein** (durch unterschiedliche Folgeerkrankungen).

Etlg: # **Klinische Einteilung nach** HOLOYE

> A: *"Limited disease"* = nur ipsilateraler Befall, keine größeren Obstruktionen, keine Beteiligung der V.cava, keine Rekurrensparese
> B: *"Extensive disease"* = beidseitiger Befall, Pleuraerguss, Atelektase, Infiltration der V.cava, Rekurrensparese
> C: *Extrathorakale Ausbreitung* = supraklavikulärer Lk-Befall, Fernmetastasen

TNM-Stadien der Lungenkarzinome

T_X	Positive Zytologie: maligne Zellen im Sputum ohne radiologisch oder bronchoskopisch sichtbarem Tumor
T_1	Tumor **<3 cm**, (T_{1a} <2 cm, T_{1b} 2-3 cm) viszerale Pleura und Hauptbronchus tumorfrei
T_2	Tumor **3-7 cm** (T_{2a} 3-5 cm, T_{2b} 5-7 cm) oder Befall des Hauptbronchus (aber >2 cm von der Carina entfernt) oder Tumor infiltriert die viszerale Pleura oder assoziierte partielle Atelektase
T_3	Tumor >7 cm od. mit **Infiltration** der Brustwand oder Zwerchfell, mediastinaler Pleura, parietales Perikard oder Befall des Hauptbronchus (<2 cm von der Carina entfernt, aber Carina selbst tumorfrei) oder Tumor mit totaler Atelektase oder obstruktiver Pneumonie der ganzen Lunge
T_4	Tumor jeder Größe mit Infiltration des Mediastinums, Herz, große Gefäße (Aorta, V.cava, A./V.pulmonalis), Trachea, Ösophagus, Wirbelkörper oder Carina oder vom Primärtumor getrennter Tumor in einem anderen Lungenlappen des gleichen Seite
N_1	Metastasen in **ipsilateralen intrapulmonalen** peribronchialen oder hilären Lk
N_2	Metastasen in **ipsilateralen mediastinalen** oder subcarinalen Lk
N_3	Metastasen in **kontralateralen** hilären oder mediastinalen Lk oder in ipsi- od. kontralateralen Skalenus- oder **supraklavikulären Lk**
M_1	**Fernmetastasen** (M_{1a} vom Primärtumor getrennter Tumor in der kontralateralen Lunge, maligner Pleura- od. Perikarderguss, M_{1b} sonstige Fernmetastasen)

Stadiengruppierung: IA: $T_{1a-b}N_0M_0$ IB: $T_{2a}N_0M_0$ IIA: $T_{2b}N_0M_0$, $T_{1-2a}N_1M_0$
IIB: $T_3N_0M_0$, $T_{2b}N_1M_0$ IIIA: $T_{1-3}N_2M_0$, $T_4N_{0-1}M_0$ IIIB: $T_4N_2M_0$, alle N_3 IV: alle M_1

Histologisches Grading: **G1** gut differenziert   **G2** mäßig differenziert
    G3 schlecht differenziert   **G4** undifferenziert

Klin: ⇒ 95 % haben erst deutliche Symptome, wenn der Tumor bereits fortgeschritten ist, da das **Bronchial-Karzinom lange Zeit bis zur Symptomentwicklung benötigt** ⇨ oft schon Metastasen bei Diagnosestellung vorhanden.
5 % sind asymptomatisch (Zufallsdiagnose, z.B. beim Rö-Thorax) ⇨ gute Prognose, da meist noch sehr klein

⇒ Allgemeine Symptome: **Husten** 79 %, **Auswurf** 64 % und **Hämoptyse** (blutiges Sputum) 37 %, Gewichtsverlust 48 %, Thoraxschmerzen 44 %, Nachtschweiß, Fieber

⇒ Spezielle Symptome (entstehen abhängig von der Lokalisation und Tumorausbreitung):
Pulmonal = Resultat eines Bronchusverschlusses:
- Husten (**jeder Reizhusten >3 Wo. bei Pat. >40 Jahren muss abgeklärt werden**)
- **Dyspnoe** (erschwerte Atmung, Atemnot)
- Sputum (evtl. blutig oder mit blutigen Fasern)

Symptome aufgrund lokaler Tumorausbreitung:
- **Thoraxschmerzen** beim Atmen (wenn der Tumor in die Pleura parietalis infiltriert)

- N.recurrens-Parese (Heiserkeit)
- Lähmung des Zwerchfells bei Arrosion des N.phrenicus
- HORNER-Syndrom (Ptosis, Miosis, Enophthalmus)
- Obere Einflussstauung (deutl. sichtbare V.jugularis), STOKES-Kragen (verdickter Hals) Beschwerden aufgrund von Metastasen:
  - Knochen: pathologische Fraktur (ohne Trauma od. mit Bagatelltrauma)
  - Leber: Ikterus
  - Gehirn: Persönlichkeitsveränderungen, Kopfschmerzen, Krampfanfälle, Lähmungen
  - Peritoneum: Aszites
⇒ **Chronische Pneumonie?** ⇨ immer an ein Bronchial-Karzinom denken!
⇒ Symptome durch Hormonproduktion im Rahmen eines **paraneoplastischen Syndromes:**
- CUSHING-Syndrom I (ACTH erhöht durch den Tumor, aber meist mit reduziertem Allgemeinzustand im Gegensatz zum 'normalen' CUSHING-Patienten)
- ADH erhöht (Syndrom der inadäquaten ADH-Sekretion, Abk. SIADH) ⇨ H_2O-Intoxikation (hypotone Hyperhydratation, Natriurese)
- Karzinoid-Syndrom (Produktion vasoaktiver Amine): Diarrhoen, Flush-Syndrom, Hitzewallungen, Migräne-, Asthmaanfälle, Tachykardien, Tachypnoe, Kardiopathie, Bauchkoliken, Heißhungeranfälle, Teleangiektasien
- Parathormon-Produktion durch d. Tumor (Pseudohyperparathyreoidismus) ⇨ Hyperkalzämie-Syndrom mit folgenden klinischen Zeichen:
  * Durstige Patienten, da Kalzium osmotisch wirkt
  * Obstipation, Osteopathie, Hautveränderungen
  * Kardial: Rhythmusstörungen
  * Vaskuläre Symptome: Rezidivierende Thrombophlebitiden (⇨ DD: auch bei Pankreaskarzinom vorkommend)
- Myopathien, myasthenische Sympt. (LAMBERT-EATON-Syndrom), Neuropathien
- Thromboembolische Komplikationen, Phlebothrombosen
- Gynäkomastie
- Arthritische Beschwerden

Diag: 1. Anamnese (Berufsanamnese, Raucherstatus) und klinische Untersuchung
2. **Bildgebung: Thorax im Stehen** (p.a. und seitlich): in 98 % d.F. ist ein pathologischer Befund erhebbar
   **Je älter der Patient und je größer der Rundherd,
   desto häufiger ist der Prozess maligne!**
   Bessere Beurteilung unter Durchleuchtung oder durch Schichtung des suspekten Befundes (= konventionelle Tomographie, durch die CT heute zunehmend seltener)
   Röntgenzeichen neben dem soliden Rundherd: Atelektasen, Obstruktionsemphysem, Abszedierung, Ergussbildung, poststenotische Pneumonie, Karzinomkaverne
   CT-Thorax (mit KM) heute Standard oder auch **MRT** zur genauen Lokalisationsdiagnostik des Rundherdes und Suche nach (pathologischen) Lk >1 cm
3. Morphologischer Tumornachweis durch Sputumuntersuchung, v.a. zentral (90 % Treffer), peripher weniger geeignet, insg. mind. 3 x Wiederholung der **Zytologie**
4. **Bronchoskopie** (in Lokalanästhesie) mit beweglichem Bronchoskop und Versuch der Gewebegewinnung zur Histologie (Diagnosesicherung in 70 % d.F. mögl.), heute auch kombiniert als **EBUS** (= Endobronchialer Ultraschall mit Biopsieentnahme)
5. Transthorakale Lungenfeinnadel-Punktion unter Röntgen-Kontrolle / CT-gesteuert (90 % Treffer), Kompl: Pneumothorax, Zellverschleppung im Stichkanal mögl. ⇨ Stichkanalmetastasierung od. Generalisierung
6. **Inhalations- und Perfusionsszintigraphie** und normale Lungenfunktion (Vitalkapazität, FEV_1): zur Feststellung der Verteilungsverhältnisse der beiden Lungen (wichtig für die Beurteilung der Operabilität und der vermutlichen postoperativen Ventilationssituation)
7. Metastasensuche / Staging (immer präoperativ erforderlich):
   Mindestprogramm: CT-Thorax (s.o.) ⇨ mediastinale Lk-Metastasierung?
   - **Sonographie des Abdomen:** Metastasen in Leber, Niere, Nebenniere?
   - Skelettszintigraphie: osteolytische Metastasen?
     od. **^{18}FDG-PET-CT** zur allgemeinen Ganzkörper-Metastasensuche
   - Tumormarker: können als Verlaufsparameter eingesetzt werden: SCA u. CYFRA 21-1

(bei Plattenepithel-Ca), NSE und neuer Tumormarker NCAM (neuronales Zelladhäsionsmolekül) für den Kleinzeller, CEA (Adenokarzinom u. Großzeller), TPA (allgemein)
Zusätzlich ggf. erforderlich:
- **Schädel-MRT** (bei kleinzelligem Bronchial-Karzinom immer durchführen)
- HNO-Konsil bei Heiserkeit: N.recurrens-Parese?
- bei Pleuraerguss ⇨ Punktion und Zytologie
- Mediastinoskopie und Probeentnahme zur Beurteilung der Lk (heute seltener, da CT, MRT u. insb. EBUS gute Aussagen über den Lymphknotenstatus erlauben)
- Lymphknoten-Biopsie (bei geschwollenen Halslymphknoten)
- Evtl. Knochenmarkbiopsie, v.a. beim kleinzelligen Karzinom
8. Evtl. diagnostische (+ ggf. therapeutische) Probethorakotomie als thorakoskopische od. offene Lungenbiopsie (bei unklaren Rundherden) und histologische Untersuchung

Ther:
- Überprüfung der Operabilität:
  1. *Lungenfunktion:* **Vitalkapazität:** <50 % ⇨ Kontraindikation gegen Thorakotomie
     TIFFENEAU-Test = Sekundenkapazität: FEV_1 >2,5 l ⇨ gut operabel, <1 l ⇨ keine Op. mögl., bei Werten dazwischen muss individuell entschieden werden (altersabhängig sollten 75% des Sollwertes präoperativ erreicht werden).
     Eine **präoperative** Vorbereitung mit **Lungenatemtraining** (Atemgymnastik, maschinelles Training, einfache Atemtrainer z.B. Voldyne®) kann die Situation verbessern und ist unerlässlich. Außerdem präoperativ Blutgasanalyse durchführen.
  2. *Herzfunktion:* Kontraindikationen sind: Myokardinfarkt in den letzten 6 Wo., pulmonale Hypertonie, manifeste nicht rekompensierbare, dekompensierte Herzinsuffizienz ⇨ keine Thorakotomie möglich.
  3. Kontraindikationen der radikal-chirurgischen Op.: (kurative Intention)
     - Nachgewiesene Fernmetastasen hämatogen od. lymphogen (M_1)
     - Kontralaterale Lymphknotenmetastasen (N_3) (ipsilaterale sind keine K-Ind.)
     - Befall nicht resezierbarer, mediastinaler Strukturen (T_4, V.cava, Oesophagus, Herz)
     - N.phrenicus-Parese (da Perikardbefall wahrscheinlich)
     - N.recurrens-Parese rechts (linker N.recurrens liegt so nahe am Bronchus, dass er schon bei kleinem Tumor gestört sein kann; rechter liegt weiter weg ⇨ größerer Tumor bei Befall)
     - Invasion in die Pleura od. Thoraxwand ist nur eine relative Kontraindikation (erweiterte Lob-/Pneumektomie notwendig)
     - Kleinzelliges Karzinom (außer im gesicherten Stadium N_0M_0)

- Operativ:
  - Anästhesie: **Seitengetrennte Intubation** mit speziellem Tubus ⇨ Ausschaltung der betroffenen Lunge möglich, Beatmung über die andere Lunge
  - Zugang: meist **anterolaterale Thorakotomie**
    - **Lobektomie** (= Standardverfahren): Absetzen des Lappenbronchus und der Gefäße mit dem Lungenlappen am Hauptbronchus (auch thorakoskopisch mögl.)
    - **Segmentresektion:** Bei eingeschränkter Lungenfunktion, heute zunehmend verdrängt von der extraanatomischen Lungenteilresektion.
    - **Extraanatomische Lungenteilresektion:** atypische Segmentresektion, nicht den Segmentgrenzen folgend = **Keilresektion** peripherer Herde (wedge resection)
      Ind: oberflächliche Lungenherde ($T_1N_0M_0$), heute meist **thorakoskopische Entfernung** mit endopischen Klammernahtgeräten (Endo-GIA™, Autosuture) zur Lungenparenchymnaht, Zugang s. Abb.
    - **Manschettenresektion** (= bronchoplastische/bronchoangioplastische Verfahren, parenchymschonend bei eingeschränkter Lungenfunktion, schwierige Op): bei zentral sitzendem Tumor wird dieser Bereich reseziert und die/der Carina/Hauptbronchus mit dem peripheren Rest des betroffenen Lungenlappens wieder anastomosiert.

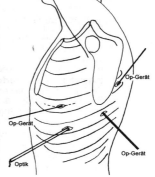

- Totale **Pneumektomie:** Entfernung des gesamten Lungengewebes einer Seite direkt am Hauptbronchus. Dies verbessert die Prognose nicht im Vergleich zur Lobektomie, ist aber notwendig, wenn der Tumor sehr zentral sitzt oder mehrere Herde vorhanden sind und die Pneumektomie unter funktionellen Gesichtspunkten auch möglich ist = ausreichende Atemverhältnisse der anderen Lunge.
- **Erweiterte** Lob-/**Pneumektomie:** Entfernung des gesamten Lungengewebes + benachbarter Gebilde, wie z.B. Perikard, parietale Pleura, Brustwand, Diaphragma oder komplette partielle Thoraxwandresektion ⇨ dann Defektdeckung mit Gore-Tex®-Material und gute Weichteilabdeckung des Implantates erforderlich.
  - Zusätzlich: lokoregionäre (= intrapulmonale u. hiläre) **ipsilaterale Lymphknotendissektion** und mediastinale Lk-Entfernung bei kurativer Operation
  - Immer: perioperative Antibiotikaprophylaxe (z.B. 4,0 g Mezlocillin i.v., Baypen®), Anlage einer BÜLAU-**Drainage**
  - Postoperativ: Intensivmedizinische Überwachung und Infusionstherapie für ca. 2-3 Tage, BÜLAU-Drainage ex am 3.-5. postop. Tag (Entfernung, wenn tgl. <100 ml nachlaufen), dann intensives Atemtraining, Hautklammern ex am 10. Tag
- Postoperativer Heilungsverlauf der Lungen-Op:
  Lobektomie: Restlunge erweitert sich ⇨ Defekt bald nicht mehr zu sehen
  Pneumektomie: Zunächst Pleuraerguss (Serothorax) ⇨ Fibroblasteneinwanderung (Serofibrothorax) ⇨ Fibrothorax als Endzustand
- Konservativ (= palliativ): **Radiatio** (40-70 Gy über 6 Wo.) mit Megavolttechnik bei inoperablem Tumor, postoperativ bei inkompletter Resektion (R_1/R_2) od. N_2. Ebenfalls mögl. ist eine transkutane thermische Ablation über Sonden (mit Hitze, Wechselstrom od. Laser) od. eine stereotaktische Radiotherapie.
  Polychemotherapie: insb. bei kleinzelligem Bronchialkarzinom mit 4-6 Zyklen nach dem CEV-Schema (= Carboplatin, Etoposid, Vincristin), in Verbindung mit Radiatio beim kleinzelligen Bronchialkarzinom ggf. auch in kurativer Absicht (eine zusätzliche Radiatio des Schädels bringt einen weiteren Vorteil)
  Beim nicht kleinzelligen Bronchialkarzinom (NSCLC): im Stadium II u. III zytostatische Therapie mit Cisplatin + Vinorelbin (Navelbine®) od. Carboplatin + Paclitaxel (Taxol®) und fraktionierte Radiatio postoperativ.
  Im Stadium III kann auch eine neoadjuvante (= präoperative) Radio- + Chemotherapie zum Down-Staging angewendet werden.
  Bei nachgewiesener EGFR-Mutation (haben 10 % d. Pat.) wird ein Behandlung mit einem Tyrosinkinaseinhibitor (Gefitinib, Iressa®; Erlotinib, Tarceva® od. Afatinib, Giotrif®) und bei ALK-positivem NSCLC (anaplastische Lymphomkinase, 5 % d.F.) mit Crizotinib (Xalkori®) od. Ceritinib (Zykadia®) statt einer Chemotherapie durchgeführt.
  In weiter fortgeschrittenen Stadien ist eine Chemotherapie palliativ mögl., z.B. Cisplatin + Pemetrexed (ALIMTA®) und anschließend Pemetrexed (ALIMTA®) als Erhaltungstherapie
- Palliative Verbesserung der Ventilationsverhältnisse: Laser- oder Kryotherapie mittels Bronchoskopie zur Wiederherstellung der Atempassage bei Bronchusstenose
- Selbsthilfegruppen: Deutsche Lungenstiftung e.V., Herrenhäuser Kirchweg 5, 30167 Hannover, Tel.: 0511 21551-10, Fax: -13, Internet: www.lungenstiftung.de

Prog: **Sehr schlecht**, nur 30 % sind resezierbar, die Hälfte sind bei Diagnosestellung bereits inoperabel!, 10 % stellen sich intraoperativ als inoperabel heraus (= nur Probethorakotomie).
Op-Risiko: Letalität bei Lobektomie/Manschettenresektion ca. 2,5 %, Pneumektomie 7-15 %
Mittlere Überlebenszeit aller Patienten: nur **1 Jahr**
5-Jahres-Überlebensrate aller Bronchialkarzinome: nur **15 %** (Frauen etwas besser als Männer), mittlere 5-JÜR nach Resektion: 23 %, bei Inoperabilität: 1 %
Plattenepithel-Ca: $T_1N_0M_0$ 5-JÜR 65 %, $T_2N_0M_0$ 50 %, $T_{1-2}N_1M_0$ 40 %, $T_3N_1M_0$ 30 %, $T_3N_2M_0$ 10-20 %, $T_4N_{1-2}M_0$ 5-JÜR 5 %, M_1 5-JÜR 1 %
Kleinzelliges Bronchialkarzinom: Heilungsrate ca. 5 %, mittlere Überlebenszeit 5-8 Mon.

Op-Kompl:
* Akutes Lungenversagen postoperativ, kardiorespiratorische Insuffizienz, Nachblutungen
* Bronchusstumpfinsuffizienz, Bronchusfistelbildung (insb. bei Manschettenresektionen, auch Insuffizienz der Gefäßanastomose), Pneumothorax, Atelektase

* Pneumonie
* Schultersteife mit Bewegungseinschränkung
* Spät: Bronchusstenose, Narbenneurinome, Herzrhythmusstörungen

Proph: ♥ **Nicht rauchen** (auch nicht passiv) bzw. **aufhören!** (Aufhören verringert das Risiko in jedem Lebensalter)
♥ Eine hohe Zufuhr von Gemüse und Früchten hat einen protektiven Effekt.
♥ Verbesserung der Prog. wäre durch eine frühere Diagnose mögl. (eine Vorsorge mit jährlichem CT wird in Studien erprobt, ein Nutzen ist aber bisher nicht belegt).
♥ <u>Nachsorge</u>: anfangs alle 6 Wo., danach in 3-monatigem Abstand mit klinischer Untersuchung, Kontrolle der präoperativ erhöhten Tumormarker, Röntgen-Thorax, Sono-Abdomen, evtl. Knochenszintigraphie, Bronchoskopie

DD: — **Bei chronischer Pneumonie od. chronischem Husten immer an ein Bronchialkarzinom denken und ausschließen!**
— <u>Rundherd in der Lunge als **Metastase**</u>: Nierenzellkarzinom (Hypernephrom), Mamma-, Schilddrüsen-, Prostata-, Magen-, Hodenkarzinom, tiefsitzendes Rektumkarzinom, ossäre Sarkome (EWING-, Osteosarkom), Weichteilsarkome, malignes Melanom ⇨ liegt eine isolierte und resektable Lungenmetastasierung vor, kann diese operativ entfernt werden.
— <u>Infektiös:</u> **Lungentuberkulose**, Echinokokkuszysten, Coccidioides-Mykose, Lungenabszess
— Gefäßmalformation
— <u>Andere (meist gutartige) Lungentumoren</u> (machen zusammen ca. 2 % aller Lungentumoren aus): **Hamartome, Chondrom**, Neurinome, Fibrom, Histoplasmom, Osteom, Granulom, Angiom, **Bronchialadenom**, Zylindrom, neuroendokrine Tumoren (Karzinoide), Sarkome
Ther: Operative Entfernung, da ein maligner Prozess ohne Op/Histologie letztlich nicht ausgeschlossen werden kann.

PANCOAST-TUMOR

Syn: Sulkus-Tumor

Path: ♦ Sonderform d. peripheren Bronchialkarzinoms, ausgehend von der oberen Lungenfurche
♦ <u>Lok:</u> Lungenspitze, Pleurakuppe (apikaler Oberlappen) ⇨ Armplexusinfiltration mögl.
♦ Frühzeitige Infiltration/Metastasierung in Rippen, Wirbelkörper, Muskulatur u. Weichteile (sog. „Ausbrecherkrebs")

Klin: ⇒ Im Frühstadium meist klinisch stumm
⇒ **Schmerzen**, wenn Pleura parietalis infiltriert (Interkostalneuralgie) oder Plexus alteriert (Arm- / Schulterschmerzen) ist
⇒ HORNER-**Syndrom** (Ptosis, Miosis, Enophthalmus) bei Infiltration des Ggl.stellatum
⇒ Schweißsekretionsstörung des betroffenen Körperviertels
⇒ **Parästhesien** / Dysästhesien im Unterarm bei Plexusinfiltration (insb. im Bereich des N.ulnaris, C_8-Th_1)
Muskelatrophien der kleinen Handmuskeln (untere Armplexusparese)
⇒ Evtl. **Knochendestruktion** im Bereich BWK 1 oder 1.-3. Rippe
⇒ **Armschwellung** bei Lymph- / Venenstauung
⇒ Evtl. paraneoplastische Symptome (s.o. bei Bronchialkarzinom)

Diag: 1. Anamnese und klinische Untersuchung
2. <u>Röntgen:</u> gezielte Schichtaufnahme (oft kleiner Tumor, der sich hinter Klavikula versteckt) Destruktion der 1.-3. Rippe mögl. ⇨ **CT-Thorax** zur genauen Lokalisation

Ther:
- Einziges Bronchial-Karzinom, das vorbestrahlt wird (selten Lk-Metastasen)
- Radikal-Op. (u.U. auch Amputation des Armes) in kurativer Absicht
- Bei Blutung aus dem Tumor od. abszedierendem Karzinom ⇨ chirurgisch palliative Op.
- Palliativ: bei poststenotische Komplikationen, Atelektasen, Schmerzen (Brustwandalterationen) ⇨ Radiatio

Prog: Schlecht, auch bei Radikal-Op. nur 30 %ige 5-JÜR

DD:
– Tumoren des hinteren/oberen Mediastinum (s. Mediastinaltumoren)
– Thoraxwandtumoren: Rhabdomyosarkom, Hämangioperizytom, Osteosarkom, EWING-Sarkom, ASKIN-Tumor (kleinzelliger, primitiver neuroektodermaler Tumor bei Kindern)

LUNGENMETASTASEN

Ät:
– Typisch bei: Nierenzellkarzinom (Hypernephrom), Mamma-, Schilddrüsen-, Prostata-, Magen-, Hoden-, Ovarial-, Chorionkarzinom, malignes Melanom, tiefsitzendes Rektumkarzinom, EWING- u. Osteosarkom, Weichteilsarkome, Karzinome im HNO-Bereich
– Metastase eines kontralateralen Bronchialkarzinoms

Path: Metastasierung hämatogen oder lymphogen, sehr selten per continuitatem

Klin:
⇒ **Keine Frühsymptome**
⇒ Später: Dyspnoe, Hämoptyse (blutiges Sputum) bis Hämoptoe (>50 ml Blut, z.B. bei Gefäßarrosion)
⇒ Symptomatik des Primärtumors

Diag:
1. Anamnese (Primär-Tumor: bekannt?, kurabel?, Rezidiv?) und klinische Untersuchung
2. Staging: Noch weitere extrathorakale Tumoren vorhanden?
   Szintigramm ⇨ Knochen?, Sonographie ⇨ Abdomen?, CT-Schädel
3. Röntgen: Thorax in 2 Ebenen, konventionelle Schichtung, **CT** bzw. besser mit Spiral-CT
4. Evtl. Biopsie bei unklarem Befund zur histologischen Klärung
5. Präoperative Lungenfunktion: Vitalkapazität sollte >2.000 ml sein, evtl. Perfusionsszintigramm zur genauen Beurteilung der Verteilung

Ther:
- Voraussetzungen zur Op.:
  ◊ Primär-Tumor muss kurabel oder bereits behandelt sein
  ◊ Risiko muss vertretbar sein (Patientenfaktoren) = keine allgemeinen K-Ind. gegen Op.
  ◊ Fehlen anderer Metastasen (extrathorakal)
  ◊ Keine therapeutischen Alternativen (Chemotherapie, Radiatio)
- Operativ:
  – Parenchymschonende Entfernung der Metastasen im Gesunden = **extraanatomische Lungenteilresektion** = periphere Keilresektion (auch wedge resection genannt), heute insb. auch thorakoskopisch
  – Evtl. auch Segmentresektion, Lobektomie oder Pneumektomie
  – Beidseits vorhandene Lungenmetastasen stellen keine Kontraindikation dar, sondern können in zwei Eingriffen oder auch gleichzeitig über eine transsternale Thorakotomie entfernt werden (wenn die jeweils einzelne Metastase resektabel ist)
- Konservativ: Palliative Radiatio, stereotaktische Radiotherapie, transkutane thermische Ablation über Sonden oder Chemotherapie (abhängig vom Primärtumor, z.B. bei Hoden-, Choriontumoren und Osteosarkomen)

Prog: 5-JÜR nach Metastasenresektion ca. 25 %, natürlich auch abhängig vom Primärtumorleiden

DD: Primäre Lungentumoren, Tuberkulose, Lungenabszess

LUNGENTRANSPLANTATION

Ind: – Allgemein: Vorliegen einer fortgeschrittenen, **finalen Lungenerkrankung** ohne therapeutische Alternativen
- **Bronchiektasen, Lungenemphysem** (= COLD, <u>c</u>hronic <u>o</u>bstructive <u>l</u>ung <u>d</u>isease)
- α_1-Antitrypsin-Mangel (homozygote Form)
- **Mukoviszidose** (zystische Fibrose) im fortgeschrittenen Stadium
- **Idiopathische Lungenfibrose**, Silikose, Asbestose
- Primäre **pulmonale Hypertonie** od. Lungengerüsterkrankungen mit sekundärer pulmonaler Hypertonie (chron. Cor pulmonale)

Transplantationszeitpunkt: Alter <55.-65. Lj., Lebenserwartung ohne Transplantation <1-2 Jahre, PO_2 <60 mmHg (meist um 45 mmHg), FEV_1 <30 %

K-Ind: ۝ Fortgeschrittene Zweiterkrankungen: insb. **nicht ausreichende kardiale Funktion**, nicht kurable Malignome, Systemerkrankungen wie z.B. Amyloidose, schwere Nieren- oder akute gastrointestinale Erkrankung
۝ **Akute Infekte, HIV-Infektion**
۝ Nicht kooperativer Pat. (**aktiver Raucher!**), manifeste Drogen- od. Alkoholabhängigkeit, Alter (s.o.)
۝ Systemische Dauer-Glukokortikoidmedikation >10-20 mg/Tag

Epid: ◊ Die erste Lungentransplantation (Syn: LTx) erfolgte 1963, seit 1986 Routineverfahren (führend ist Toronto).
◊ Im Jahr 2014 wurden in Deutschland 352 Lungentransplantationen durchgeführt. Auf der Warteliste befinden sich ca. 500 Pat., Wartezeit: 1-2 Jahre.

Ther: • Verfahren: **unilaterale Lungentransplantation** (SL = <u>s</u>ingle <u>l</u>ung, bei restriktiven Erkrankungen, wie Fibrosen), **bilaterale** Lungentransplantation (DL = <u>d</u>ouble <u>l</u>ung, bei obstruktiven Erkrankungen, wie Emphysem od. Mukoviszidose) od. kombinierte **Herz-/Lungentransplantation** (bei pulmonaler Hypertonie mit Herzschädigung).
• Explantation der Lungen (mit od. ohne Herz, ggf. mit Aufteilung des li. Vorhofes) am Spender (Voraussetzungen: allgemeine [s. Kap. Transplantationen] und zusätzliche beim Spender: <50. Lj., Beatmung <10 Tage, Rö-Thorax o.B.), Konservierung in kalter modifizierter Euro-Collins Lösung (max. Ischämiezeit 6 Std.)
• Implantation:
  – Zugang: anterolaterale Thorakotomie
  – Entnahme d. Lunge/Lungen durch Absetzen v. Lungenvenen, -arterie u. Hauptbronchus
  – Orthotope Implantation der Spenderlunge/n durch End-zu-End-Anastomose von Lungenvenen, Hauptbronchus und Lungenarterie
  – Bronchoskopische Kontrolle der Bronchusanastomose noch intraoperativ
• Postoperativ: Beatmung mit PEEP für einige Tage, BÜLAU-Drainage, Antibiose (Cephalosporin + Aminoglykosid) + selektive Darmdekontamination (präop.), CMV-Hyperimmunglobulingabe für 5 Tage + Kaninchen-Antilymphozytenglobulin
• Nachbehandlung: **Immunsuppression** (Ciclosporin A (oral u. ggf. zusätzlich inhalativ) + Azathioprin + orales Glukokortikoid), bei akuter Abstoßung Glukokortikoid-Stoßtherapie + Antilymphozytenglobulin
• Nachkontrollen: Rö-Thorax, Lungenfunktionsprüfung (FEV_1), Bronchoskopie, Kontrolle der T-Lymphozyten-Subpopulationen

Prog: 1-JÜR 70 %, 5-JÜR 45 %, postop. verdoppelt sich meist die FEV_1.

Kompl: ✶ **Infektionen** (pulmonal od. systemisch), insb. Zytomegalie-Pneumonie
✶ Akute **Abstoßung**, Transplantatversagen
✶ BOS = Bronchiolitis-obliterans-Syndrom (Auslöser: unklar, viraler Infekt?)
Op: ✶ Strikturen der Pulmonalarterie
✶ Bronchusanastomoseninsuffizienz (ischämische Störungen, Nahtinsuffizienz)

MEDIASTINUM

Anatomie

Begrenzungen: Vorne: Sternum, hinten: BWS, seitlich: Pleurasäcke der beiden Lungenflügel, unten: Centrum tendineum des Diaphragma, oben: Eintritt v. Ösophagus, Trachea, N.vagus, N.laryngeus recurrens, N.phrenicus und Austritt der supraaortalen Gefäße.

Inhalt:
Vorderes Mediastinum: Thymus/Restkörper, A.thoracica (mammaria) int.
Mittleres Mediastinum: Herz, Aortenbogen, Aa. und Vv.pulmonales, V.cava sup. und inf., Trachea, Bifurkation und Hauptbronchien
Hinteres Mediastinum: Ösophagus, Aorta, N.vagus, Truncus sympathicus, Nn.splanchnici, Vv.azygos u. hemiazygos, Ductus thoracicus

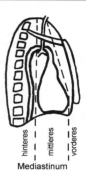

Mediastinum

MEDIASTINALEMPHYSEM

Syn: Pneumomediastinum, engl. mediastinal emphysema, ICD-10: J98.2

Ät:
- Traumatisch: Thoraxtrauma, Bronchusruptur, Ösophagusruptur
- Iatrogen: Perforation bei Tracheotomie, Intubation, Endoskopie, Bougierung, Fremdkörperentfernung
- Spontan: Tumorarrosion von Bronchus oder Ösophagus, alveolar-interstitielles Lungenleck (bei lokalen Atelektasen, bronchialer Obstruktion, Beatmung), Pneumothorax
- Infektiös: Gasbildende Bakterien (Clostridium perfringens) im Bereich des Mediastinums

Klin:
⇒ Tastbares subkutanes **Hautemphysem** an Hals und Gesicht (Froschgesicht)
⇒ Schmerzen, Dyspnoe, Einflussstauung

Diag:
1. Anamnese und klinische Untersuchung: Schneeballknirschen des Hautemphysems
2. Röntgen: Thorax zeigt Pneumomediastinum, Doppelschatten entlang der linken Herzgrenze, evtl. Kontrastmittelpassage d. Ösophagus mit wasserlöslichem KM (kein Barium)
3. Endoskopie: Ösophagoskopie, Bronchoskopie
4. Mediastinoskopie bei unklarer Ursache

Ther:
- Operative Versorgung bei Vorliegen einer Organperforation, Antibiose
- Chirurgische Druckentlastung des Mediastinalemphysems durch Drainage

Kompl: Mediastinitis, Kavakompression, extraperikardiale Herzbeuteltamponade

MEDIASTINITIS

Syn: Entzündung des Bindegewebes im Mediastinum, ICD-10: J98.5

Ät:
- Mediastinalemphysem durch Ruptur von Ösophagus (Karzinomdurchbruch, Fremdkörper, Verätzung, BOERHAAVE-Syndrom) od. Tracheobronchialsystem ⇒ Infektion
- Iatrogen: Bronchusstumpfinsuffizienz nach Lungenresektion, Anastomoseninsuffizienz nach Ösophagus-Op., Mediastinoskopie, instrumentelle Perforation bei Endoskopie, Hals-Op.
- Übergriff von Pleuraempyem, Lungenabszessen oder Lymphknotenentzündung
- Fortgeleitete Infektion aus der Halsregion

Lok: Meist im oberen Mediastinum beginnend, dann früh auf gesamtes Mediastinum übergreifend

Klin: ⇒ **Schweres Krankheitsbild** mit septischen Temperaturen, Tachypnoe, Tachykardie, Schüttelfrost, Schock
⇒ Retrosternale Schmerzen, Halsschmerzen, paravertebrale Schmerzen
⇒ Husten, Dysphagie, Singultus
⇒ Evtl. Hautemphysem, Entzündung über dem Jugulum, obere Einflussstauung

Diag: 1. Anamnese und klinische Untersuchung
2. Röntgen: Thorax zeigt verbreitertes, unscharf begrenztes Mediastinum, parakardiale Doppelkontur, CT-Thorax
3. Evtl. Endoskopie: Ösophagoskopie, Bronchoskopie

Ther: • Therapie der Grunderkrankung (große Perforationen müssen operativ beseitigt werden)
• Hochdosierte Antibiose
• Operativ: Juguläre oder posteriore paravertebrale oder parasternale Mediastinotomie, Drainage des Mediastinums

Prog: 10-40 % Letalität!, je nach Schwere des Prozesses

Kompl: ∗ Pleuritis, Perikarditis, Thrombose der V.cava
∗ Sepsis mit Bakteriämie und Aussaat in Knochen, Gehirn, Leber usw.
∗ Chronische Entzündung ⇨ Mediastinalfibrose

DD: Chronische Mediastinitis nach Radiatio

MEDIASTINALTUMOREN

Ät: – Benigne: Thymome, Neurinome, Lipome, Xanthome, Hämangiome, Zysten, Fibrome, Teratome, Morbus BOECK (Sarkoidose, Stad. I u. II mit hilärem Lymphknotenbefall)
– Maligne: maligne Lymphome, Ösophagus- od. Bronchialkarzinome, Retothelsarkom, Neurosarkom, HODGKIN-Lymphom (Lymphogranulomatose), Leukämien, Retikulosarkom

Path: ♦ Thymome und Teratome: benigne oder maligne mögl.
♦ Teratome: Tumoren aus allen 3 Keimblättern, können Epithelzysten, Haare, Zähne, Knochen, Knorpel usw. enthalten

Epid: Prädisp.alter der Thymome: 45. Lj., Teratome: 30.-50. Lj. (und fast nur Männer betroffen)

Klin: ⇒ Mind. 50 % der Tumoren sind **Zufallsbefunde** (= symptomlos) und meist gutartig
⇒ Im fortgeschrittenen Stadium: Thoraxschmerz, obere Einflussstauung, Stridor, Heiserkeit, Reizhusten, Dyspnoe, Dysphagie, Erbrechen, Singultus, Zwerchfellparese, HORNER-Syndrom (Ptosis, Miosis, Enophthalmus), Herzrhythmusstörungen
⇒ Myasthenie-Symptome bei Thymomen (Myasthenia gravis pseudoparalytica)

Diag: 1. Anamnese und klinische Untersuchung: Karotispuls, Halsvenenstauung
HNO-Spiegelbefund: Stimmbänder? (N.laryngeus recurrens)
Neurologischer Befund: HORNER-Syndrom, Schweißsekretionsstörungen
2. Röntgen-Thorax: **Mediastinalverbreiterung**, evtl. Ösophagusbreischluck, Tracheazielaufnahme, Durchleuchtung (Aneurysmapulsation?)
CT zur Lokalisationsdiagnostik, evtl. CT-gesteuerte parasternale Biopsie
Evtl. Schilddrüsenszintigraphie bei V.a. retrosternale Struma
3. Labor: Differentialblutbild (Lymphom?), Tumormarker (AFP (Teratome, embryonale Karzinome), CEA, NSE, SCA, TPA, HCG (Chorionkarzinome))
4. Sonographie: **Endosonographie** (wie bei der Herzechographie [TEE] über den Ösophagus), heute ist damit auch eine Biopsie transösophageal mögl. (spart d.Mediastinoskopie)
5. Mediastinoskopie (zervikaler oder parasternaler Zugang) und Biopsie (zur histologischen und bakteriologischen Untersuchung)

Mediastinum | Seite 117

6. Diagnostische (und therapeutische) transthorakale Tumorexstirpation (offen oder thorakoskopisch, insb. für hinteres Mediastinum) ⇨ **Histologie!**

EINTEILUNG MEDIASTINALER RAUMFORDERNDER PROZESSE NACH IHRER LOKALISATION:

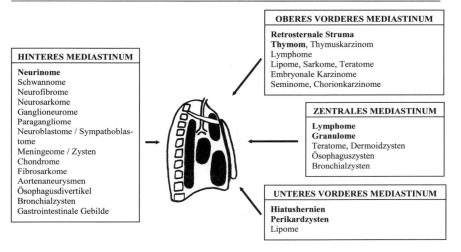

HINTERES MEDIASTINUM
Neurinome
Schwannome
Neurofibrome
Neurosarkome
Ganglioneurome
Paragangliome
Neuroblastome / Sympathoblastome
Meningeome / Zysten
Chondrome
Fibrosarkome
Aortenaneurysmen
Ösophagusdivertikel
Bronchialzysten
Gastrointestinale Gebilde

OBERES VORDERES MEDIASTINUM
Retrosternale Struma
Thymom, Thymuskarzinom
Lymphome
Lipome, Sarkome, Teratome
Embryonale Karzinome
Seminome, Chorionkarzinome

ZENTRALES MEDIASTINUM
Lymphome
Granulome
Teratome, Dermoidzysten
Ösophaguszysten
Bronchialzysten

UNTERES VORDERES MEDIASTINUM
Hiatushernien
Perikardzysten
Lipome

Ther:
- Operativ: Ind: **Jeder mediastinale Tumor sollte entfernt werden** (aus diagnostischen Gründen und weil die benignen Tumoren maligne entarten können)
  - Thymome: mediane Sternotomie (transsternaler Zugang), dann Tumorexstirpation (in Zentren wird der Eingriff auch thorakoskopisch durchgeführt)
  - Retrosternale Strumen: können meist über den KOCHER-Kragenschnitt mitentfernt werden (s. Kap. Struma), sehr selten obere mediane Sternotomie notwendig
  - Bronchogene Zysten und Ösophagusdivertikel: transthorakaler Zugang u. Entfernung
  - Neurogene Tumoren: transthorakaler Zugang u. vollständige Exstirpation
- Maligne Thymome (Thymuskarzinom) werden nachbestrahlt + Chemotherapie

Kompl:
* Bronchogene Zysten und Ösophagusdivertikel werden meist erst symptomatisch bei Entzündung ⇨ Abszedierung, Mediastinitis, Empyem mögl.
* Thymome: zentrale Nekrotisierung oder Einblutung, dorsale Ausbreitung ⇨ Verdrängungssymptomatik, paraneoplastische Symptome
  Gutartige Thymome ⇨ können maligne entarten (Kapseldurchbruch beweisend)
* Teratome: Maligne Entartung, Pleuraaussaat, Fernmetastasen, spontane Perforation
* Lymphome: Bronchuseinbruch
* Neurinome und Neurofibrome ⇨ intraspinale Ausbreitung, Entartung zum Neurosarkom mögl.
- Op: * Pneumothorax
  * Verletzung v. N.vagus, N.laryngeus recurrens, N.phrenicus, Duct.thoracicus

Proph: ♥ Tumornachsorge bei malignen Prozessen nach 3, 6 u. 12 Monaten, dann jährlich

DD:
- Endothorakale (retrosternale) Struma, Mediastinalfibrose (meist mit retroperitonealer Fibrose = Morbus ORMOND), Thymushyperplasie, extramedulläre Blutbildungsherde, unspezifisch vergrößerte Lymphknoten ohne Krankheitswert
- Infektiöse Lymphome/Granulome: Tuberkulose, Histoplasmose, HIV, Coccidioides-Mykose, Mononukleose
- Pseudotumoren: Aortenaneurysma, Zwerchfellhernie, Meningozele

HERZCHIRURGIE

Anatomie

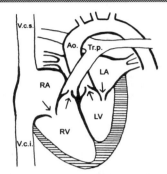

Das Herz ist im vorderen u. mittleren Mediastinum gelegen und vom Herzbeutel umgeben. Es hat die Form eines Kegels, dessen Basis (**Basis cordis**) nach rechts oben u. hinten und dessen Spitze (**Apex cordis**) nach links unten u. vorne weist.
Die Oberfläche ist von einer dünnen serösen Haut, der Lamina visceralis pericardii (**Epikard**) bekleidet. Sie setzt sich auf den Anfangsteil der großen Gefäße (Aorta, Truncus pulmonalis, Vena cava superior) fort u. geht hier in die Lamina parietalis pericardii (**Perikard**) über.
Die großen Gefäße lassen sich in einen arteriellen Pol, Porta arteriosa (Aorta und Truncus pulmonalis) sowie einen venösen Pol, Porta venosa (Vena cava sup. et inf. und Venae pulmonales) unterteilen.
Der Sulcus interventricularis anterior grenzt die rechte Kammer (Ventriculus dexter, engl. RV = right ventricle) gegen die linke (Ventriculus sinister, LV) ab und läuft in die Incisura apicis cordis aus. Die Vorhöfe, Atrium dextrum und Atrium sinistrum, werden durch die Kranzfurche (**Sulcus coronarius**) von den Kammern getrennt. Der linke Vorhof (LA) nimmt die Vv.pulmonales, der rechte Vorhof (RA) die V.cava sup. et inf. auf.

Koronararterien:

1. A.coronaria sinistra = **LCA** (left coronary artery), dieser Hauptstamm teilt sich in:
   - **RCX** (Ramus circumflexus)
   - **RIVA** (Ramus interventricularis anterior, engl. LAD, left anterior descending): Ø 2,9-4,5 mm, läuft auf der Vorderfläche des Herzens im Sulcus interventricularis anterior zur Herzspitze und versorgt das linke Herz und die vorderen Anteile des Septum interventriculare.

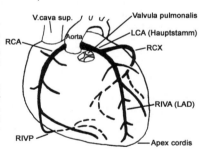

2. A.coronaria dextra = **RCA** (right coronary artery) läuft im Sulcus interventricularis posterior auf der Herzrückfläche mit dem RIVP (Ramus interventricularis posterior) und versorgt das rechte Herz, die Hinterwand des li. Ventrikels und die hinteren Anteile des Septum interventriculare.

Hämodynamische Parameter:

- Schlagvolumen (SVI)   60 - 70 ml
- Herzminutenvolumen (CO)   5 - 6 l/min
- Herzindex (CI)   2,4 - 4,2 l/min/m^2
- Rechter Vorhof-Druck (= ZVD, CVP)   2 - 8 mmHg   (= 3-12 cmH$_2$O)
- Rechter Ventrikel-Druck (RVP)   15 - 30 mmHg
- Pulmonalarterien-Druck (PAP)   15 - 30 / 4-12 / 9-18 mmHg (syst./diast./Mitteldruck)
- Pulmonalkapillärer-Druck (PCWP)   5 - 12 mmHg
- Linker Vorhof-Druck (LAP)   2 - 12 mmHg
- Linker Ventrikel-Druck (LVP)   100-140 / 3 -12 mmHg (systolisch/enddiastolisch)
- Austreibungsfraktion (ejection = EF)   60 - 75 %
- Aortendruck   100-140 / 60-90 / 70-105 mmHg (syst./diast./Mitteldruck)
- Systemischer Strömungswiderstand (TSR)   700 - 1600 dyn*sec*cm^{-5}
- Pulmonaler Strömungswiderstand (TPR)   100 - 240 dyn*sec*cm^{-5}

Voraussetzungen für die Herzchirurgie:

Die Voraussetzung für eine längere Operation am offenen Herzen ist die Beendigung der rhythmischen Kontraktion und die Möglichkeit der externen Übernahme der Kreislaufarbeit.
Frühere kardiochirurgische Eingriffe wurden am schlagenden Herzen ausgeführt. Die Ära der Kardiochirurgie begann Mitte der 50er Jahre mit der Entwicklung einer zuverlässigen **Herz-Lungen-Maschine** und der Kardioprotektion.

Herz-Lungen-Maschine (HLM):

Die erste Operation mit Hilfe einer funktionierenden HLM wurde von dem amerikanischen Chirurg GIBBON (Verschluss eines Vorhofseptumdefektes bei einem kleinen Mädchen) im Jahr 1953 erfolgreich vorgenommen. In Deutschland werden derzeit jährlich ca. 95.000 Operationen mit einer HLM vorgenommen.

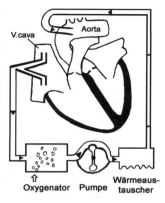

Der Anschluss der HLM an das Kreislaufsystem des Patienten erfolgt über einen Spezialkatheter, der über den **rechten Vorhof in die untere und obere Hohlvene** eingeführt wird. Über ein ableitendes Schlauchsystem, an das die **Pumpeneinheit** (früher Rollerpumpen, heute Zentrifugalpumpe) angeschlossen ist, gelangt das Patientenblut in das Herzstück der Maschine, in den **Oxygenator** (übernimmt die Lungenfunktion und reichert das venöse Blut mit Sauerstoff an; früher Bubbleoxygenatoren heute Membranoxygenatoren). Vom Oxygenator gelangt das Blut über einen **Wärmeaustauscher**, der die Bluttemperatur absenkt, über eine Silikonkanüle in die **Aorta ascendens** in den Patientenkreislauf zurück (s. Abb.). Alternativer Zugang mit Port-Access-System über die V. u. A.femoralis mit einem Ballonkatheter bis zur Aorta ascendens.

Oxygenator Pumpe Wärmeaustauscher

Wegen der erhebliche Thrombogenität der verwendeten Kunststoffleitungen muss die Gerinnungsfähigkeit des Patientenblutes abgesenkt werden ⇨ Heparin (2-3 mg/kgKG i.v.).

⇒ **Überwachung der Blutgerinnung** während und am Ende der Operation! Eine zu geringe Heparinmenge führt zur Bildung von Mikrothromben mit der Gefahr der Embolisation und der Verstopfung des Oxygenators sowie zur Aktivierung der Gerinnungskaskade. Eine zu hohe Dosis Heparin kann zu postoperativen Blutungskomplikationen durch Beeinträchtigung der Thrombozytenfunktion führen. Die Überwachung der Blutgerinnung erfolgt heute in den meisten Zentren mittels des sogenannten **ACT-Testes** (<u>a</u>ctivated <u>c</u>oagulation <u>t</u>ime, Norm: 80-100 Sek., erwünschter Wert für den kardiopulmonalen Bypass: 400-600 Sek.).

Bei Beendigung der Herz-Op und Entfernen der Kanülen wird die Blutgerinnung durch Neutralisierung des Heparins mit Protamin wieder hergestellt (etwa äquimolare Dosierung: 1-1,33 mg Protamin antagonisieren etwa 1 mg = 100 I.E. Heparin).

Kardioprotektion:

Um am Herzen arbeiten zu können und einen größeren Blutverlust sowie eine Luftembolisation zu vermeiden, wird nach einem **kardioplegischen Herzstillstand** in **Hypothermie** operiert. Nach Abtrennen des Herzens von der Zirkulation (Abklemmen der Aorta oberhalb der Koronarostien) wird 4 °C kalte Kardioplegielösung über die Aortenwurzel in die Koronararterien infundiert und eine Oberflächenspülung des Herzens mit Eiswasser vorgenommen (⇨ **Myokardtemperatur <10 °C**). Hierdurch wird die Ischämietoleranz des Herzens stark verlängert (bis 180 Min.).

Zusammensetzung der Kardioplegie-Lösung:

		NaCl	147 mmol/l
KCl	20 mmol/l	$CaCl_2$	2 mmol/l
$MgCl_2$	16 mmol/l	Procain-Hydrochlorid	1 mmol/l

Durch den Wärmeaustauscher der Herz-Lungen-Maschine wird die Patiententemperatur ebenfalls erniedrigt. Dies senkt den Stoffwechsel und erhöht die Ischämietoleranz der Organe. Es werden verschiedene Hypothermiegrade unterschieden (üblich ist bei Herz-Op. eine **mäßige bis tiefe Hypothermie**, ca. 25 °C):

Leichte Hypothermie	37 - 32 °C
Mäßige Hypothermie	32 - 28 °C
Tiefe Hypothermie	28 - 18 °C
Ausgeprägte Hypothermie	18 - 4 °C

Durch zunehmende Hypothermie des Organismus wird die Viskosität des Blutes erhöht (⇨ Verminderung der Organperfusion und Gefahr der Thrombenbildung). Deshalb ist eine Hämodilution erforderlich (bis 20-25 % Hämatokrit). Für die Hämodilution werden balancierte, annähernd plasmaisotone Elektrolytlösungen verwendet.

ANGEBORENE HERZ- UND THORAKALE GEFÄßFEHLER

Ät: Zumeist unbekannt, Wechselwirkungen zwischen Umwelt und Erbgut werden vermutet. Prädisponierende Faktoren für kongenitale Herzfehler sind:
- Angeborene numerische **Chromosomenaberrationen** (Trisomie 21, Trisomie 18, Trisomie 13, ULLRICH-TURNER-Syndrom = 45 X0) od. Genmutationen (NOONAN-Syndrom mit Mutation im PTPN11-Gen, HOLT-ORAM-Syndrom mit Mutation im TBX5-Gen, Mutation im MYH6-Gen, Mikrodeletionssyndrome am Chrom. 22q11)
- Infektionen während der Schwangerschaft: Röteln, Herpes simplex, Zytomegalie, Coxsackie
- Medikamente: Phenytoin, Cumarine, Lithium, Folsäureantagonisten, Thalidomid (Contergan)
- Embryofetopathia diabetica (unbehandelter Diabetes mellitus der Mutter)
- Alkoholabusus in der Schwangerschaft (Alkoholembryopathie)

Epid: ◊ **Angeborene Herzfehler** gehören zu den **häufigsten angeborenen Missbildungen**.
◊ In Deutschland beträgt die Inzidenz kongenitaler Vitien ca. 0,8 % der Geburten ⇨ etwa 6.000 Fälle pro Jahr, etwa die Hälfte davon schwere Anomalien.

Etlg: # **Etwa 85 % aller angeborenen Vitien werden von den 8 häufigsten gebildet:**

– Ventrikelseptumdefekt (VSD)	28 %,	ICD-10: Q21.0
– Vorhofseptumdefekt (ASD)	12 %,	ICD-10: Q21.1
– Pulmonalstenose (Pst)	10 %,	ICD-10: Q22.1
– Persistierender Ductus arteriosus BOTALLI (PDA)	10 %,	ICD-10: Q25.0
– FALLOT-Tetralogie (FT)	9 %,	ICD-10: Q21.3
– Aortenstenose (Aost)	7 %,	ICD-10: Q23.0
– Aortenisthmusstenose (CoA)	5 %,	ICD-10: Q25.1
– Transposition der großen Arterien (TGA)	4 %,	ICD-10: Q20.3

Eine einheitliche Einteilung der angeborenen Herzfehler existiert nicht. Eine Möglichkeit ist die Einteilung aufgrund des Leitsymptoms **Zyanose** in primär azyanotische und zyanotische Herzfehler. Das klinische Kriterium der **Lungendurchblutung** ermöglicht eine weitere Einteilung in Vitien mit verminderter, normaler oder vermehrter Lungendurchblutung.

Azyanotische Herzfehler
Azyanotische Herzfehler mit normaler Lungendurchblutung
- Pulmonalstenose
- Aortenstenose
- Aortenisthmusstenose (Coarctatio aortae)

Azyanotische Herzfehler mit vermehrter Lungendurchblutung
- Vorhofseptumdefekt Typ II (ASD II)
- LUTEMBACHER-Syndrom (Kombination ASD II mit Mitralstenose)
- Defekte des AV-Kanales (Endokardkissen-Defekte, ASD I)
- Ventrikelseptumdefekt
- Persistierender Ductus arteriosus BOTALLI

Zyanotische Herzfehler
Zyanotische Herzfehler mit verminderter Lungendurchblutung
- FALLOT-Tetralogie
- Trikuspidalklappenatresie, ICD-10: Q22.4
- EBSTEIN-Anomalie, ICD-10: Q22.5
- Truncus arteriosus communis (aus beiden Herzkammern geht nur ein Gefäß ab, die Pulmonalarterie geht vom Truncus ab)

Zyanotische Herzfehler mit vermehrter Lungendurchblutung
- Totale Lungenvenenfehlmündung
- Transposition der großen Arterien

Path: ♦ **Azyanotische Herzfehler mit normaler Lungendurchblutung:**
Lok: Stenosen an den Ausflussbahnen der beiden Ventrikel oder an den großen Gefäßen
⇨ operatives Ziel ist die Beseitigung der Engstelle durch örtliche oder extraanatomische Korrektur, um die Ventrikel vor einer chronischen Druckbelastung zu schützen.

♦ **Primär azyanotische Herzfehler mit vermehrter Lungendurchblutung:**
Shuntvitien mit Kurzschlussverbindung zwischen Nieder- und Hochdrucksystem
⇨ **Links-Rechts-Shunt** (arterialisiertes Blut rezirkuliert in die Lungenstrombahn)
⇨ Volumenbelastung des Lungenkreislaufes, evtl. mit gleichzeitiger Druckbelastung. Abhängig von der Dauer dieser Belastung kann es zu sekundären Veränderungen in den Pulmonalgefäßen (fibromuskuläre Umwandlung) und zu einer Pulmonalgefäßsklerose mit fixierter pulmonaler Hypertonie und dann verminderter Lungendurchblutung kommen.
⇨ **Umwandlung** des Links-Rechts-Shunts **in einen Rechts-Links-Shunt** mögl. (= sog. EISENMENGER-Reaktion) = späte Zyanose (Fixierung des Krankheitsbildes ⇨ wenn der pulmonale Druck 80 % des Systemdrucks erreicht hat, ist eine operative Korrektur nicht mehr sinnvoll! ⇨ Transplantation von Herz und Lunge als Ultima ratio, ab einem Druckverhältnis von 40 % ist das Op-Risiko signifikant erhöht).
Lok: Vorhofebene (Vorhofseptumdefekt), Ventrikelebene (Ventrikelseptumdefekt) oder Ebene der großen Gefäße (persistierender Ductus arteriosus, aortopulmonales Fenster)

♦ **Zyanotische Herzfehler: primärer Rechts-Links-Shunt** oder Rotationsanomalien
⇨ Einstrom von venösem Blut in den großen Kreislauf ⇨ zentrale Mischungszyanose (klinisch erkennbar an blaugefärbten Konjunktiven, Lippen, Schleimhäuten und Zunge). Kompensatorisch entwickelt sich meist eine Polyglobulie (liegt eine Anämie vor ist die klinische Symptomatik besonders schwer, jedoch ist die Zyanose durch Fehlen eines Mindestgehaltes von desoxygeniertem Hämoglobin kaschiert).
Kompl: körperliche Entwicklungsverzögerung, Leistungsminderung der Kinder, synkopale Anfälle durch Ischämie des Gehirnes, septische Komplikationen und Abszessbildung (Hirnabszesse), bei langer Dauer Trommelschlägelfinger u. Uhrglasnägel
Kinder mit zyanotischen Herzfehlern versuchen, durch die sog. **Hockerstellung** (= engl. squatting, erhöht den peripheren Gefäßwiderstand ⇨ erhöht den enddiastolischen Druck im linken Ventrikel und der Einstrom von rechtsventrikulärem venösem Blut in den Systemkreislauf sinkt) den Grad der Zyanose zu vermindern.

Diag: 1. Anamnese und klinische Untersuchung: Die meisten angeborenen Herzfehler werden bei Kindern in etwa 80 % d.F. bei der ersten Untersuchung direkt nach der Geburt (**U1**) oder in den **Früherkennungsuntersuchungen** (U2 - U8) festgestellt. Heute werden Herzfehler zunehmend auch bereits **pränatal** durch die **Ultraschallfeindiagnostik** (sog. Organultraschall und Echokardiographie in der 20.-22. SSW) erfasst.
2. **Echokardiographie** mit Farbdoppler zur Darstellung der Flussverhältnisse (zusätzlich auch mit Ultraschallkontrastmittel mögl.), ggf. auch transösophageal (TEE), MRT zur Darstellung der anatomischen Verhältnisse
3. **Röntgen: Herzkatheteruntersuchung** mit Darstellung der Ventrikel, Vorhöfe, Ausflussbahn und Druckmessungen in den verschiedenen Abschnitten vor, im und nach dem Herzen.

Ther: • Das primäre Ziel ist die kardiale Korrektur der angeborenen Anomalie bereits in der **Frühphase**. Ist diese primäre Korrektur technisch nicht möglich, so wird eine funktionelle Korrektur oder ein Palliativeingriff durchgeführt, um die Kinder in ein Alter zu bringen, in dem der Defekt korrigiert werden kann (dies ist heute nur noch selten erforderlich). Medikamentös kann die Herzinsuffizienz bis dahin mit Digoxin, Diuretika und Propranolol behandelt werden. Die vollständige Korrektur der angeborenen Herzfehler sollte bis zum Erreichen des Vorschulalters vorgenommen werden. Lediglich Operationen, die ein Einbringen von Klappen- oder Gefäßprothesen erfordern, sollten erst nach dem 6. Lj. erfolgen, da sonst das Wachstum der Kinder zu schnell in Relation zu den Prothesen fortschreitet (und erneute Operationen erforderlich werden).
• Die Operationen am Herzen erfordern meist den Einsatz der Herz-Lungen-Maschine.
• Selbsthilfegruppen: Bundesverband Herzkranke Kinder e.V., Kasinostr. 84, 52066 Aachen, Tel.: 0241 9123-32, Fax: -33, Internet: www.bvhk.de

Herzkind e.V., Husarenstr. 70, 38102 Braunschweig, Tel.: 0531 22066-0, Fax: -22, www.herzkind.de
Bundesvereinigung JEMAH e.V., Gerrickstr. 21, 47137 Duisburg, Tel.: 0203 451-3067, Fax: -3310, Internet: www.jemah.de
Kinderherzstiftung in Deutsche Herzstiftung e.V., Vogtstr. 50, 60322 Frankfurt, Tel.: 069 955128-0, Fax: -313, Internet: www.herzstiftung.de

Prog: Allgemein: Nur in wenigen Fällen heilt der angeborene Defekt spontan aus (einige Fälle des PDA und VSD). Das höchste Sterblichkeitsrisiko für die Kinder besteht unmittelbar nach der Geburt und nimmt danach ab (in den ersten 6 Lebensmonaten versterben genauso viele Kinder mit angeborenem Herzfehler wie in den folgenden 6 Jahren). Über 90 % der Kinder erreichen heute das Erwachsenenalter.

Kompl: * Erhöhte Fehl- und Totgeburtenrate bei Feten mit Herzfehlern
   Op: * Herzrhythmusstörungen bis zum plötzlichen Herztod, pulmonale Hypertonie, Herzinsuffizienz, Endokarditis, Thromboembolien
   * Frauen: Bei einer späteren Schwangerschaft ist das Risiko für Dekompensation u. mütterliche Sterblichkeit erhöht.

Angeborene Pulmonalstenose

Path: In 90 % d.F. **valvuläre Stenose** (Klappen in den Kommissuren verschmolzen und an die Pulmonalarterienwand angelagert) ⇨ chronische **Druckbelastung** des **rechten Ventrikels**, die zu einer konzentrischen Hypertrophie führen kann.
Selten: subvalvuläre (10 % d.F.), supravalvuläre oder periphere Stenosen

Klin: Je nach Ausprägung der Stenose keine Beschwerden bis schwerstkranke Kinder, evtl. rechtsventrikuläre Pulsationen und sog. Herzbuckel

Diag: Auskultation: 4/6-6/6 holosystolisches Pressstrahlgeräusch im 2./3. ICR li mit Fortleitung nach lateral

Ther: **Valvuläre Stenosen:**
Konservativ: Sprengung der Pulmonalklappe (**Pulmonalvalvuloplastie**) durch die transkutane-transluminale Ballondilatation heute Methode der ersten Wahl.
Op.-Ind: Bei einem Ruhedruckgradienten über der Klappe von 50-60 mmHg oder bei Rechtsherzinsuffizienz.
Op: Ablösen und Inzision der an der Pulmonalarterienwand anhaftenden Kommissuren (= operative Valvulotomie)
Subvalvuläre, supravalvuläre oder periphere Stenose:
Resektion des Infundibulumbereichs oder Erweiterungsplastik der Ausflussbahn oder der peripheren Strombahn. Bei noch offenem Foramen ovale (häufig) gleichzeitiger Verschluss.

Prog: Sprengung der Pulmonalklappe sehr gut.
Operationssterblichkeit von 5 % bis zu 50 % (bei manifester Rechtsherzinsuffizienz).

Angeborene Aortenstenose

Lok: Meist (Verschmelzung einer oder mehrerer Kommissuren) bikuspid angelegte Klappe mit Neigung zu vorzeitiger Degeneration und Verkalkung.
Selten: subvalvulärer fibrotischer Ring (Endokardleiste) oder hypertropher muskulärer Kanal

Path: Folge der Obstruktion ⇨ hochgradige Druckbelastung des linken Ventrikels ⇨ konzentrische muskuläre Hypertrophie mögl.

Klin: Pektanginöse Symptomatik und synkopale Anfälle bei hochgradiger Stenose mit vermindertem Ejektionsvolumen

Ther: Op.-Ind: Druckgradienten über der Klappe >60 mmHg in Ruhe, Zeichen der beginnenden Linksherzinsuffizienz, Linksherzschädigungszeichen im EKG, Synkopen oder pektanginöse Anfälle.
Op: Bei valvulärer Obstruktion offene Kommissurotomie, bei Fibrosierung oder Verkalkung der Klappe ⇨ Prothese od. ROSS-Op (dabei wird die eigene Pulmonalklappe in die Aortenposition transplantiert und die Pulmonalklappe durch ein Homograft ersetzt)

Bei subvalvulärer Aortenstenose Resektion des fibrotischen Ringes oder Kardiomyotomie (n. BIGELOW)

Prog: Op-Risiko bei komplikationslosen Fällen zwischen 1 und 10 %. Langzeitprognose gut. Bei Zeichen der Linksherzinsuffizienz ist die Prognose schlechter und die Letalität höher.

Aortenisthmusstenose

Lok: Einengung der Aorta, distal des Abgangs der linken A.subclavia, am Übergang vom Aortenbogen zur Aorta descendens

Etlg: Je nach Lagebeziehung zum Ductus arteriosus BOTALLI **präduktale** (infantile) und **postduktale** (erwachsene) Form der Coarctatio aortae.

Path: Chronische Druckbelastung des linken Ventrikels. Umgehungskreisläufe über die A.subclavia und die Interkostalarterien mögl. ⇨ dann keine Mangelversorgung der unteren Körperhälfte.

Klin: **Arterielle Hypertonie der oberen Körperhälfte**, mangelnde Durchblutung der unteren Körperpartien (Femoralispuls meist stark abgeschwächt oder nicht palpabel)
Kinder: Präduktale Form (s. Abb.) mit offenem Ductus BOTALLI ⇨ Blut strömt aus dem re. Herzen (A.pulmonalis) über den Duct. BOTALLI in die Aorta descendens ⇨ minderoxygeniertes Blut gelangt in die untere Körperpartie = Rechts-Links-Shunt mit Zyanose der unteren Körperhälfte

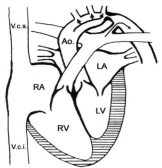

Häufig weitere kardiale (Septumdefekte) und auch andere Fehlbildungen (30 % d.F.)

Diag: Röntgen-Thorax: **Usuren der Rippen** (bei längerem Bestehen durch hypertrophierte Interkostalarterien)

Ther: Op-Ind: präduktale Form: Dekompensation des Leidens häufig schon in den ersten Lebensmonaten ⇨ fast immer (frühe) Op. notwendig
Postduktale Form: häufig lange klinisch stumm, Op od. Intervention indiziert bei Linksherzinsuffizienz oder übermäßiger Hypertonie in der oberen Körperhälfte
Interventionell: Ballondilatation der Engstelle und Einlage eines speziellen Stents
Op: kurzstreckige Stenosen ⇨ Resektion der Engstelle und End-zu-End Anastomose
langstreckige Stenosen ⇨ Einnähen eines Erweiterungspatches aus Dacron (nach VOẞ-SCHULTE) oder Einsetzen der distal abgesetzten A.subclavia als Erweiterungspatch (Subclavian-Flap-Technik)

Prog: Mittlere Lebenserwartung ohne chirurgische Intervention 35 J.!
Op-Letalität: 2-3 %
Nach Patchplastik (insb. im Erwachsenenalter) Spätaneurysmen nach Jahren mögl.

Vorhofseptumdefekt Typ II

Syn: **ASD II**, Sekundum-Vorhofdefekt, Ostium-secundum-Defekt, Sinus-venosus-Defekt

Lok: **Hochsitzender Ostium-Defekt** = im zentralen Bereich des Vorhofseptums, in 10-20 % Kombination mit Fehlmündung der re. Lungenvenen in den re. Vorhof
Eigentlicher Fossa-ovalis-Defekt (in der Mitte des Septums) = **persistierendes Foramen ovale**, dies haben 25 % der Bevölkerung, jedoch nur in 5 % d.F. hämodynamisch relevant (und nur dann ist dies bei entsprechender Klinik eine Ind. für eine Ther.)

Path: Häufigste Form der Vorhofseptumdefekte (80 % d.F.)
Kinder: Größe des Defektes von 2-17 mm
Erwachsene: Durchmesser des Defektes 1-4 cm
Ist der Defekt mehr als 2 x 2 cm groß, so sind beide Vorhöfe funktionell gleichgeschaltet (= "common atrium").
Bei lang bestehendem Defekt >20 J. Entwicklung einer EISENMENGER-Reaktion häufig

Klin: Dyspnoe, gehäufte Bronchitiden, Leistungsinsuffizienz, paradoxe Embolie (venöse Thromben können durch den Septumdefekt vom re. in den li. Vorhof und somit in das arterielle Stromgebiet gelangen ⇨ Hirninfarkt)

Ther: Ind: Links-Rechts-Shunt >40 % des Herzminutenvolumens. Der Eingriff ist meist elektiv und sollte vor dem 5. Lj. stattfinden.
Interventionelles Einbringen eines **doppelten Schirmchens** aus Kunststoff über einen Katheter, dieses spannt sich vor und hinter dem Defekt auf und okkludiert diesen (s. Abb., spart die aufwändige Op bei guter Erfolgsrate), neu auch mit resorbierbarem Implantat. Ist dies nicht mögl., dann operativer Verschluss des Defektes durch Naht od. Einnähen eines Kunststoffpatches.

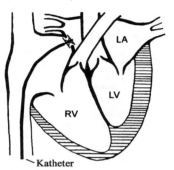

Prog: gut, ¾ der Pat. können interventionell behandelt werden, bei Op Sterblichkeit bei unkompliziertem Vorhofseptumdefekt <1 %, bei stärkerer Drucksteigerung im kleinen Kreislauf (EISENMENGER-Reaktion) bis über 10 %

Lutembacher-Syndrom

Path: Kombination eines ASD II mit einer angeborener oder erworbener Mitralstenose
⇨ Obstruktion der linksventrikulären Einflussbahn ⇨ großer Links-Rechts-Shunt mit frühzeitig beginnender pulmonaler Hypertonie und Pulmonalgefäßsklerose

Ther: Offene Kommissurotomie od. prothetischer Ersatz der Mitralklappe + Verschluss des ASD II

Prog: Op-Letalität bei Erwachsenen <5 %, bei Kindern mit angeborener Stenose und pulmonaler Hypertonie sehr hoch

Defekte des AV-Kanales

Syn: **Atrioventrikular**-Kanaldefekte, AV-Septumdefekt, Endokardkissen-Defekte

Lok: Man unterscheidet einen totalen und einen partiellen AV-Kanal (mit einem Vorhofseptumdefekt vom Primum-Typ (ASD I)):
ASD I (Ostium-primum-Defekt) und **partieller AV-Kanal** betreffen den **tiefsitzenden** Anteil des Vorhofseptums mit leichter Missbildung der AV-Klappen (**Spalten** ["cleft"] im anterioren Mitral- oder im septalen Trikuspidalsegel). Der AV-Klappenring ist komplett angelegt.
Beim **totalen AV-Kanal** besteht ein tiefsitzender Vorhofseptumdefekt, ein hoher Ventrikelseptumdefekt und durch den Verlust des septalen Klappenansatzes ein AV-Klappendefekt.

Path: Die Defekte des AV-Kanals beruhen auf einer Hemmungsmissbildung der Endokardkissen an der Kontaktstelle von Septum primum, Ventrikelseptum und AV-Klappenanlage.
Pathophysiologisch kommt es zu **Kurzschlussverbindungen** auf Vorhof- und Ventrikelebene sowie zu Insuffizienzen der AV-Klappen
Die Defekte kommen gehäuft bei Trisomie 21 (DOWN-Syndrom) vor.

Klin: Partieller AV-Kanal + ASD I wie bei ASD II (s.o.)
Totaler AV-Kanal ⇨ pulmonale Hypertonie, Pulmonalgefäßsklerose, progrediente Linksherzinsuffizienz, frühzeitige EISENMENGER-Reaktion mögl.

Ther: Op-Ind. bei Diagnosestellung gegeben.
Op-Zeitpunkt: partieller AV-Kanal und ASD I zw. 1. u. 3. Lj., bei totalem AV-Kanal Op oft schon im Säuglingsalter notwendig
Op: ASD I: Patchverschluss des Defektes
Partieller AV-Kanal: Rekonstruktion der AV-Klappen oder Prothesenersatz
Totaler AV-Kanal: Wie bei ASD I und part. AV-Kanal + Verschluss des Ventrikelseptums mit einem weiteren Patch (sog. 2-Patch-Technik).
Beim postoperativen Auftreten eines AV-Blocks III° ist die gleichzeitige Implantation eines Herzschrittmachers notwendig.

Prog: Op-Letalität für ASD I und partiellen AV-Kanal <2 %. Totaler AV-Kanal >20 %

Ventrikelseptumdefekt

Syn: VSD, Kammerseptumdefekt ICD-10: Q21.0

Lok: Membranöser VSD (70 % d.F., s. Abb.): unterhalb der Crista supraventricularis im Bereich des membranösen Septums (sehr hochsitzende Defekte können auch den AV-Kanal mit einbeziehen, Inlet-Typ)
Perimembranöser VSD: reicht tiefer bis in die muskulären Septumanteile
Muskulärer VSD: nur im muskulären Septumanteil, evtl. multiple Defekte

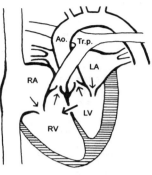

Path: **Häufigster angeborener Herzfehler** (ca. 30 % d.F.), isoliert oder als Teil komplexer Vitien (½ d.F.)

Klin: Kleine Defekte können klinisch stumm sein (Druckunterschied zwischen li. u. re. Herzen bleibt erhalten), außer einem lauten auskultatorischen Systolikum
Große Defekte: Linksherzinsuffizienz, Dyspnoe, Tachypnoe, Trinkschwäche, Gedeihstörung, Schwitzen, Links-Rechts-Shunt ⇨ bei längerer Dauer Pulmonalgefäßsklerose

Diag: Auskultation: Holosystolikum über 3.-4. ICR li. (je größer der Defekt, umso leiser ist das Geräusch), farbkodierte Duplexsonographie: Shunt darstellbar

Ther: Kleine Defekte können sich spontan verschließen ⇨ abwartende Haltung
Op-Ind: bei großen Defekten wegen Gefahr der bakteriellen Endokarditis stets gegeben, Korrektur noch im 1. Lj. (bei Vorliegen einer EISENMENGER-Reaktion durch Pulmonale Hypertonie mit Shuntumkehr ist das Kind inoperabel ⇨ dann Ther. nur noch mit einer Herz-Lungentransplantation mögl.)
Op: Verschluss des Defektes durch direkte Naht oder durch Einnähen eines Dacronpatches, Endokarditisprophylaxe für 6 Monate postop.

Prog: Selbständiger Verschluss in den ersten Lebensjahren mögl. (insb. bei muskulärem Defekt), Op-Letalität: <5 %, bei erhöhtem Pulmonalgefäßwiderstand bis >20 %

Kompl: Kombination mit anderen Vitien, Gefahr einer bakteriellen Endokarditis
Op: AV-Knoten-Verletzung (AV-Blocks III°) ⇨ Herzschrittmacher erforderlich

Persistierender Duct.arteriosus BOTALLI

Syn: PDA, Ductus arteriosus BOTALLI (persistens, apertus), ICD-10: Q25.0

Lok: Der Ductus arteriosus (BOTALLI) ist im **Fetalkreislauf physiologisch** und dient zur Umgehung der nicht ventilierten Lunge und verbindet den Pulmonalarterienstamm am Ursprung der A.pulmonalis sinistra mit der Aorta descendens distal des Abgangs der A.subclavia sinistra. Er schließt sich im Normalfall 10-15 Std. post partum funktionell und ist nach den ersten 3 Lebensmonaten dann auch strukturell obliteriert zum Lig.arteriosum.

Path: Kurzschlussverbindung zwischen System- und Lungenkreislauf ⇨ **Links-Rechts-Shunt** (s. Abb.)
⇨ Volumenbelastung des Lungenkreislaufes mit den Folgen der Widerstandserhöhung und der Rechtsherzbelastung

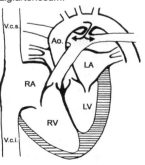

Diag: Auskultation: Maschinengeräusch

Ther: Relevanter Ductus (pulmonale Hypertonie, Herzinsuffizienz) **katheterinterventioneller Verschluss** mit Spiralen (COOK®-Coils) od. Maschengeflechten (Amplatzer Duct Occluder) für Kinder ab ca. 4 kgKG, postinterventionell Endokarditisprophylaxe für 6 Monate
Ist ein interventioneller Verschluss nicht mögl. (Frühgeborene), dann Op: **thorakoskopischer Verschluss** mit Clips od. offene Op. mit doppelter Ligatur des Ductus

Prog: Gut, interventionelle Verschlussrate 90-100 %, Op-Letalität <2 % (höher bei bereits manifester Drucksteigerung im kleinen Kreislauf)

FALLOT-Tetralogie

Path: Herzfehlerkombination aus (s. Abb.):
1. **Rechtsventrikulärer Ausflussbahnobstruktion** (= Pulmonalstenose)
2. **Ventrikelseptumdefekt** (VSD) und einer über dem Defekt
3. **Reitenden Aorta** (Aorta ist nach rechts verlagert) u.
4. **rechtsventrikulärer Hypertrophie**

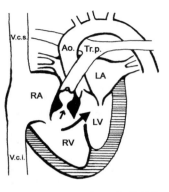

Bei zusätzlichem Vorhofseptumdefekt vom Sekundum-Typ spricht man von der FALLOT-Pentalogie. Die Kombination aus Pulmonalstenose, Vorhofseptumdefekt u. Rechtsherzhypertrophie wird FALLOT-Trilogie genannt.

In etwa 50 % der Fälle kommt es durch die Hypertrophie der Crista supraventricularis zu einer infundibulären Pulmonalstenose, in der myokardiale Anteile enthalten sind. Der Grad der Stenose ist hier von der Kontraktilität des Herzens abhängig und kann durch Betablocker od. Sedativa günstig beeinflusst werden.

In ca. 25-40 % liegt zusätzlich eine valvuläre Pulmonalstenose vor. Die pulmonale Gefäßbahn kann durch den verminderten Blutdurchfluss hypoplastisch angelegt sein.

Durch die starke Obstruktion ist der Widerstand im Pulmonalkreislauf schon primär höher als der Systemwiderstand = **Rechts-Links-Shunt**. Der Ventrikelseptumdefekt hat meistens die Größe des Aortenringes, ist druckausgleichend und liegt unterhalb des rechten Segels der Aortenklappe.

Die Lagebeziehung von Aortenwurzel und VSD wird als Überreiten der Aorta beschrieben. Der Abgang der Aorta kommt hierbei über dem Defekt zu liegen. Der Grad des Reitens kann verschieden sein. Bei starkem Reiten kann der rechte Ventrikel sein Blut direkt durch den VSD in die Aorta auswerfen.

Der Grad der Obstruktion der rechtsventrikulären Ausflussbahn und des Überreitens der Aorta bestimmen wesentlich die hämodynamischen Verhältnisse.

Ther: Op-Ind: stets gegeben, da ohne Op. nur 10 % der Kinder das Erwachsenenalter erreichen.

Ist die Symptomatik im Säuglingsalter rasch progredient oder liegen hypoplastische Pulmonalarterien vor, wurde früher zunächst ein Palliativeingriff vorgenommen: Verbindung zwischen A.subclavia und ipsilateraler A.pulmonalis = BLALOCK-TAUSSIG-Shunt (aortopulmonales Fenster ⇨ Bluteinstrom in das Lungengefäßsystem wird erhöht ⇨ Oxygenierung des Blutes verbessert, das hypoplastische Pulmonalgefäßbett wird erweitert und der minderentwickelte linke Ventrikel trainiert).

Heute wird meist der erforderliche Korrektureingriff bereits primär und ohne vorherige Shunt-Op vor dem 1. Lj. durchgeführt: Patchverschluss des VSD, Resektion der obstruktiven Infundibulummuskulatur und gegebenenfalls pulmonale Valvulotomie.

Prog: Op-Letalität: 5-10 %. Die Spätergebnisse nach der Korrektur sind in über 80 % der Fälle gut, häufigste Spätfolge/Komplikation: Herzrhythmusstörungen

Ebstein-Anomalie

Path: Fehlgebildete und tiefer verlagerte Trikuspidalklappe ⇨ Atrialisierung von Teilen des rechten Ventrikels und Trikuspidalklappeninsuffizienz. Durch den kleinen rechten Ventrikel und die mangelnde Vorhofkontraktion entsteht über einen ASD oft ein Rechts-Links-Shunt mit zentraler Zyanose. Häufig Herzrhythmusstörungen durch akzessorische Leitungsbahnen.

Ther: Op-Ind: bei starker Zyanose, persistierenden Rhythmusstörungen, zunehmender Trikuspidalklappeninsuffizienz

Op: Patchverschluss des ASD und Rekonstruktion od. Ersatz der Trikuspidalklappe

Prog: Hohe neonatale Letalität bei symptomatischen Neugeborenen (od. bei bereits pränataler Diagnose), Op-Letalität 5-20 %, dann aber mit guten Langzeitergebnissen. Auch asymptomatische Varianten mögl.

Kompl: Häufig weitere Anomalien: ASD oder persistierendes Foramen ovale (90 % d.F.), ¼ d.F. VSD, Fallot-Tetralogie, Aortenisthmusstenose od. Transposition der großen Arterien

Trikuspidalklappenatresie

Path: Trikuspidalklappe nicht angelegt oder von Geburt an verschlossen ➪ rechter Ventrikel nur rudimentär entwickelt, Blutaustausch in den Systemkreislauf durch einen großen ASD. Über einen oder mehrere Ventrikelseptumdefekte oder über einen großen persistierenden Ductus BOTALLI gelangt das Blut wieder in den rechten Ventrikel und in die Pulmonalisstrombahn.

Klin: Zentrale Zyanose, Leistungsminderung, Infektanfälligkeit, Neigung zu synkopalen Anfällen

Ther: Op-Ind: immer gegeben
Op: funktionelle Korrektur (Operation nach FONTAN) ➪ direkte Verbindung der oberen und der unteren Hohlvene mit der rechten Pulmonalarterie oder dem Truncus pulmonalis. Die Öffnungen im Ventrikelseptum und die Öffnung der Pulmonalarterie im rechten Ventrikel werden durch Kunststoffpatches verschlossen.

Prog: Ohne Op sterben 90 % der Kinder im ersten Lebensjahr. Op-Letalität: 5-20 %

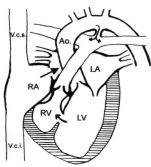

Totale Lungenvenenfehlmündung

Path: Lungenvenen münden nicht in den linken Vorhof, sondern in den rechten Vorhof oder in eine der Hohlvenen. Bei diesem Herzfehler besteht nur Lebensfähigkeit bei vorhandenem Kurzschluss vom rechten zum linken Herzen.
Starke **Rechtsherzbelastung** durch vermehrte Lungendurchblutung und relative pulmonalvenöse Stauung schon in den ersten Lebenswochen.

Ther: Op-Ind: stets gegeben; ggf. Palliativeingriff: Ballonatrioseptostomie nach RASHKIND (s.o.)
Op: funktionelle Verbindung (direkte Anastomose od. mit einem Patch) der Lungenvenen im Bereich ihres Zusammenflusses mit dem linken Vorhof

Prog: Ohne Op versterben 75 % der Kinder im 1. Lj.
Op-Letalität hoch (ca. 30 %!), überlebende Kinder haben eine sehr gute Langzeitprognose

Transposition der großen Arterien

Syn: TGA

Path: Rotationsanomalie der großen Gefäße ➪ Aorta entspringt dem rechten Ventrikel, die Pulmonalarterie dem linken Ventrikel ➪ Rezirkulation des arteriellen Blutes in die Lungenstrombahn und des venösen Blutes in den Systemkreislauf ➪ TGA-Patienten sind nur lebensfähig bei zusätzlichen Kurzschlüssen (z.B. ASD, VSD, PDA)

Klin: Starke zentrale Zyanose mit vermehrter Lungendurchblutung, bei guten Kurzschlussverbindungen kann die Zyanose fehlen.

Ther: Ggf. Palliativeingriff in den ersten Lebenstagen erforderlich:
Ballonatrioseptostomie (nach RASHKIND) während der ersten Herzkatheteruntersuchung oder chirurgische Septostomie (nach BLALOCK-HANLON) des Vorhofseptums.
Op: **Frühzeitige Korrektur** des Herzfehlers in den ersten Lebenswochen; verschiedene Verfahren mögl. (sehr aufwändige und schwierige Op):
– Anatomische Korrektur (**Switch-Operation** n. JATENE)
Versetzen der großen Gefäße entsprechend der anatomisch korrekten Position und Verlagerung der Koronarostien auf die neue Aortenwand
– Funktionelle Korrektur auf Vorhofebene (nach MUSTARD od. SENNING) ➪ Kunststoffpatch (MUSTARD) oder eigenes Körpergewebe (SENNING) wird so eingenäht, dass eine Umlei-

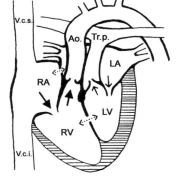

tung der Blutströme auf Vorhofebene stattfindet
Prog: Ohne Op sterben 90 % der Kinder im 1. Lj., Op-Letalität 10-20 %, 5-JÜR heute über 90 %
Kompl: Spätkompl. sind Myokardischämie, Herzinsuffizienz, Stenosen, Herzrhythmusstörungen
DD: Double-outlet-Ventrikel: Aorta + Pulmonalarterie entspringen beide dem meist re. Ventrikel
TAUSSIG-BING-Komplex: sehr seltene inkomplette Form der TGA ⇨ Aorta entspringt dem re. Ventrikel, Pulmonalarterie reitet über VSD und nimmt Blut aus re. und li. Ventrikel auf.
Hypoplastisches Linksherzsyndrom (schwerster angeborener Herzfehler)

Hypoplastisches Linksherzsyndrom

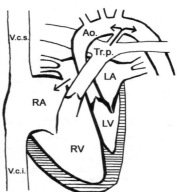

Syn: Linksherzhypoplasie-Syndrom, ICD-10: Q23.4
Path: Fetale Hypoplasie/Stenose/Atresie der Mitralklappe und/od. der Aortenklappe ⇨ Hypoplasie des li. Ventrikels und der Aorta ascendens (oft nur 1/3 des normalen Durchmessers) od. direkt angeborene Hypoplasie. Nur lebensfähig mit gleichzeitigem ASD und offenem Ductus arteriosus (retrograde Perfusion der Koronar- u. Halsarterien), Rechtsherzvergrößerung.
Epid: **Schwerster angeborener Herzfehler**, 1,5 % d.F.
Klin: Postnatale Tachypnoe bis zum kardiogenen Schock: systemische Hypoperfusion, blass-kühle Haut, leicht erniedrigte arterielle Sauerstoffsättigung, progrediente metabolische Azidose, „blue Baby", Leber- u. Nierenversagen, nekrotisierende Enterokolitis
Diag: Pränatale Sonographie u. Herzechographie: Diagnose meist schon in der 20.-22. SSW beim Organultraschall
Echokardiographie: Aortendurchmesser 2-4 mm (normal: 10-12 mm), Hypoplasiegrad des linken Ventrikels, ASD, weitere assoziierte kardiovaskuläre Fehlbildungen?
Ther: Postnatal Prostaglandin E_1-Infusionen (0,01-0,03 µg/kgKG/Min.) zum Offenhalten des Ductus arteriosus bis zur Op (meist nach 5-7 Tagen Op-Fähigkeit), Intensivtherapie
Op nach NORWOOD (mehrzeitige Op): 1. Aorta wird mit Tr.pulmonalis erweitert (Neo-Aorta) und mit dem re. Ventrikel verbunden, Shuntanlage zwischen Aorta u. A.pulmonalis, Vergrößerung des ASD; 2. Verbindung der re. A.pulmonalis mit der Vena cava sup. (Op nach GLENN), Verschluss des angelegten Shunts; 3. Anschluss auch der V.cava inf. an die A.pulmonalis (Op nach FONTAN) ⇨ damit komplette Kreislauftrennung (V.cava sup. u. inf. sind mit Aa.pulmonales verbunden, li. Vorhof über den re. Vorhof mit dem re. Ventrikel mit der Aorta verbunden, die li. Kammer gibt es dann nicht mehr = **univentrikuläre Korrektur**)
Alternativ: Herztransplantation
Prä- u. postoperative lebenslange Endokarditisprophylaxe
Prog: Ohne Therapie verstirbt das Kind innerhalb weniger Tage, sehr komplexe und risikoreiche Op, Op-Letalität 25 %, 10-JÜR nach Op 60-80 %
Kompl: Weitere Fehlbildungen, z.B. präduktale Aortenisthmusstenose, Endokardfibrose mögl.
DD: Double-outlet-right-Ventrikel, TAUSSIG-BING-Komplex od. komplette Transposition der großen Arterien (s.o.), Double-inlet left/right-Ventrikel (beide AV-Klappen münden in einen Ventrikel)

HERZKLAPPENFEHLER

Def: Es wird unterschieden zwischen kongenitalen (= angeborenen) und erworbenen Erkrankungen der Herzklappen. Funktionell wird zwischen Stenose und Insuffizienz einer Klappe sowie kombinierten Vitien unterschieden. Es können eine oder mehrere Klappen betroffen sein.

Ät: – Angeboren = Schädigung des Embryo/Fetus in den ersten 3 Schwangerschaftsmonaten ⇨ Op im frühen Kindesalter
– Erworben: **rheumatische Endokarditis** (infektallergische Mitbeteiligung der Herzklappen nach Infektion mit Streptokokken Gruppe A [auch bei C u. G mögl.]), direkte **bakterielle Endokarditis** (Endocarditis septica [Staphylokokken, Streptokokken Gruppe D, Enterokokken od. Pilze: Candida], z.B. bei Abwehrschwäche, Fixer-Endokarditis [i.v. Drogen, hier häufig auch die Trikuspidalklappe des rechten Herzens betroffen])
– Degenerativ: Fibrosierung und Verkalkung (**atherosklerotische Schädigung** = Erkrankung der alten Menschen)
– Nach Myokardinfarkt mit Beteiligung des Papillarmuskels
– LIBMAN-SACKS-Syndrom (Endstadium eines systemischen Lupus erythematodes mit verruköser Endokarditis)
– Endocarditis fibroplastica (Syn: LÖFFLER-Syndrom II, Endokardverdickung ungeklärter Ursache)
– Endomyokardfibrose (autoimmunologisch bedingte Verdickung des Endokards + Fibrosierung des Myokards, v.a. in Afrika u. Indien auftretend)
– Angeborene Bindegewebserkrankungen: MARFAN-Syndrom, EHLERS-DANLOS-Syndrom

Epid: ◊ Inzidenz: häufigster Klappenfehler ist in Deutschland die kalzifizierte Aortenstenose, bei den >75jährigen haben 4 % eine Aortenstenose
◊ In Deutschland werden pro Jahr ca. 22.000 Herzklappenoperationen durchgeführt (mit steigender Tendenz wegen der älterwerdenden Bevölkerung). Klappenoperationen sind die zweithäufigste Indikation für eine Herz-Op (nach der KHK).
◊ 98 % der Eingriffe betreffen die Aorten- und Mitralklappe.

Etlg: Bez. der Klinik als Zeichen der kardialen Insuffizienz bei Klappenvitien nach der **New York Heart Association (NYHA)**

NYHA I:	Keine subjektiven Beschwerden, körpl. Belastung nicht eingeschränkt
NYHA II:	Beschwerden bei schwerer körperlicher Belastung
NYHA III:	Beschwerden bei leichter körperlicher Belastung
NYHA IV:	**Ruhebeschwerden** = kardiale Dekompensation

Klin: s.u. bei dem jeweiligen Klappenfehler

Diag: 1. Anamnese und klinische Untersuchung:
Typischer Auskultationsbefund: (evtl. mit Phonokardiogramm dokumentieren)
Aortenvitien in leicht nach vorne gebeugtem Sitzen in Exspiration auskultieren
Aortenstenose: lautes, raues, tieffrequentes, spindelförmiges Systolikum
Aorteninsuffizienz: decrescendoförmiges Sofortdiastolikum
Mitralvitien in Linksseitenlage in Exspiration auskultieren
Mitralstenose: diastolisches Decrescendogeräusch, Mitralöffnungston
Mitralinsuffizienz: systolisches Decrescendogeräusch, 3. Herzton
2. EKG: Aortenstenose: Linkstyp, Linkshypertrophiezeichen (pos. SOKOLOW-Index = S in V1 + R in V5 = >3,5 mV), evtl. in V4-6 T-Negativierung (= ist kein Ischämiezeichen, sondern Hypertrophiezeichen)
Aorteninsuffizienz: Linkshypertrophiezeichen u. Rhythmusstörungen durch die linksventrikuläre Dilatation
Mitralstenose: Zweigipfliges P, Steil- bis Rechtstyp bei Rechtsherzbelastung und Rechtsherzhypertrophiezeichen
Mitralinsuffizienz: Zweigipfliges P, evtl. Linkshypertrophiezeichen
3. Röntgen: Thorax in zwei Ebenen zur Beurteilung der Herzgröße, Stauungszeichen der Lunge (KERLEY-Linien)
4. **Echokardiographie:** heute mit Farbdoppler, CW-Doppler und transösophagealer Technik **(TEE)** ⇨ Flussverhältnisse gut sichtbar, **Druckgradienten** (= Druckwerte vor und hinter der Klappe gemessen) und **Klappenöffnungsflächen** lassen sich berechnen.

5. **Herzkatheteruntersuchung** (obligat): Messung der Drücke in allen Bereichen des Herzens, Darstellung der Flussverhältnisse, Ausmessen der Klappenöffnungsflächen
6. Präoperative Beurteilung von biologischem Alter, Lungenfunktion, sonstigen Erkrankungen (Malignome usw.) und Gefäßstatus des Patienten, Abwägen und Analyse des Operationsrisikos im Verhältnis zum Nutzen

Ther:
- Herzklappenersatz: Op-Ind: meist ab Stadium NYHA III gegeben (s.u.)
  1. Zugang: mediane Längssternotomie
  2. Extrakorporaler Kreislauf für die Op notwendig: Kanülierung der V.cava und der Aorta ascendens und Übernahme der Pumpfunktion und Oxygenierung durch die Herz-Lungen-Maschine
  3. Das Herz wird nach Abklemmen der großen Gefäße mittels kardiopleger Lösung stillgelegt
  4. Eröffnung des Herzens, Entfernen oder Belassen der alten Klappe und Einnähen der neuen Klappe im Bereich des Klappenansatzes

  Klappenarten:
  Technische (mechanische) Klappen (Syn: Kunstklappen):
  Kugelklappen (STARR-EDWARDS)
  Flügelklappen (BJÖRK-SHILEY) ⇨ seitlicher Durchfluss
  Zweiflügelklappen (St.JUDE) ⇨ zentraler Durchfluss, große Öffnungsfläche
     Vorteil: lange Haltbarkeit (>25 J.)
     Nachteil: Geräusch, **lebenslange strenge Antikoagulation** mit Cumarinen (Marcumar® nach Quick bzw. INR) erforderlich!
  Biologische Klappen: verfügbar sind Schweineklappen (HANCOCK-Klappe), Rinder-/Pferdeperikardklappen od. menschliche Klappen (Homografts, z.B. von Herzen, die nicht transplantiert werden konnten). Zur besseren Haltbarkeit werden diese heute oft als gestentete Klappen eingesetzt (= auf einen Nahtring montierte Klappen).
     Vorteil: gute (physiologische) Flussverhältnisse, keine Antikoagulation erforderlich
     Nachteil: Nach ca. 5 Jahren beschleunigte Degeneration, Perforation od. Segelabriss möglich ⇨ Haltbarkeit von Schweineklappen 5-10 Jahre, Rinder- u. Homografts halten länger. Ind: vor allem bei alten Patienten (>65. Lj.) oder bei jungen Frauen mit Kinderwunsch (da keine Antikoagulation notwendig ist). Eine neue Entwicklung sind dezellularisierte Klappen, die nach der Implantation von körpereigenen Endothelzellen besiedelt werden.
  Nachteil aller Klappenarten: diese wachsen nicht mit, daher sind bei kongenitalen Klappenfehlern wiederholte Operationen der Kinder bis in das Erwachsenenalter erforderlich.
  Interventionell: Bei Aortenklappenstenose wird ein neues Verfahren bereits an vielen Herzzentren durchgeführt: über einen Katheter (transfemoraler od. apikaler Zugang) wird an die Position der defekten Aortenklappe eine auf einem Stentgerüst montierte künstliche Klappe implantiert. Ind: Pat. die aufgrund hohen Alters od. sonstiger Risiken inoperabel sind. Die bisherigen Ergebnisse sind gut (weiteres s.u. Aortenklappenstenose).

- Rekonstruktionsverfahren:
  - Offene Kommissurotomie: bei Stenosen Revision der Klappe am offenen Herzen
  - Klappensprengung: mittels Katheter (= geschlossene Kommissurotomie), hohe Rezidivrate
  - Klappenringeinpflanzung: bei Insuffizienzen, insb. der Mitral- und Trikuspidalklappe
    Op-Verfahren: Raffung des muralen Anteils der Klappe durch einen Ring
  - Bei Klappenprolaps ist eine Raffung des betroffenen Klappenrands durch Naht mögl.
  - Bei Defekten in einer Klappe kann Perikard als Flicken eingenäht werden

- Bei Mitralklappen-Op kann bei ausgewählten Pat. auch minimalinvasiv operiert werden (Zugang dann über laterale Thorakotomie ⇨ Schnitt in der submammären Falte)

- Auch möglich: Anlage eines cardio-aortalen Conduits bei inoperabler Aortenstenose ⇨ verbindet den linken Ventrikel mit der Aorta unter Umgehung des normalen Weges

- Postoperativ: zur **Endokarditisprophylaxe** s.u.

- Selbsthilfegruppe: Arbeitskreis Gerinnungs- u. Herzklappen-Patienten, Hülsenbergweg 43, 40885 Ratingen, Fax: 0 21 02) 3 29 91, Internet: www.die-herzklappe.de

Prog: Durch moderne Op-Technik gut: perioperative Letalität ca. 3 %
5-JÜR nach Klappenersatz ca. 80-90 %, ca. 70%ige 10-JÜR.

Kompl:
* Nahtdehiszenz am Klappenring ⇨ paravalvuläre Lecks, Klappenausriss
* Mechanische Dysfunktion ⇨ Stenosen, Insuffizienzen
* Chronische Hämolyse
* Thrombose/Embolie an der Prothese (insb. Gefahr der Hirnembolie)
* Prothesenendokarditis
  – Staphylokokken: schlechte Prognose ⇨ sofort Op
  – Streptokokken: bessere Prognose, konservative Therapie mit konsequenter Antibiose kann versucht werden
* Antikoagulation mit Cumarinen: Blutung, embryotoxisch und hohe Abortrate bei Schwangerschaft
* Schwangerschaft: bei allen Klappenarten erhöhtes Risiko für Herzversagen, Arrhythmien od. Endokarditis der Mutter

Proph:
♥ Nachkontrollen! (Auskultation, EKG, Echokardiographie)
♥ **Endokarditisprophylaxe** wurde früher generell und lebenslang bei allen Klappenfehlern z.B. bei Operationen durchgeführt. In den Leitlinien der AHA (American Heart Association) von 2007 wird diese jetzt nur noch für Pat. mit einem hohen Risiko für einen schweren od. letalen Verlauf durch eine infektiöse Endokarditis empfohlen.
Dies sind Pat. mit implantiertem Fremdmaterial (Klappenersatz, Conduits), ebenso bei Z.n. überstandener Endokarditis und bei Patienten nach Herztransplantation, die einen Klappenfehler am Transplantat entwickelt haben. Weitere seltene Indikationen sind komplexe kongenitale Vitien od. Transposition (auch nach Korrektur-Op mit Residualdefekt) und unkorrigierte zyanotische Herzfehler.
  - Bei Eingriffen an Zähnen od. im Respirationstrakt: Amoxicillin 2 g (>70 kgKG 3 g) p.os od. Ampicillin 2 g i.v. 1 Std. vor dem Eingriff (bei Penicillinunverträglichkeit Clindamycin 600 mg i.v. 1 Std. vor dem Eingriff).
  Generell wird die Einhaltung einer **guten Mundhygiene** empfohlen!
  - Bei Eingriffen am MDT oder urogenital werden Antibiotika nur noch dann und gezielt gegeben, wenn an infiziertem Gewebe operiert wird.
  - Eingriffe in Verbindung mit Infektionen der Haut: Clindamycin 600 mg p.os od. i.v. (Sobelin®) 1 Std. vor dem Eingriff
  Frühere Indikationen für eine Endokarditisprophylaxe, wie z.B. Pat. mit bestehenden Herzklappenfehlern (die aber keiner Op bedürfen, NYHA I-II), erhalten heute keine Endokarditisprophylaxe mehr.
♥ Technische Klappen: **lebenslange Antikoagulation** mit Phenprocoumon (Marcumar®, Ziel: Quick 20-25 %, INR 2,5-3,5) erforderlich. Vor instrumentellen/operativen Eingriffen muss das Phenprocoumon dann abgesetzt (⇨ Quick >50 %) und durch i.v. Heparin ersetzt werden.

Aortenklappenstenose

Ät: Kongenital bikuspide Aortenklappe oder degenerativ verkalkend bei alten Menschen
ICD-10 rheum./nicht rheum.: I06.0/I35.0

Path: Kommissurenverklebung, Fibrosierung und sekundäre Verkalkung
⇨ Druckbelastung des li. Ventrikels, Linksherzhypertrophie ⇨ Rückstau nach rechts
⇨ Ruhedyspnoe zeigt Dekompensation an

Klin: **Synkopen** als Warnhinweise für die Schwere des Vitiums, niedriger Blutdruck, Schwindel, **Angina pectoris**, **Belastungsdyspnoe**, Schwirren über dem Herzen tastbar

Diag: Auskultation: raues, tieffrequentes, spindelförmiges Systolikum
Rö: li.-betontes Herz, gestaute Pulmonalgefäße, Herzechographie und Herzkatheter (systolischer Druckgradient, Klappenöffnungsfläche) entscheidend.
Eine schwere Aortenstenose liegt vor bei Gradient >50 mmHg und einer Klappenöffnungsfläche (KÖF) <0,75-1 cm² (Norm: 2,5-4,5 cm²)

Ther: Diuretika und Nachlastsenker sehr zurückhaltend (auch bei schwerer Dekompensation) einsetzen, da diese den ohnehin niedrigen Blutdruck kritisch verringern können ⇨ schnelle

Op indiziert. Grundsatz: alle symptomatischen Pat. sollten operiert werden, je nach Alter wird eine technische od. eine biologische Prothese implantiert.
Bei sehr alten (>80 J.) od. aus anderen Gründen inoperablen Pat. wird die Implantation einer auf einem Stentgerüst montierten Aortenklappe (Medtronic-CoreValve™ od. EDWARDS-SAPIEN-XT™-Klappe) über einen transfemoralen od. transapikalen Katheter mit guten Ergebnissen durchgeführt (sog. **TAVI**-Verfahren = transkatheter Aorten-Valve Implantation), bereits ¼ der Pat. erhalten diese Methode. Vorteil: spart die aufwändige Op am offenen Herzen (30-Tage Mortalität ist nur die Hälfte!). Kompl: bis 40 % d. Pat. benötigen einen Schrittmacher, da der Klappenstent auf die Leitungsbahnen drücken kann, Verlegung der Abgänge der Koronararterien durch den Stent mögl., Schlaganfall, paravalvuläres Leck

Prog: Symptomatische Pat. haben ohne Ther. eine durchschnittliche Überlebenszeit von 2-3 J. Mit Op gut, 5-JÜR: 90 %. Perioperative Letalität ca. 2-4 %.

Aortenklappeninsuffizienz

Ät: Endokarditis, Bindegewebserkrankungen, bikuspide Aortenklappe, atherosklerotische Dilatation der Aortenwurzel od. Dissektion d. Aorta ascendens, Klappenprolaps („floppy valve") ICD-10 rheum./nicht rheum.: I06.1/I35.1

Path: Volumenbelastung des li. Ventrikels, hohe Blutdruckamplitude ⇨ exzentrische Hypertrophie und Dilatation = großer enddiastolischer Durchmesser des li. Ventrikels

Klin: Sichtbarer Kapillarpuls (Fingernagel), Angina pectoris und Belastungsdyspnoe NYHA III zeigen die drohende Dekompensation an

Diag: Auskultation: decrescendoförmiges Sofortdiastolikum

Ther: Konservativ mit Diuretika u. Nachlastsenker (insb. ACE-Hemmer), bei Dekompensation Op

Mitralklappenstenose

Ät: Meist erworbener Klappenfehler rheumatischer Genese mit einem oft 10-20 Jahre dauerndem beschwerdefreien Intervall nach rheumatischem Fieber
ICD-10 rheum./nicht rheum.: I05.0/I34.2

Path: Verminderung des HZV, insb. bei hoher Herzfrequenz wegen verkürzter Diastole ⇨ medikamentöse Herzfrequenzsenkung (Digitalis, ß-Blocker, Sotalol)
Druckbelastung des li. Atriums ⇨ Lungenstauung bis zur Rechtsherzbelastung, Dilatation des li. Atriums ⇨ Thrombenbildung im Herzohr mögl. ⇨ arterielle Emboliegefahr

Klin: Die **Dyspnoe** korreliert sehr gut mit dem Schweregrad des Vitiums (zunächst nur bei Belastung, später auch in Ruhe)

Diag: Auskultation: diastolisches Decrescendogeräusch, Mitralöffnungston, paukender 1. Herzton

Ther: Op-Ind: NYHA (II) - III, pulmonale Hypertonie, Auftreten von Vorhofflimmern
Op: geschlossene oder offene Kommissurotomie, Klappenersatz

Mitralklappeninsuffizienz

Ät: Bakterielle Endokarditis, rheumatische Endokarditis, nach Herzinfarkt bei Papillarmuskelbeteiligung, linksventrikuläre Dilatation
ICD-10 rheum./nicht rheum.: I05.1/I34.0

Path: Druck- u. Volumenbelastung des li. Atriums ⇨ Dilatation des li. Atriums ⇨ Lungenstauung bis zur Rechtsherzbelastung, Vorhofflimmern, Thromboemboliegefahr

Klin: Die Dyspnoe zeigt sich erst bei höherem Schweregrad des Vitiums

Diag: Auskultation: systolisches Decrescendogeräusch, 3. Herzton

Ther: Op-Ind: NYHA II - III, pulmonale Hypertonie, Auftreten von Vorhofflimmern
Minimal-invasive **Rekonstruktions-Op** durch Raffung des Mitralklappenringansatzes (Anuloplastik) über eine re.-lat. Minithorakotomie u. Herz-Lungen-Maschine über die Leistengefäße. Bei Mitralklappenprolaps kann der Papillarmuskel-Ansatz durch spezielle Fäden (Loops, Neo-chordae) mit dem Klappenrand fixiert werden ⇨ verhindert den Prolaps.
Ist eine Rekonstruktion nicht mögl., dann Klappenersatz. Bei Vorhofflimmern kann die Op mit ablativer Rhythmuschirurgie kombiniert werden (s.u. Kap. Schrittmachertherapie).
In Erprobung ist ein interventionelles Verfahren, bei dem über einen venös-transseptalen Katheter mit einem speziellen Clip beide Mitralsegel in der Mitte verbunden werden und somit die Insuffizienz vermindert wird (sehr schwierig unter transösophagealer Echokardio-

graphiekontrolle zu applizieren, trotzdem bisher gute Ergebnisse), Vorteil: spart die Op, Applikationskathetersystem u. Clip kosten aber 25.000 EUR, MitraClip™

Trikuspidalklappenfehler

Path: Isoliert sehr selten, meist in Verbindung mit anderen Klappenfehlern

Mehrklappenfehler

Path: Häufig: Aorten- und Mitralklappe gleichzeitig betroffen ⇨ bei 30 % aller Klappenoperationen werden beide Klappen ersetzt.
Bei ca. 0,5 % gleichzeitige Aorten-, Mitral- und Trikuspidalklappen-Op erforderlich.

CHIRURGIE DER HERZKRANZGEFÄßE

Syn: Koronarchirurgie bei koronarer Herzkrankheit (KHK), Koronarsklerose, Koronarstenose, Koronarinsuffizienz, Myokardinfarkt, Herzinfarkt, ACS (akutes Coronar-Syndrom), ischämische Herzerkrankung, engl. ischaemic heart disease, ICD-10: I21.-

Ät: Die Entstehung der **Koronarsklerose** ist durch die degenerativen Veränderungen der Intima und teilweise der Media im Rahmen der allgemeinen **Atherosklerose** bedingt. Es sind mehrere Risikofaktoren für die Entstehung der Krankheit bekannt. Beim Zusammentreffen zweier oder **mehrere Risikofaktoren potenziert** sich dabei das Risiko der Krankheitsentstehung:
- **Nikotinabusus** (auch Passivrauchen erhöht das Risiko um ca. 25 %)
- **Arterielle Hypertonie**
- **Diabetes mellitus** (auch eine gestörte Glukosetoleranz erhöht bereits das Risiko)
- **Fettstoffwechselerkrankungen** (Hypercholesterinämie: Gesamtcholesterin >250 mg/dl [= >6,5 mmol/l], LDL >160 mg/dl, HDL <35 mg/dl; Hyperlipidämie)
- **Adipositas (metabolisches Syndrom**, engl. syndrome x = Adipositas + Diabetes mellitus [od. pathologischer oraler Glukose-Toleranztest, Insulinresistenz] + Hypertriglyzerid-/-cholesterinämie + arterielle Hypertonie)
- Erhöhte Lipoprotein-(a)-Werte (Lp(a) >30 mg/dl)
- Erhöhte Homocysteinwerte (>9 µmol/l)
- **Bewegungsmangel**, Disstress
- **Familiäre/genetische Disposition** (z.B. Genvariation der endothelialen Stickstoffmonoxid-Synthetase)
- Vaskulitiden
- Diskutiert wird immer wieder auch der Risikofaktor Infektion (z.B. durch Chlamydien, Influenza-Viren od. durch mehrere Keime = hohe Infektionslast) bei der Atherosklerose-Entstehung

Path: ♦ Lok: **LCA** / RIVA / R.diagonalis, **RCX** / R.marginalis sinister / R.posterolateralis sinister, **RCA** / RIVP/ R.marginalis dexter (s. Abb.). Je nach Befall einer oder mehrerer Gefäßstämme od. ihrer Äste wird von einer **Ein-, Zwei-** oder **Dreigefäßerkrankung** gesprochen)
♦ Stenosen werden meist erst ab einer Strömungseinschränkung von ca. **70-75 %** klinisch relevant, abhängig auch vom sog. Versorgungstyp (unterschieden wird ein ausgeglichener, ein Links- und ein Rechtsversorgungstyp) ⇨ ist ein Gefäß der überwiegenden Versorgung betroffen (z.B. RIVA beim Linksversor-

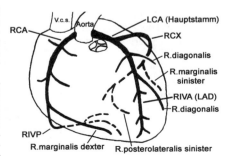

gungstyp), sind die Symptome stärker.
- Progredientes Leiden, dessen Endpunkt der Verschluss der zuführenden Kranzarterie und das Absterben des betroffenen versorgten Myokardareals ist.

Epid: ◊ Häufigkeit: Die Lebenszeitprävalenz der KHK beträgt 9 % in Deutschland (12 % bei Männern, 6 % bei Frauen), 4,7 % (m: 7 %, w: 2,5 %) erleiden einen Herzinfarkt (Daten DEGS1 v. 2013), damit **m > w** (2-3:1)
◊ Prädisp.alter: ab 50. Lj. ansteigend, Gipfel: **60.-80. Lj**.
◊ 90 % der Pat. werden heute **interventionell** od. konservativ behandelt, nur 10 % bedürfen einer Op, trotzdem entfallen 70 % aller Herzoperationen auf die Koronarchirurgie (jährlich über 60.000 Operationen in Deutschland, mit steigender Tendenz)

Klin: ⇒ **Angina pectoris** je nach Schwere der Erkrankung in Ruhe, bei leichter oder starker Belastung (der Patient kennt meist seine Belastungsgrenze sehr genau). **Ausstrahlung** der Schmerzen in den linken Arm/Hand, Hals, Schultergegend, Unterkiefer möglich.
⇒ Typisches Verschwinden der Beschwerden auf Nitratmedikation (z.B. Nitrolingual®-Spray)

Etlg: Bez. der Klinik nach dem Schema der **Canadian Cardiovascular Society** (CCS)

CCS I:	Normale körperliche Belastbarkeit führt nicht zu einer myokardialen Ischämiereaktion. Ein Angina-Pectoris-Anfall ist nur durch starke Belastung provozierbar.
CCS II:	Die normale körperliche Belastbarkeit ist eingeschränkt. Beim raschen Gehen oder Treppensteigen tritt ein Angina-Pectoris-Anfall auf.
CCS III:	Die körperliche Belastbarkeit ist **erheblich eingeschränkt**. Schon bei geringen Anstrengungen kommt es zur Ischämiereaktion.
CCS IV:	**Ruheangina**

Diag: 1. Anamnese und klinische Untersuchung. Die **gründliche Anamnese** kann bei der KHK die korrekte Diagnosestellung sehr erleichtern. Durch die Periodizität und die Belastungsgrenze der KHK kann der Patient meist selbst richtungsweisende Angaben machen.
2. **Belastungs-EKG** (horizontale od. deszendierende **ST-Senkungen**), Langzeit-EKG (neu aufgetretene Rhythmusstörungen) und typische Veränderungen im normalen EKG geben entscheidende Hinweise ⇨ Domäne der Inneren Medizin, Echokardiographie (Hypokinesie od. Akinesie im Bereich von avitalem Myokard)
3. Radiologische/nuklearmedizinische Untersuchung: **Myokardszintigraphie** mit Belastungsergometrie gibt konkreten Hinweise auf Ausprägung und Lokalisation der Einschränkung der Myokardfunktion (Ischämienachweis). Auch PET (Positronen-Emissions-Tomographie) od. MRT zur Abgrenzung von vitalem u. nicht mehr revitalisierbarem Myokardgewebe mögl. (bisher nur in wenigen Zentren).
Mit den neuen 64-Zeilen-CT-Geräten lassen sich die Koronargefäße und insb. Verkalkungen (**Koronarkalkquantifizierung**, AGATSTON-Score) in hoher Auflösung darstellen (heute fast gleich gut wie bei einer Koronarangiographie). Das Ausmaß der Kalzifizierung korreliert dabei mit dem Risiko für koronare Ereignisse.
4. **Koronarangiographie** (Links-**Herzkatheteruntersuchung**) durch den Kardiologen zur Feststellung der betroffenen Koronararterien und der genauen Lokalisation und Vermessung der Stenosen + Ventrikulographie zur Bestimmung der linksventrikulären Funktion. Dies ist nach wie vor der *Goldstandard* in der Diagnostik (Zugang meist re. A.femoralis) und der Zugang wird gleichzeitig dann auch therapeutisch (PTCA/Stent) genutzt.
5. **Röntgen:** präoperativ Thorax, ggf. auch CT-Thorax ⇨ allg. Herz- und Lungenfunktion, Herzvergrößerung, Verkalkungsgrad der Aorta ascendens
6. Präop. Duplexsonographie der Karotiden (Ausschluss einer A.carotis-Stenose)

Ther: • Akut bei Myokardinfarkt: kontinuierliches Monitoring, Sedierung und Analgesie bei Bedarf mit Morphin (1-10 mg) + Metoclopramid (Paspertin®) i.v. bis zur Schmerzfreiheit [od. Diazepam (Valium®), Midazolam (Dormicum®), Tramadol (Tramal®)], ggf. auch Glyceroltrinitrat-Spray (Nitrolingual®N-Spray), **Acetylsalicylsäure 500 mg i.v.** (Aspirin®i.v.) + **5.000 I.E. Heparin** (Calciparin®) **i.v.** + 300 mg Clopidogrel (Iscover®, Plavix®) p.os, Metoprolol i.v. (Beloc®, Ziel: HF 60/Min.), O_2-Gabe über Nasensonde, **sofortige Klinikeinweisung** in ein Zentrum (mit **Herzkatheterplatz**)

Thrombolyse mit Streptokinase od. humanem/gentechnologischem Plasminogenaktivator rt-PA (Alteplase, Actilyse®, Reteplase, Rapilysin®) ggf. noch im Rettungswagen (= prähospitale Lyse, wenn eine Akut-PTCA nicht innerhalb von 60 Min. mögl. ist) Intraaortale Ballongegenpulsation bei kardialer Dekompensation (die Ballonpumpe wird über einen speziellen Katheter im Rahmen einer PTCA od. selten operativ implantiert)

- Interventionelle Verfahren: **PTCA** = perkutane transluminale coronare Angioplastie (**Ballonkatheterdilatation**), Ind: kurzstreckige relevante, gerade verlaufende, singuläre, zentrale Stenose (nicht bei einer Hauptstammstenose ⇨ eher Op. indiziert), auch als Akut-PTCA möglichst innerhalb der ersten Stunden nach Infarkt.
Die PTCA wird heute meist mit einer **Stent-Implantation** (kleines Stahlgerüst als Gefäßstütze) über einen speziellen Katheter und einer einmaligen Thrombozyten-Glykoprotein-Blockade (Abciximab, Reopro®) kombiniert (höhere Offenheitsrate). Bei komplizierten Stenosen kommen Stents mit Medikamentenbeschichtung (DES = drug-eluting stents), z.B. Sirolimus-freisetzend (CYPHER®-Stent) zum Einsatz (diese vermindern die intimale Hyperplasie und somit die Restenosierungsrate).
Zusätzliche mögl. Verfahren (keine Routine): Rotablation (Rotationsangioplastie): arteriosklerotische Plaques werden mit einem rotierenden Kopf abgefräst, Laserangioplastie: Plaques werden mit dem Excimer-Laser aufgelöst.

- Konservativ: Medikamente bei KHK: Nitrate (Isosorbiddinitrat, Isoket®), Molsidomin (Corvaton®), kardioselektive Betarezeptorenblocker (Metoprolol, Beloc-Zok®), Ivabradin (Procoralan®, bei Betablocker-Unverträglichkeit), Kalziumantagonisten (gegen Koronarspasmen) ⇨ s. Lehrbücher der Inneren Medizin

- Operativ: Ind: Hauptstammstenose, koronare Dreigefäßerkrankung mit Bypass-fähigen distalen Koronararterien, koronare Zweigefäßerkrankung mit Beteiligung des RIVA (beim Linksversorgungstyp)
  Notfall-Ind: Dilatations-Zwischenfall, kardiogener Schock
  – Zugang: mediane Längssternotomie
  – Zur Op notwendig: **extrakorporale Zirkulation** mit Herz-Lungen-Maschine, Anschluss an die Aorta ascendens u. V.cava (alternativ heute auch mit Port-Access-System über die Femoralgefäße mit einem Ballonkatheter bis zur Aorta ascendens), Kardioplegie des Herzens, Hypothermie (28-32 °C)
  Eine Eingefäß-Bypass-Op wird in vielen Zentren heute auch ohne Herz-Lungen-Maschine durchgeführt (sog. Off-Pump-Eingriffe, MIDCAB-Verfahren [minimally invasive direct coronary artery bypass], Zugang über li. anterolaterale Minithorakotomie, dabei wird das Herz bzw. das Koronargefäß lokal mit einer Saugglocke oder speziellen Haltevorrichtungen (Octopus) "stillgehalten" und der IMA-Bypass dann angelegt.
  – Aortokoronare Bypassoperation:
    1. **A.mammaria-interna-Bypass** (**IMA**) = internal mammary artery (anatomisch korrekte Bezeichnung ist eigentlich A.thoracica interna): Präparation der Arterie von peripher (ab Zwerchfell) mit (= pedicle-Technik) od. ohne dem anhängenden Bindegewebe bis zum proximalen Ursprung [A.subclavia] (beidseitige Präparation möglich – meist wird jedoch nur die linke verwendet = LIMA-Bypass),
    reicht dieses Gefäß zur Op nicht aus, wird zusätzlich ein
    2. **Aortocoronarer Venenbypass** (**ACVB**) mit autologer Beinvene (V.saphena magna, ein 2. Op-Team entnimmt diese Vene gleichzeitig) oder ACB = Bypass durch eine entnommene Arterie (A.radialis) durchgeführt.
    Die Anastomosen werden End-zu-Seit oder Seit-zu-Seit mittels 7/0-Polypropylenefaden auf die längseröffnete Koronararterie einzeln oder sequentiell (= mehrere Anastomosen hintereinander) angelegt (LIMA und Venenbypass sind oft gleichzeitig notwendig, da meist Mehrgefäßerkrankungen vorliegen). Danach Anastomose des Venenbypass an der Aorta ascendens am wieder schlagenden Herzen (Einsparung von Ischämiezeit).
    Die Sternotomie wird mit einer Drahtzerklage wieder verschlossen, die Drähte werden dauerhaft belassen.
  – Ultima ratio: Herztransplantation bei diffuser KHK mit hochgradig eingeschränkter Ventrikelfunktion (= dekompensierte Herzinsuffizienz)

- 24 Std. intensivmedizinische Überwachung postoperativ/postinterventionell (⇨ Gefahr von Infarkt/Reverschluss und Herzrhythmusstörungen)

- Postoperative/postinterventionelle Medikation: **Acetylsalicylsäure** (Aspirin®) 100 mg/Tag lebenslang + **Clopidogrel** (Iscover®, Plavix®) 75 mg/Tag für 1 Jahr od. ASS + P2Y$_{12}$-Re-

zeptorantagonisten an der Thrombozytenoberfläche (Prasugrel [10 mg/Tag, Efient®] od. Ticagrelor [2 x 90 mg/Tag, Brilique®]), die nach Infarkt od. komplizierten Stenosen mit besserer Wirksamkeit eingesetzt werden (ca. 1/3 d. Pat. spricht nicht auf Clopidogrel an).
- Im experimentellen Stadium befindet sich die Zellersatztherapie mit Injektion von Stammzellen od. autologen Skelettmuskelzellen in das Infarktareal zur Myokardregeneration.
- Selbsthilfegruppen: Deutsche Herzstiftung e.V., Vogtstr. 50, 60322 Frankfurt, Tel.: 069 955128-129, Fax: -313, Internet: www.herzstiftung.de

Prog: Durch Verbesserung der interventionellen Verfahren nimmt die Zahl der notwendigen Operationen insg. ab (ca. 20 % d.F. werden operiert). Bei Op zeigt der **IMA-Bypass** die beste Offenheitsrate mit 80-95 % nach 5 Jahren (im Vergleich zum Venenbypass mit 60-80 % Offenheitsrate ⇨ Verschlüsse durch arteriosklerotische Bypassveränderungen), Reoperation nach 10 Jahren in 8-16 % d.F. notwendig (8 % bei IMA).

Op-Letalität: 1-3 % (höher bei Notfalleingriffen, wie z.B. Dilatationszwischenfall od. kardiogener Schock).

Beschwerdefreiheit nach Op im ersten Jahr 80-90 %, nach 5 Jahren 70 % d. Pat.

Die interventionellen Verfahren haben insg. eine schlechtere Langzeitprognose (höhere Rate an Reinfarkten, doppelt so häufig erneuter Eingriff erforderlich).

Kompl: * Herzrhythmusstörungen, Myokardinfarkt, plötzlicher Herztod
* DRESSLER-Syndrom = Postmyokardinfarktsyndrom (Fieber, Perikarditis, Herzinsuffizienz, Ther: Glukokortikoide)
* Gleichzeitiges Vorliegen einer Stenose der A.carotis od. AVK

Op: * Perioperativer Schlaganfall
* Zugangskomplikationen: Wundheilungsstörungen am Sternum (2-5 %), Sternumosteomyelitis, Mediastinitis, Instabilität des Thorax
* Wundheilungsstörungen an der unteren Extremität nach Venenentnahme
* Arteriosklerotische Bypassveränderungen ⇨ Bypassverschluss, Restenosen
* Thrombose des Bypass, Infektion des Bypass,
* Perikarditis, Perikarderguss

Proph: ♥ Primärprophylaxe: Aufklärung/Ausschaltung/Meidung aller Risikofaktoren (s.o.)
Regelmäßige körperliche Aktivität wirkt präventiv bezüglich Diabetes mellitus, Herz-Kreislauf- u. Tumorerkrankungen. Bereits 15 Min./Tag leichte bis mittlere Aktivität, z.B. rasches Gehen (MET = metabolisches Äquivalent von 2,5-4,5 kcal/kgKG/Stunde) senkt die allgemeine Mortalität. Eine weitere Steigerung (längere Trainingszeit, aber auch höheres Belastungsniveau, MET 6,5-8,5, z.B. Rennradtraining, Marathonlaufen usw.) bringt zusätzlichen positiven Effekt.

Mäßiger Alkoholkonsum 3-4x/Woche von 10 g bei Frauen und 20 g/Tag bei Männern (unabhängig vom Getränk, z.B. 1/8 bzw. 1/4 Liter Wein) hat nach dem Stand heutiger Studien bei Konsumenten >50. Lj. ohne weitere Risikofaktoren einen protektiven Effekt auf die Entwicklung einer KHK.

Eine jährliche Influenza-Impfung vermindert das Risiko für eine KHK, insb. bei Pat. mit einem erhöhten kardiovaskulären Risiko.

Eine postmenopausale Östrogengabe bei Frauen hat keinen protektiven Effekt!

♥ Postoperativ/postinterventionell (Tertiärprophylaxe): **Lebensstiländerung** durch Beendigung des Rauchens, regelmäßige körperliche Aktivität, Gewichtsreduktion bei Übergewicht, Abbau chronischer Stressbelastungen, konsequente Fettstoffwechselsenkung (mit Statinen, Ziel: LDL <100 mg/dl, besser noch <70 mg/dl), Behandlung eines arteriellen Hypertonus (ß-Blocker, ACE-Hemmer, Ziel: <140/90 mmHg), genaue Einstellung eines Diabetes mellitus (Ziel: HbA1c <6,5 %) und **lebenslang ASS 100 mg/Tag**

DD: – Prinzmetal-Angina = Koronarspasmus (Ther: Kalziumantagonisten)
– Vertebragene Thoraxschmerzen, Schulterschmerzen, TIETZE-Syndrom (Schmerzen am Rippenansatz am Sternum), Pankreatitis, Refluxösophagitis
– Lungenembolie
– Funktionelle Thoraxschmerzen (= psychosomatisch, DACOSTA-Syndrom, Herzangstneurose ⇨ Ausschlussdiagnose)

SCHRITTMACHERTHERAPIE

Syn: Herzschrittmacher, Pacer, ICD-10: Z95.0, Z45.00, Kardioverter (= AICD = automatischer implantierbarer Cardioverter / Defibrillator), ICD-10: Z95.0, Z45.01

Anatomie: Das **Erregungsleitungssystem** des Herzens besteht aus Sinusknoten, AV-Knoten, HIS-Bündel und den beiden TAWARA-Schenkeln in die Ventrikel und den PURKINJE-Fasern in den Ventrikeln.

Ind: Die Indikation für einen Herzschrittmacher/Kardioverter stellt i.d.R. der Kardiologe und wählt hierzu das erforderliche Gerät aus.
- Herzschrittmacher: AV-Blockierungen (Typ II.°/MOBITZ, III.°) mit Frequenz <50/Min. oder Synkopen / synkopalen Anfällen, Bradyarrhythmia absoluta mit Vorhofflimmern, Sick-Sinus-Syndrom, Sinusknotenstillstand, Asystolien durch Karotissinussyndrom
- Kardioverter: Dilatative oder hypertrophische Kardiomyopathie mit rezidivierenden Kammertachykardien, maligne tachykarde Kammerarrhythmien und Kammerflimmern als Ursache für Herz-Kreislauf-Stillstände (überlebter "plötzlicher Herztod"), die medikamentös therapierefraktär sind und auch durch antiarrhythmische Operation oder Katheterablation nicht behandelt werden können. Ein atrialer Defibrillator kann bei therapierefraktärem paroxysmalem Vorhofflimmern eingesetzt werden.

Epid:
◊ Der erster Schrittmacher wurde 1958 in Stockholm (in einer Schuhcremedose) implantiert.
◊ In Deutschland werden pro Jahr ca. 65.000 Herzschrittmacher implantiert
◊ Erster Kardioverter 1980 in den USA implantiert. Hohe Kosten!, die Kardioverter der neuesten Generation (mit antitachykarder Schrittmacherfunktion sowie der Möglichkeit der programmierten Stimulation und einem Ereignisspeicher) kosten bis zu 25.000,-- EUR

Etlg:
\# Herzschrittmacher: alle bez. ihrer Funktion kodiert (sog. NBG-Code)
1. Buchstabe: Pacing = **Stimulationsort**: A = Vorhof, V = Ventrikel, D = A+V
2. Buchstabe: Sensing = **Wahrnehmungsort**: A=Vorhof, V=Ventrikel, D = A+V, 0 = keiner
3. Buchstabe: **Funktion**: I = inhibiert, der Schrittmacher stimuliert nur bei nicht genügender Eigenfrequenz, T = getriggert, Schrittmacher registriert die Vorhofaktion und stimuliert die Kammer, D = I+T, 0 = keine Steuerung
Evtl. zusätzliche Buchstaben:
4. Buchstabe: Programmierbarkeit: P = 1-2 Funktionen, M = multiprogrammierbar, R = frequenzvariabel, C = telemetrisch, 0 = nicht
5. Buchstabe: Antitachykarde Funktion: P = Stimulation, S = Schock, D = Stimulation + Schock, 0 = nicht
Häufig gebräuchliche Typen: Zweikammersysteme = **DDD** (nicht bei Vorhofflimmern) und Einkammersysteme = VVI od. AAI

\# Frequenzadaptive Herzschrittmacher: Diese passen sich dem Organismus an und heben die Herzfrequenz bei Belastung an (Typen: DDDR, VVIR).
Mögliche Steuerparameter: **Bewegung** (Piezokristall), Temperatur, Sauerstoffgehalt des Blutes, pH-Wert des Blutes, Atemfrequenz, QT-Zeit

Diag: 1. Anamnese und klinische Untersuchung, die Indikation stellt i.d.R. der Internist/**Kardiologe** anhand des EKG usw.
2. Röntgen: Thoraxübersicht zur Op-Planung und nach Schrittmacheranlage zur Kontrolle

Ther:
- Konservativ: Bei Arrhythmien Austestung verschiedener Antiarrhythmika mit apparativ induziertem Kammerflimmern (elektrophysiologische Untersuchung) mögl.
Medikation: Antiarrhythmika (s. Innere-Lehrbücher)
- Operativ:
  - Perioperative Antibiotikaprophylaxe (z.B. 2,0 g Cefotaxim [Claforan®])
  - Herzschrittmacher: in Lokalanästhesie legen einer (bzw. zwei) transvenös-endokardialen Elektrode über die V.cephalica, vorschieben bis zum rechten Ventrikel (bei zwei Elektroden, wird die zweite im rechten Vorhof verhakt), Kontrolle der Elektrodenlage unter Durchleuchtung. Verbinden der Elektroden mit dem Schrittmacher-

Generator, der subkutan über dem M.pectoralis (meist rechts) implantiert wird. Danach wird der Schrittmacher programmiert (vom Internisten).
- Kardioverter: anteriore/laterale Thorakotomie oder mediane Sternotomie und anbringen der zwei epikardialen Defibrillationselektroden, das Steuergerät wird in der Bauchdecke im Oberbauch fixiert. Postoperative Antibiotikaprophylaxe. BÜLAU-Thoraxdrainage.
Alternativ auch mit transvenös implantierbaren Elektroden (spart die Thorakotomie, Elektroden sitzen im re. Vorhof u. Ventrikel) und einer subkutanen Flächenelektrode (im Bereich über dem li. Ventrikel).
- Rhythmuschirurgie: Ind: Vorhofflimmern und gleichzeitige Herz-Op aus anderem Grund (z.b. Klappenfehler) ⇨ MAZE-Op (multiple Inzisionen im Vorhof) od. Hochfrequenz-, Mikrowellen od. Kryoablation im Vorhof, ggf. postop. zusätzlich Schrittmacher erforderlich

Prog: Op-Risiko bei Herzschrittmacherimplantation nahe 0 %.
Bei der Kardioverter-Implantation mit Thorakotomie ist das Risiko wesentlich höher (perioperative Mortalität 1-9 %), der Nutzen des AICD ist jedoch groß.

Kompl: * Plötzlicher Herztod
  Op: * Hämatom, Hämato-/Pneumothorax, Läsion des Plexus brachialis, arterielle Fehlpunktion
  * Wundheilungsstörungen, Geräteinfektion
  * Phlebothrombose der V.subclavia
  * **Elektrodendislokation** im Herz
  * Wandern des Aggregates, innerer Dekubitus bis zur Weichteilperforation, Twiddler-Syndrom = Rotation des Schrittmachers in der Aggregattasche ⇨ Elektrodendislokation
  * Zuckungen des M.pectoralis oder des Diaphragmas
  * Kardioverter: kurzer, starker Schmerz während einer Kardioversion/Defibrillation
  techn.: * Elektrodenkabelbruch, Diskonnektion der Elektrode am Gerät
  * **Frühzeitige Batterieerschöpfung**, normale Laufzeiten sind 7-10 J. ⇨ es wird immer der gesamte Schrittmacher-Generator gewechselt (die Elektroden bleiben)

Proph: ♥ Kontrolle der Schrittmacherfunktion in 6-monatigem Abstand durch den Kardiologen
  ♥ Op: bei implantierten Schrittmachern Vorsicht bei elektrischen Manipulationen (z.B. mit einem Elektrokauter), keine MRT-Untersuchungen am Patienten, Handy-Verbot

CARDIOMYOPLASTIE

Syn: Dynamische Kardiomyoplastik

Def: Verpflanzung des **M.latissimus dorsi** zirkulär um das Herz zur Unterstützung des insuffizienten Herzens.

Ind: Bei **dekompensierter Herzinsuffizienz** (dilatative Kardiomyopathie, hochgradig eingeschränkte LV-Funktion, NYHA III-IV), wenn eine Herztransplantation nicht möglich ist

Ther: • Operativ: Ind: Alternative zur Herztransplantation bei dekompensierter Herzinsuffizienz, wenn kein Spenderorgan zur Verfügung steht.
  – Präparation des linken M.latissimus dorsi und Verlagerung des Muskels zirkulär um das Herz
  – Anlage eines Schrittmachers am Muskel zur herzschlagsynchronen Stimulation mit Serienimpulsen
  • Alternativ kann auch ein Teil (das nicht mehr kontraktile Myokard/Narbe/Aneurysma) des linken Ventrikels reseziert werden (LV-Reduktion, sog. BATISTA-Op od. modifiziert als DOR-Ventrikelrekonstruktion)
  • In Studien wird auch erprobt, die linksventrikuläre Dilatation durch ein über das Herz gestülptes elastisches Netz zu vermindern (passive Kardiomyoplastie)

Prog: Cardiomyoplastie hat hohes Op-Risiko, postop. kommt es zur Atrophie des Skelettmuskels ⇨ Funktionsverlust mögl., daher meist kein Langzeiterfolg.

PERIKARDERKRANKUNGEN

Etlg: # Akute infektiöse Perikarditis, ICD-10: I30.1
Herzbeuteltamponade, ICD-10: I31.9
Chronische Perikarditis ⇨ Constrictio pericardii, ICD-10: I31.1

Ät: – Akut: bakterielle oder virale Perikarditis, urämischer Perikarderguss, nephrotisches Syndrom, stumpfes od. penetrierendes Thoraxtrauma, **Herzbeuteltamponade** durch Herzwandruptur (Hämoperikard), Herzoperation, Antikoagulanzientherapie
– Chronisch: konstriktive Perikarditis häufig als Folge einer akuten Perikarditis (bakteriell, viral, urämisch, >3 Monate), idiopathisch, neoplastisch, rheumatisch oder tuberkulös bedingt bis hin zur Pericarditis calcarea (sog. Panzerherz)

Path: Herzbeuteltamponade (>200 ml) od. konstriktive Perikarditis ⇨ Erhöhung des Drucks im Herzbeutel ⇨ vermindert die diastolische Füllung der Kammern + Stau vor dem Herzen ⇨ **Minderung des Schlagvolumens** und zusätzlich Kompression der Koronararterien ⇨ Minderperfusion des Myokards, myokardiale Atrophie

Klin: ⇨ **Einflussstauung** (gestaute Jugularvenen), Kreislaufstörung mit Tachykardie und Hypotonie, Tachy- u. Dyspnoe, retrosternale Schmerzen mit Verstärkung im Liegen, Fieber
⇨ Hepatomegalie, Stauungszirrhose der Leber (Cirrhose cardiaque, Muskatnussleber), Aszites
⇨ Akut: Kardiogener Schock und Asystolie mögl., paradoxer Puls (bei Inspiration schwindender Puls)

Diag: 1. Anamnese und klinische Untersuchung: **leise Herztöne**, perikarditisches Reibegeräusch (Lokomotivgeräusch), Einflussstauung
2. Röntgen: Thorax ⇨ Verbreiterung des Herzens (Bocksbeutelform), bei Pericarditis calcarea Kalkschatten um das Herz erkennbar
3. Sonographie, Echokardiographie: Flüssigkeit im Perikardraum, eingeschränkte ventrikuläre Pumpfunktion (verminderte Wandbewegung)
4. EKG: Niedervoltage, je nach Schwere ST-Hebung, T-Abflachung, T-Negativierung
5. ZVD: erhöht
6. Herzkatheter: Dip-Plateau-Phänomen (frühdiastolischer Abfall) im Druckverlauf des re. Ventrikels

Ther: • Konservativ: Akut: **Perikardpunktion**, sonographisch gesteuert vom Xiphoid aus und Behandlung der Grunderkrankung, Intensivüberwachung
• Operativ: Ind: Thoraxtrauma mit Verletzung des Herzens, chronische Perikarderkrankung bei eingeschränkter Herzfunktion
– Trauma: Thorakotomie, Blutstillung und Übernähen des Defektes
– Chronisch: bei rezidivierendem Erguss **Perikardfensterung** (auch thorakoskopisch mögl.), bei konstriktiver Perikarditis **Dekortikation** durch Perikardresektion über dem re. u. li. Ventrikel

Prog: Gut, durch Dekortikation od. Perikardfensterung in 80 % d.F. Besserung der Herzfunktion, Op-Letalität 2 %

DD: – Traumatisch: Herzkontusion ohne Tamponade, Aortenruptur
– Perikardzyste, Perikardtumoren
– Perimyokarditis, Myokarditis, Herzinfarkt
– Aseptische Perikarditis als Postmyokardinfarktsyndrom (DRESSLER-Syndrom) nach Herzinfarkt od. Postkardiotomiesyndrom (Syn: Postkommissurotomiesyndrom) nach Herzeingriffen ⇨ wahrscheinlich autoimmunologisch bedingt, Ther: Glukokortikoide

HERZTUMOREN

Ät: – **Primäre Herztumoren** (vom Perikard, Myokard oder Endokard ausgehend):
  Benigne: **kardiales (linksatriales) Myxom**, Lipom, papilläres Fibroelastom (an den Herzklappen), Rhabdomyom, Fibrom, Hämangiom, Teratom, Hamartom, Mesotheliom
  Maligne: Rhabdomyosarkom, (Häm)angiosarkom, Fibrosarkom
  – **Sekundäre Herztumoren:** Metastasen (insb. Mammakarzinom u. Lungentumoren)

Path:
- Inzidenz: sehr selten, machen nur 0,05 % aller Tumoren des Menschen aus
- 75 % **benigne** (davon 50 % Myxome), ca. 25 % maligne
- Im Kindesalter eher Rhabdomyome, beim Erwachsenen eher Myxome (Prädisp.alter: 50. Lj.)

Klin:
⇒ Allgemein: Herzrhythmusstörungen, Herzklappenstenosen bei Verlegung d. Herzklappen, Myokardischämie bei Verlegung der Koronararterienostien (Fibroelastom der Aortenklappe), Lungenödem, Synkopen (z.b. durch Verlegung der Mitralklappe), akutes Kreislaufversagen bis hin zum plötzlichen Herztod

⇒ Rechtsherzinsuffizienz, Einflussstauung bei Rechtsherzbeteiligung

⇒ Myxome: (zu 75 % im **linken Vorhof** (Fossa ovalis) lokalisiert) ⇒ Gefahr arterieller **Embolien** (insb. in die Hirnarterien u. Retinagefäße), Lungenstauung und Dyspnoe durch Vorhofverlegung

⇒ Familiärer Myxomkomplex (vermutlich aut.-dom. vererbt) mit kutanen Myxomen, Mamma-Fibroadenomen, Nebennierendysplasie, Hoden- u. Hypophysentumoren

Diag: 1. Anamnese (Embolie) und klinische Untersuchung: Bei Beeinträchtigung der Klappenfunktion ⇒ Herzgeräusche, "tumor-plop" nach dem 2. Herzton
2. **Echokardiographie**, insb. auch transösophageal (TEE)
3. Röntgen: CT oder **MRT** (eingeschränkte Gewebedifferenzierung mögl.), Koronarangiographie und Ventrikulographie (maligne Gefäßformationen, gleichzeitige Klappenfehler oder KHK?)

Ther:
- Operativ: Ind: nach Diagnosestellung unverzüglich Op., wegen meist progredientem Wachstum und Gefahr der Embolien
  – Mediane Sternotomie, Einsatz der Herz-Lungen-Maschine mit kardioplegischem Stillstand in Hypothermie, transseptaler oder linksatrialer Zugang in das Herz
  – Vorhofmyxom: Exstirpation des Tumors unter Mitentfernung des tumorbasisnahen Vorhofseptums ⇒ anschließend Naht oder Decken des Defektes mit einem Dacron-Patch. Bei Infiltration v. Herzklappen plastische Korrektur oder Klappenersatz

Prog: Op-Letalität 3 %, die malignen Herztumoren haben eine schlechte Prognose.

Kompl:
* Bei intrakavitären Tumoren Gefahr von Embolien durch Thrombusbildung an der Oberfläche der Tumoren
* Bei Myxomen liegt in 5-10 % d.F. ein CARNEY-Komplex vor (aut.-dom. erblich, mit Weichgewebsmyxomen, Schwannomen, endokriner Überfunktion, Schilddrüsenkarzinom)

Op:
* Schrittmacherpflichtige Herzrhythmusstörungen
* Tumorrezidiv (⇒ jährliche echokardiographische Kontrollen)

DD: – Kardiomegalie, zystische Veränderungen, wandständige Thromben
  – Bakterielle Endokarditis mit Vegetationen
  – Herzbeuteltamponade: >200 ml ⇒ Klin: Einflussstauung, EKG-Niedervoltage, Dyspnoe, Herzinsuffizienz, Tachykardie; Ther: Punktion (s.o.)

HERZTRANSPLANTATION

Syn: HTx, engl. heart transplantation, ICD-10: Z94.1

Ind: – Allgemein: **finale myogene Herzinsuffizienz** (= hochgradige linksventrikuläre Insuffizienz [Ejektionsfraktion <20 %], z.b. nach fulminantem Herzinfarkt, Ruhedyspnoe = NYHA-Stadium IV)
– Nicht mehr therapierbare **KHK** (Stad. CCS IV), dilatative **Kardiomyopathie**, nach **Myokarditis** mit größerem Myokarduntergang, komplexe ventrikuläre Arrhythmien
– Pulmonale Hypertonie (rechtsventrikuläre Auswurffraktion <30 %, dann kombinierte Transplantation von Herz und Lunge indiziert)
– Angeborene Herzfehler (bei Kindern, z.B. hypoplastisches Linksherzsyndrom, pulmonale Hypertonie, hypoplastische Lungenarterien)

K-Ind: ◊ **Fortgeschrittene Zweiterkrankung**, wie nicht kurable Malignome, Systemerkrankungen (z.b. Amyloidose), schwere Nierenerkrankungen, akute gastrointestinale Erkrankungen, schwere AVK od. schwere zerebrale Durchblutungsstörungen
◊ **Chronische Infekte** (K-Ind. wegen der postop. notwendigen immunsuppressiven Therapie), z.B. HIV-Infektion, **akute Infekte** mit Zytomegalie, Mononukleose, Varizellen, Herpes, Toxoplasmose od. Mykoplasmen
◊ **Nicht kooperativer Pat.**, z.b. bestehende Nikotin-, Alkohol- oder Drogenabhängigkeit
◊ Lungenembolie in den letzten 4 Wochen, fixierte pulmonale Hypertonie (pulmonaler Strömungswiderstand >240 dyn*sec*cm^{-5})

Epid: ◊ Erste Herztransplantation 1967 durch BARNARD in Kapstadt, weltweit wurden bisher über 60.000 Herztransplantationen durchgeführt, jährlich ca. 2.500 Transplantationen weltweit.
◊ Im Jahr 2014 wurden in Deutschland 304 Herzen an 24 Transplantationszentren transplantiert. Der Bedarf in Deutschland beträgt ca. 900 Herzen pro Jahr
Warteliste: z.Zt. ca. 800 Patienten, Wartezeit: ca. 2 J., **1/3 der Pat. verstirbt** während der Wartezeit auf ein Spenderorgan! Aufgrund des Spenderorganmangels werden auch kaum noch „elektive" Transplantationen durchgeführt, sondern nur noch dringliche (HU-Fälle = high urgency, 90 % d.F.). Die Einstufung als HU-Fall erfolgt durch Eurotransplant in Leiden/Niederlande.
◊ Alter: Häufigkeitsgipfel 50. – 65. Lj.
◊ Kosten: 45.-80.000 Euro für die Transplantation

Diag: 1. Indikation zur Transplantation bei Spender (s. Kap. Transplantation) und Empfänger, möglichst **ähnliche Größe** und Gewicht von Spender u. Empfänger
2. Labor: ABO-Blutgruppengleichheit zwischen Spender u. Empfänger
3. Umfangreiche Op-Vorbereitungen zum Ausschluss von Infektionen oder Zweiterkrankungen mit Röntgen: CT-Thorax/Abdomen/Schädel, Labor/Infektionsserologie, Kolon-KE, Lungenfunktionstest, Ausschluss eines Fokus im Zahn- und HNO-Bereich

Ther: • Vorübergehende Notfallversorgung bei terminaler Herzinsuffizienz: Druckluftgesteuertes *extrakorporales Kunstherz* (nur an einigen Zentren mögl.) od. implantierte *Linksventrikelpumpe* (LVAD = left ventricular assist device) zur Überbrückung der Zeit bis zur Transplantation (ICD-10: Z99.4). Dies ist heute wegen des Spenderorganmangels zunehmend erforderlich.
• Explantation am Spender: Organentnahme, Kardioplegie mit 4 °C kalter Lösung und Konservierung (z.B. in Euro-Collins-Lösung) und Kühlung mit Eiswasser, unverzüglicher Transport, Ischämiezeit max. 6 Std.
• Implantation:
  – Zugang mediane Sternotomie, perioperative Antibiotikaprophylaxe (Cephalosporin)
  – Explantation des Herzens des Empfängers unter Einsatz der HLM. Hinterwand der Vorhöfe, Tr.pulmonalis und Aorta bleiben erhalten

- **Orthotope Implantation** (= an der Stelle des alten Herzens) des Spenderherzens mit Anastomose der Vorhöfe (Naht auf die belassene Hinterwand der Vorhöfe des Empfängers) und End-zu-End-Anastomose von Tr.pulmonalis u. Aorta, passagerer Schrittmacher für ca. 8-10 Tage
- Evtl. auch kombinierte Transplantation von Herz und Lunge, selten auch heterotope auxiliäre Herztransplantation (sog. Huckepack-Herz)

- Nachbehandlung:
  Immunsuppression mit Ciclosporin A (Pilzderivat, 3-8 mg/kgKG/Tag, Sandimmun®) od. Tacrolimus (Prograf®) + Azathioprin (Imurek®) od. Mycophenolatmofetil (CellCept®) + Kortikosteroide (in den ersten 6 Mon. und bei drohender Abstoßungsreaktion). Zusätzlich Prophylaxe mit Statinen (beugt einem chronischen Transplantatversagen vor).
  Bei akuter Abstoßungsreaktion: Antithymozytenglobulin (ATG = Immunglobuline gegen T-Lymphozyten) od. monoklonale Antikörper gegen T-Lymphozyten (OKT3)

- Nachkontrollen: Ciclosporinspiegel im Blut, Körpergewicht, Echokardiographie, EKG (auch intramyokardial), Kontrolle der T-Lymphozyten-Subpopulationen (CD_4/CD_8-Quotient), Antimyosin-Antikörper-Szintigraphie.
  Neue Methode: Implantation eines telemetriefähigen Schrittmachers bei der Transplantation und damit Überwachung des intramyokardialen Elektromyogramms (IMEG) ⇨ Abfall der QRS-Amplitude über mehrere Tage zeigt beginnende Abstoßung an.
  Transvenöse Endomyokard-Transplantatbiopsie (über re. V.jugularis) an der re. Herzspitze (⇨ mononukleäre Zellinfiltrationen?) bei jedem V.a. beginnende Abstoßung

- Psychosomatische Betreuung des Patienten (und seiner Angehörigen) in allen Phasen des Transplantationsprozesses.

- Selbsthilfegruppen: Herztransplantation Südwest e.V., Alte Eppelheimerstr. 38, 69114 Heidelberg, Internet: www.herztransplantation.de u. www.kinderherzliga.de

Prog: 1-Jahres-Transplantatfunktionsrate **80 %**, 5-JÜR 66 %, 10-JÜR 50 %, Op-Letalität 5-10 %. Die Letalität einer (zu spät entdeckten) Abstoßungsreaktion beträgt 8 % ⇨ regelmäßige Kontrollen als Prophylaxe wichtig.

Kompl:
* Infektionen, postoperatives Multiorganversagen
* Akute Abstoßungsreaktion (Rejektion): typische QRS-Veränderungen im EKG, mononukleäre Zellinfiltrationen im interstitiellen Myokardbindegewebe, blastäre basophile Lymphozyten im Blut, Klin: Grippeähnliche Allgemeinsymptome, Dyspnoe, Tachykardie, Blutdruckabfall
* Chronische Abstoßungsreaktion (Rejektion): manifestiert sich insb. an den Koronargefäßen (ohne Schmerzen) als **Transplantat-Atherosklerose** (Synonyme: Graft-Atherosklerose, Transplantat-Vaskulopathie) ohne Angina-pectoris-Symptomatik (wegen der operativen Denervierung)
* Immunsuppression: Infektanfälligkeit, Knochenmarkdepression, Magen-Darm-Ulzera, Ciclosporin-Nephro-/Hepatotoxizität, arterielle Hypertonie, diabetische Stoffwechsellage, Hypercholesterinämie, Osteoporose
  Zunahme der Inzidenz maligner Tumoren (10- bis 100fach höheres Risiko, insb. für Lymphome, Plattenepithelkarzinom der Haut u. KAPOSI-Sarkom)

MAMMACHIRURGIE

Anatomie

Lok: Die Mammae (Syn: Brust- oder Milchdrüsen) liegen jeweils von der 2.-3. bis 6.-7. Rippe und von der vorderen Axillar- bis zur Parasternallinie. Verschieblich verbunden sind sie mit der Faszie des M.pectoralis maj., evtl. auch mit der Faszie des M.serratus ant. (als Lobus axillaris bei sehr großer Brust). Die Entwicklung der Brustdrüse erfolgt vornehmlich in der Pubertät (Mammogenese) durch den Anstieg der ovariellen Hormone.
Gewicht (nach der Pubertät): 150-400 g, in der Schwangerschaft bis 600 g, beim Stillen bis 800 g.

Aufbau: aus 2 Teilen: Drüsenkörper und Fett-Bindegewebs-Körper

- **Drüsenkörper:** 15-20 bindegewebig getrennte, radiär angeordnete Lappen (Lobus) mit je einem Milchgang (Ductus lactiferus). 1 Lobus besteht wiederum aus 10-15 Lobuli mit 10-15 Ductuli. 1 Lobulus (Drüsenläppchen) besteht aus 20-40 Azini (beerenförmige Drüsenendstücke) mit den Alveolen (bilden die Milch). Alveolen und Azini haben Myoepithelzellen, die sich durch Oxytocin-Stimulation (vor allem durch den Saugakt) kontrahieren können.
- **Fettkörper:** umhüllt die Drüsenlappen, fehlt unter dem Warzenhof und nimmt im Laufe des Lebens zu.
- **Bindegewebe:** um die Lappen u. Läppchen, von Nerven und Gefäßen durchzogen. Das Bindegewebe ist sehr hormonsensibel (⇨ prämenstruelles Syndrom mit Brustspannen bei nachlassender Gestagenwirkung). Die großen Septen um die einzelnen Drüsenlappen geben Stabilität (sog. COOPER-Ligamente).

Brustwarze (Syn: **Mamille**, Papilla mammae): vom pigmentierten Warzenhof (**Areola** mammae) umgeben, mit Duft- (Glandulae areolares, MONTGOMERY-Drüsen), Schweiß- und Talgdrüsen. Glatte Muskulatur zur Erektion der Brustwarze für den Saugakt.
Vor der Mamille erweitern sich die Milchgänge zu Milchsinus (Sinus lactiferus), verengen sich dann wieder und münden dann an der Spitze der Brustwarze (einige Lobi haben auch einen gemeinsamen Ausführungsgang) und sind als kleine Vertiefungen sichtbar.

Arterien: – **Medial:** Rami mammarii mediales (hauptsächlich aus dem 2. u. 3. ICR) aus der A.thoracica interna (Syn: A.mammaria int., aus der A.subclavia)
– **Lateral:** Rami mammarii laterales der Thoraxarterien aus dem Stromgebiet der A.axillaris (v.a. A.thoracica lat. und A.thoracodorsalis)
– **Basis:** Interkostalarterien
Die med. u. lat. Arterien verlaufen konzentrisch im subkutanen Fettgewebe und anastomosieren um dem Warzenhof und unter dem Warzenhof.

Venen: Warzenhof mit Plexus venosus areolaris. Verbindung zwischen subkutanen und tiefen Venen. Abfluss über V.thoracica interna, Vasa thoracica lateralia und evtl. zu Bauchwandvenen (V.thoracoepigastrica) und nach kranial vor V.jugularis externa.

Nerven: Rami cutanei laterales et anteriores aus den Interkostalnerven (hauptsächlich 2.-6.) und vom Hals aus die sensiblen Nn.supraclaviculares des Plexus cervicalis.

Lymphabfluss:

⇨ zur Axilla (Level I-III): Nll.pectorales, interpectorales, axillares centrales u. apicales (infraclaviculares) und weiter nach supraklavikulär, zervikal
⇨ entlang der A.mammaria int. zu parasternalen u. mediastinalen Lk (und weiter entlang den Rippen zum Duct.thoracicus vor der Wirbelsäule)
⇨ zur kontralateralen Brustseite (über die Nll.interpectorales)

Das **axilläre Gebiet** ist am wichtigsten für das Mamma-Ca ⇨ am häufigsten betroffen, bei der Op. leicht zugänglich. Es besteht aus ca. 30-60 Lk; wichtigste Gruppe = Level I (lat. des lateralen M.pectoralis-Randes), durchschnittlich 12 Lk ⇨ als erste u. häufigste Station von Metastasen befallen (erster Lk = *Sentinel-Lk*). Entfernung dieser Lk bei der Op. v.a. aus prognostischen Gründen und zur Festlegung der weiteren Therapie.

Physiologie

Laktation: Die Milchproduktion und -sekretion in den Zellen der Alveolen/Acini und den terminalen Gängen sowie die Exkretion durch die Myoepithelzellen ist hormonabhängig:
Durch den abrupten Abfall der Plazentahormone + Anstieg des Prolaktin kommt es zum Milcheinschuss. Für 2-3 Tage post partum wird die Vormilch = **Kolostrum** sezerniert.
- **Prolaktin** (aus Adenohypophyse): Vorbereitung (Laktogenese) und Aufrechterhaltung der Milchsekretion (Galaktogenese und Galaktopoese)
- **Oxytocin** (Sekretion aus der Neurohypophyse, Produziert in Hypothalamuskerngebieten): Ausschüttung v.a. auf taktilen Reiz an der Mamille ⇨ Kontraktion der Myoepithelzellen der Ausführungsgänge der Mamma ⇨ Entleerung der Milch (Galaktokinese)
- Östrogen, HPL (human placental lactogen): Stimuliert die Drüsenepithelproliferation
  Gestagen: Fördert die Sekretionsbereitschaft

Allgemeine Untersuchung der Brust

Allgemein: alle Befundangaben werden immer mit der Angabe des Quadranten versehen
Inspektion: Haltung ⇨ Arme locker hängen lassen, Arme über Kopf, Arme in die Hüfte gestemmt
Größe und Form: Ein Tumor kann sowohl eine Verkleinerung als auch eine Vergrößerung bewirken, wichtig ist der Seitenvergleich und anamnestische Angabe.
Oberflächenkontur: Einziehung, Abflachung, Hautverfärbung, Knötchenbildung, Apfelsinenhaut durch Ödematisierung, Vermehrte Venenzeichnung.
Mamille: Lageveränderung, Ekzem, Pro- oder Retraktion, Sekretion.
Palpation: Mit der flachen Hohlhand von außen nach innen palpieren. Normale Konsistenz nimmt von lateral nach medial ab. Verschieblichkeit der Haut über dem Drüsenkörper und der Lk in der Achselhöhle sowie supraklavikulär überprüfen.

KONGENITALE ANOMALIEN DER MAMMA

Bestehen schon von Geburt an oder mit der Pubertät auftretend.
Athelie: Fehlen einer oder beider Brustwarzen ⇨ Ther: ggf. kosmetischer Ersatz (von der Gegenseite, mit einer Schamlippe od. Tätowierung)
Amastie: Fehlen einer oder beider Mammae (= Aplasie) ⇨ Ther: Prothesen-Implantation bei psychischer Belastung
POLAND-Symptomenkomplex: einseitige Hypo- od. Aplasie der Mamille od. Mamma und des M.pectoralis, Hypo- od. Aplasie der gleichseitigen Niere, homolaterale Syndaktylien der Hand (pathogenetisch durch frühembryonalen Verschlusses einer A.subclavia bedingt)
Anisomastie: unterschiedliche Größe beider Mammae ⇨ Ther: bei Beschwerden (v.a. psychische Beeinträchtigung) Mammareduktionsplastik einer Seite od. Brustaufbau der kleineren Seite

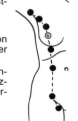

Hohl-, Spalt- u. Flachwarzen: stellen evtl. ein Stillhindernis dar
Polythelie: überzählige Brustwarzen (entlang der sog. Milchleiste, diese geht von der Axilla bis zur Vulva, beim Mensch ist normalerweise nur das 4. Drüsenpaar der Säugetiere ausgebildet, s. Abb.), Häufigkeit: 1-5 % der Frauen
Formen: Polythelia areolaris = zusätzliche Warzenhof ohne Mamille und Drüsengewebe, Polythelia mamillaris = zusätzliche Mamille, Polythelia completa = zusätzliche Mamille und Areola (ohne Brustdrüsengewebe), Lok: meist Axilla od. oberhalb der Grenze der Mamma
Ther: Entfernung aus kosmetischen Gründen
Polymastie: meist an einer Stelle im Bereich der Milchleiste
Mamma aberrans (Polymastia glandularis): zusätzliches heterotopes Drüsengewebe (meist in Verlängerung des oberen äußeren Quadranten/Axilla od. Vulva) ohne Mamille
Polymastia completa: rudimentäre, komplette zusätzliche Mammae (Mamille, Areola + Drüsengewebe)
Klin/Kompl: während der Schwangerschaft/Stillperiode Anschwellung, Sekretverhaltung, Mastitis
Ther: Entfernung aus kosmetischen Gründen und wegen des erhöhten Entartungsrisikos

WACHSTUMSBEDINGTE FEHLBILDUNGEN

Mikromastie (= Mammahypoplasie): meist beide Mammae betroffen
Ät: konstitutionell bedingt, juvenile Hypoplasie, extremes Untergewicht (Anorexie), Adrenogenitales Syndrom, ULLRICH-TURNER-Syndrom, Pseudohermaphroditismus, involutionsbedingte Hypoplasie nach längerem Stillen
Ther: bei psychischer Belastung ggf. Augmentationsplastik mit Silikoneinlage (kosmetische Op.)
Kompl. der Op: fibröse Kapselschrumpfung, Silikonleckage

Makromastie (Gigantomastie): Größenzunahme einer oder beider Brüste über das dem Alter entsprechende Maß hinaus (Brustvolumen >800 ml).
Ät: Pubertätsmakromastie, Graviditätsmakromastie
Kompl: sekundäre gewichtsbedingte Wirbelsäulenbeschwerden, erosive Infektionen in der Submammarfalte
Ther: Mammareduktionsplastik; ist die Brust sehr groß, muss zusätzlich die Mamille nach oben transplantiert werden (als freie Mamillentransplantation, Schnittführung s. Abb.). Die Mamille wächst auch fast immer wieder an, jedoch immer mit Sensibilitätsverlust und auch später kein Stillen mehr möglich.

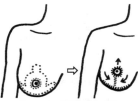

Mammareduktionsplastik

Mastoptose: "Hängebusen" (bei Adipositas, Bindegewebeschwäche und Drüsenatrophie im höheren Alter) ⇨ Mammareduktionsplastik

MASTITIS

Syn: Mastadenitis, Mammaentzündung, Entzündung der Brustdrüse, Mastitis nonpuerperalis, ICD-10: N61; Mastitis puerperalis (= im Wochenbett), ICD-10: O91.2
Thelitis (= Entzündung nur der Brustwarze), ICD-10: N61

Ät: – Wochenbett oder beim Stillen (begünstigt durch Milchstau, Rhagaden der Mamille/Areola, ungenügende Stillhygiene, Übertragung von Keimen aus dem Nasen-Rachenraum des Neugeborenen) = **Mastitis puerperalis** (ca. 70 % der Mastitiden)
– Sekretstau bei Hyperprolaktinämie
– Verletzungen der Brust oder Mamille, Piercing der Brustwarze, Ekzem der Warze = Mastitis nonpuerperalis
– Prädisp.: Zigarettenrauchen

Path: ♦ **Aszendierende Infektion** über das Milchgangssystem oder über Risse an der Brustwarze (durch Saugakt ⇨ Entzündung der Brustwarze = **Thelitis**), dann ins Parenchym über die **Lymphbahnen** ausbreitend
♦ Keime: meist **Staph. aureus**, selten Proteus, Bacteroides, E.coli, Pyocyaneus od. Mischinfektion. Tuberkulose, Mykosen od. Parasiten sind in Deutschland extrem selten.

Epid: ◊ Prädisp.alter: 20.-30. Lj. und 50.-60. Lj.
◊ Eine Mastitis puerperalis entwickelt sich in ca. 1 % der Schwangerschaften und ist eine der häufigsten Komplikation des Wochenbettes, meist 1-2 Wo. nach der Geburt

Klin: ⇒ Derbe druckempfindliche Infiltration tastbar
⇒ Schmerz, Schwellung, Rötung, Überwärmung der Brust, schmerzhafter Stillvorgang
⇒ **Fieber**, Schüttelfrost, frühzeitige **axilläre Lk-Schwellung**
⇒ Später tastbare Fluktuation bei Gewebeeinschmelzung (= mastitischer Abszess), evtl. gelblich-eitrige Mamillensekretion

Diag: 1. Anamnese und klinische Untersuchung
2. Sonographie: Einschmelzungen, Abszesse

3. <u>Labor:</u> Blutbild, BSG, CRP
4. Mikrobiologische Untersuchung + Antibiogramm von Abszesspunktaten

Ther:
- <u>Konservativ:</u> bei Thelitis lokale Salbenbehandlung (z.B. Dexpanthenol, Bepanthen®)
  Mastitis puerperalis: Kühlung (z.b. mit Quark) und Ruhigstellung der Brust (Abpumpen der Milch, Hochbinden der Brust), mit der nicht betroffenen Brust weiterstillen
  Med: **Prolaktinhemmer** (niedrigdosiert Bromocriptin: 2 x 1,25 mg/Tag, Pravidel®), Antiphlogistika, **Antibiose** (penicillinasefestes Penicillin, z.b. Oxacillin [InfectoStaph®] oder Erythromycin, bei nonpuerperaler Form mit Cotrimoxazol od. einem Cephalosporin + Metronidazol)
- Kann mit den kons. Maßnahmen eine Abszessbildung nicht verhindert werden, dann im Spätstadium: Förderung der Einschmelzung durch Wärme (Rotlicht) ⇨ dann operative Abszessspaltung
- <u>Operativ:</u> Ind: Spätstadium (Abszessbildung)
  – Abszessspaltung durch **radiäre Inzision** (Schonung der Milchgänge)
   Bei retromammärer Lokalisation Zugang über BARDENHEUER-Bogenschnitt (in der submammären Falte)
  – Evtl. Spülung/Instillation mit antibiotischer Lösung, **Drainage** der Abszesshöhle
  – Ggf. Nekrosenabtragung

Kompl:
* Einschmelzung und **Abszessbildung**: intramammärer (glandulärer) Abszess, retromammärer Abszess, Subpektoralphlegmone, subkutaner (präglandulärer) Abszess, paramammärer Abszess, MONTGOMERY-Abszess (= Furunkel einer Talgdrüse der Areola mammae)
* Nekrotisierung von Drüsengewebe
* **Rezidive** od. chronische Mastitis mit **Fistelbildung** (insb. bei Raucherinnen) ⇨ Ther: operative Entfernung des Fistelganges, bei weiterem Rezidiv: Resektion des retroareolären Milchgangbündels
* Tuberkulose: Fistelbildung ⇨ Ther: Fistelspülungen, Antituberkulotika

Proph: ♥ Hygiene beim Stillen beachten, richtige Stilltechnik, ggf. Stillhütchen zur Schonung der Mamillen benutzen

DD:
– Mastopathie, granulomatöse Mastitis (autoimmunologisch)
– Thrombophlebitis der Brust
– Tuberkulöse Mastitis (mit Fisteln und livider Verfärbung, ausgehend von einer Lungen-TBC hämatogen gestreut oder per continuitatem von den Rippen übergreifend)
– Tumoren der Brustdrüse (insb. bei chron. Abszessen mit geringen Entzündungszeichen), Morbus PAGET (ekzematöse Veränderung der Brustwarze mit Carcinoma in situ in den Milchgängen), inflammatorisches Mammakarzinom

GYNÄKOMASTIE

Def: Abnorme Größenzunahme einer oder beider männlicher Mammae durch Drüsen- und/oder Fettgewebshypertrophie, ICD-10: N62

Ät:
– **Idiopathisch** (ca. 50 % d.F.)
– <u>Hormonell</u> (Östrogenüberschuss, Androgenmangel): KLINEFELTER-Syndrom (47,XXY), testikuläre Feminisierung (Organresistenz gegen Testosteron), REIFENSTEIN-Syndrom (Pseudohermaphroditismus), Hypothyreose, Kastration, Hodenatrophie, hormonbildende Hodentumoren (Chorionkarzinom, SERTOLI-Zelltumor, LEYDIG-Zelltumor), Hypophysentumoren (mit gesteigerter Sekretion von Prolaktin od. Gonadotropinen), Akromegalie, NNR-Tumoren, Androgenrezeptordefekt
– Leberzirrhose (vermehrte Östrogenkonversion aus Testosteron/Androstendion), Hungerdystrophie, chron. Hämodialyse

- Paraneoplastisch (Bronchial-Karzinom), bei BASEDOW-Krankheit, myotoner Dystrophie
- Medikamentös: Spironolacton, Herzglykoside (Digitalis), α-Methyldopa, Reserpin, Meprobamat, Phenothiazin
  Hormontherapie: Östrogene (Ther. bei Prostatakarzinom), Testosteron, HCG
  Anabolika bei Sportlern! (Bodybuilder, Leistungssportler)
- Physiologische Gynäkomastie: Neugeborenenperiode, **Pubertät**, Senium

Etlg: # Echte Gynäkomastie: hormonabhängige Vergrößerung des Brustdrüsenparenchyms
  # Falsche Gynäkomastie (Pseudogynäkomastie): Lipideinlagerung bei **Adipositas** (Lipomastie), Tumoren (z.B. Lipome)

Klin: ⇒ Größenzunahme (beidseits bei hormoneller oder medikamentöser Form, sonst häufig nur einseitig ein Knoten tastbar), meist nicht schmerzhaft
  ⇒ Evtl. Galaktorrhoe (Mamillensekretion z.b. bei Hyperprolaktinämie)

Diag: 1. Anamnese (Medikamente, Hormonpräparate bei Sportlern) und klinische Untersuchung: Genitalien, Hoden und Behaarungstyp kontrollieren
  2. Labor: Hormonbestimmung v. Östrogen, Testosteron, Prolaktin, LH, HCG, Schilddrüsenhormone; Leberwerte
  3. Sonographie: DD: Zyste / Knoten
  4. Evtl. Kerngeschlechtbestimmung
  5. Tumorsuche: Rö-Hypophyse (Rö-Sella od. CCT/MRT), Lunge, Nebennieren (CT/MRT)

Ther: • Eine Gynäkomastie von Neugeborenen, in der Pubertät und im Senium ist physiologisch und bedarf keiner Therapie
  • Konservativ: Androgensubstitution bei nachgewiesenem Hypogonadismus mit Testosteronmangel
  • Operativ: Ind: meist Wahleingriff (psychologischer od. kosmetischer Grund), daher Pat. gut aufklären, bei Karzinomverdacht immer
    – Lokalanästhesie (Tumeszenz), periareolärer Schnitt (= Schnittgrenze entlang der pigmentierten Warzenhofgrenze, somit später kaum eine Narbe sichtbar) od. submammäre Inzision
    – Bei lediglich einzelnem Knoten wird nur dieser exstirpiert, sonst scharfe Präparation und Entfernung des gesamten Drüsenkörpers, evtl. in Kombination mit einer Liposuktion (Fettabsaugung), Einlage einer Drainage
      Immer **Histologie** durchführen! (Ausschluss eines Karzinomes)
    – Postoperativ: REDON-Drainage ex am 2. postop. Tag, Fäden ex am 5.-8.Tag, elastischer Brustwickel zur Wundkompression direkt postop. für 1 Wo.

DD: – Fibrome, Fibroadenome, Lipome, retromammäre Angiome
  – **Mammakarzinom** des Mannes (insb. bei einseitiger Vergrößerung ⇨ Histo wichtig!)
  – Adipositas (Lipomastie) = Pseudogynäkomastie

MASTOPATHIE

Syn: Mammadysplasie, Mastopathia cystica fibrosa SCHIMMELBUSCH, Mastopathia chronica fibrosa cystica, ICD-10: N60.-

Def: Verschiedene proliferativ-hyperplastische oder regressive Umbauvorgänge der Milchgänge, der Drüsenbestandteile und/oder des Bindegewebes der Brust.

Ät: – Endokrine Dysregulationen, labile Zyklusfunktion (insb. im Klimakterium)
  – Gestagenmangel (dadurch relativer Östrogenüberschuss)
  – Gehäuftes familiäres Auftreten (genetische Disposition)

Mammachirurgie

Path: ♦ Histo: vielgestaltiges Bild möglich: Verschmelzungszysten der Drüsenazini, adenomartige Strukturen, papilläre Zystenwandwucherungen, Milchgangektasien, intra- oder extraduktale Epithelproliferationen, Epithelmetaplasien, myoepitheliale Zellwucherungen
♦ Meist überwiegen **zystische** oder **fibrotische** Veränderungen
♦ Mastopathie mit atypischer Proliferationstendenz und Zellatypien bedingt ein erhöhtes Karzinomrisiko = komplizierte Mastopathie

Epid: ◊ **Häufigste gutartige Veränderung der Brust**, fast die **Hälfte aller Frauen** betroffen
◊ Meist im geschlechtsreifen Alter, Gipfel im 40.-50. Lj. (Beginn des Klimakteriums)

Etlg: Gradeinteilung der Mastopathie nach PRECHTEL (1972)

Grad I:	Einfache Mastopathie **ohne** Epithelproliferationen (70 % d.F.)
Grad II:	Mastopathie **mit Epithelproliferationen**, aber ohne Zellatypien (20 % d.F.)
Grad III:	Mastopathie **mit atypischer Epithelhyperplasie** (= Präkanzerose), aber ohne die als Carcinoma in situ definierten Zeichen (ca. 10 % d.F.)

Klin: ⇒ Kirschkerngroße gut abgrenzbare verschiebliche Verhärtungen (höckeriger Drüsenkörper, kleinzystisch-knotig, sog. "Schrotkugelbrust")
⇒ Evtl. prallelastische tastbare Zysten, evtl. milchartige Mamillensekretion
⇒ Prämenstruelles Schwere- und Spannungsgefühl (= Mastodynie), evtl. Ausstrahlung der Schmerzen in Axillarregion und Arm

Diag: 1. Anamnese (zyklusabhängige Beschwerden?) und klinische Untersuchung (Palpation): kleine verschiebliche Knötchen, ggf. Mamillensekretion auf Druck
2. Sonographie: solide und zystische Strukturen
3. Mammographie: kleinknotige dichte Veränderungen, im Stadium III ggf. Mikroverkalkungen zu sehen (DD: Mammakarzinom ⇨ histologische Untersuchung erforderlich)
4. Punktionszytologie (Jet-Biopsie)
5. Endgültige Diagnose: **Histologie** bei Exstirpation der Knoten

Ther: • Konservativ: bei Grad I Gestagengabe (z.B. Lynestrenol, Orgametril®) ab Mitte des Zyklus, gestagenhaltige Salben (Progesteron, Progestogel®), Prolaktinhemmer (Bromocriptin), antigonadotropes Steroid (z.B. Danazol, Winobanin®) od. gestagenbetonte Ovulationshemmer ⇨ beheben nur die Symptome, keine Heilung
• Operativ:
– Mastopathie Grad I-II: Exstirpation des Knoten und histologische Untersuchung
– Mastopathie Grad III: häufig Knotenrezidive und Therapieresistenz ⇨ einfache oder subkutane Mastektomie mit Erhalt der Mamille, evtl. Einlage eines Expanders, anschließend Silikonprothese
– Mikroverkalkungen können unter Röntgenkontrolle mittels Mammotom abgesaugt werden.

Prog: Entartungsrisiko der Mastopathie Grad III ist 3- bis 4fach erhöht!, daher ist eine operative Entfernung des Brustdrüsengewebes gerechtfertigt.

Kompl: ∗ Entzündung ⇨ Mastitis
∗ Zystenbildung ⇨ Punktion und zytologische Untersuchung
∗ Entartungstendenz (PRECHTEL II u. III) ⇨ Karzinomentstehung

Proph: ♥ Bei bekannter Mastopathie: Mammographische und sonographische Kontrollen in 12-monatigem Abstand, klinische Kontrollen in ½-jährigem Abstand

DD: – Diabetische Mastopathie (bei lange bestehendem Typ-I-Diabetes)
– Gutartige Tumoren der Brust, Carcinoma in situ der Brust
– **Mammakarzinom** (muss durch die Histologie letztlich immer ausgeschlossen werden)

GUTARTIGE TUMOREN DER BRUST

Epid: Gutartige Geschwülste machen ca. 20 % der Mamma-Tumoren aus

Fibroadenom

Syn: Mammaadenom, engl. fibroid adenoma, ICD-10: D24

Path:
- Ät: fetal versprengte Drüsen, diese bestehen meist aus Bindegewebeanteilen (mesenchymal, Fibrom) und drüsigen Anteilen (epithelial, Adenom), selten reine Fibrome oder Adenome (1-3 %)
- Meist solitär, in 10 % d.f. auch multipel auftretend, in 5-10 % d.f. beide Mammae betroffen, Größe meist 1-3 cm
- Lok: peri- od. intrakanalikulär mit Bindegewebskapsel
- Dignität: **gutartig**, deutliche Wachstumsprogredienz in der Schwangerschaft und Laktationsperiode, Stimulation des Wachstums durch Östrogenwirkung
- Postmenopausal: häufig regressive Veränderungen (Verkalkungen)

Epid:
◊ **Häufigster gutartiger Tumor der Brust** (ca. 75 % d.F.)
◊ Vor allem bei **jungen Frauen** 20.-35. Lj., etwa 1/3 der Frauen betroffen

Klin:
⇒ Deutlich abgrenzbarer, verschieblicher, harter Knoten, nicht schmerzhaft
⇒ langsames Wachstum, bzw. konstante Größe

Diag:
1. Anamnese und klinische Untersuchung: Palpation
2. Sonographie: solider, echoarmer, scharf begrenzter Knoten
3. Mammographie: homogene Verschattung
4. Bei kleinen Fibroadenomen (bis max. 3 cm) bei Frauen zw. 20-40 J. reicht eine ultraschallgesteuerte Stanzbiopsie mit **histologischer Untersuchung** zur Sicherung der Diagnose aus.

Ther:
- Histologisch gesicherte kleine Fibroadenome (<3 cm) bei jungen Frauen werden nur beobachtet. 1/3 der Fibroadenome bilden sich im Verlauf zurück.
- Operativ: Ind: >3 cm, schnelles Wachstum, >40 J., Unsicherheit/Wunsch der Patientin
  - **Exstirpation des Knotens** und histologische Untersuchung
  - Eine subkutane Mastektomie kann bei Befall der gesamten Brust notwendig sein.

Prog: Gut, keine Risikoerhöhung für ein Mammakarzinom.

DD:
- Lipom (aus dem Brustdrüsenfettgewebe entwickelnd), weiche Konsistenz, sehr langsames Wachstum ⇨ Ther: Exstirpation des Knotens u. Histologie (DD: Liposarkom ausschließen)
- Hamartom (gutartiger Tumor aus Brustdrüsengewebe, „Mamma in der Mamma", können bis 10 cm groß werden) ⇨ Ther: Exstirpation des Knotens (geht gut, da Hamartome von einer Kapsel umgeben sind)
- Adenom (selten, überwiegend aus azinären und tubulären Anteilen bestehend) ⇨ Ther: Exstirpation des Knotens
- Mastopathie, Solitärzysten, Fettgewebsnekrose ("Ölzyste")
- Phylloidestumor (Cystosarcoma phylloides) seltener, rasch und groß wachsender, mesenchymaler Tumor, ca. 20 % sind maligne (Sarkom) ⇨ Ther: immer komplette Exstirpation und Histologie, bei Malignitätsnachweis Mastektomie, neigt zu Rezidiven
- Mammasarkom (ausgehend vom Bindegewebe), **Mammakarzinom** (muss durch Biopsie oder Histologie des Op.-Präparates letztlich immer ausgeschlossen werden)

Papillom

Syn: Milchgangpapillom, engl. ductal breast papilloma, ICD-10: D24

Path: ♦ Histo: papillomatöse Milchgangepithelwucherung (gefäßführendes Bindegewebe, mit Epithel überzogen)
♦ Vorkommen: in den Milchgängen (**intraductal**) oder in Zysten
♦ Lok: meist mamillennah gelegen
♦ Dignität: meist gutartig, die Papillomatose (= multiple Milchgangspapillome) zeigt ein erhöhtes Entartungsrisiko

Epid: In der Menopause gehäuft (Altersgipfel: 40.-50. Lj.), insb. bei fibrös-zystischer Mastopathie

Klin: Blutende/**sezernierende Mamma** (pathologische Mamillensekretion)

Diag: 1. Anamnese und klinische Untersuchung
2. Sonographie: erweiterter Milchgang, solider kleiner Tumor (nur wenige mm groß)
3. Röntgen: Mammographie und **Galaktographie** ⇨ erweiterter Milchgang, stecknadelkopfgroße Kontrastmittelaussparungen
4. Exfoliativzytologie

Ther: Operativ: Papillom-/Milchgangexstirpation (Resektion des betroffenen Lappens)

DD: – Mamillensekretion: durch Druckprovokation ist bei 1/3 der Frauen mögl. (nicht pathologisch) Galaktorrhoe (milchige Mamillensekretion) bei **Hyperprolaktinämie**, z.B. durch Hypophysenadenom, Hypothyreose od. Medikamenten-NW (z.B. Neuroleptika, Antidepressiva) Mastopathie, aberrierendes Gangsystem ⇨ jede **spontan** sezernierende Mamma abklären!
– **Mammakarzinom** (muss durch die Histologie letztlich immer ausgeschlossen werden), insb. das duktale Karzinom (= von den Milchgängen ausgehend)

MAMMAKARZINOM

Syn: **Brustkrebs**, bösartige Neubildung der Mamma, engl. breast cancer, ICD-10: C50.9

Ät: – **Prädisposition:** Nullipara („hoher sozioökonomischer Status", „Nonnen-Karzinom"), späte Erstparität (>30. Lj.), nicht stillende Frauen, frühes Menarchenalter (vor 12. Lj.) u. spätes Menopausenalter, Adipositas in der Postmenopause/Senium (vermehrte Konversion von Androstendion zu Östrogen im Fettgewebe), Diabetes mellitus, **Zigarettenrauchen** (besonders erhöhtes Risiko, wenn bereits in der Jugend geraucht wird), erhöhter Alkoholkonsum, vorangegangenes Mamma-Ca der Gegenseite (5- bis 10faches Risiko)
– **Familiäre Brustkrebsbelastung**/genetische Disposition in ca. 5 % d.F. (z.B. Schwester erkrankt: 8faches Risiko, Mutter vor dem Klimakterium erkrankt: 4faches Risiko) ⇨ Suche nach Gendefekten möglich: am häufigsten sind Mutationen im **BRCA-1-Gen** (breast-cancer-Gen, aut.-dom., Chromosom 17_{q21}, in 80 % d.F. sind diese dann Hormonrezeptoren negativ und haben ein früheres Erkrankungsalter und eine Risikoerhöhung bei Schwangerschaft) od. BRCA-2-Gen (aut.-dom., Chrom. 13_{q12-13}), RAD51C-Gen, seltener auch im TP53-Gen (LI-FRAUMENI-Syndrom, Chrom. $17_{p13.1}$), ATM-Gen (Ataxia teleangiectatica, Chrom. 11_{q23}), PTEN-Gen (COWDEN-Syndrom mit multiplen Hamartomen, Chrom. 10_{q23})
⇨ bei Genmutationen ergibt sich ein hohes Erkrankungsrisiko (10faches Risiko), Lifetime Risk für ein Mammakarzinom dann 70-90 % + gleichzeitig erhöhtes Risiko für die Entwicklung eines **Ovarialkarzinoms**, Hirntumoren (Astrozytome), Sarkome u. Leukämien
– Fibrozystische präkanzeröse **Mastopathie** (Stadium: **Prechtel III** der Mastopathie) mind. 10%iges Entartungsrisiko
– Carcinoma in situ: ductale, lobulare, Morbus PAGET der Mamille (ekzematöse Veränderung mit Rötung und nässenden krustenartigen Belägen auf der Brustwarze mit Carcinoma in situ in den großen Ausführungsgängen), in 30-50 % d.F. entwickelt sich später ein invasives Karzinom!
– 3 % aller Karzinome entstehen während einer Schwangerschaft (mit gleicher Prognose wie außerhalb der Schwangerschaft)
– Med: Hormonale Kontrazeptiva: Wirkung ist letztlich noch nicht abschließend beurteilt (widersprüchliche Studien), vermutlich aber kein signifikanter Effekt

Hormonsubstitution in den Wechseljahren: Risikoerhöhung insb. bei längerdauernder Einnahme >5 J. (relatives Risiko 1,35)
- Strahlung: Risikoerhöhung (3faches Risiko für damals 10- bis 20-jährige Frauen bei den Atombombenabwürfen in Japan im 2. Weltkrieg). Durch die regelmäßigen Mammographien (alle 2 J., je 4 Aufnahmen) extrem geringe, statistische Risikoerhöhung von 0,05 %
- Allgemein positiv: frühe erste Geburt (mehrere Geburten <30. Lj., längeres Stillen) sowie regelmäßige sportliche Aktivität in jungen Jahren **VERRINGERN** das Risiko!

Path:
- Diskutiert wird ein Östrogenübergewicht im Körper
- Wachstum: insb. bei alten Frauen sehr langsam, man geht von einer Zeitspanne von 10-20 Jahren aus, bis ein Tumor eine Größe von 1 cm erreicht hat
- Lok: Quadrant
  außen, oben

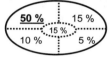

  5-25 % multizentrisch in einer Mamma
  1-3 % primär in beiden Mammae

- Histo: **duktal** (= von den Milchgängen ausgehend, ca. 75 % d.F., Unterformen: tubulär, papillär, medullär, adenoid-zystisch, mukoid, Gallert, Comedo, inflammatorisch), **lobulär** (= von den Lobuli od. Azini ausgehend, ca. 15 % d.F.) und Mischformen **nicht invasiv** und **invasiv** wachsend
- Metastasierung: insg. leider häufige und relativ **frühe** Metastasierung. Es wird geschätzt, dass bei der Primärbehandlung bereits mind. 50 % d. Pat. (klinisch oft noch nicht nachweisbare) Metastasen haben.
  Lymphogen: hauptsächlich **ipsilaterale Axilla** (insb. bei Tumoren in den äußeren Quadranten, aber auch bei den inneren Quadranten), parasternale Lk = A.mammaria-interna-Lk (bei Tumoren in den inneren Quadranten), seltener: supraklavikuläre Lk, retrosternale/mediastinale Lk, kontralaterale Mamma
  Hämatogen: Skelett (osteolytische Knochenmetastasen in Rippen, Becken, Wirbelkörper [LWS > BWS], Femur), Pleura, Lunge, Haut/Weichteile, Leber, ZNS, Ovarien, Uterus, Nebennieren

Etlg: # TNM-Klassifikation (gilt auch für Karzinome des Mannes, bei multiplen Tumoren wird das T nach dem größten bestimmt, intramammäre Lk werden wie axilläre klassifiziert)

T_{is}:	Carcinoma in situ = nicht infiltrierendes intraduktales Ca od. lobuläres Carcinoma in situ oder Morbus PAGET der Mamille ohne nachweisbarem Tumor
T_1: T_2: T_3: T_4:	Tumor <2 cm (T_{1mic}: <0,1 cm, T_{1a}: 0,1-0,5 cm, T_{1b}: 0,5-1 cm, T_{1c}: 1-2 cm) Tumor 2-5 cm Tumor >5 cm Tumor jeglicher Größe mit Infiltration in Brustwand (T_{4a}) oder Haut (T_{4b}), (T_{4c} = T_{4a} + T_{4b}), entzündliches (inflammatorisches) Karzinom (T_{4d})
N_0: pN_{1mi}: N_1: N_2: N_3:	keine Lk befallen, isolierte Tumorzellen (ITC, <0,2 mm werden ebenfalls als N_0 klassifiziert) Lk-Mikrometastase (>0,2 mm und/oder mehr als 200 Tumorzellen bis max. 0,2 cm) Metastasen in beweglichen ipsilateralen axillären Lk Level I u. II (1-3 Lk pos. = pN_{1a}), ipsilaterale Mikrometastasen in Lk entlang der A.mammaria int. (pN_{1b}), (N_{1c} = N_{1a}+N_{1b}) Metastasen in fixierten ipsilateralen axillären Lk (N_{2a}) oder ipsilateral klinisch erkennbare Metastasen in Lk entlang der A.mammaria int. (N_{2b}) ohne gleichzeitige axilläre Lk-Metastasen Metastasen in ipsilateralen infraklavikuläre Lk (N_{3a}), Lk entlang der ipsilateralen A.mammaria interna + axilläre Lk (N_{3b}) oder ipsilaterale supraklavikuläre Lk (N_{3c})
M_1:	Nachgewiesene Fernmetastasen (auch kontralaterale Mamma, Lk ab zervikaler Lok., Lk entlang der kontralateralen A.mammaria int.)

Stadiengruppierung: IA: $T_1N_0M_0$ IB: $T_1N_{1mi}M_0$
IIA: $T_2N_0M_0$ und $T_1N_1M_0$ IIB: $T_3N_0M_0$ und $T_2N_1M_0$
IIIA: $T_{1-2}N_2M_0$ und $T_3N_{1-2}M_0$ IIIB: $T_4N_{0-2}M_0$
IIIC: alle N_3M_0 IV: alle M_1

Mammachirurgie

Klinische Einteilung der axillären Lymphknoten:
- Level I: untere axilläre Nodi (lat. des lat. Randes des M.pectoralis minor)
- Level II: mittlere Axilla u. interpektorale (ROTTER)-Lk
- Level III: apikale Axilla und Lk medial des medialen Randes des M.pectoralis minor), ausschließlich der als subklavikulär oder infraklavikulär bezeichneten Lk

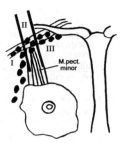

Zusätzliche Lk-Gebiete:
- subklavikuläre od. infraklavikuläre, supraklavikuläre, ipsilaterale Lk an der A.mammaria int. (gehören gem. neuer TNM-Klassifikation jetzt alle zu den regionären Lk)
- Kopf (zervikale, juguläre Lk ⇨ werden als Fernmetastasen klassifiziert = M_1) und Streuung in das Blut über den Duct.thoracicus (⇨ Fernmetastasen in anderen Organen)

St.Gallener-Risikoeinteilung (von 2007):

⇨ **Low-risk-Mammakarzinom**: Tumorgröße <2 cm Durchmesser, Lk-Befall negativ, Östrogenrezeptor (und/oder Progesteronrezeptor) positiv, niedriges histologisches und zytologisches Stadium (Grading 1), keine peritumorale vaskuläre Invasion, HER-2 neg. sowie Alter der Pat. >35 J. (es müssen *alle* Bedingungen erfüllt sein)

⇨ **Medium-risk-Mammakarzinom**: Lk neg. und entweder Alter <35 J. od. Tumorgröße >2 cm od. Grading 2/3 od. HER-2 pos. od. Gefäßinvasion oder Lk-Befall positiv (**1-3 Lk** befallen) mit HER-2 neg.

⇨ **High-risk-Mammakarzinom**: Lk-Befall **positiv** (4 od. mehr Lk befallen oder 1-3 Lk befallen mit HER-2 pos.), Fernmetastasierung

Epid: ◊ **Häufigstes Karzinom der Frau**, Lifetime Risk: in Deutschland erkrankt statistisch **jede 10. Frau** im Laufe ihres Lebens!, macht ca. 30 % aller Malignome bei der Frau aus.
◊ Inzidenz: 75/100.000/Jahr (145/100.000 Frauen/Jahr), in Deutschland ca. 70.000 Neuerkrankungen/Jahr (weltweit über 1 Mio.). In der Tendenz nimmt die Häufigkeit weiter zu und das mittlere Manifestationsalter sinkt. Die Mortalität nimmt insg. aber leicht ab (durch die Früherkennung und die besseren Therapiestrategien).
Geographische Faktoren: in Nordeuropa und USA deutlich höhere Inzidenz als z.B. in Ostasien od. Südamerika u. weiße Bevölkerung ist häufiger betroffen als schwarze.
◊ In Deutschland sterben jährlich ca. 17.000 Frauen, weltweit 370.000 am Mammakarzinom
◊ Altersverteilung: 45.-50. Lj. und **>60. Lj.** weiter zunehmend (bis zu einer Inzidenz von 500/100.000 Frauen/Jahr bei den >70-jährigen), vor dem 35. Lj. sehr selten.
◊ Männer machen ca. 1 % d.F. aus (meist hochmaligne, familiär mit Mutationen im BRCA-2-Gen), entspricht **w** >>> m (= 100:1), Ausnahme: bei Knaben und Mädchen vor der Pubertät etwa gleich häufig vorkommend (insg. aber extrem selten in dieser Altersstufe).

Klin: ⇒ **KEINE DIREKTEN FRÜHSYMPTOME!**, als erstes ist ein **tastbarer Knoten** zu finden
Selten: zirkumskripter Schmerz, Parästhesien, Kribbeln, blutig-seröse Mamillensekretion, Ekzem der Brustwarze (Morbus PAGET)

⇒ **Spätzeichen: Einziehung der Haut** (Plateauphänomen, bei der Untersuchung auch das JACKSON-Phänomen = bei der Kompression der Brust Einziehung der Haut im Bereich des Tumors) und Adhärenz (Unverschieblichkeit), **Retraktion der Mamille** (evtl. auch ringförmige Furche um die Mamille), *peau d'orange* (Apfelsinenhaut = Grobporigkeit und feinhöckerige Vorwölbungen durch lokales Lymphödem über dem Tumor), Hautödeme, entzündlich infiltrierte Haut (inflammatorisches Karzinom), kleine Tumorknoten in der Haut, Größenveränderung der Brust (Vergrößerung aber auch Verkleinerung mögl.), **axilläre Lymphknotenschwellung**, Lymphödem des ipsilateralen Armes,
Fortgeschritten: **exulzerierender Tumor**, Fixation des Tumors auf dem M.pectoralis major oder sogar am Brustkorb (*Cancer en cuirasse* = Panzerkrebs)

⇒ Bei ossären Metastasen: persistierende Wirbelsäulen-, Extremitäten- oder Gelenkschmerzen, pathologische Fraktur

Diag:
1. **Anamnese** (Risikofaktoren, gynäkologische Anamnese, Veränderungen der Brustdrüse), **Familienanamnese** (familiäre Disposition)
2. **Klinische Untersuchung:** im Vergleich beide Mammae auf Konsistenz, Verhärtungen, Größe, Form, Abgrenzbarkeit, Verschieblichkeit, Schmerzhaftigkeit von Knoten beurteilen, axilläre, infra- + supraklavikuläre **Lk-Gebiete abtasten**, Klopfschmerzhaftigkeit von Wirbelsäule u. Extremitäten
<u>Wichtig</u>: Die Palpation der Brust von der Patientin selbst ergibt einen positiven Befund meist erst bei einer Größe >2 cm mit harter, nicht druckschmerzhafter, höckeriger Konsistenz ⇨ stets die **ärztlichen Vorsorgeuntersuchungen** empfehlen! Erschwerend für eine Frühdiagnose ist eine allgemein knotige Brust (Mastopathiebrust)
3. <u>Röntgen</u>: **Mammographie** in 2 Ebenen (beide Mammae oblique Schrägaufnahme und kranio-kaudal, wenn mögl. kurz nach der Menstruation, Treffsicherheit: 85-95 %) ⇨ Tumoren ab 5 mm erkennbar: Herdschatten mit **sternförmigen Ausläufern** (sog. "Krebsfüßchen") und **gruppierte Mikroverkalkungen** (insb. bei intraduktalen Karzinomen, 95 %ige Treffsicherheit).
Selten Galaktographie erforderlich: bei einseitiger Mamillensekretion indiziert ⇨ pathologische Milchgangabbrüche weisen auf ein Mammakarzinom hin.
4. <u>Ultraschall</u>: Schallabschwächung bei einem soliden Tumor (Tumorschatten), unscharfe Begrenzung, Inhomogenität, Komprimierbarkeit eingeschränkt bei malignen Tumoren (insg. geringe Spezifität). In der farbkodierten Duplexsonographie kann eine vermehrte Flussrate dargestellt werden (durch Gefäßneubildungen im Bereich von Karzinomen).
5. MRT mit KM (T1-gewichtet mit Gadolinium) mit guter Sensitivität u. Spezifität mögl., kann für spezielle Fragestellungen eingesetzt werden (z.B. Rezidivtumor, diskrepante Befunde zwischen Mammographie und Sonographie, kleine brustwandnahe Herde, Status hinter einem Silikonimplantat, Vorsorge für Hochrisikopat. mit BRCA-Gendefekt)
6. <u>Feinnadelpunktion</u> (evtl. ultraschallgesteuert, Ø 0,5 mm) od. besser Jet-Biopsie (Hochgeschwindigkeitsstanze, Ø 1 mm) od. Vakuumbiopsie mit dem Mammotom (Ø 3 mm), bzw. PE (<u>Probe</u>entnahme) des gesamten Knotens mit Sicherheitsabstand und **intraoperativer Schnellschnitt** (bei suspekten Bezirken auch aus beiden Mammae gleichzeitig)
<u>Histologie</u> des Operationspräparates mit Bestimmung des histologischen Typs und Differenzierungsgrades (= tubuläre Differenzierung, Anzahl der Mitosen, Zellpolymorphie ⇨ G_1-G_3), des S-Phasen-Anteils der Zellen und Bestimmung des **Hormonrezeptorstatus** (insb. Östrogene: ER-/ER+ u. auch Gestagene: PR-/PR+) des Tumorgewebes (ca. 80 % aller Mammakarzinome sind Östrogen- oder Progesteron-Rezeptor-positiv)
Zusätzlicher Prognoseparameter: Bestimmung des **HER-2-Proteins** (<u>h</u>uman <u>e</u>pidermal growth factor <u>r</u>eceptor <u>2</u>) durch immunhistochemische Bestimmung am Op-Präparat, (HercepTest^{TM}, in den USA ist auch bereits ein Serumtest zugelassen) ⇨ eine Überexpression (Score 3+) zeigt eine mögl. höhere Rezidiv- und Metastasierungsrate und somit schlechtere Prognose mit höherer Letalität an. Tumoren ohne HER-2 und ER- u. PR- werden "triple-negativ" genannt (und haben eine noch schlechtere Prog. u. haben auch in 80 % d.F. eine BRCA-1-Mutation).
Weitere Prognoseparameter (derzeit alle noch unter Studienbedingungen) sind die Bestimmung von Kathepsin-D, Protease (Plasminogenaktivator u. -inhibitor) uPA u. PAI-1, Cyclin, $p27^{kip1}$, koregulatorische Proteine NCOR1 u. AIB1, Genexpressionsanalyse (DNA-Mapping), Mikrometastasen im Knochenmark.
7. <u>Staging</u>: wurde ein Mamma-Ca operativ bestätigt ⇨ Mammographie der Gegenseite (wenn nicht schon präop. erfolgt), Rö-Thorax (ggf. auch CT-Thorax), Skelettszintigraphie (bei verdächtigen Bezirken Röntgenkontrolle bzw. konventionelle Rö-Tomographie), Sonographie des Abdomens (Leber!), gynäkologische Sonographie, ggf. CT-Schädel
8. <u>Labor:</u> Tumormarker CEA, MCA, CA 15-3, CA 19-9, CA 549 (als Verlaufskontrollparameter bei erhöhtem Ausgangswert) und Kontrolle auf erhöhtes Prolaktin. Bestimmung von LH, FSH u. Östrogen zur Klärung der Frage ob prä- oder postmenopausal.

Ther:
- **Operativ:** Ind: kurative Absicht oder palliativ zur Tumormassenreduktion bei Inoperabilität (Vorliegen von Fernmetastasen)
Alle Verfahren sind Gegenstand vieler Studien. Das heutige operative Standardverfahren ist bei entsprechender Indikation die ***brusterhaltenden Operation*** (ca. 70 % d.F.).
  - **Brusterhaltende Therapie:** Ind: T_{is}, T_1 oder bis max. 2,5-3 cm Tumordurchmesser **Quadrantenresektion** (nach VERONESI), bzw. 'wide excision' (Lumpektomie) = **Tumorentfernung mit 2 cm Sicherheitsabstand** + Entfernung (bei T_1 u. T_2) des radioaktiv-

u. farbmarkierte Sentinel-Lk (sog. „Wächter"-Lk). Es ist derzeit in der Diskussion ob die weitere axilläre Lk-Entfernung bei pos. Sentinel-Lk einen Vorteil bringt (bisher ist die axilläre Lk-Entfernung (mind. 10 Lk werden dabei entfernt = Level I-II bis zur V.axillaris) der Standard). Bei T_{is} keine Lk-Entfernung.

Nach brusterhaltender Op erhält die Restbrust immer eine **Bestrahlung** (40 Gy hypofraktioniert, vermindert die Rezidivrate).

Bei Tumoren <2 cm, keinen Lk-Metastasen, Grading 1 und Hormonrezeptoren pos. (= Low-risk-Mammakarzinom) kann auf eine weitere (adjuvante) Therapie verzichtet od. eine endokrine Therapie durchgeführt werden.

- **Eingeschränkt radikale Mastektomie** (Modifiziert nach PATEY) Ind: alle Tumoren >3 cm, Befall der Brustwarze, multizentrische Tumoren, Infiltration der Haut od. auch Wunsch der Patientin:

  Ablatio mammae (Resektion des Brustdrüsengewebes mit der Mamille und querovaläre Schnittführung im Hautniveau, s. Abb.) + Entfernung der regionären und axillären Nodi Level I + II (ca. 16-20 Lk vom Hautschnitt der Brust aus), Level III wird nur entfernt, wenn Level I u. II makroskopisch befallen aussehen.

  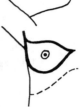

- Die **ultraradikale Mastektomie** (nach ROTTER-HALSTED), die noch vor 20 Jahren als Standard angesehen wurde (dabei neben der Entfernung der gesamten Mamma, noch Resektion des M.pectoralis maj. et min., der axillären Lk und der parasternalen Lk entlang der A.mammaria interna) wird heute nur noch in wenigen Fällen angewendet (z.B. bei Durchbrechen des Tumors durch die Faszie des M.pectoralis maj.).

- Postoperativ: REDON-Drainage ex am 2. postop. Tag, Fäden ex. an der Brust am 8. Tag, in der Axilla am 10. Tag

• **Rekonstruktion:**
An eine Mastektomie kann sich in gleicher Sitzung (wenn keine Radiatio erfolgen wird) od. sekundär eine subpektorale Expandereinlage anschließen. Die endgültige Prothese (kohäsives Silikongel) wird dann 3-6 Monate später unter den M.pectoralis eingesetzt.

Alternativ ist ein Brustaufbau mit körpereigenem Gewebe durch Latissimusdorsi-Schwenklappen (für kleine Brust, s. Abb.) oder TRAM-Flap (transversaler muskulokutaner Lappen, mit dem unteren Anteil des M.rectus abdominis getunnelt vom Bauch aus verschoben, s. Abb.) od. DIEP-Flap (deep inferior epigastric artery perforator, ist ein mikrochirurgisch frei transplantierter Lappen vom Bauch mit Anschluss an Mammariaint.- und thorakodorsale Gefäße) mögl., sind aber alle sehr aufwändig.

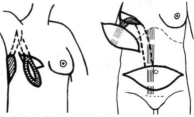

Latissimus-Lappen   TRAM-Flap

Zeitpunkt: nach Strahlentherapie od. nach Mastektomie in gleicher Sitzung, wenn sicher keine Radiatio erforderlich ist. Später dann noch Mamillenrekonstruktion durch freie Transplantation einer halben Mamille von der Gegenseite (Nipple-Sharing) od. durch Tätowierung. Ggf. auch Reduktionsplastik der Gegenseite bei unterschiedlicher Brustgröße.

• **Adjuvante Maßnahmen** (= zusätzliche **postoperative** Polychemotherapie / Hormontherapie / Bestrahlung) heute obligat bei allen Mammakarzinomen. Die Therapieverfahren sind Gegenstand vieler Studien und werden laufend für die verschiedenen Risikogruppen weiterentwickelt und angepasst (ST.GALLENER-Konsensus u. SAN-ANTONIO-Symposium).

1. Lk neg. Mammakarzinomen, aber mit **Hormonrezeptoren neg.** erhalten eine Polychemotherapie, bei Hormonrezeptoren pos. Hormontherapie
2. Bei **Lk positiven** Mammakarzinomen:
   mit Hormonrezeptor-pos.: Polychemotherapie + anschließende Hormontherapie
       bei nur Medium-risk-Mammakarzinom (max. 1-3 Lk befallen u. HER-2 neg.) auch nur Hormontherapie mögl.
   mit Hormonrezeptor-neg.: Polychemotherapie
3. Bei **metastasiertem Mammakarzinom** (durch die Ther. kann aber keine Heilung erreicht werden): bei hormonabhängigen Tumoren Chemotherapie + endokrine Ther., sonst alleinige Chemotherapie

Chemotherapie:
- Heute als Polychemotherapie mit meist 6 Zyklen (4 Wo. nach Op beginnen, Zyklus alle 3 Wo.) der Zytostatika **5-Fluoruracil** + ein **Anthrazyklin** (gehören zu den „Antibiotika", Wirkstoffe: Epirubicin od. Adriamycin [Syn: Doxorubicin]) + **Cyclophosphamid** (sog. FEC-Schema). Bei Hormonrezeptor-neg.-Tumoren wird 5-FU gegen ein **Taxan** ausgetauscht (Paclitaxel, Taxol® od. Docetaxel, Taxotere®). In Studien wird auch eine dosisdichte Ther. versucht (weniger Pausen zwischen den Zyklen). Weiterhin wird erprobt, ob eine präop. gegebene (= neoadjuvante) Chemotherapie besser ist (dann muss aber die Sentinel-Lk-Biopsie davor ausgeführt werden).
Das bisher verwendete Chemotherapieschema CMF mit 6 Zyklen (1 Zyklus/Monat) Cyclophosphamid (Alkylans) + Methotrexat (Antimetabolit) + 5-Fluoruracil (Antimetabolit) wird nur noch selten eingesetzt (hat geringere Toxizität/Wirkung).
- Bei HER-2-Überexpression (3+, s.o.) monoklonaler Antikörper **Trastuzumab** (Herceptin®, bindet an den HER-2-Rezeptor, NW: kardiotoxisch) für 1 Jahr dazu, bei metastasiertem Mammakarzinom u. pos. HER: Trastuzumab + Docetaxel + Pertuzumab
- Bei metastasiertem Mammakarzinom kann auch eine Kombination aus dem Angiogenesehemmer Bevacizumab (Avastin®) und Paclitaxel eingesetzt werden.
- Bei erfolgloser Chemotherapie kann eine zusätzliche, kontinuierliche orale Gabe des Zytostatikum Capecitabin (Xeloda®) versucht werden, ggf. zusätzlich kombiniert mit dem Tyrosinkinaseinhibitor Lapatinib (Tykerb®) od. Sunitinib (Sutent®). Neu zugelassen ist hier auch Eribulin (ein aus Meeresschwämmen gewonnener Stoff, der Mikrotubuli und damit die Zellteilung hemmt, Halaven®) sowie ein mTOR-Inhibitor (mammalian Target of Rapamycin, Everolimus, Afinitor®, hemmt das Zellwachstum).
In der weiteren Erprobung sind verschiedene Substanzen: Flavonoid (ASA404, bewirkt eine Nekrose von Tumorgefäßen), PARP-Inhibitor (Olaparid, hemmt DNA-Reparaturen), verschiedene Angiogenesehemmer, Kinase-Inhibitor (hemmt die Zellteilung, Palbociclib, Ibrance®)

Bestrahlung:
Im Anschluss an die Chemotherapie (od. auch simultan) bei allen Tumoren >5 cm, >3 pos. Lk, R1/2-Resektion oder nach brusterhaltender Op ⇨ Radiatio mit 50 Gy + 10-16 Gy direkt auf das Tumorbett. Eine supraklavikuläre Axillabestrahlung (50 Gy) erfolgt ab pN2.

Hormonale Therapie:
Im Anschluss an die Op bzw. nach Chemother. bei allen Hormonrezeptor-pos.-Tumoren.
Als additive Hormontherapie mit:
- **Tamoxifen** (20 mg/Tag, Nolvadex®) = **Antiöstrogen** (mit Östrogen-Partialwirkung) ist das Mittel der Wahl bei Lk positiven, prämenopausalen Frauen mit pos. Hormonrezeptorstatus für 5 Jahre (bei jungen prämenopausalen Frauen in Kombination mit GnRH-Analoga, s.u.). Postmenopausale Frauen erhalten Tamoxifen für 2-3 J. gefolgt von einem Aromatasehemmern für weitere 2-3 J. (insg. 5 J. Hormontherapie).
Toremifen (Fareston®) wirkt wie Tamoxifen (etwas weniger NW auf das Endometrium)
- Gestagene hochdosiert (Medroxyprogesteron 2 x 500 mg/Tag, Farlutal®, Clinovir® od. Megestrol 160 mg/Tag, Megestat®) = haben antiöstrogene Wirkung, Ind: bei Metastasierung
- evtl. Androgene (= funktionelle Antiöstrogene) od. Kortisolsubstitution

und/od. als ablative Therapie (= Entfernung eines Bestandteils des Hormonregelkreises):
- **Aromatasehemmer** (Anastrozol 1 mg/Tag [Arimidex®], Letrozol 2,5 mg/Tag [Femara®] od. Exemestan 25 mg/Tag [Aromasin®]): Hemmung der Umwandlung von Testosteron in Östradiol durch Katalyse der Aromatase. Diese waren bisher bei Tamoxifenversagen od. nicht tolerablen Tamoxifen-NW indiziert; die Aromatasehemmer zeigen aber teilweise bessere Wirksamkeit als Tamoxifen (und weniger NW, außer Osteoporose), sodass diese postmenopausal auch schon primär für 5 Jahre (bei HER-2 pos.) od. ergänzend eingesetzt werden (bzw. nach bereits laufender Tamoxifentherapie im Anschluss gegeben werden).
- GnRH-Analoga [Gonadotropin Releasing Hormon] (Goserelin, Zoladex®): anregende Funktion auf die Hypophyse ⇨ Überstimulation ⇨ verminderte Gonadotropinausschüttung (FSH ↓, LH ↓) = funktionelle Ovarektomie (sog. Menolyse, Ind: jüngere prämenopausale Frauen, für 2-3 J. in Kombination mit Tamoxifen geben)
- Östrogenrezeptor-Down-Regulation: Fulvestrant (Faslodex™) kann bei Tamoxifen- od. Aromatasehemmerversagen und Metastasierung versucht werden
- Evtl. Bromocriptin (Pravidel®) bei erhöhtem Prolaktinspiegel
- Operativ (heute nur noch selten durchgeführt, Ind: bei Versagen der medikamentösen Therapie): Ovarektomie bzw. Ovarialbestrahlung als Kastrationsbestrahlung (= Radiomenolyse) od. Adrenalektomie

Mammachirurgie

- **Konservativ: Radiatio** als **palliative** Maßnahme (z.B. bei Inoperabilität), Applikation: großflächig auf die Thoraxwand und Axilla im tangentialen Strahlengang und/oder kleinvolumig gezielt auf Metastasen (z.B. Wirbelkörper, Gehirn). Zur Schmerzlinderung bei ossären Metastasen werden auch Radionuklide (radioaktives Bisphosphonat, ^{153}SM-EDTMP, Quadramet®) und/od. die Gabe von Bisphosphonaten (Clodronat, Ostac® od. Zoledronat, Zometa®) eingesetzt.
- **Schwangerschaft:** Diagnostik und operative Ther. gleich und ohne Einschränkung während der Schwangerschaft mögl., Polychemotherapie ab der zweiten Schwangerschaftshälfte mögl., besser jedoch erst im Wochenbett (und dann auch nicht stillen). Bestrahlung und Hormontherapie erst nach Ende der Schwangerschaft beginnen. Fetale Metastasen wurden bisher nicht beobachtet. Betroffene Pat. sollten in das Register der German Breast Group aufgenommen werden (Internet: www.germanbreastgroup.de).
Schwangerschaftsplanung: bei (jungen) Pat. mit Z.n. einem Low-risk-Mammakarzinom, die 2 J. rezidivfrei sind, bestehen keine Einwände gegen eine Schwangerschaft.
Zur Ovarprotektion kann bei jungen Pat. vor u. während einer notwendigen Chemotherapie mit GnRH-Analoga die Ovarialfunktion ruhiggestellt und damit die Chancen für eine spätere Schwangerschaft erhöht werden. Es kann auch vor Therapie Ovarialgewebe entnommen und kryokonserviert werden.
Kontrazeption: Hormonale Kontrazeptiva sollten nicht gegeben werden (Alternative: Barrieremethoden, z.B. Kondome od. IUP anwenden od. bei abgeschlossener Familienplanung Sterilisation).
- Informationen für Ärzte u. Betroffene: Deutsches Krebsforschungszentrum - Krebsinformationsdienst (KID) Heidelberg, Im Neuenheimer Feld 280, 69120 Heidelberg, Brustkrebstelefon: (0 62 21) 42 43 43, Internet: www.krebsinformation.de.
Weitere Internetadressen mit Infos: www.brustkrebsvorbeugen.de, www.brustkrebs.de, www.brca-netzwerk.de, www.breastcancerprevention.org

Prog: Insgesamt versterben 50 % der Frauen, die an einem Mammakarzinom erkranken. Statistisch gehen jeder erkrankten Frau 6 Jahre ihrer ausstehenden Lebenserwartung verloren.
5-JÜR aller Mammakarzinome zusammen bei optimaler Ther.: **79 %** (10-JÜR: 50 %)
5-JÜR bei T_1 85 %, T_2 75 %, T_3N_{1-2} 55 %, T_4N_{1-3} 40 %, M_1 15 % (mittlere Überlebenszeit bei einem Rezidiv mit Skelettmetastasen 2 J., bei Organmetastasen 6-12 Mon.)

Kompl: * Knochenmetastasen mit Spontanfrakturgefahr (pathologische Fraktur), bei Wirbelkörpermetastasen Gefahr der Querschnittsymptomatik ⇨ Radiatio durchführen, ggf. operative Stabilisierung
* Inflammatorisches Karzinom durch Ausbreitung in den Lymphspalten ⇨ schlechte Prog.

Op: * Verletzung des N.intercostobrachialis (sensible Innervation des med. Oberarms) bei der axillären Lk-Ausräumung (wird sehr häufig durchtrennt)
Verletzung des N.thoracodorsalis u. evtl. des N.thoracicus longus oder Anteile des Plexus brachialis, Thrombophlebitis der Vv.thoracoepigastricae
* Einschränkung der Schulterbeweglichkeit, chronische Schmerzen im Arm
* **Lymphödem des Armes** (insg. bei ca. 20 % d.F., meist innerhalb der ersten 12 Mon. nach Op. beginnend, aber auch noch nach Jahren mögl.), insb. nach ausgedehnter axillärer Lk-Entfernung (Level III) und Bestrahlungstherapie
Ther: je nach Ausprägung manuelle Lymphdrainage, Entstauungsgymnastik und Kompressionsbandage für ca. 4 Wo., danach Lymphdrainage bei Bedarf 1-2/Wo. und Kompressionsarmstrumpf. Bei Versagen der kons. Therapie über mind. 6 Mon. ist eine Lymphgefäß-Transplantation mögl. Hierzu werden Lymphbahnen vom ventro-medialen Bündel des Oberschenkels entnommen und frei End-zu-End zwischen aufsteigenden Lymphbahnen am Oberarm und zum Venenwinkel absteigenden Bahnen am Hals anastomosiert.
Sonderform: STEWART-TREVES-Syndrom (= sekundäres Lymphangiosarkom bei schwerem chronischen Armlymphödem) mit schlechter Prog.
* Loko-regionäres **Tumorrezidiv od. Fernmetastasen noch nach Jahren** möglich (bis zu 20 Jahre, bedingt durch das sehr langsame Wachstum), Risiko: 5-15 %
* TRAM-/DIEP-Flap: aufwändige Op, sehr lange (schmerzhafte/hypästhetische) Narbe am Bauch, Lappennekrose (bis Lappentotalverlust), Bauchwandhernie mögl.
* Silikonprothesen: Implantatverschiebung, Kapselfibrose, Leckage, Verschlechterung von Autoimmunkrankheiten

- Radiatio: Teleangiektasien, Induration der Haut, vermehrt Armlymphödeme, erhöhtes Risiko für Weichteilsarkome im Bestrahlungsfeld
- Chemotherapie: Haarausfall (⇨ Perücke verschreiben), Übelkeit und Erbrechen (⇨ Antiemetika, z.b. Ondansetron [Zofran®] od. Granisetron [Kevatril®], + Glukokortikoide, z.B. 20 mg Dexamethason als Begleitmedikation), Knochenmarkdepression (⇨ Leukozytenzahlkontrolle 1x/Wo.), Amenorrhoe (+ Sterilität durch POF-Syndrom = premature ovarian failure) und Osteoporose (evtl. vorab DXA-Knochendichtemessung, um einen Ausgangswert zur Beurteilung einer therapiebedingten Osteoporose zu haben). Die NW sind bei anthrazyklinhaltiger Chemotherapie insg. ausgeprägter.
- Tamoxifen-Langzeitmedikation: Stimulierung des Wachstums des Uterusendometriums (durch Östrogen-Partialwirkung) ⇨ vermehrt Endometriumhyperplasie, -polypen und Endometriumkarzinom (2- bis 4faches Risiko), Thrombozytopenie, Thromboembolien, klimakterische Beschwerden

Proph: ♥ <u>Vorsorgeuntersuchung:</u> ab 30. Lj. 1x /Jahr Tastuntersuchung durch den Arzt
Wichtigste Maßnahme: **jede Frau sollte 1x/Monat selbst die Brust abtasten!** (Zeitpunkt: möglichst kurz nach der Menstruation)
Im 40. Lj. einmalige **Mammographie** (als Vergleichsaufnahme für später, sog. Basis-Mammographie), dann vom 50.-69. Lj. in 2- bis 3-jährigem Abstand. Bei Risikopatientinnen (z.B. Brustkrebserkrankung der Mutter od. Schwester) jährliche Mammographie, mit den Untersuchungen 5 J. vor dem Erkrankungsalter der jüngsten betroffenen Verwandten beginnen, ggf. Sonographie der Mamma als Ergänzung zur Mammographie.
Seit 2004 ist in Deutschland das flächendeckende Mammographie-Screeningprogramm für Frauen von 50-69 J. eingeführt (zusammen mit qualitätssichernden Maßnahmen, z.B. Zweitbefundung) und wird von den Krankenkassen bezahlt.
Bei familiärer Brustkrebsbelastung (Mammakarzinom der Mutter od. Schwester <30. Lj. od. Ovarial- + Mammakarzinom): Gentest auf Mutationen im BRCA-1- od. -2-Gen (Test ist sehr aufwändig, teuer, dauert ca. ½ Jahr und ist nur in 12 universitären Zentren mögl.) nach vorheriger genetischer Beratung mögl. Bei defektem Gen ⇨ hohes Erkrankungsrisiko, daher häufigere (halbjährliche) und früher beginnende, klinische Kontrollen (mit Mammasono. ab 25. Lj., jährliche Mammographie + MRT ab 30. Lj.) durchführen. Eine prophylaktische beidseitige Mastektomie (mit der Pektoralisfaszie) und Ovarektomie kann nach Abschluss der Familienplanung erwogen werden.

♥ <u>Tumornachsorge:</u> sorgfältige klinische und psychisch betreuende Nachkontrollen beim Mamma-Ca empfohlen, da ein erhöhtes Risiko für einen Zweittumor besteht und Rezidive bis 20 Jahre nach Behandlung des Primärtumors möglich sind.
Die häufigsten Rezidive treten in den ersten 3 Jahren auf, daher anfangs für 3 Jahre **vierteljährliche Kontrolle** mit **Anamnese, körperlicher Untersuchung** (eine Laborkontrolle mit Tumormarkern, Rö-Thorax, Sonographie der Leber, Knochenszintigraphie usw. werden <u>nicht</u> empfohlen [aber oft doch durchgeführt], Konsensusbeschluss in Deutschland. Weiterführende Untersuchungen nur bei klinischem Verdacht auf Rezidiv od. Metastasierung) + **Mammographie** bei erhaltener Brust halbjährlich und der kontralateralen Brust jährlich, ggf. + Mamma-Sonographie. Ab 4. Jahr postop. Kontrollen alle 6 Monate, ab dem 6. Jahr dann in jährlichem Abstand.
Sonstige gynäkologische Vorsorgeuntersuchung unabhängig davon immer einmal pro Jahr durchführen (bei Tamoxifen-Medikation alle ½ J. wegen mögl. Endometriumkarzinom).

♥ <u>Lymphödemprophylaxe</u> nach Lk-Entfernung und/oder Radiatio der Axilla: am betroffenen Arm keine Injektionen od. Blutabnahmen (auch wenn noch kein Ödem vorhanden ist!), keine übermäßige Kälte/Wärme, keine starke Beanspruchung des Armes, keine mechanische Reize (z.B. Blutdruckmessen), vor Insektenstichen schützen, kein Sonnenbrand, BH mit breiten Trägern verwenden. Normale Alltagstätigkeiten können und sollen durchgeführt werden.

DD: – **Mastopathie, gutartige Tumoren** der Brust (s.o.)
– Abszesse, Zysten, TBC-Herde
– Phylloidestumor (Cystosarcoma phylloides) seltener, rasch und groß wachsender, mesenchymaler Tumor, ca. 20 % sind maligne (Sarkom) ⇨ Ther: immer komplette Exstirpation und Histologie, bei Malignitätsnachweis Mastektomie, neigt zu Rezidiven
– Mammasarkom: 3 % der Mammamalignome, sehr frühe hämatogene Metastasierung ⇨ Ther: Radikaloperation (nach ROTTER-HALSTED)
– Manifestation eines malignen Lymphoms in der Brust

BAUPRINZIP DES GI-TRAKTES UND TUMORKLASSIFIKATION

Die Wand des GI-Traktes besteht aus 4 Abschnitten: **Mucosa, Submucosa, Muscularis** und **Serosa**. Die Tunica mucosa zeigt mehrere Abschnitte (s. Abb., im Längsschnitt). Die Lamina propria mucosae (oft auch nur Lamina propria genannt) enthält dabei schon Blut- und Lymphgefäße (⇨ Wichtig: eine Metastasierung ist hier bereits möglich).

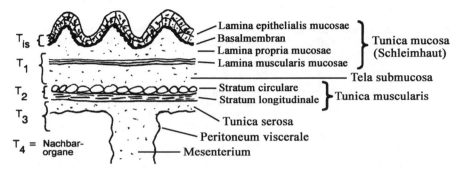

Innervation: Erfolgt über **autonome** Nervengeflechte, bzw. Ganglienzellen:
Der Plexus submucosus (MEISSNER-Plexus), in der Submucosa gelegen, wirkt auf die Darmdrüsen sekretionsanregend.
Der Plexus myentericus (AUERBACH-Plexus), zwischen den beiden Schichten der Tunica muscularis gelegen, steuert die peristaltischen Bewegungen im Darmtrakt.
Anregend wirkt dabei parasympathische Innervation, hemmend sympathische (als modulierende Effekte auf die autonome Funktion).

Allgemeine Tumorklassifikation der Primärtumoren im GI-Trakt:

- Für die Diagnose eines **Carcinoma in situ** (T_{is}) ist die Basalmembran von Bedeutung. Sie trennt die Lamina epithelialis mucosae von der Lamina propria mucosae. Nur wenn sie nicht überschritten ist, wird von einem Carcinoma in situ gesprochen = T_{is} (dieses präinvasive Karzinom kann noch nicht metastasieren!).
- Ist die **Mucosa** und/oder **Submucosa** durch den Primärtumor befallen, handelt es sich um ein T_1-Stadium (Cave! häufige Prüfungsfrage: das sog. Frühkarzinom des Magens ist ein T_1-Tumor und kann daher bereits metastasieren, insb. bei Infiltration der Submukosa!).
- Ist die **Tunica muscularis** (auch Muscularis propria genannt), die aus einer inneren Ringschicht und einer äußeren Längsschicht besteht, befallen, so liegt ein T_2-Stadium vor.
- Befall der **Serosa und des Meso** (Meso = Verbindung des Darmes zur hinteren Bauchwand, enthält die versorgenden Gefäße und Lymphknoten) entspricht dem Stadium T_3. Der Ösophagus hat als einziges Organ des Rumpfdarmes keine Serosa, dafür hat er eine dünne Tunica adventitia mit den versorgenden Nerven und Gefäßen.
- Vom Stadium T_4 spricht man bei Infiltration von **Nachbarorganen** durch den Primärtumor.

Diag: In der **Endosonographie** (mit speziellen Ultraschallköpfen mit bis zu 20 MHz integriert an einem Endoskop) lassen sich die Schichten der Wand im GI-Trakt heute sehr gut abbilden und abgrenzen (wichtig zur Darstellung der Infiltrationstiefe und Ausdehnung eines Tumors).

ÖSOPHAGUS

Anatomie

Länge beim Erwachsenen ca. 25 cm
Epithel: Plattenepithel, dieses ist nicht säureresistent!
Histolog. Aufbau: Mucosa, Muscularis mucosae – Submucosa – Muscularis propria
keine Serosa! ⇨ rasche Ausbreitung in die Umgebung möglich
nach außen grenzt eine dünne bindegewebigen Adventitia den Ösophagus ab
Abschnitte: 1. Proximales Drittel: oberer Ösophagussphinkter (OÖS) bis Höhe der Bifurcatio tracheae
2. Mittleres Drittel: in Höhe vom 4.-7. BWK
3. Distales Drittel: in Höhe vom 7. BWK – unterer Ösophagussphinkter (UÖS)
Engstellen: 1. OÖS (ca. 15 cm entfernt, ab der Zahnreihe gemessen)
2. In Höhe der Bifurkation, Aortenenge (25 cm)
3. UÖS, Zwerchfellenge (37-41 cm)
Sphinkteren: Oben (OÖS): **M.cricopharyngeus** (glatte Muskulatur und quergestreifte)
Funktion: Abschluss zum Rachen ⇨ Insuffizienz ⇨ Aspirationsgefahr
Unten (UÖS) = **Kardia** (Syn: Cardia): ausschließlich glatte Muskulatur + Diaphragma
Funktion: Trennt Ösophagus vom Magen ⇨ Insuffizienz führt zum Säurereflux aus dem Magen und damit zu Entzündungs- bzw. Verätzungsgefahr (Ösophagitis, Sodbrennen)
Muskulatur: Quergestreift (im oberen Drittel), glatt (im unteren Drittel). Innen Ringmuskulatur (überkreuzendes Schraubensystem = **scherengitterartig** oder "Mädchenfänger"-Prinzip, am Ende des Ösophagus nahezu ringförmig als Verschlusssegment = Kardia), außen Längsmuskulatur (bei Zug der Längsmuskulatur entspannt sich das Scherengitter der Ringmuskulatur ⇨ Kardia öffnet sich).
Muskellücken: ⇨ sind potentielle Schwachstellen!
- **KILLIAN-Dreieck:** proximal des M.cricopharyngeus
  ⇨ ZENKER-Divertikel
- **LAIMER-Dreieck:** distal des M.cricopharyngeus
Gefäßversorgung: Arteriell: Aus der Aorta, Interkostalarterien,
A.gastrica sinistra und A.diaphragmatica
Venös: in das Pfortadersystem (unten), V.azygos/V.cava (oben)
⇨ portocavale Anastomose
Innervation: Proximal (quergestreifte Muskulatur): N.laryngeus recurrens Rr.oesophagei
Distal: Autonom, antagonistisch von N.vagus (fördert) und Sympathikus (hemmt Peristaltik)
Schluckakt: 1. M.constrictor pharyngis kontrahiert
2. OÖS erschlafft (M.cricopharyngeus)
3. Peristaltische Welle nach unten (primär)
4. UÖS (= Kardia) öffnet sich reflektorisch ⇨ Speisebrei gelangt in Magen
5. Sekundäre peristaltische Welle nach unten als Selbstreinigungsfunktion
Selten auch tertiäre peristaltische Welle = ungeordnete Kontraktionen (⇨ pathologisch, meist bei Systemerkrankungen, z.B. Sklerodermie, Diabetes mellitus).

Leitsymptome bei Erkrankungen des Ösophagus

1. Schluckbeschwerden (**Dysphagie**): V.a. maligne Erkrankung bei Zunahme der Beschwerden innerhalb kurzer Zeit (maximal bis auch keine Flüssigkeit mehr geschluckt werden kann)
2. Schmerzen beim Schlucken (**Odynophagie**) = Hinweis für mögl. Entzündungen
3. **Sodbrennen**: Reflux von Magensäure, Regurgitation ⇨ brennender Schmerz hinter d. Sternum

REFLUXÖSOPHAGITIS

Syn: Refluxkrankheit, engl. gastroesophageal reflux disease (GERD), ICD-10: K21.0

Def: Unphysiologisch langer Kontakt von gastrointestinalen Säften mit der Ösophagusschleimhaut, die hierdurch alteriert wird.

Ät:
- Primär: Inkompetenz der Kardia ⇨ **pathologischer Reflux** in 90 % ist eine **Hiatushernie** (s. auch Kap. Hiatushernien) ursächlich zu finden
- Sekundär: bei organischen Erkrankungen (Pylorusstenose, Duodenalstenose, Gastrektomie, Kardiakarzinom, Sklerodermie, Muskeldystrophie), iatrogen: nach Kardiomyotomie wegen Achalasie
- Begünstigend für einen Reflux ist außerdem eine Adipositas sowie eine postmenopausale Hormonsubstitution

Path:
- ♦ Pathologischer Reflux ⇨ Übersäuerung der Speiseröhre (pH <4) ⇨ Refluxösophagitis
Ausmaß und Schweregrad abhängig von: Dauer der Kontaktzeit (ein Reflux in geringem Ausmaß kommt täglich auch beim gesunden Menschen vor), Regurgitatzusammensetzung, protektiven Schleimhautfaktoren, Selbstreinigungsfunktion, exogenen Noxen
- ♦ Nur 15 % der Pat. mit einem Reflux entwickeln auch eine Refluxösophagitis!

Epid: Prävalenz: einen gastroösophagealen Reflux mit Sodbrennen haben ca. **5-10 %** der Bevölkerung, ca. 1 % haben eine Refluxösophagitis

Etlg:
\# ERD: erosive Refluxkrankheit (40 % d.F.), NERD: nicht-erosive Refluxkrankheit (60 %)
\# Nach SAVARY und MILLER (1977)

Grad I	**Einzelne Erosionen**
Grad II	Longitudinal **konfluierende Erosionen**
Grad III	Gesamte **Zirkumferenz** einnehmende Erosionen
Grad IV	**Narbenstadium** = Ulzerationen, Endobrachyösophagus (sekundärer) = BARRETT-Ösophagus (Zylinderepithelmetaplasie), Vernarbung, Stenosen

Klin:
⇒ Insb. in Rückenlage oder beim Bücken ("Schuhbandphänomen") ⇨ Rückstrom von Säure und Speiseresten ⇨ **brennende** retrosternale Schmerzen durch Ösophagitis = "**Sodbrennen**", Aufstoßen von Säure, Halitosis (= „Mundgeruch")
⇒ Dysphagie (der Übergang von Sodbrennen in Dysphagie = Schluckstörung ist ein Hinweis auf die Entstehung eines BARRETT-Ösophagus od. peptischer Strikturen)
⇒ Odynophagie (schmerzhaftes Schlucken), Globusgefühl, Erbrechen, epigastrischer Schmerz, evtl. auch chronischer Hustenreiz und Heiserkeit, rezidivierende Asthmaanfälle

Diag:
1. Anamnese (Nahrungsanamnese, Alkohol, Kaffee usw.) und klinische Untersuchung
2. **Endoskopie** ⇨ Klärung, ob Ösophagitis, PE mit Histologie zum Tumorausschluss (lassen sich in der Histo bei BARRETT-Ösophagus Mutationen im p53-Gen nachweisen, so ist dies ein Hinweis auf eine Dysplasie mit dem Risiko ein Adenokarzinom zu entwickeln)
3. 24-Std.-**pH-Metrie** des unteren Ösophagus zur Diagnostik und Therapiekontrolle (direkte, quantitative Methode über eine nasale Sonde), Norm: zu 95 % d. Zeit liegt der pH bei 4-7 und keine nächtlichen pH-Abfälle, ein pH <4 kommt nur für einige Min. postprandial vor.
4. 3-Punkt-**Manometrie** (Magenfundus, Ösophagus bei 35 cm und 40 cm) zur Überprüfung der Motilität des Ösophagus (wichtig vor Op, muss erhalten sein) und mit Abdomenkompression: wenn sich der Druck in den Ösophagus fortsetzt ⇨ Kardia inkompetent
5. **Röntgen:** KM-Darstellung unter Durchleuchtung (Beweis des Refluxes in Kopftieflage)

Ther:
- **Konservativ:** Allgemein: mehrere **kleine Mahlzeiten, kein Nikotin, kein Kaffee** und **kein Alkohol**, eiweißreiche Ernährung (scheint Sphinktertonus zu erhöhen), Verringerung des abdominellen Druckes durch Vermeidung von Obstipation, Gewicht reduzieren, zu enge Hosen meiden und Lagerung des Oberkörpers nachts halb erhöht.
Akut: Antazida, insb. in Kombination mit Alginsäure (Gaviscon®)

Medikamente: Die medikamentöse Therapie sollte bis zur vollständigen Ausheilung der Läsionen durchgeführt werden, oft ist eine Dauertherapie erforderlich.
Protonenpumpeninhibitoren (PPI): Esomeprazol 20-40 mg (Nexium®mups), Omeprazol 20-40 mg (Antra MUPS®), Lansoprazol (Agopton®), Pantoprazol (Pantozol®) od. Rabeprazol (Pariet®). Mögl. sind auch H$_2$-Blocker (z.B. Ranitidin od. Cimetidin), sind aber nicht so wirksam.
Bei ganz leichten Refluxbeschwerden können auch Prokinetika (wirken durch Erhöhung des Sphinktertonus und sind Peristaltik-fördernd) versucht werden: Metoclopramid 3 x 10 mg (Paspertin®), Bromoprid (Cascapride®) od. Domperidon (Motilium®).
⇨ Rezidivprophylaxe: PPI, z.B. Omeprazol 10-20 mg/Tag (für bis zu 10 Jahre, Auslassversuche machen), ca. 80 % d. Pat. sind damit symptomfrei

- Endoskopische Verfahren (befinden sich noch im Versuchsstadium): Injektion biokompatibler Polymere od. Radiofrequenzablation (Stretta-Verfahren) im Bereich der Kardia, endoskopische Gastroplicatio (= subkardiale Raffnähte über ein spezielles Gastroskop)
- Operativ: Ind: Ösophagitis Grad (III +) IV, high-volume Reflux, Progredienz trotz konservativer Therapie, Patientenwunsch od. mangelnde Compliance
  - Verlagerung der Kardia nach intraabdominell u. Fixation mit Naht
  - **Hiatoplastik** (Verkleinerung des Hiatus oesophagei durch Naht)
  - Zusätzlich: Gastropexie, bzw. **Fundopexie** (Fixation des Magenfundus am Zwerchfell ⇨ Verhindert die Gleithernie und stellt den His-Winkel wieder her)
  oder/und: Fundoplicatio n. NISSEN-ROSETTI (= 360° Plikatur des Magenfundus um die Kardia), bzw. **Semifundoplicatio** n. TOUPET (= Anheften des Magenfundus um die Kardia an den rechten Zwerchfellschenkel u. li. an die Zwerchfellkuppel ⇨ 270° umfasst)
  oder: Silikonantirefluxprothese (n. ANGELCHIK = Implantation einer zirkulären Manschette um d. Kardia, Kompl: Erosion, Wanderung)
  Zugang: Die Hiatoplastik u. Fundo-/Semifundoplicatio werden heute überwiegend **laparoskopisch** durchgeführt.
- Endoskopische Ther. bei Grad IV (Strikturen): Bougierung (mit konischen Hartgummi-Bougies) im Abstand von 4-6 Wo. + PPI

Hiatoplastik

Fundopexie

Fundoplicatio

Prog: In 85 % d.F. ist die operative Ther. erfolgreich, 2-5 % Rezidiv.

Kompl: * **Endobrachyösophagus** (Syn: BARRETT-Ösophagus = zirkulärer Ersatz des distalen ösophagealen Plattenepithels durch Zylinderepithel = Zylinderepithelmetaplasie) durch jahrelangen, wiederholten Kontakt mit Magensäure (ICD-10: K22.7):
- Short-segment BARRETT-Ösophagus = max. 3 cm Zylinderepithelausläufer
- Long-segment BARRETT-Ösophagus = >3 cm Zylinderepithelausläufer
⇨ in 5-15 % d.F. **maligne Entartung** (Adenokarzinom) möglich! ⇨ jährliche Kontrolle durch Endoskopie u. Biopsie sowie Endosonographie bei Malignitätsverdacht und radikale chirurgische Resektion bei Malignitätsnachweis. Eine neue Ther. ist die photodynamische Therapie mit i.v. Gabe eines Photosensibilisators (z.B. 5-Aminolävulinsäure) und 6 Std. später Laser-Bestrahlung des betroffenen Gebietes (⇨ es bilden sich durch die Belichtung mit 635 nm Sauerstoffradikale in den Zellen, die zum Zelltod führen)

* **Peptische Strikturen** (zirkulär als sog. SCHATZKI-Ring) ⇨ Ther: bei Durchmesser <9 mm Bougierungsbehandlung (Bougies-Eichmaß: Charrière ⇨ 1 Ch. = 1/3 mm)

Op: * Milzläsion, Perforation von Magen od. Ösophagus
* Postoperative Dysphagie (bildet sich innerhalb von 3-12 Monaten meist zurück)
* In 5-8 % d.F. Magenballonsyndrom (gas-bloat syndrome) = kein Erbrechen, kein Aufstoßen mehr möglich durch die Fundoplicatio oder Denervation ⇨ Blähungen (Luft geht nicht mehr über den Ösophagus ab und muss sich den Weg durch den Darm suchen)
* Teleskop-Phänomen (5 % d.F.): Herausgleiten der Kardia aus der Plikatur des Fundus

DD: – Ösophaguskarzinom
– Thorax/Oberbauchschmerz: Angina pectoris, KHK, Ösophagusdivertikel, Ulcus ventriculi et duodeni, Lungenembolie, Aortenaneurysma

ÖSOPHAGUSVERLETZUNGEN

Syn: Ösophagusperforation, Ösophagusruptur, ICD-10: K22.3

Ät:
- **Iatrogen:** von innen **instrumentell** (Endoskopie, Bougierung von Stenosen), 80 % d.F.
- **Inokulierte Fremdkörper** (8 %) ⇨ Ösophagusperforation
- Unfälle (Thoraxtrauma, zervikales Trauma, Schuss-, Stichverletzung), 5 % d.F.
- BOERHAAVE-Syndrom = spontane Ösophagusruptur

Path:
- Verletzungen insb. in Höhe des OÖS
- BOERHAAVE-Syndrom: intraösophagealer Druckanstieg (bis 400 mmHg, z.B. durch heftiges Erbrechen, Barotrauma, Krampfanfall, Gewichtheben), Verletzung meist knapp oberhalb der Kardia linksseitig gelegen

Klin:
⇒ Mediastinalemphysem, Hautemphysem
⇒ Dysphagie, Dyspnoe, Zyanose, Hämatemesis, Fieber
⇒ Seropneumothorax ⇨ Infektion bis hin zur Sepsis

⇒ BOERHAAVE-Syndrom: typisch sind reichliches Essen und Alkoholabusus, **explosionsartiges Erbrechen**, starke **retrosternale Schmerzen** im Thorax u. Abdomen, zusätzlich: Hämatemesis (30 %), Dyspnoe, Zyanose, Mediastinal- und **Hautemphysem** (in *fett* gedruckt die 3 klassischen Symptome der sog. MACKLER-Trias)

Diag:
1. Anamnese und klinische Untersuchung
2. Röntgen: Thorax p.a., **Gastrografin!**-Schluck u. Rö in verschiedenen Ebenen (<u>Cave: kein Barium</u>)
3. Evtl. Endoskopie

Ther:
- Konservativ: Ind: kleine Perforation im Halsabschnitt, bei inoperablem Ösophagus-Ca mit Arrosion des Ösophagus ⇨ Antibiotika (hochdosiert), parenterale Ernährung, Speichelsauger, ggf. Ösophagusabsaugung, Mediastinaldrainage, ggf. Stenteinlage
- Operativ: Zugang: Thorakotomie, oder bei tiefer Verletzung Laparotomie
  Übernähung des Defektes und Nahtsicherung mit umliegendem Gewebe (z.B. Pleura- oder Omentumplastik), ggf. Einlage von mehreren Drainagen

Prog: Bei Mediastinitis sehr ernst, Letalität bis 50 % (je später die Perforation versorgt wird, umso schlechter ist die Prognose).

Kompl: Ösophagusperforation ⇨ Halsphlegmone, Mediastinitis, Pleuritis, Sepsis

DD:
- Ulkusperforation, Ösophagusvarizenblutung, Ösophaguskarzinom (Tumorperforation)
- MALLORY-WEISS-Syndrom (Schleimhauteinrisse bei vorgeschädigter Mukosa, bei heftigem Erbrechen) ⇨ Hämatemesis/obere GI-Blutung
- Spontanpneumothorax, Lungenembolie, Myokardinfarkt, Aneurysma dissecans der Aorta
- Strangulierte Hiatushernie, Zwerchfellhernien, akute Pankreatitis

ÖSOPHAGUSVERÄTZUNG

Ät: Inokulierte Flüssigkeiten (Säure, Lauge) ⇨ Verätzung, ICD-10: T28.6

Path:
- Laugenverätzung ⇨ **tiefgreifende Kolliquationsnekrose**
- Säureverätzung ⇨ epitheliale **Koagulationsnekrose**

Etlg:
\# Grad I: Ödem, Hyperämie der Schleimhaut ⇨ Prog. gut
\# Grad II: Zerstörung der Mukosa, Entzündung der Submukosa, Ödem
\# Grad III: Nekrosen, Gefäßthromben, Gewebeeinblutungen, Perforation

Ösophagus | Seite 163

Klin: ⇒ Retrosternale Schmerzen, Mundschmerzen, Dysphagie
⇒ Septische Temperaturen, Schocksymptome, Glottisödem ⇨ akute Dyspnoe

Diag: 1. Anamnese und klinische Untersuchung, Inspektion der Mund- und Rachenregion.
Cave: Auf Glottisödem achten!
2. Röntgen: Thorax a.p., Kontrastdarstellung mit **Gastrografin**–Schluck (kein Barium!)
3. **Endoskopie** frühzeitig

Ther: • Konservativ: **KEIN ERBRECHEN AUSLÖSEN!** (wegen Aspirationsgefahr). Spülung od. sofortige Endoskopie mit Spülung (Wasser) und Absaugung, Prednisolon 500 mg i.v. als Bolus (Solu-Decortin®H), Penicillin, Analgetika
• Operativ: Ind: bei Perforation ⇨ Versuch der Deckung
• Ausheilungsphase: Kontrolle auf Strikturen (frühzeitige und wiederholte Ösophagoskopie)

Prog: Akut sehr ernst, insb. bei Perforation

Kompl: * Glottisödem ⇨ Intubation, Nottracheotomie
* Perforation
* Spätkomplikation: **Strikturen, Vernarbungen** ⇨ **erhöhtes Karzinomrisiko**

ÖSOPHAGUSDIVERTIKEL

Def: Divertikel = pathologische Ausstülpung eines Hohlorgans, ICD-10: K22.5
⇒ Echte Divertikel: bestehen aus der gesamten Wand
⇒ Falsche Divertikel = Pseudodivertikel: nur Tunica mucosae und Submucosa stülpen sich durch eine Muskellücke aus

Path: ♦ Pulsionsdivertikel: oberhalb der Sphinkteren liegende Divertikel, die durch mangelnde Erschlaffung der Sphinkteren entstehen (Koordinationsstörung) ⇨ chronische undulierende **Druckerhöhung** (= Pulsation) führt zur Ausstülpung der **Mukosa und Submukosa** (= falsches Divertikel, Pseudodivertikel)
– durch die **anatomische Muskellücke** (KILLIAN-Dreieck) zwischen M.constrictor pharyngis und M.cricopharyngeus im dorsalen Hypopharynx ⇨ zervikales Divertikel (ZENKER)
– direkt durch die geschwächte Muskulatur (häufig mit **Achalasie** vergesellschaftet) ⇨ epiphrenales Divertikel im unteren Viertel des Ösophagus
♦ Traktionsdivertikel: Entstehen durch **kongenitale** Persistenz ösophago-bronchialer / trachealer Gewebebrücken (aus der **gesamten ösophagealen Wand** bestehend = echte) ⇨ bifurkale Divertikel (frühere Hypothese: Narbenzug (= Traktion) bei Lymphknotenveränderungen)

Etlg:

Zervikales Divertikel = **ZENKER-Divertikel** (häufigstes 70 %)
Bifurkales/parabronchiales Divertikel (in Höhe der Bifurcatio tracheae, 20 %)
Epiphrenales Divertikel (10 %)

Epid: ◊ Prädisp.alter: ZENKER-Divertikel 50.-70. Lj.

Klin: ⇒ **Dysphagie**, da Speisen zum Teil im Divertikel landen
Später: Entleerung und **Regurgitation** aus dem Divertikel in den Pharynx ("Erbrechen" unverdauter Nahrung), insb. nachts ⇨ Aspirationsgefahr (rezidivierende Pneumonien)
⇒ Foetor ex ore, da sich Nahrungsbestandteile zersetzen
⇒ Globusgefühl
⇒ Schmerz bei Entzündungen des Divertikels

Diag: 1. Anamnese und klinischer Befund

2. **Röntgen:** Kontrastdarstellung mit **Barium-Schluck**, bzw. mit **Gastrografin** (bei Verdacht auf mögl. Perforation oder Trachealfistel) ⇨ Kontrastfüllung des Divertikels. Immer den ganzen Ösophagus darstellen, da oft Zweitbefund, z.B. Kardiainsuffizienz
   Lok: ZENKER-Divertikel meist linksseitig; epiphrenale Divertikel meist von der rechten Seite ausgehend, sich nach links entwickelnd
3. **Endoskopie: Cave!** Perforationsgefahr, Übersehen des Divertikels

Ther:
- Konservativ: Traktionsdivertikel meist Zufallsbefund und ohne klinische Relevanz Achalasie ⇨ Divertikel wird primär nicht operiert, Behandlung der Achalasie
- Operativ: Ind: symptomatische Divertikel, ZENKER-Divertikel, Fistelbildung
  – Zugang: von li.-lateral am Hals od. auch endoskopisch beim ZENKER-Divertikel, li.-dorsale Thorakotomie oder Laparotomie beim epiphrenalen Divertikel, heute auch laparoskopisch od. thorakoskopisch
  – Offene Op: Abtragung des Divertikels, zweischichtige Naht (Schleimhaut und Muskel), zusätzlich extramuköse Myotomie des jeweiligen Ösophagussphinkters (zur Druckentlastung = Rezidivprophylaxe)
  – Endoskopische Op beim ZENKER-Divertikel: Mukomyotomie, dabei wird der Divertikelsteg (dieser enthält den M.cricopharyngeus) zwischen Ösophagus und Divertikel mit einem Laser oder mit einem Staplergerät gefasst und durchtrennt (gleichzeitige Klammerung des Wundrandes, s. Abb.)

Kompl:
* Blutungen, Fistelbildung, Karzinomentstehung im Divertikel
* Aspiration ⇨ rezidivierende Pneumonien
* Gewichtsabnahme
* Perforation in das Mediastinum (Endoskopie!) ⇨ Mediastinitis!

Op:
* Insuffizienz der Naht ⇨ Mediastinitis
* Rekurrensparese
* Infektion des Wundgebietes (⇨ perioperative Antibiotikaprophylaxe)
* Rezidiv (insb. beim endoskopischen Eingriff)

DD: Dysphagie jeglicher Genese: Tumoren, Strikturen, Achalasie, Dysphagia lusoria (⇨ Einengung des Ösophagus durch eine Gefäßanomalie: doppelter Aortenbogen oder atypischer Abgang der A.subclavia dextra von links [= "A.lusoria"] ⇨ diese kreuzt dann retroösophageal od. interösophageotracheal nach rechts und komprimiert den Ösophagus)

ACHALASIE

Syn: Früher Kardiospasmus genannt, engl. esophageal achalasia, ICD-10: K22.0

Def: **Neuromuskuläre Störung** des gesamten Ösophagus mit Fehlen einer regulären, propulsiven Peristaltik und **Öffnungslähmung des UÖS**

Ät:
– **Unbekannte** neuromuskuläre und/oder vegetative Störung, ggf. auch autoimmunologisch
– CHAGAS-Krankheit (Trypanosoma cruzi) ⇨ symptomatische Achalasie mit nachweisbarem Ganglienzellverlust
– Auch das Varizellen-Zoster-Virus scheint pathogenetisch bedeutsam zu sein
– Selten angeboren: Triple-A-Syndrom (Achalasie + Alakrimie [= keine Tränen] + adrenale Insuffizienz, aut.-rez. erblich, Chrom. 12_{q13}) u. bei Trisomie 21 (DOWN-Syndrom)

Path: Degeneration des autonomen Plexus myentericus (AUERBACH) oder des N.vagus (präganglionäre Vagusfasern) ⇨ **Dysperistaltik**, gestörte Erschlaffung des UÖS (aber keine wesentliche Tonuserhöhung)

Ösophagus | Seite 165

Epid: ◊ Prädisp.alter: 25.-60. Lj., M = w
◊ Inzidenz: 1/100.000/Jahr

Etlg: # Hypermotile Form ⇨ geringe Dilatation des gesamten Ösophagus
Hypomotile Form ⇨ deutliche Dilatation des gesamten Ösophagus
Amotile Form ⇨ extreme Dilatation des gesamten Ösophagus

Klin: ⇨ **Dysphagie** (oft mehr Beschwerden bei flüssiger als bei fester Nahrung = **paradoxe** Dysphagie), **Regurgitation** von Nahrung
⇨ **Odynophagie** (Schmerzen beim Schlucken), **retrosternale Schmerzen**, insb. postprandial, **Reflux** von Magensäure, Foetor ex ore
⇨ zu Beginn noch kein nennenswerter Gewichtsverlust
⇨ Pulmonale Komplikationen durch Aspiration (nächtliche Regurgitationen)

Diag: 1. Anamnese und klinischer Befund
2. **Röntgen: Ösophagusbreischluck** ⇨ Megaösophagus mit trichterförmiger Verengung im Bereich der Kardia ("Sektglasform" oder "Sanduhrform")
Unter Durchleuchtung: Dysperistaltik und fehlende Erschlaffung d. UÖS sichtbar
DD: Ösophaguskarzinom sehr schwierig! ⇨ evtl. Aussparungen von KM durch liegengebliebene Speisereste, fehlende Magenblase
3. **Endoskopie** (Gastroösophagoskopie): evtl. mit Biopsie zum Tumorausschluss: Inspektion der Stenose, Beurteilung der Schleimhaut
DD: funktionelle Störung (Achalasie) ⇨ eher gute Passierbarkeit für Endoskop
organische Stenose (z.B. Neoplasie) ⇨ schlechte Passierbarkeit für Endoskop
4. Manometrie: Messung des unteren Sphinktertonus (physiolog. Ruhetonus: 18-24 mmHg) und der Motilität im ganzen Ösophagus (fehlende Peristaltik od. Spastik?)
5. Endosonographie nach pneumatischer Dilatation zum Tumorausschluss

Ther: • Allgemein **keine kausale Therapie** möglich
• Konservativ: Versuch mit Kalziumantagonisten (Nifedipin, Adalat®), Ganglienblocker, Nitropräparate, Molsidomin, Ind: insb. bei der hypermotilen Form, im Anfangsstadium
– **Pneumatische Kardiadilatation** (Dehnungsbehandlung, s. Abb.): heute Erstbehandlung bei der Achalasie, Durchführung: 5-6x in 2-tägigen Abständen für 3-5 Min.
– **Botulinum-Toxin-Injektion:** endoskopische intrasphinktere Injektion von 80 Einheiten über eine Sklerosierungsnadel (Besserung d. Symptome aber nur für ca. 6 Monate, dann Wdh. mögl.)
• Operativ: Ind: Versagen mehrerer Dilatationsbehandlungen, Rezidive, mangelnde Kooperation od. Wunsch des Patienten, bei Kindern
– **Extramuköse Kardiomyotomie** (nach GOTTSTEIN-HELLER) = anteriore Spaltung der Muskulatur am Sphinkter auf einer Länge von 5-7 cm (ohne Eröffnung der Ösophagusschleimhaut) + Antireflux-Op (Fundoplicatio n. NISSEN-ROSETTI, da nach der Myotomie kein suffizienter Schluss mehr vorliegt), der gesamte Eingriff wird heute meist laparoskopisch durchgeführt. Eine alleinige Myotomie kann auch peroral endoskopisch versucht werden (Langzeitergebnisse stehen aber noch aus).
– Ultima ratio bei Therapieresistenz ist eine Ösophagusresektion u. Magenhochzug

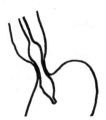

Prog: Rezidivrate bei Dilatation 10-20 %

Kompl: * **Erhöhtes Karzinomrisiko!** (30fach höher als in der Allgemeinbevölkerung, in 2-20 % der Achalasien entsteht ein Karzinom)
* Perforationsgefahr bei der Dilatationsbehandlung
Op: * Ösophagusfistel wenn bei der Op die Mukosa eröffnet wird
* Pneumothorax, Pleuraempyem
* Gastroösophagealer Reflux ⇨ Refluxösophagitis

Seite 166 | Ösophagus

Proph: ♥ Lebenslange Nachkontrolle (wegen Karzinomgefahr)

DD:
- **Stenosierende Strikturen** (z.B. Ösophagitis u. peptische Stenosen, Narbenstenosen, Verätzungen, Ösophaguskarzinom), Kompression von außen (Dysphagia lusoria durch aberrante Gefäße), Ther: Bougierung oder Laser
- **Ösophaguskarzinom** ⇨ **Ausschluss muss obligat erfolgen!**
- Diffuser idiopathischer **Ösophagusspasmus** (⇨ tertiäre Peristaltik mit hohen Drucksteigerungen), sog. Pseudoachalasie
  Klin: intermittierende Dysphagie, heftige retrosternale Schmerzen
  Rö: enger Ösophagus mit **tiefen spastischen Einschnürungen** ("Korkenzieher-" od. "Nussknackerösophagus"), Diag: 24-Std.-Langzeitmanometrie
  Ther: Spasmolytika, Kalziumantagonisten, Nitropräparate
- Refluxösophagitis, Z.n. Vagotomie
- Progressive systemische Sklerodermie (insb. beim CREST-Syndrom = **C**alcinosis cutis, **R**AYNAUD-Phänomen, **e**sophageale Dysfunktion, **S**klerodaktylie und **T**eleangiektasien)

GUTARTIGE ÖSOPHAGUSTUMOREN

Etlg: # Intramural:
- Solide: **Leiomyom** (häufigstes, 50 %), Lipom, Fibrom, Hämangiom (mesenchymal), granuläres Neuroblastom od. Myoblastenmyom (ABRIKOSSOFF-Tumor)
- Zystisch: Angeboren oder erworben (Retentionszyste, epithelialer Ursprung)

Intraluminal:
- Wandständig: Papillome, Adenome (epithelial)
- Gestielt: Polyp (epithelial)

Klin: ⇒ 50 % der Patienten sind beschwerdefrei
⇒ Dysphagie, evtl. retrosternale Schmerzen

Diag: 1. Anamnese und klinische Untersuchung
2. Röntgen: Breischluck, CT-Thorax
3. Endoskopie: Bei intramuralem Prozess (⇨ Endosonographie) ⇨ Schleimhaut intakt KEINE Biopsie durchführen! ⇨ Schleimhautdefekt hinderlich für Op

Ther: • Operativ: Ind: prophylaktisch immer gegeben (auch bei Beschwerdefreiheit), da nur so die Dignität des gesamten Tumors bestimmt werden kann
- Ausschälung des Tumors ohne Mukosaeröffnung über einen transthorakalen Zugang, neuerdings auch als thorakoskopischer Eingriff

Kompl: * Blutung, V.cava-Kompression, maligne Entartung
Op: * Postoperative Stenosen

ÖSOPHAGUSKARZINOM

Syn: Karzinom der Speiseröhre, engl. oesophageal cancer; ICD-10: C15.-

RF: - **Refluxösophagitis** od. deren Kompl. = Endobrachyösophagus, Syn: **BARRETT-Ösophagus** (Zylinderepithelmetaplasien und Dysplasien, Karzinomrisiko dann 30- bis 125fach erhöht, in 5-15 % d.F. maligne Entartung ⇨ Adenokarzinom)
- **Achalasie** (2-20%ige Entartungshäufigkeit)
- **Alkoholabusus** (insb. **hochprozentiger Alkohol**) ⇨ vermehrt Ösophagitis, Leberzirrhose
- Verätzungsstrikturen (lange Latenz, "Korrosions-Ca", 2-15%ige Entartungshäufigkeit)

- Unterernährte Patienten (Vitamin-A-, B-, C-, E-Mangel, Eisen-Mangel, insb. bei PLUMMER-VINSON-Syndrom = sideropenische Dysphagie), Sklerodermie-Ösophagus
- Schlechte Mundhygiene, Raucher, Aufnahme von Nitrosaminen mit der Nahrung
- Adipositas (BMI >30 kg/m²): erhöhtes Risiko für Adeno-Ca
- Virale Infekte, z.B. Papillomaviren

Path: ♦ Histo: **Plattenepithel-Ca** in 40 % d.F., **Adeno-Ca** 60 % (meist bei Endobrachyösophagus am ösophagogastralen Übergang), entdifferenziertes Ca od. Melanom selten
♦ Lok: im **unteren Drittel** am häufigsten (unteres > mittl. > oberes 1/3, die Tumoren des oberen Drittels haben dabei die schlechteste Prognose)
♦ **Metastasierung:** da der Ösophagus keine Serosa hat ⇨ rasche Tumorausbreitung
Lymphogene Metastasen (= N1) vor hämatogenen Metastasen (= Fernmetastasen, M1)
Lymphogen (früh): zervikaler Ösophagus ⇨ periösophageal, zervikal und supraklavikulär
Thorakal oben ⇨ periösophageal, mediastinal (zervikal und supraklavikulär = M1)
Thorakal unten ⇨ periösophageal, mediastinal und perigastrisch (⇨ die Lk um den Truncus coeliacus werden bereits als M1 klassifiziert)
Hämatogen (spät): oben ⇨ V.azygos ⇨ V.cava sup. ⇨ eher Lungenmetastasen
unten ⇨ V.gastrica sinistra ⇨ V.portae ⇨ eher Lebermetastasen

Epid: ◊ Inzidenz: 8/100.000/Jahr, geographisch unterschiedlich, v.a. in Japan u. England erhöht (scharfes Essen, Teekonsum), in den letzten Jahren zunehmend **mehr Adenokarzinome**
◊ Prädisp.alter: 50.-60. Lj., m >> w (= 5:1)

Etlg: # TNM: T_1: Tumor infiltriert die Lamina propria (mucosae, T_{1a}) oder bis zur Submucosa (T_{1b}),
T_2: Muscularis propria infiltriert, T_3: Adventitia infiltriert, T_{4a}: Infiltration v. Pleura, Perikard od. Zwerchfell, T_{4b}: Infiltration v. Aorta, Wirbelkörper, Trachea od. andere
N_1: 1-2 regionäre Lk-Metastasen, N_2: 3-6, N_3: 7 od. mehr regionäre Lk-Metastasen
M_1: Fernmetastasen (od. zervikale/zöliakale Lk-Metastasen)
Stadiengruppierung: I: $T_1N_0M_0$ bis $T_2N_0M_0$ II: $T_3N_0M_0$ bis $T_2N_1M_0$
III: $T_3N_1M_0$ bis $T_4N_3M_0$ IV: alle M_1

Klin: Problem: in der Regel **KEINE FRÜHSYMPTOME!**
⇒ Schluckbeschwerden 87 % d.F. (aber erst bei >50 % Lumeneinengung)
⇨ **bei Schluckbeschwerden >40. Lj. immer ein Ösophaguskarzinom ausschließen!**
⇒ Gewichtsabnahme 71 %
⇒ Retrosternale Schmerzen 46 %
⇒ Regurgitation 30 %, Pseudohypersalivation (Unmöglichkeit, den Speichel zu schlucken)
⇒ Heiserkeit 7 %, Husten 3 %, Rückenschmerzen
⇒ Tastbarer Tumor od. tastbare zervikale Lymphknoten-Metastasen

Diag: 1. Anamnese und klinische Untersuchung
2. Röntgen: **Ösophagus-Breischluck**: Wandstarre, Füllungsdefekt, Kantenabbruch, Stenose, prästenotische Dilatation (Trichter), Abweichung der Ösophagusachse, "Säge"- od. "Spirale"-Form
3. **Ösophagogastroskopie + PE**
4. **Endosonographie**: zur Darstellung der Infiltrationstiefe und Ausdehnung des Tumors
5. Tumorstaging: intrathorakale Lk? ⇨ Rö-Thorax, Spiral-**CT-Thorax** u. -Abdomen
ggf. Bronchoskopie, Mediastinoskopie, Laparoskopie, [18]FDG-PET-CT, CT-Hals (keine Routine)
6. Tumormarker: zur Verlaufskontrolle ggf. SCA bei Plattenepithel-Ca. (evtl. auch CEA)

Ther: • Konservativ: **palliative** Ind. (bei nicht resektable Tumoren): kombinierte **Radio-Chemotherapie** (60-63 Gy, 5-FU + Cisplatin)
Bei Stenosen: endoskopische Lasertherapie (für kurzstreckige Stenosen), Bougierungsbehandlung, ggf. auch Einlage eines Endotubus (ringverstärkter Tubus = HÄRING-Tubus) od. selbstexpandierende Metallstents erforderlich
Magenfistel zur Ernährung bei nicht beseitigbarem Passagehindernis: **PEG** = perkutane endoskopische Gastrostomie (s. Magenkarzinom) oder WITZEL-Fistel = operativ transkutan angelegte Magensonde (wenn die endoskopische Anlage einer PEG nicht mögl. ist).

Ösophagus

- **Operativ:** Ind: begrenzter Tumor (Stad. I u. II), keine Fernmetastasen ⇨ **kurative** Ind.
  - Präoperative (= neoadjuvante) Radio-Chemotherapie (36-40 Gy, 5-FU + Cisplatin, darunter bei 20 % sogar zeitweise komplette Remission) im Stad. II-III
  - Präoperativ: präop. Anlage eines ZVK und zusätzlich zur oralen Nahrung Infusionen, am Abend vor Op. nur noch Tee + Infusion, ggf. auch präop. schon Anlage einer PEJ (perkutane endoskopische Jejunostomie) zur vorübergehenden weiteren Ernährung
  - Perioperative Antibiotikaprophylaxe i.v. (z.B. 2,0 g Ceftriaxon, Rocephin®)
  - ⇨ Ziel: **Tumorentfernung im Gesunden**, wegen des hohen submukösen Längenwachstums mind. 6 cm Sicherheitsabstand (Problem insb. bei hochsitzenden Tumoren ⇨ Sicherheitsabstand nur bedingt einhaltbar, da der Larynx mitentfernt werden müsste ⇨ extreme Lebensqualitätsverschlechterung, daher kaum kurative Op mögl.)
  - Transthorakale + abdominale Entfernung (= Zwei-Höhleneingriff) des Ösophagus und 2-Feld-Lymphadenektomie (= mediastinal + abdominell), Nachteil: große Op, Op-Letalität 5-25 %! Heute daher in spezialisierten Zentren Op auch mittels Thorakoskopie und Laparoskopie (ist aber sehr schwierig und aufwändig).
  - Alternativ: stumpfe Dissektion des Ösophagus vom Bauch und Hals aus; Nachteil: die Lk können nicht so ausgiebig entfernt werden (heute wird daher zusätzlich eine endoskopische Lk-Entfernung entlang des Dissektionskanals durchgeführt)
  Nach Exstirpation ist die **Rekonstruktion** notwendig! ⇨ Rekonstruktionsmöglichkeiten:
  1. **Magenhochzug** unter Opferung der oberen Magengefäße (A.gastroepiploica sinistra, A.gastrica sinistra) heute Methode der Wahl, die verbleibende A.gastroepiploica dextra sichert hauptsächlich die Durchblutung
  2. Koloninterponat (transversum od. ascendens in isoperistaltischer Richtung eingeschwenkt), Gefäßdurchblutung bleibt, Nachteil: Interponat macht starken Foetor
  3. Dünndarminterponat ⇨ ultima ratio, hinderlich hier sind die Gefäßarkaden
  Rekonstruktionswege: a.) im ursprünglichen Bett des Ösophagus
  b.) retrosternal im vorderen Mediastinum
  c.) subkutan (heute nicht mehr üblich)
  Wichtig ist die **spannungsfreie** Adaptation der Anastomosen.
  - Bei Karzinom mit gesicherter minimaler Ausdehnung (T1N0M0 u. Mukosa nicht überschritten = T1a od. Ösophagusfrühkarzinom vom Mukosatyp bezeichnet) ist eine endoskopische Resektion mögl. (dann 5-JÜR auch 100 %)
- **Postoperativ:** verzögerter Nahrungsaufbau nach ca. 5-10 Tagen mit Tee beginnend, dann flüssige Kost, dann passierte Kost. Symptomorientierte Tumornachsorge.

Prog: Insgesamt **sehr schlecht** ⇨ alle Ösophaguskarzinome zusammen nur **10-20%ige** 5-JÜR. 60 % sind insg. operabel, aber nur **30 % kurativ operabel** (R0-Resektion), da wegen der fehlenden Frühsymptome die Diagnose meist erst im fortgeschrittenen Stadium erfolgt. Beste Chance hat ein pT1aN0M0 mit 100%, bei pT1b ca. 60%ige 5-JÜR, bei pT1N1M0 nur noch 30 %. Prognostisch günstig sind R0-Resektion, pN0 und ein Adenokarzinom.
Bei Inoperabilität ⇨ extrem schlecht, nur 9 Monate mittlere Überlebenszeit.
Op-Letalität in spezialisierten Zentren um 3 %.

Kompl:
* **Anastomoseninsuffizienz** (in ca. 10 % d.F., insb. an der zervikalen Anastomose bei Magenhochzug, da die Durchblutung schlecht ist und der Ösophagus keine Serosa hat), Interponatnekrose ⇨ Mediastinitis, Sepsis
* Anastomosenstenose ⇨ Ther: Bougierung mögl.
* Blutungen, Fisteln
* Pulmonale Komplikationen: **Pneumonie**, ARDS (adult respiratory distress syndrome)
* **Rekurrensparese** (häufig auch beidseitig), N.vagus-Läsion, HORNER-Syndrom, Brachialgien

Proph: ♥ Einnahme von Aspirin/COX-2-Hemmer hat statistisch einen protektiven Effekt (wird aber nicht empfohlen)

DD:
- Gutartige Ösophagustumoren (s.o.), HODGKIN-Lymphom, **Kardiakarzinom** (Magen)
- Dysphagie bei Narbenstenose, Achalasie, Ösophagusdivertikel, -polyp, Sklerodermie

MAGEN

Anatomie

Der Magen = Gaster wird eingeteilt in den Eingang = **Cardia** (Syn: Kardia), den **Fundus**, den **Corpus**, das **Antrum** und den **Pylorus** = Ausgang.

Fixation:
1. Am Zwerchfell im Bereich Kardia = Lig.gastrophrenicum
2. Leber: Lig.hepatogastricum
3. Milz: Lig.gastrosplenicum
4. Querkolon: Lig.gastrocolicum

Arterien: A.gastrica dextra (aus A.hepatica propria – Truncus coeliacus) ⇨ versorgt kl. Kurvatur
A.gastrica sinistra (Tr.coeliacus) ⇨ kl. Kurvatur und Fundus
A.gastroepiploica dextra (aus A.gastroduodenalis – A.hepatica – Tr.coeliacus) ⇨ gr. Kurvatur
A.gastroepiploica sinistra (aus A.lienalis – Tr.coeliacus) ⇨ gr. Kurvatur
Aa.gastricae breves (A.lienalis – Tr.coeliacus) ⇨ Magenfundus

Venen: werden wie die Arterien bezeichnet. Ihr Abfluss erfolgt in die V.portae. Verbindung besteht außerdem über die Rami gastrici breves an der kleinen Kurvatur über die Milzvene zu den Ösophagusvenen (**portocavale Anastomose** ⇨ bei portaler Hypertonie können über diesen Weg Ösophagusvarizen entstehen).

Lymphbahnen: 4 Hauptgruppen (wichtig für Karzinomoperation): Kleine Kurvatur oben u. unten, große Kurvatur oben und unten. Sie haben Verbindung zu hepatischen, suprapankreatischen, lienalen, mesenterialen, mediastinalen, zöliakalen und paraaortalen Lk ⇨ Abfluss zum Ductus thoracicus (Mündung des Duct.thoracicus im linken Venenwinkel, supraklavikulärer Lymphknoten hat daran unmittelbar Anschluss und kann bei Karzinomen befallen sein = VIRCHOW-Lk).

Innervation: Ganglion coeliacum (symp.) ⇨ Dilatation, N.vagus (parasympathisch) ⇨ Kontraktion, li. N.vagus – Truncus vagalis anterior; re. N.vagus – Tr.vagalis post., Rami antrales des N.vagus (Nervi Latarjet).
Plexus myentericus (AUERBACH): zwischen Ring- u. Längsmuskulatur, Plexus submucosus (MEISSNER) in der Submucosa.

Drüsen:
– **Belegzellen:** HCl und Intrinsic-Faktor (zur intestinalen Resorption von Vit. B_{12}), im Fundus und Corpus (exokriner Magenteil)
– **Hauptzellen:** Pepsinogen u. Kathepsin, im Fundus und Corpus (exokriner Magenteil)
– **G-Zellen:** Gastrin, im Antrum, Freisetzung bei Dehnung des Antrum, Vagusreiz, chemische Reize im Antrum (endokriner Magenteil, Zellen gehören zum APUD-Zellsystem. = Amine precursor uptake and decarboxylation)
– **Nebenzellen:** Schleim, an der Kardia und Pylorus vermehrt vorhanden

Magenschleimhautbarriere: verhindert die Rückdiffusion von H^+-Ionen entlang des Konzentrationsgradienten.

Säuresekretion: BAO (basal acid output) = 2-5 mmol/Std. (60-80 ml/Std.)
MAO (maximal acid output) = nach max. Stimulation mit Pentagastrin ⇨ 20-25 mmol/Std. (100-200 ml/Std.), es wird insg. 4 x alle 15 Min. der Mageninhalt abgesaugt und bestimmt
Quotient BAO:MAO normal 0,1-0,2 ⇨ pathologisch ab >0,2
PAO (peak acid output) = errechneter Wert aus den beiden höchsten 15-Min.-Werten nach Stimulation mit Pentagastrin.

Fehlbildungen: Hypertrophe Pylorusstenose (s. Kinderchirurgie); Magenvolvulus (Längs- od. Querachse); Divertikel; Magenpolypen (mögl. Präkanzerose) ⇨ Ther: endoskopische Entfernung mit der Schlinge

Magenverletzungen: Magenruptur, MALLORY-WEISS-Syndrom, Verätzungen, Fremdkörper, Bezoar (faserhaltiger Fremdkörper, z.B. aus verschluckten Haaren)

GASTRITIS

Syn: Magenschleimhautentzündung, ICD-10: K29.-

Etlg: # Akute Gastritis: alimentärer, alkoholischer Exzess, NSAR, Kortikoide, Zytostatika, Lebensmittelvergiftung
Erosive Gastritis: bei Verbrennungen, Schock, Sepsis, **Polytrauma**, Stress (z.B. postoperativ, Patient auf der Intensivstation)
Chronische Gastritis:

Typ A: Corpus, **autoimmun**, chronisch **atrophisch**, Achlorhydrie
Typ B: Antrum + Corpus, **bakteriell**, Hypochlorhydrie
Typ C: Antrum, **chemisch** toxisch induziert durch **Gallereflux**

Ät: – Typ A: **Autoantikörper** gegen Belegzellen und gegen Intrinsic-Faktor (⇨ dann perniziöse Anämie mögl.), evtl. autosomal-dominant erblich
– Typ B: Infektion der Magenschleimhaut mit **Helicobacter pylori**
– Typ C: Duodenogastraler alkalischer Gallereflux
– Sonderformen: erosive Gastritis (Stress, z.B. Polytrauma, große Op), phlegmonöse Gastritis (z.B. Streptokokkeninfektion), virale Gastritis (z.B. Zytomegalie-, Varizelleninfektion), eosinophile Gastritis, spezifische Gastritis (Tuberkulose, Syphilis, Sarkoidose, Morbus CROHN, Aktinomykose, Histoplasmose)

Path: ♦ **Erosive Gastritis** entsteht durch Mikrozirkulationsstörung der Magenschleimhaut (z.B. im Schock) ⇨ multiple, punktförmige und erosive Schleimhautdefekte ⇨ diffuse Magenblutung bis zur Massenblutung mögl.
♦ Phlegmonöse Gastritis: bakterielle Besiedlung aller Wandschichten bei resistenzgeschwächten Patienten
♦ Histo: **Chronische Gastritis** zeigt eine oberflächliche Leukozyteninfiltration (Lymphozyten und Plasmazellen). Je aktiver der Prozess umso mehr neutrophile Granulozyten sind vorhanden.
Eine **Atrophie** zeigt sich in einer Reduktion der Belegzellen und Hauptzellen im Corpus-Fundus-Bereich (Autoimmungeschehen).
♦ Intestinale Metaplasie: Nachweis nicht magenspezifischer Schleimhaut/Schleimhautelemente ⇨ es können sich Becherzellen finden, enterokolische Krypten oder auch eine komplette Dünndarmschleimhaut

Epid: ◊ Häufigste Form: chronische aktive Gastritis vom **Typ B** (80 % d.F.)
◊ Fast jeder 2. >50. Lj. hat eine chronische Gastritis (meist ohne Sympt.), Kompl: 20-30 % der Pat. mit einer Helicobacter-pylori-positiven Gastritis entwickeln dann im Laufe des Lebens ein Ulcus ventriculi

Klin: ⇒ Chronische Gastritis häufig symptomlos
⇒ Unspezifische Oberbauchbeschwerden mit **epigastrischem Schmerz**, Übelkeit, Blähungen, Völlegefühl, Druckgefühl im Oberbauch, Inappetenz
⇒ Fehlen des Intrinsic-Faktor ⇨ Vit.-B_{12}-Mangel ⇨ megaloblastäre = perniziöse Anämie, funikuläre Myelose (Hinterstrangdegeneration ⇨ Ataxie, Pyramidenbahnen ⇨ spastische Parese, Pyramidenbahnzeichen)
⇒ Erosive Gastritis: obere gastrointestinale Blutung, Kaffeesatzbrechen, Meläna

Diag: 1. Anamnese und klinische Untersuchung
2. **Gastroskopie + Histologie** + Untersuchung auf **Helicobacter pylori** (Urease-Schnelltest: negativ/positiv)
3. Vit.-B_{12}-Bestimmung im Serum, Auto-Ak gegen Parietalzellen (= PCA)

Ther: • Symptomatische Typ B-Gastritis: **Eradikationstherapie** der Helicobacter-pylori-Infektion mit einer **Triple-Therapie** über 7 Tage: **PPI**, z.B. Esomeprazol (Nexium®mups) od. Omeprazol (Antra MUPS®) 2 x 20 mg/Tag **+** 2 Antibiotika: **Amoxicillin** 2 x 1.000 mg/Tag

(Amoxypen®) + **Clarithromycin** 2 x 500 mg/Tag (Biaxin®HP) ⇨ der Helicobacter-Befall lässt sich damit in 90-95 % d.f. eradizieren
- Autoimmun Typ A-Gastritis: Bei Vit.-B12-Mangel ⇨ parenterale Vit.-B12-Gabe
- Erosive Gastritis: (Stressulkus-)**Prophylaxe** mit Sucralfat (Ulcogant®) oder bei nur kurzfristiger Therapie mit H₂-Blockern (z.B. Ranitidin)
- Bei Blutung endoskopische Sklerotherapie oder Laserkoagulation

Kompl: * Autoimmungastritis u. chron. aktive Gastritis: erhöhte Inzidenz für das **Magenkarzinom** od. MALT-Lymphome ⇨ jährliche endoskopische Kontrollen!
* Koinzidenz der Autoimmungastritis mit anderen Autoimmunerkrankungen (ADDISON-Krankheit, HASHIMOTO-Thyreoiditis, Diabetes mellitus Typ I) gegeben
* Helicobacter-pylori-Gastritis ⇨ Ulcus ventriculi; erosive Gastritis ⇨ „Stressulkus"

DD: – Ulcus ventriculi, duodeni, Refluxösophagitis
– Cholelithiasis, Pankreaserkrankungen
– Koronare Herzkrankheit
– Funktionelle Dyspepsie

ULCUS VENTRICULI

Syn: Magenulkus, Magengeschwür, Ulkuskrankheit des Magens, peptisches Ulkus, ICD-10: K25.-

Def: **Erosion** = Defekt, der die Lam.muscularis mucosae nicht überschreitet
Ulkus = umschriebener Defekt der Magenwand über die Mukosa hinausgehend

Ät: – **Helicobacter pylori** (gram-neg. Stäbchen-Bakterium, mit fäkal-oralem od. oral/oralem Übertragungsmodus, die Infektion erfolgt meist bereits in d. Kindheit)
– **Medikamenteninduziert**: Prostaglandinhemmer (**ASS, NSAR**: Diclofenac, Phenylbutazon, Indometacin), Glukokortikoide, Zytostatika, Bestrahlung
– **Stressulkus** (Intensivstation, Operationen, Polytrauma, Verbrennungen, Beatmung) ⇨ Magenschleimhautdurchblutung sinkt ⇨ Zusammenbruch der Schleimhautbarriere
– ZOLLINGER-ELLISON-Syndrom (hormonaktiver G-Zell-Tumor)
– Hyperparathyreoidismus (Ca^{++} stimuliert die G-Zellen)
– Genetisch prädisponierend: Blutgruppe 0, Hyperpepsinogenämie

Path: ♦ **Infektionskrankheit** durch Helicobacter pylori (schüttet schleimhautaggressive Substanzen aus; Durchseuchung bei Erwachsenen in Deutschland ca. 40 %, 5-10 % der Infizierten erkranken dann an einem Ulkus)
♦ **Missverhältnis zwischen aggressiven und defensiven/protektiven Faktoren** (Schleimhautbarriere aus Schleim-Bikarbonat-Sekretion, Prostaglandine, regelrechte Mikrozirkulation, Epithelregeneration)
♦ **Ohne Säure kein Ulkus** (nie Ulkus bei perniziöser Anämie od. bei chronisch atrophischer Gastritis, da keine Säureproduktion im Magen)
<u>Säureproduktionsregulation:</u>
1. **Zephale, vagale Phase:** Speise sehen ⇨ Stimulation der HCl-Produktion über den N.vagus
2. **Gastrale Phase:** Magenwanddehnung ⇨ direkte HCl-Stimulation, chemische Reizung (Proteinabbauprodukte, Alkohol, Nikotin) ⇨ Gastrin-Freisetzung ⇨ indirekte Stimulation der HCl-Produktion
3. **Intestinale Phase:** Enterohormonfreisetzung ⇨ hemmt Gastrin-Freisetzung ⇨ Säureproduktion erlischt
Außerdem: Gastrinproduktion ist abhängig vom Magen-pH. Je niedriger der Magen-pH, desto weniger Gastrinproduktion ⇨ weniger HCl
♦ <u>Lok:</u> distaler Corpus und Antrum, an der kleinen Kurvatur bevorzugt (wegen der etwas schlechteren Durchblutung)

Epid: ◊ 6-10 % der Menschen entwickeln im Laufe ihres Lebens (= Lebenszeit-Prävalenz) ein Ulcus ventriculi od. duodeni, Prävalenz: 0,3 %, Inzidenz 50/100.000/Jahr

Magen

◊ Prädisp.alter: 50.-70. Lj., m = w
◊ In den letzten Jahrzehnten in den westlichen Industriestaaten insg. abnehmende Tendenz

Etlg: Nach JOHNSON (1964) bezüglich der Lage des Ulkus, ergänzt um die Pathogenese

> Typ I: An der kleinen Kurvatur proximal d. Angulus (häufigstes Magenulkus, 60 % d.F.), duodenogastraler Reflux von Gallensäuren durch Pylorusinsuffizienz ⇨ Gastritis ⇨ Ulkusbildung an der Grenze von entzündeter und gesunder Schleimhaut, eher Normazidität

> Typ II: Kombiniertes Ulkus (Merke: **2-Lokalisationen!** Duodenum und distal des Angulus), Stase-Ulkus bei Stenose und Entleerungsbehinderung ⇨ Hypergastrinämie ⇨ eher Hyperazidität

> Typ III: Präpylorisches Ulkus, Hypersekretion von Magensäure ⇨ eher Hyperazidität

Ulcus ventriculi: <u>Je höher gelegen, desto weniger ist die Säure verantwortlich!</u>

Klin: ⇒ Diffuser epigastrischer **Sofortschmerz** nach Nahrungsaufnahme oder postprandialer Schmerz (Spätschmerz 1-3 Std. nach Nahrungsaufnahme)
⇒ Druck, Völlegefühl, Übelkeit, Inappetenz

Diag: 1. Anamnese (Schmerzcharakter) und klinische Untersuchung
2. **Gastroskopie** ⇨ Biopsie an mehreren Stellen obligat für Histologie!, denn
⇨ **hinter jedem Ulcus ventriculi kann auch ein Karzinom stecken** ⇦
und Untersuchung auf **Helicobacter pylori** (mit Urease-Schnelltest, 70 % der Patienten mit einem Ulkus sind positiv)
3. Röntgen: MDP ⇨ Ulkusnische, radiäre Schleimhautfalten (DD: Karzinom), Ulkusfinger (Ausziehung an der gegenüberliegenden Seite durch Spasmen), evtl. Pylorusstenose mit Magendilatation
4. Magensäureanalyse (keine Routine): BAO, PAO mit Pentagastrinstimulation

Ther:
- **Konservativ:** Allgemeine Maßnahmen: **kein Nikotin, Alkohol** und Kaffee! Absetzen ulzerogener Medikamente (insb. Analgetika, NSAR, Antiphlogistika), extrem heiße oder kalte Nahrung meiden, mehrere kleine Mahlzeiten.
- Medikamente: Mittel der Wahl zur Säurereduktion sind heute die **Protonenpumpeninhibitoren** (= PPI: Esomeprazol, Nexium®mups; Omeprazol, Antra MUPS®; Lansoprazol, Agopton®). Daneben gibt es noch einfache Antazida (freiverkäuflich, z.B. Magaldrat, Riopan®), H2-Blocker (ggf. zusätzlich zur Nacht gegeben: Ranitidin od. Cimetidin), Anticholinergika (Pirenzepin, Gastrozepin®), Schleimhautprotektiva (Sucralfat, Ulcogant®), Prostaglandinderivate (Misoprostol, Cytotec®) u. Wismut-Präparate (Reserve zur Helicobacter-Eradikation: Wismut, Telen®)
Standardtherapie zur Eradikation der Helicobacter-pylori-Infektion mit einer **Triple-Therapie** (FRENCH- od. ITALIAN-Schema) für 7 Tage: **PPI**, z.B. Esomeprazol (Nexium®mups) od. Omeprazol (Antra MUPS®) 2 x 20 mg/Tag + 2 Antibiotika: **Amoxicillin** 2 x 1.000 mg/Tag (Amoxypen®) + **Clarithromycin** 2 x 500 mg/Tag (Biaxin®HP) od. Metronidazol 2 x 400 mg/Tag (Clont®, bei ausbleibendem Erfolg auf Clarithromycin) ⇨ der Helicobacter-Befall lässt sich damit in 90-95 % d.F. heilen.
- Abheilung muss kontrolliert werden, da ein Karzinom nicht auszuschließen ist ⇨ 6 Wochen nach Diagnosestellung (Ulkus abgeheilt?) ⇨ weitere 6 Wo. später (Ulkus endgültig nicht mehr nachweisbar?)
Heilt ein Ulkus innerhalb von 3 Monaten nicht ab = Versagen der konservativen Therapie ⇨ operative Therapie anstreben (Ulkus, das in 3 Monaten nicht heilbar ist, bessert sich auch in einem Jahr nicht!)
- **Operativ:** Ind: Op heute nur noch **sehr selten** notwendig (Op von Komplikationen).
Absolut: **Perforation**, massive nicht stillbare Blutung, **Malignitätsverdacht**
Relativ: Riesenulkus, kallöses Ulkus (alle Wandschichten betroffen), rezidivierendes Ulkus, persistierendes Ulkus (erfolglose konservative Therapie)
  – Resezierende Verfahren:
    - 2/3-Resektion (Antrum und Teile des Corpus) + Wiederherstellung der Magen/Darmpassage
    - **BILLROTH I:** termino-terminale Gastroduodenostomie (mit End-zu-End oder End-zu-Seit-Anastomose)

Methode der Wahl: **B I mit Interposition eines ausgeschalteten Jejunumstückes** (funktionell günstigste Op durch den physiologischen Speisetransport und Verhinderung des duodenogastralen Refluxes durch das Interponat ⇨ Vermeidung von Blind-loop- u. Afferent-loop-Syndrom)

- BILLROTH II: Gastrojejunostomie = Verbindung des Magenrestes mit Jejunum (dieses kann retrokolisch oder antekolisch zum Magen hochgezogen werden) mit Ausschaltung des blind verschlossenen Duodenums
Früher: B II + Braun'sche Fußpunktanastomose
Heute besser: **B II + Y-Anastomose nach ROUX**: Gastrojejunostomie und Anastomose des ausgeschalteten Duodenums 40 cm distal der Gastrojejunostomie, ebenfalls mit guten Langzeitergebnissen

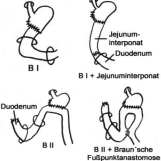

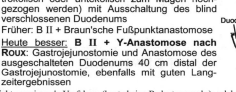

- Nicht resezierende Verfahren (heute keine Bedeutung mehr): selektive proximale Vagotomie mit und ohne Pyloroplastik ⇨ zwar geringe operative Belastung, aber Rezidiv in 30-40 % (da die alleinige Säurereduktion oft nicht ausreichend ist).

Prog: Bei optimaler konservativer und operativer Therapie sehr gut.

Kompl:
* **Blutung** (⇨ akut, s. Kap. obere gastrointestinale Blutung), chronische Blutung ⇨ Anämie
* **Stenosierung** (Sanduhrmagen, Magenektasie, Aspirationsgefahr), Endzustand eines chronisch rezidivierenden Ulcus ventriculi, Ther: 2/3-Resektion
* **Kissing ulcer**: Gegenüberliegende Ulzera, z.B. an kleiner und großer Kurvatur
* **Penetration** (in ein Nachbarorgan, z.B. Pankreas)
* **Perforation** Symptomatik: Bild eines Akuten Abdomens (siehe Perforation bei Ulcus duodeni), Ther: Laparotomie, Exzision d. Ulkus, dann Verschluss durch Geschwürübernähung mit Einzelknopfnaht (Exzision, wegen Ausschluss eines Ca), heute auch laparoskopisch mögl.
* **Maligne Entartung** in 1-3 % d.F.! Selbst bei Behandlung und Ausheilung eines Ulkus kann unter der Narbe ein Ca wachsen! Magenstumpfkarzinom nach Magenresektion mit einer Latenz von ca. 15-20 Jahren möglich (diese Koinzidenz zwischen Resektion und späterem Karzinom wird heute teilweise angezweifelt, evtl. Helicobacter-pylori-Infektion verantwortlich)
* **Chronisches Ulkus** = Ulcus callosum mit narbigem Ulkuswall und Motilitätsstörung
* **Triple-Therapie**: pseudomembranöse Kolitis

Op:
* **Rezidivulkus**: Mangelhafte Säuresuppression, belassener Antrumrest, Stase, extragastrale Ursachen
* **Früh- und Spätdumping-Syndrom**
* BILLROTH I ohne Interponat: ausgeprägter duodenogastraler Reflux, evtl. Induktion eines Karzinomes im Restmagen: Magenstumpfkarzinom
* BILLROTH II: Blind-loop-Syndrom und Afferent-loop-Syndrom
Magenanastomosenulkus wegen fehlender duodenaler Neutralisation der verbliebenen Säure des Magenrestes.
Ther: Umwandlung in B I oder Y-ROUX mit Dünndarmschlinge <40 cm (aber: duodenogastraler Reflux darf nicht zu groß werden, wegen der Gefahr des Magenstumpf-Ca)
* **Nahtinsuffizienz** ⇨ Peritonitis, akutes Abdomen

Proph: ♥ **Stressulkusprophylaxe:** Gabe von H_2-Blockern (z.B. Ranitidin 3 x 50 mg i.v.) od. Sucralfat (Ulcogant®, 4-6 x 1 g/Tag) bei Intensivmedizin-pflichtigen Patienten, bei Langzeitbeatmung, schwerem Polytrauma od. Koagulopathie!

DD: – **Duodenalulkus:** Nüchternschmerz, Nachtschmerz, Nachlassen der Schmerzen nach Nahrungsaufnahme

- **Magenkarzinom**, MALT-Lymphome: zeigt ein "Magenulkus" keine Abheilungstendenz unter Therapie innerhalb von 4-6 Wo., so besteht dringend Karzinomverdacht ⇨ Biopsie!, ebenso sind atypische Ulzera verdächtig (z.b. an der großen Kurvatur)
- Ulcus DIEULAFOY (Exulceratio simplex): Ulkusbasis mit Fehlanlage einer submukösen Arterie, Gefahr der arteriellen Blutung bei Arrosion der Gefäßwand, Ther: operative Umstechung, endoskopische Blutstillung (mit Laser, Unterspritzung od. Ligatur)
- NUD (non-ulcer Dyspepsie) = Reizmagensymptomatik
- Gastritis, gastrointestinale Infekte
- Tuberkulose, Herpes simplex, Zytomegalie-Infektion
- Morbus-CROHN-Läsion

MÉNÉTRIER-FALTENHYPERPLASIE

Syn: Morbus MÉNÉTRIER, MÉNÉTRIER-Syndrom, Polyadenomatosis polyposa, Gastritis polyposa, Gastropathia hypertrophicans gigantea, engl. Ménétrier's disease, ICD-10: K29.6

Path: ♦ Foveoläre Hyperplasie mit vermehrter Schleimbildung (Mukoproteine) und Schleimhauthypertrophie (**Riesenfalten**) unbekannter Ursache, in 90 % d.F. Helicobacter pylori pos.
♦ Form der exsudativen hypertrophen Enteropathie ⇨ Eiweißverlust in d. GI-Trakt ⇨ Hypoproteinämie und resultierende hypoproteinämische Ödeme
♦ Hypo- bis Anazidität
♦ 10 % **maligne Entartung**!
♦ Lok: zystischen Erweiterungen der Drüsengänge im **Magenkorpus**

Epid: Prädisp.alter: 40.-60. Lj.

Klin: ⇒ Oberbauchbeschwerden, Übelkeit, Erbrechen
⇒ Durchfälle (eiweißreich), Ödeme

Diag: 1. Anamnese und klinische Untersuchung
2. Gastroskopie (Riesenfalten) + Biopsie, Untersuchung auf Helicobacter pylori
3. Röntgen: MDP zeigt gastrale Riesenfalten
4. Labor: Gesamteiweiß vermindert, ggf. GORDON-Test zum Nachweis einer exsudativen Enteropathie (Aktivitätsbestimmung von ^{131}Iod-Polyvinylpyrrolidon im Stuhl nach i.v. Injektion)

Ther: • Konservativ: Jährliche Kontrolle (Endoskopie)
Med: Omeprazol od. H_2-Blocker und Eradikationstherapie (s.o.) bei Helicobacternachweis
• Operativ: Prophylaktische Gastrektomie bei Malignitätsverdacht

Kompl: ∗ Erhöhte Tendenz zur Ausbildung einer Polyadenomatose
∗ **Maligne Entartung!**

DD: – Intramurales Magenkarzinom
– Polyadenomatose-Syndrom

MAGENKARZINOM

Syn: Karzinom des Magens, engl. gastric cancer, ICD-10: C16.-

Ät: – **Prädisponierende Faktoren:** chronisch atrophische **Gastritis** (Typ-A-Gastritis), insb. bei intestinaler Metaplasie, **Helicobacter-pylori-Infektion** (Typ-B-Gastritis), Perniziosa, Ulcus ventriculi, **Morbus MÉNÉTRIER** (10 % maligne Entartung), Polyposis des Magens (sehr selten) ⇨ bei allen Risikoerkrankungen **jährlich Gastroskopie** zur Kontrolle!

- Karzinogene in der Nahrung: **Nitrosamine** (bilden sich z.B. aus Nitrit u. sekundären Aminen im sauren Milieu, z.B. in geräucherte/gebratene Speisen unter Einwirkung der Magensäure), Benzo(a)pyren- u. Nitrostilbenexposition, Aflatoxine (insb. in Afrika), Acrylamid (in Pommes frites, Chips und insb. bei Rauchern 4fach erhöht)
- Rauchen, Vit.-A-, Vit.-E- u. Vit.-C-Mangel (zu wenig Obst und Gemüse)
- Familiäre Belastung, genetische Faktoren (Blutgruppe A bevorzugt, Nationalität: Japaner und Finnen haben ein erhöhtes Risiko), LYNCH-Syndrom (Mutation von Reparaturgenen auf Chrom. 2, 3 od. 7), E-Cadherin-Mutation (aut.-dom. vererbt, Lebenszeitrisiko für ein Magenkarzinom 70-80 %, hier ggf. prophylaktische Gastrektomie indiziert)
- Duodeno-gastraler Reflux nach Magenresektion ($\Rightarrow$ Magenstumpfkarzinom mit einer Latenz von ca. 15-20 Jahren, diese Genese ist heute umstritten)

Path: ♦ **Häufigste Lok: Antrum / präpylorisch** (50-80 % d.F.), kleine Kurvatur und Kardiakarzinom (Syn: Karzinom des ösophago-gastralen Übergangs, 10-25 % d.F.)
In 90 % d.F. solitäres Karzinom, in 10 % multizentrisch auftretend
♦ **Metastasierung:**
- <u>Hämatogen:</u> vorwiegend bei Vorliegen eines fortgeschrittenen Karzinomes.
Stationen: über die V.coronaria ventriculi zur Pfortader $\Rightarrow$ Leber $\Rightarrow$ Lunge, Skelett, Gehirn (= M_1)
- <u>Lymphogen:</u> schon in der Mucosa (unterhalb der Basalmembran) befinden sich Lymphwege $\Rightarrow$ **sehr frühe lymphogene Metastasierung** mögl. (schon beim Magenfrühkarzinom mögl.), die Lymphbahnen verlaufen mit den Arterien des Magens. Ab T_2 haben bereits 40 % d. Pat. Lymphknotenmetastasen.
Lymphknotenstationen regionär: **perigastrisch** (große und kleine Kurvatur), entlang der A.gastrica sin., A.hepatica com., A.lienalis, Tr.coeliacus und hepatoduodenale Lk
Im weiteren: paraaortal, mesenterial, Duct.thoracicus ($\Rightarrow$ VIRCHOW-Drüse: links supraklavikulär tastbarer Lymphknoten), werden als Fernmetastasen klassifiziert (= M_1)
- <u>Per continuitatem:</u> Serosa (= viszerales Peritoneum, T_3); Mesenterium, großes Netz, Bauchwand, Colon transversum, Dünndarm, Retroperitoneum, Pankreas, Milz, Leber, Niere, Nebennieren, Zwerchfell (= T_4)
- <u>Per contiguitatem</u> (Berührung): parietales Peritoneum (= Bauchfellkarzinose, T_4) $\Rightarrow$ Aszites! (Exsudat, evtl. hämorrhagisch)
- <u>Abtropfmetastasen:</u> DOUGLAS, Ovar (= KRUKENBERG-Tumor mit Siegelringzellen, M_1)

Epid: ◊ Sechsthäufigstes Karzinom (6 % aller Karzinome) in Deutschland, in den Industriestaaten insg. **rückläufige Tendenz** (Ursache: ausgewogene Ernährung?). In den westlichen Ländern hat sich die Inzidenz innerhalb der letzten 20-30 Jahren etwa halbiert, ein niedriger sozioökonomischer Status hat statistisch ein höheres Risiko.
◊ <u>Inzidenz:</u> 19/100.000/Jahr, ca. 15.300 Neuerkrankungen/Jahr in Deutschland. Weltweit ca. 750.000 Tote/Jahr durch Magenkarzinome, höchste Inzidenz haben asiatische Länder
◊ <u>Prädisp.alter:</u> **>60. Lj.**, m > w (= 1,5:1)

Etlg: # **Frühkarzinom (early cancer):**
Erhaben/polypoid (Typ I), oberflächlich (II) oder exkaviert (III) wachsend, bleibt aber auf die Mucosa und Submucosa (IV) beschränkt (ist aber bereits ein T_1-Tumor!)
Fortgeschrittenes Karzinom, Einteilung nach BORRMANN (1926), der Tumor überschreitet die Submucosa in die Muscularis propria (= T_2-T_4):
Typ I: Polypöses Karzinom
Typ II: Exulzerierendes Karzinom
Typ III: Exulzerierendes Karzinom, infiltrierend wachsend
Typ IV: Diffus infiltrierendes Karzinom
Histologisch (nach der WHO):
Adenokarzinome 90 % d.F. (papilläres, tubuläres, muzinöses, Siegelringzellkarzinom), adenosquamöses Karzinom, squamöses Karzinom, undifferenziertes Karzinom (Grading: G3-G4)
Etlg. nach LAURÉN (1965):
- Karzinom vom <u>intestinalen Typ:</u> mit überwiegend Drüsen, meist **polypös** (klassisches Adenokarzinom) $\Rightarrow$ gute Prognose
- Karzinom vom <u>diffusen Typ:</u> mit **infiltrativem Wachstum** in der Magenschleimhaut $\Rightarrow$ eher schlechte Prognose

Magen

TNM-Klassifikation:
Cave (häufige Prüfungsfrage): **Unterscheide Carcinoma in situ vom Frühkarzinom!**
(Antwort: T_{is} überschreitet nicht die Basalmembran und metastasiert **nicht!**, das sog. Frühkarzinom [= T_1] geht weiter bis in die Submukosa und kann daher bereits metastasieren)

T_{is} =	Carcinoma in situ, auf die Lam.epithelialis mucosae beschränkt (überschreitet nicht die Basalmembran!)
T_1 =	Tumor infiltriert die Lam.propria mucosae (T_{1a}) oder max. bis zur Submucosa (T_{1b}) (entspricht dem Frühkarzinom! ⇨ geht nicht bis in die Muscularis propria)
T_2 =	Tumor infiltriert die Muscularis propria
T_3 =	Tumor infiltriert die Subserosa
T_4 =	Tumor **perforiert die Serosa** (= viszerales Peritoneum, T_{4a}) od. infiltriert **benachbarte Strukturen** (T_{4b})
N_1 =	Metastasen in 1-2 regionären Lk
N_2 =	Metastasen in 3-6 regionären Lk
N_3 =	Metastasen in >7 regionären Lk (N_{3a}), Metastasen in ≥16 regionären Lk (N_{3b})
M_1 =	Fernmetastasen oder Befall **nicht regionärer Lk** (z.B. mesenteriale, paraaortale, retropankreatische Lk)

Stadiengruppierung: I: $T_1N_0M_0$ bis $T_2N_0M_0$ od. $T_1N_1M_0$ II: $T_3N_0M_0$ bis $T_2N_2M_0$
III: $T_2N_3M_0$ bis $T_{4b}N_0M_0$ bis $T_{4b}N_3M_0$ IV: alle M_1

Klin: ⇨ 50 % d. Pat. sind **asymptomatisch!**, keine Leitsymptomatik
⇨ Nahrungsabhängige Schmerzen im Oberbauch, Inappetenz, zunehmende **Abneigung gegen Fleisch** oder andere fette Speisen (späte Zeichen)
⇨ Anämie (durch Mikroblutungen) ⇨ evtl. Teerstuhl und Eisenmangelanämie, Abnahme der allg. körperliche Leistungsfähigkeit, Gewichtsabnahme bis zur Tumorkachexie
⇨ Dysphagie: bei kardianahem Karzinom
⇨ Magenausgangsstenose (= maligne Magenausgangsstenose): Bei Ca im Pylorus / präpylorisch ⇨ Völlegefühl, Übelkeit, Erbrechen, Essensvermeidung
⇨ Evtl. Aszites bei peritonealen Metastasen

Diag: 1. Anamnese und klinische Untersuchung meist unergiebig
2. **Gastroskopie:** Lokalisation, **Mehrfach-Biopsie** (ca. 8x ⇨ 95%ige Trefferquote) und **Endosonographie**: zur Darstellung der Infiltrationstiefe und Ausdehnung des Tumors in der Magenschleimhaut (Norm: Magenwanddicke 5-7 mm)
3. Sonographie: Metastasen? ⇨ v.a. Leber (präoperatives Staging, Treffsicherheit 80-90 %)
4. Röntgen (heute durch die Gastroskopie praktisch ersetzt): MDP in Doppelkontrastverfahren zeigt Oberflächenveränderungen der Mucosa ⇨ Füllungsdefekt (polypöse Form) od. Nischen (ulzeröse Form), verändertes Schleimhautrelief (Faltenabbruch), Faltenkonvergenz (radiär zulaufende Falten), Ringwallulkus, evtl. Magenausgangsstenose, lokale Wandstarre u. gestörte Peristaltik in der Durchleuchtung
5. Staging: CT-Thorax zur Metastasensuche in Lunge u. Skelett und CT des Abdomens + kleinen Beckens, ggf. auch diagnostische Laparoskopie zum Staging
6. Labor: Tumor-Marker nur zur Verlaufskontrolle geeignet, keine Screening-Methode! (CA 19-9, CA 72-4, CEA)

Ther: • Operativ: Ind: kurativ oder palliativ (alle Ca mit über den Tr.coeliacus hinausgehenden Lk-Metastasen sind nicht mehr kurativ resezierbar)
– Op-Vorbereitung: ZVK und Infusionstherapie 2 Tage vor dem Eingriff (zusätzlich zur oralen Kost), 1 Tag vor Op nur noch Tee, perioperative Antibiotikaprophylaxe i.v. (z.B. Ceftriaxon, Rocephin®)
– Bei kleinen T_{is} u. T_{1a} (I-III, max. 20 mm im ∅) wird heute nur noch eine endoskopische Mukosektomie durchgeführt (spart die aufwändige Op und reicht nach den Studien aus)
– **Kurative Op:** Zugang mediane Oberbauchlaparotomie
Heute ist die **Gastrektomie** der Regeleingriff + Mitentfernung von **großem und kleinem Netz** (mit den perigastrischen Lk) + Entfernung der Lk am Tr.coeliacus bis zur Leber und zum Milzhilus (sog. D2-Kompartment), Resektion v. li. Leberlappen od. Querkolon bei Tumorinfiltration (die Entfernung v. Milz u. Pankreasschwanz zusätzlich zur D2-Lk-Entfernung wird wegen Kompl. nicht mehr empfohlen)

Auch subtotale Magenresektion (4/5) mögl. + Netzentfernung (bei distalen Tumoren vom intestinalen Typ mögl., wenn 5 cm Sicherheitsabstand eingehalten werden kann, beim diffusen Typ 8 cm Sicherheitsabstand nötig, weder Pylorus noch Kardia sind eine Barriere für das Tumor-Wachstum!), Vorteil: physiologischer, weniger Gewichtsverlust
Bei proximalen Tumoren (Kardia-nah) muss ein Teil d. Ösophagus mitentfernt werden.

⇨ dann wird nach allen Resektionen die Magen-Darmpassage wiederhergestellt:
- **Magenersatz:** ohne Wiederherstellung der Duodenalpassage: **Y-Anastomose nach Roux** ⇨ Verbindung des Magenrestes/Ösophagus mit einer Y-förmig ausgeschalteten Jejunalschlinge mit dem Duodenum (ca. 40 cm), Anastomose ca. 10 cm unterhalb des TREITZ-Bandes an das Jejunum (die nach unten gerichtete Peristaltik verhindert dabei einen Reflux)
- Magenersatz **mit Wiederherstellung der Duodenalpassage**: Mit einem Jejunuminterponat ⇨ Reihenfolge Ösophagus – Jejunum (ca. 40 cm lang) – Duodenum – Jejunum, zeigt funktionell die günstigsten Ergebnisse.

– Palliativ-Op: **Gastroenterostomie** (= GE) bei Magenausgangsstenose (Verbindung von Jejunum Seit-zu-Seit an den Magenfundus, mit ante- oder retrokolisch hochgezogener Jejunumschlinge) + BRAUN-Fußpunktanastomose

- Postoperativ: Bis 5. Tag Infusionstherapie, danach Tee (6. Tag), langsamer Kostaufbau mit flüssiger Kost, passierter Kost ab 8. Tag, Schonkost ab 10. Tag. Wunddrainage nach ca. 3 Tagen in den Verband ableiten, dann täglich etwas kürzen, Drainage ex nach ca. 1 Woche, Fäden/Klammern ex am 10. Tag. Keine weitere, strukturierte Nachsorge.
Bei Gastrektomie fehlt: Intrinsic-Faktor, HCl, Pepsin (⇨ keine Exkretion von Pankreasenzymen, fehlende Vit.-B_{12}-Aufnahme) ⇨ **Substitution** v. Vitamin B_{12} (parenteral) und Pankreasenzymen (oral) erforderlich.
- **Konservativ** = **palliative Ther.** (⇨ Wiederherstellung der Nahrungspassage): Einlage eines Tubus oder Metallgitter-Stent bei kardianahem Karzinom (Celestin, HÄRING-Tubus), Stenosenbeseitigung mittels Lasertherapie, ggf. auch palliative Radiatio. Ist dies nicht mögl. dann **PEG-Sonde** (= perkutane endoskopische Gastrostomie), Prinzip: unter endoskopischer Sicht transkutane Punktion des Magens, Einbringen eines Fadens von außen, der mit dem Endoskop dann aus dem Mund gezogen wird, daran Anheften der PEG-Sonde mit Halteplatte und Durchzug der Sonde am Faden durch den Magen nach außen oder Anlage eine WITZEL-Fistel (operativ eingebrachte gastrokutane Ernährungssonde).
Chemotherapie: 5-FU + Cisplatin (evtl. auch präop. = neoadjuvant zum Down-Staging) ggf. + Docetaxel, bei Chemotherapieresistenz Ramucirumab (Cyramza^{TM}) mögl.

Prog: Resektabel (kurative Zielsetzung) sind nur 45 % der Magen-Ca, Op-Letalität 5-10 %.
5-JÜR aller Magenkarzinome **30 %**, Stadienabhängig: Magenfrühkarzinom mit Beschränkung auf die Mukosa (= T_1, N_0) 95%ige 5-JÜR, fortgeschrittenes Magen-Karzinom: 25-40%ige 5-JÜR bei Radikaloperation (Serosabeteiligung = T_3 <4 cm 40 %, >6 cm bei intestinalem Typ 15 %, bei diffusem Typ schon bei >2 cm nur noch 15%ige 5-JÜR)
Bei lediglich palliativer Resektion mittlere Überlebenszeit 7-11 Mon.

Kompl: ∗ Magenausgangsstenose, Peritonealkarzinose, Aszites, akute Blutung bei Tumorarrosion
  Op: ∗ Anastomoseninsuffizienz = Nahtbruch zwischen Ösophagus und Jejunum heute durch zirkuläre Klammergeräte seltener (ca. 9 % d.F.), intraabdominelle Abszesse
  ∗ Gewichtsverlust postop. (fehlendes Reservoir, verkürzte Passagezeit, Malabsorption)
  ∗ **Rezidiv-Karzinom** ⇨ zur Prophylaxe **Tumornachsorge** mit sonographischen und endoskopischen Kontrollen in anfangs ¼-, dann ½-jährigen Abständen

Proph: ♥ Wichtig ist die **FRÜHDIAGNOSE!**, darum bei längeren Magenbeschwerden (>4 Wo.) unbedingt eine **Gastroskopie** durchführen!
  ♥ Bei allen Risikoerkrankungen für ein Magen-Ca **jährliche Gastroskopiekontrollen!**

DD: – **Magenulkus**, Refluxkrankheit, Morbus MÉNÉTRIER, Reizmagen-Syndrom (funktionelle Beschwerden als Ausschlussdiagnose)

- Andere Magentumoren (alle **sehr selten**, eher an der großen Kurvatur gelegen):
  - GIST = gastrointestinale Stromatumoren: seltene maligne Tumoren (Inzidenz: 1,5/100.000/Jahr) mesenchymalen Ursprungs im Magen od. Dünndarm mit typischen Mutationen im C-kit-Protoonkogen [Tyrosinkinase-Rezeptor] auf der Zelloberfläche ⇨ eignet sich zum immunhistochemischen Nachweis am Op-Präparat.
  Ther: Resektion mit 2 cm Sicherheitsabstand (keine Lymphknotenentfernung erforderlich, da so gut wie nie Lk-Metastasierung), postop. bei höherem Risiko (Tumor >5 cm od. hohe Mitoserate) Tyrosinkinase-Inhibitor Imatinib 400 mg/Tag oral (Glivec®). Sunitinib 50 mg/Tag oral (Sutent®) für ½-3 Jahre (vermindert das Rezidivrisiko erheblich). Bei Inoperabilität auch präoperativer Einsatz (neoadjuvant) zur Tumorverkleinerung mögl. Neues Reservemed. bei Imatinib-/Sunitinib-Versagen ist Regorafenib (Stivarga®, 160 mg/Tag).
  - **MALT-Lymphome** (= mucosa-associated lymphoid tissue; sind B- od. T-Zell-Non-Hodgkin-Lymphome des Magens, von niedrig- bis hochmaligne mögl.), Assoziation mit Helicobacter-pylori-Infektion, Inzidenz: 1/100.000/Jahr, Diag: endoskopische Biopsie, Ther: Helicobacter-pylori-Eradikation (im frühen Stadium ist dies bei 98 % d.F. erfolgreich), bei fortgeschrittenem Stadium Radiatio (insg. 40 Gy) u. Chemotherapie (CHOP-Schema), ggf. zusätzlich Rituximab (monoklonaler Ak gegen CD-20-Oberflächenantigen, das von den meisten B-Zell-Lymphomen exprimiert wird, Mabthera®), OP heute nur noch bei Komplikationen (z.B. Perforation od. Blutung), Prog: 5-JÜR ca. 80 %
  - Sarkome, Leiomyome, Adenome (maligne Entartung in 20 % d.F. ⇨ Kontrolle notwendig), Polypen, Polypose (Peutz-Jeghers-Syndrom), Myome, Neurofibrome, Neurinome, Magenteratom, neuroendokrine Tumoren des Magens (Karzinoide)

KRANKHEITEN DES OPERIERTEN MAGENS

Syn: Dumping-Syndrome: Früh- (postalimentäres Frühsyndrom) und Spät- (postalimentäres Spätsyndrom); Syndrom der zu- und abführenden Schlinge (engl. afferent loop syndrome, efferent loop syndrome); Syndrom der blinden Schlinge = Blindsacksyndrom (engl. blind loop syndrome), ICD-10: K91.1

Ät: – Dumping-Syndrome und Schlingensyndrome: insb. nach **Billroth-II-Op**
 – Blindsacksyndrom: Bei ausgeschalteten Darmschlingen, Umgehungs-Enteroanastomosen im Dünndarmbereich

Path: ♦ **Frühdumping-Syndrom:** Rasche unverdünnte **hyperosmolare** Nahrungspassage im Jejunum ⇨ osmotische Aktivität in Richtung Darmlumen (v.a. nach Verzehr v. Süßigkeiten = nicht gespaltene Kohlenhydrate) ⇨ Verlust von Plasma (bis zu 20 % d. Blutvolumens!), Kininfreisetzung (vasoaktive Substanzen wie Serotonin, auch Katecholamine) und Vagusreizung (mechanisch durch Wanddehnung) ⇨ bis zum Volumenmangelschock mögl.
 ♦ **Spätdumping-Syndrom:** Hypoglykämie postprandial durch unkoordinierte überschießende Insulinfreisetzung, v.a. bei kohlenhydratreicher Nahrung ⇨ Katecholaminfreisetzung
 ♦ **Afferent-loop-Syndrom:** Stase u. Abflussbehinderung der zuführenden BII-Duodenalschlinge oder zu weite Ausflussöffnung (Mageninhalt gelangt in die Schlinge) ⇨ Keimbesiedlung, Gallen- und Pankreasenzymstau
 ♦ **Efferent-loop-Syndrom:** Magenentleerung wird behindert durch Abknickung oder Anastomosenenge / Invagination der abführenden Schlinge
 ♦ **Blind-loop-Syndrom:** Überwucherung der blinden Schlinge mit Darmbakterien ⇨ Dekonjugation von Gallensäuren und Konsumption v. Vit. B_{12} ⇨ Maldigestion und Vit.-B_{12}-Mangel, Ther: Langzeittherapie mit Tetrazyklinen

Klin: ⇨ Frühdumping-Syndrom: Bauchschmerzen, Übelkeit, Diarrhoe, Schocksymptomatik (Hypovolämie), typische Latenz: 10-30 Minuten nach Nahrungsaufnahme
 ⇨ Spätdumping-Syndrom: Hypoglykämie ⇨ Kaltschweißigkeit, Übelkeit, Schock, Latenz: 1-3 Std. nach Nahrungsaufnahme
 ⇨ Afferent-loop-Syndrom: Inappetenz, galliges Erbrechen, Völlegefühl, Diarrhoe, Besserung der Beschwerden nach Erbrechen
 ⇨ Efferent-loop-Syndrom: Völlegefühl, Erbrechen
 ⇨ Blind-loop-Syndrom: Steatorrhoe/Diarrhoe ⇨ Hypokalzämie und Gewichtsverlust, Vit.-B_{12}-Mangel ⇨ perniziöse Anämie bis zur funikulären Myelose

Diag: 1. Anamnese und klinische Untersuchung
2. Röntgen: Efferent-loop-Syndrom: Abknickung, prästenotische Ektasie des Magenrestes

Ther: • Konservativ: Früh-Dumping-Syndrom: mehrere kleine Mahlzeiten, eiweiß- und fettreiche Speisen
Blind-loop-Syndrom: Tetrazykline od. Gyrasehemmer, Cholestyramin (bindet Gallensäuren), Vit.-B12-Substitution (parenteral)
• Operativ: Ind: Ausgeprägte Dumping-, Afferent- und Efferent-loop-Syndrome
  – Umwandlungsoperation nach HENLEY-SOUPAULT: B II ⇨ B I, die zuführende (ausgeschaltete) Schlinge wird wieder in die Kontinuität eingefügt (zwischen Magenrest und abführende Schlinge)
  – Blind-loop-Syndrom: Blindsackresektion und Umwandlung in eine physiologische End-zu-End-Anastomose

Kompl: Bei allen Magenresektionen kann es zum **Stumpfkarzinom** durch duodeno-gastralen Reflux kommen, Latenz ca. 15 Jahre postoperativ (insb. nach B II) ⇨ jährliche gastroskopische Kontrolle durchführen.

ADIPOSITAS-CHIRURGIE

Syn: **Bariatrische Chirurgie**, metabolische Chirurgie bei: Adipositas permagna, morbider Fettsucht, *krankhafter Adipositas*, ICD-10: E66.8- (die 5. Stelle wird v. Grad I-III kodiert mit 0-2)

Ät: Eine Adipositas permagna kann folgende Ursachen haben:
– **Exzessive Hyperalimentation** und zu **geringe körperliche Aktivität**
– **Genetische Disposition** (familiäre Häufung): polygene Erbanlagen, Leptinresistenz am Obesity-Rezeptor im Hypothalamus
– Hormonell: Hypothyreose, CUSHING-Syndrom I (Hyperkortisolismus), Hypothalamus-Affektion (FRÖHLICH-Syndrom), polyzystische Ovarien (STEIN-LEVENTHAL-Syndrom)
– PICKWICK-Syndrom (hochgradige Fettsucht mit alveolärer Hypoventilation, Schlafapnoesyndrom und anfallsweisen Schlafzuständen)
– PRADER-WILLI-Syndrom (Mikrodeletion an Chrom. 15) mit Adipositas, Diabetes mellitus, Muskelhypotonie, Hypogenitalismus, Minderwuchs und geistiger Behinderung
– BARDET-BIEDL-Syndrom (aut.-rez. erblich): dienzephaloretinale Degeneration mit Adipositas, Retinopathia pigmentosa, Polydaktylie, Nierenfunktionsstörungen, Hypogenitalismus, Minderwuchs u. geistiger Behinderung
– Med: Antidepressiva (Hunger ↑, insb. Amitriptylin, Saroten®), Neuroleptika (insb. Thioridazin, Melleril®), Lithium, Insulin, Kortikosteroide, ß-Blocker, Testosteron, Östrogen, Gestagen

Diag: 1. Anamnese (Essgewohnheiten, Diäten, körperliche Aktivitäten, familiäre Disposition), typischer klinischer Befund, Medikamentenanamnese: Appetitzüglergebrauch, Laxanzien, Diuretika, Schilddrüsenhormone, Alkohol od. Drogen, weitere Risikofaktoren (s.u. Kompl.)?
2. Gewichtsberechnung: **BMI** (<u>b</u>ody <u>m</u>ass <u>i</u>ndex, Syn: QUETELET-Index), zur schnellen Bestimmung s. Nomogramm

$$BMI = \frac{Körpergewicht\ [kg]}{Körpergröße^2\ [m^2]}$$

normal ist ein BMI von 18,5-25 kg/m²
Übergewicht: 25-30 kg/m²,
Adipositas Grad I: 30-35 kg/m², Grad II: 35-40 kg/m²,
Adipositas permagna (Grad III, morbid obesity) **>40 kg/m²**
in manchen Etlg. auch noch super obesity: >50 kg/m²
(s. Abb., Bsp.: 1,64 m groß, 120 kg = BMI 44,5)
Untergewicht <18,5 kg/m², Anorexie/ Bulimie <17,5 kg/m²

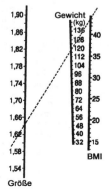

Ein deutlich erhöhtes Risiko für metabolische und kardiovaskuläre Komplikationen besteht bei einem **Taillenumfang** >102 cm bei Männern und >88 cm bei Frauen
3. Basislabor: Cholesterin, Triglyzeride, Glukose, T3, T4, TSH, Harnsäure und Op-Werte
4. Internistisches Konsil präop. zum Ausschluss begleitender kardialer Erkrankungen, Gefäßsklerose usw.

Epid: ◊ Prävalenz: In den Industriestaaten haben 45 % d. Bevölkerung ein Übergewicht (BMI >25 kg/m²), in Deutschland sogar 60 % (DEGS1 v. 2013). 23 % der Erwachsenen in Deutschland haben eine Adipositas und ca. **2 %** der erwachsenen Bevölkerung haben eine Adipositas permagna (w: 2,8 %; m: 1,2 %). Bei den Kindern (3.-17. Lj.) haben 6 % eine Adipositas (mit steigender Tendenz). Die Prävalenz der Adipositas hat sich in den letzten 20 J. verdoppelt und es wird in Deutschland mit einem weiteren Anstieg gerechnet.
◊ Ab einem BMI von 32 kg/m² steigt die Mortalität, bei einem BMI von ≥40 kg/m² besteht ein 6- bis 12fach erhöhtes Mortalitätsrisiko, die statistische Verminderung der Lebenserwartung beträgt dann 9 Jahre für Frauen und 12 J. für Männer.

Ther: • Konservativ: zur Gewichtsreduktion werden neben den verschiedensten **Diäten** (z.B. mediterrane Diät, Low-Carb-Diät) auch medikamentöse **Appetitzügler**, z.B. das Antidepressivum Sibutramin (Reductil®), das Sympathomimetikum Amfepramon (Regenon®), die in USA zugelassene Kombination Phentermin + Topiramat (Qsymia™) und **Fettresorptionshemmer** (Orlistat, Xenical®) versucht – dauerhafter Effekt ist aber gering (Rebound). Wichtig ist ein **Essverhaltenstraining**, das Führen eines **Ernährungsprotokolles** zur Kontrolle u. vor allem d. Steigerung der **körperlichen Aktivität** (mit Ausdauersportarten!)
• Operativ: Ind: konservativ therapieresistente Adipositas permagna (Grad III, BMI >40 kg/m², erfolglose Versuche über 2 J. ärztlich überwacht an Gewicht abzunehmen)
– In Deutschland ist die Kostenübernahme durch die Krankenkasse erforderlich (wird ab einem BMI >40 kg/m² meist genehmigt).
– Präop. bereits angepasste Antithrombosestrümpfe anfertigen lassen.
– Endoskopisch: Implantation eines Ballons in den Magen oder eines 60 cm langen Schlauches nach dem Pylorus (EndoBarrier®) für 6-12 Mon., um durch Gewichtsabnahme die Op-Fähigkeit zu erreichen.
– **Gastric banding** (Magenband, s. Abb.): Ein festes Band wird implantiert und erzeugt ein kleines prox. Magenreservoir (ca. 15 ml), das durch eine zusätzliche vertikale Klammernahtreihe entsteht (vertikale Gastroplastik nach MASON).
Heute Op. meist modifizierte nach KUZMAK (und meist **laparoskopisch** durchgeführt) ⇨ Magen wird durch ein horizontal implantiertes Band in 2 Teile eingeengt, der prox. Anteil ist das künftige kleine Magenreservoir (Pouch). Es wird dabei ein **justierbares Band** implantiert (mit integriertem Ballon im Band, der über einen im Subkutangewebe des Bauches verbundenen Port mehr oder weniger gefüllt werden kann, s. Abb.), das durch Übernähen mit kranialen Fundusanteilen fixiert wird.

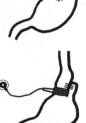

– **Schlauchmagen** (Sleeve-Gastrektomie): Der Magen wird entlang der großen Kurvatur verkleinert, sodass nur ein Magenlumen ähnlich des Durchmessers des Duodenums verbleibt.
– **Magenbypass** n. TORRES u. OCA: Abtrennen eines Teil des Magens und den verbliebenen kleinen, prox. Rest mit einer Y-ROUX-Gastrojejunostomie (Op s.o. Kap. Magenkarzinom) verbinden (ebenfalls laparoskopisch mögl.).
– **Biliopankreatische Diversion** n. SCOPINARO (ab BMI >50 kg/m²): der verkleinerte Magen wird ähnlich wie bei einer Y-ROUX-Gastrojejunostomie verbunden, jedoch wird das Jejunum erst 50-100 cm vor dem terminalen Ileum wieder anastomosiert ⇨ nur noch kurze funktionelle Strecke zur Resorption (Vorteil: auch bei großer Nahrungszufuhr ist eine Gewichtsabnahme zwangsläufig, Nachteil: große Op, Malabsorption, Proteinmangel ⇨ eiweißreiche Ernährung u. Substitution von Vitaminen usw. erforderlich). Eine Variante ist der sog. **duodenale Switch** (s. Abb., hier wird der abführende Schenkel mit dem erhaltenen Pylorus anastomosiert,

Pylorus

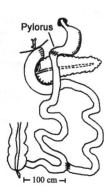

├─ 100 cm ─┤

Magen | Seite 181

sodass das Dumping-Syndrom vermindert wird ⇨ bessere Lebensqualität).
- Eine neue Methode ist das Gastric pacing (Magenschrittmacher), hierbei wird eine Schrittmacherelektrode laparoskopisch in das Antrum implantiert (der Schrittmacher liegt subkutan im Oberbauch). Durch eine elektrische Dauerstimulation wird ein Sättigungsgefühl induziert u. die Magenpassage verzögert sich.
- Lipektomien, Pannikulektomien/Dermolipektomien (Haut-Fett-Lappenresektion), Abdominoplastik oder Fettabsaugungen (Liposuktion) sind letztlich nur **kosmetische Operationen** und haben keinen Einfluss auf die Kalorienaufnahme und Gewichtsreduktion. Nach massiver Gewichtsreduktion können kosmetische Operation zur Entfernung "überschüssiger" Haut und Weichgewebes (z.b. der Bauchdecke) ggf. medizinisch indiziert sein (sog. Body-Contouring, z.B. Body-Lift-Op n. LOCKWOOD).
- **Psychotherapeutische** Unterstützung (Übergewicht kann Kompensation unbewältigter interpersonaler Konflikte sein, diese verschlechtern sich dann bei Gewichtsabnahme)
- Selbsthilfegruppen: Adipositaschirurgie-Selbsthilfe-Deutschland e.V., Wallauer Str. 3, 65719 Hofheim, Tel.: 06192 9776269, Internet: www.acsdev.de
  und weitere Informationen bei der Deutschen Adipositas-Gesellschaft e.V., Internet: www.adipositas-gesellschaft.de u. Arbeitsgemeinschaft Adipositas im Kindes- und Jugendalter, Internet: www.a-g-a.de

Prog: Eine dauerhafte Gewichtsreduktion ist mit konservativen Maßnahmen bei der Adipositas Grad III meist nicht zu erreichen. Das laparoskopisch implantierte, justierbare Magenband (gastric banding) zeigt in 50 % d.F. gute Erfolge, ist jedoch nicht ohne Risiko (z.B. perioperative Mortalität 0,5 %, Kompl. s.u.). Bei Erfolglosigkeit kann eine andere Op gemacht werden (sog. Redo-Eingriffe). Die Bypass- u. Diversions-Operation zeigen **längerfristig** die stabilste Gewichtsabnahme (auf Malabsorption muss aber lebenslang geachtet werden). Die Studien zeigen, dass Pat. nach bariatrischer Op eine Verringerung der Sterblichkeit um ca. 40 % in der Folgezeit haben. Weiterhin sinkt bei Frauen das allgemeine Krebsrisiko um fast die Hälfte. Ein vorbestehender Diabetes mellitus Typ 2 bessert sich signifikant.

Kompl:
* Zusätzliche Risikofaktoren: arterielle Hypertonie + Hyperlipidämie + gestörter Kohlenhydratstoffwechsel (= **metabolisches Syndrom**), Hyperurikämie, KHK, AVK, zerebrovaskuläre Insuffizienz, obstruktives Schlafapnoesyndrom, COPD, Nikotinabusus, Alkohol- u./od. Drogenkonsum
* Entwicklung eines **Diabetes mellitus** Typ II (Insulinresistenz). Bei Adipositas ist das Risiko 40fach! erhöht, einen Diabetes mellitus zu entwickeln. Nach Op bessert sich dieser erheblich oder sistiert sogar ganz.
* Cholezystolithiasis (erhöhtes Risiko auch nach Op)
* JoJo-Effekt (erneute Gewichtszunahme) nach einer kons. Therapie
* Appetitzügler auf Amphetaminbasis haben erhebliche NW (pulmonale Hypertonie, Herzklappenschädigung, Herzrhythmusstörungen, Halluzinationen, Abhängigkeitspotential) und sind in Deutschland teilweise nicht mehr zugelassen/erhältlich.

Op:
* Magenperforation, Peritonitis
* MASON-Op: Klammernahtreihenöffnung ⇨ Umgehung des Pouches und damit fehlender Gewichtsverlust (Reoperation erforderlich)
* Magenband: Verrutschen des Bandes, Dilatation des prox. Magenabschnittes, Durchrutschen des dist. Magenanteils unter dem Band nach oben (Slippage), selten auch Penetration des Bandes in den Magen, Portinfektion
* Magenbypass u. Diversions-Op: Dumping-Syndrom (Übelkeit u. Blähungen bei zuckerhaltigen Speisen od. Getränken), Malabsorptionssyndrom (dann Vitamin-, Kalzium-, Eisen- u. Iod-Substitution erforderlich)
* Refluxbeschwerden, Erbrechen ⇨ Speisen müssen gut gekaut werden
* Narbenhernien (insb. bei offener Op)
* Bei Schwangerschaft besteht ein erhöhtes Risiko beim Kind für Neuralrohrdefekte (durch verminderte Aufnahme von Folsäure) ⇨ bei geplanter Schwangerschaft bereits davor, bzw. gleich zu Beginn einer Schwangerschaft Folsäure supplementieren.

Proph: ♥ Der statistisch optimale BMI (für ein langes Leben) beträgt 22-25 kg/m²

DD:
- Einfache Pubertätsfettsucht (ist keine Ind. für ein operative Maßnahme)
- Multiple symmetrische Lipomatose (Fettpolster z.B. an den Oberschenkeln od. MADELUNG-Fetthals), gehäuft in Verbindung mit Alkoholabusus

DUODENUM

Anatomie

Das Duodenum besteht aus Pars superior (= Bulbus duodeni, intraperitoneal), Flexura duodeni sup., Pars descendens (mit der Papilla duodeni maj. (VATERI) et min. = Duct.pancreaticus accessorius), Flexura inferior, Pars horizontalis, Pars ascendens. Es mündet am TREITZ-Band (Plica duodenojejunalis, Muskelbindegewebsband v. Zwerchfell zur Flexura duodenojejunalis) in das Jejunum. Ab Pars descendens liegt der Zwölffingerdarm retroperitoneal bis zum Beginn des Jejunums. Gesamtlänge ca. 30 cm.

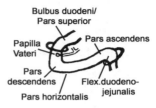

Gefäße: A.pancreaticoduodenalis sup. (aus A.gastroduodenalis aus Tr.coeliacus) und inf. (aus A.mesenterica sup.) bilden eine Anastomose (BÜHLER-Anastomose); A.gastroduodenalis und A.supraduodenalis (aus A.gastroduodenalis). Abfluss in die V.portae.

Vegetatives Nervensystem: Plexus coeliacus (sympathisch), N.vagus (parasympathisch)

Sekretion: BRUNNER-Drüsen: alkalischer Schleim (hauptsächlich in d. Pars sup. u. desc.)

Funktion: Resorption von Fe, Ca, Mg, Sacchariden, wasserlöslichen Vitaminen und Neutralisierung des sauren Magenbreies durch Gallensekret, Pankreassaft und Duodenalsekret.

Fehlbildungen

Duodenalatresie: s. Kap. Kinderchirurgie

Duodenaldivertikel: Häufigste Lok: Parapapillär (Innenseite des duodenalen 'C')
Sympt: Meist klinisch stumm, fallen nur bei Komplikationen od. als Zufallsbefund auf
Kompl: Entzündung, Blutung, Perforation, Stenose, Papillenstenose (⇨ Gallestau), Pankreatitis
Diag: MDP, Endoskopie
Ther: Nur bei KO, Resektion d. Divertikels und Nahtverschluss der Bruchlücke
(DD: Ulcera duodeni immer im Bulbus duodeni, Divertikel nie im Bulbus)

ULCUS DUODENI

Syn: Zwölffingerdarmgeschwür, Duodenalulkus, engl. duodenal ulcer, ICD-10: K26.-

Ät: – Infektion mit **Helicobacter pylori** (95 % der Pat. sind pos.)
– Medikation von nichtsteroidalen Antirheumatika (NSAR)
– Stressulkus bei intensivmedizinischer Behandlung
– ZOLLINGER-ELLISON-Syndrom, Hyperparathyreoidismus, duodenaler Morbus CROHN, systemische Mastozytose
– Begünstigend für Hyperazidität: Psychogen, Stress, Nikotin, Alkohol, Kaffee, Immunsuppression, Zytostatika, Morbus CUSHING, Cortisonmedikation

Path: Mögliche Ursachen sind: Übersäuerung im Bulbus duodeni durch Überproduktion von Säure im Magen (Helicobacter-pylori-Gastritis), heterotope Magenschleimhaut im Bulbus, fehlende Pufferung im Duodenum (Bikarbonat aus Pankreas u. Galle), zu rasche Entleerung von Mageninhalt in das Duodenum ⇨ Bulbitis (Duodenitis) ⇨ Ulkus im Bulbus duodeni (meist Vorderwand)

Epid: ◊ 6-10 % der Menschen entwickeln im Laufe ihres Lebens (= Lebenszeit-Prävalenz) ein Ulcus ventriculi od. duodeni, Prävalenz: 1,5 % pro Jahr, Inzidenz 150/100.000/Jahr
◊ **M** >> w (= 3:1), gehäuft bei Menschen mit der Blutgruppe 0

Klin: ⇒ **Nüchternschmerz**, Nachtschmerz (hyperazide interdigestive Sekretion des Magens = "regulation out of order"), Nachlassen der Schmerzen nach Nahrungsaufnahme und Spätschmerz, Lok: punktförmig, relativ genau lokalisierbar, meist im Epigastrium etwas lateral der Mittellinie liegend
⇒ Übelkeit, Erbrechen durch Duodenalschwellung
⇒ Periodisches Auftreten der Beschwerden, Gipfel im Frühjahr und Herbst (empirisch)

Diag: 1. Anamnese (Schmerzcharakter) und klinische Untersuchung
2. **Gastroduodenoskopie + Biopsie**, Nachweis von **Helicobacter pylori** (auch nicht invasiv mögl. über ELISA-Serumantikörperbestimmung oder ^{13}C-Harnstoff-Atemtest)
3. Magensäureanalyse (keine Routinediagnostik): BAO, MAO mit Pentagastrintest (s.o. Kap. Magen), ergibt bei Ulcus duodeni im Quotient BAO:MAO Werte von 0,2-0,4 beim Zollinger-Ellison-Syndrom bis zu 0,6
4. Röntgen: MDP ⇨ Ulkusnische: Füllung des Defektes mit KM

Ther: • **Konservativ:** Wie bei Magenulkus ⇨ Eradikation der Helicobacter-pylori-Infektion mit einer **Triple-Therapie** für 7 Tage: PPI, z.B. Esomeprazol (Nexium®mups) od. Omeprazol (Antra MUPS®) 2 x 20 mg/Tag **+** 2 Antibiotika: Amoxicillin 2 x 1.000 mg/Tag (Amoxypen®) + Clarithromycin 2 x 500 mg/Tag (Biaxin®HP) ⇨ der Helicobacter-Befall lässt sich damit in 90 % d.F. eradizieren
• Operativ: Ind: nur noch **sehr selten**, bei Versagen der konservativen Therapie (2-3 Rezidive in 2-3 Jahren), Rezidivulkus nach Ulkuskomplikationen, Perforation
– **Selektive proximale Vagotomie (SPV):** Skelettierung der kleinen Kurvatur zur Denervierung der belegzellenhaltigen Fundus- u. Korpusareale (evtl. + Pyloroplastik bei Magenausgangsstenose) ⇨ Reduktion der Säureproduktion um 50 %, geringe Funktionsstörung
– Kombiniertes Ulcus ventriculi et duodeni: **SPV mit Pyloroplastik** (nach HEINECKE-MIKULICZ: Myotomie des Pylorus in Längsrichtung, auseinanderziehen der Wunde und Naht in Querrichtung ⇨ Erweiterung des Pylorus) + Exzision des Magenulkus oder Antrumresektion oder 2/3-Resektion des Magens und Gastroduodenostomie
– Postoperativ: Bis 5. postop. Tag Infusionstherapie, dann Kostaufbau mit Tee, flüssiger Kost, passierter Kost und Schonkost. Fäden ex am 10. Tag
– Alle anderen Verfahren, wie selektive-gastrale Vagotomie, (trunkuläre) Vagotomie, 2/3-Resektion des Magens mit B I oder B II, "combined operation" mit Vagotomie + Resektion mit B I haben heute keine Bedeutung mehr.

Prog: Keine maligne Entartung! (im Gegensatz zum Magenulkus)
SPV: 6-10 % Rezidivrate, Op-Letalität 0,3 %

Kompl: ∗ **Perforation** ⇨ Bild des Akuten Abdomens mit akuten Bauchschmerzen, u.U. ohne vorherige Anamnese ⇨ Peritonitis mit Abwehrspannung, brettharter Bauch (v.a. Oberbauch, reflektorisch), "Totenstille", Kreislaufreaktion mit Schocksymptomatik und Sepsiszeichen mögl., Prog: wenn Perforation >24 Std. zurück ⇨ Letalität 80 %, bei <6 Std. ca. 5-10 %
Diag: Rö-Abdomenübersicht im Stehen (freie Luft in der Bauchhöhle, Cave: Nach jeder Laparotomie ist freie Luft im Abdomen zu finden!), Endoskopie u. evtl. nochmals Abdomenübersicht, da Insufflation von Luft bei der Endoskopie jetzt freie Luft induziert, evtl. diagnostische Laparotomie bei unklarer Lage
Ther: Laparotomie, Verschluss durch Ulkusübernähung mit Einzelknopfnähten
∗ **Blutung** (besonders gefährlich dorsal, weil dort die A.gastroduodenalis arrodiert werden kann), Etlg: nach FORREST (s. gastrointestinale Blutungen) ⇨ Ther: konservative Behandlung (incl. max. 4 Blutkonserven über 24 Std., Sekretin, Somatostatin, Eiswasserspülung), endoskopische Sklerosierung oder Laserkoagulation. Bei Versagen der konservativen Therapie ⇨ Op: Ulkusumstechung mit Einzelknopfnaht entlang des Gefäßverlaufes.
∗ Narbige **Stenosierung** ⇨ Magenausgangsstenose: Völlegefühl nach dem Essen, Erbrechen von saurem Mageninhalt, da Abflussstörung für den Mageninhalt, Gewichtsabnahme (Essen wird vermieden), bei Ulkuskrankheit meist lange Anamnese Wichtige DD: Magen-Ca! ⇨ Gastroskopie mit Biopsie (meist kurze Anamnese)
Ther: endoskopische Ballondilatation (in mehreren Sitzungen), wenn diese nicht erfolg-

reich ist, dann Pyloroplastik nach HEINECKE-MIKULICZ (Längsinzision + Quervernähung)
* Kissing ulcer: Gegenüberliegende Ulzera im Bulbus duodeni
* **Penetration** in Nachbarorgane: z.B. Pankreas ⇨ Dauerschmerz, Pankreatitis
* Rezidivulkus: Selektive totale Vagotomie = Entfernung sämtlicher gastraler Vagusfasern + Pyloroplastik

DD: – **Magenulkus:** Diffuser Sofortschmerz nach Nahrungsaufnahme oder postprandialer Schmerz (Spätschmerz 1-3 Std. nach Nahrungsaufnahme)
– Duodenaldivertikel (nie im Bulbus – im Gegensatz zum Ulcus duodeni)
– Gallenkoliken, Pankreatitis

DUODENALTUMOREN

Etlg: # **Benigne:** Brunneriom (Adenom von den BRUNNER-Zellen ausgehend), Hamartom, Myome, Lipome, Gastrinom (ZOLLINGER-ELLISON-Syndrom)
Maligne (sehr selten): Adenokarzinome (Risiko erhöht bei familiärer, kolorektaler adenomatöser Polypose, TNM-Stadien wie bei Dünndarmtumoren, s.u.), Sarkome (mit Infiltration in das Pankreas mögl.), GIST = gastrointestinale Stromatumoren (s.o. Kap. Magenkarzinom)

Klin: ⇨ Gastrointestinale Blutung, Stenose mit Übelkeit, Schmerz, Völlegefühl, evtl. galligem Erbrechen
⇨ Cholestasezeichen bei Obstruktion der Papilla duodeni VATERI (Ikterus, COURVOISIER-Zeichen, rezidivierende Pankreatitis)

Diag: 1. Anamnese und klinische Untersuchung
2. Röntgen: MDP, ggf. ERCP zur Abgrenzung von Papillenprozessen, CT
3. **Endoskopie** + Zangenbiopsie, ggf. Endosonographie

Ther: • Operativ:
– Endoskopische Schlingenabtragung benigner, gestielter Tumoren (Adenome) oder, wenn dies nicht möglich ist, chirurgische Segmentresektion des betroffenen Abschnittes
– Maligne Tumoren: Laparotomie, bei lokalisiertem Prozess (insb. an d. Flexura duodenojejunalis) duodenale Teilresektion, sonst proximale Duodenopankreatektomie n. WHIPPLE (mit entsprechend hoher Op-Letalität, s. Kap. Pankreaskarzinom und schlechter Prognose, 5-JÜR <30 %)
– Bei Inoperabilität und Passagehindernis: Gastroenterostomie + BRAUN-Fußpunktanastomose (s. Kap. Magenkarzinom)

Kompl: * Stenosierung der Papille ⇨ Aufstau von Galle- und Pankreassekret
* Passagehindernis durch Verlegung des duodenalen Lumens
* Maligne Entartung benigner Tumoren

DD: – Ulcus duodeni, Magenschleimhautheterotopien, antrale gestielte Polypen, Lipidinseln, heterotopes Pankreasgewebe, Karzinoide
– Papillenkarzinom (s. Kap. Tumoren Gallenblase und Gallenwege)
– Duodenalstenose: Pankreas anulare, Pankreaskopfkarzinom, Pankreatitis, Narbenstriktur, aortomesenteriales Kompressionssyndrom (Einklemmung des Duodenums zwischen Aorta und A.mesenterica sup.)

DÜNNDARM

Anatomie

Duodenum (wird *funktionell* zu den Oberbauchorganen gezählt, teils intra- und retroperitoneal gelegen) + **Jejunum** u. (40 % zu 60 %) **Ileum**. Jejunum und Ileum liegen komplett intraperitoneal.
Gesamtlänge beim Erwachsenen: **5-8 m**. Der Dünndarm ist an der hinteren Bauchwand durch das Mesenterium mit der Gefäßversorgung fixiert. Er endet mit der Papilla ilealis (Syn: Ostium ileale, wird auch Valvula ileocaecalis od. BAUHIN-**Klappe** genannt, der Übergang hat aber keinen Klappen- sondern eher einen Ventilmechanismus) am Übergang des Ileums zum Caecum/Colon ascendens im re. Unterbauch.

Arterien: Aa.jejunales et ilei aus der A.mesenterica sup.
Venen: Vv.jejunales et ilei in die V.mesenterica sup. ⇨ V.portae
Lymphabfluss: Mesenterium ⇨ Cisterna chyli
Funktion: im Jejunum erfolgt die **Resorption** von fettlöslichen Vitaminen, Elektrolyten, Fetten, Cholesterin u. Eiweiß sowie von Wasser (6 l/Tag), Sekretion von Enzymen (Amylase, Proteinase)
Terminales Ileum: Resorption von Vit. B12 (mit Intrinsic-Faktor des Magens), Gallensalzen
Zusätzlich hat der Dünndarm noch eine **immunologische Funktion** (IgA-Synthese, Noduli lymphatici aggregati = PEYER-Plaques)
Histologie: Darmzotten mit Mikrovilli, dazwischen LIEBERKÜHN-Krypten mit Becherzellen und PANETH-Körnerzellen (sezernieren Lysozym u. Peptidase), Ringfalten (KERCKRING-Falten aus Mucosa u. Submucosa zur weiteren Oberflächenvergrößerung). Die gesamte Resorptionsfläche beträgt ca. 2 Mio. cm² (etwa Größe eines Tennisplatzes).

Anomalien und Missbildungen

Ductus omphaloentericus (Syn: Duct.vitellinus, Dottergang): Liegt zw. Nabel und Ileum. **Unvollständige Rückbildung** des Dottergangs ⇨ verschiedene Fehlbildungen (s. Abb.) mögl.:

(1) Persistierende (angeborene), vollständige Dünndarm-Nabel-Fistel = Ductus omphaloentericus persistens
(2) Inkomplette **Nabelfistel** = persistierender distaler Teil
(3) Inkomplette Dünndarmfistel = persistierender proximaler Teil = **MECKEL-Divertikel** (s.u.)
(4) Dottergangzyste = persistierender intermediärer Anteil
(5) Intraabdomineller Bindegewebestrang = unvollständige narbige Atresie (Lig.terminale)

Dünndarmdivertikel: sind selten, meist an der Mesenterialseite im oberen Jejunum gelegen.
Kompl: Divertikulitis, Perforation, Blutung, Ileus, Fisteln- und Blindsackbildung, Malabsorptionssyndrom

Pneumatosis cystoides intestini: Gasblasen in Mucosa und Subserosa als Folge bakt. Besiedlung der Lymphwege. Meist Zufallsbefund ohne Therapienotwendigkeit.

Lageanomalien: Duodenum inversum, Malrotation, Duodenum mobile, arteriomesenteriale Duodenalstenose

Dünndarmatresie, Dünndarmstenose, Dünndarmduplikaturen (s. Kap. Kinderchirurgie)

Sonstige Erkrankungen:
Morbus CROHN (siehe Kap. Abdomen), Ileus (siehe Kap. Abdomen), Mesenterialinfarkt (siehe Kap. Gefäßchirurgie)

DÜNNDARMVERLETZUNGEN

Syn: ICD-10: S36.4-

Ät: – Stumpfe traumatische Darmwandschädigung (Quetschungsverletzung)
– Perforierende Verletzung (z.B. Stichverletzung)
– Iatrogen: Perforation bei Endoskopien, MDP, Biopsien
– Verschluckter Fremdkörper, Gallensteine, Bezoare (faserhaltiger Fremdkörper, z.B. aus verschluckten Haaren bei psychiatrischen Pat., die aus dem Magen in den Dünndarm ragen, sog. RAPUNZEL-Syndrom) ⇨ Hindernisse sind die Flexura duodenojejunalis und das Ostium ileale [= BAUHIN-Klappe] am Übergang vom Ileum zum Kolon mit einem Durchmesser von ca. 2 cm

Klin: ⇒ Lokaler Schmerz, gestörte Peristaltik, bei Quetschverletzungen evtl. zuerst freies Intervall
⇒ Bei Perforation ⇨ **Akutes Abdomen** (brettharter Bauch, paralytischer Ileus, reflektorisches Erbrechen)

Diag: 1. Anamnese und klinische Untersuchung
2. Röntgen: Abdomenübersicht ⇨ freie Luft bei Perforation + Erguss, evtl. MDP mit <u>Gastrografin</u>! (kein Barium!)
3. Sonographie

Ther: • <u>Konservativ:</u> Bei verschlucktem Fremdkörpern i.d.R. abwartende Haltung (meist spontaner Abgang, Kontrolle mit Abdomenübersicht, evtl. MDP mit Gastrografin!)
• <u>Operativ:</u>
– Laparotomie, Übernähung des Defektes; bei freier Perforation Spülung mit Taurolidin-Lösung (Taurolin®)
– Evtl. Spüldrainage des Peritoneums (s. Kap. Peritonitis) u. Relaparotomien
– Magensonde, Breitbandantibiose peri- und postoperativ
– Bei Mesenterialabriss: Blutstillung, ggf. Resektion des betroffenen Darmabschnittes
– Parenterale Ernährung für einige Tage

Kompl: ∗ Leckentstehung/Perforation ⇨ Peritonitis
∗ Mesenterialein-/-abriss ⇨ abdominelle Blutung, hämorrhagischer Schock, Minderperfusion des betroffenen Darmabschnittes mit Nekrose
∗ Fremdkörper: Penetration, Perforation, Ileus, Peritonitis, Blutung
<u>Op:</u> ∗ Spätkomplikationen: Verwachsungsbauch

MECKEL-DIVERTIKEL

Syn: Diverticulum ilei, engl. MECKEL's diverticulum, ICD-10: Q43.0

Anatomie: Der Dottergang (Ductus omphaloentericus, Duct.vitellinus) bildet sich normalerweise in der 6.-7. Fetalwoche vollständig zurück. Reste findet man bei ca. 1 % der Menschen.

Path: ♦ **Persistierender** proximaler Teil (am Dünndarm) des embryonalen Ductus omphaloentericus (Dottergang)
♦ Neigt zu Magenschleimhautheterotopie mit Entwicklung von Ulzera, Blutungen, Entzündungen
♦ <u>Lok:</u> meist ca. 0,4-1 m proximal der Ileozäkalklappe am Ileum zu finden, im Durchschnitt 2-10 cm lang (bis zu 30 cm mögl.)

Klin: ⇒ Bauchschmerzen, Übelkeit, Erbrechen, evtl. anorektale Blutung
⇒ **Symptomatik einer akuten Appendizitis** = Meckelitis ⇨ bei unklarem intraoperativem Befund bei einer Appendektomie immer Suche nach einem MECKEL-Divertikel

Diag: Anamnese und klinische Untersuchung wie bei akutem Abdomen/Appendizitis

Dünndarm | Seite 187

Ther: Operativ: wird bei der Laparotomie ein MECKEL-Divertikel gefunden, wird dieses reseziert. Bei einer Appendizitis sollte das Ileum immer auf das Vorhandensein eines MECKEL-Divertikels überprüft werden (dazu wird das Ileum von der Ileozäkalklappe aus auf einer Länge von ca. 1 m oralwärts überprüft)

Kompl:
* Magenschleimhautheterotopie, Ulkus, Blutung, Entzündung, Perforation
* Bei bindegewebigen Septen Gefahr der Strangulation ➪ Ileus
* Invagination ➪ Ileus

DD:
– Persistierender Dottergang im Erwachsenenalter = Dünndarm-Nabel-Fistel (Verbindung nach außen) Sympt: Evtl. sichtbare kleine Öffnung paraumbilikal (es kann auch nur eine diskrete entzündliche Effloreszenz ohne Lumen sichtbar sein), Absonderung von Darminhalt, Diag: Fisteldarstellung mit Röntgen-Kontrastdarstellung, Ther: Laparotomie, Exzision des Dottergangs in toto und Fistelverschluss
– Neugeborene: Ductus omphaloentericus persistens mit meist deutlicher Fistelöffnung nach außen und Schleim-/Darmabsonderungen; Ther: Fistelresektion
– Dottergangzysten
– Intraabdominelle rudimentäre Bindegewebsstränge (unvollständige Atresie) = Lig.terminale

DÜNNDARMTUMOREN

Path:
* **75 % der Dünndarmtumoren sind benigne.** Maligne Tumoren des Dünndarmes sind selten wegen kurzer Passagezeit, ausgeglichenem chemischem Milieu (➪ wenig Schleimhautreizung), fehlender, bzw. geringgradiger bakterieller Besiedelung und hoher Konzentration an Immunglobulinen. Daher relativ gesehen hoher Anteil an Sarkomen (1/4 der malignen Dünndarmtumoren sind Sarkome, im übrigen Intestinaltrakt ist die Häufigkeit nur 1/100-1/200). Risikofaktoren für Adenokarzinome sind Morbus CROHN u. Zöliakie.
* Der Dünndarm ist für die Resorption unverzichtbar: **Einziges Organ des GI-Traktes, das nicht vollständig entfernt werden kann!** Resektionen >50 % erfordern bereits eine parenterale Substitution. Nur Resektionen <30 % werden ohne Probleme toleriert.
* Lok: Adenokarzinome häufiger im Duodenum u. Jejunum, Sarkome häufiger im Ileum
* TNM-Klassifikation (gilt nur für die Dünndarmkarzinome):
  T_1 = Tumor infiltriert bis Lam.propria od. Muscularis mucosae (T_{1a}) oder Submucosa (T_{1b})
  T_2 = Tumor infiltriert Muscularis propria
  T_3 = Tumor infiltriert Subserosa oder nicht-peritonealisiertes perimuskuläres Gewebe (Mesenterium/Retroperitoneum) <2 cm
  T_4 = Tumor infiltriert andere Organe od. Mesenterium/Retroperitoneum >2 cm
  N_1 = Metastasen in 1-3 regionären Lk (mesenteriale + ileozäkale Lk), N_2 = ≥4 regionäre Lk
  M_1 = Fernmetastasen (insb. Leber)
  Stadiengruppierung: I: $T_1N_0M_0$ bis $T_2N_0M_0$ II: $T_3N_0M_0$ bis $T_4N_0M_0$
  III: alle N_{1-2} IV: alle M_1

Epid:
◊ Dünndarmtumoren sind **sehr selten** (nur ca. 2 % aller GI-Tumoren, 4 % d. Darmtumoren)
◊ Prädisp.alter: Altersgipfel bei Karzinomen 60.-70. Lj., Sarkome 30.-50. Lj.

Etlg:
Gutartig: Fibrome, Fibromyome, Leiomyome, Lipome, Polypen, Neurinome, Neurofibrome, Paragangliome, Ganglioneurome, Hämangiome, Lymphangiome, Adenome, Adenomyome, Endometriome, Hamartome
PEUTZ-JEGHERS-Syndrom = familiäre, nichtneoplastische intestinale Polyposis (Chrom. 19q, Polyposis insb. im Ileum, es handelt sich um Hamartome mit relativ geringem Entartungsrisiko) + Pigmentflecken perioral und an der Mundschleimhaut + in 5-10 % d.F. Ovarialkarzinome, klinische Manifestation meist zw. 20.-30. Lj.
CRONKHITE-CANADA-Syndrom: intestinale Polypose (insb. Jejunum, geringes Entartungsrisiko), Alopezie, Hautpigmentationen, Hypoproteinämie, Fingernagelatrophie
v.RECKLINGHAUSEN-Krankheit (intestinale neurofibromatöse Tumoren)
GARDNER-Syndrom: intestinale Polypose (insb. Kolon, Rektum), Weichteiltumoren (Dermoidzysten, Atherome, Fibrome, Leiomyome, Osteome (Schädel))

Dünndarm

 # Bösartig: Adenokarzinome (v.a. im Jejunum, im Ileum bei Morbus CROHN), **Sarkome** (Fibro-, Leiomyosarkom, häufiger im Ileum), KAPOSI-Sarkom, maligne Lymphome, Plexosarkom (GAN-Tumor = gastrointestinal autonomic nerve), GIST = gastrointestinale Stromatumoren (s.o. Kap. Magenkarzinom)
Metastasen: sekundäre Absiedelungen von Melanomen
Karzinoid (semimaligne, s. Kap. APUD-Zellsystem)

Klin: ⇒ Alle Patienten haben eine lange Anamnese, da typische Symptome wie Ileus oder Blutung erst **sehr spät** auftreten oder es handelt sich um einen Zufallsbefund
⇒ Chronische Obstipation, krampfartige Schmerzen, Erbrechen, Gewichtsverlust, Anämie
⇒ v.RECKLINGHAUSEN-Krankheit: Darmstenose od. Blutung der intestinalen Neurofibrome, auch Invagination, Ileus mögl., an der Haut: Café-au-lait-Flecken, multiple Neurofibrome
⇒ Endometriome: Menstruationssynchrone gastrointestinale Blutung
⇒ Bei Komplikationen (Invagination, Ileus): Zeichen eines akuten Abdomens

Diag: 1. Anamnese und klinische Untersuchung: Hyperperistaltik, palpabler Tumor
2. Röntgen: MDP, Dünndarm-Rö. nach SELLINK, CT- od. MRT-Abdomen
3. Sonographie: kleine Tumoren sind schwer/nicht nachweisbar
4. Push-and-Pull-Endoskopie mit 2 m langem Endoskop (v. oral u. anal) oder Videokapsel-Endoskopie (eine 1x2 cm große Kapsel wird verschluckt, die Bilder per Funk überträgt)
5. Labor: Anämie, Haemoccult-Test, Tumormarker CEA zur Verlaufskontrolle
6. Ist die o.g. Diagnostik unzureichend ⇨ Indikation zur explorativen Laparotomie
7. Bei Pat. mit Dünndarmtumoren sollte nach einem mögl. Zweittumor gesucht werden

Ther: • Konservativ: Bei Duodenalpolypen, insb. bei GARDNER-Syndrom (Prä-Neoplasie) Versuch der entzündungshemmenden Therapie mit Sulindac (Imbaral®)
• Operativ: Ind: Bei unklarem Befund immer gegeben
  – Kurativ: Resektion des betroffenen Abschnitts (= Segmentresektion, mit notwendigem Sicherheitsabstand) + regionäre Lymphadenektomie und Entero-Enterostomie möglichst als End-zu-End-Anastomose (zur Vermeidung von Blindsäcken, s.u.)
  – Palliativ: Seit-zu-Seit-Entero-Enterostomie oder doppelläufiges od. endständiges Ileostoma (evtl. mit KOCK-Reservoir = mehrere Dünndarmschlingen werden vor dem Ileostoma zu einem Sack vernäht)

Prog: Maligne Dünndarmtumoren insg. eher **schlecht**, bei kurativer Resektion 40-50%ige 5-JÜR, palliative Op nur 3-6 Monate Überlebenszeit.

Kompl: * Blutung, Invagination ⇨ inkompletter – kompletter Ileus
* **Kurzdarmsyndrom:** entsteht nach ausgedehnter Dünndarmresektion ⇨ keine ausreichende enterale Ernährung mehr mögl., die kritische Grenze liegt bei Unterschreiten von 100 cm Restdünndarmlänge bei Erwachsenen und 50 cm bei Kindern
Klin: Malabsorption, chologene Diarrhoen, Flüssigkeits- und Elektrolytverluste
Ther: Konservativ: Cholestyramin (zur Gallensäurebindung), Antidiarrhoika (Verlängerung der intestinalen Transitzeit), häufige kleine Mahlzeiten (6-10/Tag), Vitamine, Kalzium, ausreichend Flüssigkeit, ggf. spezielle orale Sondennahrung
bei Unterschreiten d. kritischen Länge totale parenterale Ernährung als Langzeittherapie
Operativ: Eine Dünndarmtransplantation ist heute an einigen Zentren mögl. (6 Transplantationen wurden 2014 in Deutschland durchgeführt). Ind: nur bei benigner Ind. (die notwendige starke Immunsuppression führt bei Malignomen sonst zum Tumorrezidiv), z.B. nach Trauma od. Mesenterialinfarkt. Postop. Immunsuppression mit Tacrolimus + Rapamycin. Transplantatüberleben ca. 50 % in 5 Jahren.
* **Blindsacksyndrom:** entsteht nach Umgehungsenteroanastomosen, ausgeschalteten Darmschlingen, Seit-zu-Seit- od. Seit-zu-End-Anastomosen, Darmstümpfe, innere Fisteln, Divertikel) ⇨ im Blindsack Bakterienbesiedlung ⇨ Dekonjugation v. Gallensäuren
Sympt: Steatorrhoe, Diarrhoe, Vit.-B12-Mangel (perniziöse Anämie, funikuläre Myelose), Hypokalzämie, Meteorismus
Ther: Konservativ: Tetrazykline + Cholestyramin, parenterale Vit.-B12-Substitution
Operativ: Resektion des Blindsackes und End-zu-End-Anastomose

DD: – Alle DD des unklaren Bauchschmerzes und der Blutung
– Mesenterialtumoren (selten, ausgehend vom Mesenterium, mit Verwandtschaft zu retroperitonealen Tumoren), Angiodysplasien
– Entzündliche Darmerkrankungen (insb. Morbus CROHN)

KOLON UND REKTUM

Anatomie

Colon asc. u. desc. liegen sek. retroperitoneal, Colon transv. u. Sigma intraperitoneal
Caecum: Retroperitoneal (ein Caecum mobile kann intraperitoneal liegen)
Rectum: retroperitoneal bis zur retroperitonealen Umschlagsfalte (DOUGLAS) dann extraperitoneal

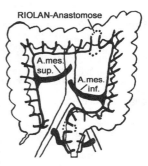

Arterien: A.mesenterica sup.: A.pancreaticoduodenalis inf., **A.colica dextra, A.ileocolica**, A.appendicularis, **A.colica media** und Aa.ilei u. jejunales

A.mes. inf.: **A.colica sin.** (anastomosiert über **RIOLAN-Anastomose** [Arkade] mit A.colica media), Aa.sigmoideae, **A.rectalis sup.** (anastomosiert mit A.rectalis inf.)

A.iliaca int.: A.pudenda int. ⇨ **A.rectalis media u. inf.**

Lymphknoten: Nodi lymphatici colici mit Abfluss in Lymphknotengruppen am Tr.coeliacus + A.mesenterica. sup. und an der A.mesenterica inf. ⇨ Abfluss in den Tr.intestinalis ⇨ Cisterna chyli ⇨ Ductus thoracicus
Rektum: Abfluss auch in parailiakale Lk, Anus auch in inguinale Lk

Innervation: N.vagus bis zum **CANNON-BÖHM-Punkt** (etwa nach 2/3 des Colon transversum), ab dort aus dem Plexus sacralis (Nn.pelvici).

APPENDIZITIS

Syn: Entzündung des Wurmfortsatzes, ICD-10: K35.-, Volksmund *"Blinddarmentzündung"*, Typhlitis (Entzündung des Zäkum)

Anatomie: In Verlängerung der Tänien des Dickdarmes liegt am Ende des Caecum dorsomedial die ca. 2-15 cm lange (Ø 7 cm), blind endende **Appendix vermiformis**. Die Tunica mucosa der Appendix enthält sehr viele Lymphfollikel (deshalb auch "Darmtonsille" genannt). Wenn die Appendix in der Sonographie nachgewiesen werden kann, so ist ein Ø bis 6 mm und ein eher echoreiches Lumen (Stuhl) normal.

Ät: – **Obstruktion** des Lumens des Wurmfortsatzes durch **Kotsteine, Abknickung** oder Narbenstränge und daraus folgende Entleerungsstörung
– **Intestinale Infekte** (lokale Resistenzminderung, Hyperplasie des lymphatischen Gewebes)
– Selten Fremdkörper (z.B. Kirschkern), Würmer (Askariden, Oxyuren), hämatogene Infekte
– Neurogene Appendikopathie (Nervenproliferationen od. Vermehrung endokriner Zellen, lässt sich insb. bei intraoperativ unauffälliger Appendix nachweisen)

Path: ♦ Es können mehrere Stadien durchlaufen werden
   Nicht destruktive Stadien:
   – **Katarrhalisches**, reversibles Stadium mit Rötung, Schwellung und Schmerz der Appendix, aber noch ohne Eiter (Appendizitis simplex)
   – Seropurulentes Stadium (Übergang in die Appendizitis destructiva)
   Destruktive Stadien:
   – **Ulzero-phlegmonöse** Appendizitis
   – Empyematöse Appendizitis

- **Perityphlitis** = Appendizitis mit/ohne freie/r Perforation mit Abkapselung und Begrenzung des entzündlichen Geschehens durch Peritonealverklebungen
  mit Einschmelzung = perityphlitischer Abszess
- **Gangränöse** Appendizitis (nekrotisierend)
- Appendizitis mit **freier Perforation** und folgender diffuser Peritonitis
- ♦ Lok: Appendixlage ist variabel ⇨ physiologisch am Ende des Zäkum
  Varietäten: retrozäkal, parazäkal, am Ileum fixiert, mit Zäkum-Hoch- / -Tiefstand (im kleinen Becken), Situs inversus

Epid: ◊ Häufigstes 'Akutes Abdomen' (in 20-25 % d.F.)
◊ Prädisp.alter: 10.-19. Lj., m > w (1,35:1)
◊ Inzidenz: 100/100.000/Jahr, die Appendektomierate liegt aber etwa doppelt so hoch
In Deutschland werden pro Jahr ca. 130.000 Appendektomien durchgeführt
◊ Lifetime Risk (= Risiko im Verlauf des Lebens eine Appendizitis zu bekommen) beträgt **7,5 %**, die Appendektomierate ist etwa doppelt so hoch (ca. 15 % d. Bevölkerung)

Etlg: # Akute Appendizitis
Chronische (rezidivierende) Appendizitis

Klin: ⇒ Obstruktionszeichen: Periumbilikale und epigastrische Schmerzen, später sich verlagernde rechtsseitige Unterbauchschmerzen (**Schmerzwanderung** in wenigen Stunden)
⇒ **Inappetenz**, Übelkeit, Erbrechen, Stuhlverhalten
⇒ Fieber (subfebril, bzw. bis ca. 39 °C), Tachykardie, trockene belegte Zunge
⇒ Reflektorische, lokalisierte **Abwehrspannung** (im rechten Unterbauch) ⇨ eine Ausweitung der Abwehrspannung signalisiert eine beginnende Peritonitis!
⇒ Bei Perforation: **Akutes Abdomen** mit Schmerzausbreitung in der gesamten Bauchhöhle
⇒ **Cave!** Atypische Schmerzlokalisation bei Schwangeren! (Kranialverlagerung des Zäkum, bis 5 cm über die Bauchnabelhorizontale)
Wenig Schmerzen, diskrete Lokalbefunde, kaum Temperaturerhöhung, kaum Leukozytose bei alten Patienten!
Untypische intermittierende Beschwerden im rechten Unterbauch bei chronischer (rezidivierender) Appendizitis

Diag: 1. Anamnese (Übelkeit, Erbrechen, Fieber, Schmerzlokalisation und -charakter) und klinische Untersuchung:
Klopfschmerz bei schon kleinsten Erschütterungen, **Druckschmerz im re. Unterbauch**
SHERREN-Dreieck: Spina iliaca anterior superior rechts (Darmbeinstachel), Symphyse u. Nabel bilden ein Dreieck mit den wichtigsten Punkten (s. Abb.): MCBURNEY, LANZ, KÜMMELL (2 cm v. Nabel, MORRIS 4 cm entfernt)

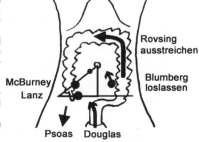

⇨ **MCBURNEY-Punkt** (etwa die Lage des Caecum): 5 cm von der Spina iliaca ant. sup. weg auf der Linie zum Nabel (= MONRO-Linie)
⇨ **LANZ-Punkt:** Zwischen äußerem und mittlerem Drittel auf der Linie zwischen beiden Spinae iliacae (etwa Lage der Appendix), LENZMANN-Punkt (5 cm v. re.)
⇨ **Loslassschmerz/BLUMBERG-Zeichen:** Schmerzempfindung im Bereich der Appendix beim Loslassen der kontralateral eingedrückten Bauchdecke
⇨ **ROVSING-Zeichen:** Dickdarm vom Sigma aus in Richtung Caecum ausstreichen ⇨ Füllung dort und damit Schmerz
⇨ **DOUGLAS-Schmerz:** peritoneale Reizung durch rektale Palpation, insb. bei Lage im kleinen Becken
⇨ **Psoaszeichen:** Schmerzen im rechten Unterbauch bei Anheben des rechten Beines in der Hüfte gegen Widerstand (Reizung der Psoasfaszie), insb. bei retrozäkaler Lage
⇨ **BALDWIN-Zeichen:** Schmerzen in der Flanke bei Beugen des rechten Beines
⇨ **COPE-Zeichen:** Schmerzen bei Überstreckung des rechten Beines in Linksseitenlage

⇨ **Obturator-Zeichen:** Schmerzen bei Innenrotation des rechten Beines
⇨ **SITKOWSKI-Zeichen:** Schmerzen bei Lagerung in Linksseitenlage
⇨ **CHAPMAN-Zeichen:** Schmerzen beim Aufrichten des Oberkörpers
⇨ **TEN-HORN-Zeichen:** Schmerz bei Zug am Samenstrang
2. Axillo-rektale Temperaturdifferenz: **>1 °C** (normal: 0,5 °C)
3. Labor: **Leukozytose** um 15.000/µl (Cave: Leukozytensturz bei Peritonitis), kann bei der Altersappendizitis fehlen, CRP meist nur gering erhöht
Selten auch Leukozyten u. Erythrozyten im Harnsediment
4. **Sonographie** (mit 5-12 MHz Nahfeld-Schallkopf)**:** mittlerweile bewährtes Diagnostikum mit guter Sensitivität und Spezifität, Zeichen einer Appendizitis: aufgehobene Peristaltik, eingeschränkte Komprimierbarkeit der Appendix, Durchmesser >6 mm, echoarme Wand >2 mm Dicke, echoarmes Lumen (Eiter), pericaecale Flüssigkeit, ggf. auch Nachweis eines Kotsteines (Appendikolith) mit dorsalem Schallschatten
5. Röntgen: bei akutem Abdomen Abdomenübersichtsaufnahme od. besser CT-Abdomen, bei chronischer Appendizitis MDP ⇨ fehlende Kontrastmittelfüllung der Appendix
Bei Schwangeren od. Kindern und unklarem Befund auch MRT mögl.
6. Ggf. gynäkologisches Konsil bei Frauen und insb. bei Schwangerschaft

◯ **Diagnostische Schwierigkeiten** bereiten oft Kleinkinder, Greise u. Gravide (Schwangere: Appendixverlagerung in Richtung Oberbauch ⇨ häufigste DD: Pyelonephritis, Ther: bei Verdacht Op, da Narkoserisiko für Mutter und Kind geringer ist als die Appendizitis-Risiken ohne Op!)

Ther:
- Konservativ: bei nicht destruktiven Stadien mögl.: stationäre Aufnahme, Bettruhe, Nahrungskarenz, systemische Antibiose, kurzfristige klinische Kontrollen!, ggf. Op dann im freien Intervall
- Operativ: Ind: der Verdacht einer Appendizitis rechtfertigt eine Laparotomie. Appendektomie möglichst im Frühstadium (48 Std. seit Symptombeginn) oder im freien Intervall (6-8 Wo. nach einer akuten Appendizitis)
  – **Wechselschnitt** (Hautschnitt und Schnitt entsprechend der Fasern der M.obliquus ext. u. int.). Bei unklarer Lage oder unklarer Diagnose Pararektal- oder Mittelschnitt (bessere Übersicht und Erweiterbarkeit)
  – Mobilisation der Appendix
  – **Skelettierung** der Appendix durch Ligaturen des Mesenteriolums
  – Ligatur an der Basis am Zäkum und Absetzen der Appendix
  – Verschluss des Zäkum durch Versenkung des Stumpfes unter
  – **Tabakbeutelnaht** (s. Abb.) und darüber **Z-Naht**
  – Aufsuchen eines mögl. MECKEL-Divertikels (ca. bis 1 m proximal des Zäkum) und ggf. Mitentfernung
  – Schichtweiser Wundverschluss, steriler Wundverband
- **Laparoskopischen Appendektomie** ebenfalls mögl. (relative K-Ind., je nach Klinikum od. Erfahrung des Operateurs: Perforation, Kinder <5 J., Schwangere). Vorteil ist die damit gleichzeitig verbundene **diagnostische** Laparoskopie (z.B. bei präoperativ unklarem Befund und atypischen Schmerzen), kleinere Narben (insb. bei Single-port-Op = nur ein einziger Zugang/Inzision über den Bauchnabel mit spez. Instrumenten) u. kürzere Verweildauer. Nachteil: höhere Kosten (insb. durch das Klammernahtgerät zum Absetzen der Appendix), vermehrt intraabdominelle Abszesse
- Bei Vorliegen eines Morbus CROHN ⇨ Op-Ind. äußerst zurückhaltend (Fistelbildung!)
- Bei perityphlitischem Abszess Drainage
- Bei peritonealer Eiterung / Perforation: Antibiotikaprophylaxe (Ceftriaxon Rocephin® + Metronidazol Clont®) und Bauchhöhlenspülung intraoperativ mit Taurolidin (Taurolin®)
- Postoperativ: 1. postop. Tag Infusionstherapie (3 l/Tag mit Glc. 5%ig und Ringer-Laktat im Wechsel), dann Kostaufbau mit 1 Tag Tee, dann Zwieback, Haferschleim (Stuhlgang sollte bis dahin erfolgt sein, sonst Klysma etc.) ⇨ passierte Kost ab 4. Tag, Schonkost ab 6. Tag, Hautfäden ex am 10. Tag.

Prog: Appendizitis mit Perforation und Peritonitis haben heute eine Letalität um 1 %, sonst unter 0,001 %. In ca. 10-30 % d.F. findet sich trotz klinischer Symptome intraoperativ eine unauffällige Appendix, die dennoch dann entfernt und histologisch untersucht werden sollte.

Kompl: * **Perforation** (ca. 10 % d.f.) **und Peritonitis**, insb. bei Kleinkindern und Pat. >60 J.
* Perityphlitischer **Abszess**, DOUGLAS-Abszess, Leber-Abszesse
* Darmparalyse, Ileus
Op: * Frühileus nach 5-10 Tagen od. Spätileus (durch Verwachsungen = Briden, auch nach Jahren mögl.)
* Infektion, Fisteln (insb. bei Morbus CROHN)

DD: – 'Blinddarmreizung': Obstruktion beseitigt sich von selbst
– "*Pseudoappendizitis*" durch Lymphadenitis mesenterialis bei Infektion mit **Yersinia pseudotuberculosis** (Fieber bis 40 °C, BSG stark erhöht, klinisches Bild einer akuten Appendizitis mit Abwehrspannung usw., daher wird oft die Ind. für eine Op. gestellt. Es findet sich dann meist eine reizlose Appendix, dafür geschwollene mesenteriale Lymphknotenpakete und seröses Exsudat), Erregernachweis in Blut od. Stuhl mögl.
– Bronchiale Infekte und Pneumonien können bei Kindern infolge einer Schwellung retroperitonealer Lk ebenfalls zum Bild einer **Pseudoappendizitis** führen (BRENNEMAN-Syndrom)
– Nierenkolik, Ulkusperforation, Gallenkolik
– Mesenterialinfarkt
– Wurmerkrankungen
– **MECKEL-Divertikel**, Caecum-mobile-Syndrom, Morbus CROHN
– **Divertikulitis** (alte Patienten, meist linksseitig, sog. "Links-Appendizitis"), selten auch Divertikulitis der Appendix möglich
– Tumoren, insb. bei älteren Patienten (Zäkum-Ca)
– Karzinoid der Appendix (meist Zufallsbefund bei einer Appendektomie)
– Mukozele (selten): chronische Obstruktion, die progredient verläuft, sich aber nicht entzündet (= nicht akut gewordene Appendizitis)
– Gynäkologisch: **Ovarialzysten**, Torsionsovar, Adnexitis, Menarche, Extrauteringravidität
– Schwangere: Pyelitis, Cholezystitis, Uterusschmerz
– Bei peritonitischen Zeichen: alle Möglichkeiten eines **Akuten Abdomens** (s.u.)

DIVERTIKULOSE / DIVERTIKULITIS

Def: Divertikel = pathologische Ausstülpungen eines Hohlorgans nach außen, ICD-10: K57.-
Bei den Divertikeln von Kolon, Sigma und Rektum handelt es sich meist um **Pseudodivertikel** = nur Schleimhaut (Mukosa und Submukosa). Sie stülpen sich durch eine Muskellücke (= nicht die gesamte Darmwand). Echte Divertikel (Ausstülpung der gesamten Darmwand) finden sich selten im Bereich des Zäkum.

Ät: – Zivilisationskrankheit durch Überernährung, Adipositas, hoher Fleischkonsum
– Chronische Obstipation (vermehrte Spastik), ballaststoffarme Kost (nicht sicher)
– Zunehmende Bindegewebsschwäche im Alter, erbliche Bindegewebserkrankungen
– Erhöhtes Risiko für die Entwicklung einer Divertikulitis: Kortison- od. Chemotherapie, Immunsuppression, Organtransplantationen, Malignome, Leberzirrhose, genet. Disposition

Path: ♦ Myostatische Muskelkontraktur (Spastik) ⇨ segmentale Innendruckerhöhung ⇨ durch die Muskellücken für den Gefäßdurchtritt (Prädilektionsstelle) erfolgt die Divertikelausstülpung (daher also meist auf der mesenterialen Seite des Darmes gelegen)
♦ Lok: Im gesamten MDT möglich, nach aboral zunehmend, im **Sigma am häufigsten** (60-90 % d.F.). Im Rektum dagegen finden sich fast nie Divertikel.
♦ Die **Divertikulose alleine macht noch keine Beschwerden** ⇨ Retention von Speiseresten im Divertikel ⇨ **Entzündung = Divertikulitis** mit Beschwerden (Divertikelkrankheit)

Epid: ◊ Prädisp.alter: 60.-80. Lj. (bei den 80-jährigen haben 60 % Kolon-/Sigmadivertikel und die Mehrheit der Pat. bleibt **asymptomatisch**)
◊ Divertikulitis = *"Appendizitis der Greise"*

Etlg: # Stadieneinteilung der Divertikulitis (modifiziert n. HANSEN und STOCK, 1999)

Stadium 0:	Divertikulose ohne Symptome
Stadium I:	**Unkomplizierte akute Divertikulitis**, Unterbauchschmerz, ggf. Fieber
Stadium II:	**Komplizierte Divertikulitis** IIa: Peridivertikulitis, phlegmonöse Divertikulitis, Mikroabszess (<1 cm) ⇨ lokaler Druckschmerz od. Abwehrspannung, Fieber IIb: Abszedierende Divertikulitis, gedeckte Perforation, Fistel, Makroabszess ⇨ lokaler Peritonismus, Atonie, Fieber IIc: **Freie Perforation** ⇨ akutes Abdomen
Stadium III:	Chronisch rezidivierende Divertikulitis mit Stenosen od. Fisteln

 # Morphologisch: inkomplette Divertikel = Divertikel liegen noch im Wandniveau
  komplette Divertikel = Divertikel sind nach außen gestülpt

Klin: ⇒ Divertikulose fast immer **symptomlos!** (Zufallsbefund)
⇒ Sigmadivertikulitis: "Links-Appendizitis" des alten Menschen (= Appendizitis-ähnliche Symptomatik im linken Unterbauch)
⇒ Caecumdivertikel: Appendizitis-Symptome auch bei appendektomiertem Pat.
⇒ Allgemein: Schmerzen, Fieber, Übelkeit, Inappetenz
⇒ Alle Komplikationen (s.u.) der Divertikulitis führen letztlich zum ⊃ **Akuten Abdomen** ⊂

Diag: 1. Anamnese und klinische Untersuchung (Druckdolenz), Labor (evtl. BSG, CRP u. Leukozytenzahl erhöht)
2. Röntgen: Abdomenübersicht (bei Perforation in 50 % freie Luft unter dem Zwerchfell zu sehen) od. **CT-Abdomen**
Kolon-KE in Doppelkontrasttechnik (KM + Luftinsufflation) od. CT mit rektaler KM-Gabe, Cave: bei V.a. Perforation nur wasserlöslichem KM durchführen (z.B. Peritrast)
3. Koloskopie + Biopsie zur Abklärung einer Stenose u. Tumorausschluss
4. Sonographie und CT-Abdomen bei Frage Peridivertikulitis od. Abszess
5. Bei Blutung evtl. Angiographie

Ther: • Konservativ: im Stadium I Nahrungskarenz für 2-3 Tage und ggf. orale Antibiose (Ciprofloxacin + Metronidazol), Spasmolytika bei Schmerzen
im Stadium IIa (und ggf. b) parenterale Ernährung und i.v. Antibiose (Cephalosporin + Metronidazol) ⇨ Normalisierung der akuten Entzündung und dann Elektiv-Op

• Operativ: Ind: **Komplikationen** wie Perforation mit Peritonitis und Ileus ⇨ Notfall-Op.
Rezidivierende Schübe, Wandphlegmone, Stenose, gedeckte Perforation ⇨ funktionelle Darmausschaltung mit Ernährungstherapie für 3-4 Wo., dann Elektiv-Eingriff (Blutungen sistieren meist von selbst und bedürfen nur selten der Operation)
– Perioperative Antibiotikaprophylaxe (z.B. Ceftriaxon, Rocephin® + Metronidazol, Clont®), evtl. präop. Darmreinigung
– Elektiveingriff (bei rezidivierender Divertikulitis im freien Intervall, 3-4 Wo. nach der Symptomatik) und heute auch die meisten Notfall-Op (bei stabiler Kreislaufsituation des Pat.): Resektion des betroffenen Darmabschnittes und Reanastomosierung (in einer Sitzung). Die Eingriffe werden heute meist laparoskopisch durchgeführt.
– Op nach HARTMANN (zweizeitige Op bei Notfall-Indikation und z.B. ausgeprägter kotiger Peritonitis): Resektion des betroffenen Darmabschnittes, peritoneale Lavage, Kolostomie des proximalen Endes (= Anlage eines Anus praeternaturalis), Blindverschluss des Rektumstumpfs.
2. Op nach ca. ¼ Jahr: Entfernung der Kolostomie und Reanastomosierung des Kolonendes auf den wiedereröffneten Rektumstumpf (auch als laparoskopische Reanastomosierung)

Prog: Elektiveingriffe haben eine Letalität von 0-2 %, bei Notfall-Op. (Stadium IIc = Perforation mit ausgeprägter Peritonitis) bis zu 30 %

Kompl: * Die Divertikulose allein hat keinen Krankheitswert (engl. „cold diverticula") ⇨ erst die Entzündung (Divertikulitis) macht Beschwerden
* **Wandphlegmone** (1. Komplikationsstadium der Divertikulitis)
* Schwerwiegendste Kompl: freie **Perforation** (40 % d.F.) ⇨ schwere (kotige) **Peritonitis** oder gedeckt nach retroperitoneal und nachfolgend Abszess
* **Stenose** 14 % (durch Narbenplatte bei chronischer Entzündung) ⇨ DD: zum Karzinom oft schwierig
* Untere gastrointestinale **Blutung** 8 % (meist geringe Intensität, hohe spontane Blutstillungsrate, im Sigma selten, im übrigen Kolon häufiger)
* Fisteln: zur Harnblase 3 % (Sympt: Pneumaturie, Abgang von Stuhl, Harnweginfekte), Scheide od. Dünndarm (selten)
* Die Divertikulose zeigt eine Syntropie mit Hiatushernie u. Gallensteinen (= Saint-Trias)

<u>Op:</u> * Anastomoseninsuffizienz

Proph: ♥ Ballaststoffreiche Kost (dies ist nach neuen Studien aber umstritten)
♥ Stuhlregulierung ⇨ regelmäßiger Stuhlgang
♥ Gewichtsreduktion und sportliche Aktivität

DD: – **Reizkolon** (Syn: Colon irritabile, **Reizdarmsyndrom**, engl. irritable bowel syndrome, ICD-10: K58.9)
<u>Klin:</u> abdominelle Schmerzen, abnorme Stuhlhäufigkeit u. -form, Blähungen/Flatulenz
<u>Diag:</u> einmaliger **Ausschluss** organischer Erkrankungen (Labor, Stuhlprobe, Sonographie des Abdomens, Koloskopie, ggf. gynäkologische Untersuchung)
<u>Ther:</u> ballaststoffreiche Kost, Med: Versuch mit Flohsamenpräparaten (Plantago ovata, Mucofalk®), Probiotika (Verändern die Darmflora, z.B. Lactobacillus, Bifidobakterien, verschiedene E.coli-Stämme) od. lokaler Antibiose (Rifaximin, Xifaxan®),
bei Schmerzen Spasmolytika (z.B. Mebeverin, Duspatal®),
bei Diarrhoe Antidiarrhoika (Loperamid, Imodium®),
bei Obstipation Laxanzien vom Macrogol-Typ (Movicol®) od. neu Linaclotid (Constella®),
bei psychischer Komorbidität trizyklische Antidepressiva
– **Karzinom** (DD schwierig, insb. bei Stenosen ⇨ zerstörtes Schleimhautrelief)

POLYPEN DES DICKDARMS

Syn: Kolonpolypen, **Kolonadenom**, Rektumadenom, Dickdarmpolypen, Polyposis coli (vererbt), ICD-10: D12.-

Def: Ein Polyp ist eine Vorwölbung der Mukosa in das Darmlumen.

Ät: – **Adenome** des Kolons od. Rektums
– **Polyposis coli = FAP** (= <u>f</u>amiliäre <u>a</u>denomatöse <u>P</u>olypose, Adenomatosis coli, >100 Polypen, aut.-dom. vererbt – Mutation des APC-Gens auf Chromosom 5q21, bzw. in ca. 25 % d.F. Neumutation)
Sonderformen: GARDNER-Syndrom = Adenomatosis coli + Bindegewebstumoren
TURCOT-Syndrom: Adenomatose mit Glio-/Medulloblastomen
ZANCA-Syndrom: Adenomatose + kartilaginöse Exostosen
– Juvenile Polyposis coli (familiär, Mutation im Smad4-, BMPRIA- od. PTEN-Gen)
– CRONKHITE-CANADA-Syndrom: juvenile Polypen (nicht familiär) + Alopezie, dystrophische Nagelveränderungen, bräunliche Hyperpigmentierung d. Haut
– PEUTZ-JEGHERS-Syndrom (Mutation des STK-11-Gens auf Chrom. 19p): Polypen in Dünn- u. Dickdarm, Melaninflecken der Lippen und bei Frauen Prädisp. zum Ovarial-Ca (5-10 % d.F.), allgemein 15fach erhöhtes Krebsrisiko für diverse Tumorentitäten
– COWDEN-Syndrom: multiple hamartöse Polyposis
– Entzündliche Polypen / Regeneratpolypen (Colitis ulcerosa, Morbus CROHN)

Kolon und Rektum | Seite 195

Path: ♦ Lok: 2/3 der Adenome sitzen im **Rektosigmoid**, bis zum Kolon descendens sind es 90 % (wird ein Adenom gefunden, sollte immer das gesamte Kolon auf evtl. weitere Adenome untersucht werden)
♦ **Karzinomatöse Entartungstendenz** ist abhängig vom **histologischen Typ**:
villöses Adenom (15-30 %) > Mischformen > tubuläres Adenom (5-10 %)
und von der **Größe des Adenoms**:
      bis 1 cm: 0-5 %   >2 cm: 25-50 %
      bis 2 cm: 10 %   >4 cm: 75 %
      Juvenile Polyposis: Karzinomrisiko 20-60 %
      FAP = 100%iges Karzinomrisiko (= obligate Präkanzerose)
♦ Die Karzinome entwickeln sich in den Adenomen zuerst durch zunehmende Atypie (**intraepitheliale Neoplasie**) der Lam.epithelialis mucosae (⇨ **Carcinoma in situ**). Die Zellen durchbrechen dann die Lam.muscularis mucosae und infiltrieren dann entlang des Polypenstiels bis in die Submucosa (⇨ **invasives Karzinom**), schließlich zerfällt der Polyp.

Epid: ◊ In der westlichen Welt haben >60-jährige in 20-40 % Polypen im Kolon od. Rektum
◊ Familiäre adenomatöse Polypose (FAP): Häufigkeit der Erkrankung etwa 1:10.000. Ab der Pubertät Polypenbildung mit Blutungen und Schleimabgang. Das Risiko ein Kolonkarzinom zu entwickeln beträgt bis zum 45. Lj. fast 100 %, im Median um das 36. **Lj.!** ⇨ Vorsorgeuntersuchung jährlich ab dem 10. Lj. indiziert. Die betroffenen Patienten sollten nach Diagnosestellung prophylaktisch um das 20. Lj. operiert werden (komplette Proktokolektomie mit ileoanalem Pouch).

Etlg: # Nicht-neoplastische Polypen: Polypknospe, hyperplastische, metaplastische, entzündliche
Neoplastische Polypen: **Adenom** (80 % aller Polypen)
   – **Tubuläres Adenom** (häufigstes, gestielt) tubulär

   tubulovillös

   – **Tubulovillöses Adenom** (Mischform)

   villös

   – **Villöses Adenom**, breitbasig aufsitzend, zottenförmig, höchste Entartungstendenz! —Lam.musc.mucosae
   – Adenoma serratum (Syn: **serratiertes Adenom**, Sägezahnpolyp) ⇨ hat eine schnellere Entartungstendenz (sog. serratierter Krebsentstehungsweg)
   Selten: Lipome, Fibrome, Leiomyome, Neurinome, Hämangiome
Hamartome = atypische Ausdifferenzierung von Keimmaterial (z.B. übermäßige Ausdifferenzierung der Mukosa), z.B. juvenile Polyposis coli, COWDEN-Syndrom
PEUTZ-JEGHERS-Polyp: normales Epithel über baumartig verzweigter Muscularis mucosae

Klin: ⇨ 2/3 d. Pat. haben keine Beschwerden ⇨ meist Zufallsbefund
⇨ **Schleimabsonderung** und Diarrhoen (v.a. villöse Adenome ⇨ kann selten bis zum Eiweiß- und Kaliumverlustsyndrom mit Dehydratation führen)
⇨ Schmerzen durch Obstruktion (Tenesmen)
⇨ Evtl. Blutungen
⇨ Können bei tiefem Sitz anal prolabieren (⇨ DD: Hämorrhoiden)

Diag: 1. Anamnese (familiäre Disposition) und klinische Untersuchung: rektale digitale Untersuchung (1/3 der pathologischen Fälle sind so bereits nachweisbar!) ⇨ bei pathologischem Befund immer gesamtes Kolon untersuchen!
2. **Rektosigmoidoskopie** (Syn: Sigmoidoskopie) mit starrem Rektoskop (Einsicht bis 30 cm) od. besser gleich eine **Koloskopie** durchführen (mit flexiblem Endoskop ⇨ Einsicht 120-160 cm, damit ist sicher das gesamte Kolon bis zum Zäkum beurteilbar)
   ⇨ bei nachgewiesenem Polyp **immer Abtragung** (bis 3 cm in gleicher Sitzung über das Endoskop, z.B. mit einer Schlinge; größer ⇨ Op) und **histologische Untersuchung!**
3. Röntgen: Kolon-KE in Doppelkontrast (Kontrastmittel und Luftinsufflation) ⇨ etwa gleich gute Aussagefähigkeit wie Koloskopie mögl., aber keine Entfernung mögl., daher heute zunehmend weniger eingesetzt, auch mögl. ist eine CT-Kolonographie

4. Endosonographie = endoluminaler Ultraschall zur Bestimmung der Infiltrationstiefe bei Adenomen (insb. bei breitbasigen) zur Abgrenzung eines Karzinomes
5. Humangenetik: bei familiärer adenomatöser Polypose Kinder (im 10. Lj.) u. Geschwister des betroffenen Pat. untersuchen ⇨ auf Mutation im APC-Gen prüfen, wenn positiv ⇨ hohes Polyposis-Risiko und somit Koloskopie-Kontrollen bis zur Proktokolektomie erforderlich (kein Nachweis ⇨ kein Risiko, keine gesonderte Vorsorge notwendig)
Bei PEUTZ-JEGHERS-Syndrom u. familiärer juveniler Polyposis ebenfalls molekulargenetische Untersuchung mögl.

Ther:
- Operativ: Ind: jeder nachgewiesene Polyp sollte vollständig! abgetragen und histologisch untersucht werden.
  - Präoperativ: Nahrungskarenz und orthograde Darmspülung
  - **Transanale endoskopische Abtragung** mittels Diathermieschlinge bei gestielten Polypen (bis zu einer Größe von 3 cm mögl.) ⇨ Histologie!
  Im Rektum (bis max. 20 cm ab ano) auch **transanale endoskopische Mikrochirurgie** mit speziellem Rektoskop, Hochfrequenzmessern u. Nahtinstrumenten bei breitbasigen Adenomen mögl. (Sicherheitsabstand um das Adenom 5 mm im Niveau der Submukosa, bei Karzinomverdacht 15 mm mit gesamter Wand, s.u. Kap. Rektumkarzinom)
  - Zeigt sich in der Histologie, dass der Polypenstiel von Tumor infiltriert ist (⇨ invasives Ca), muss sich eine Op anschließen (Resektion des betroffenen Abschnittes)
  - Wenn eine endoskopische Abtragung nicht möglich ist: **Kolotomie** (= Eröffnung des Kolons, transabdomineller Zugang) und Abtragung oder Segmentresektion und End-zu-End-Anastomose in einer Sitzung.
  Im Rektum auch durch Rectotomia posterior (parasakraler Zugang) mögl.
  - Familiäre adenomatöse Polypose: prophylaktische komplette Proktokolektomie + Ileoanostomie mit dem belassenen Sphinkterapparat des Anus und der Analhaut. Das Ileum wird dabei als Reservoir am Ende taschenförmig gedoppelt (= ileumpouchanale Anastomose (IAP) od. J-Pouch genannt, s. Abb.)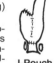

J-Pouch

- Selbsthilfegruppen: Familienhilfe Polyposis coli e.V., Im Torfgrund 96, 47475 Kamp-Lintfort, Tel.: 02842 6316, Internet: www.familienhilfe-polyposis.de

Prog: Bei konsequenter Entfernung und Kontrollen sehr gut. Die endoskopischen Abtragungen haben eine Letalität von nahezu 0 % und eine sehr geringe Komplikationsrate.

Kompl:
* **Karzinomatöse Entartung** zum Kolonkarzinom (bei familiärer adenomatöser Polypose obligat), genetisch Disponierend sind Mutationen im APC-, K-ras, p53- u. DCC-Gen
* Blutung akut oder chronisch (⇨ Blutungsanämie)
* Obstruktion, Invagination
* FAP: Adenome im Duodenum (Risiko für Duodenalkarzinom) und Magen ⇨ Gastroduodenoskopie vorsorglich ab dem 30. Lj. alle 3 J. durchführen, Schilddrüsenkarzinom

Op:
* Blutung, Perforation ⇨ gedeckte oder freie
* Sehr selten: Gasexplosion (⇨ führt zur Darmzerreißung) Proph: als Vorbereitung gut abführen, Koloskopie mit Stickstoff-Insufflation durchführen
* FAP: als Spätfolge Desmoide (aggressive Fibromatose) im Mesenterium od. in der Bauchhaut mögl., Polypen im Pouch ⇨ vorsorglich jährliche Pouchoskopie durchführen

Proph: ♥ **Vorsorgeuntersuchungen:** Empfehlungen s.u., Kap. Kolonkarzinom. Da die Adenome/Polypen des Dickdarmes die Vorstufen zum Karzinom sind, kann durch Früherkennung (und Entfernung!) der Adenome das Karzinomrisiko deutlich gesenkt werden.
♥ **Nachsorge!** ⇨ alle 3 Jahre endoskopische oder radiologische Kontrollen bei entfernten adenomatösen Polypen (wegen Rezidiv- und Entartungsmöglichkeit), bei Polypen mit höhergradiger Atypie in der Histologie nach 6 Mon., danach alle 2 Jahre kontrollieren.

DD:
- **Kolonkarzinom**
  - Intestinale Endometriose (tumorös, hyperplastisch, Klin: Menses-synchroner Blutabgang)
  - Im Analkanal Hämorrhoiden

KOLONKARZINOM

Syn: Dickdarmkarzinom, ICD-10: C18.-

Ät: – **Adenome des Kolons** (Entartungswahrscheinlichkeit hängt ab von der Größe der Polypen (>1 cm) und von dem Typ: villös > tubulovillös > tubulär. Die Dauer von beginnendem Adenom bis zum Karzinom wird auf 10-35 J. geschätzt), insb. bei Mutationen des K-ras-Gens
FAP = **F**amiliäre **a**denomatöse **P**olypose (s.o.) ⇨ Karzinomrisiko bis zum 45 Lj. fast 100 %, unbehandelt (ohne komplette Proktokolektomie) kommt es im Median um das 36 Lj. zum Karzinom! ⇨ Ind. zur prophylaktischen Op
– **H**ereditary **n**on-**p**olyposis **c**olorectal **C**ancer (engl. **HNPCC**, Syn: LYNCH-Syndrom, familiäres Krebssyndrom), macht etwa 3 % der kolorektalen Karzinome aus, aut.-dom. vererbt (Mutation von DNA-Reparaturgenen [Mismatch-repair-System] auf Chromosom 2, 3 od. 7, liegt bei ca. jedem 500. Menschen vor), Karzinomrisiko 80-90 %, Auftreten eines Kolonkarzinoms im Median um das 45. Lj., bevorzugt ist das Colon ascendens
MUIR-TORRE-Syndrom (aut.-dom.): HNPCC + Hauttumoren
– **Weitere Risikofaktoren:** Entzündliche Darmerkrankungen (Colitis ulcerosa, Morbus CROHN), Familienanamnese mit kolorektalem Tumor (3fach höheres Risiko), Adipositas, zu fetthaltige Kost (zu wenig Gemüse und Vollkornprodukte), fehlende körperliche Aktivität, regelmäßiger Alkoholkonsum (>45 g/Tag 1,5faches Risiko), Ruhr, Lymphogranuloma inguinale, intestinale Schistosomiasis

Path: ♦ Zirkuläres Wachstum (linkes Kolon, Sigma, Rektum) ⇨ Stenose ⇨ Obstipation und paradoxe Diarrhoe (= Verstopfungsdurchfall)
♦ Wachstumsgeschwindigkeit eher langsam (Tumorverdoppelungszeit 4 Mon. - 3 J.)
♦ Lok: >16 cm v. d. Anokutanlinie entfernt (60 % der kolorektalen Tumoren liegen im Rektum <16 cm, s.u.), 15-20 % Sigma, 10 % Caecum u. Colon ascendens, der Rest ist verteilt auf das übrige Kolon
ca. 2-3 % sind multipel! ⇨ stets Suche nach weiterem Tumor (komplette Koloskopie)
♦ Metastasierung: meist nur in einer Richtung = "unipolare Metastasenstraße" (Lymphabstromgebiet entlang der A.mesenterica sup. (Colon asc. u. trans.) oder inf. (Col. desc.), Ausnahme: Tumoren im mittleren Bereich des Colon transversum (RIOLAN-Anastomose, CANNON-BÖHM-Punkt) können zu beiden Seiten metastasieren. Die Wachstumsgeschwindigkeit der Metastasen ist dabei 5- bis 6fach höher als die des Primärtumors.

Etlg: # Histo: **Adenokarzinom** (70 % d.F.)
Verschleimendes Karzinom (20 %) = Siegelringkarzinom (intrazellulär verschleimend), Gallertkarzinom (extrazellulär verschleimend)
Undifferenziertes Karzinom (10 %)
Adenoakanthom, Plattenepithelkarzinom (selten)

UICC-Stadiengruppierung (**U**nion **i**nternationale **c**ontre le **c**ancer, 2010) für Kolon- und Rektumkarzinom und die ältere DUKES-Einteilung (von 1932) sind gleich: I-IV = A-D)

UICC 0:	Carcinoma in situ (= T_{is})
UICC I:	Infiltration von Mukosa, Submukosa (= T_1) und maximal bis in die Lam.muscularis propria (= T_2) [= DUKES A]
UICC II:	Infiltration von perikolischem/-rektalem Fettgewebe [= DUKES B] UICC IIA = T_3, UICC IIB = T_{4a}, UICC IIC = T_{4b}
UICC III:	Lymphknotenmetastasen [= DUKES C] UICC IIIA = $T_{1-2}N_{1a}$, UICC IIIB = $T_{3-4}N_1$, UICC IIIC = $T_{4a}N_{2a}$, $T_{4b}N_{1-2}$
UICC IV:	Fernmetastasen (= alle M_1) [= DUKES D], UICC IVA = M_{1a}, UICC IVB = M_{1b}

TNM: T_{is}: Carcinoma in situ (nur Mukosa bis max. zur Muscularis mucosae, keine Metastasierung), T_1: Submukosa, T_2: Muscularis propria, T_3: Serosa + perikolisches Fettgewebe, T_4: über das viszerale Peritoneum hinaus (T_{4a}), anliegende Nachbarorgane infiltriert (T_{4b})

Kolon und Rektum

N1: Metastasen in 1-3 regionären Lk (perikolisch u. entlang der Gefäße, N1a 1 Lk, N1b 2-3 Lk, N1c Tumorknötchen od. Satelliten = komplett metastatisch durchsetzte Lk im perikolischen/perirektalen Fettgewebe)
N2: ≥4 regionäre Lk (N2a 4-6 Lk, N2b ≥7 Lk)
M1: Fernmetastasen (meist in der Leber, gefolgt von Peritoneum und Lunge, seltener in Skelett, Nebennieren, Ovar oder Gehirn), M1a = ein Organ betroffen, M1b = mehrere Organe befallen

Epid: ◊ Inzidenz: 50/100.000/Jahr für Kolon u. Rektum zusammen, bis Mitte der 80er Jahre insg. steigende Tendenz (durch Verlagerung, d.h. andere GI-Tumoren wie das Magenkarzinom sind rückläufig, Gesamtinzidenz von GI-Tumoren bleibt insg. aber etwa gleich; Ursache: zu "gute Ernährung" = zu wenig Ballaststoffe; immer mehr alte und **sehr alte Menschen**), jetzt kein weiterer Anstieg mehr in Deutschland.

◊ Die kolorektalen Tumoren zusammengefasst machen das **zweithäufigste Karzinom** des Menschen aus! (an erster Stelle steht in Deutschland beim Mann das Prostata- und bei der Frau das Mammakarzinom)
Lifetime Risk (ohne Risikofaktoren = familiäre Belastung) beträgt **4-6 % für jeden Bundesbürger** = jeder 20. erkrankt im Laufe seines Lebens an Darmkrebs.
Es erkranken ca. 70.000 und sterben jährlich ca. 27.000 Pat. in Deutschland an Darmkrebs (Daten des RKI v. 2010).

◊ Prädisp.alter: **55.-80. Lj.**, Durchschnitt: 65. Lj. (familiäre Formen ca. 20-30 J. früher, s.o.), etwas mehr Männer betroffen, m>w (3:2)

Klin: ⇒ Bei über der Hälfte der Pat. bleibt der Tumor lange Zeit klinisch stumm (bei Diagnosestellung sind 60 % der Pat. bereits im Stadium III od. IV)

⇒ **Jede Änderung der Stuhlgewohnheiten** nach dem 40. Lj. ist Ca-verdächtig! (längere Diarrhoe oder Obstipation)

⇒ Blut- und Schleimabgang dem Stuhl aufgelagert (distales Kolon, Sigma) ⇨ jede <u>Blutung</u> **muss abgeklärt werden!**

⇒ Bauchschmerzen (nicht intensiv), Gewichtsabnahme (selten), evtl. Tumor im Abdomen tastbar

⇒ Hypochrome Anämie durch okkulte Blutung (proximales Kolon) ⇨ Leistungsabnahme, Müdigkeit

Diag: 1. Anamnese (betroffene Familienangehörige?) und klinische Untersuchung: Rektal-digitale Untersuchung (bis maximal 8 cm möglich, 30 % der kolorektalen Tumoren befinden sich in diesem Bereich), **Guajak-Test nach okkultem Blut im Stuhl** (z.B. Haemoccult®-Test, in drei aufeinanderfolgenden Stuhlproben) als erstes Screening

2. **Koloskopie** bis zum Caecum + Biopsie und Möglichkeit der endoskopischen Abtragung von Adenomen (sollte heute auch bei der Erstdiagnostik routinemäßig statt einer Sigmoidoskopie [Einsicht hier nur bis 30 cm mögl.] durchgeführt werden)
Endosonographie (Tumorausdehnung in d. Darmwand ⇨ T-Klassifikation präop. mögl.)

3. Sonographie-Abdomen: zum Staging (**Lebermetastasen**, Aszites als Zeichen peritonealer Aussaat?)

4. Röntgen: Thorax in 2 Ebenen zum Staging (Lungenmetastasen?), evtl. Kolon-KE in Doppelkontrasttechnik (z.B. wenn die komplette Koloskopie wegen Stenose nicht mögl. ist)
CT- od. **MRT-Abdomen:** zum Staging, Suche nach Lk-Metastasen

5. Labor: Tumor-Marker nur zur Verlaufskontrolle geeignet, keine Screening-Methode! ⇨ **CEA**, CA19-9, CA 50, CA 125, HL-6-Antigen, Thymidinkinase, Phosphohexoseisomerase
Bei V.a. HNPCC molekulargenetische Untersuchung auf Mikrosatelliteninstabilität beim Pat. und bei den Kindern des Pat. im Alter von 18 J.

6. Immunszintigraphie mit markiertem CEA od. MAb B72.3 od. FDG-PET ([18]Fluor-deoxyglucose-Positronenemissionstomographie) ⇨ Suche nach Metastasen. Nachweis von Knochenmarkmikrometastasen doch Nachweis von Zytokreatinprotein CK18 im Knochenmarkpunktat (durch monoklonalen Ak) mögl.

Ther: • Operativ: Ind: 90 % der Karzinome können operiert werden
⇒ Radikal-Op: **Tumor + Lymphabflussgebiet** (entlang der intestinalen Arterien bis zur Aorta) muss saniert werden.

- **Op-Vorgehen allgemein:** Darmvorbereitung mit orthograder Darmspülung (3-5 Liter hypertone Lösung, Golytely®). Perioperative Antibiotikaprophylaxe einmalig mit Ceftriaxon, Rocephin® + Metronidazol, Clont® i.v. bei Narkoseeinleitung.
  Op-Prinzip: Mediane Laparotomie, zentrale Unterbindung der zum Tumorgebiet gehörenden Arterien und Venen, am Tumor selbst nicht schneiden um Zellverschleppung zu verhindern (**no touch** isolation technique)!, Resektion des Tumors durch Mobilisierung, Präparation und Durchtrennung des Mesokolons mit den Lk an der Mesenterialwurzel, dann proximales u. distales Absetzen des Kolons mit jeweiligem Sicherheitsabstand (= **En-bloc-Resektion**) abhängig von der Tumorlokalisation, abschließend **Anastomose** der Restkolonenden:
  Die Operationen können auch laparoskopisch durchgeführt werden (der Nutzen ist aber gering, die Radikalität/Lymphknotenresektion ist schwerer, höhere Kosten, aber schnellere Rekonvaleszenz, kürzere Krankenhausverweildauer).
  - Tumor im Caecum od. Colon ascendens: rechtsseitige **Hemikolektomie** = Resektion des A.ileocolica-versorgtes Kolon + Mesokolon (= Mesenterialwurzel des Kolons). Anastomose des terminalen Ileum mit Colon transversum = Ileotransversostomie), somit Wegfall der Ileozäkalklappe ⇨ Durchfallneigung
  - Colon-transversum-Ca: komplette Transversumresektion mit Mitresektion der beiden Kolonflexuren (evtl. zusätzlich erweiterte Hemikolektomie nach links od. rechts je nach Lage des Tumors) wegen des möglichen Lymphabstroms in beide Richtungen! (RIOLAN-Anastomose = Überlappung der Gefäßgebiete ⇨ gesamtes Gefäß-/Lk-Stromgebiet muss entfernt werden)
  - Tumoren im Sigma: Sigmaresektion, besser Sigma + Colon descendens entfernen (= Hemikolektomie links) ⇨ Colon transversum-Rektum-Anastomose (= Transversorektostomie)
  - Bei Mehrfachkarzinomen im Kolon ⇨ Kolektomie u. Anastomose als Ileorektostomie
  - Bei FAP ist eine prophylaktische komplette Proktokolektomie + Ileoanostomie indiziert (s.o., Kap. Polypen des Kolons)
- Solitäre u. multiple (soweit mögl.) Metastasen der Leber und Lunge sollten reseziert werden, auffällige Ovarien sollten oophorektomiert werden.
- Postoperativ: Infusionstherapie für 5-6 Tage postop., dann nach 1. Stuhlgang Tee, dann flüssige Kost, dann passierte Kost, ab ca. 8.-10. Tag Schonkost. Drainage ab 3.-4. Tag in den Verband ableiten, dann tgl. kürzen, Fäden ex am 10. Tag.
- **Chemotherapie:** Postoperativ als adjuvante Maßnahme bei Kolonkarzinomen im Stadium UICC III mit i.v. Fluoruracil (5-FU) + Folinsäure für 6 Monate (einmal/Monat, sog. MAYO-Clinic-Schema, eine kontinuierliche Gabe wirkt aber noch besser), heute zunehmend in Kombination mit Irinotecan (hemmt die Topoisomerase I ⇨ DNA-Strangbrüche, Campto®) oder Oxaliplatin (Eloxatin®) gegeben od. alternative Monotherapie mit dem oralen Chemotherapeutikum Capecitabin (Pro-drug von 5-FU, Xeloda®, Vorteil: weniger NW, Dauertherapie zu Hause mögl.). Versucht wird auch eine neoadjuvante (= präoperative) Chemotherapie mit 5-FU + Oxaliplatin (dann Op und postoperative Chemotherapie).
  Monoklonale Antikörper: Diese können ergänzend zur Chemotherapie im Stadium UICC III als adjuvante (und postoperative) Therapie gegeben werden.
  Die bisher zugelassenen Ak richten sich gegen den vaskulo-endothelialen Wachstumsfaktor (Bevacizumab, Avastin®, 5 mg/kgKG i.v., frühestens 4 Wo. nach Op., dann alle 14 Tage, in Kombination mit 5-FU/Folinsäure ± Irinotecan gegeben; oder neu Aflibercept, Zaltrap®) und gegen den epidermalen Wachstumsfaktor-Rezeptor (Ind: Tumoren, die den EGFR exprimieren, Cetuximab, Erbitux®, initial 400 mg/m²KOF i.v., dann alle 7 Tage 250 mg/m²KOF, in Kombination mit Irinotecan gegeben). Zur Berechnung als Anhalt: Körperoberfläche eines Erwachsenen, KOF = 1,73 m². Weitere Antikörper werden derzeit in Studien getestet.
  Bei Nachweis einer PIK3CA-Mutation (haben 20 % der Pat.) Ther. mit ASS 100 mg/Tag.
- **Palliativ:** Op bei Ileus ⇨ Entlastungsoperation durch lokale Tumorexstirpation, evtl. Anlage einer Kolostomie (Anus praeternaturalis), Chemotherapie und evtl. Bestrahlung

Prog: 5-JÜR aller Kolonkarzinome **55 %**
T_{1-2} Tumoren (= UICC I) haben eine 5-JÜR von 80-90 %, T_{3-4} (= UICC II) 60-70 %, mit Lk-Metastasen (= UICC III) 40 %, mit Fernmetastasen (= UICC IV) 5-20%ige 5-JÜR (bei solitären, R_0-entfernbaren Lebermetastasen 25-35%ige 5-JÜR).

Kompl:
* Obstruktion, Ileus, Invagination ⇨ Akutes Abdomen
* Perforation, Fisteln/Einbruch zu Nachbarorganen
* Kompression: Ureterstenose, Miktions-, Potenzstörungen
* HNPCC (LYNCH-Syndrom): erhöhtes Risiko auch für Endometrium-, Ovarialkarzinom, Magen-, Dünndarm-, Pankreaskarzinom, Gallenwege-, Ureter- oder Nierenbeckenkarzinome, Glioblastome ⇨ ab 25. Lj. jährliche Krebs-Früherkennungsuntersuchung mit körperlicher Untersuchung, Sono-Abdomen, gynäkologischer Untersuchung und ab 35. Lj. Magenspiegelung u. Endometriumbiopsie

Op:
* Nahtinsuffizienz der Anastomose, Peritonitis, Ileus
* **Hohe Tumor-Rezidivrate** ca. 20-40 %, insb. in den ersten beiden Jahren postoperativ (Lokalrezidiv, Anastomosenrezidiv)

Proph:
* ♥ <u>Vorsorge</u> (in Deutschland gem. § 25 SGB V für alle gesetzlich krankenversicherte Erwachsene **ab dem 50. Lj.** jährlich mögl.): **Anamnese, digitale rektale Untersuchung** u. **fäkal-okkulter Bluttest** (3 x Haemoccult®-Test, und jederzeit durchführen bei V.a. okkulte Blutung, z.B. bei festgestellter Anämie). Allerdings nehmen in Deutschland nur ca. 20 % der Männer u. 50 % der Frauen diese Vorsorgeuntersuchungen in Anspruch und der Haemoccult®-Test ist insg. nur wenig sensitiv.
  Eine **Koloskopie** wird ab dem **55. Lj.** durchgeführt und bei unauffälligem Befund noch einmal nach 10 J. (seit 2002 wird dies in Deutschland auch von den Krankenkassen bezahlt, derzeit nehmen aber erst 3 % der Berechtigten pro Jahr daran teil). Jeder nachgewiesene Polyp muss dabei entfernt werden (Senkung des Risikos für kolorektale Karzinome um bis zu 90 % bei konsequenter Entfernung aller Polypen/Adenome, gem. einer Hochrechnung des Dt. Krebsforschungszentrums in Heidelberg v. 2010 ist eine Senkung der Inzidenz bereits zu erkennen). Werden adenomatösen Polypen entdeckt od. sind diese in der Vorgeschichte des Pat. bekannt, dann Koloskopie alle 3 Jahre.
  Bei nachgewiesener Veranlagung für HNPCC jährliche Koloskopie ab dem 25. Lj.
  Bei FAP jährliche Rektosigmoidoskopie ab dem 10. Lj. und prophylaktische Proktokolektomie im Alter von 18-22 J.
  In Entwicklung befinden sich Tests zum Nachweis von tumorspezifischen DNA-Mutationen in Stuhlproben (es würden dann nur noch pos. Pat. eine Koloskopie benötigen), diese sind derzeit aber noch zu wenig sensitiv.
* ♥ Aufklärung: Vermeidung aller o.g. Risikofaktoren, regelmäßige körperliche Aktivität
* ♥ Derzeit erfolgen Studien über eine Prophylaxe von Kolontumoren durch langjährige Gabe von Acetylsalicylsäure (z.B. 75 mg/Tag), bisher wurde damit eine Risikoreduktion für das Auftreten von Kolonkarzinomen von bis zu 40 % gefunden (ob die Einnahme von ASS ausschließlich zur Risikominimierung eines kolorektalen Karzinoms indiziert ist, wird aber noch diskutiert). Ein geringeres Darmkrebsrisiko haben auch Frauen bei Einnahme einer Östrogen-/Gestagenkombination im Klimakterium (aber höheres Risiko für Mamma- u. Endometriumkarzinom, daher zur Prophylaxe von kolorektalen Karzinomen nicht indiziert).
* ♥ <u>Postoperativ:</u> **Tumornachsorge** mit Anamnese und körperlicher Untersuchung, Abdomen-Sonographie und Labor (Tumormarker) in den ersten 2 Jahren in 6-monatigem Abstand, danach jährlich. Rö-Thorax jährlich, ab dem 3. Jahr alle 2 Jahre. Koloskopie nach 2 Jahren, dann alle 3 Jahre (ggf. zusätzlich nach 3 Monaten, wenn präoperativ nicht das gesamte Kolon eingesehen werden konnte).

DD:
- Häufigste Fehldiagnosen: **Hämorrhoiden**, Appendizitis, Divertikulitis
- Adenome, Morbus CROHN, Colitis ulcerosa, intestinale Lymphome, Tuberkulose d. Darmes
- Pneumatosis coli (Pneumatosis cystoides intestini = Gaseinschlüsse in der Darmwand unbekannter Genese), Ther: bei Beschwerden hyperbare O_2-Ther. + Antibiose

REKTUMKARZINOM

Syn: engl. rectal carcinoma, ICD-10: C19

Ät. u. Epid: s.o. Kolonkarzinom

Path: • Lok: **60 % der kolorektalen Tumoren liegen im Rektum** (4-16 cm von der Anokutanlinie entfernt), davon ist die Hälfte digital tastbar!
• Lymphabfluss:
1.) erfolgt über die Lk im perirektalen Fettgewebe in kaudokranialer Richtung in Lk entlang der A.rectalis sup./A.mesenterica inferior,
2.) dies gilt auch für das distale Rektumdrittel, hier gibt es aber nur wenige Lk (kaum perirektales Fettgewebe). Erst Tumoren am Übergang zum Analkanal können in iliakale Lk metastasieren.
Metastasierung:
– Lk im perirektalen Fettgewebe, von da aus in Lk entlang der A.rectalis sup. - A.mesenterica inf.
– iliakale od. inguinale Lk sind beim Rektumkarzinom praktisch nie befallen
• Venöser Abfluss: hochsitzende Karzinome ⇨ über den Plex.rectalis sup. in die Pfortader
                   tiefsitzende Karzinome ⇨ über den Plex.rectalis inf. in die V.cava inf.

Etlg: # Ursprüngliche Tumor-Klassifikation nach DUKES (1932, DUKES A-C), bzw. heute nach **UICC I-IV** (2002, s.o. bei Kolonkarzinom)

DUKES A: Infiltration von Mukosa, Submukosa und Lam.muscularis propria (= T1 u. T2)
DUKES B: Infiltration von perirektalem Fettgewebe (= ab T3)
DUKES C: Lymphknotenmetastasen (= ab N1)

TNM: s.o. Kolonkarzinom
Lokalisation des Rektumkarzinoms (Abstand von der Anokutanlinie)
- Karzinome des oberen Rektums: 12-16 cm (in manchen Einteilungen 15 cm)
- Karzinome des mittleren Rektums: 6-12 cm
- Karzinome des unteren Rektums: <6 cm

Klin: ⇒ **Blutabgang** (hellrote Blutauflagerungen), Schleimabgang
⇒ Häufiger Stuhlgang, evtl. Tenesmen ⇨ **Änderung der Stuhlgewohnheit!**
⇒ Evtl. Schmerzen am Kreuzbein
⇒ Evtl. Ileussymptomatik (Spätzeichen)

Diag: 1. Anamnese und klinische Untersuchung: **Rektal-digitale Untersuchung** (1/2 aller Rektumkarzinome liegen im tastbaren Bereich, diese können dann ggf. nicht mehr kontinenzerhaltend operiert werden ⇨ dann Rektumexstirpation erforderlich)
2. **Sigmoidoskopie**, bzw. bei der Erstdiagnostik Koloskopie durchführen
3. **Endosonographie** zur Bestimmung der Wandinfiltrationstiefe, Lymphknotenbefall und der Tumorinfiltration benachbarter Organe (Blase, Prostata, Vagina, Beckenboden, Os sacrum) ⇨ sehr guter Vorhersagewert insb. bei kleinen Tumoren u. daher obligat vor einer geplanten lokalen Exzision (T_1, N_0)
4. Urologische Untersuchung, Zystoskopie bei Infiltration in die Blase
5. Gynäkologische Untersuchung bei Infiltration von Uterus, Adnexe od. Vagina
6. Sonstige Untersuchungen wie bei Kolon-Ca zum Staging

Ther: • Operativ: Ind: kontinenzerhaltende Op bei hochsitzenden/mittleren Tumoren
            nicht kontinenzerhaltende Op: i.d.R. wenn der Abstand des Tumors zur Anokutanlinie <5 cm beträgt
– Es gelten die beim Kolonkarzinom genannten Forderungen mit radikaler Chirurgie, **En-bloc-Resektion** und gleichen Op-Vorbereitungen (s.o.). Rektumkarzinome können ebenfalls laparoskopisch operiert werden (hierzu gute Patientenselektion erforderlich, da bei Konversion zur offenen Op erhöhte Komplikationsrate). Das onkologische Ergebnis und die Prog. ist dabei gleich gut wie bei offener Op.
- Bei sicherem Nichtbefall von Lk (N_0), T_1-Stadium <3 cm, ohne Gefäßinvasion u. differenzierter Tumor G1-G2 (sog. "low risk"-Karzinom) ist eine **lokale Ausschneidung** (heute als sog. **TEM** = <u>t</u>ransanal-<u>e</u>ndoskopische <u>M</u>ikrochirurgie) mit einem Operationsendoskop durch den Anus (alternativ konventionell mit posteriorem Zugang = peranaler od. parasakraler Zugang) mögl., Sicherheitsabstand 10 mm

Kolon und Rektum

- Bei hochsitzenden Tumoren: **kontinenzerhaltende anteriore Rektumresektion** (n. DIXON), abdominaler Zugang, Resektion des Tumors mit dem zugehörigen Mesorektum mit 5 cm Sicherheitsabstand nach aboral unter Erhaltung des Schließmuskels (ca. 5 cm bis zur Anokutanlinie müssen tumorfrei erhalten bleiben können ⇨ intraoperative Schnellschnitte), Anastomose End-zu-End mit einem zirkulären Klammernahtgerät.
- Bei mittleren Rektumkarzinomen: abdominaler Zugang, komplette Entfernung des gesamten Mesorektums bis zur Puborektalisschlinge (**TME** = **t**otale **m**esorektale **R**esektion, dadurch weniger Lokalrezidive, da praktisch alle drainierenden Lk im mesorektalen Bindegewebsfettkörper liegen), die Rektumwand wird ebenfalls nahe der Puborektalisschlinge abgesetzt (als aboraler intramuraler Sicherheitsabstand reichen hier 2 cm, sodass eine tiefe End-zu-End kolonanale Anastomose mit Stapler-Gerät meist noch mögl. ist, wenn mögl. mit Ausbildung eines Kolon-J-Pouches).
- Bei ausgedehnten, tiefsitzenden Karzinomen (<2 cm Abstand bis zur Anokutanlinie): Rektumamputation, sog. **abdominoperineale Rektumexstirpation** (n. MILLES) = Inkontinenzresektion ⇨ Anus praeternaturalis notwendig (= Kolostomie des Sigmas, einläufig), der aborale Schenkel (= verbleibender Afterrest) wird blind endend verschlossen.

– Postoperativ: kombinierte Radio-Chemotherapie bei T3 u. T4 (UICC II) und allen T-Stadien mit N+ (UICC III) als adjuvante Maßnahme mit Fluoruracil [5-FU] für 6 Monate und 50 Gy Bestrahlung.
Ggf. auch präoperative (= neoadjuvante) Radio-Chemotherapie (Ind: T4, mit 45-50 Gy + 5-FU/Folinsäure) bis 4 Wo. vor Op zur Tumorverkleinerung und Erreichen der Operabilität (= Down-Staging) ⇨ Ziel ist eine vollständige Resektion (R0) und Erhalt des Schließmuskels

- Palliativ: Ind: bei Vorliegen von Fernmetastasen
Kryochirurgie: Verkleinerung des Tumors durch Vereisung, wenn eine Stenosierung vorliegt, evtl. auch mit Laser, Radiatio von innen mittels After-loading-Technik.
Bei nicht beseitigbarer Stenose ⇨ Anlage eines Anus praeternaturalis.

Prog: Wie beim Kolonkarzinom, 5-JÜR aller Rektumkarzinome **50 %**
UICC I: 80-90%ige 5-JÜR ("low risk"-Karzinom 95 %), II: 70 %, III: 30-40 %
In 85 % d.F. ist heute eine Op mit Sphinktererhalt mögl., Op-Letalität: ca. 2-4 %

Kompl:
- Ileus, Perforation, Einbruch in Blase, Uterus od. Plexus sacralis ⇨ Ther: zweizeitige Operation: 1. Anlage eines Anus praeternaturalis, 2. Entfernung des Tumors u. falls mögl. Wiederherstellung der Kontinuität und Verschluss des Anus praeternaturalis. Hohe Letalität (15-20 %) bei Vorliegen dieser Komplikationen.

Op:
- Nahtinsuffizienz der Anastomose, Peritonitis, Ileus
- Hohe Stuhlfrequenz, Stuhlschmieren od. -inkontinenz, imperativer Stuhldrang
- Sexuelle Dysfunktion (Erektions-, Ejakulationsstörungen), Blasenlähmung durch Alteration des Plex.pelvinus, Belastungsinkontinenz
- **Rezidiv** (10-30 % d.F., meist innerhalb von 2 Jahren, aber auch als Spätrezidive bis 15 Jahre mögl.), insb. lokoregionär und Anastomosenrezidive ⇨ Nachsorge wichtig!

Proph:
- ♥ **Vorsorgeuntersuchungen** wie beim Kolonkarzinom (s.o.)
- ♥ Postoperativ: **Tumornachsorge** mit Anamnese und körperlicher Untersuchung, Abdomen-Sonographie und Labor (Tumormarker) in den ersten 2 Jahren in 6-monatigem Abstand, danach jährlich. Rö-Thorax jährlich, ab dem 3. Jahr alle 2 Jahre. Koloskopie nach 2 Jahren (davor alle 6 Monate eine Rektoskopie), dann alle 3 Jahre (ggf. zusätzlich einmalig 3 Monate postop., wenn präoperativ nicht das gesamte Kolon eingesehen werden konnte). Nach adjuvanter Strahlen-/Chemotherapie im 3. u. 4. Jahr zusätzlich eine Rektoskopie wegen möglichen, verzögert auftretenden Lokalrezidiven.

DD:
- Jeder 6. Patient mit Kolon- oder Rektum-Ca hat auch Hämorrhoiden! ⇨ **nicht ohne Diagnostik mit der Diagnose Hämorrhoiden zufrieden geben!**
- Analfistel, Analabszesse, Analfissuren
- Morbus CROHN, Colitis ulcerosa

ANUS

Anatomie

Das **Kontinenzorgan** (n. STELZNER) besteht aus:
- **M.sphincter ani ext.** (willkürlich, N.pudendus) mit Pars subcutanea, superficialis u. Pars profunda, welche den wichtigsten Teil darstellt u. die von dem M.puborectalis umschlossen wird. Der M.sphincter ani ext. umfasst mit diesen drei Anteilen den M.sphincter ani internus.
- **M.sphincter ani internus** (unwillkürlich), der mit seinem Dauertonus den **3 cm** langen Analkanal elastisch abschließen kann.

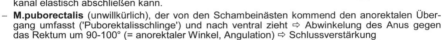

- **M.puborectalis** (unwillkürlich), der von den Schambeinästen kommend den anorektalen Übergang umfasst ('Puborektalisschlinge') und nach ventral zieht ⇨ Abwinkelung des Anus gegen das Rektum um 90-100° (= anorektaler Winkel, Angulation) ⇨ Schlussverstärkung
- **M.levator ani** bildet einen muskulären anorektalen Ring zwischen Analkanal und Ampulla recti
- Sphinktertonus: In Ruhe 40-80 mmHg
- Reflexe: Defäkationsreflex u. Relaxationsreflex (parasympathisch), Kontinenzreflex = Verschluss durch Anspannung der Sphinkteren (sympathisch) bis max. 220 mmHg.
- Corpus cavernosum recti u. Plexus haemorrhoidalis: **arteriell-venöses Geflecht**, gespeist von drei (bis 5) Hämorrhoidalgefäßen bei **3, 7, 11 Uhr in Steinschnittlage** (SSL = Rückenlage ähnlich wie auf dem Gyn-Stuhl, die Lokalisation wird angegeben wie bei einer Uhr: oben = Richtung Os pubis 12 Uhr, unten = Richtung Os sacrum 6 Uhr, linke Seite des Pat. = 3 Uhr, usw.). Dieser trägt zum Verschluss der Analöffnung bei.
Die Hämorrhoidalgefäße sind Äste der **A.rectalis superior** aus der A.mesenterica inferior, Abfluss über den Plexus rectalis in den Pfortaderkreislauf und in die V.iliaca int. (⇨ gleichzeitig portocavale Anastomose).

Canalis analis (von aboral nach oral geordnet):
(1) **Zona cutanea** (Analrand): von der normalen Haut bis zur Anokutanlinie findet sich eine stärker pigmentierte Epidermis (verhorntes Plattenepithel) mit Haaren, Talgdrüsen u. apokrinen Schweißdrüsen (Glandulae circumanales)
(2) Die **Zona anocutanea** (Syn: Anokutanlinie, Anoderm, Zona alba, HILTON-Linie) ist die pergamentfarbene Übergangszone (ca. 2 cm) aus unverhorntem, trockenem, *sehr sensiblem* Plattenepithel ohne Haare od. Drüsen, sie endet mit der **Linea dentata** (nach oralwärts Beginn der Zona haemorrhoidalis)
(3) Es schließt sich der Bereich der rosaroten Darmschleimhaut mit Schleimhautlängsfalten (**Columnae anales**, MORGAGNI-Falten) und Buchten (Sinus anales) an.
Die anschließende Plica transversalis recti (KOHLRAUSCH-Falte, ca. 6,5 cm tief gelegen) ist die ungefähre Grenze zur beginnenden Ampulla recti.

ANALABSZESSE UND ANALFISTELN

Def: Meist Erkrankung der **PROKTODEALDRÜSEN** (liegen kurz über der Linea dentata zwischen den Sphinkteren und sondern Schleim ab)., ICD-10: K61.-

Ät:
- **Abflussstörung und Infekt der Proktodealdrüsen**
  - Intraabdominelle Organeiterungen mit Fortleitung (Appendizitis, Divertikulitis)
  - Ulzerationen der Rektumschleimhaut (Morbus CROHN, Colitis ulcerosa)
  - Geburtstrauma (anorektale-vaginale Fisteln), Strahlentherapie

Anus

Path:
- Abflussstörung der Proktodealdrüsen, z.B. bei Stuhlverstopfung. Es kommt dann zu einer Vergrößerung der Drüsen, Eiteransammlung, Durchbruch und schließlich zu einer Entleerung des Eiters
  - ⇨ **Abszess** = akute Form der Eiteransammlung
  - ⇨ **Fistel** = chronische Form des Proktodealdrüseninfekts
- GOODSALL-Regel: Fisteln deren äußere Öffnung oberhalb des Analhorizontes liegen (in Steinschnittlage) verlaufen meist geradlinig, Fisteln unterhalb des Analhorizontes verlaufen bogenförmig und münden meist bei 6 Uhr im Analkanal (s. Abb.).
- Lok: die Proktodealdrüsen befinden sich insb. an der hinteren Kommissur (= **dorsal**) ⇨ Fisteln meist bei 6 Uhr in SSL (= dorsal) gelegen (80 %)

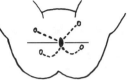

Epid:
- ◊ **M > w**, Prädisp.alter: 30.-50. Lj.
- ◊ Lifetime Risk: 2 % aller Menschen erkranken ein- od. mehrmals im Laufe des Lebens
- ◊ Intersphinktere u. transsphinktere Fisteln machen zusammen etwa 95 % aller Fisteln aus

Etlg:
Nach dem Fistelverlauf:
- Komplette Fistel: innere Fistel, die mit äußerer Fistel in Verbindung steht = **Verbindung** zw. Analkanal (Schleimhaut) u. Haut
- Inkomplette innere Fistel: vom Darm ausgehend, blind endend
- Inkomplette äußere Fistel: von der Haut ausgehend, blind endend

Heutige Modifikation (Etlg. nach PARKS, 1976):
Analfisteln
- Subkutane Fisteln
- Submuköse Fisteln
- Intersphinktere Fisteln
- Transsphinktere Fisteln (tiefliegend oder hochliegend)
- Suprasphinktere, supralevatorische Fisteln (über Puborektalschlinge hinaus)
- Extrasphinktere Fisteln: - pelvirektale Fisteln
  - ischiorektale Fisteln
- Rektoorganische Fisteln (Blase, Vagina, Harnröhre, Prostata)

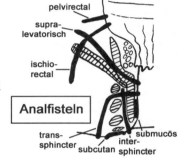

Analabszesse
- Subkutaner Abszess / perianal
- Periproktitischer Abszess / perianal
- Submuköser Abszess
- Intermuskulärer Abszess
- Ischiorektaler Abszess
- Pelvirektaler/ileorektaler Abszess

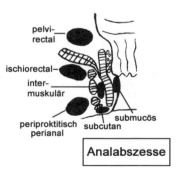

Klin:
- ⇒ **Schmerzen**, insb. Defäkationsschmerz, **Sitzbeschwerden**
- ⇒ Allgemeinreaktionen: Fieber, Leukozytose, Müdigkeit
- ⇒ **Nässende**, eitrige bis kotige **Sekretion** aus den Fistelöffnungen

Diag:
1. Anamnese und klinische Untersuchung: gerötete perianale Region, in der digital-rektalen Austastung evtl. tastbare Schwellung
2. **Proktoskopie, Rektosigmoidoskopie** (ca. 20-25 cm einsehbar) und **Koloskopie** zum Ausschluss von Begleiterkrankungen (Polypen, Malignomen, Divertikulitis)
3. **Endosonographie** transrektal (Darstellung v. Fistelverlauf u. Abszessen)
4. **Sondierung** evtl. mit Farbstoffinjektion (Methylenblau), insb. auch intraoperativ

5. Bildgebung (nur noch selten): Rö. mit KM in die Fistel zur Darstellung (Fistulographie), ggf. Kolon-KE zum Ausschluss von Begleiterkrankungen od. **MRT** bei unklarem Befund
6. Sphinktermanometrie (anorektale Manometrie) präop. aus forensischen Gründen

Ther:
- Operativ: **Fisteln:** Ind: praktisch immer gegeben
  - Evtl. präoperative orthograde Darmreinigung mit 3 l hypertoner Lösung (Golytely®)
  - Subkutane/submuköse Fisteln werden oval ausgeschnitten und primär verschlossen, bewährt hat sich das Einbringen eines Gentamicin-Schwammes (Sulmycin®Implant E)
  - Inter- und transsphinktere Fisteln: Fistulektomie nach PARKS = Exzision d. inneren Fistelöffnung mit dem unterhalb der Fistel liegenden Sphinkter, Exzision der äußeren Fistelöffnung, **sekundäre Wundheilung** ➪ also offen lassen!
  - Supra- und extrasphinktere Fisteln ➪ Drainage durch Einlegen eines Fadens (Seton), später dann Verschiebelappenplastik zum Fistelverschluss
- **Abszesse:**
  - Alleinige Inzision und Eiterentleerung reicht nicht aus, es sollte eine T-förmige od. **ovaläre Inzision** erfolgen
  - **Offene Wundbehandlung** und Einlage von Tamponadestreifen
- Allgemein: es können bis zu **4/5 des Sphinkterapparates** in die Tiefe gespalten werden, ohne dass die Gefahr einer Inkontinenz besteht. Für die Kontinenz ist vor allem die **Unversehrtheit der Puborektalisschlinge** wichtig.
- Nachbehandlung bei Sekundärheilung: 2x tgl. Sitzbäder (z.B. mit Kamille-Lösung) mit anschließender H$_2$O$_2$-Spülung + Nachspülung mit NaCl- od. Ringer-Laktatlösung u. VW mit Ethacridin (Rivanol®) bzw. Wundreinigung und -granulationsförderung (wenn Wunde relativ sauber) mit Streptokinase/-dornase (Varidase®-Gel), Stuhlregulation (weicher Stuhl)
- CAVE! Bei Morbus-CROHN-Fisteln keine Exzision sondern nur Fistelspaltung und Ausschabung.

Prog: Die sekundäre Wundheilung kann Monate! dauern, bildet dann aber eine gute Narbenplatte.

Kompl:
* **Fistelrezidiv** (10 % d.F.), insb. bei nicht ausreichender operativer Radikalität
* Schlecht heilende Fisteln u. Abszesse werden bei HIV-Infektion beobachtet
* FOURNIER-Gangrän (nekrotisierende Fasziitis der Genitalregion, Skrotalgangrän), Letalität: 30 %, Ther: frühzeitiges radikal-chirurgisches Débridement, Breitbandantibiose

Op: * Sphinkterinsuffizienz (insb. bei Op hoher Fisteln) ➪ **Inkontinenz!**

DD:
- Morbus CROHN, insb. bei atypischem Ursprung und multiplen Fisteln (sog. 'Fuchsbau')
- Tumoren, Lymphome, Divertikulitis, Pilonidalsinus
- Tailgut-Zyste (nicht rückgebildete Reste des embryonalen Schwanzdarmes)
- Traumatische Verletzungen (sehr selten), Pfählungsverletzungen, Fremdkörper
- Venerische Infekte (= Geschlechtskrankheiten), Parasitosen, Tuberkulose, Aktinomykose, Immunschwäche (AIDS), Diabetes mellitus

PROKTITIS

Syn: Engl. proctitis, ICD-10: K62.8

Ät:
- Venerische Infektionen (= **Geschlechtskrankheiten**)
  - Gonorrhoe ➪ eitrige Proktitis
  - Lues I ➪ Ulzera (Ulcus durum), Lues II ➪ Condylomata lata, Lues III ➪ ulzerierende Gummata
  - Ulcus molle ➪ weiche, sehr schmerzhafte Ulzera
  - Lymphogranuloma inguinale ➪ Strikturen, Fisteln
  - **AIDS** ➪ fistelnde, nässende und nicht heilende Infekte
- Tropische u. weitere venerische Infektion, z.B. Granuloma venereum (Syn: Donovanosis) ➪ perianale Papeln und fötide Sekretion
- Bei Morbus CROHN, Colitis ulcerosa

- Allergisches Ekzem
- Ergotismus gangraenosus cutaneus (anale Ulzerationen durch Ergotamin-Supp., bei Migräne-Pat.)

Etlg: # Proktitis: Entzündung im Analbereich mit analen Schmerzen
Sonderformen der Proktitis:
- Papillitis: Entzündung der Analpapillen (Ende der Columnae anales an der Linea dentata), häufig kombiniert mit einer Kryptitis
- Kryptitis: Entzündung der zwischen den Analpapillen liegenden Krypten (s.u.)

Klin: ⇒ Blutig-eitrige und/oder wässrige Sekretion, **Juckreiz**
⇒ **Anale Schmerzen**, Stuhldrang

Ther: Konservativ: Antiphlogistische Suppositorien

Kompl: Ausbildung von Analpolypen

KRYPTITIS

Ät: Koteinpressung in die MORGAGNI-Krypten (Ende der Sinus anales zwischen den Columnae anales, hier liegen die Ausführungsgänge der Proktodealdrüsen) am Übergang zur Linea dentata (auch Kryptenlinie genannt), meist **dorsal** gelegen.

Klin: Stechender Defäkationsschmerz

Diag: 1. Anamnese und klinische Untersuchung
Rektal-digitale Untersuchung: tastbar verdickte Krypten an der Linea dentata
2. Proktoskopie: gerötete Schleimhaut, evtl. eitriger Kryptengrund

Ther: • Konservativ: Antiphlogistische Suppositorien
• Operativ: Kryptenspaltung mittels Hakensonde

Kompl: Kryptenabszess, Ausbildung von **Analfisteln**

PILONIDALSINUS

Syn: Sinus pilonidalis, **Steißbeinfistel**, Steißbeinsinus, Steißbeinzyste, "Jeep disease", Pilonidalfistel, Raphefistel, Sakraldermoid, Pilonidalzyste, ICD-10: L05.-

Anatomie: Epithelialisierter Hohlraum zwischen Steißbeinspitze und Analrand (im Bereich der Rima ani, auch **"Haarnestgrübchen"** genannt). Dieser kann abgekapselt sein = Pilonidalzyste oder eine Verbindung nach außen haben = Pilonidalfistel.

Path: ♦ Eindringen von Epidermis und **abgebrochenen Haaren** in die Tiefe ⇨ Fremdkörpergranulom, begünstigt durch schlechte Analhygiene, Adipositas und starke Behaarung
♦ Persistierender embryonaler Neuroporus zwischen Steißbeinspitze und Analrand

Epid: ◊ Prädisp.alter: Junge (Altersgipfel um 20. Lj.), adipöse, **stark behaarte Männer**
◊ Inzidenz: 26/100.000/Jahr

Etlg: # Blande Verlaufsform (asymptomatisch)
Akut abszedierender Verlauf
Chronisch fistelnder Verlauf

Klin: ⇒ Akut: Schmerz, Rötung und Infiltration bei Infektion, sonst insg. wenig Beschwerden
⇒ Chron: evtl. Nässen oder blutige Sekretion aus den Fistelöffnungen

Diag: Anamnese und klinische Untersuchung ⇨ winzige Fistelöffnungen im Bereich der Rima ani

Ther: • Konservativ: Im akut entzündlichen Stadium Wundsalben (z.b. Nitrofural, Furacin®-Sol) und Kamille-Sitzbäder (Kamillin-Extern-Robugen®), dann im Intervall (nach ca. 4 Wo.) operative Sanierung
• Operativ: Ind: alle Fisteln im Bereich des Sinus pilonidalis sollten operativ saniert werden.
  – Wichtig ist die **radikale En-bloc-Exzision** (zu Beginn der Op Anfärbung der Fisteln mit Methylenblau zur Kontrolle der Vollständigkeit der Exzision des Fistelsystems) des Pilonidalsinus und **sekundäre Heilung** der Wunde (= **offene** Wundversorgung, tgl. Reinigung, Sitzbäder od. Ausduschen)
  Evtl. Fixation der Hautränder an die Faszie über dem Os sacrum mit Einzelknopfnähten ⇨ Heilung mit haarfreier Narbenplatte oder bei großem Defekt ggf. auch Deckung mittels Schwenklappen erforderlich
  – Bei kleinen Steißbeinfisteln kann auch primär ausgeschnitten und genäht werden, ggf. Einlage von antibiotikahaltigem Kollagen (Gentamicin-Schwamm, Sulmycin®Implant E, ist aber sehr teuer), Fäden ex am 10-12.Tag, bis dahin keine Sitzbäder
• Nachbehandlung: Für mind. 1 Jahr sollte eine Enthaarung im Narbenbereich zur Rezidivprophylaxe (z.B. mit Pilca-Med-Enthaarungscreme) durchgeführt werden.
• Informationen im Internet: www.steissbeinfistel.info

Prog: Ohne radikale Therapie hohe Rezidivrate!

Proph: ♥ Nach Op. Rezidivprophylaxe durch Enthaarungscremes

DD: – Analfistel, Morbus-CROHN-Fistel
– Steißbeinteratom, Sakraldermoid, Meningozele
– Acne inversa

PYODERMIA FISTULANS SINIFICA

Syn: Hidradenitis suppurativa, Acne inversa, Aknetriade, Aknetetrade, engl. follicular occlusion triad

Def: Multiple, abszedierende, fistelbildende Hautkrypten im Bereich der Analregion, des Perineums, des Skrotums, der Labien oder des Oberschenkels (auch inguinal u. in der Axilla vorkommend).

Ät: – Verwerfungsanomalie der Haut (tiefe Epidermisfalten) ⇨ **Retentionstaschen**
– Begünstigend: **Zigarettenrauchen**!, Adipositas, mangelnde Hygiene, starke Behaarung, Akne, Stoffwechselerkrankungen

Path: Follikelhyperkeratose der Haarfollikel, Fistelbildung aus Mikroabszessen ausgehend von den **Talgdrüsen** mit Einbruch in das Subkutangewebe. Es besteht **keine Verbindung zum Anus**, sehr wohl aber eine Verbindung untereinander bei streng subkutanem Sitz.

Klin: Schmerzhafte subkutane Abszess- und Fistelbildung

Diag: Anamnese und klinische Untersuchung ⇨ viele Fistelöffnungen und Entzündungen zu sehen

Ther: • **Operativ: Radikale Exzision!**
  – Einzelne Fistelgänge werden lokal ausgeschnitten (evtl. mehrere Sitzungen nötig)
  – Eine flächenhafte Exzision ist immer dann indiziert, wenn die Fisteln schon untereinander kommunizieren. Die entstandene Op-Wunde bleibt primär offen und sollte drei Wochen schrumpfen (granulieren), dann ggf. Deckung mit Spalthaut bei größerem Defekt.

- Konservativ: Verfahren mit 13-cis-Retinsäure (Isotretinoin, Roaccutan®), UV-Lichtbestrahlung, Röntgen-Bestrahlung, systemischer od. lokaler Antibiose bringen meist keinen Erfolg

Kompl: Rezidive!, auch nach Exzision mögl. (insb. im Randbereich)

DD: Akne conglobata (eher am Stamm gelegen), Dermoidfisteln

ANALFISSUR

Syn: Analulkus, "Darmriss, Afterriss", engl. anal fissure, ICD-10: K60.-

Def: Schmerzhafter, längsverlaufender Einriss der Analhaut (Anoderms), **meist bei 6 Uhr in SSL** (= Steinschnittlage) = posterior (hintere Kommissur) gelegen

Ät: – **Chronischer erhöhter Tonus/Spasmus** des M.sphincter ani int. ⇨ chronische Fissur ⇨ Fibrose des Muskels und Einrisse der darüberliegenden Haut
– Einrisse durch Skybala (harte Kotballen), chronische Obstipation, anale sexuelle Praktiken
– Läsionen bei Infektionen, z.b. begünstigt durch Hämorrhoidalleiden, Kryptitis ⇨ Elastizitätsverlust des Anoderms
– Morbus CROHN

Path: Einriss der Analhaut vom Ende der Columnae/Sinus anales und der Linea dentata ausgehend (s. Abb.) ⇨ **schmerzreflektorischer Sphinkterspasmus** u. Fibrosierung des Schließmuskels ⇨ führt zu weiteren Fissuren (Circulus vitiosus)

Klin: ⇒ Starker **Defäkationsschmerz** und Nachschmerz durch Sphinkterkrampf
⇒ Perianaler Juckreiz und Schleimsekretion, **Blutung**
⇒ Chronische Obstipation (schmerzbedingt)

Analfissur

Diag: 1. Anamnese und klinische Untersuchung: Inspektion zeigt Läsion im unteren Analkanal
2. Die rektal-digitale Untersuchung ist oft nur in LA möglich (erhöhter Sphinktertonus)

Ther: • Konservativ: Anästhesierende, antiphlogistische Salben (z.B. Bufexamac + Lidocain, Faktu®akut, insb. mit **Analdehner**) oder Suppositorien (Hamamelis, Posterine®), Sitzbäder (Kamillenblütenauszüge, Kamillin-Extern-Robugen®), Analgetika als Suppositorien (z.B. Diclofenac 2 x 100 mg/Tag, Voltaren®), ggf. Unterspritzung mit Lokalanästhetika
Stuhlregulierung (weicher Stuhl) durch milde Laxanzien (z.B. pflanzlich: Senna + indischer Flohsamen, Agiolax® Granulat), ballaststoffreiche Ernährung
Senkung des Sphinkterdrucks durch lokale Applikation von **Glyceroltrinitrat**-Salbe (4%ig, Rectogesic®) od. Diltiazem-Salbe/-Gel (2%ig, Apothekenzubereitung) od. ggf. **Botulinumtoxin-A**-Injektion (Botox®) in den M.sphincter ani int. (beidseitig der Fissur)

• Operativ: Ind: chronische Fissur
– **Exzision von Fissur** und Narben (= Fissurektomie) und immer auch **histologische Untersuchung** des Exzisates zum Tumorausschluss!)
– Heute nur noch selten wird bei ausgedehntem Befund auch eine Exzision von Fissur und Narben + laterale Sphinkterotomie durchgeführt ⇨ in Steinschnittlage wird bei 3 Uhr das distale Drittel (ca. 1 cm) des M.sphincter ani int. durchtrennt, primärer (Methode nach PARKS) oder sek. Wundverschluss (Methode nach EISENHAMMER) ⇨ Sphinktertonus wird dauerhaft herabgesetzt
– auch mögl. ist eine Sphinkterdehnung in Vollnarkose (hat aber eine hohe Rate von bleibender Inkontinenz)

Prog: Die operativen Verfahren sind zu 90 % erfolgreich, jedoch mit der Gefahr der Inkontinenz verbunden ⇨ daher immer zuerst **konservative** Behandlungsversuche.

Kompl: ∗ Ulzeration, Abszess
∗ Chronischer Verlauf ⇨ Narben = sog. (fibröser) "Wachtposten", "Vorpostenfalte" = Pec-

tenosis am anokutanen Übergang, Stenose des Analkanals
Op: * Inkontinenz bei Sphinkterotomie in ca. 20 % d.F., daher nur noch selten durchgeführt

DD: – **Analkarzinom**
– **Analfisteln**, Analabszesse, Hämorrhoiden
– venerische Infekte (Geschlechtskrankheiten, z.b. Primäraffekt bei Lues)

HÄMORRHOIDEN

Def: Hämorrhoiden sind sog. innere Hämorrhoiden = Hyperplasien des **Corpus cavernosum recti** (arterio-venöses Gefäßpolster, Plexus rectalis internus), ICD-10: K64.0 bis K64.3

Ät: – Chronische Obstipation, sitzende Tätigkeit
– Erhöhter Analsphinktertonus
– Konstitutionsbedingte und altersbedingte Bindegewebeschwäche, Schwangerschaft

Path: ♦ Hämorrhoiden entwickeln sich meist ab dem 30. Lj. durch die einsetzende Degeneration der elastischen Fasern im Corpus cavernosum recti
♦ Lok: im Analkanal kurz oberhalb der **Linea dentata** (Zona haemorrhoidalis) meist bei **3, 7 u. 11 Uhr** in SSL (Steinschnittlage) = an der Eintrittsstelle der Äste der A.rectalis superior

Epid: ◊ 70 % aller Erwachsenen über 30 J. haben proktoskopisch nachweisbare Hämorrhoiden. Sie erlangen aber nur Krankheitswert, wenn sie Symptome verursachen.
◊ Inzidenz: geschätzt 1.000/100.000/Jahr, ca. 45.000 Operationen/J. in Deutschland
◊ **M > w** (2:1), Durchschnittsalter: ca. 50. Lj.

Etlg: Symptome u. Stadieneinteilung der Hämorrhoiden:

Grad	Symptom	Befund
I	Oft anorektale Blutungen, evtl. Pruritus ani, keine Schmerzen	Knoten oberhalb der Linea dentata, sind von außen nicht sichtbar, reversibel
II	Selten Blutung, oft Brennen u. Nässen	Beim Pressen prolabieren die Knoten nach außen, reponieren aber von selbst, beginnende fibrotische Umwandlung
III	Keine Blutung, schleimige Sekretion, Pruritus, Schmerzen, evtl. Ulzeration der Schleimhaut	Prolaps nach Bauchpresse oder Defäkation, erhöhter Sphinktertonus, keine spontane Reposition (manuell noch reponierbar), Fibrose
IV	Stark schmerzhaft, Ulzerationen	Wie III aber auch manuell nicht mehr reponibel = fixierter Mukosaprolaps

Klin: ⇒ Anorektale **hellrote! Blutungen** (am Toilettenpapier) oder als streifige Blutauflagerungen auf dem Stuhl
⇒ **Pruritus** (Juckreiz), Brennen, **Nässen**, schleimige Sekretion, Fremdkörpergefühl
⇒ Weiche bis derbknotige, rosa-rote bis leicht bläuliche Vorwölbungen in der anorektalen Gefäßregion
⇒ Sehr starke Blutung bei arterieller Hypertonie oder portaler Hypertension mögl. (wegen portocavalem Umgehungskreislauf ⇨ venöse Überlastung)

Diag: 1. Anamnese (frisches Blut?, Zusammenhang mit Pressakt?) und klinische Untersuchung: Palpation und Anoskopie ⇨ erhöhter Sphinktertonus, tastbare/sichtbare fibröse Knoten
2. **Proktoskopie** und Rekto-/Koloskopie (zum Tumorausschluss!)
3. Ggf. Röntgen: Kolon-KE zum Tumorausschluss

Ther: • Konservativ:
- Allgemein: Gewichtsreduktion, Vermeidung blähender Speisen, körperliche Bewegung
- **Stuhlregulierung** (ballaststoffreiche Ernährung, evtl. milde Laxanzien, z.B. Senna + indischer Flohsamen, Agiolax® Granulat od. Lactulose, Bifiteral®), Analhygiene (Sitzbäder mit Kamillenblüten-Auszügen, Kamillin-Extern-Robugen®)
- Med: Salben und Suppositorien mit Bufexamac + Lidocain (Faktu®akut), Hamamelis (Posterine®), auch kortikoidhaltige oder lokalanästhetische Salben ⇨ wirken nur symptomatisch, keine Dauertherapie!, auch 5-ASA-Suppositorien mögl.
- **Sklerosierung** (Polidocanol 3%ig, Aethoxysklerol® direkt oberhalb der Linea dentata in und um den Knoten), Kryotherapie, Infrarotkoagulation, Laserhämorrhoidoplastie od. Kauterisierung im Stad. I u. II indiziert ⇨ narbige Gewebeschrumpfung
- **Gummibandligatur** n. BARRON (abschnürender Gummiring an der Basis führt zur Nekrose der Hämorrhoide) im Stadium II indiziert
- Hämorrhoidenarterienligatur n. MORINAGA: Aufsuchen der zuführenden Gefäße durch Dopplersonographie (spezielle Ultraschallsonde im Proktoskop integriert) u. Ligatur

• Operativ: Ind: Stad. III-IV
- Submuköse **Hämorrhoidektomie** nach MILLIGAN-MORGAN: Präparation und Exzision des Hämorrhoidalknotens (unter Schonung des Sphinkters), Ligatur od. Koagulation der zuführenden Arterien, Naht der Schleimhautnaht mit resorbierbarem Faden (FERGUSON-Technik) od. Offenlassen der Wunde, Tamponade des Wundgebietes
- Bei sehr ausgeprägten, zirkulären Befunden (= 3 Knoten) Op mit einem speziellem Stapler (reseziert und vernäht zirkulär, sog. Stapler-Hämorrhoidopexie n. LONGO) mögl. od. analplastische Rekonstruktion mit Verschiebelappen erforderlich
- Postop: am 1. postop.-Tag Entfernung der Tamponade, dann 2 x tgl. (und nach jedem Stuhlgang) Sitzbäder mit Kamille, Stuhlerweichung (z.B. mit Senna + indischem Flohsamen, Agiolax®-Granulat)

Kompl: ∗ Leichte bis massive Blutungen v.a. im Stadium I, chronische Blutung ⇨ Anämie
∗ Inkarzeration eines prolabierten Knoten ⇨ Ther: Hämorrhoidektomie
∗ Infektion u. Nekrosen
Op: ∗ Postoperative Analstenosen, Verwachsungen bei großer Anodermresektion, Restprolaps, Pruritus, Stuhlinkontinenz, Rektumdivertikel

DD: - Maligne Erkrankungen: Kolon-Ca, **Analkarzinom**

⊃ **CAVE: Hinter jeder Hämorrhoidalblutung kann ein Tumor stecken!** ⊂
- **Perianale Thrombose** (s.u.), **Mariksen** (s.u.), Analfissur (s.o.), Analekzem ⇨ häufig auch Kombination aus verschiedenen Befunden
- **Hypertrophe Analpapille** ("Analpolypen", "Katzenzähnchen"): vergrößerte embryonale Proktodealmembran ⇨ Prolaps wird durch Hämorrhoiden begünstigt, Ther: Abtragung
- Entzündliche Darmerkrankungen, Rektumpolypen, Analabszess, Analfissuren u. -fisteln
- Morbus BOWEN (Carcinoma in situ der Epidermis, z.B. Arsenexposition)
- Condylomata acuminata (HPV-Infektion) / Condylomata lata (Lues)
- Analprolaps (s.u.) = mit Vorfall der gesamten Hämorrhoidalzone ⇨ radiäre Falten Rektumprolaps (s.u.) ⇨ zirkuläre (kreisförmige) Falten, Ulcus recti

PERIANALE THROMBOSE

Syn: Analvenenthrombose, Perianalvenenthrombose, wird fälschlich auch als "äußere Hämorrhoide" bezeichnet (so auch im ICD-10), ICD-10: K64.5

Ät: - **Forcierter Pressakt** bei Defäkation, insb. bei Obstipation
- Schwangerschaft, peri-/postpartal

Path: Meist mehrkammerige Thrombose im perianalen Gefäßgeflecht durch Ruptur subkutaner Venen

Klin: ⇒ Plötzlicher einschießender perianaler Schmerz nach Defäkation
⇒ Tastbarer, schmerzhafter, bläulicher **Knoten** am äußeren Analrand

Diag: Anamnese (erschwerter Stuhlgang) und typischer Inspektionsbefund: vorgewölbter, blaulivider Knoten am Analrand, meist mit einem perifokalen Ödem. Schmerzbedingt ist im akuten Stadium eine rektal-digitale Untersuchung meist kaum möglich.

Ther:
- Konservativ: kleine od. ältere perianale Thrombosen (>1 Wo.)
  – Abschwellende, analgetische Salben (z.B. Diclofenac, Voltaren®), feuchte Umschläge
  – **Stuhlregulierung** (Quell- und Gleitmittel, ausreichende Flüssigkeitszufuhr, milde Laxanzien, z.B. Senna + indischer Flohsamen, Agiolax® Granulat)
- Operativ: Ind: frische perianale Thrombosen
  – **Stichinzision** in Lokalanästhesie (z.B. Vereisung mit Ethylchlorid-Spray) ⇨ spontane Entleerung oder Ausräumung des Hämatoms mit dem scharfen Löffel

Kompl: Es können bleibende Analmarisken entstehen

MARISKEN

Syn: Analfalten, engl. mariscae, ICD-10: K64.4

Ät:
– Oft nach **perianalen Thrombosen** entstehend
– Bei Frauen nach Schwangerschaft gehäuft
– Bei Morbus CROHN

Klin: ⇒ Perianale 0,5-2 cm lange **hypertrophe Hautfalten durch Überdehnung**
⇒ Pruritus ani

Diag: Anamnese und typischer Inspektionsbefund: nicht reponierbare Hautfalten, füllen sich nicht bei Bauchpresse

Ther: Operativ: Abtragung in Lokalanästhesie bei Beschwerden

Kompl: Erschwerte Reinigung des Anus ⇨ erhöhte Ekzemrate und Pruritus

ANAL- UND REKTUMPROLAPS

Ät:
– Analprolaps: Hämorrhoiden 3./4. Grades, Analsphinkterschwäche
– Rektumprolaps: Schwäche des Beckenbodens (Sphinkterapparat), v.a. bei **Frauen** (>50. Lj., w >> m = 6:1), insb. Multipara, Säuglinge: fehlende Angulation od. Fixation des Rektum

Path:
- Analprolaps: mangelnde Fixation der Analhaut auf dem Schließmuskel ⇨ Vorfall der Analschleimhaut
- Rektumprolaps: Kaliberprung zw. engem intraperitonealem Kolon pelvinum (Rectum mobile) und der weiten extraperitonealen Rektumampulle (Rectum fixum) als Schwachstelle für eine Invagination ⇨ Prolaps = Vorfall aller Wandschichten des Rektums

Epid: Prädisp.alter: Rektumprolaps bei Säuglingen in den ersten 2 Lj. und im Senium

Etlg: # **Analprolaps,** ICD-10: K62.2
   Typ I   = falscher (hypertrophe Schleimhaut, Hämorrhoiden)
   Typ II = inkompletter
   Typ III = kompletter (kongenital - Kinder, erworben - Erwachsene)
Rektumprolaps (Procidentia recti), ICD-10: K62.3
   I.   Grades = Zufallsbefund (z.B. bei Rektoskopie), keine Beschwerden
   II. Grades = Prolaps bis in den Analkanal reichend ⇨ Stuhlschmieren
   III. Grades = sichtbarer Prolaps, Inkontinenz

Analprolaps

Klin: ⇨ Analprolaps: Pruritus ani, Stuhlinkontinenz, **radiäre Fältelung** der Schleimhaut
⇨ Rektumprolaps: Stuhlinkontinenz, Nässen, Blut- u. Schleimabgang, **zirkuläre Anordnung** der Schleimhaut

Diag: 1. Anamnese u. klinische Untersuchung: Pressversuch in Hockstellung
Rektal-digitale Untersuchung: Analprolaps: weiches Gewebe
Rektumprolaps: harte Rektumschleimhaut tastbar
2. Prokto-/Rektoskopie: Gerötete Schleimhaut, Ulzerationen (Biopsie entnehmen, da DD: Rektumkarzinom)
3. Rö.-Defäkographie od. dynamische Beckenboden-MRT

Rektumprolaps

Ther: • Konservativ: Allgemein: Stuhlregulation
Analprolaps: Versuch der Sklerotherapie, Venenverödung
Rektumprolaps: im akuten Stadium manuelle Reposition
Säugling: redressierende Verbände
• Operativ:
– **Analprolaps:** Op der Hämorrhoiden (s.o.)
– **Rektumprolaps:**
· Bei kleinem Prolaps Op n. REHN-DELORME: transanale Inzision der Mucosa, Doppelung der Muscularis (dadurch Verdickung im Sphinkterbereich) und darüber Wiedervernähen der Mucosa
· Bei großem Prolaps Op n. ALTEMEIER: perinealer Zugang, Resektion von Rektum/Invaginat bis zum Sigma und Anastomosierung in Höhe der Linea dentata, ggf. plus Levatorplastik
· Op n. RIPSTEIN od. WELLS: Rektopexie von abdominal mit Fixierung des Rektosigmoids u. Bindegewebes am Kreuzbein mit einem nicht-resorbierbaren Polypropylen-Netz (Mesh, Marlex®, s. Abb.) + Raffung des Beckenbodens
· Rektosigmoidresektion und Rektopexie (nach FRYKMAN u. GOLDBERG): kombiniert die Resektion und eine Nahtrektopexie mit abdominellem Zugang (od. auch laparoskopisch)
· Bei Inkarzeration ist immer eine komplette Resektion des Invaginats und eine End-zu-End-Anastomose erforderlich
· Op n. THIERSCH: bei alten Pat. in schlechtem AZ Einlage eines perianalen Teflonringes od. zirkuläre Einengung des Anus mit einem nicht-resorbierbaren Faden ⇨ nur teilweise Beseitigung der Inkontinenz und hohe Kompl.-Rate (Infekte, Fistel, Rezidiv), wird daher kaum noch angewendet.

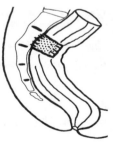

Prog: Rezidivrate 4-20 % je nach Verfahren

Kompl: ∗ Ulcus recti simplex ⇨ bevorzugt am Vorderrand gelegenes tiefes Ulkus mit schlechter Heilungstendenz (DD: Rektumkarzinom ⇨ daher Rektoskopie mit Biopsie und histologischer Untersuchung erforderlich)
∗ Ohne Therapie: Stuhlinkontinenz
∗ Gleichzeitige Harninkontinenz
Op: ∗ Op-Trauma bei transanalem u. perinealem Vorgehen geringer, aber häufiger Rezidive
∗ Zunahme der Obstipation
∗ Bei Rektopexie mit Mesh: intraabdominelle Fremdkörperreaktion mögl.

DD:
- Perianale Thrombose, Analfissuren, Hämorrhoiden
- Beckenbodeninsuffizienz: Descensus genitalis, Vaginal-/Uterusprolaps
- Hernia perinealis
- Cul-de-sac-Syndrom (Beckenbodenschwäche, z.B. nach Hysterektomie, mit Auseinanderweichen der Levatorschenkel ⇨ Sigmoidozele III°), Ther: Sigmaresektion u. Rektopexie

STUHLINKONTINENZ

Syn: Incontinentia alvi, anale Inkontinenz, Defäkationsstörungen, ICD-10: R15

Ät:
- Mechanisch: Analprolaps, Rektumprolaps, Hämorrhoidalprolaps, Anal-/Rektumkarzinom, Fehlbildungen des Anorektalapparats, fehlende Angulation (Abknickung am anorektalen Übergang), rektale Fisteln, intraanale Kondylome, allgemeine Erschlaffung des gesamten Kontinenzorgans mit zunehmendem Lebensalter (Descensus perinei, Beckenbodeninsuffizienz) ⇨ **Altersinkontinenz**
- Traumatisch: Pfählungsverletzung oder Quetschtrauma des Gesäßes, anale Vernarbungen
Schwangerschaft: **Geburtstrauma** durch Dammriss (III. Grades) bei **vaginaler Entbindung** ⇨ Verletzung des Schließmuskels (häufig kommt eine Schließmuskelverletzung auch bei normaler Geburt vor und wird dann erst später im höheren Lebensalter symptomatisch)
- Neurogen: Querschnittlähmung, Bandscheibenvorfall, Conus-Cauda-Syndrom, (Dysrhaphiesyndrome (Spina bifida, Meningomyelozele), Plexus-pudendus-Schaden, N.pudendus-Läsion (Geburtstrauma), hirnorganische Syndrome (Apoplexie, Hirntumoren, **Demenz**, PARKINSON-Syndrom, multiple Sklerose)
- Sensorisch: fehlendes Anoderm (verminderte Sensibilität am Anus) ⇨ Überlaufinkontinenz
- Entzündlich: Morbus CROHN, Colitis ulcerosa, Proktitis
- Stuhlregulationsstörung: Colon irritabile, chronische Obstipation mit Pressen
- Iatrogen: **Operationen** am Kontinenzorgan, Vernarbungen, Radiatio, Laxanzien
- Medikamente: motilitätshemmende Med. (z.B. PARKINSON-Med.) ⇨ Überlaufinkontinenz

Epid: ◊ Prävalenz: 2-5 % der Bevölkerung betroffen
◊ **W** > m (4-5:1), Prädisp.alter: >65. Lj.

Etlg: Nach Anamnese und Klinik
Schweregrad I: Kontrollverlust für **Winde** (Abgang von Darmgas)
Schweregrad II: Kontrollverlust für **flüssigen Stuhl**
Schweregrad III: **Komplette Inkontinenz**, d.h. auch für festen Stuhl

Diag:
1. Anamnese (Operationen, Verletzungen, Stuhlfrequenz, Frage nach zusätzlicher Inkontinenz der Blase), ggf. Stuhltagebuch führen lassen
2. Klinische Untersuchung: Inspektion, digitale Prüfung d. Sphinktertonus u. Analkanallänge
3. Prokto-/Rektoskopie: organische Erkrankungen (Narben, Fisteln, Prolaps, Tumor)?
4. **Endosonographie:** gute Darstellbarkeit von muskulären Defekten am Analsphinkter durch eine transanal eingeführte spezielle Ultraschallsonde, Externus-/Internusdefekt?
5. Defäkographie und Videodefäkographie, bzw. heute **MR-Defäkographie** (dynamische Beckenboden-MRT)
6. Sphinktermanometrie (anale Manometrie: Kneifdruck, rektoanaler Inhibitionsreflex)
7. Elektromyographie des M.sphincter ani ext. ⇨ neurogene Schädigung?

Ther:
- Konservativ: Aktives Muskeltraining des Beckenbodens (**Beckenbodengymnastik**) und diätetische Therapie = diarrhoeinduzierende Speisen meiden (kein Kaffee, kein Alkohol, keine blähende Speisen, wie Kohl, Bohnen, Linsen), **Toilettentraining** (regelmäßige Zeiten, ggf. mit Klysmen), Versuch über mindestens ein halbes Jahr
Lokaltherapie: saugfähige Vorlagen, Zinkoxid-haltige Salbe bei Reizung der Haut
Biofeedback-Training (aktives Training der Schließmuskelkontraktion für 3-6 Mon.) und/od. mittelfrequente Elektrostimulation des Sphinkters

Med: Loperamid (Verlangsamung der Darmpassage, 4-16 mg/Tag, Imodium®), Quellmittel (z.b. indischer Flohsamen, Mucofalk®), bei Frauen in der Postmenopause ggf. Hormonsubstitution, versucht werden kann auch Amitriptylin (Saroten®)
- Konservativ/palliative Therapieoption ist auch eine anale Irrigation: Defäkationsauslösung mittels Klysmen und anschließend wird der Anus mit speziellen Stöpseln verschlossen
- Sakrale Spinalnervenstimulation (hierzu Implantation von Elektroden bei S_3/S_4 notwendig und Implantation des Stimulators gluteal): der Pat. kann den Stimulator über einen Impulsgeber ein- (Kontinenz) und ausschalten (zur Defäkation), Methode nur an Zentren verfügbar und relativ teuer. Voraussetzung ist ein intakter Sphinkterapparat.
- Operativ:
  - Rektum-/Analprolaps: entsprechende kausale Therapie (s.o.)
  - Mechanisch/muskuläre Ursache:
    · **Sphinkterrepair**: Rekonstruktion der Sphinktermuskulatur durch Naht, wenn nicht mehr als 1/3 der Zirkumferenz zerstört ist (z.b. sofort nach Geburtstrauma)
    · **Sphinkterplastik**: anteriore Levator- u. Externusplastik = Aneinandernähen der beiden M.levator-Schenkel und Raffung des M.sphincter ani ext. vor dem Rektum
    · **Sphinkterersatz**: Bildung von Muskel-/Sehnenschlingen um den Sphinkter
      □ Extremitätenmuskeln, wie z.B. der M.gracilis od. M.sartorius, werden zirkulär um den Analkanal verpflanzt u. verschließen bei Kontraktion den Anus (mittels einer elektrischen Niederfrequenzstimulation, der Stimulator wird hierzu subkutan od. unter die Rektusfaszie in den li. Unterbauch implantiert)
      □ An einem willkürlich innervierten Muskel werden Zügel aus der Fascia lata oder Kunststoff verankert, die den distalen Mastdarm umgreifen
      □ Implantation eines künstlichen Sphinkters mit einem um d. Analkanal implantierten aufblasbaren Ring, verbunden mit einem Ballon u. einer Pumpe, die in das Skrotum bzw. in eine große Schamlippe implantiert werden (z.B. Acticon™ Neosphincter). Neu ist auch ein Ring mit magnetischen Elementen (die bei der Defäkation auseinanderweichen und sich danach wieder zusammenziehen, FENIX™)
  - Sensorische Ursache: Verschiebelappenplastik aus der perinealen sensiblen Haut
- Palliative Maßnahme (Versagen aller anderen Therapieoptionen): Anlage eines Anus praeternaturalis (Kolostoma)
- Selbsthilfegruppen: Gesellschaft für Inkontinenzhilfe e.V., Friedrich-Ebert-Str. 124, 34119 Kassel, Tel.: 0561 780604, Internet: www.kontinenz-gesellschaft.de

Kompl: * Hautmazeration der perianalen Haut
* Zusätzliche Harninkontinenz, Descensus/Prolaps uteri od. vaginae
Op: * Perineale Infektion, Analstenose
* Sphinkterersatzverfahren: Infektion, Nekrose des verpflanzten Muskels
* Künstliche Sphinkter: Nekrose d. Analkanals unter dem Ring, häufig technische Defekte

ANOREKTALE SCHMERZSYNDROME

Syn: Proktalgie, ICD-10: K59.4

Ät: – Proctalgia fugax: unklare Ursache
– Kokzygodynie (Coccygodynia): **langes Sitzen**, Beckenverletzung, Becken-Operation, Schwangerschaft, Entbindungen, Neuralgie

Etlg: # Proctalgia fugax: Starker, anfallartiger, krampfartiger Schmerz im Mastdarmbereich ohne organische Grundlage (Spasmus des M. levator ani?), häufig nachts, Schmerzen können Sekunden bis mehrere Min. anhalten
Kokzygodynie: Schmerzen in der Steißbeinregion durch Verkrampfung der Levatormuskulatur, w > m

Diag: 1. Anamnese und klinische Untersuchung, rektal-digitale Untersuchung
2. Prokto-/Rektoskopie ⇨ Ausschluss organischer Erkrankung

Ther: • Konservativ:
– Proctalgia fugax: Behandlung mit warmen Sitzbädern u. Spasmolytika, Diazepam, Nitrate, Beseitigung analer organischer Erkrankungen
– Kokzygodynie: KG, natürliche Sitzhaltung, rektal digitale Massagen (6x/Tag), ggf. Infiltrationsanästhesie der Steißbeinumgebung
• Operativ: Bei Kokzygodynie als Ultima ratio: Steißbeinexstirpation mit zweifelhafter Prog.

Prog: Die gesamten anorektalen Schmerzzustände haben meist eine zweifelhafte Prog. und neigen zur Chronifizierung.

Kompl: Chronifizierung des Zustandes und psychogene Fixierung des Pat.

DD: – Schmerzen bei gesichertem morphologischem Korrelat ⇨ Ausschluss organischer Erkrankungen (z.B. Tumorerkrankung)
– Analneurosen: Krankhafte Fixierung auf anale Missempfindungen ⇨ psychosomatische Therapie

PRURITUS ANI

Ät: – **Hämorrhoidalleiden, anorektale Fisteln**
– **Ekzeme, Mykosen**, Dermatosen (z.B: Psoriasis), Rhagaden, Kontaktdermatitis, Oxyuriasis
– Diabetes mellitus, Morbus CROHN, chron. Diarrhoe, Alkohol, Nikotin, Ikterus, Medikamente

Klin: **Juckreiz** bei Anal-/Perianalekzem/Dermatitis

Diag: 1. Anamnese und klinische Untersuchung
2. Prokto-/Rektoskopie: Ausschluss von org. Erkrankungen, insb. des Analkarzinoms!

Ther: Konservativ: **Behandlung der Grundkrankheit**, Stuhlregulierung, kalte Umschläge, waschen ohne Seife, antipruriginöse, anästhesierende und kortisonhaltige Salben (z.B. Prednisolon + Cinchocain, Scheriproct®)

Kompl: ∗ Durch Kratzen: Exkoriationen ⇨ Ulzerationen (Wichtigste DD: **Analkarzinom**)
∗ Lichenifikation der Haut (Vergrößerung der Hautlinien)

DD: An ein **Analkarzinom denken!**

ANALKARZINOM

Syn: Engl. anal carcinoma, ICD-10: Analkanalkarzinome C21.1, Analrandkarzinome C44.5

Ät: Diskutiert werden Herpes- (HSV) und humane Papilloma-Virosen (HPV, mit ähnlicher Promotor-Funktion wie beim Zervix-Karzinom der Frau, insb. HPV Typ 16, 18, 33 u. 45).
Erhöhte Inzidenz für Analkarzinome bei HIV-Infektion, insb. bei HIV-HPV-Koinfektion und bei Rauchern.

Path: ♦ Histologisch: meist **Plattenepithelkarzinome** (verhornend u. nicht verhornend), Basaloidzellkarzinome, verruköses Karzinom, Spinaliom, kloakogenes Karzinom (Übergangsepithel), Adenokarzinom (primär od. vom Rektum ausgehend), malignes Melanom, Lymphom
♦ Metastasierung: früh **lymphogen** (**perirektal, inguinal**, iliakal, präsakral, mesenterial), hämatogen und in das umliegende Gewebe

Anus

Epid: ◊ **Analkanalkarzinome** (3/4 d.F.) >> Analrandkarzinome
◊ Prädisp.alter: >50. Lj.
◊ Seltener Tumor (nur ca. 2 % aller kolorektalen Tumoren), Inzidenz: ca. 0,5/100.000/Jahr

Etlg: # Analkanal-Ca: **Zona anocutanea, Linea dentata, Columnae anales** bis zum Rektum (Analkanal insg. ca. 4-5 cm lang)
Analrand-Ca: äußere Haut, Zona cutanea = Plattenepithel (haartragende Haut)
TNM für Analkanalkarzinome (Analrandkarzinome werden wie Hauttumoren klassifiziert):
T_{is} Carcinoma in situ, anale intraepitheliale Neoplasie (AIN), Morbus BOWEN
T_1 Tumor <2 cm, T_2 2-5 cm, T_3 >5 cm, T_4 Infiltration in Nachbarorgan(e)
N_1 perirektale Lk, N_2 unilaterale Lk an A.iliaca int. od. inguinal, N_3 bilateral

Stadiengruppierung: I: $T_1N_0M_0$ II: $T_{2-3}N_0M_0$ IIIA: $T_4N_0M_0$, $T_{1-3}N_1M_0$
IIIB: $T_4N_1M_0$, alle N_{2-3} IV: alle M_1

Klin: ⇒ Schmier- und Kontaktblutung, Ulzerationen, Schmerzen
⇒ Pruritus, anale Missempfindungen z.B. Fremdkörpergefühl, evtl. Inkontinenz
⇒ Änderung der Stuhlgewohnheiten
⇒ Gewichtsverlust, vergrößerte Leistenlymphknoten

Diag: 1. Anamnese und klinische Untersuchung, rektal-digitale Palpation!, Leistenregion palpieren (inguinale Lymphknoten?)
2. **Prokto-/Rektoskopie** mit Probebiopsie bzw. -exzision bei Befund <1 cm
3. Endosonographie (insb. zur Kontrolle des Therapieerfolges der Radio-Chemotherapie)
4. Röntgen: Abdomenübersicht, Kolon-KE (od. Koloskopie, Frage: Zweittumor?), CT- od. MRT-Abdomen/Becken und Rö-Thorax zum prätherapeutischen Staging

Ther: • Konservativ: Analkanal-Ca: kombinierte **Radio-Chemotherapie** (Bestrahlungsdosis: 50 Gy für das kleine Becken und Aufsättigung im Tumorgebiet auf 59 Gy; Chemotherapie: 5-FU + Mitomycin-C über 5 Wo.) mit kurativer Intention bei T_1 u. T_2, bei T_3- u. T_4-Tumoren zumindest zur Tumorverkleinerung. Bei Tumorgeneralisierung palliative Chemotherapie mit 5-FU + Cisplatin.
• Operativ: Ind: Analrandkarzinome, Adenokarzinome u. nicht auf eine Radio-Chemotherapie ansprechende Analkanalkarzinome od. lokoregionäres Rezidiv
  – Analkanal-Ca: Abdominoperineale Rektumamputation, Anlage eines Anus praeternaturalis
  – Analrand-Ca: Exzision des Tumors im Gesunden + Nachbestrahlung

Prog: 60 % d. Pat. mit einem Analkanal-Ca sprechen auf die konservative Ther. mit Radio-Chemotherapie an. 5-JÜR 30-80 %, insb. abhängig vom Grad der Metastasierung bei der Diagnosestellung.

Kompl: * **Frühe lymphogene Metastasierung**:
* Hochgradige Analstenose, vollständige Inkontinenz, rectovaginale Fistel
Op: * Inkontinenz

Proph: ♥ Für Männer mit HIV-Infektion (u. Analverkehr) wird eine regelmäßige Vorsorgeuntersuchung empfohlen, außerdem wird eine Impfung gegen HPV-Infektion diskutiert.
♥ Postoperativ: **Tumornachsorge** mit Anamnese und körperlicher Untersuchung, Abdomen-Sonographie und Rektoskopie im ersten Jahr alle 3 Monate, im 2. Jahr alle 6 Monate, danach jährlich. CT-Becken (od. MRT) alle 6 Monate in den ersten 2 Jahren. Rö-Thorax im 1., 3. u. 5. Jahr.

DD: – Perianale Thrombose, **Analfissuren**, Hämorrhoiden
– Analabszess, Fisteln, Ekzeme, Hidradenitis suppurativa
– Basaliom, Morbus BOWEN (beide semimaligne)
– Gutartige Tumoren: Condylomata acuminata ("Feigwarzen", Papilloma-Virus), Condylomata lata (Lues Stad. II), Dermoidzysten, hypertrophe Analpapillen

ABDOMEN

AKUTES ABDOMEN

Def: Akute Manifestation von Erkrankungen im Bauchraum, die einer sofortigen Diagnostik und Therapie bedürfen. Leitsymptome sind Schmerz, Abwehrspannung, Übelkeit, eingeschränkter Allgemeinzustand bis hin zum Schock. ICD-10: R10.0

Ät: **Intraperitoneale Erkrankungen**
- **Entzündungen** mit und ohne Perforation (Appendizitis, Divertikulitis, Pankreatitis, Gastritis, Magenulkus, Duodenalulkus, Morbus CROHN, Colitis ulcerosa, Adnexitis)
- **Perforation** ⇨ Peritonitis = Entzündung der Bauchhöhle
- **Obstruktion** eines Hohlorgans (von außen oder durch das Organ selbst) ⇨ Stase, Entzündung bis hin zum Ileus beim Darm, Koliken bei Ureter od. Gallengang
- **Ileus** = Störung der Darmpassage (mechanisch: Briden, Volvulus, Invagination, Tumorstenosen oder paralytisch)
- **Abdominelle Verletzungen**
- **Vaskuläre Erkrankungen:** Mesenterialinfarkt, Darmischämie, Aortenaneurysma, schwere Blutungen in den Bauchraum oder in den Gastrointestinaltrakt
- **Gynäkologisch:** Endometriose, Ovarialzysten, Torsionsovar, Extrauteringravidität

Extraperitoneale Erkrankungen
- Thorax: **Herzinfarkt** (insb. Hinterwand), Pneumonie (insb. basal), basale **Pleuritis**, Pneumothorax, Lungenembolie, **Ösophagitis,** Ösophagustumoren
- Retroperitoneum: **Nierenkolik,** Niereninfarkt
- Skelett: Frakturen (insb. Wirbelkörper), Nervenwurzelreizsyndrom (Wirbelsäule)
- Bauchwand: Hämatome (z.B. bei Antikoagulanzien-Therapie)
- Hämatologische Erkrankungen: Hämolytische Krisen, Porphyrie, Leukosen, Hämophilie
- Systemische Erkrankungen: Diabetes mellitus, Hyperlipidämie, ADDISON-Krankheit, Hyperparathyreoidismus, Urämie, Panarteriitis nodosa
- Kollagenosen: Lupus erythematodes disseminatus, Dermatomyositis
- Neurologische Erkrankungen: Tabes dorsalis (Lues), Epilepsie, Psychosen, Neuralgien
- Infektionen: Herpes zoster, Malaria, Leptospirose, Meningitis, Mononukleose, Trichinose, Morbus BORNHOLM (Coxsackie-Virus-Infektion), AIDS-assoziierte Erkrankungen (Cytomegalie-Virus-Enteritis, Mycobacterium avium-intracellulare)
- Intoxikationen: **Blei,** Thallium, Arsen, alkoholische Hepatitis

NSAP (= **n**on-**s**pecific **a**bdominal **p**ain): abdominelle Beschwerden ohne Nachweis einer Ursache, **in bis zu 30 % d.F.!**, diese klingen dann in der Regel innerhalb von 48 Std. vollständig ab

Path: ♦ **Formen abdominaler Schmerzen:**
1. Somatischer Schmerz: Peritoneum parietale affiziert: Starker, scharfer, stechender, brennender Schmerz, genau lokalisierbar!, kontinuierlich zunehmend, häufig mit Projektion in andere Körperregionen
2. Viszeraler Schmerz: Von parenchymatösen Organen ausgehend: Dumpf, weniger stark, kaum lokalisierbar. Von Hohlorganen ausgehend: Heftig, wellenförmig, rhythmisch, krampfartig, bei Obstruktion ⇨ Kolik
3. Schmerzprojektion (HEAD-Zonen): Darm- u. Hautafferenzen vereinigen sich im Rückenmark und werden dort konvergierend verschaltet, so dass sich für das Gehirn ein viszeraler Schmerz auf das entsprechende Hautareal projizieren kann. Beispiele: subphrenischer Prozess ⇨ Schulter (KEHR-Zeichen: Schmerz in die linke Schulter ausstrahlend bei Milzruptur bei Kindern od. Tubenruptur bei Tubargravidität bei Frauen); Appendix ⇨ Nabel; Uretersteine ⇨ Leiste, Genitale.

- Viszero-viszerale Reflexe (Starke Reizung des Peritoneums) führen zum reflektorischen Stillstand d. Peristaltik ⇨ Darmparalyse ⇨ Ileus (auskultatorisch: Totenstille im Abdomen)
- Lok: zur topischen Zuordnung von Symptomen zu möglichen Erkrankungen s. Übersicht

GENERELLE PERITONITIS

Ileus (mechanisch/Briden, zirkulatorisch, paralytisch)
Perforation (Magen, Duodenum, Appendix, Gallenblase, Tumoren)
Mesenterialarterieninfarkt, Mesenterialvenenthrombose
abdominelles Kompartmentsyndrom
Tumormetastasen, Peritonealkarzinose, Pankreasnekrose
Kollagenosen, Panarteriitis nodosa

RECHTER OBERBAUCH
Cholezystitis, Cholelithiasis
Choledocholithiasis
Papillenstenose
Stauungsleber, Pfortaderthrombose
Ulcus duodeni, Ulkusperforation
Nephrolithiasis, Niereninfarkt
akute Pyelitis / Pyelonephritis
atyp. Appendizitis, Divertikulitis
Pankreaskopftumor, Kolontumor
subphrenischer Abszess
basale Pleuritis, Pneumonie

EPIGASTRIUM
Hiatushernie
Ösophagitis
Ösophagusulkus
Ösophagustumor
Magenulkus
Magentumor
kardial: Infarkt, Angina pectoris

LINKER OBERBAUCH
Milzinfarkt, Milzruptur
Magenulkus
Pankreatitis
Pankreasnekrose
kardial: Infarkt, Angina pectoris
Aortenaneurysma
Nephrolithiasis, Niereninfarkt
akute Pyelitis / Pyelonephritis
subphrenischer Abszess
basale Pleuritis, Pneumonie

NABEL-REGION
Pankreatitis
Pankreasnekrose
Appendizitis
Nabelhernie
Aortenaneurysma
Meckel-Divertikel

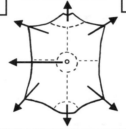

RECHTER UNTERBAUCH
Appendizitis,
perityphlitischer Abszess
Ileitis (Morbus Crohn)
Kolontumor
Invagination, Divertikulitis
Torsion des großen Netzes
Adnexitis, Ovarialzysten
Torsionsovar
Extrauteringravidität
Uretersteine
Leistenhernien, Hodentorsion

SUPRAPUBISCH
Zystitis
Prostataerkrankungen
akuter Harnverhalt
neurologische Blasenstörungen
gynäkologische Erkrankungen
Gravidität
Appendizitis
Sigmatumor, Rektumkarzinom
Divertikulitis

LINKER UNTERBAUCH
Divertikulitis
Kolontumor
Torsion des großen Netzes
Colitis-Komplikationen
Adnexitis, Ovarialzysten
Torsionsovar
Extrauteringravidität
Uretersteine
Leistenhernien
Hodentorsion

PSEUDOPERITONITIS

Gastroenteritis (viral od. bakteriell)
Angina abdominalis (Angiopathie)
Diabetisches Koma (Ketoazidose)
Hyperlipidämien, Hyperkalzämie, Addison-Krise
Urämie, Porphyrie, hämolytische Krise, Sichelzellen-
anämie, Leukosen
abdominelle Migräne, Herpes zoster, Psychosen
Intoxikationen (z.B. Blei, Thallium, Arsen)
Endometriose
Koxarthrose, Sakroiliitis, Lumbago, radikuläre Symp-
tome (Bandscheibenvorfall), Tabes dorsalis (Lues)

NSAP (= non-specific abdominal pain): abdominelle
Beschwerden ohne Nachweis einer Ursache

Abdomen | Seite 219

Epid: ◊ **Alter und Geschlecht** beachten, **Kind eher Appendizitis** (im Alter auch Appendizitis mögl., oft aber kein Fieber und sehr wenig Symptome), **höheres Alter eher Divertikulitis** und Tumoren, bei **jungen Frauen an eine Gravidität** oder **gynäkologische Erkrankungen** (Ovarialzysten, Adnexitis) denken.

◊ **Häufigkeit:** **Appendizitis** (55 %, je jünger der Pat. desto wahrscheinlicher), Cholezystitis (15 %), Ileus (10 %), Magen-, Duodenalulkusperforation (7 %), Akute Pankreatitis (5 %), Mesenterialinfarkt, Dünndarmaffektion (4 %), sonstige, inkl. gynäkologischer Erkrankungen (4 %)

Klin: ⇒ Akute **Bauchschmerzen**, umschrieben od. diffus (innerhalb von Stunden entstanden) und **Abwehrspannung** des Abdomens

⇒ **Übelkeit und Erbrechen** (durch eingeschränkte Motilität werden die Sekrete nicht propulsiv sondern retropulsiv geleitet, bedingt durch zentrale Steuerungsmechanismen mit dem Schmerz als Trigger), Durchfall od. auch Obstipation

⇒ **Meteorismus** (geblähte Darmschlingen führen zum aufgetriebenen Bauch)

⇒ Störung des Allgemeinbefindens: Fieber, Exsikkose, Angst, oberflächliche Atmung (Schonatmung bei Peritonitis), Kaltschweißigkeit, Tachykardie bis hin zum Schock

⇒ Patienten mit Peritonitis vermeiden Bewegungen, da Erschütterungen zu Schmerzen durch Reizung des Peritoneums führen ⇨ **Schonhaltung**: angezogene Beine (= entspannte Bauchdecke)

⇒ Evtl. Foetor ex ore ⇨ V.a. endokrine, metabolische Erkrankungen

Diag: Ziel muss die **Entscheidung sein, ob eine Op akut notwendig ist!**
1. **Anamnese** Voroperationen? ⇨ Briden, bestehende Erkrankung von Seiten des Herzens? ⇨ an Mesenterialinfarkt denken, Alkoholismus? ⇨ Pankreatitis, Cholelithiasis bekannt?, Amenorrhoe? ⇨ Extrauteringravidität, systemische Erkrankungen? (Diabetes, Neoplasien, Leukosen, hämatologische), Reisen? ⇨ gastrointestinale Infektionen, Schmerzcharakter? (s.o.), Medikamente?, letzter Stuhlgang und Wasserlassen?
2. **Klinische Untersuchung:**
   Inspektion: Narben (⇨ Vor-Laparotomien!)
   Vorwölbungen, z.B. der Flanken bei Pankreatitis, retroperitonealen Prozessen (= GREY-TURNER-Zeichen)
   Blaufärbung um Nabel (= CULLEN-Phänomen), z.B. bei abdomineller Blutung, Extrauteringravidität, manchmal auch bei Pankreatitis
   Bläschen ⇨ Herpes zoster
   Bruchpforteninspektion (v.a. Nabel, Leiste)
   Facies abdominalis (halonierte Augen), Blässe, Ikterus?
   Palpation: Abwehrspannung meist bei Entzündung des Peritoneums (viszerosensible Leitungen werden mit somatosensiblen verschaltet ⇨ reflektorische Kontraktion der Bauchmuskulatur), Klopfschmerz, Loslassschmerz
   Resistenzen? (z.B. pulsierend ⇨ Bauchaortenaneurysma)
   Perkussion: tympanitisch (⇨ Luft), gedämpft (⇨ Flüssigkeit, z.B. Aszites)
   Auskultation: metallisch klingende, hochgestellte, plätschernde Darmgeräusche ⇨ V.a. mechanischen Ileus (Hyperperistaltik an umschriebener Stelle gegen ein Hindernis) "Totenstille" ⇨ Darmparalyse bei Peritonitis / paralytischem Ileus
   Gefäßgeräusche? ⇨ Aortenaneurysma, Nierenarterienstenose
   Rektale Untersuchung: DOUGLAS-Schmerz, DOUGLAS-Vorwölbung (Eiter- oder Flüssigkeitsansammlung), Blutung, Tumor?
   RR, Puls, Temperatur: rektal und axillar messen (Differenz normal 0,5 °C, größer z.B. bei Appendizitis)
3. **Labor:** Nachstehende Werte zur Ausschlussdiagnostik bestimmen (evtl. mehrfach bestimmen, da Enzymverschiebungen zu Beginn fehlen können)
   – Allgemein: Kleines BB, Blutzucker, Gerinnung, Elektrolyte, Blutgase, Urinstix
   – Leber: GOT/AST, GPT/ALT, GGT, AP, Bilirubin
   – Pankreas: Lipase, Amylase (Pankreas-Amylase)
   – Niere: Harnpflichtige Substanzen (Kreatinin, Harnstoff, Harnsäure), Urin-Status
   – V.a. Myokardinfarkt: CK, CK-MB, LDH, Troponin T
   – Extrauteringravidität: Schwangerschaftstest
   – Präoperativ: Blutgruppe, Blutkonserven anfordern u. Kreuzprobe

4. **Sonographie** des Abdomens: Appendizitis, freie Flüssigkeit, Gallenblase, Niere, Pankreas, Kokardenform von Darmschlingen (= 2 Kreise ⇨ Invagination)
5. **Röntgen:** 1.) **Abdomenübersicht** im Stehen oder Linksseitenlage: Flüssigkeitsspiegel ⇨ Ileus; Verkalkungen ⇨ Steine; freie Luft unter dem Zwerchfell, in den Gallengängen ⇨ Perforation eines Hohlorgans
2.) **Thorax**: Pneumonie, Herzkontur, Pleuritis/Atelektasen?
Zusätzlich ggf. **CT-Abdomen** (wird heute bei Verfügbarkeit bereits primär statt der Abdomenübersichtsaufnahme eingesetzt), i.v. Urographie, Magen-Darm-KE (mit wasserlöslichem Kontrastmittel!, Gastrografin®), bei Invagination Kolon-KE (diagnostisch und ggf. therapeutisch), präoperative Angiographie (⇨ bei V.a. Mesenterialinfarkt)
6. EKG: zum Ausschluss eines Herzinfarktes (Infarktzeichen: ST-Hebung, R-Verlust)
7. Endoskopie = Ösophagogastroduodenoskopie (ÖGD) ⇨ Magen-/Duodenalulkus, Gastritis, Refluxösophagitis, Papilleninspektion
8. Diagnostische Peritoneallavage (Perforation, Blutung?), bei uns heute nur noch sehr selten durchgeführt
9. Diagnostische Laparoskopie, bzw. bei nicht sicheren Befunden ⇨ **explorative Laparotomie**

DD: Bauchschmerzen, **Übelkeit und Erbrechen** gehören zu den Hauptsymptomen des Akuten Abdomens, können aber auch viele andere Ursachen haben:

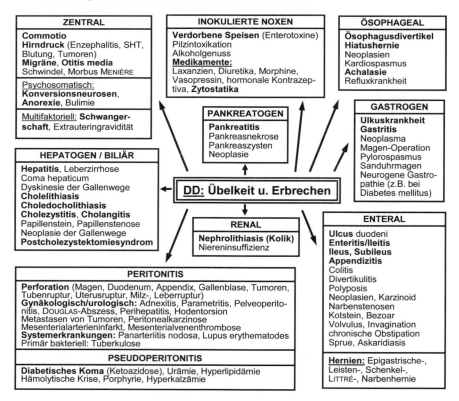

Ther: • Konservativ: Akut in der Prähospitalphase bei Schmerzen: 1 Amp. Butylscopolamin i.v. (Buscopan®), <u>keine Morphine</u> wegen der Gefahr von Sphinkterspasmen und wegen der

Abdomen | Seite 221

Verschleierung der Symptomatik geben!
Bei Erbrechen: Metoclopramid 2 ml i.v. (Paspertin®)
Bei Bewusstseinsstörungen: Seitenlagerung, evtl. Intubation u. Beatmung sowie Magensonde als Aspirationsschutz
Bei Schock: i.v. Volumensubstitution (Ringer-Laktat, Volumen-Expander)
- Operativ: Ind: Akute Appendizitis, Ileus, Magen- oder Duodenal-Perforation, Mesenterialgefäßverschluss (spezifische Ther. siehe einzelne Kapitel)

Prog: Jedes Akute Abdomen ist ein **Notfall** und muss unbedingt diagnostisch abgeklärt werden!

BAUCHTRAUMA

Syn: Abdominaltrauma, ICD-10: S36.-

Ät: – **Stumpfes Bauchtrauma:** z.B. Auffahrunfall, Lenkradanprall, Stoß, Explosion, Einklemmung, Überrolltrauma, Sturz aus großer Höhe
– **Perforierendes Bauchtrauma:** z.B. Messerstich-, Schuss-, Pfählungsverletzung
– Iatrogen: Laparoskopie, Laparotomie, Punktionen

Path: ♦ **Einriss/Perforation/Zerreißung eines Bauchorgans**: Milz, Leber, Mesenterium, Niere, Zwerchfell, Magen, Duodenum (meist die retroperitoneale Wand), Dünndarm, Dickdarm, Blase, Pankreas, Gallenblase
♦ Gefäßverletzung oder Ein-/Abriss des Mesenteriums ⇨ **intraabdominelle Blutung**
♦ Bei Perforation von Darmschlingen, Gallenblasen-/Gallenwegeruptur ⇨ **Peritonitis**

Epid: In 20-40 % d.F. liegt bei polytraumatisierten Pat. ein Bauchtrauma vor.

Klin: ⇒ Symptomatik sehr unterschiedlich, von wenig bis stärkste Schmerzen
⇒ Prellmarken, Hämatome, Vorwölbungen, Einstichstellen
⇒ Bild des **Akuten Abdomens**, Schockzeichen

Diag: 1. Anamnese (Unfallhergang, Ausmaß der Unfallgewalt) und klinische Untersuchung: Inspektion des Bauches: Prellmarken / perforierende Bauchwunde (keine Sondierungen!), Hämatome, Flankendämpfung, Abwehrspannung, Darmgeräusche
Bei primär unauffälligem Befund kurzfristige Kontrollen + Sonographie durchführen!
2. **Sonographie-Abdomen: freie Flüssigkeit** (= Blutung), **Organverletzungen**/-rupturen (Milz, Leber, Pankreas)
3. Röntgen: Abdomenübersicht im Stehen oder Linksseitenlage (Fremdkörper, Organverlagerungen, freie Luft im Abdomen)
Thorax (Begleitverletzungen, wie Pneumothorax, Zwerchfellruptur, Bronchus-, Ösophagusverletzungen)
Heute wird bei polytraumatisierten Patienten und Verfügbarkeit meist gleich ein **Spiral-CT** von Abdomen, Thorax u. Schädel in einem Durchgang durchgeführt.
Zusätzlich Rö. der Extremitäten entsprechend der Klinik des Patienten.
4. Labor: Notfall-Labor für Op-Vorbereitung (BB, Gerinnung, Elektrolyte, Leber-, Nieren-, Pankreaswerte, Blutgruppe, Kreuzblut), Blutkonserven anfordern, Urinstatus (Blut?)
5. Peritoneallavage (bei stumpfem Bauchtrauma indiziert, heute bei uns nur noch sehr selten durchgeführt): Punktion 2 QF unterhalb des Nabels, Vorschieben des Katheters in das kleine Becken, ca. 1 Liter Ringerlösung einbringen u. wieder ablassen ⇨ Beurteilung auf Blut-, Galle- od. Stuhlbeimengungen, evtl. Bakteriologie, Lipase-, Amylase-, Hkt-Bestimmung. Keine Lavage bei Ileus od. Verwachsungsbäuchen wegen der Perforationsgefahr!, bei Verwachsungen auch falsch neg. Ergebnisse durch Abkammerung mögl.
6. Perforierende Bauchverletzung oder unsicherer Befund ⇨ **immer diagnostische Laparotomie!**

Ther: • Akut: Stabilisierung der Vitalfunktionen, sterile Abdeckung evtl. prolabierter Darmschlingen, Fremdkörper präklinisch **nicht** entfernen, Transport in die Klinik.

- **Operativ:** Ind: Jedes perforierende Bauchtrauma sollte laparotomiert werden! Stumpfes Bauchtrauma bei intraabdomineller Blutung, Organverletzung
  - **Perforierendes Bauchtrauma:** Inspektion der Wunde, Laparotomie (nicht im Gebiet der primären Wunde), Inspektion der Bauchorgane und der Eintrittsstelle der Perforation, Tetanusprophylaxe!
  - Übernähung von Darmperforationen, lokale Blutstillung, Spülung mit Taurolidin-Lösung = bakterizid wirkendes Antibiotikum (Taurolin® 0,5 %ig), Drainage
  - **Darmzerreißung:** Resektion des betreffenden Darmabschnittes
  - Milz-, Leber-, Pankreas-, Nieren-, Aortenverletzungen ⇨ siehe jeweiliges Kapitel

Prog: Abhängig vom Schockzustand des Pat. und Ausmaß der Organverletzungen

Kompl:
* Intraabdominelle Blutung / **Massenblutung** ⇨ **Schock,** vitale Gefährdung
* Darmvorfall bei Eröffnung der Peritonealhöhle
* **Ileus** (auch noch nach Tagen, z.B. durch gedecktes Mesenterialhämatom und folgender Darmnekrotisierung)
* Posttraumatische Cholezystitis, posttraumatische Pankreatitis ⇨ Sepsisherd
* **Peritonitis** (Bauchfellentzündung) kann bedingt sein durch:
  · Messerstichverletzung ⇨ Keime von außen od. gleichzeitige Perforation des Darmes
  · **Perforation/Ruptur** eines intraabdominellen Organes durch Druck von außen ⇨ sekundäre bakterielle Kontamination bei Darmruptur (Mischinfektion verschiedener Erreger), Leber-, Milz-, Pankreasverletzung
  · Intraabdominelle Fremdkörper (z.B. Geschosssplitter, aber auch Reaktion auf Nahtmaterial, vergessene Op-Instrumente)
  · Gefäßverletzung ⇨ Intestinale Ischämie, Mesenterialgefäßinfarkt
  · Intraoperative Infektion bei Abdominaleingriffen, Nahtbruch (Anastomoseninsuffizienz) Ther: Op der Traumafolge (z.B. Fremdkörperentfernung, Übernähung einer Darmperforation, Gefäßrekonstruktion usw.), Ausspülen der Bauchhöhle, Drainagen, intensivmedizinische Überwachung und systemische Antibiose (z.B. Ceftriaxon, Rocephin® + Anaerobier-Antibiotikum, Metronidazol, Clont®), weiteres s.u., Kap. Peritonitis.
* **Intraabdominelle Abszesse:** subphrenisch, subhepatisch, Schlingenabszess (Dünndarm), retrokolisch, parakolisch, perityphlitisch, perisigmoidal, DOUGLAS-Abszess und Abszesse intraabdomineller Organe: Leber-, Milz-, Pankreasabszess
* **Abdominelles Kompartmentsyndrom** durch intraabdominelle Druckerhöhung (>20 mmHg) ⇨ intestinale Minderperfusion, Kompression der V.cava inf. (Abnahme des Herzzeitvolumens), Oligo- bis Anurie, pulmonale Atelektasen, Steigerung des Beatmungsdruckes; Diag: spezielle Drucksonde in einem Harnblasenkatheter; Ther: druckentlastende Laparotomie, temporäre Abdeckung mit einer Folie od. Einnähen eines großen Netzes (mit Anlage eines Vakuums) und später endgültiger Verschluss des Abdomens (nach 1 Wo. bis 6 Mon.), Prog: sehr ernst, Letalität: 20-40 %
* **Begleitverletzungen bei Polytrauma:** Rippenserienfrakturen, Pneumothorax, Zwerchfellkontusion/-ruptur, Wirbelfrakturen, HWS-Verletzungen, Beckenfrakturen, retroperitoneale Hämatome, Schädelfrakturen, Hirnblutungen, Extremitätenverletzungen

DD:
- Zusätzliche Begleitverletzungen (Polytrauma) mit Schmerzausstrahlung
- Bauchdeckenprellung, Bauchdeckenhämatom
- Wirbelfrakturen, Thoraxverletzungen (basale Rippenfrakturen), Beckenfrakturen
- Retroperitoneales Hämatom
- Zwerchfellkontusion/-ruptur
- Verletzung der Urogenitalorgane

GASTROINTESTINALE BLUTUNGEN

Path: ♦ **Lok:** Zu den oberen gastrointestinalen Blutungen zählen alle Blutungen mit einer Ursache proximal des TREITZ-Bandes (= Ösophagus bis zum Ende des Duodenums). Sie machen 90 % der GI-Blutungen aus.

Die unteren gastrointestinalen Blutungen sind aboral des TREITZ-Bandes (Plica duodenojejunalis) lokalisiert (= ab Jejunum bis zum Anus), sie machen 10 % der GI-Blutungen aus.
- Häufigkeit:
  1.) Oberer GI-Blutung **90 %** ⇨ 50 % Ulkusblutungen, 5 % Erosionen
  [ICD-10: K92.2]   20 % Varizen, 5 % MALLORY-WEISS-Syndrom
  5 % Ösophagitis, 5 % Karzinome
  2.) Dünndarmblutungen 1 %
  3.) Untere GI-Blutung **9 %** ⇨ davon 80 % Hämorrhoidalblutung, der Rest sind meist
  [ICD-10: K62.5]   Divertikelblutungen u. Blutungen durch Angiodysplasien
- Beachte: in 30 % d.F. **Mehrfachblutungen!**
  Die Hälfte aller Patienten hat Hämorrhoiden als Zweitbefund!
- Altersverteilung: insb. zu beachten bei der unteren GI-Blutung
  Kindesalter: Invagination, MECKEL-Divertikel
  Junges Erwachsenenalter: Hämorrhoiden, Colitis ulcerosa/Morbus CROHN
  Ab 60. Lj.: **Angiodysplasien** (Hämangiome, arteriovenöse Missbildungen, Teleangiektasien), **Hämorrhoiden, Divertikulose,** Karzinome, Polypen

Ät: Zur topischen Zuordnung der intestinalen Blutungsursachen siehe folgende Übersicht. Die extraintestinalen und systemischen Ursachen sind dabei Ausschlussdiagnosen:

OBERE GASTROINTESTINALE BLUTUNG
Ulkus: **Bulbus duodeni, Magen,** unterer Ösophagus, Jejunum
Erosionen: **Gastritis,** Bulbus-duodeni-Erosionen, Refluxösophagitis
Varizen: **Ösophagus,** Magenfundus
MALLORY-WEISS-Syndrom (**Kardiaschleimhauteinriss**)
Traumata, Fremdkörper, Hämobilie
Magenkarzinom, Papillenkarzinom, Leber- od. Pankreastumoren
Chronische Pankreatitis mit Pseudozyste od. Pseudoaneurysma
Angiodysplasien (OSLER-Krankheit), aortoduodenale Fistel
Iatrogen: Endoskopie, Operation, Anastomosenulkus

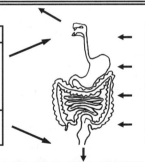

EXTRA-INTESTINALE URSACHEN
Lungenembolie, Bronchialkarzinom
Bronchiektasen, Pneumonie, TBC
Lungenhämosiderosen
GOODPASTURE-Syndrom
HNO: Nasenbluten (z.B. bei OSLER-Krankheit)

Gynäkologische Blutungen

SYSTEMERKRANKUNGEN
Hämorrhagische Diathese
Thrombozytopenie
Vaskuläre Purpura
Hämophilie
Leukosen, Urämie
Leberzirrhose
Sepsis, DIC

Iatrogen: NSAR, Zytostatika, Antikoagulation

UNTERE GASTROINTESTINALE BLUTUNG UND DÜNNDARMBLUTUNG
Hämorrhoiden, Angiodysplasien, Hämangiom
Divertikulose, Polyposis, Adenome
Ileus, Hernie, Invagination, MECKEL-Divertikel
Mesenterialgefäßverschluss, aortointestinale Fistel, ischämische Kolitis
Colitis ulcerosa / Morbus CROHN
Kolon-, Sigma-, Rektum-, Anal-**Tumoren,** Karzinoid-Syndrom
Analfissuren, Proktitis, Ulcus recti, Rektumprolaps
Intestinale Endometriose
Infektiös: Enteritis, Salmonellen, Ruhr, Cholera, Tuberkulose
Iatrogen: Postoperative Nachblutungen, nach Endoskopie

Abdomen

Epid: ◊ Inzidenz: 50-150/100.000 Einwohner/Jahr, mit dem Alter zunehmend

Klin: ⇒ Orale Blutung: Hellrote Blutung = **Hämatemesis** (Bluterbrechen), Hämoptoe = Bluthusten
Kaffeesatzerbrechen = Blutung mit Hämatinbildung (Kontakt d. Blutes mit Magensäure)
⇒ Analer Blutabgang: Hellrote Blutung = **Hämatochezie**
Melaena = **Teerstuhl,** Schwarzfärbung des Stuhls durch Hämatinbildung (meist bei oberer GI-Blutung, auch bei unterer GI-Blutung, wenn die Darmpassage verlängert ist)
Okkulte Blutung = die Blutung wird nicht sichtbar, meist chronische hypochrome Anämie, Ursache häufig Neoplasien
⇒ Bei schweren Blutungen Zeichen des Schocks

Diag: 1. **Anamnese** (Alkohol, Leberzirrhose, Pankreaserkrankung, Ulkuskrankheit, Gastritis, heftiges Erbrechen, Gewichtsabnahme, Dysphagie, Antikoagulanzien?) und klinische Untersuchung: Inspektion, Palpation und Auskultation des Abdomens
digitale rektale Untersuchung (Teerstuhl oder Blutauflagerungen?)
2. Obere GI-Blutung ⇨ **endoskopische Abklärung!** (Ösophagogastroduodenoskopie = ÖGD), meist mit therapeutischer Blutstillung in gleicher Sitzung kombiniert
Untere GI-Blutung ⇨ **Proktoskopie** und **Rekto-/Koloskopie**, bei starker Blutung auch zusätzlich ÖGD, Ultima ratio: explorative Laparotomie
3. Labor: Blutbild, Gerinnungsstatus, Leberenzyme und **Kreuzblutabnahme** für die Blutbank bei größerer Blutung!
4. Röntgen: Angiographie bei unklarem Befund oder anhaltender Blutung (eine Blutung wird in der Angio sichtbar, wenn mehr als 1 ml/min verloren gehen), noch bessere Auflösung hat eine CT-Mesenterikographie. Über den Katheter ist auch eine Embolisation mögl.
Bei V.a. Hämobilie (Gallengangsblutung) ⇨ ERCP

Etlg: Endoskopische Beurteilung der oberen GI-Blutung, Modifiziert n. FORREST

Typ I:	Zeichen der **akuten Blutung**
	Ia **spritzende** arterielle Blutung
	Ib aktive Sickerblutung
Typ II:	Zeichen einer vor kurzem **stattgehabten Blutung**
	IIa Gefäßstumpf sichtbar (visible vessel, hohes akutes Rezidivrisiko)
	IIb haftendes Koagel
	IIc Hämatinauflagerung, dunkler Ulkusgrund
Typ III:	Sichtbare Läsion ohne o.g. Kriterien = keine Blutung, aber Blutungsanamnese (Hämatemesis, Teerstuhl)

Ther:
- 70-80 % der Blutungen sistieren spontan
- Konservativ: akut: bei schwerer Blutung (oberer GI-Trakt) ⇨ venöser Zugang, Blut anfordern (Blutbank), evtl. Intubation
Med: **Terlipressin** i.a. (über den Angiographiekatheter) od. i.v. (Vasopressin mit Glycyl, Glycylpressin®) und i.v. Antibiose
Magensonde und Magenspülung (mit kaltem Wasser) und **Endoskopie (ÖGD)** ⇨ **endoskopische Ligatur** od. Clip-Applikation der Ulkus- oder Varizenblutung, ggf. auch perivasale Adrenalin- (1:20.000) oder intravasale Cyanacrylat-Sklerosierung (Histoacryl®) oder submuköse Fibrinklebung, Argonplasmalaser- oder Elektrokoagulation

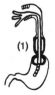
(1)

- Extreme Varizenblutung: Kompression mit Sonden (s. Abb.) für 12 bis max. 48 Std., heute nur noch selten erforderlich:
Ösophagusvarizen: SENGSTAKEN-BLAKEMORE-Sonde (1) mit Doppelballon
Magenfundusvarizen: Kompression mit LINTON-NACHLAS-Sonde (2).
Im blutungsfreien Intervall ⇨ Ligatur, selektive angiographische Embolisation od. Elektiv-Shunt-Op (s.u. Kap. Portale Hypertonie)

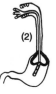
(2)

- Operativ: Ind: sofort: persistierender Schock (2 l Blutverlust in 4 Std.), spritzende, endoskopisch nicht stillbare Blutung

Früh-Op: Blutverlust von 3 l in 24 Std. (⇨ 4-6 Konserven), Rezidivblutungen nach ausgeschöpfter konservativer Ther.
– Durchgeführt werden Operationen mit lokaler Umstechung, Übernähung des Defektes, aber auch resezierende Verfahren (spezifische Ther. siehe jeweiliges Kapitel)

Prog: 80-90 % der Blutungen können konservativ beherrscht werden, ¾ davon sistieren spontan.
Letalität: entscheidend ist die Intensität der Blutung (bei Notwendigkeit von 6 Konserven Erythrozytenkonzentrate statistisch enormer Anstieg der Letalität auf 10-50 %). Durchschnittliche Letalität insgesamt bei 5 %, bei Ösophagusvarizenblutung bis 30 %. Die Prog. für eine Notoperation im Stadium des hämorrhagischen Schocks ist sehr schlecht.

Kompl: * **Blutverlust** >1.000 ml bedingt die Gefahr der **Schockentwicklung** mit Blutdruckabfall und Tachykardie (Schockindex >1)
* Schock ⇨ Nierenversagen, Verbrauchskoagulopathie
* **Aspirationspneumonie**
* **Rezidivblutung** (insb. bei noch sichtbarem Gefäßstumpf)

DD: Intraperitoneale Blutung: Milz-, Leberruptur, rupturiertes Aortenaneurysma, Mesenterialblutung, Tubarruptur/-abort bei Tubargravidität, Endometriose, gynäkologische Zysten

PERITONITIS

Syn: Bauchfellentzündung, Infektion der Bauchhöhle, ICD-10: K65.-

Anatomie: Parietales Peritoneum an der Bauchwand
Viszerales Peritoneum überzieht die intraperitonealen Organe
Gesamtfläche: 1,5-2,25 m²
Ausgeprägtes arterielles, venöses und lymphatisches Kapillarnetz (insb. am Centrum tendineum ⇨ Ausbreitung peritonealer Infektionen in den Pleuraraum mögl.)
Sensible Versorgung des parietalen Peritoneums über spinale Nerven, des viszeralen Peritoneums über das vegetative Nervensystem
Physiologie: große Resorptionsfläche und -fähigkeit, ca. 20 ml Exsudat in der Bauchhöhle sind normal

Ät: – **Akute Peritonitis** (5-30 % Letalität)
· **Perforation** eines intraabdominellen Hohlorganes ⇨ sekundäre bakterielle Kontamination (Mischinfektion verschiedener Erreger): bei **Appendizitis**, Ulkuskrankheit, Tumoren, Gallenblasenruptur, Pankreatitis, Pankreasverletzung
· Permigrationsperitonitis = Durchwanderung von Bakterien (lymphogen) bei Ileus, Appendizitis, Cholezystitis, Organgangrän, Keimaszension über den Eileiter bei Gonorrhoe
· Fremdkörper
· Penetration, z.B. bei Volvulus, Ileus-Strangulation, Invagination
· Intestinale Ischämie, Mesenterialgefäßinfarkt
· Messerstichverletzung ⇨ Keime von außen od. gleichzeitige Perforation des Darmes
· Hämatogene (primäre) Peritonitis (z.B. bei Pneumonie, Angina tonsillaris), v.a. bei Kindern
· Sterile Peritonitis: Gallenblasenruptur, Tumoren, Urin, Chylus
– **Chronische Peritonitis** (5 % Letalität)
· Morbus CROHN, Colitis ulcerosa, Tuberkulose
· Inkompletter mechanischer Ileus
· Polyserositis (im Rahmen rheumatischer Erkrankungen)
· Peritonealkarzinose
· bei Peritonealdialyse
· Liquordrainage (ventrikuloperitonealer Shunt)
· Strahlungsbedingt (Radiatio)
· Intraperitoneale Chemotherapie

- **Iatrogene/postoperative Peritonitis** (20-40 % Letalität)
  · Intraoperative **Infektion bei Abdominaleingriffen**
  · Nahtbruch (Anastomoseninsuffizienz, Duodenalstumpfleckage), T-Drain-Dislokation
  · Fremdkörper (Reaktion auf Nahtmaterial, vergessene Op-Instrumente, vergessene Tupfer od. vergessenes Bauchtuch, sog. Gossypibom)

Path: ♦ Keimbesiedlung ⇨ Entzündung mit Ödem und Fibrinausschwitzung ⇨ Flüssigkeitsverlust ⇨ Hypovolämie ⇨ Schockspirale
Dünndarmläsionen sind weniger gefährlich, da kaum Bakterienfreisetzung
♦ Bei Kindern entwickelt sich sehr schnell eine diffuse Peritonitis, da das Netz als "Peritonitisbremse" erst mäßig ausgebildet ist
♦ **Keimspektrum:** typisch sind Keime der physiologischen Dickdarmflora
Aerobier/fakultativ anaerob: **Escherichia coli**, **Enterokokken**, Enterobacter, Proteus, Klebsiellen, Streptokokken, Staphylokokken, Pseudomonas, Citrobacter
Anaerobier: **Bacteroides fragilis**, Clostridien, Peptostreptokokken
Pilze: Candida albicans

Epid: ◊ Für Deutschland werden 40.000 Fälle/Jahr geschätzt
◊ Häufigkeit: 70 % **Appendizitis**, 15 % **postoperativ**, 2,5 % traumatisch bedingt, der Rest auf Jejunum, Ileum, Dickdarm, Galle und Pankreas als Ursache verteilt

Etlg: # **Bakterielle Peritonitis** (95 % d.F.), chemisch toxisch (= steril, z.B. durch Galle, Urin oder Röntgenkontrastmittelaustritt [Barium] bei Perforation) oder strahlungsbedingt
Lok: lokale (circumscripte) und diffuse (generalisierte) Peritonitis
Pathoanatomisch: seröse, fibrinöse, hämorrhagische, eitrige (purulente), jauchige (putride) und kotige (sterkorale) Peritonitis
Stadieneinteilung nach FEIFEL (1983)

Stadium I:	Diffuse eitrige Peritonitis ohne Beteiligung weiterer Organsysteme
Stadium II:	Eitrige Peritonitis mit sekundärer Beteiligung eines weiteren Organs
Stadium III:	Peritonitis mit sekundärer Beteiligung von zwei od. mehreren Organsystemen (z.B. Nierenversagen, respiratorische Insuffizienz)

Klin: ⇒ Symptome eines **Akuten Abdomens** mit **Abwehrspannung der Bauchdecken**, heftigen **bewegungsabhängigen** Schmerzen, Brechreiz, Meteorismus, Schonhaltung, Kräfteverfall, ggf. Fieber
⇒ Ängstlich, verfallener Gesichtsausdruck (Facies abdominalis)
⇒ Schockzeichen: Pulsanstieg, Blutdruckabfall, Oligurie

Diag: 1. Anamnese und klinische Untersuchung des 'Akuten Abdomens' (s.o.)
2. Labor: v.a. postoperativ wichtig, da der Bauch schlecht palpabel ist
erhöhtes Kreatinin ⇨ Zeichen eines beginnenden Nierenversagens
erhöhtes Serum-Laktat ⇨ Hinweis auf beginnenden Schock bei Peritonitis
3. Röntgen: Abdomenübersichtsaufnahme ⇨ **freie Luft?, Darmspiegel?**
4. Sonographie: Nachweis von **freier Flüssigkeit**
5. Aszites-Punktion: mikrobiologische Untersuchung, Eiweißgehalt, Leukozytenzahl, LDH, Fibronectin, Cholesterin

Ther: • **Erstes und wichtigstes Ziel: Beseitigung des Peritonitisherdes** (Op des Grundleidens), Vermeidung weiterer Infektionsquellen
• **Ausspülen** der Bauchhöhle (Peritoneallavage), z.B. mit antibiotikahaltiger Lösung (Taurolidin 0,5 %ig, Taurolin®) einzeitig und Einlage von mehreren **Drainagen**
oder falls erforderlich kontinuierliche Spülung (Silikonwellendrainagen)
oder **Etappenlavage** = mehrfache Revisionen bis Lungen-, Kreislauffunktion, Labor und Keimnachweis o.B. Der Bauch wird dabei intermittierend durch einen Schienengleitverband (eine Art Reißverschluss) zur Infektionsprophylaxe verschlossen

- **Intensivmedizinische Überwachung** und Behandlung (Flüssigkeitsbilanz, parenterale Ernährung, Ulkusprophylaxe) Magensonde, evtl. Dünndarmsonde (DENNIS-Sonde) zur Ileusprophylaxe
- Medikamente: **systemische Antibiotika**-Behandlung i.v. ⇨ breite Abdeckung: Cephalosporin [Ceftriaxon, Rocephin®] + Anaerobier-Antibiotikum [Metronidazol, Clont®], evtl. auch 3-er Kombination: + ein Aminoglykosid [Gentamicin, Refobacin®], bzw. nach intraoperativem Abstrich gezielte Antibiose gem. Antibiogramm, bei Pilzinfektion systemische Antimykotika-Therapie
Konservativ therapiert werden mit systemischer Antibiose: Peritonitis bei Pneumokokken- (Cephalosporine), Gonokokken-Infektion (Penizillin) und Tuberkulose-Infektion (mind. 3fache Antituberkulotika für 6-9 Monate)

Prog: Gesamtletalität 5-30 %, Letalität hängt allgemein von dem Ausmaß der Nekrosen u. der Dauer des Geschehens ab (Faustregel: pro 1 Std. Ileus ca. 1 % Letalität), eine postoperative Peritonitis hat eine sehr ernste Prognose, 20-40 % Letalität!

Kompl:
* Septischer Schock, renale und pulmonale Dekompensation
* **Intraabdominelle Abszesse:** Subphrenisch, subhepatisch, Schlingenabszess (Dünndarm), retrokolisch, parakolisch, perityphlitisch, perisigmoidal, DOUGLAS-Abszess und Abszesse intraabdomineller Organe: Leber-, Milz-, Pankreasabszess
* Längere Etappenlavage kann zusätzlich zur Pilzinfektion führen
* Spätkomplikationen: Mechanischer Ileus durch **Adhäsionen**, intraabdominelle Verwachsungen, Narbenhernien
* **Multiresistente Keime** (meist im Krankenhaus/Intensivstation erworben): ESBL-bildende (Extended-Spectrum-Beta-Lactamase) Enterobakterien (E.coli, Klebsiellen), Vancomycin-resistente Enterokokken (VRE), MRSA (Methicillin-resistenter Staphylococcus aureus) ⇨ Ther: mit speziellen intravenösen Reserveantibiotika, z.B. Tigecyclin (Tygacil®) od. Doripenem (Doribax®) i.v. für 10-14 Tage

DD: – Jeder möglicher Grund eines Akuten Abdomens
– Pseudoperitonitis (Porphyrie, Diabetes mellitus, Urämie, Meningitis)

ILEUS

Def: Störung der Darmpassage durch Darmverschluss oder Darmlähmung, ICD-10: K56.-

Etlg: # Formen:
- **Mechanisch**, ICD-10: K56.6: Obstruktion von außen (Okklusion, z.B. Briden, Tumor, Stenosen) oder von innen (Obturation, z.B. Kotballen, Fremdkörper) oder durch Strangulation (mit Beteiligung der Mesenterialgefäße, z.B. bei Hernien, Volvulus)
- **Paralytisch**, ICD-10: K56.0: entzündlich/toxisch (bei Peritonitis), reflektorisch (z.B. Koliken), vaskulär od. metabolisch (z.B. bei Hypokaliämie)
- Spastisch (keine Peristaltik wegen andauernder spastischer Darmwandkontraktion): Blei-Intoxikation, Porphyrie, Askariasis (= Spulwurmbefall)
- Gemischt (Kombinationsileus): paralytischer Ileus entsteht aus einem langandauernden mechanischen Ileus

Passagestörung: komplett / inkomplett
Verlauf: akuter / subakuter (Subileus) / chronischer / chronisch rezidivierender Ileus
Lok: hoher (= Dünndarm) / tiefer Ileus (= Kolon)

MECHANISCHER ILEUS

Ät: – **Obstruktion:** Adhäsionen und Verwachsungen (= **Bridenileus**, ICD-10: K56.5), Tumoren,

Divertikulitis, Darmatresien (v.a. Dünndarm bei Säuglingen <6 Monaten), Stenosen, Darmduplikaturen, Koprostase (Neugeborenen-, Mekoniumileus bei Mukoviszidose, Morbus HIRSCHSPRUNG), Bezoar (= Gastrolith aus im Magen verfilzten Haaren oder Fasern), verschluckte Fremdkörper (z.B. Drogenpäckchen bei Drogenkurieren, sog. „Bodypacking"), gastrointestinale Tuberkulose
- **Strangulation** (v.a. Dünndarm, mit Störung der Blutzirkulation ⇨ Mesenterialinfarkt mögl.) durch Hernien (**Inkarzeration**), Volvulus (Rotationsanomalien), Invagination
- Gallensteinileus (spontane cholecysto-intestinale Fistel, der Stein obturiert im Dünndarm oder am Ostium ileale [= BAUHIN-Klappe] am Übergang vom Ileum zum Kolon)

Path:
- ♦ Stase ⇨ Dehnung der Darmwand (= **Distension**) ⇨ Minderung der Durchblutung ⇨ lokale Hypoxie ⇨ **lokale Funktionseinschränkung**, Elektrolytverschiebungen
- ♦ Durch Stase ⇨ **Bakterienpenetration** in die Darmwand ⇨ **Toxikämie**
- ♦ Ödem der Darmwand ⇨ Verdickung der Darmwand ⇨ **Hypovolämie**
- ♦ Flüssigkeitsabgabe ins Darmlumen ⇨ **Hypovolämie, Schock**, Emesis
- ♦ Lokale neurovaskuläre Reaktionen ⇨ Postaggressionssyndrom

Etlg:
- \# Dünndarm: 50 % **Briden** als Ursache (4 Wochen bis 10 Jahre postop. möglich), durch die Strangulationsmöglichkeit schnellerer Verlauf
- \# Dickdarm: 60 % **Kolonkarzinom** als Ursache

Klin:
- ⇒ Akuter Beginn od. langsam progrediente Symptomatik ("Subileus" od. inkompletter Ileus)
- ⇒ Heftige kolikartige **Schmerzen** (peristaltiksynchron)
- ⇒ **Übelkeit, Aufstoßen u. Erbrechen**
- ⇒ **Meteorismus** (aufgeblähter Bauch, Flatus), **Stuhl- und Windverhalt**
- ⇒ Fieber, Tachykardie, Leukozytose, Hämokonzentration
- ⇒ Hoher Dünndarm-Ileus: **frühes Erbrechen**, Stuhl noch möglich, wenig Meteorismus ("leerer Bauch")
- ⇒ Tiefer Ileus (z.B. Rektum-Ca): Frühzeitig Stuhl- und Windverhalt, **ausgeprägter Meteorismus** (= Gasansammlung im Darm), sehr spätes Erbrechen mit Miserere (Koterbrechen)

Diag: 1. Anamnese (abdominelle Voroperationen) und klinische Untersuchung:
Palpation (tastbare Raumforderung) und Perkussion (Meteorismus)
Auskultation: Stenoseperistaltik ⇨ **hochgestellte, pfeifend klingende Geräusche**, da der Inhalt durch die Stenose gedrückt wird; später beim Übergang in einen paralytischen Ileus verstummt die Peristaltik ("Totenstille")
Rektale Untersuchung: Schmerzen bei der Palpation des DOUGLAS-Raumes, Blutspur am tastenden Finger bei der Invagination

2. **Röntgen: Abdomenübersicht** (in Rücken- oder in Links-Seiten-Lage) ⇨ **Spiegel?**
Verteilung der Gas-/Flüssigkeitsspiegel macht Lokalisation möglich:
zentral lokalisiert ⇨ Dünndarmileus; außen verteilt = "Kolon-Rahmen" ⇨ Dickdarmileus
Luftgefüllter Choledochus **(Aerobilie)** ⇨ Gallensteinileus (Stein im Duodenum durch Fistel zwischen Gallenblase und Dünndarm)
Freie Luft im Abdomen ⇨ Hinweis für eine Perforation
Bei unklarem Befund zur weiteren Klärung heute meist **Spiral-CT**. Eine Kolon-KE mit Gastrografin (wasserlöslich) kann zur Lokalisation eines tiefen Dickdarm-Ileus durchgeführt werden. Die Gastrografinpassage zur Lokalisation eines Dünndarm-Ileus wird kaum noch durchgeführt. Ggf. auch Angiographie bei V.a. Mesenterialinfarkt-Ileus.

3. **Labor:** metabolische Alkalose u. Hypokaliämie bei Erbrechen, Elektrolyt- und Volumenverlust beurteilen (Hämokonzentration), Gerinnung!

4. **Sonographie** des Abdomens

Ther:
- Konservativ: sofort Magen-/Duodenalsonde legen, Volumenersatz über ZVK, ggf. Darmeinlauf zur Darmanregung (auch koloskopische Darmabsaugung und Stenteinlage mögl.), Dauerkatheter ⇨ Harnbilanzierung, Antibiose bei intraabdomineller Entzündung
- Operativ: Ind: Notfallindikation nur bei Mesenterialinfarkt, sonst abwarten bis Kreislaufsituation des Patienten stabil
  - **Darmdekompression** (Lösung von Briden und Adhäsionen, Entfernung von Fremd-

körpern, Tumorresektion), Wiederherstellung der Passage – ist dies nicht mögl., dann Anlage eines Stomas (Anus praeternaturalis)
- <u>Mesenterialinfarkt-Ileus:</u> Entfernen des nekrotischen Abschnitts und End-zu-End-Anastomose
- <u>Gallenstein-Ileus:</u> Steinentfernung mittels Enterotomie, Darmabsaugung, die Fistel wird in einem 2. Eingriff geschlossen
- Verhinderung eines Rezidivadhäsions-Ileus durch CHILDS-PHILLIPS-Op, s.u.
• <u>Postoperativ:</u> Bis 5. Tag postop. Infusionstherapie über ZVK, wenn der Patient dann den ersten Stuhlgang hatte, langsamer Kostaufbau zuerst mit Tee, dann flüssige Kost, dann passierte Kost, dann ab ca. 10. Tag Schonkost, Fäden ex am 10. Tag

Prog: Durch die pathogenetischen Vorgänge (s.o.) große Schockgefahr ⇨ hohe Letalität (5-25 %). Mit jeder Stunde Verzögerung steigt die Letalität um 1 %! Jeder mechanische Ileus geht, wenn er nur lange genug besteht, in einen **paralytischen Ileus** über.

Kompl: * Übergang in den paralytischen Ileus, Schock
* **Hohe Rezidivrate** bis zu 50 % in den ersten 4 Jahren

Proph: ♥ <u>Op:</u> Mesenterialplikaturen des Dünndarm-Meso nach CHILDS-PHILLIPS: die Dünndarmschlingen werden dabei am Meso durchgehend durch U-Nähte miteinander fixiert (od. modifiziert n. d´ANDREASSIAN mit 2-3 mesenterialen Paketen, s. Abb.)
♥ Dünndarmplikatur nach NOBLE: Dünndarmschlingen werden direkt serös-serös vernäht, geringes Rezidivrisiko, aber: Dünndarmfistelgefahr, daher nur bei chronisch rezidivierendem Ileus indiziert
♥ Postoperativ: lange Dünndarmsonde für 1 Woche ⇨ rechtwinkliges Abknicken des Darmes wird durch die Sonde verhindert

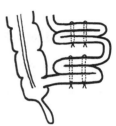

DD: – Akutes Abdomen
– Strangulation ⇨ Mesenterialinfarkt

PARALYTISCHER ILEUS

Ät: – **Intraabdominelle Entzündungen**: Peritonitis, Appendizitis, Cholezystitis, Pankreatitis
– **Vaskulär**: akuter Mesenterialinfarkt, Claudicatio abdominalis
– **Reflektorisch**: postoperativ nach Baucheingriffen (eine postoperative Darmatonie für 24-72 Std. ist normal), Koliken, Blutungen, Bauchtrauma, Wirbelkörperfrakturen, Beckenfrakturen, als Komplikation eines mechanischen Ileus
– Toxisches Megakolon (Morbus CROHN, Colitis ulcerosa), kongenitales Megakolon bei Morbus HIRSCHSPRUNG (= angeborene Aganglionose eines Darmsegmentes), sekundäres Megakolon bei CHAGAS-Krankheit (chron. Trypanosoma-Befall innerer Organe)
– Neurogen: Tabes dorsalis, Syringomyelie, Herpes zoster
– Metabolisch: Hypokaliämie, diabetische Ketoazidose, Urämie, Alkaloidvergiftung
– Hormonell (Schwangerschaft)
– Medikamentös: Opiate, Antidepressiva, PARKINSON-Medikamente

Path: ♦ **Hemmung der Peristaltik** durch α- und ß-Rezeptoraktivierung ("stressinduziert") ⇨ Funktionslosigkeit des Darmes durch zunehmende Distension
♦ Myogene Transportstörung

Klin: ⇨ Übelkeit, Singultus und Erbrechen (Überlauferbrechen)
⇨ Fehlen von Darmgeräuschen
⇨ Meteorismus
⇨ Harte Bauchdecke (peritonitische Reizung) oder weiche Bauchdecke

Seite 230 | Abdomen

Diag: 1. Anamnese und klinische Untersuchung (s.o.), Auskultation: **Totenstille** des Abdomen!
2. Röntgen, Labor, Sonographie (s.o.)

Ther: • Konservativ: Sympathikolyse mit α- und ß-Blockern oder Psychopharmaka mit α-blockierender Wirkung (z.B. Chlorpromazin, Dihydroergotamin, Triperidol) oder Sympathikolyse mittels Periduralkatheter
Peristaltika (erst, wenn Darmgeräusche hörbar) z.B. Ceruletid (Takus®) i.v.
Cholinesterasehemmer z.B. Pyridostigmin (Mestinon®), Pantothensäure (Bepanthen®)
Rektaler Einlauf, Magen-/Dünndarmsonde (DENNIS-Sonde, wandert mit der Peristaltik im Dünndarm), Darmrohr ⇨ Ableitung von Darminhalt
Flüssigkeits-/Elektrolytsubstitution und -Bilanz / intensivmedizinische Überwachung
Nahrungskarenz, Antibiose bei intraabdomineller Entzündung
• Operativ: Ind: absolute Op-Ind. ist der paralytische Ileus, der aus einem mechanischen Ileus entstanden ist ⇨ Therapie der Ursache
• Ultima ratio: Anlegen mehrerer Darmfisteln

MORBUS CROHN

Syn: **Enteritis regionalis** CROHN, **Ileitis terminalis**, narbenbildende Enteritis, sklerosierende chronische Enteritis, engl. CROHN's disease, ICD-10: K50.-

Ät: – Unbekannt, gehäuft **familiär** auftretend, erbliche Disposition (bisher wurden Genmutationen am Nod2/CARD-15-Gen u. DLG5-Gen gefunden)
– Toxische Nahrungsbestandteile, Ernährungsfaktoren (hoher Zuckerkonsum)
– Immunologischer Defekt, Defensin-Mangel im Darm, lokaler Enzymdefekt
– Dysbiose (Missverhältnis von Darmflora-günstigen u. -ungünstigen Bakterien), Viren
– wahrscheinlich **multifaktorielle Genese** mit Kombination aus allen Punkten
– Prädisp.: **Nikotinabusus** (5fach höheres Risiko, insb. bei Frauen)

Path: ♦ **Transmurale Entzündung** (inkl. Serosa + Mesenterium = disproportioniert) ⇨ Fistelung, (Vagina, Vesica, Darm, kutan, anal), Abszesse
♦ Fibrosierung u. lederartige Verdickung der Darmwand ⇨ segmentale Strikturen mit intestinaler Obstruktion
♦ Aphthoide Läsionen im ganzen MDT möglich
♦ Entzündung von Mesenterium und Lymphknoten ⇨ verdichtet, vernarbt ⇨ Schrumpfung des Darmes ⇨ ausgeprägte segmentale Stenosen
♦ Histo: Disproportionierte Infiltration (von Mukosa zur Serosa zunehmend) von Lymphozyten und Plasmazellen mit **epitheloidzelligen Granulomen ohne Verkäsung und mit mehrkernigen Riesenzellen** (LANGHANS-Typ) = Bild einer chronischen Entzündung, Befall der gesamten Darmwand (transmural) + Meso + Lk
♦ Lok: **segmentale Entzündung** (diskontinuierlich), die den ganzen MDT von Mundhöhle bis Analkanal befallen kann. Klinisch relevant: **terminales Ileum** (30 %), **Ileokolitis** (40 %), Kolon u. Analkanal (25 %), andere (z.B. gastroduodenale Manifestationen) nur ca. 5 % d.F.

> **Merke: Morbus CROHN = disproportionierte und diskontinuierliche Entzündung**

Epid: ◊ Inzidenz: 4/100.000/Jahr; Prävalenz: 40-150/100.000, w = m
◊ Prädisp.alter: Häufigkeitsanstieg zw. 20.-29. Lj. (jüngeres Erwachsenenalter) und um das 60. Lj., Nord-Süd-Gefälle, familiäre Häufung

Etlg: # Akutes Stadium: Ödematös-phlegmonöse Entzündung
Subakutes Stadium: Von der Submukosa ausgehende Geschwürbildung
Narbenstadium: Stenosierung
Stadium der Fistelbildung

Klin: ⇨ Intestinal: Krampfartige intermittierende **Schmerzen** im rechten Unterbauch (75 % d.F.) und **Diarrhoen** (flüssiger Stuhl, 70 %) als Leitsymptom (⇨ DD: Appendizitis)
⇨ **Fisteln** (30-50 % aller CROHN-Patienten), Abszessbildung (20 %) und Fissuren (5 %)
Merke: Bei Fisteln stets an einen Morbus CROHN denken und ihn ausschließen.
⇨ Kot im Urin oder Vagina (innere Fisteln)
⇨ Blutungen u. Schleimbeimengungen selten (⇨ bei Colitis ulcerosa häufig)
⇨ Extraintestinal:
- **Gewichtsabnahme** 50 % d.F. (Malabsorption bis zur Kachexie), Müdigkeit, Abgeschlagenheit, Appetitlosigkeit durch Schmerzen bei der Nahrungsaufnahme
- Fieber 35 %
- Anämie 30 %
- Gelenke: Arthritis 15 %, ankylosierende Spondylitis (meist HLA-B27 pos.)
- Augensymptome 10 % (Iridozyklitis, Uveitis, Episkleritis)
- Leber: Pericholangitis, primär sklerosierende Cholangitis und daraus folgende biliäre Zirrhose, Granulome im Leberparenchym
- Haut: Erythema nodosum 7 %, Pyoderma gangraenosum, Acrodermatitis enteropathica (Zinkmangel)
- Langzeit-Komplikationen: Amyloidose der Leber, Niere u. Milz, Cholelithiasis, Oxalatsteine
⇨ Depressionen
⇨ *Kinder:* Wachstumsstörungen

Diag: 1. Anamnese (psychosomatische Auslösefaktoren) und klinische Untersuchung: Evtl. tastbarer Konglomerattumor (entzündlich verbackene Dünn- u. Dickdarmschlingen)
2. Röntgen: ⇨ KE/MDP nach SELLINK: über Magensonde/BILBAO-Sonde werden mehrere Liter verdünntes Barium/besser wasserlösliches Kontrastmittel geben ⇨ gute Faltenbeurteilung möglich; Kolon-KE in Doppelkontrastdarstellung,
alternativ wird heute zunehmend ein Hydro-MRT durchgeführt
Befunde: multiple **segmentäre Stenosen**, prästenotische Dilatation, Fissuren, Fisteln, **Wandverdickungen**, **Pflastersteinrelief**, *"skip lesions"* (= **diskontinuierlicher** Befall = segmentaler Befall mit Wandstarre und dazwischengeschalteten normalen Darmabschnitten), bogige Ausbuchtungen gegenüber den Mesenterialansätzen
3. Endoskopie + Mehrfachbiopsien: Rektoskopie und Koloskopie zeigt längsgestellte **scharf begrenzte Ulzera**, aphthoide Läsionen, Fissuren, Strikturen
PE nicht nur aus dem betroffenen Areal, sondern auch aus der Umgebung entnehmen!, tiefe Biopsien entnehmen (wg. transmuralem Befall, aber Cave: Perforation), ggf. auch ÖGD des oberen GI-Traktes mit PE´s durchführen (assoziierte Gastritis, Duodenalbefall)
4. Histologie: Epitheloidzellige Granulome mit mehrkernigen Riesenzellen beweisend (DD: TBC, Sarkoidose), die Histologie ist wichtig für die Diagnosesicherung
5. Sonographie: Kokardenphänomen im Querschnittsbild (durch die ödematös verdickte Darmwand), Abszesse (insb. im DOUGLAS-Raum)
6. Labor: BSG, CRP erhöht, Leukozyten vermehrt, leichte Anämie, Albumin vermindert, Cu- und Zinkmangel je nach Akuität der Krankheit, Gerinnungsstörungen
7. Bakteriologische Stuhluntersuchung zum Ausschluss infektiöser Darmerkrankungen

Ther: • **Konservativ:** Leicht resorbierbare, ballaststoffarme Diät, parenterale Zufuhr von Eisen und Vitaminen. Bei schwerem Schub ggf. parenterale Ernährung. Absolute **Nikotinkarenz!** (das Aufgeben des Rauchens vermindert die Rezidivrate deutlich)
Symptomatisch bei Durchfällen mit Antidiarrhoika (z.B. Loperamid, Imodium®)
Medikamente: vor allem im **akuten Stadium**
1.) **Glukokortikoide** systemisch (insb. bei Dünndarmbefall): Prednisolon 40-60 mg/Tag oral bis zur Remission, dann je nach klinischem Verlauf in 6-12 Wo. in 5- bis 10er Schritten reduzieren. Bei Langzeitmedikation NW (Osteoporose, Hautveränderungen, Gewichtszunahme, Wachstumshemmung bei Kindern) beachten! (ggf. Osteoporose-Prophylaxe mit Vit. D)
2.) **5-Aminosalicylsäure** (5-ASA, Mesalazin, Salofalk®, Claversal®, Pentasa®) 4 g/Tag, antientzündlich wirksam im Dünn- und Dickdarm als Tbl. / Supp. / Klysma
od. Sulfasalazin 3 x 1 g/Tag (Azulfidine®) nur wirksam im Kolon, besteht aus Sulfapy-

ridin als Träger und 5-ASA. Mehr NW durch Sulfonamidanteil (MetHb-Bildung, Fieber, Erbrechen, Exantheme, Kopfschmerzen, hämolytische Anämie, Agranulozytose, Thrombozytopenie), daher seltener eingesetzt.

3.) **Immunsuppressiva**: Azathioprin 1-2,5 mg/kgKG/Tag (Imurek®) bei therapierefraktärem CROHN (chronisch-aktiver Verlauf, mind. für 12 Monate geben, da langsames Ansprechen). Bei Azathioprin-Resistenz auch 6-Mercaptopurin (1-1,5 mg/kgKG/Tag, Puri-Nethol®) od. Methotrexat 25 mg i.m. 1x/Wo. od. FK 506 (Tacrolimus, Prograf®).

4.) **Antibiotika**: Metronidazol 2 x 0,4 g/Tag (Clont®), ggf. + Clarithromycin 2 x 250-500 mg/Tag (Klacid®): bei akutem CROHN, insb. bei Fistelbildung und Abszessen gut einsetzbar (für 2 Wo., max. 3 Monate wegen Metronidazol-NW: Polyneuropathie, Kopfschmerzen, Übelkeit, Hauterscheinungen).

5.) Sog. **Biologika**: Bei Therapieversagen (Kortikoid-resistente akute Entzündung) kann eine einmalige Gabe eines monoklonalen **Antikörpers gegen Tumornekrosefaktor-α**, Infliximab (5 mg/kgKG i.v., Remicade®, bei Ansprechen Wiederholung nach 2 u. 6 Wo. und dann alle 8 Wo.) od. Adalimumab (80 mg s.c., dann alle 2 Wo. 40 mg, Humira®) versucht werden. NW: Begünstigung od. Reaktivierung schwerer Infektionen (z.B. Virusinfekte, Tuberkulose), sehr teuer. Neu zugelassen ist Vedolizumab (Entyvio®).

<u>Bei Remission:</u> **5-ASA** als **Dauertherapie** (2-4 g/Tag) im Anschluss an die Therapie der akuten Phase zur Rezidivprophylaxe (zumindest für 3-4 J.). Versucht werden außerdem auch (nicht systemische) **lokal wirksame Glukokortikoide** (Budesonid, Entocort® 2-3 x 3 mg/Tag) und Fischölpräparate mit Freisetzung im Dünndarm zur Rezidivprophylaxe.

Auf Vit.-B12-, Eisen- und Folsäuremangel achten.

- Psychosomatische Betreuung, Psychotherapie
- <u>Schwangerschaft:</u> Bei Verschlechterungen während einer bestehenden Gravidität können Sulfasalazin und ggf. auch Steroide (Prednisolon) genommen werden. Cave: die Steroide können beim Fetus zu Wachstumsretardierung u. NNR-Insuffizienz führen. Während akuter Schübe Antikonzeption, z.B. mit einer Barrieremethode durchführen.
- <u>Operativ:</u> Ind: <u>Akut:</u> **Komplikationen** (Ileus, Perforation, Peritonitis, toxisches Megakolon, therapieresistente Blutungen, Ureterkompression mit Aufstauung)
  <u>Relative Op-Indikationen:</u> **Therapieresistenz** (völliges Versagen der konservativen Therapie), therapierefraktäre Fisteln und Abszesse ⇨ Op versuchen hinauszuschieben, da hohe Rezidiv- und Komplikationsrate
  70-90 % d. Pat. müssen im Laufe ihres Lebens mindestens einmal operiert werden.
  – Op-Vorbereitung bei Elektiv-Op: totale parenterale Ernährung (für 14 Tage) bringt Entzündung zur Ruhe (= funktionelle Darmausschaltung).
  – **Sparsame Darmteilresektionen** ("minimal surgery"), da <u>keine Heilung</u> möglich ist! Häufigste Eingriffe: Ileozäkalresektion oder Hemikolektomie (nicht mehr als 2-5 cm Sicherheitsabstand zum Gesunden) mit End-zu-End-Ileokolostomie
  – Keine prophylaktische Appendektomie bei Befall der Appendix oder des Zäkum (wegen Fistelgefahr)
  – Mitentfernung mesenterialer Lk zur Diagnosesicherung
  – Ggf. Anlage eines passageren Anus praeternaturalis bis zur Ausheilung von Fisteln etc.
  – Nikotinkarenz (sonst 3fach höheres Rezidivrisiko!)
- Selbsthilfegruppen: DCCV e.V. (<u>D</u>eutsche Morbus <u>C</u>rohn/<u>C</u>olitis ulcerosa <u>V</u>ereinigung), Paracelsusstr. 15, 51375 Leverkusen, Tel.: 0214 87608-0, Fax: -88, Internet: www.dccv.de und weitere Informationen bei www.kompetenznetz-ced.de

<u>Prog:</u> Operationspflichtige Rezidive nach Op in 25 % d.F. in 5 J. und 40 % in 10 J. (⇨ durch nicht erkannte und neu erkrankte Abschnitte), allgemeine Rezidivrate mind. 50 % in 10 J.

<u>Kompl:</u> * Innere (z.B. zur Blase, Ureter, Vagina, entero-enteral) oder äußere **Fisteln** (alle meist relativ schmerzlos), nicht abheilend und rezidivierend, Analfissuren, Ureterstrikturen
* **Abszesse**, insb. perianal (20-25 %)
* **Stenosen** (Subileus, Ileus)
* Septische Prozesse (z.B. auch toxisches Megakolon, insb. bei "hot CROHN" = perakuter Verlauf)
* Konglomerattumor: Miteinander verklebte entzündete Darmschlingen ⇨ Subileus
* Perforation (freie Perforation seltener, da langsamer Verlauf; häufiger: gedeckte Perforation ⇨ Abszesse)

* Amyloidose verschiedener Organe (da chronische Entzündung)
* Nierensteine (Oxalatsteine), Osteoporose, erhöhtes Frakturrisiko
* Gallensteine, sklerosierende Cholangitis, Leberverfettung
* Blutungen (selten, eher Komplikation der Colitis ulcerosa)
* Karzinomatöse Entartung selten, beschrieben sind Dünndarmkarzinome und Fistelkarzinom der Analregion
* Allgemein: höhere Infektanfälligkeit ⇨ auf empfohlene Impfungen achten
* Kinder: anhaltendes Fieber, Gewichtsverlust, Wachstumsstörungen

Op: * **Fisteln** und Fistelrezidive
* Anastomoseninsuffizienz

DD: – Wichtigste DD ist die **Colitis ulcerosa** (in 10 % d.F. ist eine Differenzierung zwischen den beiden chronisch entzündlichen Darmerkrankungen jedoch nicht möglich), Tabelle s.u.
– Nicht-infektiöse Darmerkrankungen: **Appendizitis**, ischämische Colitis, Divertikulitis, Strahlenenteritis, Nahrungsmittelallergien
BRENNEMAN-Syndrom (bei Kindern): Bauchschmerz und mesenteriale Lymphknotenreaktion bei Entzündungen der oberen Luftwege
– Infektiöse Darmerkrankungen: **Yersinien** (Lymphadenitis mesenterialis), **Salmonellosen** (Typhus abdominalis), Shigellen, Aktinomykose (bevorzugter Sitz in der Ileozäkalregion!), Campylobacter, enteroinvasive E.coli, **Tuberkulose** (verkäsende Granulome), Amöben (insb. Afrika), Lamblien (Giardia lamblia, insb. Südamerika), Chlamydieninfektion (DD bei Proktitis, z.B. Homosexuelle, Analverkehr), abdominelle Lues, virale Magen-Darm-Infektionen
– **Kolonkarzinom**, Karzinoid, maligne Lymphome, Sarkome
– **Psychosomatische Darmbeschwerden** (Konfliktsituationen, Disstress), Colon irritabile = Reizkolon, Reizdarmsyndrom (Ausschlussdiagnose)

COLITIS ULCEROSA

Syn: Engl. ulcerative colitis, ICD-10: K51.-

Ät: – Familiäre Häufung ⇨ genetische Disposition, wahrscheinlich **multifaktorielles** Geschehen
– Autoimmunologisch-infektiös (Hypothese)
– Diskutiert werden auch psychosomatische Faktoren

Path: ♦ Lok: Rektum immer befallen, **kontinuierlicher Befall** vom Rektum an aufsteigend bis zum gesamten Kolon möglich (⇨ von distal nach proximal), noch weiterer aufsteigender Befall (sog. backwash ileitis) ist selten.
In der Hälfte der Fälle ist das gesamte Kolon befallen.
♦ Histo: nur Befall der oberen Schleimhautschichten = **Mukosa** und **Submukosa** (proportionierte Entzündung), **Kryptenabszesse** (Anhäufung von Leukozyten in den Krypten), 'Pseudopolypen' (normale Schleimhautinseln) zwischen den Ulzera
im weiteren Verlauf **Epitheldysplasien** als Vorstufen zum Karzinom (maligne Transformation)

Merke: Colitis ulcerosa = proportionierte und kontinuierliche Entzündung

Epid: ◊ W > m (1,5:1), **weiße Bevölkerung** >> schwarze (4:1)
◊ Prädisp.alter: Häufigkeitsgipfel **20.-40. Lj.** und jenseits des 60. Lj.
◊ Inzidenz: 5-10/100.000/Jahr, Prävalenz: 80-150/100.000 Einwohner

Etlg: # Verlaufsformen: akut, subakut, **chronisch rezidivierend** (80 % d.F., häufigste Verlaufsform), chronisch kontinuierlich fortschreitend (ca. 10 %), chronisch akut intermittierend
Hämorrhagische Proktosigmoiditis (nur Sigma und Rektum befallen, gute Prog.)

Abdomen

Colitis gravis (schwere akute Verlaufsform)
Toxisches Megakolon (5 %): schwerste, lebensbedrohliche Form (Letalität ca. 30 %!)

Klin:
⇒ **Häufige blutig-schleimige Diarrhoen** als Leitsymptom, Stuhlfrequenz und Krankheitsintensität korrelieren eng (bis zu 30 Stühle pro Tag möglich)
⇒ Peranale Blutabgänge ohne Stuhl
⇒ **Abdominalschmerzen, Tenesmen** (Schmerzen vor od. unmittelbar nach d. Stuhlgang)
⇒ Gewichtsabnahme (Malabsorption) bis zur Kachexie
⇒ Extraintestinale Symptome: **selten** (DD: Morbus CROHN häufig) ⇨ Fieber, Anämie, Arthritis, ankylosierende Spondylitis (meist HLA-B27 pos.), Augensymptome (Uveitis, Episkleritis), primär sklerosierende Cholangitis
⇒ Hautsymptome: Pyoderma gangraenosum (nekrotisierende Dermatose, Wunden heilen nicht), Erythema nodosum, Stomatitis aphthosa
⇒ Depressionen
⇒ Sehr selten Fisteln (DD: Morbus CROHN häufig Fisteln)
⇒ Toxisches Megakolon: starker Durchfall, dann Sistieren des Stuhlabgangs, toxische Erscheinungen, septische Temperaturen, Schüttelfrost, Tachykardie, Meteorismus, nachlassende Peristaltik, Lebensgefahr!
⇒ *Kinder:* Wachstumsstörungen

Diag:
1. Anamnese und klinische Untersuchung
2. Röntgen: Kolon-KE: Pseudopolypen, fehlende Haustrierung ("**aufgeblasener Fahrradschlauch**"). Kein Kolon-KE bei toxischem Megakolon wegen Gefahr der Perforation (auch nicht mit Gastrografin)!
3. Rekto-/Koloskopie mit Schleimhautbiopsien: diffuse Rötung, flächenhafte Ulzerationen und Vulnerabilität (**Kontaktblutungen** bei geringster Berührung), samtartige granulär veränderte Schleimhaut ⇨ keine Lichtreflexe, **Pseudopolypen** (Inseln gesunder, bzw. regenerierter SH inmitten der defekten SH)
Vorsichtige Biopsien wegen Perforationsgefahr!, wegen Karzinom-Risiko der Erkrankung Biopsien aber wichtig.
4. Labor: Anämie, Leukozytose mit Linksverschiebung, Abfall von Prothrombin, Albumin u. Elektrolyten (insb. bei toxischem Megakolon), evtl. Thrombozytose mit Thrombosegefahr
5. Bakteriologische Stuhluntersuchung zum Ausschluss infektiöser Darmerkrankungen

Ther:
- **Konservativ:** primäre Ther. = symptomatisch und unspezifisch, leicht resorbierbare ballaststoffarme Diät (ohne Milch und Milchzucker, da häufig mit Laktoseintoleranz kombiniert, Test durchführen)
Medikamente: **5-ASA** (2-4 g/Tag) oder Sulfasalazin und **Glukokortikoide** (Präparate und Dosierungen s.o. bei Morbus CROHN) systemisch oder lokal als Klysma od. Supp., insb. bei Proktitis, ggf. auch Mutaflor (E.coli Stamm Nissle)
Akuter schwerer Schub: komplette parenterale Ernährung, 5-ASA, Glukokortikoide systemisch (60 mg/Tag Methylprednisolon) und evtl. Immunsuppression mit Ciclosporin A i.v. (2-4 mg/kgKG, Sandimmun®) od. Azathioprin (Imurek®), Antibiose, Flüssigkeits-, Elektrolyt- u. Humanalbumingabe
Neue Med. (sog. Biologika): bei Therapieresistenz für die Colitis ulcerosa ist Golimumab (s.c. initial 200 mg, nach 2 Wo. 100 mg, dann alle 4 Wo. 50 mg, Simponi®) und Vedolizumab (Entyvio®) zugelassen.
- Rezidivprophylaxe: 5-ASA (1,5-3 g/Tag oral od. bei Proktitis als Klysma) od. Sulfasalazin als **Dauertherapie** (zeitlich unbegrenzt), da ohne Prophylaxe Rezidivhäufigkeit von >80%
- Schwangerschaft: grundsätzlich mögl., 1/3 der Pat. verschlechtern, 1/3 bessern sich
- Operativ: Ind: Notfall-Op-Indikation: **Komplikationen** (Blutungen massiv oder fortgesetzt, akute Verschlechterung des Allgemeinzustandes, Sepsis, toxisches Megakolon, Perforation oder Verdacht auf Perforation)
Elektiv-Op: **Therapieresistenz**, schwere rezidivierende Schübe (Colitis gravis), extraintestinale Manifestationen, langandauernde (>10 Jahre) fortschreitende Erkrankung, bei **Verdacht auf maligne Entartung** (Dysplasie)
Kinder: Op bei Wachstumsretardierung

- Methode der Wahl (bis 60. Lj.): **Kontinenzerhaltende Proktokolektomie mit J-Pouch** ⇨ Kolon und Rektum, auch die Rektumschleimhaut im Analbereich werden entfernt (Analsphinkter bleibt erhalten). Dünndarmreservoir (Ileum-Pouch aus 2 aneinandergenähten Dünndarmschlingen, ca. 15 cm lang) wird an den verbleibenden Anus anastomosiert (ileumpouchanale Anastomose), Anastomose an der Linea dentata (⇨ die meisten Patienten bleiben damit zumindest tagsüber kontinent). Bei schlechtem Allgemeinzustand mehrzeitiges operatives Vorgehen, Pat. >60 Jahre ⇨ kein Pouch, wegen schlechter Adaptation.

J-Pouch

- Ist der Befall nicht so ausgeprägt, z.B. nur linkes Kolon oder aktuell kein Befall des Rektums ⇨ partielle Kolektomie möglich oder subtotale Kolonresektion mit Ileorektostomie (12 cm Kolon bleiben erhalten ⇨ Nachteil: Rezidiv / Ca möglich ⇨ dauernde Kontrolle notwendig)
- Notfall-Op bei toxischem Megakolon: Kolektomie mit HARTMANN-Stumpf (ein Rest des Rektums bleibt blind verschlossen erhalten und wird später entfernt), Nachteil: Anus praeternaturalis notwendig, aber 100%ige Heilung, da kein Kolon mehr verbleibt.
  TURNBULL-Op: mehrzeitige Op, akut wird das Megakolon durch mehrfache Fisteln entlastet, im Intervall dann Proktokolektomie (wird heute kaum noch durchgeführt):
- KOCK-Reservoir aus Dünndarmschlingen (bei totaler Proktokolektomie), Entleerung durch Einführen eines Darmrohres, sehr komplikationsreich.
- Selbsthilfegruppen: DCCV e.V. (<u>D</u>eutsche Morbus <u>C</u>rohn/<u>C</u>olitis ulcerosa <u>V</u>ereinigung), Paracelsusstr. 15, 51375 Leverkusen, Tel.: 0214 87608-29, Fax: -88, Internet: www.dccv.de und weitere Informationen bei www.kompetenznetz-ced.de
  CED-Hilfe e.V. (chronisch <u>e</u>ntzündliche <u>D</u>armerkrankungen), Fuhlsbüttler Str. 401, 22309 Hamburg, Tel.: 040 6323740, Internet: www.ced-hilfe.de

Prog: Op-Letalität bei Notfall-Op 10-30 %!, deshalb bei der Colitis ulcerosa frühzeitig operieren (im Gegensatz zum Morbus CROHN)

Kompl:
* **Blutung** (3 %)
* Kolondilatation, **toxisches Megakolon** (2-10 %) ⇨ Perforation, Peritonitis, Sepsis
* **Karzinom-Risikoerkrankung**, je länger der Krankheitsverlauf, desto höher das Risiko (10 % nach 10 Jahren), je ausgedehnter der Befall, desto höher das Risiko (40 % bei Befall des gesamten Kolons und 30 J. Krankheitsdauer)
* Colitis-assoziierte **primär sklerosierende Cholangitis** (PSC) unklarer Genese in ca. 5 % d.F. (Anstieg der alkalischen Phosphatase, Diag: ERCP, diese Pat. haben zugleich ein zusätzlich erhöhtes Karzinomrisiko.
  Ther: Ursodeoxycholsäure, bei schwerem Verlauf Lebertransplantation
* Thromboseneigung
* Amyloidose (Spätkomplikation des chronischen Entzündungsprozesses)
* Allgemein: höhere Infektanfälligkeit ⇨ auf empfohlene Impfungen achten

Op:
* Anastomoseninsuffizienz, Nachblutung, Verletzung v. Ureter, Harnblase
* Stenosen, Ileus, Sepsis, Mastdarm- u. Blasenstörungen
* Pouch: sehr häufige Stühle (3-10/Tag), **Pouchitis** (Entzündung im Reservoir, innerhalb v. 10 Jahren bei der ½ d. Pat.) verbunden mit einem höheren Entartungsrisiko im Pouch ⇨ regelmäßige Kontrolle des Pouches (Pouchoskopie)

Proph: ♥ Ab 5.-10. Krankheitsjahr bei Befall des Kolons sollte eine **jährliche Koloskopie** zum Karzinomausschluss durchgeführt werden (bei nur Proktosigmoiditis nach 15 Krankheitsjahren), ebenso nach Pouchanlage

DD:
- Alle akuten **Darminfektionen** müssen ausgeschlossen werden: Yersiniosen, Shigellosen, Salmonellosen, Campylobacter, enteroinvasive E.coli, Amöbiasis od. Schistosomiasis (Tropenanamnese?)
- Divertikulitis
- Ischämische Kolitis (insb. bei alten Patienten)
- **Antibiotika** assoziierte Kolitis (Ampicillin, Lincosamide, Tetracyclin), pseudomembranöse Kolitis nach Clindamycin-Gabe (Clostridium-difficile-assoziiert)

- Adenome
- **Kolonkarzinom**
- Diversionskolitis (bei ausgeschalteten Darmsegmenten, Anus praeternaturalis hämorrhagische Kolitis durch Mangel an Fettsäuren. Ther: Rückverlagerung d. Anus praeternaturalis)
- Strahlenkolitis
- Zystische Fibrose (Mukoviszidose), mikroskopische Kolitis (kollagene Kolitis)
- **Psychosomatische Darmbeschwerden** (Konfliktsituationen, Disstress, pathologische Bindung an Bezugspersonen), **Colon irritabile** = Reizkolon, Reizdarmsyndrom (Ausschlussdiagnose, kein Blut im Stuhl!)
- Wichtigste DD ist der **Morbus CROHN**, siehe Übersicht:

	Colitis ulcerosa	**Morbus CROHN**
Lok:	Rektum immer, Kolon oft, selten Ileum oder noch proximaler (sog. backwash ileitis)	gesamter MDT möglich, bevorzugt terminales Ileum
Ausbreitung:	kontinuierlich, von distal nach proximal	diskontinuierlich: Gesunde und befallene Abschnitte nebeneinander
Histologie:	nur Schleimhaut betroffen = Mukosa + Submukosa, Kryptenabszesse	transmurale Entzündung (disproportioniert von Mukosa zur Serosa zunehmend), epitheloidzellige Granulome mit mehrkernigen Riesenzellen, Befall mesenterialer Lymphknoten, Spätstadium: Fibrose
Klinik:	Blutig-schleimige, häufige Durchfälle, Tenesmen, extraintestinale Symptome selten	Abdominalschmerzen, Fisteln häufig extraintestinale Symptome
Röntgen:	Pseudopolypen Haustrenschwund (Fahrradschlauch)	Fissuren, Pflastersteinrelief, Stenosen Fisteln, Wandverdickungen
Endoskopie:	diffuse Ulzerationen, Kontaktblutungen, diffuse Rötung	aphthenartige Läsionen, scharfe Ulzerationen, Stenosen, Fisteln
Op:	Kontinenzerhaltende Proktokolektomie mit J-Pouch	äußerst zurückhaltend (minimal surgery), da keine Heilung möglich u. hohe Kompl.rate
Kompl:	**Blutungen** Toxisches Megakolon **Karzinomatöse Entartung**	innere und äußere **Fisteln**, Fissuren, Abszesse, Stenosen, Konglomerattumor

STOMA-VERSORGUNG

Syn: Stoma = (griechisch) Öffnung, **Anus praeternaturalis** (oft nur A.p. od. Anus praeter genannt), künstlicher Darmausgang, Kunstafter, Kotfistel, ICD-10: Z43.-

Path: ♦ Temporäre Stomaversorgung: z.B. bei Ileus ⇨ wird in einer späteren Op wieder zurückverlegt (meist nach 3-4 Monaten)
♦ Endgültige Stomaversorgung: Palliativmaßnahme, z.B. in der Tumorchirurgie

Etlg: # **Ileostomie** (künstlicher Dünndarmausgang)
Kolostomie (künstlicher Dickdarmausgang): Als Zökostomie, Transversostomie, Sigmoidostomie
Formen (s. Abb.): einläufig/**endständig** (oraler Schenkel im Stoma, aboraler Schenkel blind verschlossen oder entfernt)
doppelläufig (oraler und aboraler Schenkel im Stoma)
Darmfistel (seitliche Darmöffnung in die Bauchhaut eingenäht, Darmkontinuität nicht unterbrochen)

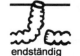
endständig

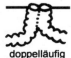
doppelläufig

Abdomen | Seite 237

Urostomie (sog. Conduit, als kleines Nabelstoma mit Blasenersatz aus Darmschlingen = MAINZ-Pouch I), Nephrostomie (Urinableitung direkt aus dem Nierenbecken, z.b. bei akuter Harnstauungsniere)
Bei Fisteln, großen Wunden, Platzbauch, offener Peritonealkarzinose

Ind: – Ileostoma: Kolonresektion, z.b. bei Colitis ulcerosa, Morbus CROHN, familiäre Polyposis coli, traumatische Verletzung des Darmes
– Kolostoma: nicht-kontinenzerhaltende Tumorchirurgie des Kolons, Ileus, Divertikelperforation, ausgedehntes Analfistelsystem, therapieresistente Pudendusneuropathie
– Urostoma/Nephrostomie: Blasenkarzinom (muskelinfiltrierend), neurogene Blasenlähmung, Harnstauungsniere

Diag: Anamnese und klinische Untersuchung sowie Diagnostik entsprechend der Grunderkrankung

Ther: • Operativ:
– Stomaanlage möglichst im Bereich des M.rectus abdominis in einem Gebiet **ohne Hautfalten** (ca. 10 x 10 cm großes glattes Gebiet, wichtig: **präoperativ markieren!**)
– Kolostoma meist im linken Unterbauch
– Ileostoma meist im rechten Unterbauch
• Stomaversorgung: heute mit Hautschutzplatten (z.b. Combihesive®, können 3-5 Tg. belassen werden) und wechselbaren Beuteln sowie ggf. zusätzlich abdichtende Pasten zum Ausgleich von Unebenheiten (z.B. Hautfalten).
Hautpflege: 1x/Wo. Haare entfernen, Reinigung mit Wasser u. Seife (keine Reinigungsmittel wie Alkohol od. Benzin), Reinigung immer von außen nach innen zum Stoma hin
• Irrigieren: Kolostomieeinlauf (ca. 1 Liter, jeden 2. Tag) zur Stuhlentleerung ⇨ Stuhlfreiheit ca. 12-24 Std., verschließen des Stomas mit einer Stomaklappe (kein Beutel erforderlich)
• Stomasprechstunde, -therapeuten u. Stoma-Selbsthilfegruppen: Deutsche ILCO e.V., Thomas-Mann-Str. 40, 53111 Bonn, Tel.: 0228 338894-50, Fax: -75, Internet: www.ilco.de

Prog: Ein Stoma führt unabhängig von der Grunderkrankung zu keiner Lebenszeitverkürzung. Mit den neuen Stomasystemen ist die Lebensqualität insgesamt nur wenig eingeschränkt.

Kompl: * **Parastomale Hernien** (Bruchlücke in der Faszie, Vorwölbung der Bauchdecke im parastomalen Bereich), häufig (bei bis zu 30-50 % der Pat!). Ther: operative Korrektur mit Einlage eines Netzes in Sublay- od. intraperitonealer Onlay-Technik. Wegen dieser häufigen Kompl. wird die Netzeinlage von einigen Kliniken auch schon prophylaktisch bei der Stomaanlage eingesetzt.
* Stomaretraktion (Stoma unter das Hautniveau abgesunken)
* Prolaps des Darmsegmentes
* Allergische Reaktion, toxisches Kontaktekzem
* Stomablockade (z.B. durch faserhaltige Speisen), Siphonbildung des Darmes vor dem Stoma
* Hautentzündungen, Follikulitis, Pilzinfektionen ⇨ Narben-, Stomastenose
* Ileostoma bei zusätzlichem Dünndarmverlust: Kurzdarmsyndrom mit Wasser- und Elektrolytverschiebung, Urolithiasis

Op: * Peritonitis, Nahtinsuffizienz, Schleimhautblutung
* Rückverlegung: Peritonitis, entero-kutane Fistel, postoperativer Ileus, Anastomoseninsuffizienz

LEBER

Anatomie

Die Leber liegt intraperitoneal mit der Pars libera, in der re. Zwerchfellkuppel ist sie fixiert an der bauchfellfreien Area nuda = Pars affixa; Lage: 2/3 unter der re. Zwerchfellkuppel, 1/3 unter dem li. Zwerchfell.
Größe beim Erwachsenen in der Sonographie: <13 cm kraniokaudal (gemessen wird in der re. MCL)
Gewicht: **1.500 g**, größtes parenchymatöses Organ.
Lobus dexter u. sinister sind getrennt durch die rechte Begrenzung des Segment IV (markiert mit -·-·-, parallel der V.cava), dorsal noch der Lobus caudatus (Segment I). Eingeteilt wird die Leber insg. in **8 Segmente** n. COUINAUD (s. Abb.)

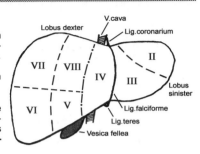

Sulcus medialis: vom Gallenblasenbett zur V.cava (trennt das arterielle und portale Gefäßsystem).
Impressionen und damit Nachbarschaftsbeziehungen: Nach dorsal und kaudal Lobus dexter: Impressio renalis, suprarenalis, duodenalis und colica. Nach medial Lobus sinister: Impressio gastrica, oesophagea. Ventral und lateral Impressionen durch die Rippen.

Bänder: Lig.coronarium hepatis verbindet Leber mit dem Zwerchfell u. der hinteren Bauchwand.
Sulcus sinister trennt re. + li. Leberlappen und ist Ansatz für das Lig.falciforme hepatis (Mesohepaticum ventrale) und Lig.teres hepatis (obliterierter Strang der embryonal zur Leber ziehenden V.umbilicalis).
Lig.venosum: obliterierter Rest des Duct.venosus (ARANTII, embryonale Verbindung der V.umbilicalis (Nabelvenenblut) zur V.cava inf. unter Umgehung der Leber).
Lig.hepatoduodenale enthält Duct.choledochus, A.hepatica und V.portae.

Histologisch: A.hepatica-propria-Ast + Pfortader-Ast + Gallengang = GLISSON-Trias

Arterien: **A.hepatica propria** (= Vasa privata der Leber aus der A.hepatica com. aus Truncus coeliacus = ein Ast des Tripus HALLERI) verzweigt sich in Ramus sin. u. dexter (dexter + A.cystica), dann in Aa.interlobulares. Die A.hepatica übernimmt 10-20 % der Blutversorgung der Leber

V.portae hepatis: Eintritt in die Leber hinter dem Pankreaskopf: Zusammenfluss des Blutes aus Vv.mesentericae sup., inf. u. lienalis (sog. Confluens). Die V.portae führt 80-90 % der Blutmenge der Leber zu. Durchmesser beim Erwachsenen in der Sonographie <13 mm.

Venöser Abfluss: in den Leberläppchen über die V.centralis ⇨ Sammelvenen ⇨ größere Lebervenen ⇨ 2-3 Vv.hepaticae ⇨ V.cava inferior.

Portocavale Anastomosen: V.coronaria ventriculi, Vv.oesophageae, Vv.parumbilicales (im Lig.teres hepatis ⇨ Caput medusae), Plexus rectalis.

Regenerationsfähigkeit: 60-80 % einer gesunden Leber können reseziert werden (als Anhalt: 0,5 % des KG muss erhalten bleiben), der Rest kompensiert die Funktion innerhalb weniger Wochen (funktionelle Leberreserve). Nach 1 J. erreicht die Restleber wieder mind. 75 % ihres Ausgangsvolumens, dies alles gilt aber <u>nicht bei Leberzirrhose!</u> (Regenerationsfähigkeit und Resezierbarkeit ist dann stark eingeschränkt)

LEBERVERLETZUNGEN

Syn: Lebertrauma, Leberruptur, ICD-10: S36.1-

Ät: – **Stumpfes** Lebertrauma: Lenkradanprall, Sicherheitsgurtkompression (Beckengurt), Auffahrunfall ⇨ Ausriss der Leber aus dem Halteapparat, Parenchymprellung, Parenchymzerreißung

– **Perforierendes** Lebertrauma: Stich-, Schusswunden, perforierende Rippenfrakturen, iatrogen (Leberblindpunktion)

Epid: ◊ 20 % der stumpfen Bauchtraumen haben eine Leberbeteiligung.
◊ **Bei einem stumpfen Bauchtrauma mit Leberbeteiligung immer auch alle anderen intraabdominellen Organe kontrollieren, da oft ein Zweitbefund vorhanden ist!**

Klin: ⇒ Ca. 1/3 verlaufen inapparent, spontanes Sistieren der Blutung.
⇒ Druckschmerz im rechten Oberbauch (Ausstrahlung in die re. Schulter)
⇒ Volumenmangelschock!

Diag: 1. Anamnese (Trauma) und klinische Untersuchung: Prellmarken, DOUGLAS-Vorwölbung, Zunahme des Bauchumfangs, Flankendämpfung und Resistenz im re. Oberbauch
2. **Sonographie** (Flüssigkeit im Abdomen, Leberbefund)
3. Röntgen: Abdomenübersicht ⇨ Zwerchfellhochstand re., Zwerchfellruptur?
evtl. Spiral-CT nativ und mit KM
4. Labor: Blutbildabfall
5. Peritoneallavage (heute nur noch sehr selten)

Ther: • Konservativ: Bei lediglich kleinem subkapsulärem Hämatom oder einem nicht blutenden kapsulären Riss kann unter engmaschiger sonographischer Kontrolle für 10 Tage beobachtet werden.
• Operativ: Ind: Leberparenchymruptur mit Blutung (Transfusionsbedarf >4 EK in 24 Std.)
– Mediane Laparotomie und Inspektion aller 4 Quadranten
– Lokale Blutstillung durch Gefäßumstechung, evtl. Teilresektion od. Tamponade
– Verschluss des Parenchyms mit Infrarot- od. Argonplasmakoagulation, lockere Kapselnaht, Fibrinkleber, evtl. zusätzlich sog. Netzplombe (Aufnähen eines Teils des Omentum majus)
– Intraoperativer Ausschluss einer Gallenwegverletzung durch Cholangiographie
– Einlegen einer Drainage
– Bei schwerer Blutung: Zeitweise Unterbindung der Blutzufuhr durch Abklemmen des Lig.hepatoduodenale (mit V.portae, A.hepatica u. Duct.choledochus, sog. PRINGLE-Manöver) mögl. (ohne Schaden bis 1/2 Std.). Bei Verletzung einer großen V.hepatica evtl. PRINGLE-Manöver und zeitweises Abklemmen der V.cava ober- und unterhalb der Leber (bis 30 Min. mögl.). Lässt sich die Blutung auch damit nicht stillen, ggf. sog. Leber-Packing mit Bauchtücher-Tamponaden um die ganze Leber herum und temporärer Verschluss des Abdomens für 1-3 Tage, danach Revision.
– Ultima ratio bei vollständiger Leberzerstörung: Hepatektomie, Anlage eines portocavalen Shunts und (zweizeitige) Lebertransplantation innerhalb von 24 bis max. 48 Std. in einem Transplantationszentrum

Prog: Letalität 15 %, noch höher bei zusätzlichen schweren Begleitverletzungen

Kompl: ∗ Nicht beherrschbare **Nachblutungen** (durch Leberfunktionsstörung bedingt)
∗ Subkapsuläres Hämatom ⇨ verzögerte Ruptur möglich
∗ Extrahepatische Gallenwegverletzung
∗ Pankreas- und/oder Duodenalverletzung
∗ Einriss der V.cava, rechtsseitige Zwerchfellruptur, Milzruptur
∗ Hämobilie, Bilhämie (= bilio-vaskulärer Shunt, bei zentraler Leberkontusion/-ruptur) ⇨ Kompl: Abszesse, infizierte Lebernekrosen, Ikterus, gallige Peritonitis, Ther: selektive Embolisation oder Leberteilresektion
∗ Gallefistel: Austritt von Galle ins Abdomen ⇨ gallige Peritonitis, Ther: Entlastung des Gallesystems durch endoskopische Einlage eines Pigtail-Katheters, bei Persistenz Gallenwegrevision durch Naht u. T-Drain-Versorgung oder auch Leberteilresektion
∗ Posttraumatische Nekrose

LEBERABSZESSE

Syn: Intrahepatischer Abszess, engl. liver abscess, ICD-10: K75.0

Ät: – Primär = **Keimaszension** über die Gallenwege (abszedierende Steincholangitis), **parasitär** (Entamoeba histolytica, Echinokokkose)
– Sekundär = infizierte Zysten, **posttraumatisch**, postoperativ od. **hämatogene Absiedlungen** (Tbc, Osteomyelitis, Tonsillitis, Furunkulose, Nabelvenensepsis, Endokarditis, Pneumonie), **pylephlebitische** Abszesse (= hämatogene Absiedlungen über die Pfortader, z.B. durch Divertikulitis, Appendizitis, Morbus CROHN, Colitis ulcerosa, zerfallendes Kolonkarzinom), subphrenischer Abszess (Fortleitung per continuitatem)

Path: ♦ Erregerspektrum: meist intestinale Bakterienflora (E. coli, Enterokokken, Klebsiellen, Bacteroides)
♦ Lok: re. **Leberlappen** >> li. Leberlappen, 60 % solitär, 40 % multiple Abszesse

Klin: ⇒ Septische Temperaturen
⇒ Druckschmerz im rechten Oberbauch, Übelkeit, Erbrechen, evtl. auch Diarrhoe
⇒ Ikterus, Anämie

Diag: 1. Anamnese (Gallensteine, **Tropenaufenthalt**, Trauma?) und klinische Untersuchung: Hepatomegalie, Klopfschmerzhaftigkeit der Leber (insb. bei Amöbenabszess)
2. **Sonographie:** inhomogene Herde, ggf. auch Feinnadelpunktion (für Bakteriologie und Antibiogramm) und Drainageanlage
3. Röntgen: Abdomenübersicht: Zwerchfellhochstand, evtl. Pleuraerguss
CT, evtl. mit CT-gesteuerter Feinnadelbiopsie/Punktion/Drainage
4. Labor: Leukozytose, Anämie, bei Amöbiasis Antikörpernachweis

Ther: • Konservativ: **Antibiose** mit Cephalosporin + Metronidazol (Clont®), perkutane Punktion (CT- oder sonographiegesteuert) und **Drainage** durch Spül-/Saugkathetereinlage
• Operativ: Ind: Multiple Abszesse, Versagen der kons. Therapie
Chirurgische Ausräumung oder Segmentresektion, postoperative Drainage

Prog: Bei multiplen Abszessen Letalität bis 30 %

Kompl: ∗ Amöbenabszess ⇨ hämatogene Aussaat, Abszessperforation in Abdomen oder Lunge
∗ Septische Ausbreitung, Ruptur, Peritonitis, Pleuraempyem

DD: Leberzysten, Lebertumoren, Metastasen

LEBERZYSTEN

Syn: Engl. hepatic cysts, ICD-10: angeboren Q44.6, erworben K76.8, Echinococcus-Infektion B67.0

Ät: – Angeborene Leberzysten: Missbildung bei Gallengangentwicklung (Retentionszysten, Gallenkanal findet keinen Anschluss), können multipel (dann auch andere Organe betroffen, insb. Niere) od. solitär vorkommen
– Erworbene Leberzysten: Echte nur bei Tumoren: muzinöses od. seröses Zystadenom (von den Gallengängen ausgehend = Proliferationszysten), Zystadenokarzinom
sonstige erworbene Zysten sind fast immer Pseudozysten
– Pseudozysten: entzündlich (TBC), traumatisch (Blutungen), degenerativ (Zirrhose, Vernarbungen) oder tumorös (Tumornekrose)
Parasitär: Echinococcus granulosus (Hundebandwurm, früher cysticus genannt), Echinococcus multilocularis (Fuchsbandwurm, früher alveolaris genannt)

Path: • Echinococcus granulosus (cysticus): **Hunde** sind Hauptwirt (Wurm im Darm), Schaf, Schwein und Rind sind Zwischenwirt (Aufnahme von Eiern mit dem Kot der Hauptwirte), der Mensch ist Fehlzwischenwirt (aus dem Ei schlüpft im Darm eine kugelförmige **Larve** [Onkosphäre], die sich durch die Darmwand bohrt und mit dem Blut in die Leber gelangt)
Histo: chitinhaltige Membran (= Cuticula), proliferative oder germinative Membran ⇨ von hier Abgabe von Protoscolices (Vorstufe der Hundebandwürmer), **große** flüssigkeitsgefüllte Zysten mit Septen (das Larvenstadium wird auch Finne od. Hydatide genannt)
Echinococcus multilocularis (alveolaris): Wirte sind **Rotfuchs**, Maus, Katze, Hund, der Mensch ist Fehlzwischenwirt.
Histo: **kleine**, feinblasige Zysten (1-20 mm), Gewebeinfiltrationen

Epid: ◊ Solitäre Leberzysten sind häufig und bei 10 % d. Bevölkerung zu finden
◊ Echinokokkose-Vorkommen: E. granulosus: Mittelmeerländer, Afrika, Südamerika (weltweit häufig, in Deutschland sehr selten);
E. multilocularis: Alaska, Tirol, Schwäbische Alb, Schweizer Jura und Süddeutschland
Prävalenz: in Europa selten, ca. 0,2/100.000 Einwohnern, **meldepflichtig** (nichtnamentlich, ca. 100 Fälle/Jahr in Deutschland), enger Kontakt zwischen Mensch und Tier fördert allgemein die Infektion

Etlg: # Echte Zysten: innere Epithelauskleidung, meist angeboren
Pseudozysten: keine Epithelauskleidung, erworben
Formen: solitär – multipel

Klin: ⇨ Kleine Zysten sind **meist klinisch stumm** und bedeutungslos (Zufallsbefund)
⇨ Echinokokkose: lange Zeit stumm, dann unklare Oberbauchschmerzen, Druckgefühl, Schwellung in Bereich der Leber, deutliche Symptomatik erst bei Komplikationen:
- Ikterus bei Kompression der Gallengänge
- Akutes Abdomen durch Ruptur in die Bauchhöhle (diffuse Aussaat im Peritonealraum)
- Ruptur in Nachbarorgane, z.B. Magen oder Pleura
- Allergische Reaktionen gegen Echinococcus nach Ruptur, die von Urtikaria bis zum allergischen Schock reichen kann
- Eitrige Infektion, Fieber, Abszessbildung

Diag: 1. Anamnese und klinische Untersuchung
2. **Sonographie:** flüssigkeitsgefüllte Zysten, Verkalkungen
3. Röntgen: Abdomenübersicht ⇨ evtl. Verkalkung der Zystenmembran sichtbar
CT (nativ und mit KM): wichtig insb. für die Planung einer Op
Echinococcus granulosus ⇨ große flüssigkeitsgefüllte, septierte Zysten
E. multilocularis ⇨ feinblasige Zysten, häufig infiltrative Struktur
4. Labor: evtl. Eosinophilie bei Echinokokkuszysten
Immunologie: Hämagglutinationstest, ELISA-Nachweis von Echinococcus-Ak
Keine Punktion von Echinokokkuszysten, da Gefahr der allergischen Reaktion und abdominellen Verschleppung!

Ther: • Konservativ: kleine solitäre Zysten bedürfen keiner Ther., bei großen Zysten Punktion und Sklerosierung (nicht bei V.a. Echinokokkus-Zyste)
Palliativ bei nicht resezierbaren Echinokokkus-Zysten: Dauergabe von Mebendazol (Vermox®) 40-50 mg/kgKG/Tag auf 3 Dosen (nach dem Essen einnehmen) verteilt od. Albendazol (Eskazole®) 2 x 400 mg/Tag
• Operativ: Ind: Komplikationen, Größe >10-12 cm
– Zysten-Entdachung: Abtragen des Daches der Zyste zum Peritoneum hin und offenlassen des Zystenbodens (Peritoneum resorbiert den Rest an Flüssigkeit, der noch produziert wird), der Rand wird eingesäumt
– Echinokokkuszysten: evtl. präoperative Kortisongabe (Prophylaxe allergischer Reaktionen, wie anaphylaktischer Schock od. Bronchospasmus)
Perizystektomie: Zyste und umgebendes Gewebe (Wirtskapsel) wird En-bloc entfernt (Sicherheitsabstand 2 cm), ggf. auch Leberteilresektion; Ind: nicht zu große Zysten mit peripherer Lokalisation (nicht bei intrahepatischer, hilusnaher oder pericavaler Lokalisation)

Bei großen Zysten **Desinfektion + Omentumplastik**: Eröffnung der Zyste, Absaugen des Inhaltes, Spülung mit hypertoner Kochsalzlösung (10-30%ig), 95%iger Alkohol oder PVD-Jod-Lösung. Cuticula bleibt erhalten, zur Vernarbung werden Anteile des Netzes in die Höhle eingebracht. (Ind: bei nicht resezierbarer Lokalisation in der Leber)
Alternativ: Marsupialisation (= vernähen der Zystenränder mit dem Peritoneum) mit Drainage nach außen
Vorbehandlung für 4 Wo. und **Nachbehandlung** mit Albendazol (Eskazole®) für 2 Jahre, bei nicht vollständig möglicher Resektion lebenslang

– Selten kann bei Befall der gesamten Leber mit multiplen Zysten (⇨ Leberinsuffizienz) eine Lebertransplantation erforderlich sein

Prog: Gut bei vollständiger Entfernung, nicht vollständig resezierbare Echinokokkuszysten haben heute mit der Dauermedikation eine 10-JÜR von 80 %

Kompl:
* Ruptur bei minimalen Traumen ⇨ evtl. **Akutes Abdomen** (Echinokokkuszysten ⇨ abdominelle Aussaat)
* Einblutung, Infektion, Abszessbildung
* Maligne Entartung ⇨ immer Histologie bei Op
* Echinokokkuszysten auch in der Lunge und anderen Organen mögl.

Op:
* Echinokokkuszysten: allergische Reaktionen bei Entfernung/Eröffnung der Zyste ⇨ präoperativ hochdosiert Glukokortikoide geben!
* Rezidivgefahr bei Echinokokkuszysten bei Kontamination des Abdomens, Befall von Lunge, Herz, Gehirn und selten Knochen mögl.
* Med: Mebendazol kann eine Leukozytopenie in den ersten 2-3 Mon. machen (⇨ Blutbildkontrollen) und ist potentiell embryotoxisch (⇨ strikte Kontrazeption)

DD: Lebertumoren, Abszesse, Leberhängangiome

PORTALE HYPERTONIE

Syn: Portale Hypertension, Pfortaderhochdruck, ICD-10: K76.6

Anatomie: Normaler portaler Druck: <10 mmHg, ca. ¾ des hepatischen Blutes stammen aus der Pfortader (V.portae zusammen mit A.hepatica ca. 1,5 l/min = 25 % des HZV)
portale Hypertension = Druck **>10-12 mmHg**

Ät: – **Prähepatischer Block** (extrahepatischer präsinusoidaler Block): **Pfortader**- (Pylethrombose) od. **Milzvenenthrombose** (erhöhte Thromboseneigung oder als Folge septischer Prozesse, z.B. Umbilikalvenensepsis bei Kleinkindern), angeborene Missbildungen der V.portae (z.B. Hypoplasie = CRUVEILHIER-BAUMGARTEN-Krankheit), vermehrter Blutzufluss zur Leber (AV-Fisteln, Splenomegalie), Kompression von außen, z.B. bei Neoplasien

– **Intrahepatischer Block (90 % d.F.):**
Hepatozellulär (intrahepatischer postsinusoidaler Block): **Leberzirrhose**, davon 80 % **Alkoholgenese**, 15 % posthepatitisch ⇨ chronisch aktive Hepatitis, insb. bei **HCV-Infektion** (intrahepatischer sinusoidaler Block, besonders hohes Risiko bei Hepatitis-C-Infektion + Alkoholabusus), Autoimmunhepatitis, periportale Fibrose, Fettleber, Cholangitis (biliäre Zirrhose), Morbus WILSON (hepatolentikuläre Degeneration), Hämochromatose, chronische Arsenvergiftungen, Vinylchloridintoxikation, Sarkoidose, kongenitale Zysten
Schistosomiasis (weltweit häufigste Ursache für die portale Hypertension!, intrahepatischer präsinusoidaler Block)

– **Posthepatischer Block** (extrahepatischer postsinusoidaler Block): Obstruktionen der Lebervenen, V.cava oder V.hepatica-Thrombose (**BUDD-CHIARI-Syndrom**) mit Rückstau in die Leber, längere dekompensierte Herzinsuffizienz ("Cirrhose cardiaque"), "Panzerherz"

– Bluterkrankungen (Gerinnungsstörungen)

Path:
- ♦ **Portale Hypertension** ⇨ **Kollateralkreislaufbildung** (Umgehungskreislauf)
  1.) Magenvene (V.gastrica sinistra) - V.coronaria ventriculi ⇨ **Ösophagusvarizen** (⇨ V.azygos ⇨ V.cava superior) ⇨ **Blutungen** v.a. an der Cardia (massiv, im Schwall, "Schüssel voll")
  2.) Nabelvene wird rekanalisiert ⇨ sichtbares **Caput medusae**
  3.) V.mesenterica inferior ⇨ **Plexus rectalis**, Beckenvenen ⇨ V.cava inferior (sichtbare rektale Gefäßausbuchtungen, sind aber keine Hämorrhoiden!, diese werden definitionsgemäß von Arterien gebildet)
  4.) Retroperitoneal: Über Magen ⇨ Milz ⇨ Nierenvene (insb. linksseitig) ⇨ V.cava inferior
- ♦ Portale Hypertension ⇨ **Splenomegalie** und beschleunigter Blutzellabbau ⇨ v.a. Thrombozytopenie mit hoher Letalität bei Blutung, Leukopenie und gering ausgeprägte Anämie, Hämosiderinablagerungen
- ♦ Allgemeine **Blutungsneigung** durch verminderte Gerinnungsparameter (verminderte Syntheseleistung der Leber)
- ♦ Aszites-Bildung: Durch verminderte Eiweißproduktion der Leber (Hypalbuminämie ⇨ geringer onkotischer Druck des Blutes), **erhöhten hydrostatischen Druck** durch portale Hypertension, Lymphaustritt aus der Leber (insb. bei posthepatischem Block) und sek. Hyperaldosteronismus (insuffiziente Leber baut kein Aldosteron und ADH mehr ab ⇨ Na^+ und H_2O-Retention) ⇨ Aszites
- ♦ Allgemeine Veränderungen der Hämodynamik: Der portale Anteil des Blutdurchflusses durch die Leber ist reduziert ⇨ der arterielle Anteil kann kompensatorisch auf das Doppelte der Norm ansteigen (bis 1 l/min)

Etlg: # CHILD-Klassifikation zur Beurteilung der Leberfunktion (1964)

Gruppe A:	Bilirubin <2 mg/dl, Albumin >3,5 g/dl, kein Aszites, keine neurologischen Symptome, guter Ernährungszustand
Gruppe B:	Bilirubin 2-3 mg/dl, Albumin 3-3,5 g/dl, einfach zu eliminierender Aszites, geringe neurologische Symptome, guter Ernährungszustand
Gruppe C:	Bilirubin >3 mg/dl, Albumin <3 g/dl, therapierefraktärer Aszites, schwere neurologische Symptome, evtl. Coma hepaticum, schlechter Ernährungszustand

Klassifikation nach PUGH (angelehnt an die Child-Klassifikation)

	1 Punkt	2 Punkte	3 Punkte
Albumin (g/dl)	>3,5	3-3,5	<3
Bilirubin (mg/dl)	<2	2-3	>3
Quick (%) bzw. INR	>60 <1,7	40-60 1,7-2,3	<40 >2,3
Enzephalopathie-Stadium, s.u.	0	1-2	3-4
Aszites	0	+	+++

Addition der Punkte: Pugh A: 5-6 Punkte, Pugh B: 7-9 Punkte, Pugh C: 10-15 Punkte

Ausdehnung des Pfortaderverschlusses modifiziert nach AUVERT
- Typ I: V.portae offen, intrahepatische Äste verschlossen (5 % d.F.)
- Typ II: Stamm der V.portae verschlossen (65 % d.F.)
- Typ III: Verschluss des Konfluenz von V.mesenterica sup. und V.lienalis (1 % d.F.)
- Typ IV: Verschlüsse u. Stenosen im gesamten Zuflussgebiet der V.portae (20 % d.F.)

Epid:
- ◊ Häufigste Ursache für eine portale Hypertonie ist die **fortgeschrittene Leberzirrhose**.
- ◊ Für Deutschland werden ca. eine Million Pat. mit Leberzirrhose geschätzt.

Klin:
- ⇒ Splenomegalie, **Oberbauchschmerzen**
- ⇒ Leichter Ikterus, Palmarerythem, Spider naevi, Caput medusae
- ⇒ **Aszites** (ausladendes Abdomen, verstrichener Nabel, Nabelhernien), Ödeme
- ⇒ Flapping tremor: bei ausgestreckten Armen, dorsalflektierten Händen mit gespreizten Fingern ⇨ grobschlägiger flatternder Tremor der Hände u. Finger (ca. 1/sec), verursacht durch einen jeweils plötzlich einsetzenden Tonusverlust ⇨ charakteristisch, aber nicht spezifisch (DD: Urämie, Herzinsuffizienz)

Leber

⇒ **Ösophagusvarizenblutung** (ICD-10: I85.0): insb. nach Druckerhöhung, z.B. Bauchpresse oder Gefäßarrosion ⇨ Hämatemesis (Bluterbrechen), Melaena (Teerstuhl)
⇒ **Hepatische Enzephalopathie (West-Haven-Einteilung):** durch Leberzirrhose

Latent:	Keine neurologischen Ausfälle, Auffälligkeiten nur in psychomotorischen Tests
Stadium 1:	Schlafstörungen, Apathie, Stimmungsschwankungen, Konzentrationsstörungen, Ruhelosigkeit, leichter Fingertremor, Beeinträchtigung des Schreibvermögens
Stadium 2:	Inadäquates Verhalten, stärkere Schläfrigkeit, zeitliche Desorientierung, Gedächtnisstörungen, Nesteln, Ataxie, Flapping tremor
Stadium 3:	Patient schläft meist, ist noch erweckbar (Somnolenz bis Sopor), Desorientiertheit, Rigidität, Hyperreflexie
Stadium 4:	Bewusstlosigkeit und Koma, Foetor hepaticus, Reaktion auf Schmerzreize können noch erhalten od. verloren sein

Diag: 1. Anamnese und klinische Untersuchung: Splenomegalie, Ikterus, Aszites, Ödeme, Spider naevi, Caput medusae, Palmarerythem
2. Sonographie: Leber (Zirrhosezeichen: Leberoberfläche höckrig, periphere Gefäßrarefizierung, fehlende Kapsellinie, prominenter Lobus caudatus), dilatierte Pfortader (>15 mm), portocavale Anastomosen, Milzvergrößerung, Aszites?
Farbkodierte Duplexsonographie: portale Strömungsverlangsamung, Pendelfluss od. Flussumkehr
3. Labor: Gamma-GT, Transaminasen, Bilirubin erhöht, Ges.-Eiweiß (Albumin) erniedrigt, Quick erniedrigt
4. Endoskopie (ÖGD): Oesophagus- od. Magenfundusvarizen. In 30-50 % d.F. trotz bekannter Ösophagusvarizen Blutung aus anderer Quelle! (z.B. Ulkus, Erosionen, Gastritis, Adenom, Karzinom, Mallory-Weiss-Syndrom)
5. Röntgen: direkte oder indirekt Splenoportographie mit DSA od. MRT-Angiographie
6. Direkte portale Druckmessung
7. **Leberbiopsie**

Ther: • **Konservativ:** Ösophagusvarizenblutung: Volumenersatz über ZVK, Blutersatz, Dauerkatheter (Bilanzierung), Intensivüberwachung
Med: akut Drucksenkung im Pfortadersystem mittels **Terlipressin** (ADH-Analogon, Glycylpressin®) od. Octreotid (Sandostatin®), ggf. auch Nitrate (Isosorbidmononitrat)
Versuch der primären **endoskopischen Ligatur** der Varizen (Kontrolle nach 4 u. 11 Tagen u. ggf. Wiederholung od. zusätzliche Sklerosierung mit Polidocanol) od. auch endoskopische Sklerosierung der Varizen durch intravasale Injektion des Gewebeklebers N-Butyl(2)-Cyanacrylat (Histoacryl®, Kontrolle nach 4 Tagen u. ggf. Wiederholung). Damit kann in 95 % d.F. eine Blutstillung erreicht werden.
Sonden: kommen nur noch bei **unstillbarer Blutung** zum Einsatz ⇨ mechanisches Abdrücken der Venen: SENGSTAKEN-BLAKEMORE-Sonde (1) = Doppelballon-Katheter für Speiseröhren- u. Kardiavarizen oder LINTON-NACHLAS-Sonde (2) = Einfachballon-Katheter für Magenfundusvarizen (s. auch Kap. GI-Blutungen). Nie länger als 12-24 Std. (max. 48) anlegen, da Nekrosegefahr der Schleimhaut!
Prophylaxe: Bei Leberzirrhose mit bekannten Ösophagusvarizen können (nicht-selektive) **ß-Blocker** (z.B. Propranolol) und wiederholte Ligaturen eingesetzt werden. Damit kann die Rezidivblutungsgefahr etwa halbiert werden.
Aszites: NaCl- (max. 5 g) und H₂O-Restriktion (max. 1,5 l/Tag), Diuretika (Aldosteronantagonist Spironolacton, evtl. + Furosemid od. Xipamid)
Punktion (= Parazentese, es werden 4-6 l abgelassen) nur im Notfall (z.B. bei Ateminsuffizienz), evtl. mit gleichzeitiger Albuminsubstitution (6-8 g pro Liter abgelassenen Aszites)

• **Operativ:** Ziel ist die **Senkung des portalen Hochdruckes** (außer bei der Transplantation sind dies aber alles nur palliative Maßnahmen, da keine Änderung des Grundleidens).

Ind: Relativ **zurückhaltend**. Keine prophylaktische Op, da keine Prognoseverbesserung!, nie im Stadium der Blutung!, Op abhängig von der Allgemeinsituation (möglichst nur bei Child A, B)
- Dissektionsverfahren: Unterbindung der venösen Gefäßversorgung von Ösophagus und proximalem Magen (nur temporäre Besserung wegen Kollateralbildung)
- **Portocavale Anastomose** (V.portae ⇨ V.cava superior) = totaler Shunt, Nachteil: Leber wird ausgeschaltet ⇨ Entgiftungsfunktion eingeschränkt, evtl. zusätzlich Anlage einer arteriellen Verbindung zur V.portae in die Leber
- **Splenorenaler Shunt** (distaler, nach WARREN) selektiver Shunt: Absetzen der V.lienalis von der V.portae und Verbindung mit V.renalis (⇨ V.cava) ⇨ nur Entlastung der Ösophagusvarizen, die Leber wird nicht ausgeschaltet! ⇨ portaler Hochdruck bleibt, Thrombosegefahr (Milzvene ist relativ klein)
Proximaler Splenorenaler Shunt (nach LINTON, z.B. bei Vorliegen von Verwachsungen nach Gallen-Op): Milzentfernung und Anastomose der V.lienalis auf die V.renalis, die V.portae bleibt erhalten
- **TIPSS** (<u>t</u>ransjugulärer <u>i</u>ntrahepatischer <u>p</u>ortosystemischer <u>S</u>tent-<u>S</u>hunt): über die V.jugularis wird mittels Katheter ein Stent von einer V.hepatica durch das Leberparenchym zur V.portae als Shunt vorgeschoben (großer Vorteil: interventioneller Eingriff = für die Anlage der Anastomose ist keine offene Op nötig)
- Mesenterikokavaler Shunt: V.mesenterica sup. auf V.cava
- Isolierte Milzvenenthrombose: Splenektomie
- Konservativ therapieresistenter Aszites: peritoneo-venöser Shunt (nach LE VEEN- oder als DENVER-Shunt mit kohlenhydratreiche Pumpe) ⇨ Ableitung des Aszites über einen Katheter in die V.jugularis interna
- Evtl. Lebertransplantation (häufig aber wegen fortgeschrittener Enzephalopathie od. bestehendem Alkoholabusus ausgeschlossen)
• Selbsthilfegruppen: Deutsche Leberhilfe e.V., Luxemburger Str. 150, 50937 Köln, Tel.: 0221 28299-80, Fax: -81, Internet: www.leberhilfe.org u. www.bag-leber.de

Prog: Ösophagusvarizenblutung: Letalität: 25-30 % wegen Schock durch massive Blutung, Gerinnungsstörung, Leberversagen, Aspiration, Lungenversagen
Rezidivblutungsgefahr: ohne Ther. 60-80 %!, nach Sklerosierungstherapie 30-40 % durch neue Varizen oder Rekanalisation (insb. in den ersten 3 Monaten nach erfolgreicher Sklerosierung) und bei Ligatur 20-30 % ⇨ endoskopische Kontrolle im ersten Jahr alle 3 Monate. Beste Proph. durch TIPSS, Rezidivrate dann 15-20 %.
Gesamtprognose der portalen Hypertension: nach 5 Jahren leben noch ca. 50 % (nach Shunt-Op gleiche Überlebensrate).
Budd-Chiari-Syndrom und maligne Tumoren ⇨ sehr ungünstige Prognose
Op-Letalität (portocavale Shunts): Child A 5 %; B 12 %; C 40 %

Kompl: ∗ Massive **Blutung aus Ösophagusvarizen** mit bis zu 30 % Letalität (meist am ösophago-kardialen Übergang, z.B. bei mechanischer Beanspruchung der Cardia durch Essen od. Erbrechen; starke Blutung wegen fehlender Gefäßkontraktion (da Venen) und Gerinnungsstörungen (die Gerinnungsparameter sind durch die meist bereits eingeschränkte Syntheseleistung der Leber vermindert).
∗ Rezidivblutungen nach Ligatur-/Sklerosierungstherapie
∗ Leberkoma durch NH_3-Intoxikation (Ammoniak entsteht beim Proteinabbau und wird normalerweise in der in der Leber zu Harnstoff umgebaut), Proph: nicht-resorbierbares Antibiotikum (Neomycin) + Reinigung des Darmes (Lactulose), evtl. Darmspülung (verringert das durch bakteriellen Proteinabbau im Darm gebildete NH_4^+)
∗ Leberzirrhose: Aszites (DD s.u.), Enzephalopathie, hepatozelluläres Karzinom

Op: ∗ Shunt-Op mit Ausschaltung der Leber (sind alle nur Palliativmaßnahmen) ⇨ hepatische **Enzephalopathie** in 30-50 % wegen der resultierenden schlechteren Entgiftungsleistung (Prophylaxe durch kohlenhydratreiche, eiweißarme Diät ⇨ verringert zumindest das Ammoniak), Leberausfallkoma
∗ Sklerosierung der Ösophagusvarizen: Ösophagusstenose, Ausbildung von Varizen am Magenfundus
∗ Ballontamponade: Drucknekrose der Schleimhaut

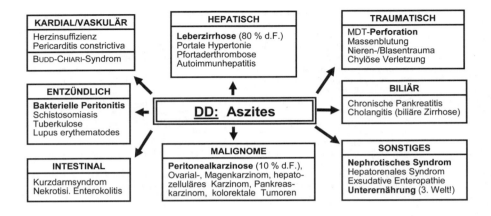

LEBERTUMOREN

Etlg: # Primäre oder sekundäre (= **Metastasen**) Lebertumoren
 # Benigne: **Hämangiom, Leberzelladenom** (ICD-10: D13.4), **FNH** = fokal noduläre Hyperplasie, Gallengangadenom, biliäres Zystadenom, Fibrom, Cholangiom, Lymphangiom, Lipom, Angiomyolipom, Myxom
 # Maligne: **Hepatozelluläres Karzinom** (Syn: HCC, Hepatom, Leberzellkarzinom, ICD-10: C22.0), cholangiozelluläres Karzinom (intrahepatische **Cholangiokarzinome**), Mischformen, malignes Hämangiom, embryonales Hepatoblastom, Sarkom, Cholangiosarkom, **Lebermetastasen**

Ät: – Hepatozelluläres Karzinom: Komplikation/Spätfolge einer **Leberzirrhose** durch Alkoholabusus, chronische Hepatitis-B- od. **Hepatitis-C-Infektion** (bei perinataler Infektion ist die Gefahr am größten), **Aflatoxine** (Pilztoxine, insb. in Afrika verbreitet), Thorotrast® (früheres Rö-Kontrastmittel), Alpha-1-Antitrypsin-Mangel, Hämochromatose, chemische Karzinogene (Aminobiphenyl, Benzpyren)
weiterer Risikofaktor ist die Steatohepatose durch Übergewicht und Diabetes mellitus Typ 2 sowie das Rauchen
– Lebermetastasen: insb. bei **Kolon-** und **Rektumkarzinomen** (machen zusammen 90 % der Lebermetastasen aus), Mamma-, Magen-, Pankreas-, Nierenzellkarzinomen

Path: ♦ Hämangiome: meist angeboren, lange bestehend, können von selbst verschwinden, pathologische Bedeutung nur bei großen Hämangiomen, da Rupturgefahr allg. gering
♦ Adenome: **Können maligne entarten!** ⇨ operative Exstirpation indiziert, Zusammenhang mit **Ovulationshemmern**, Rezidivneigung (von Hepatozyten ausgehend)
♦ Fokal noduläre Hyperplasie (FNH): Regeneratknoten mit Septen (reaktive Folge von unbekannten Stoffwechselveränderungen od. Gefäßanomalien), ein Zusammenhang mit Ovulationshemmern wird vermutet (Vergrößerung unter Östrogeneinnahme), **keine maligne Entartung**
Histo: zentrale Vernarbung mit sternförmigen Septen
Op-Ind: Exstirpation nur bei großen FNH, wegen möglicher Rupturgefahr
DD: Adenom ⇨ Feinnadelpunktion zur Diagnosefindung
♦ Chronische Hepatitis C: entwickelt sich bei 85 % der HCV-Infizierten (bei 25 % mit asymptomatischem Verlauf = HCV-RNA positiv, jedoch ohne erhöhte Transaminasen), bei 20% entsteht im weiteren Verlauf v. 10-20 Jahren eine **Leberzirrhose**. Im Stadium der Leberzirrhose beträgt das Risiko für ein hepatozelluläres Karzinom dann 1-4 % pro Jahr! Ther: prophylaktisch versucht wird (möglichst bereits im akuten Stadium der Hepatitis C) α2a-Interferon [Roferon®] od. Peginterferon [Pegasys®] + Ribavirin [Rebetol®] für 6-12 Mon.

- ♦ Karzinome: Verhältnis hepatozelluläres (Adenokarzinom) zu cholangiozelluläres (= intrahepatisches Gallengangkarzinom) Karzinom = 5:1
  Solitär, multizentrisch oder diffus infiltrierend wachsend, frühe Metastasierung
  Hepatozelluläre Karzinome auf dem Boden einer Zirrhose sind häufig multifokal und durch die Zirrhose in der "gesunden" Restleber auch schlecht operabel.

Epid: ◊ 90 % aller malignen Lebertumoren in Europa sind **Lebermetastasen**, die Leber ist nach den Lymphknoten das **häufigste "Metastasenorgan"**
◊ Inzidenz: hepatozelluläres Karzinom in Deutschland 4/100.000/Jahr, m >> w (3:1) weltweit erkranken geschätzt 380.000 bis 1 Mio. Pat./Jahr an malignen Lebertumoren (insb. in Afrika u. Asien, dort 5- bis 20fach höhere Inzidenz als bei uns). Hauptrisikofaktoren sind die chronische Hepatitis-C-Infektion und die (alkoholtoxische) Leberzirrhose.
◊ FNH: Prävalenz 3 %, w >> m (2-10:1), Prädisp.alter: 30.-40. Lj.

Ätlg: # **TNM-Stadien** für hepatozelluläre Karzinome (die intrahepatischen Cholangiokarzinome haben in der 7. Auflage der TNM eine eigene, ähnliche Einteilung erhalten)

T1:	solitärer Tumor ohne Gefäßinvasion
T2:	solitärer Tumor mit Gefäßinvasion oder mehrere Tumoren, keiner mehr als 5 cm in größter Ausdehnung
T3:	mehrere Tumoren >5 cm (T3a) oder Tumoren mit Befall eines größeren Astes der V.portae od. Vv.hepaticae (T3b)
T4:	Tumor(en) mit Invasion in Nachbarorgane (nicht der Gallenblase) oder Perforation des viszeralen Peritoneums
N1:	Regionäre Lk-Metastasen (Lk am Leberhilus und periportal entlang des Lig. hepatoduodenale sowie des der Leber anliegenden Bereichs der V.cava inf.)
M1:	Fernmetastasen oder nicht lokoregionäre Lk

Stadiengruppierung: I: T1N0M0   II: T2N0M0   IIIA: T3aN0M0
     IIIB: T3bN0M0   IIIC: T4N0M0   IVA: alle N1   IVB: alle M1

Klin: ⇒ Hämangiome, Adenome, FNH: i.d.R. keine Beschwerden, meist Zufallsbefund in der Sonographie

⇒ Maligne Lebertumoren: **lange Zeit keine Klinik** (Zufallsbefund), später:
- Druckschmerzen im rechten Oberbauch (Kapseldehnungsschmerz), Völlegefühl
- evtl. tastbare Resistenz (Hepatomegalie)
- Gewichtsverlust, durch verminderten Stoffwechsel, evtl. dyspeptische Beschwerden
- Ikterus bei Kompression der Gallenwege
- Fieber bei Tumorzerfall, evtl. paraneoplastische Polyglobulie
- Tumorblutung ⇨ evtl. Hämobilie (GI-Blutung)
- Dekompensation einer vorbestehenden Leberzirrhose
- evtl. Aszites und Ödeme bei Leberfunktionseinbuße

Diag: 1. Anamnese und klinische Untersuchung
2. Sonographie (ggf. mit KM, Levovist®, SonoVue®): Tumoren können echogleich (FNH, Leberzelladenom), echoreicher (Hämangiom, kolorektale Metastasen) od. echoarm (Bronchial- od. Mammakarzinommetastasen) od. gemischt echoreich/-arm (hepatozelluläres Karzinom) sein. Typisch für Metastasen ist ein echoarmer Randsaum (Halo). In der farbkodierten Duplexsonographie der Malignität Hypervaskularisationen.
3. Labor: Tumormarker: **Alpha-1-Fetoprotein** (AFP) rel. spezifisch, wichtig zur Verlaufskontrolle bei Leberzirrhose ⇨ Übergang zum Leber-Ca (Anstieg auf >100 ng/ml) und zur Tumor-Nachsorge (als Rezidivparameter) positiv in 80 % der Tumoren in Afrika, bei uns nur in 30 % d.F.
CEA (carcinoembryonales Antigen) weniger spezifisch (kann bei Magen-, Kolon-, Bronchial-, Schilddrüsen- und Leber-Ca erhöht sein) und CA 19-9
GGT, AP und Transaminasen evtl. erhöht, evtl. Anämie od. Polyglobulie
4. Röntgen: **CT** ⇨ Lokalisationsdiagnostik
CT-Angiographie od. **Spiral-CT mit I.v.-Kontrastmittelbolus** mit Aufnahmen während der arteriellen und der portalvenösen Phase ⇨ Darstellung der Gefäßanatomie und Per-

fusionsdefekte (DD: Zysten, Hämangiome, Metastasen)
MRT nativ, mit KM (Gadolinium) od. mit SPIO (superparamagnetic iron oxide particles, maligne Läsionen werden damit noch besser erkannt) od. auch MRC (Magnetresonanz-cholangiographie)
ggf. ERCP ⇨ Darstellung der Gallenwege
Rö-Thorax od. CT-Thorax
5. Szintigraphie od. PET-CT ⇨ Differenzierung von Hämangiomen, FNH, Metastasen (z.B. Anti-CEA-Antikörper-Immunszintigraphie zum Nachweis kolorektaler Lebermetastasen)
6. **Feinnadelbiopsie** bei V.a. Adenom, FNH od. Karzinom; nicht bei Zysten! (s.o.)
7. IOUS = intraoperativer Ultraschall, ggf. um vorher nicht erkennbare Läsionen zu finden

Ther:
- Konservativ: Absetzen der Pille od. Östrogenpräparate bei FNH u. Adenomen. Wenn bei einem Adenom keine Rückbildung erfolgt ⇨ Op
- Multiple Lebertumoren (inoperabel) = palliative Situation: systemische oder lokale arterielle **Chemotherapie** mit Fluoruracil (**5-FU**) und Folinsäure, Ind: hepatozelluläres Karzinom od. Metastasen nur in der Leber, nicht mehr als 50 % befallen, keine Leberzirrhose (hauptsächlich für Kolorektale- und Mammakarzinom-Metastasen).
  Durchführung der lokalen arteriellen Chemotherapie: Cholezystektomie (zur Prophylaxe einer toxischen Cholezystitis), Sondierung der A.gastroduodenalis kurz vor der A.hepatica propria und Einlage eines Katheters und Verbinden mit einem subkutan implantierten Port-System, Ligatur von A.gastrica dextra u. A.gastroduodenalis (Prophylaxe einer toxischen Gastritis), Chemotherapie für 14 Tage, Vorteil: wenig Nebenwirkungen, da Hauptwirkung in der Leber bei geringer systemischer Belastung.
  Zusätzlich auch Kombination von Chemotherapie und anschließende Embolisation (mit ethiodisiertem Öl) mögl. = transarterielle **Chemoembolisation**.
  Zugelasse ist nun auch die Gabe des oralen Tyrosinkinase-Inhibitor Sorafenib (2 x 400 mg/Tag, Nexavar®) mit guter Wirksamkeit.
  Weitere alternative (palliative) Verfahren mit punktueller Behandlung einzelner Tumoren/Metastasen: lokale **Alkoholinjektion** (perkutane 95%ige Ethanolinjektion od. 50%ige Essigsäure), **Kryotherapie** (flüssiger Stickstoff wird perkutan über eine Metallsonde eingebracht), perkutane lokale **Hyperthermie** durch MRT-gesteuerte Einlage einer Nd-YAG-Laser-Optik (LITT = Laser-induzierte interstitielle Thermotherapie), **Radiofrequenzablation** (Koagulation durch Hochfrequenz-Wechselstrom mittels perkutan eingeführten Elektroden), transarterielle Radioiodtherapie (mit ^{131}I-Lipiodol) od. stereotaktische Strahlentherapie (3 x 10 Gy).
- Operativ: Ind: Benigne Lebertumoren: Adenome, blutende od. gr. Hämangiome (>5 cm); Maligne Lebertumoren: Op einzige Heilungsmöglichkeit, aber: **nur 20 %** sind bei Diagnosestellung kurativ operabel (wegen der späten Klinik)! Tumor muss auf einen Leberlappen beschränkt sein (T_1-T_2) ⇨ Wichtig: **Frühdiagnose!**
  Lebermetastasen ⇨ Op (periphere Resektion) ist möglich, wenn Metastase insgesamt entfernbar (Solitärmetastase od. bis max. 4 Metastasen in max. 4 Segmenten) und Metastasen nur in der Leber (= keine anderen Organsysteme betroffen) und der Primärtumor ebenfalls operabel ist
  – Zugang: quere und/oder mediane Oberbauchlaparotomie oder Rippenbogenrandschnitt oder transthorakaler + laparotomischer Zugang. Die erforderliche Schneidetechnik an der parenchymatösen Leber ist heute durch die Verwendung von Ultraschallscheren/-aspirator (CUSA™) oder Hochfrequenzdissektor (LigaSure™) wesentlich vereinfacht. Der Blutverlust lässt sich durch Senkung des ZVD auf <3 mmHg weiter verringern.
  – Periphere Resektionen: indiziert bei oberflächlichen, peripher liegenden Metastasen ⇨ Resektion im Gesunden als Keilexzision ohne Orientierung an den anatomischen Gegebenheiten mit 1 cm Sicherheitsabstand mit Klammernahtgeräten (Endo-GIA™).
  – Segmentresektionen: Tumor mit dem entsprechenden anatomischen Lebersegment (dadurch besserer Sicherheitsabstand als bei der peripheren Resektion)
  – Leberlappenresektion links: linker Leberlappen bis zum Lig.falciforme
  – Hemihepatektomie: orientiert sich an der V.cava-Gallenblasenlinie (links oder rechts von der rechten Linie des Segments IV, Abb. s.o. Anatomie Leber)
  – Erweiterte Hemihepatektomie rechts: orientiert sich am Lig.falciforme (mit Segment IV, es verbleiben also nur Segment II u. III, daher nur bei sonst gesunder Leber mögl.)

- Mesohepatektomie: Resektion der mittleren Lebersegmente (IV, V, VIII), es verbleibt ein rechter und ein linker Leberlappen. Sehr aufwändige Op, diese kann bei zentralem Lebertumor aber erforderlich sein, wenn sonst bei einer erweiterten Hemihepatektomie eine zu geringe Restleber verbleiben würde.
- Ultima ratio beim Leberzellkarzinom: **Lebertransplantation** bei Fehlen von Metastasen
- Palliative Operationen: bei Verdrängung, z.B. Magenausgangsstenose, Duodenalkompression ⇨ Anlage einer **Gastroenterostomie** mit BRAUN-Fußpunktanastomose

Prog: Adenome u. FNH häufig harmlos, aber: Gefahr der malignen Entartung bei den Adenomen!
Maligne Tumoren: **Prognose sehr schlecht**, im Stadium I-II 5-JÜR bis 50 %, am besten bei Lebertransplantation (60-70 %), insg. ist das Op-Risiko hoch, ca. 5%ige Letalität.
In der palliativen Situation (überwiegende Zahl der Pat.) 6 Mon. mittlere Überlebenszeit, mit Op/interventionellen Maßnahmen/Chemotherapie ca. 9-12 Monate mittlere Überlebenszeit.
Lebermetastasen: bei möglicher **R₀**-Resektion (= komplette Entfernung) je nach Primärtumor bis 35%ige 5-JÜR; ist keine **R₀**-Resektion mögl. (palliative Situation) ⇨ auch mit Chemotherapie od. lokalen Verfahren nur noch ca. 12-monatige mittlere Überlebenszeit (od. auch noch weniger, je nach Aggressivität des Primärtumors)

Kompl: * Hämangiome: Ruptur
* Leberkarzinome: frühe Metastasierung (Lunge, Gehirn, Knochen)

Op: * Blutung, Galleleck/-fistel, Biliome, Nahtinsuffizienz, subphrenischer Abszess
* Leberversagen bei zu wenig verbleibendem, funktionsfähigem Lebergewebe (bei oft gleichzeitig vorhandener Leberzirrhose)

Proph: ♥ Die **Hepatitis-B-Impfung** im Kindesalter senkt das Karzinomrisiko signifikant! Seit 1997 wird daher die Impfung bei Kindern in Deutschland von der STIKO empfohlen und von den Krankenkassen bezahlt.
♥ Vorsorge: bei Risikopatienten (Leberzirrhose) alle 6 Mon. Sonographie der Leber und AFP bestimmen
♥ Tumornachsorge bei malignen Lebertumoren: postoperative AFP-Kontrolle (Anstieg >50 ng/ml ⇨ Rezidivverdacht), Sonographie u. Rö-Thorax in 6-monatigem Abstand

DD: - **Leberzysten** (s.o.), Leberabszesse (s.o.)
- Fokale Verfettungen, Peliosis hepatis (Blut-gefüllte Kavitäten)
- Karzinom der zentralen Gallengänge (KLATSKIN-Tumor, s.u.)

LEBERTRANSPLANTATION

Ind: - Benigne Indikationen:
Chronische Hepatitis (meist Hepatitis B od. C), posthepatitische **Leberzirrhose**, primär und sekundär biliäre Zirrhose, primär sklerosierende Cholangitis, **alkohol-toxische** Leberzirrhose (bei gesicherter Abstinenz für mind. 6 Monate)
Akutes Leberversagen: z.B. durch fulminante (Virus-)Hepatitis, **Paracetamol**-Intoxikation, schwangerschaftsassoziiert (HELLP-Syndrom), Knollenblätterpilzvergiftung, Halothan-Hepatitis, BUDD-CHIARI-Syndrom (Verschluss der Vv.hepaticae), destruierendes Trauma, systemische rheumatoide Arthritis (STILL-Syndrom), hepatorenales Syndrom, in ca. 1/3 d.F. bleibt die Ursache für ein akutes Leberversagen unklar
Angeboren/degenerativ: **Gallengangatresie** (Kleinkinder), CAROLI-Syndrom (zystische Erweiterungen der Gallenwege), polyzystische Leberdegeneration, familiäre amyloidotische Polyneuropathie, ALAGILLE-Syndrom (aut.-dom. erbliche arteriohepatische Dysplasie)
Metabolische Lebererkrankungen: Morbus WILSON (hepatolentikuläre Degeneration), α_1-Antitrypsin-Mangel, Tyrosinämie, CRIGLER-NAJJAR-Syndrom, Hyperoxalurie, Hämochromatose, Glykogenosen, homozygote familiäre Hypercholesterinämie

- Maligne Indikation: **Leberzellkarzinom**, KLATSKIN-Tumor (Hepatikusgabeltumor)

Leber

⊃ **Indikationszeitpunkt:** Allgemein: wenn das **Stadium der Dekompensation** erreicht ist und ohne Transplantation die Lebenserwartung <1 Jahr ist (ab PUGH B / >7 Punkte, s.o. Kap. portale Hypertonie, Bilirubin >7 mg/dl, verminderte Syntheseleistung der Leber [Quick <50 %], Zirrhosefolgen wie beginnende Enzephalopathie, nicht beherrschbarer Aszites, rezidivierende Ösophagusvarizenblutungen, Nierenfunktionsstörungen).
Die Organzuteilung nach Dringlichkeit erfolgt über das sog. MELD-Punktesystem (Model for End Stage Liver Disease) durch Eurotransplant.

Epid: ◊ Altersgipfel: ½-3. Lj. und 45.-65. Lj. (keine generelle Altersbegrenzung für den Eingriff)

◊ Die erste Lebertransplantation erfolgte im Jahr 1963 von STARZL. In Deutschland wurden bisher über 20.000 Lebertransplantationen durchgeführt.

◊ In Deutschland führen z.Zt. 23 Kliniken Lebertransplantationen durch. Im Jahr 2014 wurden in Deutschland 879 Lebertransplantationen vorgenommen (und zusätzlich 62 Lebendspenden, s.u.), auf der Warteliste befinden sich ca. 1.850 Pat.

◊ Kosten für eine Transplantation ca. 150.000,- EUR, dazu kommen in der Folge dann noch Kosten für Immunsuppression und Nachbehandlung.

K-Ind: ⋃ Bestehender Alkoholismus od. Drogenkonsum (6 Monate Karenz als Voraussetzung)
⋃ Malignome/Metastasen außerhalb der Leber
⋃ Fortgeschrittene renale (bei terminaler Niereninsuffizienz ggf. kombinierte Leber-/Nierentransplantation) oder kardiopulmonale Erkrankungen, Rechts-links-Shunts
⋃ Sepsis

Ther:
- Op-Spender: sachgerechte Entnahme des Spenderorgans (meist als Multiorganentnahme): Leber mit anhängender V.cava, möglichst langer A.hepatica, V.portae und Duct.choledochus (s. Abb.), Spülung der Gallenwege. Druckperfusion des Spenderorgans mit kalter University-of-Wisconsin-Lösung ⇨ ermöglicht eine Ischämiezeit von Explantation bis zur Implantation v. 12-16 Std. für Transport, Vorbereitung usw.

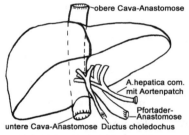
obere Cava-Anastomose
A.hepatica com. mit Aortenpatch
Pfortader-Anastomose
untere Cava-Anastomose Ductus choledochus

- Op-Empfänger: Explantation der kranken Leber mit entsprechendem V.cava-Segment (in der Größe, wie bei der Spenderleber vorhanden)
  - Implantation der Spenderleber mit V.cava-Segment an die Stelle der körpereigenen Leber = **orthotope Transplantation**
    Anastomosen: V.cava inferior kranial und kaudal, A.hepatica, V.portae (End-zu-End), Ductus choledochus (End-zu-Seit und Einlage eines T-Drains für 6 Wo.)
  - Heterotope Transplantation (selten) ⇨ Leber wird intraabdominell od. subhepatisch verpflanzt
- Leberteiltransplantation (**split-liver**): die Spenderleber wird in zwei unterschiedlich große Teile aufgeteilt und 2 Empfängern (z.B. 1 Kind + 1 Erwachsener) implantiert.
- Leber-**Lebend**spende: Ind: Gallengangatresie (bei Kindern)
  Aufgrund des allgemeinen Organmangels wird auch die Lebendspende zunehmend durchgeführt. Dazu Entnahme des Lobus sinister (Seg. II u. III) bei einem Elternteil und Implantation in das Kleinkind (die Restleber bei Vater/Mutter wächst dann wieder bis 90 % der Ursprungsgröße nach u. die transplantierte Leber im Kleinkind wächst normal mit).
  Das Verfahren wird inzwischen auch für Erwachsenen durchgeführt. Hier muss jedoch der re. Leberlappen (Seg. V-VIII) beim Spender entnommen werden (damit ausreichend Lebergewebe für den erwachsenen Empfänger zur Verfügung steht). Dies ist aber für den Spender mit einem erhöhten Risiko verbunden (Kompl: eigenes Leberversagen ⇨ es muss 30-35 % funktionelles Lebergewebe beim Spender verbleiben; Blutung, Galleleck, Strikturen, Pleuraerguss, Narbenhernie).
  Letalitätsrisiko: für den Spender bei Entnahme links 0,1 %, bei rechts 0,5 %
- Ebenfalls mögl. ist eine temporäre Leberteiltransplantation, Ind: akutes fulminantes Leberversagen. Dabei wird eine Fremd-Teilleber vorübergehend heterotop transplantiert,

nach Regeneration der eigenen Leber wird sie dann wieder entfernt.
- Zur kurzfristigen Überbrückung der Zeit bis zur Transplantation bei fulminantem Leberversagen kann eine extrakorporale Leberunterstützung erfolgen (ähnlich einer Dialyse bei Nierenversagen), sog. Fractionated Plasma Separation & Adsorption (Prometheus®). In Studien wird auch die Infusion einer Leberzellsuspension versucht. Hierzu werden funktionstüchtige Hepatozyten aus nicht-transplantierten Lebern isoliert und übertragen.
- **Wichtig!** Nachbehandlung:
  - **Immunsuppression** mit **Ciclosporin A** (Pilzprodukt, Sandimmun®) + **Methylprednisolon**, evtl. + Azathioprin (Imurek®)
    Bei Abstoßungsreaktionen zusätzlich: monoklonaler Antikörper OKT3 (Muromonab-Cd3, Orthoclone®) oder **FK 506** (Tacrolimus, Prograf® ein Pilzprodukt aus Streptomyces tsubaenses). Versucht werden bei Abstoßung auch Antilymphozytenkonzentrate (für 3-7 Tage), chimäre anti-CD_4-monoklonale Ak, Immunmodulator BT-563 (Interleukin-2-Rezeptor-Antikörper, Daclizumab, Zenapax®)
  - Antibiotikaprophylaxe und Antivirale-Prophylaxe (Aciclovir, Acic®) in der postoperativen Phase, evtl. + Pilzinfektionsprophylaxe
  - Bei chronischer Hepatitis-B: Hyperimmunglobulin + Lamivudin (Zeffix®) od. Entecavir (Baraclude®) für 6-12 Monate, ggf. lebenslang (bei Pat. die HBV-DNA pos. sind) zur Verhinderung einer Reinfektion des Transplantates
- Selbsthilfegruppen: Lebertransplantierte Deutschland e.V., Maiblumenstr. 12, 74939 Bretzfeld, Tel.: 06202 7026-13, Fax: -14, Internet: www.lebertransplantation.de

Prog: Benigne Indikation: 1-JÜR 75-90 %, 5-JÜR ca. 70 % (am besten bei Kindern u. Lebendspende mit bis zu 85 %). Bei metabol. Lebererkrankungen durch einen Gendefekt wird durch die Lebertransplantation die vorbestehende Fehlfunktion gebessert od. sogar geheilt.
Maligne Indikation: 5-JÜR ca. 60 % (bei guter Patientenselektion, z.B. sorgfältiger Ausschluss von Fernmetastasen)
Die perioperative Letalität (bis 3 Monate postop.) ist hoch und beträgt 10 %
In USA u. GB sind die Überlebensraten 5-10 % besser (Grund: es gibt viel mehr Spenderorgane ⇨ bessere Spenderorgane könne ausgewählt werden, z.B. keine Spender >70. Lj. [in Deutschland fast 20 %!], Pat. muss nicht od. nur kurz auf einer Warteliste stehen).

Kompl:
* Technische Probleme sind bei der Operation erheblich: durchschnittlich sind 10 Blutkonserven notwendig, trotz obligatem Cellsaver-Einsatz. Biopumpe für die Zeit der Operation notwendig (da die V.cava ausgeschaltet ist) ⇨ bringt das Blut aus dem unteren Teil des Körpers und aus dem portalen Kreislauf zum Herzen
* Anastomoseninsuffizienz (Gefäße oder Gallengang)
* Gerinnungsstörungen, Pfortaderthrombose, perioperative Lungenembolie
* **Postoperatives Transplantatversagen** häufig, z.B. durch Gallengangschaden (unklarer Genese) ⇨ Retransplantation in ca. 20 % d.F. notwendig. Die Prognose einer Retransplantation ist dann aber signifikant schlechter als nach primärer Transplantation.
* **Abstoßungsreaktionen:**
  - hyperakut und akut (4.-14.Tag) ⇨ immunsuppressive Ther. s.o.
  - chronisch (vanishing bile duct syndrome) ⇨ Retransplantation notwendig
* **Tumorrezidiv** (bei maligner Indikation)
* **Reinfektion** des Transplantats mit Hepatitisviren (HBV ohne Reinfektionsprophylaxe in 80 %, mit Ther. [Lamivudin + Anti-HB_SAg-Immunglobulin lebenslang] bei 6 %, bei **HCV** fast immer) ⇨ Transplantatzirrhose
* Narbenbrüche (entstehen häufiger wegen der notwendigen großen queren Oberbauchlaparotomie + Mittelschnitt für die Implantation)
* Small-for-size-Syndrom: Transplantat ist für den Empfänger zu klein (bei split-liver od. Lebendspende) ⇨ nicht ausreichende Syntheseleistung (als Faustformel sollte die transplantierte Teilleber ein Gewicht >1 % des Empfängers haben)
* **Immunsuppression** ⇨ **Infektionen, Sepsis** (dann ca. 50 % letal durch Multiorganversagen), Neuauftreten oder Reaktivierung einer entzündlichen Darmerkrankung, Nierenversagen

GALLENBLASE UND GALLENWEGE

Anatomie

Gallenblase (Vesica fellea, Vesica biliaris, engl. gallbladder): besteht aus Fundus (dieser überragt etwas den Leberrand), Corpus, Infundibulum und Übergang vom Gallenblasenhals in den Duct.cysticus.

Topographische Lage: Die birnenförmige Gallenblase liegt an der Unterfläche des rechten Leberlappens (Segment V), Länge 10 cm, Breite 5 cm, Wanddicke 4 mm, Fassungsvermögen 30-75 ml. Benachbart zu: Lobus quadratus hepatis, Pfortader, Duodenum und rechter Kolonflexur

Einmündung des **Duct.cysticus** in Duct.choledochus: lateral (Normalbefund) oder medial mit Überkreuzung oder mit Unterkreuzung des Duct.hepaticus oder langstreckige Verklebung

Gefäßversorgung: **A.cystica** reicht vom Infundibulum aus nur unvollständig bis zum Fundus (Ursprung meist aus A.hepatica propria, R.dexter, kann auch direkt aus A.hep. propria od. A.hep. communis od. R.sinister entspringen). Die arterielle Versorgung ist daher am Fundus am schlechtesten (⇨ hier ist die Perforationsgefahr bei krankhaften Prozessen am größten). Die A.cystica wird bei der Op im CALOT-Dreieck aufgesucht (wird gebildet vom Leberrand, Duct.hepaticus communis u. Duct.cysticus)

Die V.cystica fließt in die re. V.portae, die Gallenblasenbettvenen auch direkt in das V. Lebersegment (Metastasierungsmöglichkeit).

Varietäten: Gallenblasenagenesie, Doppelbildung, flottierende Gallenblase, Gallenblasensepten od. Abknickung (Phrygische Mütze), Sanduhrgallenblase, Gallenblasendivertikel (z.B. HARTMANN-Tasche am Infundibulum). Ther: nur bei Beschwerden (Entleerungsstörungen) ⇨ Cholezystektomie

Gallenwege: Intrahepatisches Gallengangssystem mit 2 Hauptgallengängen (Durchmesser: 5-9 mm) mündet am Leberhilus ⇨ Duct.hepaticus communis ⇨ nach 3-4 cm seitlich Abgang des Duct.cysticus (mit kleinen Schleimhautwülsten als Ventilfunktion = HEISTER-Klappen) zur Gallenblase, ab dann **Duct.choledochus** genannt (Länge: 7 cm, Durchmesser: 6 mm), verläuft im dist. Anteil retroduodenal durch das Pankreasgewebe und mündet in 70 % d.F. zusammen (common channel) mit Duct.pancreaticus (WIRSUNGI) mit einer Erweiterung (Ampulla hepatopancreatica) in die **Papilla duodeni major** (VATERI) der Pars descendens duodeni. Der M.sphincter ODDI der Papille verhindert einen Reflux aus dem Duodenum.

Das Lig.hepatoduodenale enthält Pfortader (dorsal), A.hepatica (Mitte) und den Duct.choledochus (ventral re.)

Varietäten von Duct.choledochus u. Duct.pancreaticus: 20 % haben eine gemeinsame Papille mit bis zuletzt getrennten Gängen; 10 % haben getrennte Gänge und zwei getrennte Papillen.

Physiologie

Produktion: tgl. **0,6-1,5 l Galle**. Lebergalle aus 82 % Wasser, 12 % Gallensäuren, 4 % Lecithin/Phospholipide, restliche 2 % Bilirubin/Biliverdin, Proteine, Elektrolyte und Cholesterin, pH: 7,8-8,5 Gallenblasengalle: **Eindickung** auf 10-20 % der Lebergalle durch Wasserentzug, pH: 7,0-7,4. Die Entleerung erfolgt durch Kontraktion der Gallenblasenmuskulatur, stimuliert durch das Cholezystokinin des Duodenums, ausgelöst durch Nahrungsreiz (Eigelb, Sahne, Fett, Röstprodukte, Kaffee, Alkohol).

Gallensäuren: fördern die intestinale **Fettverdauung** durch Emulsion u. Lipidmizellenbildung. 95 % der Gallensäuren werden intestinal wieder resorbiert (enterohepatischer Kreislauf).

Bilirubin: Abbauprodukt des Hämoglobins ohne Funktion (macht die goldgelbe Farbe d. Galle aus)

Missbildungen

Gallengangatresie: Klin: progressiver Ikterus nach Geburt. Ther: Biliodigestive Anastomose, evtl. Lebertransplantation

Gallengangzysten: (Manifestationsalter 1.-10. Lj., 80 % w) Klin: rezidivierender Ikterus, Schmerz unter re. Rippenbogen, Diag: Sono, ERCP od. PTC, MRCP, Ther: ROUX-Y-Hepatico-Jejunostomie

Gallenblase und Gallenwege | Seite 253

CAROLI-Syndrom: multiple kongenitale (vermutlich aut.-rez.) zystische Erweiterungen der intrahepatischen Gallenwege mit Stenosen, rezidivierende Cholangitis + Ausbildung von Gallengangkonkrementen, mögliche Ausbildung einer sekundären biliären Zirrhose (mit schlechter Prognose) Diag: ERCP od. PTC, MRCP, Kompl: hohes Entartungsrisiko, gleichzeitig Pankreaszysten od. Zystennieren mögl. mit Gefahr der polyzystischen Nierendegeneration
Ther: Leberteilresektion bei unilobärem Befall, Lasertherapie der Stenosen, Lithotripsie bei Gallengangsteinen, evtl. Lebertransplantation bei diffusem Typ.

Cholangioadenomatose: multiple Adenome des Gallengangssystems, obligate Präkanzerose.

GALLENSTEINE

Syn: Gallensteinleiden, **Cholelithiasis**, ICD-10: K80.-, **Cholezystolithiasis** (Gallenblase), **Choledocholithiasis** (Stein im Duct.choledochus, meist präpapillär liegend, durch Wanderung von Steinen aus der Gallenblase od. durch dort neugebildete Steine nach Cholezystektomie)

Ät: – Disposition des Lösungs**un**gleichgewichtes: Schwangerschaft, Ovulationshemmer, Dünndarm-Shunt-Operationen, Kurzdarmsyndrom, Ileostomie, Diabetes mellitus, Hypercholesterinämie, Morbus CROHN, Leberzirrhose, Adipositas, hämolytischer Ikterus, Clofibrat-Medikation, fettreiche Ernährung, chronische Obstipation, mangelnde Bewegung
– Die 6 F: "**fat – female – fertile** (>2 Kinder) **- forty - fair – flatulent dyspepsia**"
– Prädisp.alter: >40. Lj., familiäre Disposition, Mutation des $ABCB_4$-Gens
– Selten (Kindesalter): hämolytische Anämien, angeborene Gallenweganomalien, 1/3 der Steine lösen sich bei Kindern spontan wieder auf

Path: ♦ **Lösungsungleichgewicht der Lebergalle**, von Entzündungen und Motilitätsstörungen der Gallenwege (Stase) begleitet ⇨ Steinbildung
Theorie der Gallensteinbildung: fehlendes Gleichgewicht zwischen Gallensäuren und Lecithin (Stabilisatoren) und der Menge der gelösten Substanzen wie Kalziumkarbonat, Bilirubin und Cholesterin führt zur **Lithogenität.**
Cholesterinsteine: **Cholesterin erhöht, Gallensäuren vermindert**
Bilirubin- und Kalziumsteine: Überangebot der jeweiligen Substanz
♦ Lok: Hauptsitz: Vesica, Choledocholithiasis: präpapillär
♦ Steine sind Ursache nahezu aller Gallenleiden, da Disposition für Entzündungen durch die Stase gegeben ist!
♦ **Ikterus bei Cholestase** (= Stau in abführenden Gallenwegen) ⇨ Gelbfärbung der Haut und Skleren (ab Bilirubin >1,4 mg/dl), lehmfarbener acholischer Stuhl, bierbrauner Urin (Bilirubinausscheidung durch die Nieren), Hautjuckreiz durch Gallensäureeinlagerung, Steatorrhoe (mangelnde Gallensäureexkretion ⇨ Fettverdauungsstörung, Mangel an fettlöslichen Vitaminen, z.B. Vit. K-Mangel-Gerinnungsstörung ⇨ Ther: Konakion® i.v.)

Epid: ◊ W >> m (3:1), familiäre Disposition
◊ Prävalenz: >40 Jahre sind bei Frauen 32 %, bei Männern 16 % Steinträger (insg. ca. 15 Mio. Steinträger für Deutschland geschätzt), >70 J. haben 2/3 d. Bev. Gallensteine
◊ Unaufhaltsame Progredienz, die mit dem Alter parallel läuft
◊ Komplikationen (= klinisch symptomatische Steine) treten meist nach dem 6. Dezennium auf, Häufigkeitsgipfel: Männer 65-70. Lj., Frauen 50-60. Lj.

Etlg: Steintypen: weicher Cholesterin-Stein (80 % d.F.), Bilirubin-Stein (= Pigmentstein 10 %, hart), Calciumcarbonat-Stein (10 %, entsteht bei bakterieller Kontamination). Alle Steine können gemischt = verkalkt vorkommen.

Klin: 75 % „stumme" Gallensteine, nur 25 % aller Steinträger werden symptomatisch = steinkrank ⇨ **nur die symptomatischen Steinträger müssen therapiert werden!**, Symptome:
⇒ **Kolik** (ausgelöst durch fettes Essen oder nachts durch vagal induzierte Gallenblasenkontraktionen) anfallsartig sich steigernder Schmerz im rechten Oberbauch, evtl. mit Ausstrahlung in den Rücken od. rechte Schulter, evtl. Hyperalgesie der Head-Zone 6.-9. BWK
⇒ Druckschmerz im Abdomen (rechter Oberbauch)

Gallenblase und Gallenwege

⇒ Allgemeinsymptome: Völlegefühl, Blähungen, Nausea, Vomitus, Schweißausbrüche, dyspeptische Beschwerden, gelegentlich Schocksymptomatik
⇒ Bei Cholestase initial Kolik (Übertritt des Steins von der Gallenblase in den Duct.cysticus ⇨ Duct.choledochus), dann flüchtiger Ikterus (Stein im Duct.choledochus), evtl. Fieber durch bakterielle Infektion
Bleibende Cholestase (biliäre Symptome): **Ikterus**, Pruritus, heller Stuhl, dunkler Urin
Passagerer Ikterus bei Ventilstein im Choledochus

Diag: 1. Anamnese und klinische Untersuchung: **MURPHY-Zeichen:** Eindrücken der Bauchdecke + Einatmen des Patienten ⇨ Schmerz (⇨ schmerzbedingtes Stoppen der Inspiration)
2. **Sonographie** (Methode der Wahl, 95 % Treffsicherheit bei Cholezystolithiasis) dorsaler **Schallschatten** durch Steine, Lumen- und Wandveränderungen (Wanddicke wichtig zur Beurteilung von Entzündung, Norm: <4 mm), Choledochussteine: dilatierter Choledochus (>6 mm), DD: Polypen sind wandständig und haben keinen Schallschatten
3. Röntgen: **Abdomenübersicht/-leeraufnahme** ⇨ pos. bei verkalkten Steinen, nicht verkalkte Steine (ca. 75 %) sind nicht schattengebend, Sonderformen: Porzellangallenblase (verkalkte Gallenblasenwand), Aerobilie + Dünndarmspiegel (bei Gallensteinileus)
ERCP (= endoskopische retrograde Cholangio-Pankreatikographie, s.u.) oder **PTC** (perkutane transhepatische Cholangiographie): insb. zum Ausschluss/Nachweis von Steinen im Gallengang nötig, Kompl: Cholangitis oder Pankreatitis mögl. (in ca. 1 % d.F.), alternativ: **MRCP** (= MRT-Cholangiopankreatographie, T2-gewichtet) des Oberbauches und Postcomputerprocessing zur Abbildung des Gangsystems mögl.
Orale od. I.v.-Galle (Cholezystocholangiographie) ⇨ negatives Cholezystogramm, Steinnachweis (indirekter Steinnachweis durch Kontrastmittelaussparung), Kontraktilität prüfbar durch Reizmahlzeit; wird heute seltener durchgeführt, z.B. wenn ERCP nicht gelingt
Sequenzszintigraphie: Beurteilung d. Exkretion u. Abfluss mit ^{99}Tc (Ind: bei hohen Bilirubinwerten [>3 mg/dl], da Röntgenkontrastmitteluntersuchung dann nicht möglich)
4. Labor: **Cholestaseparameter** ⇨ AP, GGT, evtl. GOT/AST, GPT/ALT erhöht, Amylase, direktes Bilirubin erhöht. BSG, CRP u. BB kontrollieren als Entzündungsparameter.
5. Gastroskopie als DD: Ausschluss anderer Ursachen bei abdominellen Beschwerden

Ther: Ind: **Steinkranke** (= symptomatische Steinträger, ca. 25 % aller Steinträger) sollten therapiert werden, da die Mehrzahl dieser Patienten während ihres Lebens biliäre Symptome oder weitere Komplikationen zeigen. Asymptomatische Steinträger (= Zufallsbefund in der Sonographie) werden nicht prophylaktisch therapiert.
- Kolik: Bettruhe, feuchte Wärme, Nahrungskarenz, Analgetika, Spasmolytika (20 mg Butylscopolamin, Buscopan® i.v.), **keine Morphine** wegen Sphinkterspasmus!
Endgültige Therapie ⇨ Intervallcholezystektomie nach Abklingen der akuten Beschwerden
- Konservativ:
  – Medikamentöse Litholyse: Steinauflösung durch Zufuhr von Gallensäuren oral (nur noch selten angewandt) mit Chenodeoxycholsäure od. Ursodeoxycholsäure (5-8 mg/kgKG/Tag) für mind. 6 Monate (in 85 % Op vermeidbar, Häufigkeit der Koliken sinkt um 50 %, aber nur für reine Cholesterinsteine ohne Verkalkung geeignet (10 % d.F.) und Wiederauftreten der Steine nach Absetzen der Therapie in 50 % d.F. in 5 Jahren!). K-Ind: Steindurchmesser >1 cm, Gallenblasenwand >5 mm, akute od. chronische Cholezystitis, Leberzirrhose, akute od. chronische Darmentzündung, Ulkus, Gravidität!, unkooperativer Patient (mangelnde Compliance). NW: Transaminasenerhöhung, Diarrhoen, Gallensteinkalzifikation
  MTBE-Lyse: Punktion der Gallenblase (von außen, percutan transhepatisch) oder via ERCP mit Anlage einer verbleibenden nasovesikulären Sonde ⇨ Einbringen v. MTBE (Methyl-tert-butyl-Ether), Spülung (= Kontaktlyse) für 1-3 Tage ⇨ löst Cholesterinsteine auf. Ind: Multiple Steine (keine verkalkten Steine) insb. bei alten Patienten, die wegen anderer Erkrankungen schlecht operabel sind. Kompl: Galleleck, Fistelbildung, gallige Peritonitis, Pankreatitis, Rezidivrate: 10-15 % pro Jahr
  – Cholelithotripsie (Steinzertrümmerung = ESWL = extrakorporale Stoßwellenlithotripsie): Ind. (nur 10-20 % der Patienten können so behandelt werden): kleine, kalkfreie Steine in der Gallenblase (insb. Solitärstein bis 2, max. 3 cm, oder max. 3 Steine bis zu diesem Gesamtvolumen), Kontraktionsfähigkeit der Gallenblase muss zum Ausschwemmen der Trümmer erhalten sein. Nach Lithotripsie medikamentöse Lysebehandlung (s.o.) zur Beseitigung d. Restkonkremente; Prog: 50-85 % sind nach 1 Jahr steinfrei, Rezidivrate: 10-15 % pro Jahr. K-Ind: Steine zu groß, zu grob, nicht kalkfrei, Gallenbla-

senwand funktionslos, akut od. chronisch entzündet, Gerinnung nicht intakt, Gravidität. Kompl: Biliäre Beschwerden, Koliken (20-30 %), fragmentbedingter Choledochusverschluss und biliäre Pankreatitis, Cholezystitis

- **Choledocholithiasis** ⇨ **ERCP** (Duodenoskop mit seitlichem Abgang, mit dem die Papille intubiert und Röntgenkontrastmittel darüber appliziert werden kann) und anschließende **Papillotomie** (= Sphinkterotomie, Teilspaltung der Papille mit einer Diathermieschlinge über den Arbeitskanal des Endoskops) sowie ggf. Extraktion der Steine (mit DORMIA-Fangkörbchen, Ballon oder evtl. mechanische Lithotripsie = Zerkleinerung oder Laser-induzierter Lithotripsie unter Sicht mit Mutter-Baby-Endoskop), Kompl: Dünndarm- od. Duct.choledochus-Perforation, Blutung, Pankreatitis, Cholangitis. Im Intervall ist dann zusätzlich eine Cholezystektomie wegen der Rezidivgefahr indiziert.

- Operativ: Ind: Steinkranke (= symptomatische Steinträger, nur ca. 25 % aller Steinträger), Op möglichst im Intervall. Stumme Steinträger sollten operiert werden bei multiplen Steinen (Wanderungsgefahr), großem Solitärstein (Wandnekrose), scharfkantigen Kalksteinen (Cholezystitis), Gallenblasenausgussstein, komplett steingefüllter Gallenblase oder Porzellangallenblase (Karzinomrisiko)
 - Methode der Wahl: **Laparoskopische Cholezystektomie** (sog. "Lapgalle"), **90 %** d. Pat. können bei elektiver Ind. endoskopisch operiert werden (= minimal invasive Chirurgie). Patientenselektion wichtig, K-Ind. beachten!
 K-Ind: akute ausgeprägte, gangränöse Cholezystitis, V.a. Karzinom, Schrumpfgallenblase, große abdominelle Voroperationen (im Oberbauch), Leberzirrhose + port. Hypertonie, hämorrhagische Diathese, hohes kardiopulmonales Risiko, Gravidität (relativ)
 Vorteil: **minimaler Wundschmerz, Entlassung am 3.-4. postop. Tag!**, günstiges kosmetisches Ergebnis, kaum Komplikationen der "großen Bauchwunde" (wie Platzbauch, Verwachsungen)
 Op: **4 Inzisionen** (+ Trokare) für Optik, Instrumente, Haltezange, inkl. Gasinsufflation.
 Anspannen der Gallenblase, Präparation v. A.cystica und Duct.cysticus, Abklemmen mit Metallclips ⇨ durchtrennen. Abpräparation der Gallenblase vom Leberbett mittels Dissektor oder Elektrokoagulationspräparierzange.
 Entfernen der Gallenblase (passt sie nicht primär durch die Inzision in der Bauchdecke, so wird sie in einen Bergebeutel verbracht oder partiell herausgezogen, die Galle abgesaugt, Steine einzeln entfernt und dann entnommen), Verschluss der Inzisionen mit Naht.
 Postoperativ: 1.Tag postop. Sonographiekontrolle, dann voller Kostaufbau innerhalb von 2 Tagen (Tee, Zwieback, Haferschleim, Schonkost)
 Kompl: nicht beherrschbare Blutung (insb. aus A.cystica, Leberbett), Überraschungsbefund (z.B. unübersichtliche anatomische Verhältnisse, Anomalien, massive Verwachsungen, Karzinom) ⇨ **Umstieg** auf konventionelle Cholezystektomie (sog. Konversionsrate: in 3-7 % d.F. erforderlich)
 - Ein neueres Verfahren ist die „narbenlose" Cholezystektomie (bei Frauen, NOTES = natural orifice transluminal endoscopic surgery): Dabei werden die Arbeitstrokare transvaginal über das hintere Scheidengewölbe eingeführt (nur die Optik und im Wechsel ein Arbeitstrokar wird über den Nabel eingeführt). Bisherige Ergebnisse sind gut.
 Ein weiteres Verfahren ist LESS (= laparo-endoscopic single-site, Single-port-Op), hierbei wird alles über einen einzigen Zugang/Inzision (am Bauchnabel) mit speziellen gebogenen Instrumenten und Kamera operiert.
 - **Cholezystektomie** mittels Laparotomie (**konventionelle Gallenblasen-Op** mit kleinem Schnitt, sog. Mini-Lap): Pararektalschnitt (od. Rippenbogenrandschnitt rechts oder selten Mittelschnitt), Darstellung des Gallenblasenhilus, Ligatur der A.cystica und des Duct.cysticus (+ ggf. intraoperative Cholangiographie = Darstellung der ableitenden Gallenwege mit KM + Röntgen, um Steine im Gallengangsystem nachzuweisen und dann ggf. zu entfernen = Choledochusrevision, s.u.) u. retrograde Abpräparation der Gallenblase aus dem Leberbett und Entfernung (auch anterogrades Vorgehen vom Fundus zum Hilus möglich).
 Postoperativ: Infusionstherapie mit 3 l Glc-5%ig und Ringer im Wechsel am 1. postop. Tag, dann Kostaufbau (2. Tag Tee, 3. Tag flüssig, 4. Tag passierte Kost, ab 6. Tag

Schonkost), Medikation: Hymecromon (Cholspasmin®) zur Anregung des Gallenflusses, Drainage am 3. Tag in den Verband ableiten, dann tgl. kürzen, Drainage ex am 6. Tag, Nahtmaterial ex am 10.Tag
- Finden sich intraoperativ Steine im Bereich d. Choledochus ➪ <u>Choledochusrevision:</u> Fasszange od. FOGARTY-Katheter zur Steinentfernung, Papillensondierung mit HEGAR-Sonde und Einlegen einer T-Drainage in den Duct.choledochus, sowie einer Zieldrainage im Bereich des Wundgebiets des Choledochus. In Zentren wird auch diese Op-Erweiterung zusammen mit der Cholezystektomie laparoskopisch durchgeführt.
Postoperativ: ab ca. 4. Tag zeitweises Abklemmen des T-Drain, Anregung des Gallenflusses mit Hymecromon (Cholspasmin®), nach 8 Tagen Rö-Kontrastdarstellung über den T-Drain ➪ Abfluss frei, dann T-Drainage entfernen (die Gallenfistel durch die Drainage schließt sich meist nach 2 Tagen komplikationslos, dann kann auch die Zieldrainage entfernt werden). Der Kostaufbau erfolgt insg. verzögerter.

Prog: Cholezystektomie: Op-Letalität elektiv 0,2 %, akut 2,5 %, bei Risikopatienten (>60. Lj. mit Risiko-Zweiterkrankungen) ca. 6 %, Lapgalle 0,04 % (die niedrige Letalität bei der Lapgalle liegt aber u.a. daran, dass Pat. mit erhöhtem Risiko konservativ operiert werden)
Durchschnittliche Liegedauer: konventionelle Op. 10 Tage, laparoskopische Op. 6 Tage

Kompl: * **Cholezystitis** in 90 % d.F. durch Steine in Verbindung mit bakterieller Infektion (E.coli, Enterokokken) bedingt, Rest: nach Traumen, Volumenmangelschock (➪ Nekrosen, Hypoxie)
* Choledocholithiasis bei Steinabgang aus der Gallenblase ➪ Cholestase, biliäre Symptome und mögl. folgende **Cholangitis**
* <u>Gallenblasenhydrops</u> (Gallenblasenstauung durch **Duct.cysticus-Verschluss**) + Superinfektion ➪ Gallenblasenempyem (Peritonitis mit sept. Schock, Schüttelfrost, extreme Leukozytose), Ther: Cholezystektomie
chronisch ➪ narbige Veränderungen, Kalkeinlagerung in die Gallenblasenwand (Porzellangallenblase), Ther: Cholezystektomie
* <u>Gallenblasenperforation</u> (selten, am ehesten am Fundus, da hier die Gefäßversorgung am schlechtesten ist) ➪ gallige Peritonitis (Cholaskos) mit sehr ernster Prognose (Letalität: 30-40 %) oder gedeckte Perforation mit subhepatischem Abszess.
Meist Ausbildung einer cholezystoduodenalen Fistel ➪ siehe Gallensteinileus
Ursachen: Chronische Cholezystitis, Steindekubitus, Schocknekrose
* <u>Biliäre Pankreatitis</u> durch Rückstau von Pankreassekret im Duct.pancreaticus bei Stein im Duct.choledochus (Common-chanel-Theorie)
* <u>Gallensteinileus:</u> ein großer Stein gelangt über eine Fistel ins Duodenum oder Intestinum (selten in die rechte Kolonflexur oder Magen), Steinabgang i.d.R. symptomlos; der Stein bleibt dann meist am Ostium ileale (= BAUHIN-Klappe) am Übergang vom Ileum zum Kolon stecken ➪ mechanischer Dünndarmileus
Diag: Rö-Abdomen: Luft in den Gallengängen (**Aerobilie!**) + Dünndarmspiegel + evtl. sichtbarer Steinschatten im rechten Unterbauch
Ther: Akut Ileusbeseitigung, Gallensanierung später
* <u>MIRIZZI-Syndrom:</u> Gallenblasenhalsstein führt im benachbarten Duct.choledochus zur Kompression oder narbigen Stenosen (sehr selten) ➪ Cholestase u. chron. Cholangitis
* **Maligne Entartung** (kaum ein Gallenblasenkarzinom ohne Steine), Häufigkeit ca. 1 %, Entartungsrisiko bei Gallenblasensteinen 0,01-0,05 % pro Jahr

Op: * **Ligatur des Duct.choledochus** statt am Duct.cysticus bei unübersichtlichen anatomischen Verhältnissen ➪ Gallenstauung in der Leber!, intraoperatives Röntgen des Duct.choledochus beugt dieser Komplikation vor
* Ligatur der A.hepatica bei atypischem Verlauf ➪ Nekrosegefahr der Leber
* Choledochusläsion, Gallenfistel, eröffneter LUSCHKA-Gang (akzessorischer Gallengang aus der Leber direkt in die Gallenblase), Duct.cysticus-Stumpfinsuffizienz, Nachblutung
* Gallengangstriktur: durch Operationen an Gallenblase oder Magen oder bei primär sklerosierender Cholangitis, Steindekubitus. Sympt: intermittierender Ikterus, Ther: plastische Erweiterung oder biliodigestive Anastomose
* Darm- od. Gefäßverletzung beim Einbringen der Trokare für die laparoskopische Op
* Papillotomie bei ERCP: Papillenrestenose, Cholangitis, Gangstrikturen, Pankreatitis, Blutung, Perforation, Ther: Revision mit operativer transduodenaler Papillotomie oder biliodigestive Anastomose

* "Postcholezystektomiesyndrom" (ICD-10: K91.5) in 20-50 % d.F. ähnliche Beschwerden wie vor der Op ⇨ Ursache: belassene Konkremente od. Steine, Stenosen, chron. Cholangitis, Papillenstenose, chron. rezidivierende Pankreatitis, zu langer Zystikusstumpf mit Steinneubildung ⇨ ERCP zur Abklärung durchführen. Oder die **präop. Beschwerden waren anderer Genese!** (DD: Ulkuskrankheit, Pankreatitis, Darmerkrankungen, funktionell, Dyspepsie etc.)

DD: – **Ikterus:**
1. Prähepatischer Ikterus: Überangebot an Gallenfarbstoffen, z.B. bei **Hämolyse**
2. Hepatischer Ikterus (= Parenchymikterus): Leberstoffwechselstörung, z.B. bei **Hepatitis**, Alkoholfettleber, **primär biliäre Zirrhose**, vererbte Aufnahmestörungen (z.b. Morbus MEULENGRACHT), vererbte Konjugationsstörungen (z.B. CRIGLER-NAJJAR-Syndrom), vererbte Exkretionsstörungen (z.b. DUBIN-JOHNSON-Syndrom, ROTOR-Syndrom)
Primär sklerosierende Cholangitis (PSC, seltene Erkrankung unbekannter Genese, zu 50 % kombiniert mit chronisch entzündlichen Darmerkrankungen oder Morbus ORMOND, gehäuft HLA-B8 u. DR3 pos., Histo: fibrosierende Wandveränderung der Gallengänge)
Nach Auslandsreisen (Malaria, Parasitosen wie Echinokokkose, Askariden)
Infiltration durch Systemerkrankungen, Amyloidose, Granulome, Adenome, primäres Leberzellkarzinom
Drogeninduziert, Medikamente (Kontrazeptiva, Antiarrhythmika, Antiepileptika, INH (Isoniazid gegen Tuberkulose), Haldol, Doxepin)
Gravidität: Icterus gravidarum durch Hepatitis-B- od. -E-Infektion, idiopathischer Schwangerschaftsikterus (meist im letzten Trimenon, familiäre Disposition, benigne, ca. 1:5.000), Ikterus bei Hyperemesis (Histo: Verfettung der Leber mit azinozentralen Läppchennekrosen), EPH-Gestose, HELLP-Syndrom, akute Schwangerschaftsfettleber (rasch progredient, schlechte Prognose)
Icterus neonatorum: **physiologischer** Ikterus beim **Neugeborenen** vom 3. Lebenstag bis zur 2. Wo., verstärkt bei Frühgeborenen und gestillten Kindern
3. Post-/extrahepatischer/cholestatischer Ikterus:
Steinbedingt ⇨ flüchtig, meist kleine Gallenblase oder
Tumorbedingt, Strikturen, Papillenspastik ⇨ konstant, meist große Gallenblase (COURVOISIER-Zeichen ⇨ prall gefüllte, schmerzlose Gallenblase)
Neugeborene: Gallengangatresie

– **Kolik: Akutes Abdomen**, z.B. Ulkusperforation, Nierenkolik, Myokardinfarkt, Pankreatitis, Appendizitis usw., siehe Übersicht:

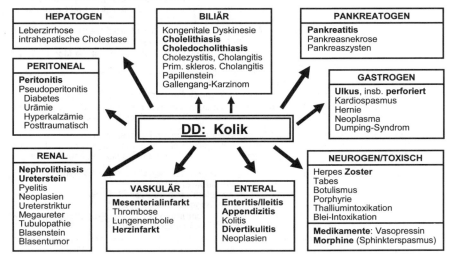

CHOLEZYSTITIS/CHOLANGITIS

Syn: Gallenblasenentzündung, ICD-10: K81.-; Entzündung der Gallenwege, ICD-10: K83.0

Ät: − Cholezysto-/-docho**litihiasis** in 90 % als Ursache (häufig Zystikusverschlussstein), 5-20 % aller Gallensteinträger entwickeln irgendwann eine Entzündung der Gallenblase/-wege und 2/3 der über 70-jährigen haben Gallensteine.
− Infektiös durch Bakterien, selten auch Parasiten (Askariden, Fasciola, Nematoden)
− Stenosen, MIRIZZI-Syndrom (chron. Cholezystitis u. Cholangitis durch Gallenblasenhalsstein)
− Primär sklerosierende Cholangitis (Autoimmunerkrankung)
− Selten: Schwangerschaft (letztes Trimenon), Gallenblasentorsion, Lupus erythematodes
− Vaskulär: Schockfolge, posttraumat. od. postop. Minderdurchblutung („Stressgallenblase")
− Iatrogen: nach Papillotomie, Stenteinlage in die Gallenwege

Path: ♦ Aszendierende Infektion bei **Abflusshindernis** (meist Zystikusverschlussgallenstein)
♦ Bevorzugte Keime: **E.coli, Enterokokken** (Streptococcus faecalis), **Klebsiellen**, Enterobacter, Clostridien, Salmonellen, Lamblien

Etlg: # **Blande** akute Cholezystitis/Cholangitis
Phlegmonöse / gangränöse Cholezystitis ⇨ absolute Op-Ind. wegen Perforationsgefahr
Gallenblasen**empyem** ⇨ absolute Op-Ind. wegen Perforationsgefahr

Klin: ⇒ Dauerschmerz (im Gegensatz zur Kolik beim Steinleiden!) im **rechten Oberbauch**, Abwehrspannung, **Fieber**, evtl. Ikterus
⇒ CHARCOT-Trias: Schmerzen im rechten Oberbauch, Ikterus, intermittierendes Fieber
⇒ Primär sklerosierende Cholangitis: intermittierender Ikterus, Fieber, Symptome mit dem Krankheitsverlauf zunehmend

Diag: 1. Anamnese und klinische Untersuchung: MURPHY-Zeichen (Druckschmerzhaftigkeit der Gallenblasenregion bei Palpation und gleichzeitiger tiefer Inspiration)
2. Sonographie: Konkremente, **Wandverdickung** (>4 mm), Konturunschärfe, Dreischichtung der Wand, Vergrößerung der Gallenblase (Gallenblasenhydrops = Querdurchmesser >5 cm), Flüssigkeitssaum um die Gallenblase, Gasbildung in der Gallenblase od. der Wand durch gasbildende Bakterien (Cave: Perforationsgefahr)
3. Labor: mäßige **Leukozytose** bei blander Form bis ausgeprägt (20.000/µl) beim Empyem

Ther: • Konservativ: alte Pat. mit zusätzlichen Op-Risiken u. akuter Cholezystitis: Antibiotikagabe (z.B. Moxifloxacin 400 mg/Tag i.v.), Bettruhe, Eisbeutel, Antiphlogistika und Spasmolytika ⇨ später Op im symptomfreien Intervall (nach 1-6 Wo.)
• Akute Cholangitis: systemische Antibiose (Cephalosporin + Metronidazol), ERCP + Papillotomie, im symptomfreien Intervall dann operative Cholezystektomie
• Operativ: Ind: Bei akuter Cholezystitis Früh-Op (in vielen Statistiken ist die Morbidität und Letalität geringer als bei der Intervall-Op)
Bei gangränöser Cholezystitis oder Gallenblasenempyem ⇨ sofortige Op wegen Perforations- und Peritonitisgefahr
− Perioperative Antibiotikaprophylaxe, z.B. mit Ceftriaxon (Rocephin®) ½ Std. präop.
− Bei akuter Cholezystitis wird heute meist auch eine laparoskopische Cholezystektomie (s.o.) durchgeführt, bei Kompl. konventionelle Cholezystektomie und Drainage

Prog: Bei akuter Cholezystitis hat das früh-operative Vorgehen ein besseres Outcome.
Die primär sklerosierende Cholangitis hat eine schlechte Prognose wegen der nicht aufhaltbaren Progredienz ⇨ frühzeitige Vorstellung des Pat. in einem Transplantationszentrum.

Kompl: ∗ **Gallenblasenperforation**: nach rezidivierender Cholezystitis, Steindekubitus, Hydrops, Schocknekrose bei generellter Peritonitis, septischer Verlauf.
Klinisch: Perforationsschmerz, dann symptomfreies Intervall (8-12 Std.), dann Peritonitiszeichen ⇨ Ther: Cholezystektomie, Drainage, Spülung, Letalität: 10 %!
∗ Chronisch rezidivierende Cholezystitis ⇨ Schrumpfgallenblase, **Porzellangallenblase** (verkalkte Gallenblasenwand), Spätfolge: Gallenblasenkarzinom
∗ Primär sklerosierende Cholangitis: Übergang in biliäre Zirrhose, zunehmende Gallengangstrikturen ⇨ Ther: biliodigestive Anastomose, Ultima ratio: Lebertransplantation

TUMOREN DER GALLENBLASE UND GALLENWEGE

Syn: Gallengangkarzinom, malignes Cholangiom, engl. carcinoma of the bile duct

Ät: – **Cholelithiasis** in 70 % d.F. nachweisbar (Steinträger haben ein 4-5x höheres Risiko ein Gallenblasenkarzinom zu entwickeln, ein noch höheres Risiko besteht bei einer Porzellangallenblase)
– Chronische Entzündung (nekrotisierende Entzündungen mit Wandverkalkungen durch Einlagerung von Kalziumphosphat ⇨ Porzellangallenblase)
– Primär sklerosierende Cholangitis (PSC, Autoimmunerkrankung)
– LYNCH-Syndrom: aut.-dom. vererbt (Defekt von Reparaturgenen auf Chrom. 2, 3 od. 7) mit kolorektalen Karzinomen und Zweittumoren wie Endometrium-, Ovarial-, Magen-, Urothel-, od. Gallengangtumoren

Epid: ◊ Häufigkeit: Malignome der extrahepatischen Gallenwege sind **selten**, für Deutschland ca. 6.000 Erkrankungsfälle/Jahr geschätzt (KLATSKIN-Tumor Inzidenz: 2-4/100.000/Jahr).
◊ Prädisp.alter: 60.-70. Lj., Gallengangkarzinom m>w, Gallenblasenkarzinom w>m (3:1)

Etlg: # Gutartig: Adenome, Papillome, mesenchymale Neubildungen, Lipome
Bösartig: Cholangiozelluläres Karzinom, Rhabdomyosarkom (Kindesalter), **Gallenblasenkarzinom** (meist am Fundus, ICD-10: C23), **Gallengangkarzinom** (extrahepatische Gallengänge und Hepatikusgabel, ICD-10: C24.0), Karzinom an der **Ampulla hepatopancreatica** VATERI (= **Papillenkarzinom**, ICD-10: C24.1)

KLATSKIN-Tumor: Karzinom der **zentralen** Gallengänge (Hepatikusgabeltumor)
Klassifikation nach der Lokalisation (nach BISMUTH und CORLETTE, 1988):
I. Duct.hepaticus com. befallen, Hepatikusgabel nicht mit einbezogen
II. Duct.hepaticus com. und Hepatikusgabel befallen
III. Infiltration des rechten (IIIa) od. linken (IIIb) Duct.hepaticus
IV. Befall beider Duct.hepatici
Histo: meist **hochdifferenzierte** Adenokarzinome (langsames Wachstum, späte Metastasierung), aber insg. chirurgisch schwierig, wegen der ungünstigen Lok. am Leberhilus

TNM-Klassifikation (gilt nur für Karzinome ⇨ histolog. Diagnosesicherung notwendig, in der 7. TNM-Auflage werden jetzt vier Bereiche getrennt)

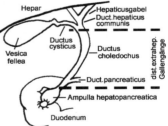

– Gallenblase (+ Duct.cysticus): T1 Gallenblasenwand (T1a Schleimhaut, T1b Muskulatur), T2 Infiltration von perimuskulärem Bindegewebe, T3 Tumor infiltriert über die Serosa (viszerales Peritoneum) hinaus und/oder in ein Nachbarorgan (Leber, Magen, Duodenum, Kolon, Pankreas, Omentum, extrahepatische Gallengänge), T4 Tumor infiltriert zwei oder mehrere Nachbarorgane od. den Stamm der V.portae/ A.hepatica com.
N1 regionäre Lk (am Duct.cysticus, Choledochus und entlang der A.hepatica com./V.portae)
M1 Fernmetastasen, dazu zählen auch alle periduodenale od. peripankreatische und Lk entlang des Tr.coeliacus u. der A.mesenterica sup.
– Perihiläre Gallengänge: T1 Tumor auf Gallengang beschränkt, T2a Infiltration jenseits des Gallengangs (benachbartes Weichgewebe), T2b Tumor infiltriert die Leber, T3 Tumor infiltriert unilaterale Äste der A.hepatica com./V.portae, T4 Tumor infiltriert Hauptast der A.hepatica com./V.portae
N1 regionäre Lk (Leberhilus, pericholedochale Lk im Lig.hepatoduodenale), M1 Fernmetastasen
– Distale extrahepatische Gallengänge (s. Abb., innerhalb der gestrichelten Linie): T1 Tumor auf Gallengang beschränkt, T2 Infiltration jenseits des Gallengangs (perimuskuläres Bindegewebe), T3 Tumor infiltriert Leber, Gallenblase, Pankreas, Duodenum od. andere Organe, T4 Tumor infiltriert Trunc.coeliacus od. A.mes.sup.
N1 regionäre Lk (entlang des Duct.choledochus, A.hep.com., pankreatikoduodenale, V.mes.sup.)
– Ampulla hepatopancreatica (Syn: Ampulla VATERI, Papillenkarzinom): T1 Tumor begrenzt auf die Ampulla, T2 Infiltration in die Duodenalwand, T3 Tumor infiltriert in Pankreas, T4 Tumor

Gallenblase und Gallenwege

infiltriert in peripankreatisches Weichgewebe und/oder in andere Nachbarorgane
N_1 regionäre Lk (pankreatikoduodenal, pylorisch, prox. mesenterial, am Duct.choledochus)
M_1 Fernmetastasen, auch Lk am Pankreasschwanz od. Milz

Stadiengruppierung (teilweise je nach Lok. kleine Unterschiede): I: $T_1N_0M_0$
II: $T_2N_0M_0$ IIIA: $T_3N_0M_0$ IIIB: $T_{1-3}N_1M_0$ IVA: alle T_4 IVB: alle M_1

Klin: ⇒ **COURVOISIER-Zeichen**: progredienter **schmerzloser Ikterus** + tastbar vergrößerte, schmerzlose Gallenblase
⇒ Cholestase: Ikterus, Stuhlentfärbung, Dunkelfärbung des Urins, Pruritus
⇒ ggf. Gewichtsverlust, epigastrische Schmerzen
⇒ Bei Gallenblasentumoren auch Koliken mögl., häufig auch nur Zufallsbefund bei der Sonographie oder bei einer Cholezystektomie wegen Gallensteinen

Diag: 1. Anamnese u. klinische Untersuchung: tastbare schmerzlose Resistenz im re. Oberbauch
2. **Sonographie** meist wegweisend
3. Röntgen: **MRCP** (= MRT-Cholangiopankreatographie) zur Klärung der Tumorausdehnung u. Gallengangverhältnisse, ggf. Angiographie (od. MRT-Angiographie)
ERCP oder **PTC** präoperativ: Bestimmung der Entfernung des Verschlusses vom Leberhilus ⇨ Operabilität? PTC besonders geeignet bei zentralem Gallengangkarzinom (KLATSKIN-Tumoren) und für die Anlage einer Drainage (PTCD)
4. Labor entspricht der extrahepatischen Cholestase (AP, GGT, direktes Bilirubin erhöht), Tumormarker bei Gallenblasen-Ca: **CA 19-9**, CEA, CA 72-4, CA 50

Ther: • Konservativ: Bei Inoperabilität interventionelle Anlage einer perkutanen transhepatischen Gallendrainage (**PTCD**) mit Abfluss nach außen oder **via ERCP mit Abfluss nach innen** durch Einlage einer Endoprothese in den Gallengang (Kunststoff- od. Metallgitter-Stent, z.B. Wallstent) zum Offenhalten der Gallenwege (die konservativ palliativen Maßnahmen zeigen die gleichen Überlebenszeiten, wie operativ palliative Verfahren), außerdem symptomatische Therapie gegen den Ikterus
• Operativ: Ind: leider meist nur palliative Op möglich (90 % d.F.)
 – Gallenblasenkarzinom (kurative Op. bis max. T_2/T_3, N_1 mögl.): Cholezystektomie (lapraskopisch bei niedrigem Stadium od. konventionell = offen), evtl. Leberteilresektion (Segment IVb u. V), Gallengangteilentfernung und Lymphknotendissektion (im Bereich des Lig.hepatoduodenale)
 – Gallengangkarzinom: Resektion und biliodigestive Anastomose = **Hepatikojejunostomie** mit einer nach **ROUX-Y**-ausgeschalteten Jejunumschlinge
 – KLATSKIN-Tumoren: Hepatikusgabelresektion + Leberteilresektion (erweiterte Hemihepatektomie) u. biliodigestive Anastomose oder perkutane transhepatische Drainage, evtl. auch komplette Leberresektion und Lebertransplantation
 – Palliativ bei nicht resektablem Gallengangkarzinom (Ind: Versagen der konservativen Ther): Gallendrainage nach innen als biliodigestive Anastomose: Hepatikojejunostomie, Cholangiojejunostomie (kleine intrahepatische Gallengänge) oder Hepatojejunostomie (Leberresektionsfläche)
 – Papillenkarzinom: WHIPPLE-Op od. palliative Resektion im Alter, Drainage via ERCP
 – Gutartige Tumoren bei Symptomatik: Exzision

Prog: Insgesamt **sehr ernst**. Mittlere Überlebenszeit nach radikaler Op nur 2-3 Jahre, bei palliativen Eingriffen od. Inoperabilität nur 6-12 Mon., Op-Letalität mit Leberteilresektion 10 %. Die günstigste Prognose haben die papillären Tumoren, da sie leichter resektabel sind. Am ungünstigsten sind die KLATSKIN-Tumoren.

Kompl: ∗ **Leberinfiltration** (insb. bei den KLATSKIN-Tumoren, daher meist nicht kurativ resektabel, da zu wenig Lebergewebe verbleiben würde, mind. 30 % müssten erhalten bleiben)
∗ Leberversagen, septische Komplikationen
Op: ∗ Verletzung/Rekonstruktion der A.hepatica, Pfortader (⇨ Verschluss der Gefäßanastomosen), **Galleleck**, Gallenfistel (⇨ Arrosionsblutungen), Nahtbruch, chronische Cholangitis, Leberversagen

DD: – Cholezystolithiasis, rezidivierende Cholezystitis, Gallenwegsstenosen
– Stippchengallenblase (Einlagerung von Cholesterin in die Wand)
– Pankreaskopfkarzinom , postoperative Narbenstrikturen

PANKREAS

Anatomie

Entwicklung: aus verschmelzender ventraler u. dorsaler Anlage, das Pankreas liegt komplett retroperitoneal, ca. 15 cm lang, 2,5 cm im Durchmesser (am Kopf bis 3 cm), Gewicht 40-120 g ($\varnothing$ 80 g).

Anatomische Beziehung zu: Truncus coeliacus (kranial), A.mesenterica superior (kaudal), Pfortader (Konfluens der V.portae) und Aorta (dorsal), A.hepatica com. ($\Rightarrow$ bei Tumoren relativ frühe Inoperabilität, da bei Infiltration der Gefäße die Entfernung die Darmversorgung gefährden würde).
Der Pankreaskopf liegt hinter dem Duodenum (das Duodenum liegt dabei wie ein "C" um das Pankreas).
Der Pankreasschwanz reicht bis an die Milz heran. Ductus choledochus: Endstrecke verläuft durch den Pankreaskopf $\Rightarrow$ Pankreaserkrankungen können zu einem Ikterus führen.

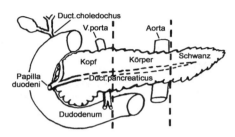

Arterien: Kopf: Aa.pancreaticoduodenalis sup. (aus A.gastroduodenalis) u. inf. (aus A.mesent.sup.)
Körper: A.colica dextra (aus A.mesenterica superior)
Schwanz: A.lienalis (aus Truncus coeliacus) u. A.colica sin. (aus A.mesenterica inferior)

Venen: Die V.pancreaticoduodenalis mündet über die V.mesenterica sup. in die V.portae

Ausführungsgänge: Ductus pancreaticus (major) WIRSUNGI endet an der Papilla duodeni mit einem Schließmuskel (Sphinkter ODDI) im Duodenum zusammen mit dem Gallengang, evtl. zusätzlich ein Duct.pancreaticus minor (accessorius) SANTORINI
Der Druck im Pankreasgangsystem ist dabei höher als im Gallengangssystem $\Rightarrow$ verhindert Reflux von Gallensäuren, der zu Autodigestion und Pankreatitis führen kann.

Lymphknoten: Peripankreatisch um Kopf und Korpus, Abfluss zu Lk an Leberpforte und am Duct. choledochus, Truncus coeliacus, Mesenterialwurzel, vom Pankreasschwanz $\Rightarrow$ Hilus der Milz.

Zugang: Intraabdomineller Zugang erfolgt über die **eröffnete Bursa omentalis**:
1. Durchtrennung des **Lig.gastrocolicum** = Durchtrennung des großen Netzes (Omentum majus) zwischen Magen und Querkolon (= Zugang von vorne) oder
2. Durchtrennung Entlang des **Lig.hepatogastricum + Lig.hepatoduodenale** = Durchtrennung des kleinen Netzes (Omentum minus) (= Zugang von oben) oder
3. Durchtrennung des **Mesocolon transversum** (= Zugang von unten).
Die Dorsalseite d. Kopfes ist erreichbar nach Mobilisation des Duodenums.

Physiologie

Exokrine Funktion: 1.000-2.000 ml Pankreassekret pro Tag, zusammengesetzt aus H_2O, **Bikarbonat** (Neutralisiert den sauren Magensaft), **Lipase, Amylase** und **Proteasen** (Trypsin, Chymotrypsin, Elastase, Phospholipase A, Carboxypeptidase, die erst im Duodenum aktiviert werden $\Rightarrow$ Verhinderung der Autodigestion).
Erscheinen die Enzyme im Blut $\Rightarrow$ Hinweis auf eine nicht koordinierte Abgabe der aktiven Enzyme durch pathologische Veränderung im Pankreas, v.a. Amylase u. Lipase.
Stimuliert wird das Pankreas durch den N.vagus und das duodenale Sekretin (stimuliert die Bikarbonatabgabe) und Pankreozymin-Cholezystokinin (stimuliert die Enzymabgabe).

Endokrine Funktion: A-Zellen $\Rightarrow$ Glukagon, B-Zellen $\Rightarrow$ **Insulin**, D-Zellen $\Rightarrow$ Somatostatin, PP-Zellen $\Rightarrow$ pankreatisches Polypeptid (Antagonist des Gastrins)

Kongenitale Veränderungen

<u>Pancreas anulare:</u> Pankreas umschließt die Pars descendens des Duodenums und führt dort zur Stenose. Manifestation im Neugeborenen oder Erwachsenenalter durch die Stenose (hoher Darmverschluss) oder durch rezidivierende Pankreatitiden. Diagnose durch MD-Passage, ÖGD, ERCP.
Ther: Duodeno-Duodenostomie oder Duodeno-Jejunostomie, keine Durchtrennung des Pankreasringes wegen Fistelbildung

<u>Pancreas divisum:</u> fehlende Verschmelzung der beiden pankreatischen Ganganteile (Ductus WIRSUNGI, ventraler Anteil u. SANTORINI, dorsaler Anteil der Pankreasanlage) ⇨ Rückstau und Pankreatitis möglich (der Ductus SANTORINI kann keine großen Sekretmengen über die kleine Minorpapille drainieren), bei ca. 5 % d. Menschen

<u>Pankreaszysten:</u> isoliert oder in Kombination mit Leber- u. Nierenzysten oder Kleinhirnzysten auftretend.

<u>Ektopisches Pankreas</u> (Pancreas aberrans): tritt bei 2 % auf (in 90 % im Magen, Duodenum, Jejunum od. Meckel-Divertikel) ⇨ gelegentlich Ursache für epigastrische Beschwerden od. Blutungen

<u>Mukoviszidose (zystische Fibrose):</u> Aut.-rez. erblich (Defekt auf Chrom. 7, in Europa 1:2.000 Neugeborene betroffen) Fibrose des Pankreas ⇨ Maldigestion, Steatorrhoe, Sterkoralileus, Mekoniumileus (Neugeborene), rezidivierende Bronchitiden, Bronchiektasen u. Lungenfibrose (zäher Schleim), Rektumprolaps, Wachstumsverzögerung. Diag: NaCl im Schweiß ↑↑ (>50 mmol/l). Ther: kausal nicht möglich, nur symptomatische Behandlung, Lungentransplantation. Mittlere Lebenserwartung heute 35 J., 50 % d.F. versterben vor dem 18. Lj.

PANKREASVERLETZUNGEN

<u>Syn:</u> Pankreastrauma, ICD-10: S36.2-

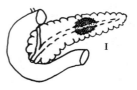

I

<u>Ät:</u> Stumpfes (Auffahrunfall/Lenkradanprall, Motorradunfall) oder penetrierendes (Schuss- oder Stichverletzung) **Oberbauchtrauma** ⇨ Kontusion (I) oder Zerreißung des Pankreas im **Korpusbereich** meist über der Wirbelsäule („Pankreasfraktur"), meist zusätzlich kombiniert mit anderen abdominellen Organverletzungen

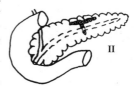

II

<u>Path:</u> <u>Lok:</u> Wichtig ist, ob mit od. ohne Gangzerreißung und ob die Kapsel verletzt oder unverletzt (subkapsulärer Riss, II) ist.
Perforation mit **Kapselzerreißung** (III) ⇨ Sekretaustritt (Pankreasfistel) ⇨ Peritonitis
Gangzerreißung (IV) ⇨ Pankreatitis, Nekrosen, Pseudozystenbildung, Peritonitis

<u>Klin:</u> Entspricht den Symptomen einer akuten Pankreatitis (s.u.) oder Peritonitis, häufig aber erst nach einem **symptomfreien Intervall**.

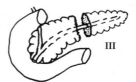

III

<u>Diag:</u> 1. Anamnese (Unfallhergang) und klinische Untersuchung
2. <u>Sonographie:</u> Engmaschige Bauch- und DOUGLAS-Kontrolle
3. Evtl. **Peritoneallavage** (Amylase-, Lipase-Bestimmung)
4. Röntgen: Abdomenübersicht, Thorax (Begleitverletzungen), CT-Abdomen, **ERCP** zum Ausschluss einer Gangverletzung
5. Bei penetrierender Verletzung ⇨ sofortige **explorative Laparotomie**

<u>Ther:</u> • <u>Konservativ:</u> stumpfe Traumen ohne Gang- oder Kapselzerreißung ⇨ engmaschige Kontrolle, Intensivüberwachung, parenterale Ernährung und Breitbandantibiose
Schmerzmittel (Pethidin, Dolantin® 50 mg i.v.)

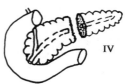

IV

- Operativ: Ind: perforierende Verletzung (Kapselzerreißung)
  - Laparotomie
  - Wenn mögl. Parenchymnähte, sonst Resektion des verletzten Abschnittes (bei Schwanzverletzung = Linksresektion) oder Resektion und Blindverschluss des Kopfes und Pankreatikojejunostomie mit Y-Roux an den unverletzten Schwanz
  Ausgiebige Drainage der Pankreasloge

Prog: Letalität 10-30 % (abhängig von den Begleitverletzungen und frühzeitiger Diagnose)

Kompl: * Pankreasverletzungen zeigen in 50-98 % d.F. **Begleitverletzungen!**
* **Peritonitis**, intraabdominelle Abszesse, retroperitoneale Nekrosen, paralytischer Ileus
* Posttraumatische, akut nekrotisierende **Pankreatitis**
* Pankreasfistel, **Pankreaspseudozysten**, Pankreasabszesse, Pankreasgangstenosen

AKUTE PANKREATITIS

Syn: Akute Bauchspeicheldrüsenentzündung, Entzündung des Pankreas, ICD-10: K85.9

Ät: – **Alkoholabusus** (v.a. jüngere Männer, 20.-40. Lj., durchschnittlich nach mind. 10-jährigem Abusus, häufig auch chronische alkoholische Pankreatitis mit akuten Schüben), die Pankreatitishäufigkeit bei Alkoholikern liegt zwischen 1 u. 10 %!
- Biliäre Pankreatitis: **Gallensteinleiden** (v.a. Frauen 40.-60. Lj.), Stenose der Papilla duodeni VATERI, tumoröse Veränderungen der Papilla oder juxta- bzw. parapapilläre Tumoren oder durch Duodenaldivertikel (Aufstau durch Papillenmotorikbeeinflussung), Pankreas divisum
- Akutes Trauma und posttraumatisch
- Alimentäre Exzesse (prognostisch ungünstig ist ein starkes Übergewicht, BMI >30 kg/m²)
- Fettstoffwechselstörungen (Hyperlipoproteinämie Typ I u. V, Triglyceride >1.000 mg/dl)
- Hyperkalzämie, Hyperparathyreoidismus (evtl. Steine ⇨ Abflussstörungen)
- Hämochromatose, Urämie, Gravidität
- Infektiös: z.B. Mumps, infektiöse Mononukleose, Virushepatitis, HIV-Infektion, Coxsackie-Viren, Mykoplasmenpneumonie, Salmonelleninfektion, Brucellosen, Staphylokokken-, Streptokokkeninfektionen ⇨ v.a. bei Erwachsenen
- Systemerkrankungen: Lupus erythematodes diss., SJÖGREN-Syndrom, BEHÇET-Krankheit, Panarteriitis nodosa, ischämisch bei Arteriosklerose, maligne Hypertonie, Hypothermie
- Hereditär (aut.-dom. erblich, Chrom. 7q35): Trypsinogen-Inaktivierungsmutation ⇨ rezidivierende Pankreatitis od. Übergang in eine chron. Pankreatitis
- Iatrogen: **postoperativ** (z.B. großes Magen-Ca, das vom Pankreas abpräpariert werden muss), Endoskopie (insb. nach **ERCP**), Transplantatpankreatitis (Abstoßungsreaktion, postoperative Ischämie)
- Medikamente: Azathioprin, Glukokortikoide, Chlorothiazid, Furosemid, Sulfonamide, Tetrazykline, Östrogene, Valproinsäure, L- Asparaginase
- **Idiopathisch** (ca. 10-20 % ohne erkennbare Ursache ⇨ immunologisch?)

Path: ♦ Alkohol: toxische Zellzerstörung ⇨ Aktivierung der Enzymvorstufen schon in der Zelle ⇨ Parenchymzerstörung (Autodigestion, Autolyse)
♦ Biliär: Rückstau des Pankreassekretes im Ductus pancreaticus durch Stein oder Tumor im Duct.choledochus ⇨ Aktivierung des Pankreassekretes noch im Pankreas
♦ **Autodigestion durch intrapankreatische Aktivierung der proteolytischen Enzyme:**
Trypsin, Chymotrypsin ⇨ Ödem, Nekrose u. Blutung
Lipase in Verbindung mit Gallensäuren ⇨ Fettgewebsnekrosen
Elastase ⇨ greift die Gefäßwände an und führt zu Blutungen
Phospholipase A ⇨ bildet Lysolecithin aus Lecithin ⇨ zytotoxische Wirkung
Kallikrein setzt Bradykinin frei ⇨ Vasodilatation mit Schock (evtl. Nierenversagen)

Insgesamt führt die Aktivierung der digestiven Enzyme und die Bildung von Sauerstoffradikalen zum Zellschaden, die Freisetzung vasoaktiver Mediatoren führt zusätzlich zur gestörten Mikroperfusion des Pankreasgewebes.
♦ Nicht immer besteht eine Korrelation zwischen dem klinischem Befund und den nachweisbaren morphologischen Veränderungen.

Epid: ◊ Inzidenz: ca. 10/100.000/Jahr in Deutschland
◊ Männer: meist **Alkohol** als Ursache (40 % d.F.), Frauen: meist **Gallenwegserkrankungen** als Ursache (50 % d.F.)
◊ Die Häufigkeit nimmt vom 30. bis zum 70. Lj. kontinuierlich zu

Etlg: Nach SCHÖNBORN und KÜMMERLE (MAINZER-Klassifikation)

Grad I:	**Ödematöse Pankreatitis**, Ansprechen auf konservative Therapie gut, Prog. gut
Grad II:	Komplizierte Pankreatitis mit **limitierten Nekrosen**, geringes Ansprechen auf konservative Therapie, beginnende Schocksymptomatik, Subileus, Leukozytose, Abfall des Serumkalziums
Grad III:	Subtotale bis totale Pankreasnekrose, diffus **hämorrhagisch nekrotisierend**, Schock, progrediente Verschlechterung trotz Intensivmedizin, Prog. schlecht

Klin: ⇒ Gehört zum Formenkreis des 'Akuten Abdomen' (intraabdominelle Ursache)
⇒ Schmerzcharakter: allmählich entwickelnd, innerhalb weniger Stunden sein Maximum erreichend, für Stunden bis Tage anhaltend, selten auch schmerzlos (5-10 % d.F.)
Lok: im Oberbauch mit Ausstrahlung in den Rücken ⇨ **gürtelförmiger Schmerz**
⇒ Übelkeit, Erbrechen, Appetitlosigkeit, evtl. Fieber, Tachypnoe
⇒ Elastische Bauchdeckenspannung (Gummibauch), verminderte Darmgeräusche
⇒ Meteorismus bei Subileus, evtl. Aszites
⇒ Allgemeinreaktionen: Kreislaufreaktion durch Flüssigkeitsverlust, wenn Entzündung über Pankreas hinausgeht ⇨ Flüssigkeitsansammlung in Nekrosestraßen (Retroperitoneum, Magen, Dick-, Dünndarm) ⇨ Schock, Nierenversagen, Lungeninsuffizienz (ARDS), Koma (Ursache unbekannt, z.B. Toxine?, keine direkte Schockfolge)
⇒ Ikterus: bei Affektionen der Gallenwege

Diag: 1. Anamnese (Gallensteine, Alkoholabusus) und klinische Untersuchung: Druckschmerz im Abdomen, initial kein brettharter Bauch, sondern '**Gummibauch**' (50 % d.F.), aufgeblähter Bauch (reflektorische Paralyse, v.a. im Epigastrum), Schwellung des Retroperitoneums ⇨ Flankenschwellung, evtl. druckdolenter Tumor (Hämorrhagie, Pseudozysten)
CULLEN-Phänomen: braunrote od. bräunliche Verfärbung im Nabelbereich (= ödematöse Durchtränkung der Bauchwand bei schwerster Form der Pankreatitis)
GREY-TURNER-Zeichen: wie CULLEN, in den Flanken (prognostisch ungünstige Zeichen)
BOAS-Punkt: Druckpunkt im li. Kostovertebralwinkel (Höhe Th$_{12}$)
Auskultatorisch: verminderte oder fehlende Darmgeräusche
2. Labor: Amylase u. **Lipase** erhöht (im Serum und etwas später auch im Urin (Amylase), aber: keine Korrelation zum Ausmaß, sogar normale Werte sind möglich!)
Zur Frage Cholestase: AP, GGT u. Bilirubin (direktes) erhöht (⇨ dann ERCP)
CRP (C-reaktives Protein): steigt mit dem Ausmaß der Nekrosen an (>120 mg/l gilt als Hinweis auf einen schweren Verlauf)
Kalzium: fällt mit dem Ausmaß der Nekrosen ab (Ablagerungen in Nekrosen)
ebenfalls Prognosefaktor: Erhöhung von Alpha-1-Antitrypsin und Erniedrigung von Alpha-2-Makroglobulin, Erhöhung des Hämatokrit (⇨ Volumendefizit, Hkt >44 % bei schwerer Pankreatitis), Leukozytenzahl erhöht mit reaktiver Linksverschiebung
Blutzucker: Anstieg korreliert mit der Schwere der Pankreasnekrose (wenn Diabetes auftritt ⇨ massive Nekrose, da 10 % der LANGERHANS-Inseln ausreichen, um den BZ zu regulieren)
Prognosefaktoren: **RANSON-Kriterien**: Hyperglykämie >200 mg/dl, Leukozytose >16.000 /mm³, GOT/AST >250 U/l, LDH >350 U/l und Verlaufsindizes wie Absinken des Hämatokrits um >10 %, Base-Excess >4 mval, Hypokalzämie <2 mmol/l (<8 mg/dl) und pO$_2$ <60 mmHg sind prognostisch ungünstige Parameter. Mehr als drei dieser Befunde sowie blu-

tiger Aszites und Met-Hb >5 % i.S. weisen auf eine nekrotisierende Pankreatitis hin.
3. Sonographie: Größe (diffuse Vergrößerung, Norm: Durchmesser Kopf <3 cm, Korpus u. Schwanz <2,5 cm), Infiltration, Umgebungsreaktion (unscharf begrenzte Pankreasloge, Peritoneal- bzw. Pleuraerguss), Gallengänge, Stein vor der Papille (im Choledochus ⇨ biliäre Pankreatitis), Pseudozysten, Nekrosen (Änderung des Reflexionsmusters). Die Sonographie ist insb. gut zur **Verlaufsbeobachtung** geeignet.
Evtl. zusätzlich Farbduplexsonographie zur Darstellung der Milzvene (Thrombose?)
4. Röntgen: Abdomenübersicht in Linksseitenlage: Pankreasverkalkungen, Gallensteinschatten, Zeichen eines paralyt. Ileus mit Spiegeln einzelner Darmschlingen
Rö-Thorax : Plattenatelektasen, Pleuraerguss li., komplizierende basale Pneumonie
CT-Abdomen: Schwellung, Vergrößerung des Pankreas, Verkalkung als Zeichen wiederholter Pankreatitisschübe + KM-Bolus (= Angio-CT): welche Organe, Organteile sind durchblutet ⇨ Nekrosen, Zysten, Retroperitoneum?
Morphologische Stadieneinteilung (**Ultraschall** od. **CT**) n. KLOSE (MAINZER-Klassifikation)

Stadium A:	Organvergrößerung, peripankreatische Exsudationen (Bursa od. pararenal)
Stadium B:	**Lokalisierte Organnekrose**, Aszites, Nekrosestraßen, Abszesse, Blutung
Stadium C:	Wie Stadium B, aber **subtotale bis totale Pankreasnekrose**

5. ERCP: wenn Stein vorhanden (Cholestase im Labor, Sonographie) ⇨ Papillotomie. Der Einsatz der ERCP ist bei anderen Formen der Pankreatitis umstritten (wegen der möglichen Induktion einer iatrogener Pankreatitis) ⇨ ggf. MRCP durchführen

Ther:
- **Konservativ:** Akut (ödematös) ⇨ stationäre Aufnahme und **Intensivüberwachung**, orale **Nahrungskarenz** (Ausschaltung der Pankreasstimulation durch Ruhigstellung des Pankreas) durch postpylorische enterale Flüssigernährung über eine Sonde und/od. parenterale Ernährung für einige Tage, danach oraler Kostaufbau (bei Pankreatitis mit geringer Aktivität kann mit dem oralen Kostaufbau ggf. auch sofort begonnen werden)
Volumensubstitution (ca. 4 l/Tag zur Durchblutungsverbesserung des intakten Restgewebes) anhand von RR, ZVD (Ziel: 8-10 cm H_2O), Urinbilanz u. Fieber dosieren
Elektrolytsubstitution (K, Ca, Na, Cl) entsprechend dem Bedarf
Analgesie: Pethidin (Dolantin®) 50 mg i.v., 50-100 mg s.c. oder i.m. alle 3-4 Std. od. Piritramid (Dipidolor®) 7,5-15 mg s.c. od. i.v. alle 3-4 Std. (keine normalen Opiate, da Druckerhöhung im Gangsystem durch Sphinkterspasmus mögl.), ggf. auch peridurale Gabe von Opiaten.
Eine antibiotische Infektionsprophylaxe wird nicht generell empfohlen. Einige Kliniken führen bei Temperaturanstieg über Tage od. bei der nekrotisierenden Verlaufsform eine Antibiotikaprophylaxe (z.B. 2 x 0,4 g Ciprofloxacin, Ciprobay® und 2 x 0,5 g Metronidazol, Clont®) für 7-10 Tage durch.
Ggf. Stressulkus-Prophylaxe mit H_2-Blocker (z.B. 6 Amp. Ranitidin/Tag),
Thromboseprophylaxe,
Hämodialyse oder Plasmaseparation: frühzeitig bei drohendem Nierenversagen od. zur Eliminierung toxischer Mediatoren bei der Entwicklung eines Multiorganversagens, frühzeitige maschinelle **Beatmung** bei pO_2 <60 mmHg od. drohender Erschöpfung, Insulin: nur indiziert, wenn Hyperglykämie >250 mg/dl persistiert,
Pankreasenzyme zur Ruhigstellung der Drüse später beim oralen Nahrungsaufbau.
Zusätzliche Medikamente (alle diese Med. zeigten in Studien aber insg. keine ausreichende Wirkung auf Verlauf und Letalität): Calcitonin, Somatostatin, Carboanhydrasehemmer, Glukagon zur hormonellen Sekretionshemmung, Aprotinin (⇨ Proteasenhemmer, war zwischenzeitlich auch vom Markt genommen, Trasylol®)
- Biliäre Pankreatitis bei Steinleiden + Verschlussikterus: **ERCP** und endoskopische Papillotomie (EPT) mit Steinentfernung. Ist eine Op. wegen Kompl. notwendig, sollte auch die Gallenblase entfernt werden.
- Pankreaspseudozysten: 50 % bilden sich innerhalb von 6 Mon. zurück. Bei einer Größe von >10 cm kann nicht mehr mit einer Rückbildung gerechnet werden ⇨ wiederholte Ultraschall- od. CT-gesteuerte Punktionsdrainage oder operative Drainage (Zystojejunostomie, s.u.)
- Pankreasabszesse und superinfizierte Pankreaspseudozysten ⇨ sonographiegesteuerte Punktion und Erregerbestimmung ⇨ gezielte Antibiose

- **Operativ:** Ind: **Akut nekrotisierende Pankreatitis** mit Andauung von Nachbarorganen (Gummibauch ⇨ Peritonitis, Arrosionsblutung), infizierte Nekrose mit Sepsis, Aszitesbildung durch Entleerung von Pankreassekret in das Abdomen bei nekrotischem Gangsystem od. wenn sich trotz maximaler Intensivtherapie der Zustand des Pat. innerhalb der ersten 2-3 Tage verschlechtert, Malignitätsverdacht
  - Zugangswege: quere Oberbauchlaparotomie, Eröffnung der Bursa omentalis (s.o.). Eine neue Methode ist der endoskopische transmurale Zugang (über den Magen od. das Duodenum) zur Nekrosektomie.
  - **Nekrosektomie** + wiederholte Spülung (Saugspüldrainage mit 12 l/Tag) des Pankreaslagers über Drainagen, Relaparotomien mittels Reißverschluss (temporärer Bauchdeckenverschluss ⇨ mehrfache programmierte Laparotomien möglich)
  - Ggf. auch Pankreasteilresektion bei ausgedehnten Nekrosen (hohe Letalität)
  - Wiederherstellungsphase: postpylorische und parenterale Ernährungstherapie über 1 Woche, dann oraler Nahrungsaufbau mit Tee, Zwieback, bei weiterer Beschwerdefreiheit: Schleim, Reduktion der Infusionsmenge, 8.-9. Tag: Kartoffelbrei, Milch, Nudeln, Magerquark, Infusionen absetzen, 10.-14. Tag: zusätzlich Fleisch, 4-8 Wo lang Vermeidung von schwer verdaulichen Speisen (hoher Fettgehalt, Gebratenes, Kohlgemüse, scharfe Gewürze)
- Orale Enzymsubstitution: zur schnelleren Schmerzfreiheit in der Akutphase und beim Nahrungsaufbau. Nach 8 Wochen nur noch dann indiziert, wenn Maldigestion auftritt (Steatorrhoe, Chymotrypsin im Stuhl erniedrigt, Pancreolauryl-Test pathologisch, s.u.)
- Nachsorge: **Alkoholkarenz** bei ödematöser Pankreatitis für mind. 6 Mon., bei nekrotisierender Form **lebenslang!**

Prog: Gesamtletalität ca. **10-20 %!** Ödematöse Form: meist restitutio ad integrum (Letalität max. 5 %), Nekrosektomie mit programmierter Bursa-Lavage (Grad II, Letalität 10 %), bei hämorrhagisch-nekrotisierender Form (Grad III) 25- bis 50%ige Letalität.

Kompl:
  * **Pankreasnekrose** = akut nekrotisierende Pankreatitis mit schlechter Prognose, retroperitoneale Fettgewebsnekrosen
  * **Pankreaspseudozysten** entstehen nach Narben (infektiös, traumatisch) oder bei **akuter / chronischer Pankreatitis** (90 % d.F., werden bis zu 10 cm groß)
    Klin./Kompl: Einblutung, Zysteninfektion, **Kompression** oder Thrombose der V.lienalis mit regionärem Pfortaderhochdruck, Choledochuskompression ⇨ Ikterus, Arrosion der A.gastroduodenalis ⇨ intestinale od. MDT-**Arrosionsblutung** (obere GI-Blutung), Verdrängung von Magen u. Duodenum ⇨ Magenausgangsstenose, Kolonverdrängung, **Ruptur** ⇨ Fistelbildung in Nachbarorgane, Blockade des Lymphabflusses ⇨ Aszites, Pleuraerguss
    Diag: Sonographie, CT, MDP, ERCP: Aufweitung des Duodenalen-C, verkalkte Wand, Zystenwanddicke gering (meist <1 cm, als DD zum zystischen Malignom)
    Untersuchung der Zystenflüssigkeit (CEA-Wert), Biopsie bei den endoskopischen Verfahren, Histologie bei Op ⇨ Ausschluss eines Karzinoms
    Ther: Verlaufsbeobachtung über mindestens 6 Wochen bei Pankreaszysten <4 cm (50 % bilden sich spontan zurück und bedürfen keiner Behandlung)
    Op-Ind: persistierende Zyste >5 cm nach 6 Wochen (50 % dieser Größe machen weitere Komplikationen) oder Symptome durch Kompl. (z.B. Ikterus), Malignitätsverdacht
    Op: Pankreasfistel nach außen im akuten Notfall bei infizierter Zyste = Marsupialisation (z.B. Drainage über CT- od. Ultraschall-gesteuerte Punktion oder Einnähen der Zystenwand in die Bauchdecke) ⇨ später innere Drainage anstreben.
    Bei Zysten mit Angrenzung zur Magenwand kann **endoskopische** eine Drainage in den Magen gelegt werden. Bei Zysten mit Anschluss an den Duct.pancreaticus kann endoskopisch transpapillärer ein Stent eingelegt werden + Antibiotikaprophylaxe. Sonst offene Op mit innerer Drainage = Fistel zum Dünndarm (**Zystojejunostomie**, s. Abb., Op auch laparoskopisch mögl.)
    DD: echte Zysten bei Mukoviszidose, Echinococcus, polyzystisches Pankreas (angeboren), muzinöse Zystadenome (potentiell maligne) od. zystisches Pankreaskarzinom
  * Magen-Darm-Blutungen bei Arrosion von Gefäßen, Milzvenenthrombose, Milzruptur

* Abszessbildung, Sequestration, Candida-Infektion des Pankreas, Sepsis
* **Schockgeschehen** mit Nierenversagen, Verbrauchskoagulopathie, ARDS, Perikarderguss, **Multiorganversagen**, Subileus bis zum paralytischen Ileus
* PURTSCHER-Retinopahtie (Retinablutungen, plötzliche Erblindung)
* Übergang in eine **chronische Pankreatitis**

    MARSEILLE-Klassifikation (1984): beurteilt den Pankreaszustand nach einem Schub
    Akute Pankreatitis: nach Ablauf eines Schubes ist das Pankreas anatomisch und funktionell wieder voll intakt
    Chronische Pankreatitis: anatomische und funktionelle Ausfälle feststellbar ➪ fokale Nekrose, segmentale Fibrose, diffuse Fibrose, mit oder ohne Kalk
    Obstruktive chronische Pankreatitis

Op: * Fistelbildung, Infektion, Peritonitis, Schock, Einschränkung der Bauchdeckenfunktion durch die Laparotomien, Narbenhernien
* Exokrine Pankreasinsuffizienz, Ausbildung eines Diabetes mellitus (auch noch nach Jahren erhöhtes Risiko für einen Diabetes, 50 % nach 10 J.)

Proph: ♥ **Alkoholkarenz!** und Behandlung des Grundleidens

DD: Alle DD des **Akuten Abdomens** möglich
- Penetrierendes, perforiertes Ulkus, Appendizitis, Ileus, Volvulus
- Akute Cholezystitis, Gallenkolik, Nierenkolik, Stau bei Pankreaskarzinom
- Mesenterialinfarkt, Milzinfarkt, Aneurysma dissecans d. Aorta abdominalis, Lungenembolie
- Herzinfarkt, insb. Hinterwand (akute Pankreatitis macht in bis zu 50 % d.F. infarkttypische EKG-Veränderungen [ST-Hebung, neg. T in den Hinterwandableitungen]) ➪ Labor: CK, CK-MB, Troponin T mitbestimmen!
- Labor: nicht pankreatikogene Amylase-Erhöhung: Hepatitis, Z.n. Abdominal-Op, Extrauteringravidität, Niereninsuffizienz, Makroamylasämie

CHRONISCHE PANKREATITIS

Syn: Chronische Bauchspeicheldrüsenentzündung, Entzündung des Pankreas, ICD-10: K86.-

Ät: – **Chronischer Alkoholabusus** (80-90 % d.F.), z.B. 20 g/Tag ➪ Risiko erhöht sich auf das 2- bis 3fache, typische Konstellation: >100 g Alkohol/Tag über mehr als 10 Jahre, Nikotinabusus erhöht das Risiko zusätzlich!
- Biliär (mit zunehmendem Funktionsausfall), z.B. Postcholezystektomiesyndrom, Abflussstörungen bei pathologischen Veränderungen der Papille, Pankreastumoren
- Hyperparathyreoidismus, Hyperkalzämie, Hyperlipoproteinämie
- **Hereditär** (aut.-dom. vererbt, Chromosom 7_{q35}, Manifestationsalter: 5.-15. Lj., genetische Untersuchung auf Mutation im kationischen Trypsinogen-Gen mögl.)
- Autoimmunerkrankungen (primär sklerosierende Cholangitis, SJÖGREN-Syndrom I)
- Mukoviszidose (zystische Fibrose)
- Pancreas divisum ➪ Pankreatitis durch zu geringe Drainagekapazität der Minorpapille
- „Tropische" Pankreatitis durch eiweiß- und fettarme Ernährung in der 3. Welt
- Idiopathisch (10-20 % ohne erkennbare Ursache, juvenil 15.-30. Lj. und senil >60. Lj.)

Path: ♦ Präzipitation von eiweißhaltigem Material in Azini u. Endkanälchen ➪ Kalziumeinbau ➪ Konkremente, die Sekretfluss behindern. Stase und Autodigestion führen zum Verlust des exokrinen Parenchyms ➪ **Fibrose**. In die fibrotischen Veränderungen können auch Nachbarschaftsstrukturen miteinbezogen werden: Stenosen und Dilatationen der Gänge (bedingt durch Steine, Strikturen und/oder Zugkräfte), regionale portale Hypertension, Duodenalstenosen.
♦ Verlaufsformen: chronisch rezidivierend (mit jeweils akuten **Schüben**) oder chronisch progredient (kalzifizierend)
♦ Die Bauchspeicheldrüse hat eine hohe funktionelle Reservekapazität ➪ erst bei

>90%igem Funktionsverlust kommt es zur exokrinen Insuffizienz.

Epid:
◊ Prävalenz: ca. 28/100.000 Einwohnern
◊ Prädisp.alter: 40.-50. Lj. bei Alkoholanamnese
◊ **M** > w (2:1) durch den höheren Alkoholkonsum bei Männern bedingt
◊ Intervall zwischen Alkoholkonsum und Beginn: bei 100 g/Alkohol/Tag etwa 10-17 Jahre

Etlg: Formen der chronischen Pankreatitis nach der **MARSEILLE-Klassifikation:**
\# Chronische Pankreatitis mit fokaler Nekrose
\# Chronische Pankreatitis mit segmentaler oder diffuser Fibrose
\# Chronische Pankreatitis mit oder ohne Konkremente, kalzifizierend
\# Obstruktive chronische Pankreatitis: Dilatation des Gangsystems proximal einer Stenose. Einengung bedingt durch Tumor od. Narbe ⇨ diffuse Atrophie, Fibrose (Besserung der Veränderungen, wenn die Ursache der Obstruktion beseitigt werden kann)

Klin:
⇒ **Rezidivierende heftige Schmerzattacken,** gürtelförmig im Oberbauch (Frühsymptom), abhängig oder unabhängig von Nahrungsaufnahme. **Gewichtsverlust** bei Schmerzabhängigkeit von der Nahrungsaufnahme (= Vermeidungsverhalten).
Lok: Epigastrium (75 %), re. Regio hypochondria (45 %), li. (30 %) u. evtl. Ausstrahlung bis in die Schulter
⇒ Exokrine Pankreasinsuffizienz (Spätsymptom, <10 % Lipasesynthese): führt zur **Nahrungsintoleranz für Fette** ⇨ **Steatorrhoe** ⇨ Gewichtsverlust, evtl. Meteorismus
⇒ Endokrine Pankreasinsuffizienz: Zeichen eines **Diabetes mellitus** (Spätsymptom)
⇒ Vernarbender "Tumor" ⇨ Einengung der Nachbarstrukturen, insb. des Ductus choledochus ⇨ rezidivierender Ikterus (30 % d.F.)
⇒ Stenosierung des Bulbus duodeni (Einengung durch die Prozesse im Pankreaskopfbereich) ⇨ klinisch Symptome einer Magenausgangsstenose, Ikterus bei Kompression des Duct.choledochus
⇒ Klinische Stadien: I: Relative Insuffizienz bei einzelnen entzündlichen Schüben
II: Sekretorische Insuffizienz + latenter Diabetes mellitus
III: Völlige digestive Insuffizienz + manifester Diabetes mellitus

Diag:
1. Anamnese (Alkoholkonsum lang u. regelmäßig, Steinleiden?) u. klinische Untersuchung
2. **Sonographie** mit relativ hoher Treffsicherheit (80 %): unregelmäßige Organoberfläche, Seitenäste d. Duct.pancreaticus sichtbar und verplumpt, Hauptgang perlschnurartig aufgeweitet (Norm: Durchmesser max. 2 mm), Pseudozysten, Konkremente, Verkalkungen
3. Bildgebung: Röntgen-Abdomenleeraufnahme ⇨ **Verkalkungen** im Pankreasbereich
Thorax: evtl. linksseitiger Pleuraerguss sichtbar
Sonographie und insb. **Endosonographie** (auch Feinnadelpunktion damit mögl.)
CT: Verkalkungen, Vergrößerung, Aufhellungszonen, Gangunregelmäßigkeiten ⇨ Ind. insb. zur Op-Planung; MRCP (= MRT-Cholangiopankreatographie, stark T2-gewichtet) des Oberbauches und Postprocessing zur Abbildung des Gangsystems mögl.
ERCP: Ductus choledochus, Ductus pancreaticus: Abwechslung von erweiterten und verengten Abschnitten = 'perlschnurartig', evtl. distale Dilatation des Ductus pancreaticus
Während der ERCP kann außerdem auch bioptisch Material gewonnen werden, z.B. zur DD eines Papillenkarzinoms.
4. Labor: Pankreatitis-Schub ⇨ Erhöhung von Lipase und Amylase im Serum, Pankreas-Elastase zeigt gute Treffsicherheit (diese Werte können bei 'ausgebrannter' Pankreatitis aber auch normal sein, wenn kaum noch gesundes Parenchym vorhanden ist)
Bei Autoimmun-Pankreatitis erhöhte Werte für IgG4, Autoantikörper bestimmen
5. Tests: klinische Bedeutung heute abnehmend
   – **Sekretin-Pankreozymin-Provokationstest** (Sekretin i.v., Gewinnung des Duodenalsaftes ⇨ Bestimmung der Bikarbonatkonzentration, dann Pankreozymin i.v. ⇨ führt zur Sekretion von Amylase, Lipase, Trypsin), pathologisch erniedrigte Werte beweisen die Funktionseinschränkung, Test ist sehr aufwändig
   – Pankreolauryltest (orale Gabe von Fluorescin-Dilaureat ⇨ bei intakten Pankreasenzymen tritt das fluoreszierende Spaltprodukt im Serum auf und kann photometrisch bestimmt werden)
   – Chymotrypsin- und Elastase-I-Bestimmung im Stuhl (semiquantitativ)

- BZ-Bestimmung, oraler Glukosetoleranztest (Diabetes-mellitus-Entwicklung aber erst spät und selten) u. HbA1c-Bestimmung
6. Endoskopie: ÖGD zeigt Impressionen des Magens, Kompressionen des Duodenums, peptische Ulzera ⇨ Ausschluss anderer Ursachen für die Oberbauchbeschwerden
7. Ggf. sonographie- oder CT-gesteuerte Biopsie zum Tumorausschluss

Ther:
- Konservativ: **strikte Alkoholkarenz**, häufige kleine Mahlzeiten, Pankreasenzym-Substitution (Pankreatin, Pankreon®) zum Ausgleich der Insuffizienz (Eingriff in den Regelkreis: weniger Enzyme werden im Pankreas produziert ⇨ schmerzstillende Wirkung), ggf. zusätzlich Analgesie mit Morphinen
- Operativ: Ind: Pankreasgangsteine, Kompression v. Choledochus, Duodenum od. Kolon, Pseudozysten (s.o., Kompl. akute Pankreatitis), Malignitätsverdacht, therapieresistente Schmerzen, Pfortader- oder Milzvenenthrombose
  - Gallensteinleiden ⇨ evtl. Papillotomie od. Cholezystektomie + Choledochusrevision
  - **Pankreasteilresektion:** Pankreaslinksresektion, evtl. + Milzexstirpation (Kopf und Duodenum bleiben erhalten) bei Prozess im Schwanzbereich (wird in einigen Kliniken auch schon laparoskopisch durchgeführt, allerdings noch höhere Konversionsrate) oder Duodenum-erhaltende Pankreaskopfresektion (Op. n. BEGER) bei Prozess im Pankreaskopf, evtl. auch WHIPPLE-Op bzw. Op n. TRAVERSO-LONGMIRE (partielle Duodenopankreatektomie ⇨ Schwanz bleibt erhalten, Ind: bei Malignitätsverdacht, s.u. oder wenn Stenosen durch die Drainage-Verfahren nicht beseitigt werden können)
  - Nicht resezierende Drainage-Verfahren
    1.) **Biliodigestive Anastomose**, z.B. bei Verschlussikterus (als Choledochojejunostomie mit ausgeschalteter Y-Schlinge nach ROUX)
    2.) **Pankreatojejunostomie** mit ausgeschalteter Y-Schlinge n. ROUX (wenn Duct.pancreaticus dilatiert ist, s. Abb. sog. 'big duct disease'), bei 'small duct disease' partielle Duodenopankreatektomie od. Duodenum-erhaltende Pankreaskopfresektion ⇨ vorher durch ERCP abklären!
    3.) Gastroenterostomie, bei Kompression des Bulbus duodeni
    4.) Zystojejunostomie bei großen Pseudozysten

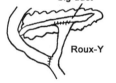

- Postop.: Diät mit reichlich KH, hoher Eiweißgehalt, Fett nur so viel wie ohne Steatorrhoe verträglich. Bei Maldigestion zusätzlich Gabe mittelkettiger TG, die ohne Lipase vollständig resorbiert werden können. Evtl. fettlösliche Vitamin- u. Ca^{++}-Substitution. **Alkoholkarenz!**
  - **Enzymsubstitution:** nur bei Maldigestion, z.B. Pankreatin (aus Schweinepankreas = Lipase + Amylase + Proteasen, Kreon®) 3 x 1-2 Kps. (nach WHIPPLE-Op oder BII keine Kps., sondern Granulat), bei schwerer Malabsorption Verbesserung der Enzymwirkung durch H_2-Blocker (Cimetidin od. Ranitidin) 15 Min. vor jeder Mahlzeit
  - Bei Meteorismus: Simethicon (Lefax®)
  - Bei manifestem Diabetes mellitus: fast immer **insulinpflichtig**, insg. **schlecht einstellbar**, da auch Glukagon fehlt (Gefahr der Hypoglykämien)

Prog: Letalität nach 10 Jahren ca. 30 %, nach 20 Jahren 60 %!
Frühzeitige Alkoholkarenz verbessert die Prognose u. kann d. Prozess zum Stoppen bringen (in fortgeschrittenem Stadium aber Verselbstständigung und Eigendynamik). Besteht der Alkoholkonsum weiter, vermindert sich die Lebenserwartung statistisch um mehr als 8 J.

Kompl:
* **Maldigestion** durch Pankreasinsuffizienz u. Diabetes mellitus (bei >90 % Parenchymverlust) mit Steatorrhoe, Abmagerung, Eiweißmangelödemen, Aszites
* **Pankreaspseudozysten** (s.o. Kap. akute Pankreatitis, in 20-40 % d.F.)
* Duodenalstenose (Magenausgangsstenose) durch Kompression des duodenalen C
* Strikturen des Duct.choledochus, Pankreasgangsteine
* Nekrose und Abszess ⇨ Sepsis mit Fieber
* Erhöhtes Risiko für ein **Pankreaskarzinom** (insb. bei hereditärer Pankreatitis)
* Assoziiert: peptisches **Ulcus duodeni**, Leber- u. Gallenwegserkrankungen, metastati-

sche Fettgewebsnekrosen in der Subkutis, Gelenkentzündungen, herdförmige Osteolysen, Hautpigmentierungen
* ERCP: kann eine akute Pankreatitis verursachen (1-10 % d.f.) ⇨ Vorteil der MRCP (da nicht invasiv), daher wird diese zunehmend häufiger eingesetzt

Proph: ♥ Nach Pankreatitis lebenslange absolute **Alkoholkarenz!**, Kaffee, Tee und fetthaltige Kost meiden
♥ Meiden pankreastoxischer Medikamente

DD: – **Pankreaskarzinom**
– Angina abdominalis (mesenteriale Arteriosklerose, ORTNER-II-Syndrom)
– Chronische Cholezystitis, Cholangitis, Ulcus ventriculi od. duodeni
– Chronische entzündliche Prozesse

PANKREASKARZINOM

Syn: Karzinom der Bauchspeicheldrüse, engl. pancreas carcinoma, ICD-10: C25.-

Ät: – Potentielle Risikofaktoren: **Nikotinabusus** (2- bis 5faches Risiko), **Alkoholabusus**, Karzinogene in der Nahrung, zu wenig von Obst und Gemüse, Genuss größerer Kaffeemengen, schwere Dysplasie des Gangepithels, Diabetes mellitus Typ 2 (6faches Risiko)
chronische Pankreatitis (Risiko nach 20 J. 4 %), Gallenwegserkrankungen (Cholelithiasis mit rezidivierenden Choledochusstenosen), chemische Noxen (DDT, Benzidine)
Prädisponierend: **genetische Mutationen** im K-ras-, p53-, p16-, INK4A- od. DPC4/ SMAD4-Gen, Überexpression des EGF-Rezeptor/Liganden-Systems
– Hereditär (vererbt, in ca. 5 % d.F.): familiäres Pankreaskarzinom (aut.-dom.), PRSS-1- (aut.-dom. hereditäre Pankreatitis), CDKN2A- (mit malignen Melanomen), STK-11- (PEUTZ-JEGHERS-Syndrom) od. BRCA-2-Gendefekt (mit Brustkrebs- u. Ovarialkarzinom), MEN I

Path: ♦ Histo: unterschieden werden exokrine (98 % d.F., davon häufigste Form das **duktale Adeno-Ca** mit Ausgang von den kleinen **Pankreasgängen** (90 %) u. azinäre mit Ausgang von den Drüsenendstücken) und endokrine Karzinome, selten auch gemischt-zellige u. anaplast. Karzinome, extra sind Papillenkarzinome (s.o. Kap. Tumoren d. Gallenwege).
♦ Lok: **Pankreaskopf** (70 % d.F.) > Korpus > Schwanz u. selten auch Karzinome d. Papille
♦ Metastasierung: **sehr frühe**, lymphogene und hämatogene Metastasierung

Epid: ◊ Inzidenz: 11/100.000/Jahr in Deutschland mit leider sehr hoher Letalität ⇨ in Deutschland versterben jährlich ca. 10.000, weltweit ca. 150.000 Pat. an einem Pankreaskarzinom
◊ Liegt an dritter Stelle nach dem Kolon- u. Magen-Ca unter den Karzinomen des MDT
◊ Häufigkeitsgipfel: liegt zw. 60. u. 80. Lj., **m** > **w** = 3:2

Etlg: **TNM-Stadien** für das Pankreaskarzinom

T_1:	Tumor auf das Pankreas beschränkt, <2 cm in größter Ausdehnung
T_2:	Tumor auf das Pankreas beschränkt, >2 cm in größter Ausdehnung
T_3:	Ausbreitung jenseits des Pankreas, jedoch ohne Infiltration des Truncus coeliacus od. der A.mesenterica sup.
T_4:	Tumor infiltriert Truncus coeliacus od. A.mesenterica sup.
N_1:	Regionäre Lk-Metastasen (Lk peripankreatisch, pankreatikoduodenal, pylorisch, am Milzhilus, proximal mesenterial und zöliakal)
M_1:	Fernmetastasen (Leber, Lunge, Knochen, Gehirn usw.)

Stadiengruppierung: I: $T_1N_0M_0$ bis $T_2N_0M_0$ IIA: $T_3N_0M_0$ IIB: $T_{1-3}N_1M_0$
III: alle T_4 IV: alle M_1

Klin: ⇒ Problem: **keine Frühsymptome** ⇨ bei Diagnosestellung meist schon metastasiert mit schlechter Prognose
⇒ Schmerzen im Oberbauch, initial postprandial, dann Dauerschmerz (mit gürtelförmiger

Ausstrahlung in den Rücken)
⇒ **Inappetenz**, starker **Gewichtsverlust**, Schwäche und dyspeptische Beschwerden, Druckgefühl im Oberbauch, Erbrechen, Diarrhoe (Steatorrhoe)
⇒ In 1/3 Verschluss**ikterus** (durch Okklusion der ableitenden Gallenwege) mit in 50 % COURVOISIER-**Zeichen** (progredienter Ikterus mit prallelastisch palpabler, **schmerzloser** Gallenblase), evtl. acholischer Stuhl, generalisierter Pruritus
⇒ Thrombosen, Thrombophlebitiden, Thrombophlebitis migrans (Stauung im venösen Abfluss, Gerinnungsstörungen durch Enzymübertritt)

 Merke: **Bei unerklärlichen, rezidivierenden Thrombosen an Karzinome des Pankreas und des GI-Traktes denken!**

⇒ Evtl. Diabetes mellitus oder pathologische Glukosetoleranz
⇒ Bei den extrem seltenen Pankreastumoren, die Pankreasenzyme (Amylase, Lipase) aus Metastasen sezernieren, können Fettgewebsnekrosen, Arthritiden und Eosinophilie vorkommen.

Diag: 1. Anamnese und klinische Untersuchung: Leber kann durch Metastasen oder Cholestase vergrößert sein, vergrößerte Milz spricht für Milzvenenthrombose, tastbare Gallenblase + Ikterus = COURVOISIER-**Zeichen**, Aszites
2. Labor: Anämie, Cholestase (Bilirubin, AP, GGT)
3. **Sonographie:** echoarme Raumforderung, peripankreatische Lymphknoten, 85%ige diagnostische Genauigkeit mit ultraschallgesteuerter (od. CT-gesteuerter) Feinnadelpunktion **Endosonographie** (Beurteilung des Pankreas über die Magenhinterwand oder das Duodenum): auch kleine (echoarme) Raumforderungen werden sichtbar
4. **Röntgen: Spiral-CT-Abdomen** (90 % Treffsicherheit) od. **MRT**, bei Unsicherheit auch selektive Angiographie (pathologische Gefäße, A.-V.mesenterica-superior-/V.portae-Infiltration, Leber-/Fernmetastasen?) od. **MRT-Angiographie** (mit Gadolinium-DTPA)
Magen-Darm-Passage oder hypotone Duodenographie (Erweiterung des duodenalen "C", Magenausgangs- od. Duodenalstenose ⇨ Spätzeichen, die Inoperabilität anzeigen) heute nur noch selten. Rö-Thorax zum Staging.
5. ERCP (= **e**ndoskopische **r**etrograde **C**holangio-**P**ankreatikographie, über ein Endoskop wird die Papille drainiert und mit Kontrastmittel gefüllt): in 92 % verlässliche Darstellung der Karzinome (Obstruktion, Stenosen oder Abbruch des Ductus pancreaticus, kavernöse Veränderungen), evtl. mit endoskopischer Biopsie verdächtiger Gangveränderungen; alternativ: PTC (perkutane transhepatische Cholangiographie)
Heute als Alternative zur ERCP zunehmend **MRCP** (= MRT-**C**holangio**p**ankreatographie) des Oberbauches und Postprocessing der MRT-Daten zur Abbildung des Gangsystems (Vorteil: nicht-invasive Diagnostik)
6. Tumormarker: CA 19-9, CEA, CA 50 zur Verlaufskontrolle (aber auch eine Pankreatitis zeigt erhöhte Werte ⇨ nicht zur Frühdiagnostik geeignet!)
7. Ultima ratio: **explorative Laparotomie** oder Laparoskopie (z.B. Tumoren <1 cm sind mit allen Methoden nur schwer nachzuweisen, hätten bei frühzeitiger Op aber eine gute Prognose ⇨ intraoperative Schnellschnitte)

Ther: • Konservativ: **palliative Maßnahmen:** endoskopische transpapilläre Endoprotheseneinlage aus Kunststoff in die Gallenwege oder perkutane transhepatische Cholangiographie mit perkutaner Drainage (PTCD) bei Pankreaskopfkarzinomen, welche die Gallenwege okkludieren und die inoperabel sind. Palliative Chemotherapie mit Gemcitabin mögl.
Wichtig ist im Verlauf eine suffiziente **Schmerztherapie**.
• Operativ: Ind: kurativ bei lokalem Tumor im Stad. I u. II (N0) und Papillenkarzinome, palliative Verfahren bei Befall mehrerer Lymphknotenstationen, Fernmetastasen od. Stenose von Magen od. Duodenum
 – WHIPPLE-**Op** (USA, 1943) Radikaloperation: partielle **Duodenopankreatektomie** (n. KAUSCH-WHIPPLE), bestehend aus Rechtsresektion des Pankreas (⇨ Schwanz bleibt erhalten), Entfernung des gesamten Duodenums, der Gallenblase mit Duct.choledochus + Magenteilresektion (zur Verhinderung eines Ulcus pepticum jejunum) + Entfernung der regionären Lk. Diese „klassische" Op wird heute meist **Pylorus-erhaltend** = ohne Magenteilresektion (n. TRAVERSO-LONGMIRE) od. auch Duodenum-erhaltend (n. BEGER) durchgeführt.
Rekonstruktion: Rest des Pankreas und Duct.hepaticus com. und Jejunum werden als

B II od. Y-Roux mit dem Restmagen/Pylorus readaptiert (= Gastro-hepatico-pancreato-jejunostomie, s. Abb.).
Diskutiert wurde auch ein WHIPPLE-Op mit Pankreastotalresektion + Mitentfernung der Milz (wegen der dortigen Lymphknotenstation), die Ergebnisse sind aber nicht besser und sie führt zur kompletten exokrinen u. endokrinen Pankreasinsuffizienz!

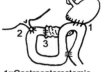

1=Gastroenterostomie
2=Hepaticojejunostomie
3=Pancreatojejunostomie

- Bei kleinem Pankreasschwanztumor: Pankreaslinksresektion (= Korpus + Schwanz) und Entfernung der Milz + peripankreatische Lk (in Studien wird diese Op auch laparoskopisch mit Milzerhalt durchgeführt, sehr schwierig und aufwändig)
- Palliativ-Op (nicht kurabler Tumor): biliodigestive Anastomose bei Ikterus ⇨ Choledochojejunostomie: Dünndarmschlinge wird an den dilatierten Choledochus genäht
Beseitigung einer Magenausgangsstenose (bei Duodenalkompression) ⇨ Gastroenterostomie. Oft müssen auch beide palliativen Operationen kombiniert werden.

- Zusätzliche Verfahren: In Erprobung ist eine neoadjuvante Radiochemotherapie (= vor Op zu Tumorverkleinerung, um eine Operabilität zu erreichen = Down-Staging).
Eine intraoperative Radiotherapie (IORT) soll eine Verbesserung der Überlebensrate und Reduktion der Schmerzen erbringen. Auch mögl. ist eine adjuvante (= postoperative) Chemotherapie mit 5-FU/Folinsäure, evtl. + Cisplatin od. mit Gemcitabin, ggf. auch über eine regionale Perfusion über den Truncus coeliacus/A.gastroduodenalis.

- Nach Totalresektion des Pankreas müssen Pankreasenzyme (per os) u. Insulin (s.c.) lebenslang substituiert werden (der Diabetes ist dabei häufig sehr schwer einstellbar). Eine feste Nachsorge ist nicht etabliert (bringt keinen Überlebensvorteil), ggf. klinische Kontrollen alle 3-6 Mon. u. regelmäßige BZ-Kontrolle bei Pat. mit Teilresektion.

- Selbsthilfegruppen: Arbeitskreis der Pankreatektomierten e.V., Thomas-Mann-Str. 40, 53111 Bonn, Tel.: 0228 33889-251, Fax: -253, Internet: www.adp-bonn.de

Prog: Nur 10-30 % d. Pat. sind überhaupt für eine Resektion geeignet, Op-Letalität hoch: 2-10 % 5-JÜR auch nach Radikal-Op noch **sehr schlecht**, dann ca. 5- bis 15%ige 5-JÜR!
Mittlere Überlebenszeit ohne Resektion (palliative Maßnahmen): **6-9 Monate**, 5-JÜR = fast **0 %**. Die schlechteste Prognose haben das azinäre Adeno-Ca und das undifferenzierte Karzinom, beste Lebenserwartung hat ein operiertes Papillenkarzinom und ein operiertes Stadium $T_1N_0M_0$ (aber immer noch relativ schlecht mit einer 5-JÜR von ca. 40 %).

Kompl: * Todesursache: Metastasierung mit Kachexie, seltener Blutung
Op: * Nahtinsuffizienz der Anastomosen, Blutung
* Restpankreatitis, Restpankreasfisteln, Lymphfisteln (Chylaskos)
* DIC (= Verbrauchskoagulopathie)

DD: - **Chronische Pankreatitis**, Zysten des Pankreas
- Pankreaslipomatose (Pankreas ist in der Sonographie homogen echoreicher)
- Embryonaler Tumor (Kindesalter): Pankreatoblastom
- Neuroendokrine Tumoren im Pankreas (s.u. Kap. APUD-Zellsystem)
- Benigne Pankreastumoren (Lipom, Kapselfibrom, extrem selten), meist **zystische Adenome** (seltener solide), fließende Übergänge zwischen präneoplastischem Zystadenom und Zystadenokarzinom mögl.
Ther: eine operative Resektion und Histologie ist letztlich immer erforderlich. Als operatives Verfahren kann bei benignem Tumor eine Pankreassegmentresektion erfolgen. Dabei wird der Kopf abgesetzt und belassen und der Schwanzrest wird mit einer Y-Roux-Jejunumschlinge anastomosiert. Vorteil: durch genügend verbleibendes Pankreasgewebe kommt es nicht zur exokrinen od. endokrinen Insuffizienz.

PANKREASTRANSPLANTATION

Ind: Insulinpflichtiger **Diabetes mellitus** (Typ I) mit sekundären Komplikationen, insb. bei terminaler **Niereninsuffizienz** (⇨ gleichzeitige Pankreas- + Nierentransplantation indiziert) und extrem instabiler Diabetes (sog. "brittle Diabetes")

Path: ♦ HLA-Typisierung (Kompatibilität von Spender und Empfänger?), Cross-match (Ausschluss zytotoxischer Antikörper) präoperativ erforderlich (⇨ inguinaler Lk des Spenders in das Typisierungslabor senden)
- ♦ En-bloc-Entnahme beim Spender von Leber, Pankreas, Duodenum und Milz + Nieren
- ♦ Transport des Organs in kalter University-of-Wisconsin-Lösung, HTK-Lösung oder Silika-Gel-filtriertem Plasma (Dauer **max. 16 Std**.)
- ♦ Lok: Meist heterotope Implantation im re. Unterbauch mit Anschluss an die A.iliaca com. und V.iliaca ext., Pankreasgang mittels Duodenozystostomie in die Harnblase od. Darm

Epid: ◊ Erste Transplantation 1966, weltweit werden z.Zt. ca. 1.600 Pankreastransplantationen pro Jahr durchgeführt (meist als kombinierte Pankreas-Nieren-Transplantation).
Im Jahr 2014 wurden in Deutschland 120 Pankreastransplantationen (90 % sind mit einer Nierentransplantation kombiniert) durchgeführt, ca. 250 Pat. stehen auf der Warteliste.

◊ Isolierte Inselzell-Transplantationen bei Diabetes mellitus bisher ohne Erfolg

Ther: • Operativ:
- − Transplantation als Pankreassegmenttransplantation oder als Pankreasduodenaltransplantation mögl.
- − **Pankreasduodenaltransplantation in Kombination mit Nierentransplantation** (85 % werden heute kombiniert durchgeführt): kontralaterale (zur transplantierten Niere) Implantation des Pankreas in der Fossa iliaca mit Anschluss an die Iliakalgefäße
Ableitung des Pankreasganges mit dem explantierten (verschlossenen) Dudenalsegment in die **Blase** (Vorteil: Kontrollen über Urin und transurethral mittels Katheter möglich) od. in den Dünndarm (Vorteil: physiologische Ableitung)
- − Peri- und postoperative Antibiotikaprophylaxe (z.B. Cefuroxim, Zinacef® + Flucloxacillin, Staphylex®) für 1 Wo. + Prophylaxe einer Pilz- (Fluconazol, Diflucan®) und Virusinfektion (Ganciclovir, Cymeven®) für 3 Wo.
- Postoperativ: Funktionskontrolle des Glukose-Stoffwechsels, Amylase, Sonographie, Inselantikörper
- **Immunsuppression:**
Initial: Ciclosporin A (Sandimmun®) + Azathioprin (Imurek®) + Prednisolon + Antithymozytenglobulin
Später: Ciclosporin A + Azathioprin + Prednisolon
Akute Abstoßungsreaktionen: monoklonale Antikörper OKT3 (5 ml/Tag)

Prog: 85%ige 1-Jahres-Transplantatfunktionsrate des Pankreas bei kombinierter Nieren-Pankreas-Transplantation! (die Niere ist dabei mit 90 % Transplantatüberleben noch etwas besser)
Op-Letalität 5-10 %. Der Diabetes bessert sich bei 80 % d. Pat. innerhalb von einem Jahr auf Normalwerte (benötigen kein Insulin mehr).
Die Transplantation von isolierten Inselzellen des Pankreas wird schon seit Jahren für Diabetiker erforscht. Diese werden als Suspension über die Pfortader in die Leber des Pat. transfundiert. Die Ergebnisse sind aber schlecht (nach 5 J. sind weniger als 10 % d. Pat. insulinunabhängig).

Kompl: ∗ Postischämische Transplantatpankreatitis (30 % d.F.), venöse Transplantatthrombose
- ∗ Akute Abstoßungsreaktion (30 % d. Fälle)
- ∗ Virusbefall: CMV-Infektion (bei CMV-seroneg. Pat. postop. Anti-CMV-Hyperimmunglobin + Ganciclovir [Cymeven®] oral für 3 Monate)
- ∗ Postoperative Hypoglykämien
- ∗ Metabolische Azidose, rezidivierende Harnweginfekte und Harnröhrenstenosen (bei Blasendrainage)

Proph: ♥ Konsequente Immunsuppression postoperativ (gute Einstellbarkeit bei kombinierter Pankreas- und Nierentransplantation)

MILZ

Anatomie

Lage: Die Milz (Syn: Splen, Lien) liegt **intraperitoneal** unter dem li. Rippenbogen (9.-11. Rippe, Regio hypochondriaca) direkt subdiaphragmal und ist ca. 12 x 8 x 3 cm groß, 150-200 g schwer.
Die Milz grenzt an Zwerchfell, Magen, Pankreasschwanz, Querkolon (Flexura coli sinistra), li. Niere und li. Nebenniere (bei ausgeprägter Splenomegalie kann sie den li. Leberlappen berühren = sog. „kissing phenomenon" in der Sonographie).
Bänder: Lig.gastrolienale (zum Magen), Lig.phrenicosplenicum (zum Zwerchfell)
Gefäßversorgung: A.lienalis (aus Truncus coeliacus = Tripus HALLERI) und Anastomosen zu Aa.gastricae breves u. A.gastroepiploica sin. ⇨ dextra (⇨ A.hepatica com. ⇨ Tr.coeliacus)
Venös: V.lienalis (⇨ in V.portae)
Histologie: Retikuläres Netzwerk aus Milztrabekel + Milzpulpa (= Parenchym: aus roter, blutreicher Pulpa und weißer, lymphozytenreicher Pulpa)

Physiologie

Funktion: Sequestration überalterter/defekter Erythrozyten, Granulozyten, Thrombozyten ("Blutmauserung"). Speicherung von Thrombozyten (ca. 30 % d. Gesamtzahl) und Makrophagen u. Lymphozyten. Entfernung von Kernresten aus den Retikulozyten.
Infektabwehr durch das **RES** (= retikuloendotheliales System, ca. 30 % davon ist in der Milz enthalten), Lymphozytenproduktion. Fetal: Erythropoese.

Fehlbildungen

Hypoplasien, Aplasie der Milz
Akzessorische Milzen = **Nebenmilzen** (in ca. 10-30 % d.F. vorhanden)
    Lok: Milzhilus, unterer Milzpol, entlang der A.lienalis, peripankreatisch, Omentum maj., Mesenterium, Ovar
    DD: Peritoneale Splenose (verstreutes, angewachsenes Milzgewebe im Bauchraum nach Milzruptur)
Milzzysten: angeborene (dysontogenetisch) echte Zysten mit Epithel ausgekleidet
    DD: Pseudozysten od. Milzhämatom nach Trauma oder Milzinfarkten, parasitäre Zyste (mit Septierungen), Dermoidzysten, Milzhämangiome, Milzabszesse
    Ther: Beobachtung, ggf. prophylaktische Entfernung unter Schonung des Organs
Wandermilz = Splenoptosis, Lien mobilis durch fehlende ligamentäre Verbindung, erschlaffte Bauchdecke, Enteroptose, Pluripara
    Kompl: Torsion am Hilus ⇨ Verschluss der Gefäße/Milzinfarkt mögl. Ther: evtl. Splenektomie notwendig, falls Retorquierung erfolglos

MILZVERLETZUNG/-RUPTUR

Syn: Milztrauma, engl. splenic rupture, ICD-10: S36.0-

Ät:
- **Stumpfes Bauchtrauma**, linksseitiges Thoraxtrauma mit unterer Rippenserienfraktur
- Penetrierendes Bauchtrauma (Schuss-, Messerstichverletzung)
- **Spontane Ruptur** bei Bagatelltrauma bei vorbestehender Veränderung der Milz (**Splenomegalie** bei Malignomen, hämatologischen Erkrankungen, Mononukleose, usw. DD der Splenomegalie s.u.)
- Iatrogen: **Oberbauchoperationen** (Zug an Nachbarorganen, Operationshaken)

Path: ♦ Direkte Verletzung (spitze oder starke stumpfe Gewalt mit Milzzerreißung) od. Abscherung des Milzhilus (**Beschleunigungsverletzung**) ⇨ unterschieden werden: periphere

oder hilusnahe Ruptur, partielle Hilusverletzung und Hilusabriss (Abriss des Gefäßstiels)
- Klinische Formen: **einzeitige Verletzung:** Kapsel- od. Kapsel- + Parenchymverletzung mit akuter Blutung in die Bauchhöhle
zweizeitige Verletzung: zuerst Parenchymverletzung und zentrales od. subkapsuläres Hämatom, **symptomfreies Intervall** (Stunden bis Wochen), später Kapselruptur mit intraabdomineller Blutung (50 % der zweizeitigen Milzrupturen ereignen sich innerhalb der 1. Woche nach dem Trauma ⇨ engmaschige sonographische Kontrolle in dieser Zeit)

Epid: Beim Polytrauma ist die Milzverletzung die häufigste intraabdominelle Beteiligung.

Klin: ⇒ Einzeitige Milzruptur: hämorrhagischer Schock (Blutdruckabfall, Pulsanstieg)
⇒ Schmerzen im li. Oberbauch, evtl. Schmerzausstrahlung in die li. Schulter (KEHR-Zeichen), Schmerzen am sog. Milzpunkt (SAEGESSER-Zeichen: zwischen dem linken M.sternocleidomastoideus und M.scalenus)
⇒ Schmerzbedingte Schonatmung, lokale Bauchdeckenspannung
⇒ Zweizeitige Milzruptur: plötzlich einsetzende Schocksymptomatik Tage nach dem Trauma

Diag: 1. Anamnese (Kenntnis des Unfallherganges, Thoraxtrauma li., Rippenfrakturen unten li.) und klinische Untersuchung: Palpabler Tumor im li. Oberbauch?, Flankendämpfung linksseitig (BALLANCE-Zeichen), DOUGLAS-Vorwölbung, Prellmarke (Hämatom im Bereich des li. Rippenbogens)
2. **Sonographie** ⇨ subkapsuläres Hämatom (Doppelkonturen an der Milzkapsel, eine ganz frische Blutung ist manchmal noch nicht abgrenzbar), fehlende Abgrenzbarkeit der Milz, **freie Flüssigkeit** im Abdomen (DOUGLAS-Raum, perilienal, perihepatisch, unter dem Zwerchfell)
3. Röntgen-Abdomenübersicht: unscharfer Milzschatten, Zwerchfellhochstand, evtl. Verlagerung der Magenblase nach rechts und des Kolons nach kaudal
Knöcherner Thorax: Rippenserienfrakturen?, ggf. Spiral-CT, Angiographie
4. Labor: Blutbild: Hb-Abfall, Leuko- u. Thrombozytose
5. Peritoneallavage (bei unklarem Sonographiebefund) ⇨ Blutnachweis?
6. Diagnostische Laparotomie

Ther: • Konservativ: Subkapsuläre Hämatome können unter engmaschiger Sonographie-/CT-Kontrolle beobachtet werden (stationäre Beobachtung für mind. 10 Tage). Volle Sporttauglichkeit wieder nach 3 Monaten.
• Operativ: Ind: Milzruptur oder Milzgefäßverletzung
 – Mediane Laparotomie und **Inspektion** aller 4 Quadranten des gesamten Abdomens
 – Periphere Rupturen: Immer **versuchen die Milz zu erhalten** (insb. bei Kindern) mit Milznaht/Übernähung, Infrarot-Kontakt-Koagulation, Fibrinklebung/Kollagenvlies, Ligatur einer Segmentarterie, Pol-/Segmentresektion mit Laser (partielle Splenektomie) oder Kompression der Milz mit einem Vicryl-Netz.
 – Hilusverletzungen: Splenektomie (s.u.)
 – **Autologe, heterotope Reimplantation** (insb. im Kindesalter) von zerkleinertem Milzgewebe (mind. 1/3 der ursprünglichen Milzmasse) in eine Omentum-majus-Tasche bei nicht vermeidbarer Splenektomie

Prog: Traumatische Milzrupturen 5-15 % Letalität, je nach weiteren Organverletzungen

Kompl: ∗ Poly-/Bauchtrauma: **Mitverletzungen anderer innerer Organe** (Pankreas, Darm, Zwerchfell, Leber, Lunge, Gefäßverletzungen) ausschließen!
Rippenserienfrakturen
∗ Ausbildung von posttraumatischen Pseudozysten
Op: ∗ Nahtinsuffizienz ⇨ evtl. Reoperation und Splenektomie
∗ Splenosis = Versprengung von Milzgewebe in den Bauchraum durch das Trauma (eher positiv zu werten, bei 2/3 d. splenektomierten Pat. szintigraphisch nachweisbar)
∗ Folgen einer Splenektomie s.u.

DD: – Echte Milzzysten, parasitäre Zysten
 – Milzabszess (bei Sepsis)
 – Milzhämangiome, Dermoidzysten

SPLENEKTOMIE

Syn: Milzentfernung, Milzexstirpation, engl. splenectomy

Ind:
- **Radikal tumorchirurgische Op** (Entfernung der Metastasenstation) bei Magenkarzinom, Pankreaskarzinom, in die Milz eingewachsene Karzinome der li. Kolonflexur od. des Ovars
- **Milzkapselverletzungen**, die nicht genäht werden können, **Milzhilusverletzungen**
- Hyperspleniesyndrom: bei **Splenomegalie** = Milzvergrößerung (z.B. durch Milzvenenthrombose, Lebererkrankungen, Felty-Syndrom, Osteomyelofibrose, Echinokokkose); Path: vermehrte Sequestration aller Zellen (Panzytopenie) u. vermehrtes Blut-pooling in der Milz
- **Hämolytische Anämien**: hereditäre Sphärozytose, Thalassämie (bei Versagen der konservativen Therapie, Klin: Ikterus, Milztumor, Bürstenschädel, Cholelithiasis, Infantilismus, Ät: aut.-dom. u. aut.-rez. erbliche Defekte), Störung des Immunsystems
- **Morbus WERLHOF** (= idiopathische thrombozytopenische Purpura, Verlaufsformen: akut meist Kinder/Jugendliche, chronisch Erwachsene), Klin: Hämorrhagien der Haut (Petechien), Schleimhäute (Epistaxis, Menorrhagien), GI-Trakt, Ind: Versagen der konservativen Kortikoidtherapie (mind. 6 Monate, ca. 1/3 d.F.)
- HIV-bedingte Purpura (bei Versagen der med. Therapie)
- Primärer Milztumor: Hämangiom, Lymphangiom, Splenom, Hämangio- oder Lymphangiosarkom
- Sekundäres Milzneoplasma: Staging-Laparotomie bei HODGKIN-Lymphom = Lymphogranulomatose (Ind: zur pathologischen Stadieneinteilung (Splenektomie, oder Teilresektion + Punktionen von Leber u. Lymphknoten), wenn eine alleinige Strahlentherapie wahrscheinlich in Frage kommt = Stadium I u. II ohne Risikofaktoren), nur noch selten angewendet
- Traumatische od. entzündliche Milzvenenthrombose mit Ösophagusvarizen
- Proximale splenorenale Shunt-Op (LINTON-Shunt) bei portaler Hypertonie

Path: Milzentfernung: **Proliferation des übrigen RES**, bei vorhandenen Nebenmilzen folgt eine Hypertrophie dieser, Verminderung des portalen Blutflusses um 25 %, Knochenmarkaktivierung (gelbes ⇨ rotes Knochenmark).

Diag:
1. Anamnese und klinische Untersuchung: Perkussion und Palpation ⇨ die nicht vergrößerte Milz ist (außer bei sehr mageren Personen) nicht zu tasten:
   Tastbare Milz ⇨ Splenomegalie (aber nicht alle vergrößerten Milzen sind zu tasten)
2. Labor: Blutbild, Gerinnungsstatus
3. **Sonographie:** Splenomegalie? ⇨ Größenbestimmung sehr gut durchführbar (Norm: „4711-Regel" = 4 x 7 x 11 cm groß), Verplumpung der Organform
4. Milzszintigraphie: bei autoimmunhämolytischer Anämie, Morbus Werlhof, Hyperspleniesyndrom mit markierten Erythrozyten (^{99m}Tc-markierte Erythrozyten ⇨ Milz Hauptabbauort der Erythrozyten, Nebenmilzen?)
5. Morbus WERLHOF: diagnostische Induktion einer funktionellen Asplenie durch wärmealterierte Erythrozyten (diese verstopfen die Milz) ⇨ steigt die Thrombozytenzahl an, ist eine Splenektomie erfolgversprechend; steigt die Zahl nicht an, ist die Splenektomie nicht indiziert.

Ther:
- Operativ:
  - Laparotomie mit Rippenbogenrandschnitt li. (bei unklarem Bauchtrauma mediane Laparotomie), Mobilisation der Milz und Luxation aus dem Milzbett durch Lösen vom Zwerchfell (Lig.phrenicosplenicum), Unterbindung der A. und V.lienalis am Milzhilus und der Gefäße im Lig.gastrolienale, Entnahme der Milz.
  Bei elektiver Op-Situation und kleiner Milz erfolgt der Zugang heute zunehmend laparoskopisch.
  - Hämolytische Anämie: zusätzlich Mitentfernung aller Nebenmilzen (präoperative Milzszintigraphie wichtig)
  - Morbus WERLHOF: präop. ggf. IgG-Gabe, nach Splenektomie die symptomatische Kortikoidtherapie noch einige Zeit weiterführen
  - Postoperativ: am 1. postop. Tag noch Infusionstherapie, danach Vollkost oder bei Pro-

blemen langsamer Kostaufbau in üblicher Weise (Tee, flüssige Kost, passierte Kost, Schonkost). Wunddrainage am 2.-3. Tag in den Verband ableiten, Fäden ex am 10. Tag
- Prä-/Postoperativ: so früh wie möglich Pneumokokkenvakzination (s.u.)
- Konservativ: bei chronischer Myelose evtl. Radiatio der Milz

Prog: Elektive Splenektomie 1-3 % Letalität, Notfalleingriffe (Trauma, Sepsis) bis 15 %
Gutachterliche Bewertung des Milzverlustes: MdE auf Dauer 10 % (im ersten Jahr 30 %)

Kompl: * **Op: Blutverlust** durch Blutung aus dem Milzbett, Pankreasschwanzverletzung, Verletzung von Magen oder Kolon, Milzbettinfektion, subphrenischer Abszess, Lungenatelektase li. basal, basaler Pleuraerguss
* Magenperforation der großen Kurvatur, Magenatonie
* Übersehen von Nebenmilzen ⇨ Rezidiv der Grunderkrankung

Postop: * Allgemeine **Adynamie**, schlechtere Regulation auf Hypotonie, Verdauungsstörungen, Alkoholintoleranz, Nervosität, Schwitzen, Schlafstörungen
* **Infektanfälligkeit** und erhöhte Sepsisgefährdung, insb. Pneumokokken (50 % d.F.), gefolgt von Meningokokken und Haemophilus influenzae Typ b im Kindesalter bis zur Pneumokokkensepsis ⇨ Proph: Pneumokokkenvakzination, s.u.
* **OPSI-Syndrom** (<u>o</u>verwhelming <u>p</u>ost <u>s</u>plenectomy <u>i</u>nfection) = schwerste Abwehrschwäche mit foudroyant verlaufender Sepsis (meist Pneumokokken, E.coli od. Haemophilus influenzae Typ b), DIC und Multiorganversagen, hohe Letalität: 50-70 %
Proph: **Möglichst nicht vor dem 6. Lj. splenektomieren!**, Impfung (s.u.)
Größte Sepsisgefahr ist in den ersten 3 Jahren nach Splenektomie.
* Passagere Thrombozytose ⇨ **Thromboseneigung!** und vermehrt ischämische Herzerkrankungen; Ther: bei >400.000 Thrombozyten/μl ⇨ Acetylsalicylsäure (z.B. Godamed®100TAH 2-3x tgl. 1 Tbl.)
* Leukozytose, Eosinophilie, Mastzellvermehrung
* Passager vermehrt Erythroblasten, HOWELL-JOLLY-Körperchen (= Chromatinreste in den Erythrozyten) u. HEINZ-Innenkörperchen (= denaturiertes Hämoglobin in d. Erythrozyten)
* Vermehrte Fe-Speicherung in der Leber und Cu-Speicherung im Gewebe, Erhöhung von Siderozyten u. evtl. Target-Zellen im Blut

Proph: ♥ Möglichst keine Splenektomie vor dem 6. Lj. (Proph. des OPSI-Syndroms); ist diese nicht vermeidbar, dann bei Kindern unter 7 J. **Penizillin - Prophylaxe** für 6 Jahre (oral od. 1,2 Mega-Depot-Penizillin alle 4 Wo.).
♥ Impfung: Kinder u. Erwachsene Durchführung der **Pneumokokkenvakzination** (Pneumovax®23 od. Pneumopur®, 1 x 0,5 ml i.m., bei elektiver (= geplanter) Splenektomie Vakzination 4 Wo. präop., sonst 2 Wo. postop. und Auffrischung bei Kindern (unter 10 J.) alle 3 Jahre, bei Erwachsenen nach 6 J.), zusätzlich wird für Kinder und hämatologische Pat. eine Haemophilus-B-Impfung (HIB-Vaccinol®) u. Meningokokken (Mencevax®) empfohlen.
♥ **Thromboseprophylaxe postoperativ!**

DD: – **Splenomegalie:** Pfortaderhochdruck, Leberzirrhose, toxischer Leberzellschaden, BANTI-Syndrom (Hepato- + Splenomegalie),
Milzvenenthrombose, Milzzyste, Milzabszess,
hämolytische Anämien, hereditäre Sphärozytose, Polycythaemia rubra vera, myeloproliferative Erkrankungen, Osteomyelosklerose, Leukosen, maligne Lymphome, HODGKIN-Lymphom, Splenom (benigne), Hypersplenisyndrom,
rheumatoide Arthritis (STILL-Krankheit im Kindesalter, FELTY-Syndrom im Erwachsenenalter), REITER-Krankheit, systemischer Lupus erythematodes,
Speicherkrankheiten (Lipoidosen, Glykogenosen, Morbus WILSON, Amyloidose),
Infektionserkrankungen (Mononukleose, Röteln, Toxoplasmose, Typhus abdominalis, Brucellose, Leptospirosen, Virushepatitis, Viruspneumonie, Rickettsiosen, Tuberkulose, Schistosomiasis, Kala-Azar, Malaria, Echinokokkosen),
Tumormetastasen in der Milz

– DD eines Tumors im li. Oberbauch: Splenomegalie, Magentumor, Kolontumor, Pankreastumor (Schwanz), Nierentumor, Nebennierentumor, vergrößerter li. Leberlappen/Tumor

ZWERCHFELL

Anatomie

Das **Diaphragma** ist eine Muskelsehnenplatte. Es besteht aus einem quergestreiften muskulären Anteil und d. zentralen Sehnenplatte (**Centrum tendineum**, s. Abb. von abdominal betrachtet), innerviert v. N.phrenicus (C3, C4, C5).

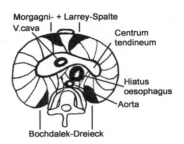

Ansatz: Sternum, Rippenbogen, LWK 1-3

Durchtrittsstellen: Foramen V.cavae, Hiatus oesophageus (Ösophagus + Truncus vagalis), Hiatus aorticus (Aorta + Duct.thoracicus)

Bindegewebig verschlossene Lücken:
- ventral am sternokostalen Übergang ⇨ MORGAGNI-Spalte rechts und LARREY-Spalte links
- dorsal ⇨ BOCHDALEK-Dreieck (= Trigonum lumbocostale) häufiger links als rechts vorhanden

⇨ **Herniationen** und **Entzündungsübergriffe** aus dem Bauchraum in den Thorax möglich.

Arterien: A.pericardiacophrenica + musculophrenica + phrenicae sup. aus der Aorta von kranial, von kaudal (Bauchseite des Zwerchfells) Aa.phrenicae inf. aus der Aorta od. dem Truncus coeliacus.

Physiologie: Atemmuskel, bei Ausfall ⇨ Zwerchfellhochstand durch abdominellen Überdruck

ZWERCHFELLRUPTUR

Syn: Zwerchfellriss, engl. diaphragmatic rupture, ICD-10: S27.81

Ät: – Traumatisch: Bauchtrauma (**stumpfes**, 90 % d.F.) od. Thoraxtrauma ⇨ Kompression
– Selten direkt perforierend durch Stich- od. Schussverletzung

Path: ♦ Scherkräfte an der unteren Thoraxapertur
♦ **Prolaps von Eingeweiden in den Thoraxraum** (keine Hernie, da ohne peritonealen Bruchsack, da das parietale Peritoneum ebenfalls rupturiert)
♦ Lok: meist **links** (ca. 90 % d.F., auf der rechten Seite schützt die Leber das Zwerchfell vor großer Gewalteinwirkung), am **Centrum tendineum** mit Mitzerreißung des parietalen Peritoneums

Klin: ⇨ **Häufig verkannte Unfallfolge** bei polytraumatisierten Patienten!, kann klinisch unauffällig bleiben und erst viel später zufällig erkannt werden.
⇨ Eingeweideprolaps ⇨ Ventilationsstörungen, Arrhythmie
⇨ **Cave!** Gefahr der **Inkarzeration** von prolabierten intraabdominalen Organen ⇨ Darmparese, Ileus, Blutung
⇨ **Begleitverletzungen** (Darmzerreißung, Leberruptur, Milzruptur, Blutung)

Diag: 1. Anamnese und klinische Untersuchung, Perkussion: Dämpfung, Auskultation: Darmgeräusche über dem Thorax
2. Röntgen: Unscharfe Zwerchfellkontur (meist links), Darmschlingen im Thorax, Mediastinalverlagerung, basale Verschattung, Hämatothorax. Methode der Wahl ist das CT.
Ein unauffälliger Rö-Befund ist kein Beweis für ein intaktes Zwerchfell!
3. Sonographie: Unterbrochene Zwerchfelllinie, Ausschluss anderer intraabdominaler oder thorakaler Begleitverletzungen (s. Kap. Bauchtrauma)

4. Bei Verdacht auf Zwerchfellverletzung: **keine blinden Pleurapunktionen** od. BÜLAU-Drainage-Anlage wegen der Gefahr einer mögl. Darmverletzung!

Ther:
- Operativ: Ind: bei kardiorespiratorischer Insuffizienz Sofortoperation, sonst Op im Anschluss an die Versorgung anderer lebensbedrohlicher Verletzungen
  - Laparotomie (seltener über eine Thorakotomie), Darstellung des Defektes, Zurückverlagerung der vorgefallenen Eingeweide und Naht der Zwerchfellruptur
  - Anlage einer BÜLAU-Drainage (muss die BÜLAU-Drainage schon präoperativ angelegt werden ⇨ **hohe Drainage**, z.B. im 2. ICR wegen der Gefahr der Verletzung prolabierter intraabdominaler Organe)

Prog: Bei nicht rechtzeitiger Versorgung Inkarzerationsgefahr des Darmes mit hoher Letalität

Kompl:
* **Inkarzeration** von Darmanteilen in die entstandene Zwerchfelllücke
* Intraperikardiale Zwerchfellruptur ⇨ Prolaps von Darmanteilen in d. Herzbeutel (selten)

Op: * Bei "blinder" Anlage einer BÜLAU-Drainage (insb. bei zu tiefer Eintrittsstelle) ⇨ Verletzung prolabierter intraabdominaler Organe (z.b. Magen- oder Darmperforation)

DD:
– Relaxatio diaphragmatica: Erschlaffung einer Zwerchfellhälfte mit Hochstand, meist linksseitig; Ät: N.phrenicus-Parese, degenerative Gefügedilatation, kongenitale Muskelschwäche; Op-Ind: bei Symptomatik (Atembeschwerden, Arrhythmien, rezidivierende Pneumonien); Ther: Zwerchfellraffung unter Schonung des N.phrenicus, bei ausgedünntem Zwerchfell evtl. Muskelplastik aus dem M.latissimus dorsi
– Zwerchfellhernien (s.u.), andere mediastinale Raumforderungen

ZWERCHFELLHERNIEN

Syn: Hernia diaphragmatica, engl. diaphragmatic hernia, ICD-10: K44.-

Ät: – **Nicht traumatische Hernien:**
A) Kongenitale Hernien (Neugeborene): Zwerchfelldefekte u. Aplasien durch kongenitale Hemmung in der Ausbildung der Pleuraperitonealfalte, Löcher im **Centrum tendineum** = Foramen phrenicum congenitale persistens
B) Erworbene Hernien:
  · Hernien am **Hiatus oesophageus (= Hiatushernien):** am häufigsten, zwei Formen: axiale Gleithernie, paraösophageale Hernie
  · Hernia diaphragmatica sternocostalis/parasternalis = **MORGAGNI-Hernie** rechts, **LARREY-Hernie** links (selten), oder auch beidseitig vorkommend
  · Hernia diaphragmatica lumbocostalis = **BOCHDALEK-Hernie**: meist links (rechts liegt die Leber davor)
  · Zwerchfellhernie durch das Foramen V.cavae od. den Hiatus aorticus
  · Entzündliche Zwerchfellhernie
– **Traumatische "Hernien" (Prolaps): Zwerchfellruptur,** ohne peritonealen Bruchsack, meist links (90-95 %), da die Leber auf der rechten Seite Stöße abfängt und einen Eingeweidevorfall verhindert. Locus minoris resistentiae: Centrum tendineum

Klin:
⇒ Kann je nach Größe zunächst asymptomatisch sein
⇒ Schmerzhaftes Druckgefühl hinter dem Sternum
⇒ Passagestörung durch Torsion oder Abknickung der prolabierten Eingeweide (Erbrechen, Stuhl- u. Windverhalt, Ileus, Blutung)
⇒ Kardiopulmonale Erscheinungen durch die intrathorakale Raumforderung (Tachykardie, Rhythmusstörungen, Dyspnoe u. Tachypnoe)

Diag: Cave: **keine blinde Pleurapunktion bei V.a. Zwerchfellhernie!**
1. Klinische Untersuchung: Darmgeräusche über dem Thorax (insb. bei Zwerchfellruptur)
2. Röntgen: Thorax in 2 Ebenen + Durchleuchtung: Mediastinalverdrängung, Herzverlage-

rung, Luft- u. flüssigkeitsgefüllte Magen- od. **Darmanteile** in der Pleurahöhle
Kontrastdarstellung der Nachbarorgane (Ösophagus, Magen, Kolon, Nieren), ggf. CT

Ther:
- Operativ: Ind: Absolute Indikation bei Einklemmung, Ileus, Akutem Abdomen, Perforation und Beeinträchtigung der Atmung.
  Relative Indikation bei allen Hernien, die keine oder nur geringfügige Symptome machen. Vor Gravidität sollte zur Op geraten werden, da sich die Hernie durch die "kindliche Raumforderung" vergrößern kann.
  - Transabdominelles Vorgehen: bei Neugeborenen und Säuglingen, bei sternokostalen u. lumbokostalen Hernien, bei traumatischen Hernien ⇨ Reposition des Bruchinhaltes in die Bauchhöhle u. Verschluss durch **Naht** (bei Erwachsenen heute auch mit laparoskopischem Zugang)
  - Transthorakales Vorgehen bei traumatischen Hernien ohne Anhalt für abdominelle Verletzungen auch mögl.
  - Plastischer Zwerchfellersatz: sehr große Defekte werden von einem Rippenbogenrandschnitt mit mobilisiertem M.transversus abdominis od. einem **Kunststoffnetz** (z.B. PTFE = Polytetrafluorethylen-Netz) gedeckt
  - Postoperativ: BÜLAU-Saugdrainage der entsprechenden Thoraxseite für 1-2 Tage

Prog: Bei früher Op-Indikation geringe Letalität, keine sichere Rezidivverhütung

Kompl: * Kongenitale Zwerchfellhernie: meist Lungenhypoplasie auf der Seite der Zwerchfellhernie ⇨ postpartal vitale Bedrohung durch respiratorische Insuffizienz

DD:
- Raumforderung mediastinal, Lungen- u. Pleuratumoren, Pleuraempyem, Lungenabszesse, Perikarderkrankungen, primäre Zwerchfelltumoren (Lipome, Fibrome, Sarkome)
- Relaxatio diaphragmatica (Erschlaffung des Zwerchfells, z.B. N.phrenicus-Lähmung) meist linksseitig ⇨ Ther: Zwerchfellraffung, evtl. Muskelplastik aus M.latissimus dorsi

HIATUSHERNIEN

Syn: Zwerchfellhernie am Hiatus oesophageus, engl. hiatus hernia, ICD-10: K44.-

Ät:
- Bindegewebsschwäche ⇨ Bänder, die die Kardia halten sind zu schlaff
- Intraabdominelle Druckerhöhung (insb. bei Adipositas)
- Spasmus des gesamten Ösophagus zieht den Magen hoch (selten)

Etlg:

Axiale Gleithernie (85 %) = Hernie liegt in Achse des Ösophagus, die Kardia gleitet in den Thorax
Paraösophageale Hernie: Hernie liegt neben d. Ösophagus und besteht aus Magenfundus, Kardia an normaler Stelle, erweiterter Hiatus oesophageus. Extremform: **Thoraxmagen** = upside-down-stomach mit Magenvolvulus
Mischhernien aus Gleit- u. paraösophagealer Hernie zusammengesetzt

axiale Gleithernie | paraösophageale Hernie

Path:
- Axiale Gleithernie: Verlagerung von Kardia und Magenfundus in das hintere Mediastinum, der Peritonealüberzug der Kardia bildet dabei einen inkompletten Bruchsack.

Mischhernie | upside-down stomach

Schließfunktion d. UÖS ist bei Lage im Thorax nicht mehr gewährleistet (durch die verminderte Längsspannung des Ösophagus **erschlafft** die scherengitterartig angeordnete Muskulatur zunehmend ⇨ Sphinkterdurchmesser wird größer) ⇨ **Reflux** mögl. ⇨ Refluxösophagitis, Sodbrennen

Zwerchfell | Seite 281

- ♦ Paraösophageale Hernien: meist links vom Ösophagus gelegene Herniation des Magenfundus, von Peritoneum gebildeter Bruchsack ⇨ keine Refluxzeichen, da die Kardia nicht verlagert ist (Schließfunktion normal)

Epid: Prädisp.alter: >50. Lj., Häufigkeit bei über den 60-jährigen ca. 30-50 %!

Klin:
⇒ Allgemein: Die meisten Patienten haben **keine Beschwerden** (60 %) = Zufallsbefund
⇒ Gleithernie: **Refluxzeichen** (s. Kap. Refluxösophagitis)
⇒ Paraösophageale Hernie: ROEMHELD-Syndrom = gastrokardialer Symptomenkomplex: Hernie ⇨ Verdrängung des Mediastinums und des Herzens, v.a. nach Mahlzeiten (⇨ kardiale Symptome, z.B. Tachykardie, Extrasystolen, Angina pectoris)
⇒ **Dysphagie** (Schluckbeschwerden) bedingt durch Stenosierung des Ösophagus durch den interponierten Magen, Oberbauchschmerzen, retrosternaler Schmerz, Völlegefühl, Aufstoßen, Übelkeit
⇒ Ulzerationen, Blutungen im Bereich der Hernie mögl. ⇨ chronische hypochrome Anämie

Diag:
1. Anamnese und klinische Untersuchung
2. **Röntgen:** Thorax ⇨ epiphrenische Luftsichel (= Magen im Thoraxraum)
   Ösophagusbreischluck: Stenose am Ösophagus/Magenübergang durch membranartigen Ring (= SCHATZKI-Ring) oder durch das Diaphragma (axiale Gleithernie), Durchleuchtung mit Provokation in Kopftieflage
3. **Endoskopie** (ÖGD) + Provokation (= Druck auf den Bauch von außen)

Ther:
- Konservativ: axiale Hernie ⇨ medikamentöse od. endoskopische Ther. der Refluxkrankheit (s.o. Kap. Refluxösophagitis)
- Operativ: Ind: Allgemein bei Inkarzeration, Blutung, Kardiainsuffizienz, bei paraösophagealer Hernie **absolute Op-Ind.** wegen Einklemmungs- und Inkarzerationsgefahr
  - Axiale Gleithernie: transabdomineller Zugang, Reposition des Bruchinhaltes, Fundoplicatio n. NISSEN-ROSETTI oder Semifundoplicatio n. TOUPET od. Hiatoplastik mit Fundopexie
  - Paraösophageale Hernie: Verschluss der Zwerchfelllücke + ventrale Gastropexie des Fundus (Fundopexie), evtl. + Fundoplicatio oder Semifundoplicatio
  - Postoperativ: Nahrungskarenz für 2-3 Tage (Infusionstherapie), dann langsamer Kostaufbau
  - Die Eingriffe werden heute oft **laparoskopisch** durchgeführt (Vorteil: sofortiger Kostaufbau mögl.)

Fundoplicatio

Fundopexie

Hiatoplastik

Prog: Rezidive nach Op ca. 10-20 %

Kompl:
* Mediastinalverdrängung durch Bruchsack ⇨ **kardiale Komplikationen**
* Axiale Gleithernie: **Refluxösophagitis**
* Paraösophageale Hernien: **Einklemmung, Inkarzeration**, Perforation, Strangulation, Magenvolvulus (Thoraxmagen) im Bruchsack, selten auch Verlagerung der Milz, des Omentum majus, eines Teiles des Colon transversum mögl.
* Ulkus im Bereich des Schnürrings (riding ulcer)
* Syntropie von Hiatushernie und Gallensteinen 30-40 %!

Op: * Postoperativ **vermehrt Blähungen** (Luft geht nicht mehr über den Ösophagus ab und muss sich den Weg durch den Darm suchen), Schluckbeschwerden (wegen der Verengung durch die Fundoplicatio)

DD:
- KHK, Herzinfarkt
- Traumatische und innere Hernien des Zwerchfells
- Mediastinaltumoren (insb. Zysten)

– Epiphrenales Ösophagusdivertikel, Brachyösophagus (Längsschrumpfung der Speiseröhre, angeboren oder nach Entzündung), Endobrachyösophagus, Ösophaguskarzinom, Kardiakarzinom

TUMOREN DES ZWERCHFELLS

Ät: – Primäre Tumoren (selten): Lipome, Fibrome, Angiome, Sarkome
– Sekundäre Tumoren: Infiltration von Tumoren aus Nachbarorganen (Magen, Ösophagus, Leber, Kolon, Lunge, Pleura)

Klin: ⇒ Meist **Zufallsbefund**, primäre Zwerchfelltumoren sind meist symptomlos und werden meist als Tumoren der Nachbarorgane fehlgedeutet
⇒ Tumorinfiltration des Zwerchfells ⇨ paradoxe Zwerchfellbewegung mögl., Dyspnoe

Diag: 1. Anamnese und klinische Untersuchung
2. Röntgen: Abdomen und Thorax, CT, ggf. MRT (koronare Schichten)
3. Sonographie: abdominale Raumforderung, Zwerchfelllinie
4. Häufig erst intraoperative Abgrenzung zw. primärem u. sek. Zwerchfelltumor mögl.

Ther: Operativ: radikale Exzision im Gesunden und Zwerchfellnaht, evtl. Deckung mit Omentum od. Kunststoffnetz bei großem Defekt

DD: – Zwerchfellhochstand:
Erkrankungen im Thoraxraum: Pneumonie, Lungentumoren, Atelektase, Infarkt, Pleuritis, Pleuratumoren
Neurogene Ursache: N.phrenicus-Parese, hohe Querschnittlähmung (N.phrenicus aus der Nervenwurzel C4)
Abdominale Ursache: Lebervergrößerung (Zirrhose, Tumor, Metastasen, Abszess), subphrenischer Abszess (Gas- und Spiegelbildung unter dem Zwerchfell), Chilaiditi-Syndrom (Interposition des Kolons zw. Leber u. Zwerchfell), Magen-/Kolonüberblähung, Splenomegalie, Aszites, Meteorismus, Zöliakie, Schwangerschaft
– Zwerchfelltiefstand: Spannungspneumothorax, Asthma bronchiale, obstruktives Emphysem, Bronchialventilstenose (z.B. bei Bronchialkarzinom, Fremdkörperaspiration)
Enteroptose (= Darmsenkung, z.B. nach Abmagerung, Entbindung)
– Tumoren der Nachbarorgane (infiltrierend wachsend oder nicht infiltrierend das Zwerchfell verdrängend)

RETROPERITONEUM

Anatomie

Vom Zwerchfell bis zur Linea terminalis des kleinen Beckens reichend, zwischen Peritoneum parietale und der dorsalen Bauchwand liegend. Verbindung zu intraabdominellen Organen durch das Meso sowie mit den sekundär retroperitonealen Organen Pankreas, Duodenum, Colon ascendens und descendens und Teilen der Leber. Von Binde- und Fettgewebe durchsetzt.
Ganz retroperitoneal liegen: **Niere, Nebenniere, Harnleiter** (Ureter), Aorta abdominalis, V.cava inf., Lymphbahnen/-knoten, Cisterna chyli, sympathischer Plexus u. Ganglien.
Im Bereich des Beckens (Subperitonealraum) liegen Blase, Prostata, Vagina (Uterus) u. Rektum.

RETROPERITONEALE BLUTUNGEN

Syn: Retroperitoneales Hämatom, ICD-10: traumatisch bedingt S36.83

Ät: – Traumatisch: Wirbeltrümmerfraktur, Beckenringfraktur, Nierenverletzung
– Zerreißung der großen Gefäße, Aneurysmaruptur, Tumorblutungen
– Antikoagulanzienblutung

Path:
- Gefäßzerreißungen durch Beschleunigungs-/Dezelerationstrauma od. Frakturfragmente
- Primäre Blutung aus den Frakturen
- Kleinere Blutungen im Bereich des Retroperitoneums **tamponieren sich selbst** und bedürfen daher keiner operativen Therapie.

Klin: ⇒ Kleinere Blutungen sind symptomarm od. klinisch stumm.
⇒ Früher Volumenmangelschock bei Massenblutung (arteriell)
⇒ **Retroperitonealer Schmerz** (mit Ausstrahlung in Schulter, Sacrum, Leiste, Hoden)
⇒ Evtl. paralytischer Ileus

Diag: 1. Anamnese und klinische Untersuchung: Flankenschmerz, Flankendämpfung, Flankenhämatom, Skrotalhämatom
2. Sonographie: Verwaschene Nierenkontur, retroperitoneale Flüssigkeit
3. Röntgen: Abdomenübersichtsaufnahme ⇨ **unscharfer Psoasrandschatten**
IVP (intravenöse Pyelographie) zur Darstellung der ableitenden Harnwege (Ureter dient als diagnostische Leitstruktur)
Spiral-CT-Angiographie od. DSA zur Diag. des Gefäßstatus
4. Labor: BB, Urinstatus und Harnsediment

Ther:
- Konservativ: Bei retroperitonealem Hämatom **abwartende Haltung** und Beobachtung, Volumenersatz, Gerinnungskontrollen (Cave: DIC), evtl. Substitution von Gerinnungsfaktoren, bei Ileus frühe Stimulation des Darmes (z.B. Pyridostigmin, Mestinon® i.v.)
- Operativ: Ind: Nierenverletzung (s. Kap. Niere), Harnleiter-, Blasenruptur, persistierende Blutungen
  – Laparotomie, Umstechungen der blutenden Gefäße, evtl. Tamponade
  – Bei unstillbarer Blutung im Bereich des Beckens ist evtl. die Ligatur der A.iliaca int. notwendig.

Kompl:
* Ruptur des parietalen Peritoneums ⇨ intraperitoneale Blutung
* Massenblutung ⇨ **Volumenmangelschock, DIC**
* Mitverletzung retroperitoneal und intraperitoneal liegender Organe

DD: – Harnleiterverletzung und Extravasion von Harn in das Retroperitoneum
– Retroperitoneale Tumoren

RETROPERITONEALE FIBROSE

Syn: **Morbus ORMOND** (idiopathische retroperitoneale Fibrose), Gerota-Fasziitis, engl. retroperitoneal fibrosis, ICD-10: D48.3

Ät: – Primäre Form (Morbus ORMOND, idiopathisch – vermutlich autoimmunologisch)
– Sekundäre Form (ORMOND-Syndrom) durch Strahlenfibrose, chron. Entzündungen, bei Malignomen, Narbenbildung nach Operationen od. Trauma (Blasentrauma, Beckenhämatom)
– Medikamentös: Serotonin-Antagonisten, Antibiotika, Antiphlogistika, ASS, Betablocker, Glukokortikoide, lokale Injektion sklerosierender Flüssigkeiten
– Häufig assoziiert mit anderen Autoimmunkrankheiten, z.B. Vaskulitiden, rheumatoide Arthritis, Lupus erythematodes, Thyreoiditis
– Risikofaktoren sind familiäre Häufung, Nikotinkonsum, Asbestexposition, Arteriosklerose, Vit.-E-Mangelzustände

Path: ◆ Bindegewebiger Um-/Anbau im retroperitonealen Raum, Neigung zur Hyalinisierung
◆ Führt zur **Ummauerung** der Gefäße, Nerven, Ureteren u. evtl. des Nierenhilus ⇨ Stauungsniere, venöse Abflussstörungen
◆ Lok: Meist symmetrisch der Mittellinie beginnend, **von kaudal nach kranial** ausbreitend

Epid: ◊ M > w (2:1)
◊ Inzidenz: 0,5/100.000/Jahr
◊ Prädisp.alter: 40.-60. Lj.

Klin: ⇒ Im Frühstadium uncharakteristische Symptome, wie Rücken-, Kreuzbein- oder Flankenschmerzen ⇨ meist späte Diagnosestellung
⇒ Spätstadium: Zeichen der **Nierenfunktionseinschränkung**, Oligo-/Anurie, stauungsbedingte Schmerzen
⇒ Beinödeme bei Abflussbehinderung durch Ummauerung der großen Gefäße (venöse Abflussbehinderung + Lymphstauung), Varikozele

Diag: 1. Anamnese und klinische Untersuchung
2. Labor: CRP- u. BSG-Erhöhung, Kreatinin-Anstieg bei Nierenschädigung
3. Röntgen: **IVP** (intravenöse Pyelographie) ⇨ bilaterale supravesikale Stenose der Ureteren mit Verlagerung der Ureteren nach medial, Nierenstauung, unscharfer Psoasrandschatten, evtl. Kavographie (= Kontrastdarstellung der V.cava inf.)
4. Sonographie: Nierenstauung?
5. CT / MRT: zur Abgrenzung gegen Tumoren, ggf. CT-gesteuerte Punktion und Histologie

Ther: • Konservativ: Absetzen mögl. verursachender Medikamente
Medikamentös: Glukokortikoide 4 Wo. Prednison 1 mg/kgKG, dann Reduzierung auf 5-10 mg als Erhaltungsdosis. Bei Nichtansprechen zusätzlich Immunsuppression mit Azathioprin, Methotrexat, Cyclophosphamid od. Ciclosporin A. Versucht werden kann auch der Östrogenrezeptorantagonist Tamoxifen (Wirkweise unklar).
• Operativ: Ind: Harnabflussbehinderung durch Ureterummauerung
Transperitonealer Zugang, beidseitige **Ureterolyse** und Verlagerung des Harnleiters nach intraperitoneal
• Lebenslange Nachkontrolle mit Labor (CRP, Krea), Sonographie; MRT bei V.a. Reaktivierung

Kompl: ∗ **Niereninsuffizienz**, Nierenstauung

* Ausbildung eines inflammatorischen Bauchaortenaneurysmas

Op: * **Verletzung des Ureters**, postoperative **Ureterstenose**

DD: – Evtl. Kombination mit Mediastinalfibrose (obere Einflussstauung)
– Evtl. Kombination mit primär sklerosierender Cholangitis
– Retroperitoneale Tumoren
– <u>Renale Abflussbehinderung:</u> Angeborene Fehlbildungen, Ureterstenosen, Urolithiasis, Tumoren, neurogene Ursachen (Querschnitt, diabetische Neuropathie), Entzündung der ableitenden Harnwege, vesikoureteraler Reflux, iatrogen durch Bestrahlung

RETROPERITONEALE TUMOREN

Etlg: # <u>Benigne Tumoren:</u> Lipome, Fibrome, Desmoid, Leiomyome, Angiome, Lymphangiome, Neurinome, Ganglioneurome, Schwannome
<u>Maligne Tumoren:</u> Lipo-, Fibrosarkom, Leiomyo- u. Rhabdomyosarkom, Lymphosarkom, Lymphome
Kindesalter: Neuroblastom (s.u. Kap. Kinderchirurgie)
<u>Sekundäre Tumoren/Metastasen:</u> Lymphome, eingebrochenes Kolonkarzinom, Nierenzellkarzinom, Pankreaskarzinom, Nebennierentumoren, Infiltration gynäkologischer Tumoren

Epid: Häufigkeitsgipfel: 50.-60. Lj.

Klin: ⇒ **Palpabler Tumor**, Flankenschmerz, mäßige Rückenschmerzen
⇒ Bauchschmerz, Appetitlosigkeit, Gewichtsverlust, Obstipation
⇒ Spätzeichen: Neurologische Ausfälle, Nierenversagen, Ileus

Diag: 1. Anamnese (bei unklaren Abdominalbeschwerden daran denken!) und klinische Untersuchung
2. <u>Sonographie:</u> Nierenstauung?, Lage zu Nachbarorganen und zur V.cava, Aorta
3. <u>Röntgen:</u> Abdomenübersicht ⇨ Tumorschatten im Mittel-/Unterbauch
IVP ⇨ **Verlagerung oder Ummauerung des Ureters**, Nierenstauung
CT/MRT: zur genauen Lokalisation mit bester Sensitivität und Spezifität, evtl. mit KM
4. <u>Labor:</u> Nierenretentionswerte, Tumormarker (AFP, HCG, CEA, CA 19-9)

Ther: • <u>Konservativ:</u> bei sekundären Tumoren Radiatio und evtl. Chemotherapie
• <u>Operativ:</u> Ind: bei soliden Tumoren im Retroperitoneum stets gegeben
Transabdominaler Zugang und komplette Exstirpation des Tumors (auch bei benignen Tumoren wegen letztlich unklarer Dignität ohne Nachweis im Op-Präparat notwendig, Gefahr des Rezidives und der malignen Entartung)

Prog: Sarkome: 5-JÜR 40 %, Rezidivneigung bei nicht vollständiger Entfernung, benigne Tumoren können noch nach Jahren maligne entarten.

Kompl: * Nierenversagen durch Kompression der ableitenden Harnwege
* Kompression von Gefäßen und Nerven
* Maligne Entartung benigner Tumoren
Op: * Rezidiv bei nicht vollständiger Entfernung

DD: – <u>Retroperitoneale Zysten:</u> posttraumatisch, Entzündung (Pankreatitis, paranephritisch)
– Retroperitoneale Blutungen, retroperitoneale Hämatome
– Retroperitoneale Entzündungen durch Pyelonephritis, Morbus CROHN, tuberkulöser Senkungsabszess, perforierte retrozäkale Appendix
– Retroperitoneale Fibrose (Morbus ORMOND)

NIEREN

Anatomie

Nieren (Ren): liegen **vollständig retroperitoneal**, sind je ca. 160 g schwer u. 12 x 6 x 4 cm groß.
Lok: Höhe BWK11/12 - LWK2/3, die re. Niere steht eine ½ Wirbelhöhe tiefer (wegen der Leber). Die 12. Rippe läuft vom kranialen Pol zum mittleren Drittel über die Niere. Die Atemverschieblichkeit beträgt 3 - 6 cm (bei para-/perinephritischen Prozessen eingeschränkt).
Umgeben wird die Niere in der Reihenfolge von innen nach außen: von der Capsula fibrosa (Organkapsel), Capsula adiposa (Nierenfettkörper) und der Fascia prä- und retrorenalis (GEROTA-Faszie). Nach medial und kaudal ist der Fasziensack offen, deshalb besteht bei Anorexie-bedingter Abnahme des Fettkörpers die Gefahr der Absenkung.
Innerhalb der Fettkapsel liegen noch die Nebennieren (auf der Extremitas sup. der beiden Nieren = oberer Nierenpol).

Aufbau: 1.) **Parenchym** (sollte beim Erwachsenen mind. 1,3 cm dick sein) aus:
- **Nierenrinde** mit Glomeruli und gewundenen Harnkanälchen
- **Nierenmark** mit den geraden Nierenkanälchen (Tubuli, HENLE-Schleifen und Sammelrohre)

2.) **Pyelon** (Syn: Pelvis renalis, Nierenbecken) = Sammelbecken für den Harn, an dessen Ende unter konischer Verjüngung der Ureter hervorgeht, Volumen: 3-8 ml,

Das Verhältnis von gesamter Parenchymbreite zum Pyelon beträgt je nach Alter:
<30. Lj. 1,6:1, 30.-60. Lj. 1,2-1,6:1, >60. Lj. 1,1:1

Nachbarschaftsbeziehungen: Rechte Niere ⇨ Nebenniere, Zwerchfell, Leber, Pars descendens duodeni, Colon und Mesocolon transversum
Linke Niere ⇨ Nebenniere, Pankreasschwanz, Colon und Mesocolon transversum, Milz, Magen
Hilus: A.renalis (aus der Aorta abdominalis in der Höhe des Abgangs der A.mesenterica sup.), **V.renalis** (Abfluss in die V.cava inf., in die **linke** V.renalis münden zusätzlich noch die li. V.testicularis bzw. li. V.ovarica und die li. V.suprarenalis),
Pelvis renalis mit dem abgehenden Ureter.

Funktion: 1. Exkretorisch (Produktion von Harn): Primärharn (Ultrafiltrat, ca. 180 l/Tag) ⇨ Reduktion durch Rückresorption auf ca. **1-1,5 l Endharn/Tag**, zur Regulation von **Wasser**- u. **Elektrolythaushalt** (Osmoregulation), Einfluss auf den Säure-Basen-Haushalt (Abgabe von H^+-Ionen) und Ausscheidung von für den Körper nicht mehr verwertbaren, wasserlöslichen Stoffwechselprodukten (= **harnpflichtige Substanzen**)

2. Inkretorisch (Produktion renaler Hormone): **Erythropoetin** (Erythropoese), **Renin** (Natrium- und H_2O-Rückresorption, Vasokonstriktion), Biosynthese von aktivem **Calcitriol** (Regulation des Kalzium- u. Phosphatstoffwechsels), Prostaglandine, Kinine

Ureter: Jeweils ein Ureter pro Niere, beim Erwachsenen ca. 30-35 cm lang, 4 mm im Durchmesser. Die beiden Harnleiter liegen vollständig **retroperitoneal**. Abgang aus dem Nierenbecken in Höhe LWK 2/3, Verlauf paravertebral auf dem M.psoas major, an der seitlichen Beckenwand bis zum Blasenfundus. Sie überkreuzen dabei die Vasa iliaca (re. A.iliaca ext., li. A.iliaca com.) und unterkreuzen den/die Duct.deferens/A.uterina, sie münden jeweils in das **Ostium ureteris** der Harnblase (mit intramuralem Segment zur Verhinderung eines vesikoureteralen Refluxes aus der Blase in Richtung Nieren). Der Harntransport von kranial nach kaudal erfolgt durch **peristaltische Wellen**.
Ruhedruck: 6-14 cm H_2O, bei Kontraktion oben 25 und unten bis 80 cm H_2O.
3 physiologische Engstellen (s. Abb.): am Abgang vom Nierenbecken („Ureterhals") an der Überkreuzungsstelle der Iliakalgefäße und an der Einmündung in die Harnblase (intramuraler Verlauf des Ureters durch die Harnblasenwand)
⇨ Prädilektionsstellen für das Hängenbleiben von Steinen

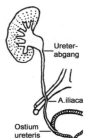

NIERENFEHLBILDUNGEN

Syn: Nierenanomalien, Nierenmissbildungen, engl. kidney malformations, renal anomalies, ICD-10: Q63.9

Nierenaplasie: (bei Nierenagenesie fehlt auch die Ureterknospe) Fehlen einer, selten beider Nieren (fehlen beide, dann in 40 % d.f. Totgeburt, 60 % sterben innerhalb von 6 Wochen). Zusätzliche urogenitale Fehlbildungen sind häufig.
Bei einseitiger Aplasie/Agenesie vollständige **Kompensation** durch Hypertrophie der Gegenseite (renal counterbalance), deshalb meist symptomlos (und z.b. Zufallsbefund bei der Sonographie bei älteren Pat.). Der Kompensationsmechanismus durch eine Niere erfolgt auch bei Entfernung der Gegenniere im Erwachsenenalter (z.b. wegen eines Nierentumors). Daher ist auch die Lebendorganspende einer Niere medizinisch vertretbar.

Nierenhypoplasie, Zwergniere: kleine, unterentwickelte, aber strukturell normale Niere mit weniger Nierenkelchen.

Verschmelzungsnieren:
- Kuchenniere: komplette Verwachsung der beiden Nieren
- **Hufeisenniere**: häufigste Fusionsanomalie ⇨ symmetrische, U-förmige, prävertebrale Verwachsung meist der **unteren Pole** der beiden Nieren (s. Abb.), mit Malrotation (Nierenbecken zeigen nach vorne), häufig mit anomaler Gefäßversorgung
- Andere, nicht symmetrische Formen der Verschmelzungsniere sind z.B. S- od. L-förmige Nieren.

Gekreuzte Nierendystopie: beide Nieren liegen auf einer Seite bei jeweils korrekter Uretermündung re. u. li. in die Blase, in 80 % der Fälle sind die beiden Nierenanlagen dann miteinander asymmetrisch verschmolzen (s. Abb.)

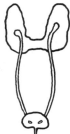
Hufeisenniere

Doppelniere: komplette doppelte Nierenanlage mit 2 Nierenbecken und 2 Ureteren (Ureter duplex = getrennte Mündung in die Blase od. fissus = 2 Ureteren mit gemeinsamer Mündung in der Harnblase), die Nierenanlagen können verschmelzen oder getrennt bleiben (= überzählige Niere)

Solitärzyste/Nierenzyste: 50 % der 50-jährigen haben **einzelne** Nierenzysten **ohne** Krankheitswert. Kompl: selten Einengung des Nierenbeckenkelchsystems od. Ureters, Zystenruptur mit Hämaturie.
Wichtigste DD im Erwachsenenalter ist die Tumorzyste, die durch ein zystisch zerfallendes Nierenzellkarzinom entstehen kann.

Zystennieren: Entstehen durch fehlenden Anschluss der Sammelrohre an das metanephrogene Gewebe ⇨ blind endende Nierentubuli mit Ausbildung von **multiplen Zysten** (als DD zur solitären Nierenzyste), meist in **beiden** Nieren vorhanden. Ät: aut.-rez. (infantile Form mit schlechter Prog.) oder aut.-dom. (Erwachsenenform, Ther: Tolvaptan, Jinarc®) erblich.
Kompl: **polyzystische Nierendegeneration** (meist jenseits des 50. Lj.) ⇨ chronische Niereninsuffizienz, arterielle Hypertonie, Nierensteine. Zusatzfehlbildungen mit Zysten in Leber, Gallengang, Milz od. Pankreas mögl.

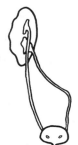
gekreuzte Nierendystopie

Markschwammniere: angeborene, aber nicht erbliche zystische Fehlbildung mit Dilatation der Nierentubuli und Ausbildung kleiner, oft mit den Sammelrohren kommunizierender Zysten, in 2/3 bds., Kompl: 50 % der Pat. haben rezidivierende **Nephrolithiasis** mit Nierenkoliken und Harnweginfekte

Rotations- und Lageanomalien:
Einen Krankheitswert haben die Fehlbildungen nur dann, wenn sich dadurch eine Harntransportstörung od. Nierensteinbildung ergibt.
- **Nierenektopie**: entwicklungsgeschichtlich unvollständiger Nierenaszensus
    - ⇨ *Beckenniere/Kreuzbeinniere* (s. Abb.): Lage der Niere im Becken (während der Entwicklung bis zur 9. SSW wandert die Niere aus dem "Becken" nach oben = Aszension). Bei Beckenniere Gefäßversorgung dann meist aus den Vasa iliaca. Kompl: Nephrolithiasis
    - ⇨ *Thorakalniere*: Lage im Thorax (extrem selten)

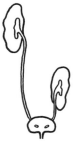
Beckenniere

- **Nephroptose:** abnorme Beweglichkeit der Niere (Syn: Ren mobilis, Wanderniere) in Abhängigkeit von der Körperlage ⇨ pathologisch ≥3 Wirbelhöhen (darunter ist physiologisch). Die Nephroptose bleibt aber *ohne* Krankheitswert, wenn keine Abflussbehinderung besteht

Nierenbuckel/Milzbuckel: kraniale Verdickung der li. Niere (bei 10 % d. Bevölkerung zu finden, *ohne* pathologische Bedeutung)

Hyperplastische BERTIN-Säulen: Parenchymausläufer, die in das Pyelon hineinragen (*ohne* pathologische Bedeutung)

Parenchymbrücke: durch Nierenparenchym geteiltes Pyelon

Nierenbeckenfehlbildungen:
- **Ampulläres Nierenbecken:** vergrößertes, kugelförmiges Pyelon (Normvariante *ohne* pathologische Bedeutung)
- **Kelchdivertikel / Hydrokalix:** sackartig aufgeweigte Ureterknospe, die mit dem Kelch in Verbindung steht (keine Zyste) / Stenose des Kelchhalses mit Aufweitung des Kelches
- **Megakalikose:** angeborene Aufweitung aller Nierenkelche durch Papillenfehlbildung (keine Obstruktion nachweisbar), mit erhöter Anzahl von Nierenkelchen, meist bei Jungen
- **Nierenbeckenabgangsstenose** (Syn: subpelvine Harnleiterabgangsstenose, Ureterabgangsstenose, ICD-10: N13.-): Ureterstenose unmittelbar beim Übergang vom Pyelon in den Ureter. Klin: balloniertes Megapyelon, unbehandelt Hydronephrose (durch die Druckschädigung der Nieren). Ther: Nierenbeckenplastik (s. Abb.) mit Verkleinerung des Nierenbeckens und Neueinpflanzung des Ureters in das Nierenbecken (auch laparoskopisch mögl.)

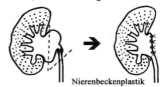

Nierenbeckenplastik

NIERENTRAUMA

Syn: Nierenverletzung, engl. renal trauma, kidney trauma, ICD-10: S37.0-

Ät: Cave: Bei allen abdominellen Traumen ist eine Nierenbeteiligung möglich!
- Stumpfes Bauchtrauma (90 % d.F.) in der Thorax- und/oder Lendenregion (Schlag, Quetschung, Sturz aus großer Höhe ⇨ Dezeleration) ⇨ insb. beim Polytrauma
- Perforierendes Bauchtrauma: Messerstich, Durchspießung von Rippen- oder Querfortsatzfragmenten (häufig in Kombination mit Rippen- od. Wirbelfrakturen), Schussverletzung

Epid: Beim **polytraumatisierten Patienten** kommt eine urologische Mitbeteiligung in 10-30 % d.F. vor, davon entfallen 2/3 auf die Nieren. M > w (3:1)

Etlg: # Nierenverletzungen nach der Amerikanischen Gesellschaft für Traumachirurgie (AAST)

Grad	Eigenschaft
I	Nierenkontusion, perirenales od. subkapsuläres Hämatom
II	Grad-I-Läsion + Parenchymlazeration <1 cm, Kelchsystem intakt
III	Lazeration >1 cm ohne Urinaustritt
IV	Durchgehende Parenchymläsion, Kelche und/oder Hilusgefäße betroffen, Blutung
V	Multifragmentation, Blutung/Sequesterbildung und/oder Nierenstielabriss

Nierendezelerationstrauma (z.B. Sturz aus großer Höhe) ⇨ Thrombose der Arteria od. V.renalis durch Intimaeinriss oder Stielabriss mit perirenalem Hämatom, Ureterabriss
Commotio renalis (stumpfes Trauma auf die Flanke) ⇨ Berstungsruptur mögl.
Perforierendes Nierentrauma (Stich-, Schuss-, Pfählungsverletzungen, Knochendurchspießungen bei Rippenfraktur)

Klin: ⇒ **Flankenschmerz** / klopfschmerzhaftes Nierenlager (Spannungsschmerz bei subkapsulärem Hämatom), **tastbarer Tumor in der Flanke**, Prellmarken
⇒ **Makro- /Mikrohämaturie**, Blutkoagelabgänge (in 80 % d.F., Kolik mögl.)
⇒ Bei starker Blutung durch Abriss des Nierenstiels keine Hämaturie ⇨ Schocksymptomatik, Anurie
⇒ Evtl. zwischen Unfallereignis und Klinik auch **symptomfreies Intervall** von mehreren Tagen bis 3 Wochen mögl. = zweizeitiger Verlauf mit primär subkapsulärer Blutung und späterer Kapselruptur und Schocksymptomatik

Diag: 1. Anamnese (Unfallart u. -hergang?) und klinische Untersuchung: **Prellmarken**, Flankenklopfschmerzhaftigkeit
2. **Sonographie:** Retro- od. intraperitoneale freie Flüssigkeit (Hämatom oder Urinextravasat), Nierenparenchymdefekt?, ggf. farbkodierte Duplexsonographie
3. **Röntgen: Abdomenübersicht** ⇨ Rippenfrakturen, LWS-Querfortsatz-Frakturen, Flüssigkeitsspiegel, freie Luft, Verschattung der Nierengegend, unscharfe Psoas-Grenze, Verdrängung v. Zwerchfell, Leber, Kolon
Spiral-CT-Abdomen zur topographischen Hämatomzuordnung, zur Differenzierung Urin-/Blut-Extravasat (mit KM) und zum Ausschluss von Begleitverletzungen
Ist kein CT vorhanden, IVP (Ausscheidungsurographie): bei Ruptur Austritt des Kontrastmittels aus dem Nierenparenchym, bei Gefäßabriss keine Darstellung der betroffenen Niere (= stumme Niere). Stellt sich der Ureter/Harnblase nicht dar ⇨ ggf. auch retrograde Urethrographie.
Nierenarterienangiographie (DSA), Nierenszintigraphie bei funktionsloser Niere im IVP
4. Labor: Urinstatus (Stix), Urinsediment, Kreatinin, Blutbild, Gerinnung und Elektrolyte
5. **Bilanzierung** der Ein- und Ausfuhrmenge

Ther: • Akut: Schocktherapie mit Infusionsbehandlung
• Konservativ: Grad I - III (meist auch IV, da GEROTA-Faszie eine Blutung begrenzt) werden primär nur beobachtet (ca. ¾ d.F.) mit wiederholten Hb- u. Sonographiekontrollen
• Operativ: Ind: Notfallindikation bei Schweregrad V (Zertrümmerung, Nierenstielabriss), lebensbedrohliche Blutung, Kombination mit anderen intraabdominellen Verletzungen, perforierendes Trauma mit großem Hämatom
Anmerkung: Immer versuchen eine IVP präoperativ durchzuführen.
– Stets zuerst **Versuch der Organerhaltung**: transperitonealer Zugang, Sicherung des Nierenstiels, glattflächige Risse werden genäht, ggf. Netzadaptation.
– Nierengefäßverletzungen ⇨ Versuch der Gefäßerhaltung/Reanastomosierung
– Zertrümmerung eines Nierenpols ⇨ Unterbindung der betreffenden Polarterie und Resektion des betreffenden Poles
– Vollständig zertrümmerte Niere ⇨ Nephrektomie nach vorheriger Überprüfung der Funktionsfähigkeit der kontralateralen Niere (Isotopennephrographie)

Prog: Nephrektomierate ca. 15 % d.F. (Früh-Op bis 30 %), Spätkomplikationen in 5-20 % d.F.
Begutachtung: Entfernung einer Niere = 25 % GdB/MdE

Kompl: ∗ **Perakute Blutung**
∗ **Retroperitoneales Hämatom** durch Einblutung, bei gleichzeitiger Eröffnung des Peritoneums auch intraabdominelle Blutung ⇨ Schockgefahr, paralytischer Ileus, Infektion des Hämatoms
∗ Nierenschleudertrauma: **Intimaeinriss** der A.renalis ⇨ **Verlegung der Strombahn** (arterielle Thrombose) und Infarzierung der Niere
∗ **Harnleiter-/Nierenbeckenverletzung** ⇨ Urin-Extravasion (Urinom) in das Retroperitoneum, Urinfistel
∗ Perinephritischer Abszess, Urinphlegmone, Sepsis
∗ Polytrauma: intraabdominelle Verletzungen, **Blasentrauma**, Darmperforationen, Blutung, Peritonitis, Beckenringfraktur, Schädel-Hirn-Trauma
∗ Spätkomplikationen: sekundärer Organ- oder Funktionsverlust durch Gefäßstenosen, Hydronephrose, Zystenbildung, renal bedingter arterieller Hypertonus (sog. Page-Niere), Schrumpfniere, Nephrolithiasis, rezidivierende Infekte

Op: ∗ Ligatur einer Polarterie führt in 10-20 % d.F. zur **arteriellen Hypertonie**.
∗ Gewebsnekrose bei unzureichender Gefäßversorgung

Proph: ♥ Posttraumatische Kontrollen in 6-monatigem Abstand für mind. 5 Jahre

DD: – Retroperitoneale Blutungen/Hämatome, andere intraabdominelle Begleitverletzungen
– Intraperitoneale Harnblasenverletzung ➪ dringliche Op-Indikation wegen der Gefahr einer urinösen Peritonitis
– Harnleiter, Harnröhren- und Harnblasenverletzung ➪ rasche Sicherung der Abflussverhältnisse und dann Versuch der End-zu-End-Anastomose

NIERENSTEINE

Syn: **Nephrolithiasis**, Nierensteinkrankheit, **Urolithiasis**, engl. kidney stones, ICD-10: N20.- Harnleiterstein, Ureterolithiasis, ICD-10: N20.1; Blasenstein, ICD-10: N21.0

Ät: – **Hyperkalzämie** ➪ Kalziumphosphatsteine, **Kalziumoxalatsteine** (häufigste Steinart)
– **Hyperurikämie** (Wohlstandskrankheit, bei Leukosen, Tumorzerfall, massiver Reduktionsdiät, Med: Urikosurika [Probenecid, Benzbromaron], Zytostatika) ➪ Uratsteine
– **Infekte** des Harntraktes ➪ Magnesiumammoniumphosphat (sog. Struvitsteine)
– **Abflussbehinderungen:** Ureterabgangsstenose, Megaureter, Ureterozele, Blasendivertikel, neurogene Blasenentleerungsstörung, Prostatahyperplasie, Hemmung der Ureterperistaltik bei Infektionen ➪ Stase im Harntrakt ➪ Kristalle haben Zeit für das Größerwerden
– Erblich (hereditär): Cystinurie, Hyperkalzurie (auch bei Kurzdarmsyndrom), renale tubuläre Azidose, Xanthinoxidasemangel, angeborene Markschwammniere
– Iatrogen: "Fremdkörper" (Dauerkatheter, Ureterschienen), Indinavir-Steine bei HIV-Therapie
– Allgemeine Risikofaktoren: familiäre genetische Disposition, Alter, Geschlecht (m), schlechte Stoffwechsellage, zu geringe Flüssigkeitsaufnahme (Urinvolumen < 1 l), Schwangerschaft

Path: Kristallbildung durch **Überschreiten des Löslichkeitsproduktes** steinbildender Substanzen ➪ Kristallwachstum/-aggregation führen zum Stein, die Steinwanderung zur Kolik

Epid: ◊ Prävalenz: in Deutschland bei **5 %** der Bevölkerung, Inzidenz: 1.500/100.000/Jahr
◊ Prädisp.alter: 35.-65. Lj., **m** > w (2:1), aber auch zunehmend Kinder (Übergewicht!)

Etlg: # Lok: **Nierenstein** = Konkremente in den Nierentubuli/-kelchen (Parenchymsteine, Papillensteine, Kelchsteine) od. Nierenbecken (Extremform: Ausgussstein od. Korallenstein = kann das gesamte Nierenbecken ausfüllen)
in den ableitenden Harnwegen = **Ureterstein** (Syn: Harnleiterstein)
selten **Blasensteine** oder Urethrasteine (<3 %)
Steinzusammensetzung: häufig auch **Kombinationssteine**
Oxalate - Kalziumsalze (70 % d.F.), Uratsteine (15 %, **Harnsäure**), Magnesiumammoniumphosphat (10 %, sog. **Infekt- oder Struvitsteine**)

Klin: ➪ Akute Nierensteinkolik: starke, **anfallsartig** auftretende (= Kolik), wehen- od. **krampfartige, stechende Schmerzen** (selten auch dumpfe Schmerzen) von Minuten bis zu Stunden dauernd (durch die Tonuserhöhung im Ureter mit **Dehnungsschmerzen** und konsekutiven, krampfartigen **Harnleiterkontraktionen**)
Die Patienten sind extrem unruhig. Typischerweise „wandert" der Schmerz (*"der Stein wandert, der Schmerz wandert und der Patient wandert auch"*) bei der Passage des Steines durch den Ureter. Ausstrahlung der Schmerzen entsprechend der Verschlussetage:
- Bei hoher Steinlokalisation: Schmerz in der Flanke und Schmerzausstrahlung in den Rücken (kostovertebral) und in die Lendenregion
- Bei tiefsitzendem (od. im intramuralen Blasenanteil) Ureterstein: Schmerzausstrahlung in Blase, Hoden, Penis, Schamlippen, Symphyse, Leiste od. Oberschenkelinnenseite

⇒ Imperativer **Harndrang** bei verminderter Harnmenge, Pollakisurie (häufiges Entleeren kleiner Harnmengen) bis zur reflektorische Anurie
⇒ Hämaturie: als **Mikrohämaturie** od. Makrohämaturie (Makro- nur in 25 % d.F.) durch Ureterläsion (nicht bei komplettem Ureterverschluss)
DD: bei Makrohämaturie gilt bis zum Ausschluss immer Tumorverdacht. Koagel von blutenden Nierentumoren können ebenfalls Koliken hervorrufen.
⇒ Vegetative Begleitsymptomatik: Übelkeit und Erbrechen, abdominelle Abwehrspannung, Meteorismus, Obstipation bis zum Sistieren der Darmperistaltik = Darmatonie durch viszeroviszeralen Reflex (reflektorischer paralytischer Ileus), Tachykardie und arterielle Hypotension bis zum Kreislaufkollaps, Schüttelfrost ohne wesentliche Fieberentwicklung (Fieber erst bei Begleitinfektion)
⇒ Bakterielle Infektion: obstruktive Pyelonephritis ⇨ Gefahr der Urosepsis (ohne Druckentlastung hohe Letalität)
⇒ Chronisches Nierensteinleiden (große Steine, (bis zum Nierenbeckenausgussstein), die nicht mehr wandern können): eher geringe, dauerhafte dumpfe Schmerzen in der Nierenregion od. im Verlauf des Ureters
⇒ Blasensteine: Pollakisurie, intermittierender Harnfluss (Harnstottern, „**Stakkatomiktion**" bei Blasenhalsstein), Hämaturie, Schmerzen nach Blasenentleerung, Fremdkörpergefühl
⇒ Kinder: oft nur uncharakteristische Bauchschmerzen, „Nabelkoliken", Erbrechen, Fieber

Diag: 1. Anamnese (typische Klinik, familiäre Disposition?) und urologische Untersuchung
2. Urin-Labor: Urinsediment (Hämaturie, Leukozyturie, Bakteriurie), Bestimmung von Urin-pH (bei Uratsteinen saurer Urin, bei Infektsteinen alkalischer Urin), Urinkultur, **24-Std.-Sammelurin** und 2-Std.-Nüchternurin (Bestimmung von Kalzium, Oxalsäure, Harnsäure, Phosphat, Cystin), ggf. Sammelurin unter bestimmten Diätbedingungen
Harnsäure (Norm: 3-6 mg/dl) u. Kalzium (Norm: 2,25-2,75 mmol/l) im Serum bestimmen, Parathormon bei V.a. Hyperparathyreoidismus
Nach Steinabgang (während des Harnabgangs Sieben des Harns!): Analyse der **Steinzusammensetzung** durch Röntgendiffraktometrie, Polarisationsmikroskopie od. Infrarotspektroskopie ⇨ Wichtig: die Art u. Möglichkeit der Rezidivprophylaxe hängt von der Steinzusammensetzung ab
3. Sonographie: echoreicher Bezirk (Steindurchmesser >2-3 mm) mit typischem **dorsalem Schallschatten** = hinter dem Stein (im Ureter sind Steine schlecht nachweisbar)
Harnstauungsniere ⇨ aufgeweitetes Nierenbeckenkelchsystem mit **Schallverstärkung** hinter dem Nierenbecken
Blasensteine sind typisch lagevariabel (als DD zu einem wandständigen Blasentumor)
4. Röntgen: **Abdomenleeraufnahme** (Kalzium-haltige Steine sind sichtbar = **schattengebend**, röntgennegative Steine, z.B. Harnsäuresteine sind nicht sichtbar), als Nephrokalzinose werden multiple Verkalkungen in den Nierentubuli u. -papillen bezeichnet (typisch für Hyperparathyreoidismus od. renale tubuläre Azidose)
Ausscheidungsurographie: Nachweis der nicht-sichtbaren Steine als Kontrastmittelaussparung od. Abbruch der KM-Säule im Ureter (Ausscheidungsurographie immer erst im schmerzfreien Intervall, K-Ind: eingeschränkte Nierenfunktion, Kreatinin >3 mg/dl)
5. Zystoskopie bei Blasensteinen

Ther: • **Akute Kolik:** Infusionstherapie mit spasmolytischer und analgetischer Medikation (**Spasmoanalgesie**) mit Butylscopolamin [Buscopan®] + Tramadol [Tramal®] od. Metamizol [Novalgin®] od. potente Opioide (z.B. Pethidin [Dolantin®] od. Piritramid [Dipidolor®])
Schmerzlindernd kann auch eine intrakutane Quaddelung mit einem Lokalanästhetikum (Lidocain, Xyloneural®) im Gebiet der Schmerzausstrahlung (Head-Zone) sein.
Bei Steinen mit einem **Durchmesser bis 5 mm** (im Durchschnitt 3-4 mm groß) kommt es im Verlauf meist zum **spontanen Steinabgang**. (je weiter der Stein bei der ersten Kolik schon tiefergetreten ist, umso wahrscheinlicher ist ein spontaner Abgang)
Die weitere Ther. erfolgt i.d.R. durch den Urologen:
• Konservativ:
– Urolitholyse = Steinauflösung innerhalb von 2-3 Mon. bei reinen Harnsäure- u. Cystinsteinen (dürfen kein Kalzium enthalten) durch Harnalkalisierung (pH Zielwert 6,2-6,8) mit Kalium-Natrium-Hydrogenizitrat (Uralyt-U®Granulat) mögl., bei Hyperurikämie zusätzlich Urikostatika (Allopurinol, Zyloric®)

- Bei infizierter Harnstauungsniere droht Urosepsis!, daher noch vor der Antibiose eine sofortige Druckentlastung durch perkutane Nephrostomie durchführen.
- Stoßwellentherapie (**ESWL** = extrakorporale Stoßwellenlithotripsie od. PNL = perkutane Nephrolithotripsie genannt, s. Abb.): 90 % der nicht spontan abgehenden Steine sind damit behandelbar, Domäne der Urologie
- Endourologische Therapie (in Verbindung mit Ureterorenoskopie bei Steinen >1 cm) durch den Urologen: **Schlingenextraktion** = Entfernung eines Uretersteins mittels einer Schlinge (z.B. ZEISS-Schlinge, DORMIA-Schlinge) über einen Katheter von der Blase aus od. auch über eine Nephrostomie (= Entfernung von der Niere/Pyelon aus)
- Operative Therapie: offene Steinchirurgie (heute selten, <1 % d.F.)
    Ind: erfolglose minimal-invasive Verfahren (z.b. wegen dystoper Nierenlage), Nierenbecken- oder Kelchausgussstein bei stenosiertem Zugang (Nierenbeckenabgangsstenose) ⇨ gleichzeitig operative Korrektur der Stenose erforderlich (wegen der Rezidivgefahr)
    - Ureterolithotomie, Pyelolithotomie, Nephrolithotomie je nach Lokalisation = operative Eröffnung der Struktur und Steinextraktion (bei der Harnblase wird der Eingriff Sectio alta od. Zystotomie genannt)
    - Bei irreversibler Zerstörung einer Niere durch Steinerkrankung ⇨ Nephrektomie

Prog: ¾ der Harnsteine gehen spontan (mit konservativer Ther.) ab. Die Rezidivwahrscheinlichkeit ist aber sehr hoch (50-100%!)

Kompl: * Bakterielle Infektion ⇨ Nierenbeckenentzündung mit nachfolgender, obstruktiver Pyelonephritis bis zur **Urosepsis**
* Chronisches Nierensteinleiden: Hydronephrose (Harnstauungsniere mit Parenchymschwund durch Druckatrophie, insb. bei Nierenbecken- oder Kelchausgusssteinen) ⇨ Schrumpfniere, Niereninsuffizienz bis zum Funktionsverlust der betroffenen Niere

Proph: ♥ Allgemeine Maßnahmen zur Rezidivprophylaxe (= Metaphylaxe): **ausreichende Trinkmenge** (Harnfluss >2 l/Tag, spezifisches Gewicht <1,010 g/ml), Protein- u. Salzrestriktion, Gewichtsreduktion, körperliche Aktivität (Cave! - starkes Schwitzen durch Zufuhr von Flüssigkeit ausgleichen), ballaststoffreiche Kost, weniger Milchprodukte
♥ Spezifische Maßnahmen je nach Steintyp (s. Urologiebuch)

DD: - Andere Nierenerkrankungen, Nierenfehlbildungen, Tumoren, Nierenarterienverschluss/ -thrombose (Niereninfarkt)
- Radiologische Differentialdiagnosen eines Kalkschattens bzw. einer Kontrastmittelaussparung im Ausscheidungsurogramm (z.B. Harnleitertumor)
- Iatrogen: versehentliche Ureterligatur bei abdominellen Eingriffen, vergessener Fremdkörper (z.B. Klemme, Tupfer, Bauchtuch, sog. Gossypibom)
- DD der Hämaturie s.u. Kap. Nierentumoren
- **Kolik: Akutes Abdomen**, z.B. Ulkusperforation, Gallensteinkolik, Myokardinfarkt, Pankreatitis, Appendizitis usw. - jede Kolik kann wie ein akutes Abdomen imponieren und jedes akute Abdomen kann kolikartige Schmerzen aufweisen (s. Übersicht Kap. Gallensteine)

UROSEPSIS

Syn: Harnsepsis, septisches Harnfieber, ICD-10: N39.0

Ät: - Harnabflussbehinderung (jeglicher Genese: insb. **Nephrolithiasis**, Urethralklappe, Megaureter) und sekundäre Harnweginfektion
- Iatrogen: Harnwegverletzung bei **instrumentellen Eingriffen** (z.B. retrograde Schlingenextraktion), wiederholten Katheterisierungen od. Dauerkatheter ("Katheterfieber")
- Prädisp: Immunsuppression, Diabetes mellitus

Path: ♦ Urogene (meist aszendierende) od. selten hämatogene, **bakterielle Infektion** des **Nierenparenchyms** (abszedierende Pyelonephritis, Pyonephrose) führt zur septischen Streuung der Infektion aus dem Urogenitaltrakt in den Organismus (= Bakteriämie). Begünstigt wird die Entwicklung durch **Harnwegobstruktion** und verminderte Immunabwehr (konsumierende Prozesse, HIV-Infektion, Chemotherapie, Immunsuppression).
♦ Erreger: meist gramnegative, endotoxinbildende Stäbchenbakterien (**E. coli** in bis zu 90% d.F., Proteus)

Klin: Frühsymptomatik:
⇒ Fieber mit **septischen Temperaturen**, Schüttelfrost, Unruhe des Patienten
⇒ Oligo- od. **Anurie**, Blutdruckabfall, Tachykardie, respiratorische Alkalose
⇒ Leukozytose, Thrombozytenabfall

Spätsymptomatik: **septischer Schock**
⇒ Bewusstseinseintrübung, Ateminsuffizienz, fahle, graue Haut, metabolische Azidose
⇒ Endotoxinschock mit **Verbrauchskoagulopathie** (DIC), gastrointestinale Blutungen bis zum **Multiorganversagen**

Diag: 1. Anamnese und urologische Untersuchung: Klopfschmerz der Flanken
2. Labor: Leukozytose, später Leukopenie, Thrombozytenabfall (<50.000/µl), Laktatanstieg, Abnahme von Blutkulturen zur Erreger- und Resistenzbestimmung
3. Sonographie: Harnstauung, Abszessbildung?
4. Röntgen: in der Abdomenübersicht vergrößerte Niere und unscharfe Randkonturen Rö-Thorax: verbreiterte Gefäßschatten, milchglasähnliche Trübung
5. CT mit KM: bei V.a. auf Parenchymeinschmelzung

Ther: • **Intensivmedizinische Behandlung** der Komplikationen, Überwachung der Gerinnung, Kreislauf- und Ausscheidungsfunktion (Bilanzierung). Bei Oligo-/Anurie mit Anstieg der harnpflichtigen Substanzen Dialyse.
• Schnellstmöglicher Beginn einer **I.v.-Antibiose** noch vor dem Ergebnis des Antibiogramms mit einem Breitspektrum-Cephalosporin (z.B. Ceftazidim, Fortum®) + Aminoglykosid-Antibiotikum (z.B. Tobramycin, Gernebcin®) od. Piperacillin + Tazobactam (Tazobac®), nach Erreger- und Resistenzbestimmung dann gezielte Antibiose i.v.
• Entlastung der gestauten Niere (**perkutane Nephrostomie**)
• Operativ:
  - Inzision und Drainage von Einschmelzungen und Abszessen
  - Nephrektomie bei nicht beherrschbarem septischen Krankheitsbild

Prog: Bei adäquater intensivmedizinischer Therapie Letalität heute <20 %

Kompl: ∗ Konfluieren von Nierenabszessen mit Durchbruch der Nierenkapsel ⇨ perirenaler (Syn: perinephritischer) Abszess, Senkungsabszess entlang des M.psoas
∗ Eitrige Infektion der gesamten gestauten Niere = Pyonephrose, Letalität: bei Pyonephrose mit perirenaler Abszessbildung bis zu 50 % (meist zu späte Diagnose!)
∗ Harnphlegmone: entsteht durch Harninfiltration in periureterales, perivesikales, periurethrales od. perirenales Gewebe infolge Trauma, Stein, Striktur, Fremdkörper od. Entzündung ⇨ bei infiziertem Urin schwere phlegmonöse Entzündung des Bindegewebes

DD: – Pilzsepsis mit hämatogener Infizierung der Niere durch Candida albicans bei immungeschwächten Pat.

NIERENTUMOREN

Etlg: # Benigne (selten, ICD-10: D30.0): Adenome (maligne Entartung mögl.), Hamartome, Fibrome, Myom, Lipom, Angiomyolipom (benigner Mischtumor), Hämangiom, Lymphangiom, Onkozytom

Nieren

Maligne: **Nierenzellkarzinom** (Syn: Hypernephrom, Nephrom, hypernephroides Nierenkarzinom, GRAWITZ-Tumor, engl. RCC = $\underline{r}$enal $\underline{c}$ell $\underline{c}$arcinoma, ICD-10: C64) = epitheliales (sog. klarzelliges) Karzinom, das vom Nierenparenchym (proximale Tubuluszellen) ausgeht (85 % d.F.)
Papilläres Karzinom des Nierenbeckens (12 % d.F., ICD-10: C65) ⇨ vom Übergangsepithel des Ureters ausgehend, zählt daher funktionell schon zu den Harnleitertumoren
Nephroblastom der Kinder = WILMS-Tumor (Mischtumor, s.u. Kap. Kinderchirurgie)
Leiomyosarkom (2 % d.F.)
Metastasen: insb. Bronchial- u. Kolonkarzinome, Non-HODGKIN-Lymphome

Ät: Nierenzellkarzinom: am häufigsten sporadisch auftretend
- gesichertes Risiko besteht bei chronischer Niereninsuffizienz
- ca. 5 % d.f. sind hereditär (positive Familienanamnese), dann häufig multifokal auftretend: v.HIPPEL-LINDAU-Syndrom (aut.-dom. erbliche Phakomatose, Chrom. 3p25-26 ⇨ klarzelliges Nierenzellkarzinom), hereditäres papilläres Nierenzellkarzinom (sehr selten, HPRCC Typ 1 – Chrom. 7 und Typ 2 – Chrom. 1), chromophobes Nierenzellkarzinom (BIRT-HOGG-DUBÉ-Syndrom), tuberöse Sklerose (u.a. Hamartome der Niere)
- Berufliche Exposition: Trichlorethylen (Lösungsmittel in der Industrie, Missbrauch als Suchtmittel – „Schnüffelstoff")
- als Risikofaktoren werden diskutiert: Nikotin, Kadmiumexposition, arterielle Hypertonie, fettreiche Kost, Übergewicht und hormonelle Einflüsse (bei Männern)

Path: ♦ Lok: Nierenzellkarzinom meist in einem Nierenpol, 2 % der Nierenzellkarzinome sind bilateral (dann V.a. genetische Genese)
♦ Metastasierung: Nierenzellkarzinom ⇨ **per continuitatem** in das Nierenbecken, **V.renalis, V.cava inf.** u. in die perirenale Fettkapsel (auch Leber, Kolon, Pankreas, Milz mögl.)
⇨ **lymphogen** in die hilären, abdominal paraaortalen und parakavalen Lk (N_{1-2})
⇨ **hämatogen** in die **Lunge!, Skelett**, Leber u. Gehirn (Fernmetastasen = M_1)
♦ TNM-Klassifikation des Nierenzellkarzinoms

T_1	Tumor <7 cm in größter Ausdehnung, begrenzt auf die Niere T_{1a}: Tumor <4 cm T_{1b}: Tumor 4-7 cm
T_2	Tumor >7 cm, begrenzt auf die Niere T_{2a}: Tumor 7-10 cm T_{2b}: Tumor >10 cm
T_3	Tumor breitet sich in größeren Venen aus od. infiltriert perirenales Gewebe, aber nicht jenseits der GEROTA-Faszie (= Fascia renalis) und nicht in die Nebenniere T_{3a} Tumor infiltriert perirenales Gewebe (peripelvines Fettgewebe) oder mit makroskopischer Ausbreitung in die Nierenvene od. ihre segmentalen Äste T_{3b} Tumor mit makroskopischer Ausbreitung in die V.cava unterhalb des Zwerchfells T_{3c} Tumor mit makroskopischer Ausbreitung in die V.cava oberhalb des Zwerchfells od. Infiltration der Wand der V.cava
T_4	Tumor infiltriert über die GEROTA-Faszie hinaus, Befall der ipsilateralen Nebenniere
N_1	Metastase in einem regionären Lymphknoten (= hiläre sowie abdominale paraaortale od. parakavale Lk)
N_2	Metastasen in mehr als einem regionären Lk
M_1	Fernmetastasen

Stadiengruppierung: I: $T_1N_0M_0$ II: $T_2N_0M_0$
III: $T_3N_0M_0$ bis $T_{1-3}N_1M_0$ IV: alle T_4, alle N_2, alle M_1

Epid: ◊ Nierenzellkarzinom: 45.-75. Lj., **m** > **w** = 2:1, macht 85 % aller Nierentumoren beim Erwachsenen aus, Inzidenz: 15/100.000/Jahr, ca. 12.000 Neuerkrankungen/Jahr in Dtl.
◊ WILMS-Tumor: bevorzugt Kinder zw. 2.-5. Lj., macht 6-8 % aller Tumoren im Kindesalter aus, häufigster Nierentumor im Kindesalter

Klin: ⇒ Über die Hälfte der Nierenzellkarzinome sind **Zufallsbefunde** = klinisch asymptomatisch
⇒ **schmerzlose Hämaturie** als Leitsymptom (bei Einbruch des Tumors in das Nierenbeckensystem = kein Frühsymptom mehr)

⇒ **tastbare Resistenz** in der Flankengegend
⇒ **Flankenschmerz**, evtl. auch Druckschmerzhaftigkeit der Nierengegend, auch kolikartige Schmerzen bei Verlegung der ableitenden Harnwege durch Blutkoagel möglich
⇒ bei Befall der li. V.renalis ⇨ (sekundäre) Varikozele mögl. (durch Verlegung der V.testicularis; die Varikozele ist dann auch im Liegen noch im Skrotum sichtbar/tastbar)
⇒ Gewichtsabnahme, subfebrile Temperaturen (Tumornekrose), Bluthochdruck
⇒ Paraneoplastische Symptome mögl. (selten, entstehen durch Hormonbildung im Tumor): Polyglobulie (Erythropoetin), arterielle Hypertonie (Renin), Hyperkalzämie (Parathormon od. Knochenmetastasierung)

Diag: 1. Anamnese (familiäre Disposition, bekannte Phakomatose?) und klinische Untersuchung: Palpation der Nierengegend, schmerzlose Rotfärbung des Urins (Makrohämaturie)
2. Sonographie: gute Abgrenzung zwischen soliden Tumoren und Zysten mögl. ⇨ Tumoren sind inhomogen, echoreicher, Vorwölbung der Organoberfläche mögl. (DD: der sog. Milzbuckel am oberen Pol der li. Niere kommt bei 10 % d.F. Bevölkerung vor und ist ohne pathologische Bedeutung), bei Infiltration des M.psoas fehlende Atemverschieblichkeit
3. Labor: Erythrozyturie, Anämie od. auch Polyglobulie, Renin-Spiegel (↑), Hyperkalzämie
4. Röntgen: Abdomenleeraufnahme und IVP (intravenöse Pyelographie) CT und Angiographie/DSA zum Ausschluss von Metastasen, Gefäßabbrüchen
5. Staging: Rö-Thorax, Skelett-Szintigraphie zur Fernmetastasensuche

Ther: • Operativ: Ind: Nierenzellkarzinom T1-3 ohne Fernmetastasierung (= M0)
  – Transabdomineller Zugang, perioperative Antibiotikaprophylaxe mit einem Cephalosporin (z.B. 1 g Ceftriaxon i.v., Rocephin®)
  – **Radikale Tumornephrektomie** (Niere + perirenale Fettkapsel mit der Fascia renalis + Nebenniere), bei V.a. Lk-Metastasen auch regionäre Lymphadenektomie
  – Tumorthromben in der V.cava werden versucht zu extrahieren, evtl. auch Kavamanschettenresektion und anschließende Protheseninterposition
  – Organerhaltende Tumorresektion (als Segmentresektion und Erhalt der Nebenniere) bei sehr kleinen und peripher gelegenen Tumoren (T1 bis max. 4 cm) und gesunder Gegenniere elektiv mögl. (mit gleich guter Prognose wie die radikale Tumornephrektomie, auch schon laparoskopisch mögl.), teils aber auch zwingend erforderlich, z.B. bei bilateralen Tumoren (einseitig erfolgt eine Nephrektomie), bei Vorliegen einer (angeborenen oder funktionellen) Einzelniere oder Niereninsuffizienz (erspart die Hämodialyse)
• Adjuvante (postoperative) Therapieverfahren bei Metastasierung: diese sind alle noch Gegenstand vieler Studien und bei ca. 1/3 d. Pat. wirksam (die Überlebenszeit lässt sich damit etwa verdoppeln = ca. 20 Mon.)
  – Immuntherapie: „Impfung" mit nicht mehr teilungsfähigen autologen Tumorzellen (= werden aus dem eigenen Op-Präparat aufbereitet)
  – Immunmodulation: α_{2a}-Interferon + Interleukin-2 (bei Lungenmetastasen auch inhalativ)
  – Chemotherapie: nur geringe Ansprechrate (max. 20 %, am besten bei Vinblastin + 5-Fluorouracil), ggf. auch Kombination von α_{2a}-Interferon + Vinblastin od. α_{2a}-Interferon + Interleukin-2 + 5-FU. Bei Therapieversagen kann auch ein oraler Tyrosinkinase-Inhibitor (Sorafenib 2 x 400 mg/Tag, Nexavar® od. Sunitinib 50 mg/Tag, Sutent®) eingesetzt werden, in Erprobung auch ein Antikörper gegen VEGF (Bevacizumab, Avastin®) bei Progress unter systemischer Ther.
  – Hormontherapie: nur sehr geringe Ansprechrate, versucht werden u.a. Antiöstrogene
  – Stereotaktische Bestrahlung (Radiochirurgie, sog. Gamma Knife) bei Hirnmetastasen
• Palliativ: Bei T4-Tumor statt radikaler Tumornephrektomie ggf. auch Embolisation des Tumors über einen Katheter mit einem Gewebekleber (z.B. Histoacryl) in die A.renalis (Ind. bei inoperablem Tumor mit rezidivierenden Blutungen in das Hohlraumsystem)

Prog: Nierenzellkarzinom ohne Metastasen bis T3a 5-JÜR 65 %, bei Infiltration in die V.cava 35 %, bei T4 15 %, bei M1 extrem schlecht mit einer mittleren Überlebenszeit von 10-12 Mon.

Kompl: ∗ Einbruch des Tumors in die V.cava inf. und Gefahr einer V.cava-Thrombose
∗ STAUFFER-Syndrom: Nierentumor + Leberfunktionsstörung (Hepatomegalie, AP ↑, GGT ↑, α_2-Globuline ↑, Albumin, Quick und Prothrombin ↓)

* **Spätmetastasierung** noch nach 10 u. mehr Jahren mögl. ⇨ Nachsorgeuntersuchungen
* 8faches Risiko für ein Nierenzellkarzinom der kontralateralen (gesunden) Niere

Op: * Postinfarkt-Syndrom nach Embolisation (durch Nierennekrose ⇨ Schmerz, Fieber, Bluthochdruck, Übelkeit, Erbrechen), daher heute eher operative Ther. auch bei T4
* Nierenteilresektion: Urinom (Urinfistel in das perirenale und retroperitoneale Gewebe), Nachblutung

DD: – **Nierenzysten**, Hydronephrose, xanthogranulomatöse Pyelonephritis, Nierenkarbunkel, Nierenbuckel (kraniale Verdickung der li. Niere, in 10 % d.F., ohne patholog. Bedeutung)
– Nebennierentumor, Pankreaskarzinom, retroperitoneale Tumoren od. Harnleitertumoren mit Infiltration oder Verdrängung (Dystopie) der Nieren
– DD der Hämaturie (s. Übersicht):

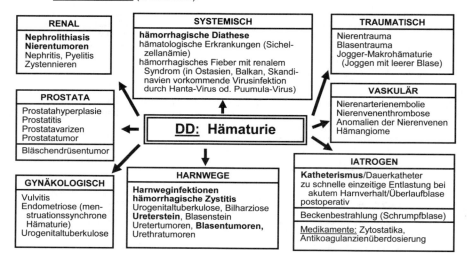

NIERENTRANSPLANTATION

Ind: – **Terminale Niereninsuffizienz** bei chronischem Nierenversagen/Dialysepatienten (vaskuläre od. diabetische Nephropathie, Glomerulonephritis, polyzystische Nierendegeneration)
– Patienten mit Niereninsuffizienz und Dialyseproblemen: Shunt-Komplikationen, Anämie, Hypertonie, Hyperparathyreoidismus (sekundärer), Polyneuropathie oder Demenz
– Kinder: angeborene Nierenhypoplasie/-dysplasie, obstruktive/refluxive Nephropathie, Glomerulosklerose, Glomerulonephritis, Nephronophthise (aut.-rez. vererbte Zystennieren)

K-Ind: ⓤ Akute Nierenerkrankung (z.B. floride immunologische Erkrankungen, z.B. GOODPASTURE-Syndrom, Vaskulitiden)
ⓤ Chronische, nicht sanierbare Infekte (K-Ind. ergibt sich durch die notwendige immunsuppressive Ther.), akute gastrointestinale Erkrankung, wie z.B. Ulzera ⇨ Op nach Ther.
ⓤ Fortgeschrittene Zweiterkrankungen, wie nicht kurable Malignome od. Systemerkrankungen (z.B. Oxalose)
ⓤ Non-compliance des Pat., fehlende Narkosefähigkeit (= schlechter Allgemeinzustand)

Nieren | Seite 297

Epid: ◊ 1. Nierentransplantation (Syn: NTX) 1950 in Chicago, weltweit bisher ½ Mio. durchgeführt. 2014 wurden in Deutschland 1.508 Nieren transplantiert (und zusätzlich ca. 620 **Lebendspenden** von Familienangehörigen), jährlicher Bedarf ca. 4.500 Nieren Warteliste: in Dtl. derzeit **8.000 Pat.!**, durchschnittliche Wartezeit rechnerisch 3-4 Jahre (die statistische Transplantat-Überlebensrate sinkt auch mit der Dauer der Wartezeit)
◊ Die rechnerische Lebenserwartung eines terminal Nierenkranken ist trotz Dialyse nur halb so hoch wie nach einer Nierentransplantation (bei Kindern sogar nur ¼).
◊ In Deutschland gibt es z.Zt. 41 Nieren-Transplantationszentren. Die Vergabe der Organe erfolgt nach einem Punktesystem (bewertet wird HLA-Übereinstimmung, Wartezeit, Notfall-Ind. usw.) über die DSO/Deutschland u. Eurotransplant in Leiden/Niederlande.
◊ Altersgrenze: **keine** generelle Altersbegrenzung für den Eingriff mehr. Für Pat. >65. J. werden wegen des allgemeinen Organmangels jetzt auch Spenderorgane von >65 J. alten Spendern genommen (Eurotransplant-Senior-Programm, „old for old").
◊ Kosten einer Transplantation: Op ca. 65.000,-- € + ca. 12.000,-- € pro Jahr für die Nachbehandlung (zum Vergleich: die Dialyse kostet ca. 35.000,-- € pro Jahr, damit ist die Transplantation bereits nach wenigen Jahren auch kosteneffektiver)

Diag: 1. Indikation zur Explantation beim Spender (s.o., Kap. Organtransplantationen) und Implantation beim Empfänger (keine Kontraindikationen) muss sicher gegeben sein.
2. Labor: **Blutgruppenkompatibilität**, **HLA-Typisierung** (Kompatibilität von Spender und Empfänger insb. bei HLA-A, -B, -DR ⇨ Cross-match, Ausschluss zytotoxischer HLA-Antikörper)
3. Umfangreiche Op-Vorbereitungen mit urologischer Diagnostik, Röntgen, Labor, Kolon-KE

Ther: • **Explantation:**
  – Sterile Entnahme der Spendernieren unter möglichst guten Kreislaufbedingungen als Blockpräparat mit Aorta, V.cava und Ureteren
  bei der Lebendspende (ggf. laparoskopische) Entnahme einer Niere, hier werden die A.renalis, V.renalis und der Ureter mit Clips abgesetzt
  – Konservierung in kalter COLLINS-Lösung, Transport gekühlt bis 40 Stunden mögl.
• **Implantation:**
  – **Heterotope Implantation** = extraperitoneal in die **Fossa iliaca**
  A.renalis wird auf A.iliaca ext., V.renalis auf V.iliaca ext., Ureter mit Antireflux-Op (submuköse Tunnelung) am Blasendach anastomosiert
  – Evtl. kombinierte Transplantation von Niere + Leber, Pankreas oder Herz
  – Perioperative Antibiotikaprophylaxe mit einem Cephalosporin
• Nachbehandlung:
  Immunsuppression initial mit einer Kombinationstherapie von Ciclosporin A (Pilzderivat, Sandimmun®, 4-10 mg/kgKG/Tag) + Glukokortikoide (Prednisolon) + Mycophenolatmofetil (CellCept®, Myfortic®), ggf. wird zusätzlich (bei Lebendspenden mit >6 Missmatches) zu Beginn auch der Interleukin-2-Rezeptor-Antikörper Daclizumab (1 mg/kgKG, Zenapax®) unmittelbar präop. und 4 x im Abstand von je 2 Wo. nach Transplantation gegeben.
  Bei Ciclosporin-Unverträglichkeit Tacrolimus (Pilzprodukt aus Streptomyces tsubaenses, Prograf®) oder auch manchmal vorsorglich nach 3-12 Mon. Ggf. Umstellung der Ciclosporin-Gabe auf Sirolimus (Rapamune®), dies hat weniger nephrotoxische NW und zeigt bessere Langzeittransplantatfunktion. Neu zugelassen auch Everolimus (Certican®) u. Belatacept (Nulojix™).
  Bei akuter Abstoßungsreaktion: hochdosiert Glukokortikoide u. Antithymozytenglobulin (ATG = Immunglobuline gegen T-Lymphozyten).
  Mit speziellen Immunsuppressiva-Behandlungsprotokollen (Rituximab 4 Wo. vor Transplantation) und perioperative Immunadsorption ist heute auch eine Nierenlebendspende bei AB0-Inkompatibilität od. bei bestehenden HLA-Antikörpern mögl.
• Nachkontrollen: Ciclosporin-/Tacrolimusspiegel im Blut, Nierenfunktion (Retentionswerte), Urinvolumen (Bilanzierung) und Urinstatus, Körpergewicht, Sonographie, evtl. Transplantatbiopsie, Blutdruck (Ziel: 120/80 mmHg)
• Selbsthilfegruppe: Bundesverband Niere e.V., Weberstr. 2, 55130 Mainz, Tel.: 06131 85152, Internet: www.bundesverband-niere.de

Prog: 1-Jahres-Transplantat-Überlebensrate heute sehr gut: **95 %!**, nach 5 J. noch ca. 70 %
Die besten Langzeitergebnisse haben **Lebendspenden** von Verwandten (nach 5 J. noch 85%ige Transplantat-Überlebensrate). Ohne Abstoßung durchschnittlich 20-jährige Transplantatfunktion.
Das Op-Risiko nimmt mit dem Alter zu (höher >45. Lj.). Zweit- u. Mehrfachnierentransplantation (nach Abstoßungsreaktionen) haben eine schlechtere Transplantat-Überlebensrate.
Begutachtung: GdB/MdE beträgt für 2 J. 100 %, danach auf Dauer (wenn es zu keinen Kompl. kommt) wegen der notwendigen Immunsuppression noch 50 %.

Kompl:
* **Hyperakute Abstoßungsreaktion** (Rejektion): innerhalb v. 48 Std. mit Endothelläsionen und toxischem Krankheitsbild bei humoraler Abstoßungsreaktion (zytotoxische Antikörper), Ther: Plasmapherese zur Elimination der zytotoxischen Antikörper
* **Akzelerierte Abstoßungsreaktion** (Rejektion): zwischen 2. und 5. postop. Tag mit zellulärer Abstoßungsreaktion
* **Akute Abstoßungsreaktion** (Rejektion): insb. innerhalb der ersten 3-4 Monate durch zelluläre Abstoßungsreaktion (Sonographie: Größenzunahme des Transplantats)
* Postop. Lymphozele (zwischen kaudalem Nierenpol u. der Harnblase), Harnaufstau
* Urinleckage, chronische Transplantat-Nephropathie, Rekurrenz der Grunderkrankung
* Immunsuppression: allgemeine **Infektanfälligkeit** (und speziell CMV-, EBV-, Polyoma-Virusinfektionen), **Knochenmarkdepression, Magen-Darm-Ulzera, Nephro-/Hepatotoxizität**, Zunahme der Inzidenz **maligner Tumoren** (30faches Risiko für Lymphome)
   ⇨ Ciclosporin A: Hypertonie, Hypertrichose, Gingivahyperplasie, Tremor
   ⇨ Kortikoide: Osteoporose, Diabetes mellitus, aseptische Knochennekrosen, prox. Muskelatrophie, psychotische Veränderungen, atrophische Haut, Akne, Striae distensae
   ⇨ Antilymphozyten-Globulin: anaphylaktische Reaktion
* Lebendspende: Risiko für den Organspender bei der Organentnahme, z.B. Blutung, Verletzung von Nachbarstrukturen usw. (etwas höher bei laparoskopischer Technik). Ein Risiko für die Funktion der Restniere und das Gesamtüberleben besteht nicht.

HERNIEN

Syn: lat. hernia = Bruch, engl. hernia, ICD-10: K40.- bis K46.-

Def: **Vorfall von Eingeweideanteilen** (= *Bruchinhalt*) in eine **Vorbuchtung des parietalen Peritoneums** (= *Bruchsack*) durch eine **Bauchwandlücke** (= *Bruchpforte*).
DD: Prolaps = Vorfall von Eingeweiden durch eine Lücke des Peritoneums, also nicht von Peritoneum bedeckt (Syn: Hernia spuria = falsche Hernie)

Ät:
- Bindegewebsschwäche, inkompletter fetaler Bauchwandschluss (insb. bei Frühgeborenen)
- Erhöhter intraabdomineller Druck durch Pressen (chron. Obstipation), Husten (COLD), bei Dysurie (Prostataadenom), körperliche Belastung, Schwangerschaft, Trauma
- Aszites (Lebererkrankungen, portale Hypertension, Peritonealkarzinose), intraabdominelle Tumoren
- Adipositas
- Z.n. Op ⇨ Narbenhernie, parastomale Hernie neben einem Anus praeternaturalis

Epid: ◊ Eines der häufigsten chirurgischen Krankheitsbilder
◊ Häufigkeit: ca. 0,5-1 % der Gesamtbevölkerung (Männer 2 %, Frauen 0,3%), davon entfallen etwa ¾ aller Hernien auf die **Leistenhernien**.

Etlg: # Äußere Hernien:
  - Leistenhernien .... 75 % d.F.
  - Nabelhernie (umbilikal u. paraumbilikal) .... 9 %
  - Epigastrische Hernie .... 3 %
  - Schenkelhernie .... 3 %
  - Becken- u. Lumbalhernien .... 5 %
Innere Hernien: v.a. Zwerchfellhernien .... 5 %
  LITTRÉ-Hernie: Einklemmung eines MECKEL-Divertikels
Gleithernie: Vorgefallenes Organ ist Teil des Bruchsackes (Zäkum, Sigma, Harnblase = Organe sind nur teilweise mit Peritoneum überzogen, peritonealer Bruchsack fehlt daher teilweise)
RICHTER-Hernie (Darmwandhernie): Herniation eines Darmwandanteiles in die Bruchpforte ohne Auftreten einer Passagestörung (s. Abb.)
Eventerationshernie: Hernia permagna = großer Teil der Bauchorgane im Bruchsack, die sich hier organisiert haben und schwierig zu reponieren sind
Symptomatische Hernie: Hernie bei pathologischer Druckerhöhung im Abdomen (z.B. Tumor, Aszites)
Narbenhernie: Hernie als Folge einer Dehiszenz der Faszien einer Laparotomienarbe

Klin: ⇒ Oft nur geringe Beschwerden
⇒ Schmerzen beim Anspannen der Bauchmuskulatur (z.B. Heben schwerer Lasten, Pressen beim Stuhlgang)
⇒ Verminderte körperliche Leistungsfähigkeit
⇒ Peritoneale Reizung
⇒ **Bruchgeschwulst** ist das Hauptsymptom
⇒ Stuhlunregelmäßigkeiten, evtl. Blutabgang

Diag: 1. Inspektion, immer beidseits durchführen, da in 20-30 % d.F. doppelseitige Befunde zu erheben sind
Palpation der Bruchpforten unter Bauchpresse am stehenden Patienten
Hustenanprall gegen den tastenden Finger
Auskultation des Bruchinhaltes (Darmgeräusche?)

2. **Sonographie**, früher auch Diaphanoskopie (Durchleuchtung mit einer hellen Lampe)
3. Röntgen: Abdomen-Übersicht (Spiegel bei Ileus?), evtl. MDP, Kolon-KE
4. Bei jeder Hernie des Erwachsenen ist die **rektal-digitale Untersuchung** zum Ausschluss eines Rektumkarzinoms obligat (in manchen Kliniken wird routinemäßig auch eine Rektoskopie/Koloskopie durchgeführt)

Ther:
- Konservativ:
  - **Manuelle Reposition (= Taxis):** Ind: Bei kurzer Anamnese einer Einklemmung (<6 Std.) Technik: Pat. liegt auf harter Unterlage, Beine anziehen lassen, evtl. Analgesie: Ausmassieren des Darminhaltes mit beiden Händen u. behutsame Reposition ⇨ Cave! Reposition en bloc als Komplikation (s.u.)
  - **Bruchbänder:** nur in Ausnahmen indiziert (strikte Ablehnung der Op, unvertretbar hohes Op-Risiko), da keine sichere Prophylaxe der Inkarzeration und die Bauchmuskulatur durch die Entlastung weiter atrophiert!
- Operativ: Prinzip ist die **Herniotomie + Hernioplastik**
  - Darstellung der Bruchhüllen, des Bruchsackes und der Bruchpforte
  - Versorgung des Bruchinhaltes (evtl. Darmresektion bei Inkarzeration)
  - Beseitigung des Bruchsackes (alleinige Reposition des Bruchsackes bei Gleithernien)
  - Verschluss der Bruchlücke, evtl. mit Verstärkung des Abschlusses (Fasziendoppelung, implantierbare Kunststoffnetze) und schichtweiser Wundverschluss
  - Postop.: leichte körperliche Arbeiten nach 3-4 Wo., schwerere Tätigkeiten erst nach 3-6 Monaten
  - ◑ Relative Op-Kontraindikationen: übergroße Narben- u. Bauchwandhernien, Hernia permagna, alte Brüche mit großer Bruchpforte

Prog: Operationsletalität liegt unter 1 %, bei Inkarzeration kann sie bis auf 10 % steigen. Rezidivrate: in 5 % d.F.

Kompl:
- **Inkarzeration:** Schwellung, Rötung, Spontan- u. Druckschmerz; anfangs Ileussymptomatik, später toxische Folgen der **Darmgangrän** mit Peritonitis u. vitaler Bedrohung Sonderform: **Elastische Einklemmung:** Mit der Bauchpresse erweitert sich zunächst der Bruchring ⇨ Peristaltik treibt Darmschlinge in den Bruchsack, mit nachlassender Bauchpresse schnürt der Bruchring die Darmschlingen ab.
- **Darmwandbruch (= RICHTER-Hernie):** Einklemmung eines Teiles der Darmwand bei erhaltener Darmpassage ⇨ lokale Darmwandnekrose/Darmgangrän (am häufigsten bei Femoralhernien)
- **Netzeinklemmung:** Inkarzeration des Omentum majus in einen Bruchring, Ther: Manuelle Reposition (= Taxis) bei kurzer Anamnese, danach Elektiv-Op zur Revision. Bei längerer Anamnese (>6 Std.) oder bei misslungener Taxis ⇨ sofort Op (Revision des Bruches, bei Inkarzeration Resektion des nekrotischen Netzabschnittes)
- Koteinklemmung: Die zuführende Darmschlinge wird zunehmend mit Kot gefüllt ⇨ Abklemmung der abführenden Schlinge am Bruchhals durch den Druck der Kotmassen
- Reposition en bloc: Bruchsack wird ohne Beseitigung der Einklemmung **mit der Bruchpforte verlagert** (Bruchgeschwulst selbst ist von außen nicht mehr zu sehen, der Bruchhals mit Einklemmung bleibt aber bestehen!)
- Bruchentzündung (Inflammatio herniae)
- Irreponibilität (Hernia accreta) durch Verwachsungen der Darmschlingen oder bei gekammerten Hernien
- Bei Leistenhernien-Op: Hodenschwellung, Hodennekrose oder Hodenatrophie bei intraoperativer Verletzung des Samenstranggebildes

DD:
- Abszesse, Zysten
- Lymphome, Weichteiltumoren
- In der Leistenregion: ektoper Hoden, Hydrozele, Varikozele, Adduktorensehnentendopathie (Fußballspieler)
- Angeborener Bauchwanddefekt

LEISTENHERNIE

Syn: Inguinalhernie, **Hernia inguinalis**, "Leistenbruch", ICD-10: K40.-

Anatomie: Verlauf des Leistenkanals:
Von dorsal lateral kranial nach ventral kaudal medial in einem Winkel von 15°, 4-6 cm lang.
Anfang: innerer Leistenring (Anulus inguinalis internus/profundus), ca. 1 cm oberhalb der Mitte des Leistenbandes
Ende: äußerer Leistenring (Anulus inguinalis externus/superficialis) oberhalb d. Tuberculum pubicum
Wände des Leistenkanals:
Ventral: Aponeurose des M.obliquus externus
Dorsal: Fascia transversalis, Peritoneum parietale
Kranial: Unterrand des M.obliquus internus u. des M.transversus abdominis
Kaudal: Lig.inguinale (= POUPARTI-Band)

Inhalt: Beim Mann: Funiculus spermaticus (Syn: Samenstrang, engl. spermatic cord)
- Ductus deferens (Samenleiter)
- A.testicularis, A.ductus deferentis, A.musculi cremasteris
- Plexus pampiniformis (venöses Abflussgeflecht)
- Fascia spermatica interna (= Ausstülpung der Fascia transversalis)
- M.cremaster (kaudale Internusfasern)
- Fascia spermatica externa (= Ausstülpung der Externusaponeurose)
- R.genitalis des N.genitofemoralis
- Plexus testicularis (sympathisch)

Bei der Frau: Lig.rotundum (Lig.teres uteri), IMLACH-Fettpfropf

Epid:
◊ **Häufigste Hernienform** (75 %) des Menschen. 65 % sind indirekte, 20 % direkte Hernien und in ca. 15 % d.F. liegt eine kombinierte Hernie vor. Beidseitige Hernien in 15 % d.F.
◊ Prävalenz beim Mann: 2 %, **m** >> w (8:1, bei Kindern 9:1)
◊ Lifetime Risk: für eine Leistenhernie beträgt 27 % beim Mann und 3 % für die Frau
◊ Prädisp.alter: 55.-75. Lj. und 1. Lj. (insb. bei **Frühgeborenen**)
◊ In Deutschland 200.000 Operationen/Jahr, 10 % der Eingriffe entfallen auf Kinder (<14 J.)

Etlg:

> **Direkte (mediale) Leistenhernie:** Die Durchtrittsstelle liegt medial der Vasa epigastrica (Fossa inguinalis medialis, HESSELBACH-Dreieck), der Bruchsack durchsetzt **die Bauchdecke** (Fascia transversalis) **senkrecht auf direktem Weg** u. verläuft zum äußeren Leistenring (keine Beziehung zum Inneren des Samenstrangs), **erworben**, meist (ältere) Männer.

> **Indirekte (laterale) Leistenhernie:** Verläuft aus dem **inneren Leistenring** (Anulus inguinalis profundus, liegt lateral der Vasa epigastrica) durch den Leistenkanal zum äußeren Leistenring (Anulus inguinalis superficialis). Der Bruchsack ist von Kremasterfasern umgeben und kann bis zum Skrotum reichen. Entsteht durch ausbleibende Obliteration (Verklebung) des Processus vaginalis peritonei nach dem Descensus testis (= kongenital, **angeboren**) oder durch Erweiterung des inneren Leistenringes u. Vorstülpung von Peritoneum in den Leistenkanal (= **erworben**), eher Kinder und Frauen.

direkter Leistenbruch   indirekter Leistenbruch

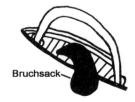
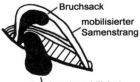

Hernien

Klin: ⇒ **Schmerzen in der Leiste**
⇒ Ausmaß der Beschwerden korreliert nicht mit der Größe der Hernie
⇒ Hernia incipiens: Bruchsack im Leistenkanal. Klinisch Beschwerden in der Leiste, meist noch keine Vorwölbung tastbar ⇨ abwartende Ther.
⇒ Hernia completa: Austritt des Bruchsackes am äußeren Leistenring
⇒ Hernia scrotalis: Vordringen des Bruchsackes bis ins Skrotum

Diag: 1. Anamnese und klinische Untersuchung: Inspektion: Vorwölbung in der Leiste
Palpation: beim Mann einstülpen der Skrotalhaut von unten um den untersuchenden Finger (wie ein Handschuh) und vorschieben bis vor den äußeren Leistenring am stehenden Patienten (der äußere Leistenring ist für die Fingerkuppe knapp passierbar) ⇨ **Hustenanprall** = bei einem manifesten Leistenbruch wölbt sich die Bruchgeschwulst gegen den untersuchenden Finger aus dem Leistenring hervor (bei Frauen kann die Diagnose bei nicht bestehender Bruchgeschwulst schwierig sein)

Ther: • Operativ: Ind: ist mit der Diagnosestellung wegen Gefahr der Inkarzeration gegeben (eine Studie aus 2006 relativiert dies für Leistenhernien bei Männern mit nur minimalen Beschwerden, da das Inkarzerationsrisiko nur 0,2%/Jahr bei alleiniger Beobachtung ist.)
1.) Anästhesie: Eingriff ist in **Regionalanästhesie** (90 % d.F. mögl.), in Spinalanästhesie od. Vollnarkose (bei Kindern und bei den laparoskopischen Verfahren) mögl.
Regionalanästhesie: 20 ml Mepivacain 1%ig mit Adrenalin 1:200.000) od. Ropivacain 0,75%ig (Naropin®) fächerförmig in die Bauchwandschichten entlang des Leistenkanals und Leitungsanästhesie des N.ilioinguinalis u. N.iliohypogastricus (10-20 ml), während der Op. ggf. Nachinjektionen an der Basis des Bruchsacks od. am Os pubis
2.) Leistenschnitt, Durchtrennung der Externusaponeurose, Freilegung und Mobilisation des Samenstranges, Aufsuchen des Bruchsacks, Eröffnen und Reposition des Bruchinhaltes, Abtragen u. Nahtverschluss des Bruchsackes
3.) Verschluss der Bruchpforte: Prinzip: **Verstärkung** der Hinterwand des Leistenkanals (= zum Abdomen hin), schichtweiser Wundverschluss, nach der Op Zug am Testis zur Reposition des mobilisierten Samenstranges (sog. "EKG" = <u>E</u>ier-<u>K</u>ontroll-<u>G</u>riff)
Verstärkungsmethoden:
Es werden 2 grundsätzliche Methoden unterschieden:
1. Verstärkung durch **raffende Naht** und Doppelung von Faszien
 - **Nach BASSINI:** Naht des M.obliquus internus und des M.transversus abdominis unter dem Samenstrang durch an die Innenfläche des Leistenbandes und als erster od. letzter Stich am Tuberculum pubicum. Dabei muss beachtet werden, dass die Samenstranggebilde an ihrer Austrittsstelle nicht zu stark eingeengt werden.
 Der Samenstrang wird mit der Externusaponeurose gedeckt oder nach subkutan (vor die Externusaponeurose) verlagert (Methode nach KIRSCHNER).
 - **Nach SHOULDICE ("Canadian repair"):** Spaltung u. **Doppelung der Fascia transversalis** mit fortlaufender Naht + Naht des M.obliquus int. und des M.transversus an das Leistenband (wie BASSINI)
 - **Nach LOTHEISEN / MCVAY:** Naht des M.obliquus int. u. der Transversusfaszie an das COOPER-Band (Lig.pubicum superius)
 - **Nach HALSTED-FERGUSON:** Naht des M.obliquus int. **über** dem Samenstrang an das Leistenband (Samenstrang liegt jetzt unter dem M.obliquus int.)
 - Bei Frauen: hier kann der Leistenkanal fest um das Lig.rotundum verschlossen werden oder das Lig.rotundum kann durchtrennt werden
 - Bei Kindern: keine Verlagerung des Samenstranges, da Gefahr der Hodenatrophie. Bruchsackabtragung, evtl. Methode nach HALSTED-FERGUSON und Vernähung der Externusaponeurose
 - Bei Männern im hohen Alter: Ultima ratio nach mehreren Rezidiven ⇨ endgültige Sanierung durch Funikulo- und Orchiektomie
 - Postoperativ: **Mobilisation noch am Op-Tag**, die Einlage eines kleinen Katheters intraoperativ in die Leistenregion, über den 3 x tgl. ein Lokalanästhetikum appliziert wird, erleichtert die Mobilisation (Entfernung am 3.Tag). Fäden ex am 10. Tag. Arbeitsunfähigkeit für ca. 2-3 Wochen, keine schweren Lasten für 10 Wochen tragen. Bei großer postoperativer Flüssigkeitsansammlung (Serom) im Leistenbereich ggf. perkutane Punktion.
2. Verstärkung durch **spannungsfreie** (tension-free) **Implantation eines Kunststoffnetzes.** (dies kann offen oder endoskopisch / laparoskopisch erfolgen):

- Op nach LICHTENSTEIN od. STOPPA: spannungsfreie Implantation eines **präperitonealen Netzes** aus Polypropylen (ca. 10 x 15 cm groß, Marlex®) od. Polyester (Mersilene®), das die Bauchwand verstärkt. Das Netz liegt auf den Muskelfaszien [Op. n. LICHTENSTEIN] bzw. zwischen Muskelfaszien und Peritoneum [Op. n. STOPPA]. Zugang konventionell od. auch präperitoneal endoskopisch mögl. (TEPP = totale extraperitoneale Plastik, der notwendige Präparationsraum wird mit einem Ballon geschaffen) + intraop. Antibiotikaprophylaxe (Cephalosporin)
- Op nach RUTKOW (plug and patch): zusätzlich zum präperitonealen Netz (wie bei LICHTENSTEIN) wird zuvor noch ein Netzplug (sieht aus wie eine Blüte) in den Bruchkanal gedrückt und mit 1-3 Nähten dort fixiert (nach Einwachsen des Netzplugs verstärkt dies die ehemalige Bruchpforte erheblich)
- Op nach GILBERT: Implantation eines doppelten verbundenen Netzes (sieht aus wie ein H). Die beiden Netzanteile liegen wie bei LICHTENSTEIN + STOPPA und sind durch die Bruchpforte miteinander verbunden
- Laparoskopischer Hernienverschluss (**TAPP** = transabdominelle präperitoneale Plastik): Inzision des Peritoneums und Verschluss der Hernie durch Naht oder Clips **von innen** + Implantation eines 12 x 15 cm großen, beschichteten PTFE-Netzes (Gore-Tex®) über der Bruchpforte, danach Wiederverschluss des Peritoneums über dem Netz mit Clips + intraop. Antibiotikaprophylaxe (Methode u. Nutzen ist umstritten, da dies ein intraperitonealer Eingriff mit zusätzlichen Risiken ist), Ind: insb. bei Rerezidiv

Prog: Letalität: 0,02-0,5 %; Rezidivrate bei Nahttechnik ca. 10 %, mit Netzverstärkung ca. 2 %

Kompl:
* **Inkarzeration**, Koteinklemmung, Bruchentzündung (Inflammatio herniae)

Op:
* Postoperativer **Harnverhalt**
* **Hämatom, Serom, Wundinfektion**
* Verletzung oder **Einengung** der Vasa spermatica (meist zu stark verengter innerer Leistenring) ⇨ Hodenschwellung durch Abflussbehinderung, im Extremfall ischämische Orchitis mit Hodennekrose oder -atrophie ⇨ Ther: frühzeitige Revision
* **Durchtrennung des Ductus deferens** ⇨ Ther: Adaptation über Catgut-Schiene
* Verletzung inguinaler Nerven ⇨ Sensibilitätsstörungen, inguinale Schmerzen
* Verletzung/Einengung der A./V.femoralis, V.iliaca ext. mit Thrombose oder Embolie
* Darm-, Blasenläsion od. weibliche Adnexverletzung (insb. bei Gleithernie des Ovars bei Mädchen) mit Peritonitis
* **Rezidiv** und Rerezidiv nach einer Rezidiv-Op
* Netzimplantation: Nervenläsion beim Befestigen des Netzes, Serom, chronische Entzündungsreaktion, Fisteln, Netzschrumpfung, Netzlockerung, Netzunverträglichkeit
  Zusätzlich beim laparoskopischem Vorgehen (TAPP): Trokarhernie, Darmverletzung, Verklebungen des Darmes (wenn das Netz nach Wiederverschluss des Peritoneum nicht völlig bedeckt ist) ⇨ Darmarrosion, Verwachsungen

DD:
- **Adduktorensehnen-Zerrung** („Sportlerleiste"): Druckschmerz am Ursprung der Adduktorensehnen am Os pubis, insb. bei Sportlern (z.B. Grätschbewegung beim Fußball)
- **Leistenlymphome**: neoplastisch, entzündlich ⇨ Suche nach Fokus, z.B. Fußmykose
- Weichteiltumoren: Lipome, Malignome (Sarkom), Metastasen
- Senkungsabszess (Urogenitale Infektionen, Morbus CROHN)
- Varikosis der V.saphena magna, Aneurysma v. Becken-/Beinarterien
- Schenkelhernie
- Hernia scrotalis ⇨ DD: Hydrocele funiculi spermatici et testis, Varikozele, Lipome, Hodentumoren

SCHENKELHERNIE

Syn: Femoralhernie, **Hernia femoralis**, Hernia cruralis, Merozele, ICD-10: K41.-

Anatomie: Die laterale Lacuna musculorum (mit Durchtritt des M.iliopsoas) wird durch den Arcus iliopectineus von der Lacuna vasorum getrennt. Medial ist die Lacuna vasorum durch das **Lig.lacunare** (GIMBERNATI) am Pecten ossis pubis (= Schambeinkamm) begrenzt. Die Bruchpforte liegt meist zwischen dem Leistenband (Lig.inguinale, kranial) und kaudal dem horizontalen Schambeinast (mit Lig./Fascia pectinea) in der medial gelegenen **Lacuna vasorum** medial d. Femoralgefäße.

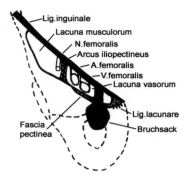

Epid: ◊ Überwiegend bei adipösen **Frauen** (w > m = 4:1)
◊ Prädisp.alter: >50. Lj.

Klin: ⇒ Oft klinisch latent bis zum Zeitpunkt einer Einklemmung mit Ileussymptomatik (Dünndarminkarzeration, bis zu 40 % der Pat.)
⇒ Tastbare Geschwulst unterhalb des Leistenbandes medial der A.femoralis
⇒ Dysurie u. Hämaturie (wenn Gleitbruch mit Blasenbeteiligung)

Diag: 1. Schwellung unterhalb des Lig.inguinale, mäßige Druckschmerzhaftigkeit
2. Sonographie

Ther: • Operativ: Ind: baldmöglichste Op wegen der Inkarzerationsgefahr
- Zugang von crural (= femoral): Bruch wird unterhalb des Leistenbandes freigelegt, der Bruchsack eröffnet, der Bruchinhalt reponiert, der Bruchsack abgetragen und nach intraperitoneal verlagert. Hierbei kann der Darm inspiziert werden, deshalb bei V.a. Inkarzeration diesen Zugang wählen. Anschließend Verschluss der Bruchpforte durch Naht des Leistenbandes an das Lig.lacunare am Pecten ossis pubis und der Fascia pectinea (COOPER) des horizontalen Schambeinastes. Alternativ kann ein kleiner Plug (sieht aus wie eine Blüte) aus einem Kunststoffnetz in den Femoralkanal geschoben und fixiert werden.
- Zugang von inguinal: Nach Eröffnung des Leistenkanals wird der Bruch nach oben gezogen, abgetragen und übernäht.
- Laparoskopischer Hernienverschluss: Verschluss der Hernie durch Naht oder Clips von innen (abdominal) + Implantation eines PTFE-Netzes (Gore-Tex®) über der Bruchpforte (wie bei Leistenhernie, s.o.)

Prog: Letalität unter 1 %, Rezidive 2-10 %

Kompl: * Kombination mit Leistenhernie häufig (insb. bei Männern)
* **Inkarzeration** gefürchtet (v.a. Darmwandbruch, RICHTER-Hernie) mit Projektion der Schmerzen in die Leiste, Abdomen oder Oberschenkelinnenseite.
* **Ileussymptomatik!** <u>Bei älteren Frauen mit einem Ileus immer an eine Schenkelhernie denken!</u>
Op: * Infektion, Blutung, Verletzung der Femoralgefäße u. Nerven

DD: – Leistenhernie
– Varixknoten oder Ektasie der V.saphena magna, Aneurysma der A.femoralis
– Lipome u. andere Weichteilgeschwülste
– Lymphknotenschwellung, Senkungsabszesse

NABELHERNIE

Syn: Nabelbruch, engl. umbilical hernia, ICD-10: K42.-

Anatomie: Bruchpforte bildet der **Anulus umbilicalis** (= zirkuläre Faserzüge der Bauchwandaponeurose). Die nach der Geburt durch Obliteration der Nabelschnurgefäße entstehende kleine Bauchwandlücke schließt sich in 98 % d.F. bis zum 2. Lj.

Def: Vorwölbung von Baucheingeweiden durch die Faszienlücke des Nabels

Ät: – Angeboren: Persistenz der physiologischen Nabelhernie (eine Rückbildung bis zum 2. Lj. kann abgewartet werden, da nur eine geringe Inkarzerationsgefahr in dieser Zeit besteht)
 – Erworben:
  Beim Erwachsenen, v.a. Frauen (40.-50. Lj.), Prädisposition: Gravidität, Adipositas, erhebliche Gewichtsabnahme, körperliche Belastung, rezidivierender Aszites (Leberzirrhose, portale Hypertension ⇨ Alkoholanamnese?), gleichzeitige Rektusdiastase
  Beim Neugeborenen: Neuentwicklung einer Nabelhernie vor Ausbildung einer festen Nabelnarbe: Frühgeburtlichkeit, pulmonale Infekte, Passagestörungen des Darmes, starke Bauchpresse (vermehrtes Schreien, Husten)

Klin: Winziger bis kopfgroßer tastbarer Bruchsack (kann das große Netz, Dünn- oder Dickdarm enthalten) im Bereich des Bauchnabels

Ther: • Operativ: Ind: im 1. Lj. nur bei relativ großen Bruchsäcken oder Größenzunahme
  Erwachsene: stets gegeben, da keine spontane Heilung, bei Einklemmung Notfall-Op!
  - Op n. SPITZY: infraumbilikale Inzision, Ablösung des Bruchsackes vom Hautnabel, Reposition des Bruchinhalts, Abtragung des Bruchsacks ⇨ Verschluss der Bruchpforte durch quere Naht
  - **Bei größeren Hernien:** longitudinale od. transversale Fasziendoppelung n. DICK-MAYO ⇨ größere Bauchwandfestigkeit. Anschließende Fixierung des Hautnabels an der Faszie. Ist ein spannungsfreier Verschluss nicht mögl. (Bruchlücke >3 cm) ⇨ Einnähen eines Polypropylen-Netzes in Sublay-Technik (Erklärung s.u. bei Narbenhernien)
  - Bei extrem adipösen Patienten: Omphalektomie (= Entfernung des Nabels), wenn gleichzeitig eine Fettreduktion angestrebt wird

Prog: Letalität 1 %, bei Inkarzeration bis zu 20 %!, Rezidiv in 3-30 %

Kompl: * **Inkarzeration** von eingeklemmten Darmabschnitten (insb. bei den Erwachsenen)
 * Irreponibilität (Hernia accreta) durch Verwachsungen der Darmschlingen oder bei mehreren Kammern
 Op: * Wundinfektion, Wundhämatome
  * Rezidivgefahr, insb. bei Adipositas

DD: – Paraumbilikalhernie: Faszienlücke außerhalb des Nabelringes
 – Neugeborene: Omphalozele = Nabelschnurbruch ⇨ kongenitale Hemmungsmissbildung, bei der die Baucheingeweide extraperitoneal liegen (s.u. Kap. Kinderchirurgie)
 Gastroschisis = Lücke der Bauchwand neben dem Nabel mit Prolaps von Darmteilen

EPIGASTRISCHE HERNIE

Syn: Hernia epigastrica, Hernia lineae albae (über dem Bauchnabel), Hernia ventralis, ICD-10: K43.60 (mit Einklemmung K43.70)

Def: Durch Lücken in der Faszie der **Linea alba** zwischen Xiphoid und Nabel können präperitoneale Fettbürzel prolabieren. Wird hierbei das Peritoneum trichterförmig nachgezogen, dann entsteht eine echte Hernie. Nicht selten kommen diese Hernien multipel vor.

Klin: ⇨ Zum Teil erhebliche, aber uncharakteristische Oberbauchbeschwerden
 ⇨ Evtl. bewegungsabhängiger Schmerz

Diag: 1. Anamnese und klinische Untersuchung: bei fettreichen Bauchdecken kann der Nachweis erschwert sein
2. Vor Op Ausschluss von Erkrankungen der Gallenblase, Pankreas u. Magens

Ther: • Operativ:
- Verschluss der Faszienlücke nach Reposition des Bruchsackes, der nicht eröffnet werden muss
- Fasziendoppelung nach MAYO

Prog: Gut, Rezidive können vorkommen

DD: – Rektusdiastase
– Ulkus duodeni od. ventriculi
– Cholelithiasis, Pankreatitis

REKTUSDIASTASE

Anatomie: Die **Linea alba** ist die Durchflechtung der Aponeurosen der Mm.recti abdomines von rechter und linker Seite. Sie erstreckt sich vom Xiphoid bis zur Symphyse.

Def: Auseinanderweichen der Mm.recti abdomines ⇨ Verbreiterung der Linea alba, die sich bei Anspannung der Bauchdecken vorwölbt. Da kein Bruchring vorhanden ist (⇨ per definitionem also keine Hernie), besteht kaum Einklemmungsgefahr. ICD-10: M62.08

Klin: Bei Anspannung der Bauchmuskulatur ⇨ mehr oder weniger großer sicht- und tastbarer Wulst im Bereich der Linea alba

Ther: • Konservativ: Kräftigung der Bauchmuskulatur
• Operativ: Ind: nur sehr selten gegeben
- Adaptation der Mm.recti in der Medianlinie und Fasziendoppelung zur Verhinderung eines Rezidivs

Prog: Op: Rezidiv bis 50 %, Letalität bei alten Pat. bis 10 %

SPIEGHEL-HERNIE

Syn: Hernia linea semilunaris, **Hernia ventralis lateralis**, engl. spigelian hernia, ICD-10: K43.98

Anatomie: Die Hernie durchbricht die Aponeurose des M.transversus abdominis u. des M.obliquus int. medial begrenzt von dem Außenrand der Rektusscheide und lateral von der Linea semilunaris Spiegheli im unteren Mittelbauch (s. Abb.) u. breitet sich unter der Externusaponeurose als interstitielle Hernie im präperitonealen Gewebe aus.

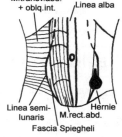

Epid: Sehr selten, aber Inkarzerationen häufig!

Klin: Ziehende Schmerzen auf der betroffenen Unterbauchseite

Diag: 1. Kann schwierig sein (kleine Hernie, Adipositas), an die Diagnose denken!
2. Evtl. Sonographie und CT

Ther: Operativ: Abtragung des Bruchsacks und Rekonstruktion der Bauchwand, ggf. auch laparoskopisch mit Endo-Hernia-Klammern

DD: – Andere intraabdominelle Schmerzursachen

- Bauchwandhämatom
- Tumoren der Bauchdecken

NARBENHERNIEN

Def: Entstehen meist als Folge einer **Laparotomie** durch Dehiszenz der Faszien und entwickeln sich meist innerhalb des ersten postoperativen Jahres in bis zu 10 % d.F., ICD-10: K43.0

Ät: – Z.n. Laparotomie, parastomale Hernien (neben einem Anus praeternaturalis, 1/3 d.F.)
– Prädisponierend: postoperative Blutung od. **Wundinfektion**, Serom, **Adipositas**, Hypoproteinämie / Kachexie, **Aszites**, Faktor-XIII-Mangel, **Anämie** (Hb <10 g/dl), Diabetes mellitus, Nervenverletzungen, Schnittführung (**mediane Laparotomie**, knochennahe Durchtrennung an Xiphoid, Rippen od. Symphyse), schlechte Nahttechnik, abdominelle Drucksteigerung v.a. postop. (Husten, Obstipation/Pressen, Ileus, lange maschinelle Beatmung), Glukokortikoidmedikation, Alter >45 J., Nikotinabusus (4faches Risiko für Raucher)

Epid: ◊ Die Inzidenz einer Narbenhernie nach Laparotomie beträgt ca. 10-15 %, besonders hohes Risiko nach offenem Abdomen (z.B. bei abdominellem Kompartmentsyndrom, 30-40 %)
◊ Für Deutschland werden ca. 80.000 Narbenhernien/Jahr geschätzt, davon werden etwa 1/3 operiert.

Diag: 1. Anamnese (Voroperation) u. klinische Untersuchung: Pressversuch, tastbare Vorwölbung
2. Evtl. Sonographie zur Bestätigung oder bei unklaren Befunden

Ther: • Operativ: Ind: mind. 3 Mon. - 1 Jahr nach der Vor-Op zuwarten (stabile Wundränder)
Auch kleine Hernien sollten wegen der Gefahr der Einklemmung operiert werden
Große Hernien benötigen intensive Vorbehandlung: Gewichtsreduktion, Atemgymnastik
– Op: Bruchpfortenverschluss durch Naht und Fasziendoppelung nach MAYO-DICK
– Bei größeren Defekten in der Bauchdecke oder bei erneutem Rezidiv wird durch Einnähen eines **Kunststoffnetzes** (Polypropylen, PP) in Underlay-/**Sublay-Technik** die Bruchpforte verstärkt und verschlossen (das Netz ist allseitig 5 cm größer als die Bruchpforte und wird zwischen Peritoneum und Muskel/Faszie eingebracht [= liegt **präperitoneal**] und wird mit Einzelknopfnähten am Rand befestigt, s. Abb.).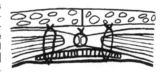
– Auch laparoskopisch (sog. IPOM-Technik = intraperitoneales Onlay-Mesh) mit speziellen beschichteten Netzen (verhindern das Verwachsen mit dem Darm) mögl.
• Postoperativ: keine starke Belastungen der Bauchwand für 6 Monate

Prog: Op-Letalität 2 %; **Rezidive** n. MAYO-DICK-Op 25-50 %!, bei Netzverschluss 10 %

Kompl ∗ Inkarzeration (= eingeklemmte Darmanteile ⇨ sofortige Op, „die Sonne darf weder auf- noch untergehen")
Op: ∗ Wundinfektion (ist das Fremdmaterial = Polypropylen-Netz infiziert, kann es meist bei offener Wundbehandlung belassen werden), Serom, Hämatom, Fistelbildung
∗ Netzlockerung, Netzwanderung
∗ Darmerosion bei Kontakt des Netzes mit dem Darm
∗ Rezidiv

LUMBALHERNIE

Syn: Hernia lumbalis, Lendenhernie, PETIT-Hernie, ICD-10: K45.-

Def: Austrittspforte ist das Lumbaldreieck (Trigonum lumbale PETITI) zwischen 12. Rippe/M.obliquus ext. abdominis, dem Lateralrand des M.latissimus dorsi und der Crista iliaca

Epid: Sehr selten (erworben oder angeboren mögl.)

Klin: Bewegungsabhängige, lumbale Schmerzen

Diag: Anamnese und klinische Untersuchung: Palpation

Ther: Operativ: Ind: nachgewiesene Lumbalhernien sollten operiert werden
Verschluss mit der Fascia lumbalis sive glutealis

Kompl: Inkarzeration

DD:
- Senkungsabszesse
- Tumoren (Lipome, Fibrome)
- Andere Schmerzzustände (Myogelosen bei Lumbago, Bandscheibenvorfall)

HERNIA OBTURATORIA

Def: Austrittspforte ist zusammen mit den Vasa obturatoria und N.obturatorius das **Foramen obturatum** zwischen dem horizontalen Ast des Schambeines und dem Sitzbein. Der Bruch liegt dabei unterhalb des M.pectineus, ICD-10: K45.-

Epid: Vorwiegend **alte Frauen** (>60. Lj., Erschlaffung d. Beckenbodens, Untergewicht, Kachexie, "the little old lady's hernia"), häufig verkannt, sehr selten (ca. 0,1 % aller Hernien)

Klin: ⇒ Schmerzen oder Parästhesien an der **Innenseite des Oberschenkels** durch Irritation des N.obturatorius mit Verstärkung der Schmerzen durch Streckung, Adduktion u. Innenrotation der Hüfte (HOWSHIP-ROMBERG-Zeichen) oder beim Husten/Pressen
⇒ Evtl. tastbare Vorwölbung an der Innenseite des Oberschenkels
⇒ Ileussymptomatik bei Inkarzeration

Diag: Schwierige Diagnose: oft nur kleiner Bruch, da straffe Faszie, Ileus unklarer Genese

Ther: Operativ: Laparotomie: Die Bruchpforte ist von ventral unter dem Schambein zu suchen. Direkter Nahtverschluss oder Verschluss mit lyophilisierter Dura od. mit einem Polypropylen-Netz (Marlex®)

Prog: Bei Inkarzeration 10-25 % Letalität!, selten Rezidive

HERNIA ISCHIADICA

Def: Bruchpforte durch das **Foramen ischiadicum majus** oberhalb oder unterhalb des M.piriformis (Hernia suprapiriformis, Hernia infrapiriformis) oder vor dem Lig.sacrotuberale (Hernia spinotuberosa). Der Bruchsack kann neben Darm u. Omentum majus auch Ovar u. relativ häufig auch einen Ureter enthalten, ICD-10: K45.-

Klin: ⇒ Selten tastbare Bruchgeschwulst unterhalb des M.gluteus maximus
⇒ Ischialgie, evtl. Zeichen der Harnstauung, Ileus

Ther: Operativ:
- Transperitonealer Zugang ist übersichtlicher u. weniger gefährlich als der gluteale Zugang (Gefährdung des N.ischiadicus!)
- Bruchpfortenverschluss mit Faszienplastik oder ggf. mit Kunststoffnetz

HERNIA PERINEALIS

Syn: Beckenbodenhernien, Beckenbodenbrüche, ICD-10: K45.-

Def: Durch die Excavatio rectouterina (= DOUGLAS-Raum) od. Excavatio rectovesicalis des Beckenbodens hindurchtretende Hernie.

Ät: – Erschlaffung der Beckenbodenmuskulatur (Schwangerschaften, Aszites, Infektionen)
– Iatrogen: nach abdomino-perinealer Rektumexstirpation

Epid: Frauen häufiger betroffen (5:1), insg. sehr selten

Etlg: # **Hernia perinealis anterior:** Bruchpforte vor M.transversus perinei profundus
Hernia vaginalis, Hernia labialis, Hernia pudendalis, Hernia praevesicalis
Hernia perinealis posterior: Bruchpforte hinter dem M.transversus perinei profundus:
Hernia retrovesicalis
Hernia ischiorectalis: Durch den M.levator ani in die Fossa ischiorectalis

Klin: Evtl. tastbare Bruchgeschwulst am Beckenboden, meist wenig Beschwerden

Ther: Operativ: Reposition des Bruchinhalts (meist Dünndarm) und Verschluss der Bruchpforte über transperitonealem oder perinealem Zugang

Kompl: Selten Inkarzeration

DD: – Lipom
– Zysten, Abszesse, Entzündung der Bartholin-Drüsen

INNERE HERNIEN

Anatomie: Prädilektionsorte:
– Am **Zwerchfell** (s. Kap. Zwerchfellhernien, Hiatushernien)
– Bursa omentalis (Foramen WINSLOWI = Foramen epiploicum)
– An der Flexura duodenojejunalis (TREITZ-Hernie) in d. Recessus duodenalis inf.
– Am Zäkum (ileozäkal)
– Am Mesocolon (insb. postoperative verbliebene Mesenterialschlitze)
– Am Sigma

Def: Bruchsack wird von Peritonealduplikaturen (durch embryonale Rotation oder Fixation entstanden) und -taschen innerhalb des Abdomens gebildet.

Klin: Ileussymptomatik ⇨ Diagnose ist sicher nur durch Laparotomie zu stellen

Ther: Operativ: Ind: alle symptomatischen Hernien (Ileus), Zufallsbefund bei Laparotomie
- Rückverlagerung der Eingeweide
- Verschluss der Bruchpforte oder Erweiterung der Bruchpforte, sodass keine Einklemmung mehr möglich ist

Kompl: Darm- u. Gefäßverletzungen intraoperativ

APUD-ZELLSYSTEM

Anatomie

APUD = engl. **a**mine **p**recursor **u**ptake and **d**ecarboxylation. APUD-Zellen sind Zellen gemeinsamer neuroektodermaler Herkunft, die Peptidhormone durch die Aufnahme und Dekarboxylierung von Aminvorstufen bilden können (früher auch als Helle-Zellen-System bezeichnet). Heute insg. 40 verschiedene Zellen bekannt. Sie bilden den peripheren **endokrinen Anteil des Nervensystems**. Die Speicherung der Hormone erfolgt in Granula. Die Sekretion kann neurokrin (in Ganglienzellen), neuroendokrin (über Axone in das Blut), endokrin (direkt in das Blut) und parakrin (in die Umgebung) erfolgen.

Die wichtigsten Zellen sind:
1. **G-Zellen** des Magens ⇨ Gastrin (fördert HCl-Produktion des Magens)
2. **Inselzellen** des Pankreas: **A-Zellen** ⇨ Glukagon, **B-Zellen** ⇨ Insulin, **D-Zellen** ⇨ Somatostatin, **PP-Zellen** ⇨ pankreatisches Polypeptid (Antagonist des Gastrins)
3. Parafollikuläre **C-Zellen** der Schilddrüse ⇨ Calcitonin
   Hauptzellen der Nebenschilddrüsen ⇨ Parathormon
4. **Enterochromaffine Zellen** des Gastrointestinaltraktes ⇨ Serotonin, Kallikrein, VIP = vasoaktives intestinales Polypeptid
5. Zellen der **Adenohypophyse** ⇨ ACTH, STH, TSH, MSH, Gonadotropine (FSH, LH, Prolaktin) und Zellen supraoptischer u. paraventrikulärer Kerne des Hypothalamus mit Sekretion aus der **Neurohypophyse** ⇨ ADH (= antidiuretisches Hormon, Adiuretin, Vasopressin), Oxytocin
6. **Zirbeldrüse** ⇨ Melatonin, Serotonin
7. **Nebennierenmark**, Sympathikus: Adrenalin, Noradrenalin
8. **Nieren** ⇨ Renin, Erythropoetin
9. **Plazenta** ⇨ HCG (= humanes Choriongonadotropin)

Tumoren: die einer dieser Zelllinie abstammen, werden neuroendokrine Tumoren (NET) genannt und können Hormone bilden. Sie können *entop* (gehen von Zellen aus, die an dieser Stelle physiologisch vorkommen, z.B. ein Insulinom im Pankreas) oder *ektop* auftreten (z.B. Gastrinom im Pankreas, statt im Magen). In Deutschland gibt es zu Studienzwecken ein Register für diese **sehr seltenen** Erkrankungen an der Universitätsklinik Marburg, Abt. Gastroenterologie, Tel.: 06421 58-65968, Fax: 06421 58-68922, Internet: www.ukgm.de. Weitere Informationen auch beim GEP-NET der Uniklinik Düsseldorf/Lukaskrankenhaus Neuss, Internet: www.gep-net.com

APUDOME

Syn: Neuroendokrine Tumoren (NET), engl. Apudoma

Def: Tumoren, die sich aus dem APUD-Zellsystem (= **a**mine **p**recursor **u**ptake and **d**ecarboxylation) herleiten und Peptidhormone sezernieren können.

Etlg:
- # Pankreas: **Insulinom** (am häufigsten), **Glukagonom** (sehr selten)
- # **Gastrinom** (ZOLLINGER-ELLISON-Syndrom)
- # **VIPom** (VERNER-MORRISON-Syndrom)
- # C-Zellen der Schilddrüse: Kalzitoninom, **C-Zell-Karzinom**
- # **Karzinoid** des Verdauungstraktes und des Bronchialsystems (u. kleinzelliges Bronchialkarzinom)
- # Nebennierenmark, sympathischer Grenzstrang: **Phäochromozytom**
- # Hypophyse: Kortikotropinom (ACTH)
- # ADH (SCHWARTZ-BARTTER-Syndrom)
- # Haut: MERKEL-Zellkarzinom (malignes neuroendokrines, trabekuläres Hautkarzinom)
- # Kombinationen ⇨ siehe **MEN**

KARZINOIDE

Path:
- ♦ **Neuroendokrine Tumoren** (NET) ausgehend von den enterochromaffinen Zellen des APUD-Zellsystems im Gastrointestinaltrakt oder Bronchialtrakt
- ♦ **APUD-Zellsystem** ⇨ Hormonproduktion möglich: **Serotonin**, Calcitonin, Parathormon, Kallikrein, Prostaglandine, ACTH, ADH, FSH, HCG, MSH, Histamin, Insulin, usw.
  Embryonal stammen die APUD-Zellen aus der Neuralleiste und wachsen in den Darm ein, Trachea und Lunge sind Ausknospungen des Darmes ⇨ APUD-Zellen sind auch in der Lunge zu finden.
- ♦ Lok: **Appendix** (40 %), Jejunum und unterer Dünndarm: terminales **Ileum** (30 %), Rektum und Kolon (20 %), Extraintestinal (10 %) ⇨ v.a. **Bronchialsystem**, selten in Teratomen, Ovarien od. Hoden. 30 % der Karzinoide treten multifokal auf.
- ♦ Metastasierung: Gastrointestinales Karzinoid ⇨ **Leber!**, Wahrscheinlichkeit stark abhängig von Lok. und Primärtumorgröße (Tumor <1 cm in der Appendix hat fast nie Metastasen, >2 cm im Dünndarm 50%ige Metastasierungswahrscheinlichkeit)
- ♦ **Karzinoid-Syndrom** (Syn: Carcinoid-Syndrom, Hyperserotonismus, Angiomatosis miliaris, STEINER-VOERNER-Syndrom, ICD-10: E34.0) mit **Flush-Syndrom** ⇨ tritt bei Lok. im Magen-Darm-Trakt meist erst nach Lebermetastasierung auf, da das Serotonin dann nicht mehr durch die Monoaminooxidase der Leber bei der Leberpassage abgebaut wird
- ♦ Malignität: Gastrointestinaltrakt: maligne, wie ein Karzinom (Metastasierung!), Ausnahme: solitäres Karzinoid der Appendix: benigne (oft Zufallsbefund)
  Lunge: KULCHITZKY-Zell-Karzinom Typ 1: typisches Bronchial-Karzinoid ⇨ eher gutartig, lange Zeit begrenzt (= gut differenzierter neuroendokriner Tumor)
  KULCHITZKY-Zell-Karzinom Typ 2: atypisches Bronchial-Karzinoid ⇨ frühe Lymphknoten- und Fernmetastasierung (= gut differenziertes neuroendokrines Karzinom)
  KULCHITZKY-Zell-Karzinom Typ 3: **kleinzelliges Bronchialkarzinom** mit **paraneoplastischer Hormonbildung** (= neuroendokrines Karzinom, ca. 10 % aller Kleinzeller)

Epid:
- ◊ **Seltene** Krankheit, Inzidenz geschätzt 1,25/100.000/Jahr
- ◊ Solitäres Karzinoid ⇨ häufig **Zufallsbefund bei der Appendektomie** von jungen Menschen (in 0,3 % der Appendektomien), sonst Prädisp.alter: 40.-70. Lj.
- ◊ Malignes Karzinoid der Lunge (= neuroendokrines Karzinom ⇨ ca. 1 % der Lungentumoren, die sonstigen kleinzelligen Bronchialkarzinome machen ca. 20 % der Lungentumoren aus)

Klin:
- ⇒ **Diarrhoen** (vermehrte Flüssigkeitssekretion in den Darm, Motilitätssteigerung)
- ⇒ **Flush-Syndrom** (Serotonin u. Kallikreinwirkung) mit rot-blauer Verfärbung von Rumpf u. Extremitäten, Hitzewallungen, Migräne-, Asthmaanfälle (Bronchospasmus), Tachykardie, Tachypnoe, Bauchkoliken ("Appendizitis"), Heißhungeranfälle (Spontanhypoglykämien)
- ⇒ Später rechtsseitige Kardiopathie (Trikuspidalklappenfibrose = HEDINGER-Syndrom, Pulmonalstenose), pulmonale Hypertonie, retroperitoneale Fibrose, Teleangiektasien
- ⇒ Lunge: rezidivierende Atelektasen mit Pneumonie, leicht blutender Tumor ⇨ Hämoptysen, Flush-Symptomatik mögl. (Sekretion in den Systemkreislauf)
- ⇒ LAMBERT-EATON-Syndrom (myasthenieähnliches Krankheitsbild, stammbetonte Muskelschwäche durch paraneoplastische Ak gegen Ca^{++}-Kanäle an der motorischen Endplatte)

Diag:
1. Anamnese und klinische Untersuchung
2. Labor: **Serotoninspiegel** im Serum (RIA), **5-Hydroxyindolessigsäure** (Abbauprodukt des Serotonins) im 24h-Urin (unter Karenz serotoninreicher Nahrung: Insb. Nüsse, Bananen, Ananas)
   Tumormarker: Chromogranin A, NSE, HCG
3. Staging: Sonographie-Abdomen, Bronchoskopie mit Biopsie
   Röntgen: Thorax, Abdomen, evtl. MDP (= Magen-Darm-Passage mit KM), CT-Abdomen, Becken und Thorax
4. Lokalisationsdiagnostik: **Somatostatin-Rezeptor-Szintigraphie** mit ^{111}Indium-Pentatreotid (ein Somatostatinanalogon) od. ^{68}Gallium-DOTA-TOC-PET-CT-Darstellung

5. Immunhistochemische Untersuchung: an Biopsie/Op-Präparat Klassifizierung des Tumortyps, Bestimmung der Mitosenzahl u./od. des Ki-67/MIB-1-Proliferationsindex (danach bestimmt sich auch das Grading des Tumors in G1 <2 %, G2 3-20 %, G3 >20 %)

Ther:
- Konservativ: palliativ werden bei Inoperabilität Somatostatinanaloga (Octreotid s.c., Sandostatin® od. Lanreotid i.m., Somatuline-Autogel®), ggf. + Interferon-α zur Reduktion der endokrinen Symptomatik eingesetzt. Bei Versagen der med. Ther. auch Peptidrezeptorradionuklidtherapie (DOTA-TOC/DOTA-TATE).
  Bei schlecht differenzierten Tumoren Chemotherapie mit Cisplatin + Etoposid.
- Operativ:
  - Entfernung des Primärtumors im Gesunden (Appendektomie, Darmresektion) + regionäre Lymphonodektomie (Metastasenstraße sanieren)
  - Solitäre Lebermetastasen können ebenfalls operativ entfernt werden, evtl. Chemoembolisation od. lokale intraarterielle Chemotherapie bei nicht-operablen Metastasen
  - Palliativ: bei multizentrischen Tumoren u. ausgedehnter Metastasierung ⇨ tumorverkleinernde Operation (Debulking) zur Abschwächung der Hormonwirkungen
- Selbsthilfegruppen: Bundesorganisation NeuroEndokrine Tumoren e.V., Oranienburger Str. 285 / Haus 6, 13437 Berlin, Tel./Fax: 0 30) 41 99 48-04, Fax: -06, Internet: www.net-shg.de
  NETZWERK Neuroendokrine Tumoren e.V., Wörnitzstr. 115a, 90449 Nürnberg, Tel.: 0911 2528999, Fax: 0911 2552254, Internet: www.glandula-net-online.de

Prog: Karzinoide haben insg. eine 5-JÜR von 70-80 %, das gutartige Karzinoid der Appendix nahezu 100%ige 5-JÜR (ist auch meist nur Zufallsbefund bei einer Appendektomie), bösartige Karzinoide mit Lebermetastasierung 20- bis 30%ige 5-JÜR.

Kompl:
* Fibrosierungen im Herz ("Karzinoidherz") und Retroperitoneum
* Rezidivierende Atelektasen und Pneumonien
* Entwicklung eines zweiten malignen Tumors (meist im GI-Trakt)

DD: Flush: Mastozytose (durch die Wirkung von Histamin und Serotonin aus Mastzellen)

GASTRINOM

Syn: ZOLLINGER-ELLISON-Syndrom, ICD-10: E16.4

Path:
- Gastrin-produzierender Tumor (= gehört zu den APUDomen)
  Im Pankreas finden sich physiologisch nur beim Kind Gastrinzellen, beim Erwachsenen ist dies eine ektope Lokalisation (= pathologisch, physiologische Lokalisationen beim Erwachsenen sind die **G-Zellen** des Magens im Magenantrum und Duodenum)
- Lok: **Pankreas** in 70-80 % d.F., Duodenum (= entop), oberes Jejunum, Magen (im Antrum = entop), 50 % der Gastrinome sind multipel und metastasieren früh
- Malignität: 2/3 der Gastrinome sind **maligne**!, außerhalb des Pankreas gelegen ⇨ sogar 90 % maligne

Epid: M > w = 2:1

Klin: ⇒ Vermehrte Säureproduktion ⇨ **Ulkus**, insb. multipel auftretend und an **untypischen Stellen** lokalisiert, z.B im Duodenum (nicht Bulbusbereich), im oberen Jejunum, große Kurvatur im Magen oder rasches Rezidiv nach einer Ulkusoperation.

⇒ **Diarrhoen** bei der Hälfte aller Patienten (durch Schädigung des Dünndarmes durch die gastrale HCl-Überproduktion und damit Unwirksamkeit der Pankreas- und Gallenenzyme (pH zu niedrig) ⇨ Entzündung des Dünndarmes) mit Steatorrhoe (Lipaseinaktivierung), Hypokaliämie und Dehydratation

⇒ Ulkuskomplikationen ⇨ Perforation, Strikturen, Ulkusblutung, Ösophagitis

Diag: 1. Anamnese und klinische Untersuchung
2. Magensekretionsbestimmung: Basalsekretion stark erhöht (BAO normal: 2-5 mmol Säure/Std. ⇨ pathologisch erhöht auf >15 mmol/Std., beim Magenoperierten >5 mmol/Std.) MAO und BAO (s. Kap. Magen) zeigen bei Pentagastrinstimulation keinen wesentlichen Anstieg (durch die ständig bestehende Stimulation ist die Sekretion von Magensäure nicht stärker anregbar)
3. Gastrinanalyse im Serum: Basal erhöht (Hypergastrinämie, >1.000 pg/ml) und nach Provokation mit Sekretin (normalerweise die Sekretion hemmendes Enzym) ⇨ Anstieg von Gastrin um 100 % ist beweisend.
Evtl. selektive Blutentnahme im Pfortadersystem (zur Metastasensuche)
4. Endoskopie: Lokalisation der Ulzera? - Bei **multiplen peptischen Läsionen** und atypischer Lokalisation stets an ein ZOLLINGER-ELLISON-Syndrom denken!
Biopsie: glanduläre Hyperplasie der Magenschleimhaut (durch die Dauerstimulation)
DD: bei atypisch lokalisierten Ulzera immer auch an ein Karzinom denken!
⊃ **Biopsien obligat!** ⊂
5. Lokalisationsdiagnostik: Sonographie, CT-Abdomen, Angiographie (nicht immer aussagekräftig, da wenig vaskularisiert), ERCP (wenig aussagekräftig, da meist sehr kleine Tumoren), Somatostatin-Rezeptor-Szintigraphie (mit ^{111}In-Pentetreotide) od. FDG-PET

Ther: • Konservativ: Protonenpumpeninhibitoren (PPI, Omeprazol, Antra MUPS®), evtl. + H$_2$-Blocker, beides in Höchstdosierung, Chemotherapie (selten) mit 5-Fluorouracil
• Operativ: Ind: lokalisierbarer Tumor
  - Tumorentfernung, Problem: häufig multiple Gastrinome, extrapankreatische Lokalisationen, häufig Metastasen, kleiner Tumor (<2 cm ⇨ schwer zu lokalisieren)
  - Bei Lok. im Magen endoskopische Resektion bei kleinem Tumor, sonst Magenteilresektion, bei ausgedehntem Befund auch Gastrektomie u. Lymphadenektomie

Prog: Bei Solitärtumoren (operabel) gute Prognose, maligne Gastrinome haben nur 40 % 5-JÜR

DD: – MEN I (s.u.) in ca. 20 % d.F.
– G-Zell-Hyperplasie der entopen G-Zellen im Magenantrum (⇨ hier fällt der Sekretin-Stimulationstest aber negativ aus)
– Ulkuskrankheit anderer Genese: Hyperparathyreoidismus (erhöhtes Kalzium stimuliert die Säureproduktion), Pylorusstenose, belassener Antrumrest nach B-II-Operation

INSULINOM

Syn: Inselzelladenom, B-Zelladenom, Beta-Zell-Tumor, ICD-10: D13.7

Path: ♦ Nur in 50 % d.F. wird Insulin produziert, sonst andere gastrointestinale Hormone (z.B. Somatostatin, pankreatisches Polypeptid)
♦ Lok: in **90 % solitär** im Pankreas, am häufigsten im Pankreas-Korpus in 10 % multiple Tumoren des Pankreas od. im übrigen Gastrointestinaltrakt (MEN I, s.u.)
♦ Dignität: **90 % benigne** (Adenom), 10 % maligne (Nesidioblastom)
♦ Metastasierung: Leber und lokoregionäre Lymphknoten

Epid: ◊ Prädisp.alter: 30.-50. Lj.
◊ Inzidenz: 0,3/100.000/Jahr
◊ Häufigster endokriner Pankreastumor (ausgehend von den B-Zellen)

Klin: ⇨ WHIPPLE-Trias: 1) **Spontanhypoglykämie** (v.a. am Morgen, evtl. mit Bewusstseinstrübung, nach körperlicher Belastung oder nach Nahrungskarenz, Blutglukose <45 mg/dl)

APUD-Zellsystem

2) Typische Klinik der Hypoglykämie (vegetative Symptomatik durch Katecholaminausschüttung: Schwitzen, Tachykardie, Palpitationen, Blässe, Zittern, Schwäche, Heißhunger)
3) Prompte Besserung nach I.v.-Gabe von Glukose
⇨ Im Intervall evtl. **ZNS- und neurovegetative Störungen** (Krampfanfälle, Kopfschmerzen, Seh- und Sprachstörungen, Doppelbilder, Depression und Verwirrtheitszustände)

Diag: 1. Anamnese und klinische Untersuchung
2. **Fastentest** (stationär, 48-72 Std.): kontinuierliches Ansteigen des Insulin/Glukose-Quotienten (BZ <45 mg/dl, Insulin >6 µU/ml od. >43 pmol/l) ⇨ durch kontinuierliche, nicht bedarfsorientierte Insulinproduktion (bei Normalproband fällt der Insulinspiegel in der Zeit des Hungerversuches ab)
Insulinsuppressionstest: keine Senkung des C-Peptidspiegels (abgespaltener Teil des Proinsulins, >200 pmol/l) nach Gabe von 0,15 IE Altinsulin/kgKG beim Insulinompatienten (= keine Suppression der körpereigenen Insulinproduktion bei exogener Zufuhr)
Evtl. selektive Insulinbestimmung im Pfortaderkreislauf
3. Lokalisationsdiagnostik:
Sonographie: in 70 % lokalisierbar, jedoch Pankreasschwanz meist nicht gut darstellbar
CT-Abdomen mit KM-Bolus, da Insulinome gut durchblutet sind ⇨ 80 % Trefferquote
Selektive Angiographie/DSA (höchste Aussagekraft) ⇨ 80-90 % Trefferquote
Insg. schwierig, da Tumordurchmesser meist nur 1-2 cm beträgt. Die Kombination von Angiographie und **intraoperativer Sonographie** ergibt eine 95%ige Treffsicherheit.
Auch PET-CT mit ^{68}Gallium-DOTA-TOC od. GLP-1-PET mögl.

Ther: • Konservativ: Präoperativ, bei Inoperabilität oder wenn das Insulinom intraoperativ nicht gefunden werden kann (ca. 5 % d.F.): **Diazoxid** (hemmt die Insulinsekretion, Proglicem® 150-600 mg/Tag), Ind. auch bei maligner Entartung.
Somatostatinanaloga (Octreotid, Sandostatin® s.c., bei Kindern/Neugeborenen)
Chemotherapie: Streptozotozin evtl. in Kombination mit 5-Fluoruracil
• Operativ: Ind: immer bei lokalisierbarem Tumor gegeben, evtl. Probelaparotomie mit **intraoperativer Sonographie** bei unklarer Lage
- Enukleation des Adenoms bei Solitärtumor (offene od. laparoskopische Op)
- Linksresektion bis subtotale Pankreasresektion (Pankreaskopf bleibt erhalten) bei multiplen Adenomen
- Bei malignem Tumor: als Ultima ratio palliative Duodenopankreatektomie und evtl. Entfernung solitärer Lebermetastasen (zur Tumor-/Hormonreduktion)

Prog: Bei Tumorentfernung gut, auch palliative Resektionen zeigen gute Ergebnisse, unbehandelt führen die rezidivierenden Hypoglykämien zu ZNS-Schäden

Kompl: ∗ Cave: jede Hypoglykämie kann irreversible neurologische Schäden verursachen!
∗ Maligne Entartung, Lebermetastasen
Op: ∗ Pankreasfisteln, Pankreasabszess, Pankreaspseudozyste
∗ Subtotale Resektion des Pankreas kann Substitution mit Pankreasenzymen (Pankreon®, oral) u. evtl. Insulingabe erforderlich machen.

DD: – Funktionelle Hypoglykämien, Spätdumping-Syndrom nach Magen-Op, Tumor-Hypoglykämien (Paraneoplasie, insulin like growth factor), konsumierende Prozesse, Hypophysenvorderlappen- u. Nebennierenrindeninsuffizienz
– **Bei unklaren neurologischen Symptomen immer auch an Hypoglykämien denken!**
– Gendefekte (früher „Nesidioblastose" genannt): kongenitaler Hyperinsulinismus (Hypoglykämien bereits in den ersten Lebensjahren) durch Sulfonylharnstoff-Rezeptor- (aut.-rez., Chrom. 11), Kir6.2-Gen- (aut.-rez.), Glucokinase-Gen- od. Glutamatdehydrogenase-Gen-Mutation (aut.-dom.)
– Autoimmunbedingte Insulinresistenz
– Hypoglycaemia factitia = durch zu große exogene Insulinzufuhr bedingt (⇨ erniedrigter C-Peptid-Spiegel)
– Kachexie, schwere Malnutrition, Anorexia nervosa, Alkoholabusus
– MEN I (s.u.), sonstige paraneoplastische Symptomatik (Sekretion von IGF-II-Peptiden)

GLUKAGONOM

Path: Glukagon synthetisierender Pankreastumor der endokrinen A-Zellen, ICD-10: D13.7

Epid: Sehr seltener Tumor

Klin: ⇒ Leichter Diabetes mellitus (zu hoher Glukosespiegel im Blut)
⇒ Hautekzeme, nekrotisierend und wandernd

Diag: 1. Anamnese und klinische Untersuchung
2. Labor: Glukagonnachweis (RIA)
3. Lokalisationsdiagnostik: Sonographie und CT-Abdomen/Becken

Ther:
- Konservativ: Bei Inoperabilität Chemotherapie mit Streptozotozin
- Operativ: Tumorexstirpation

VIPOM

Syn: VERNER-MORRISON-Syndrom, D_1-Tumor, WDHH- od. WDHA-Syndrom (watery diarrhea hypokalemia hypochlorhydria bzw. achlorhydria), ICD-10: D13.7

Path:
- VIP (= vasoaktives intestinales Polypeptid) aktiviert die intestinale u. pankreatische Adenylatzyklase ⇨ Sekretion von Dünndarm- u. Pankreassekret (ähnliche Wirkung, wie das Choleratoxin, das zu profusen wässrigen Durchfällen führt, deswegen manchmal auch als "Pseudocholera" oder "pankreatische Cholera" bezeichnet)
- Lok: meist im Pankreas, ca. 15 % der Adenome oder Karzinome (selten) befinden sich extrapankreatisch (Verdauungstrakt, Lunge, Grenzstrang), in 80 % d.F. maligne

Klin: ⇒ **WDHH-Syndrom:** wässrige Durchfälle, Hypokaliämie und Hypochlorhydrie bis Achlorhydrie (= Fehlen von Magensekretion), die Durchfälle sistieren auch beim Fasten nicht!
⇒ Gewichtsverlust durch die starken Durchfälle ⇨ Cave: Elektrolytverlust, Exsikkose und Nephropathie bis hin zum Volumenmangelschock
⇒ Hypotonie, Tachykardie, Adynamie, Muskelschwäche, Magen-Darm-Atonie durch die Hypokaliämie

Diag: 1. Anamnese und klinische Untersuchung
2. Labor: VIP (patholog. >200 pg/ml), PP, GIP im Blut (RIA)
3. Magensekretionsanalyse zeigt eine Hypochlorhydrie
4. Staging: Sonographie-Abdomen, Röntgen-Abdomen, CT-Abdomen/Becken, evtl. selektive Angiographie des Pankreas (Tr.coeliacus u. A.mesenterica sup. ⇨ Aa.pancreaticoduodenales sup. u. inf. zeigen intrapankreatische Gefäßmalformationen)

Ther:
- Konservativ: Bei Inoperabilität ⇨ Somatostatinanaloga (Octreotid, Sandostatin®), kaliumhaltige Infusionen, evtl. auch Prednison
- Operativ: Entfernung des Adenoms durch Tumorexstirpation (falls genau lokalisierbar), sonst 2/3-subtotale Pankreasresektion

Prog: Unbehandelt schlechte Prognose, behandelt gute Prognose (bei Stopp der Durchfallerkrankung)

Kompl: Hypokaliämie und Exsikkose durch die starken Durchfälle bis hin zum **Schock**

DD: – Pseudo-VERNER-MORRISON-Syndrom: Durchfälle und Hypokaliämie bei chronischem Laxanzien-Abusus ("MÜNCHHAUSEN"-Syndrom)
– MEN I (s.u.), Karzinoid-Syndrom, PPom (pankreatisches Polypeptid)
– Andere Durchfallerkrankungen: Cholera, Salmonellosen etc.

APUD-Zellsystem

MEN

Syn: MEN = **m**ultiple **e**ndokrine **N**eoplasien, MEN-Syndrom, MEA (= **m**ultiple **e**ndokrine **A**denomatose), Polyadenomatose-Syndrome, ICD-10: D44.8

Def: Kombination mehrerer endokriner Tumoren des APUD-Zellsystems

Ät: Allgemein: familiär aut.-dom. vererbt, auch sporadische Fälle mögl. (Neumutationen)
- MEN I: aut.-dom. (Mutation im Menin-Gen auf dem Chrom. 11_{q13})
- MEN II: aut.-dom. (Mutation im RET-Protoonkogen auf dem Chromosom $10_{q11.2}$) ⇨ **Familienangehörige** regelmäßig auf C-Zell-Karzinom und Phäochromozytom **kontrollieren** (Calcitonin i.S. und Katecholamine i.U., Pentagastrintest) bzw. Screening auf RET-Protoonkogen durchführen

Epid: ◊ Häufigkeit: 1:30.000
◊ Manifestationsalter: 20.-60. Lj.

Etlg: # **MEN I** (WERMER-Syndrom): Nebenschilddrüsenadenome (Hyperparathyreoidismus) + Pankreas-/Duodenaltumoren (Insulinom, Gastrinom, Glukagonom, VIPom) + Hypophysentumoren (Adenom im Vorderlappen) + Karzinoide (neuroendokrine Tumoren, s.o.), selten auch NNR-Hyperplasie

MEN II a (SIPPLE-Syndrom): medulläres Schilddrüsenkarzinom (C-Zell-Karzinom) oder C-Zell-Hyperplasie + Phäochromozytom (NNM) + Nebenschilddrüsenadenome (Hyperparathyreoidismus), evtl. juckende Amyloidose zwischen den Schulterblättern

MEN II b (MMN-Syndrom: **m**ultiple **M**ukosa**n**eurome, GORLIN-Syndrom): Tumoren wie bei MEN II a + zusätzlich Schleimhautfibrome und intestinale Ganglioneuromatose (Lippe, Zunge, Wange, Augenlider od. Enddarmbereich betroffen, Megakolon), marfanoider Habitus

Klin: ⇒ MEN I und II: zeigen die Symptome der Einzelerkrankungen (siehe dort)
⇒ MEN II b: schwulstige Lippen u. Neurofibrome am hinteren Zungenbereich, kutan tastbare Tumoren (Neurofibrome), sonstige Symptome wie bei den anderen Einzelerkrankungen

Diag: 1. Anamnese und klinische Untersuchung. Bei allen Tumoren/Adenomen der vom APUD-Zellsystem abstammenden Organe sollte auch an das Vorliegen eines **MEN** gedacht und dieses ausgeschlossen werden.
2. Tumormarker: Es kann häufig ein erhöhter **NSE**-Titer (**n**euro**n**spezifische **E**nolase) u./od. Chromogranin-A-Titer festgestellt werden ⇨ geeignet zur Verlaufskontrolle. Die Tumormarker der Einzelerkrankungen können ebenfalls herangezogen werden, z.B. Kalzitonin für die C-Zellen.
3. Ganzkörper-Somatostatin-Rezeptor-Szintigraphie zur Lokalisationsdiagnostik
4. Humangenetische Untersuchung: Kinder/Geschwister von Erkrankten sollten auf Gendefekte untersucht werden ⇨ bei pos. Gendefekt regelmäßige Vorsorgeuntersuchungen ab dem 16. Lj. alle 2 J. durchführen. Eine prophylaktische Schilddrüsenentfernung wird ebenfalls empfohlen (bei Typ MEN II b bereits im Kindesalter).

Ther: • Operativ:
- Die operative Therapie besteht aus der Entfernung der einzelnen Tumoren (wie bei den Einzelerkrankungen). Allgemein gilt dabei, dass die Behandlung des Phäochromozytoms an erster Stelle steht.
- Bei MEN I wird zur Parathyreoidektomie zusätzlich eine zervikale Thymektomie durchgeführt (häufig dort zusätzliche Nebenschilddrüsen).
• Weitere Informationen beim Deutschen MEN1-Register, Internet: www.men1.de

Kompl: * Je nach endokriner Aktivität: Nephrokalzinose, Nierensteine, Niereninsuffizienz, Magen-Darm-Ulzera und -Blutungen, Hypoglykämien, sekundärer Hypogonadismus
* Maligne Entartung der Adenome mögl.

SCHILDDRÜSE

Anatomie

Die Schilddrüse (Glandula thyreoidea) liegt unmittelbar ventral der Trachea an. Sie besteht aus zwei Lappen, die über den Isthmus verbunden sind. Der Isthmus kann sich oralwärts in einen Lobus pyramidalis fortsetzen (ca. 50 % d.f., als Rest des Duct.thyroglossalis). Umgeben wird die Schilddrüse inklusive der Epithelkörperchen (= Nebenschilddrüsen, Glandulae parathyreoideae) von einer bindegewebigen Kapsel. An ihrer Dorsalfläche zieht beiderseits der **N.laryngeus recurrens** (aus dem N.vagus) von unten zum Larynx.

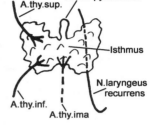

Gesamtvolumen: Männer max. 25 ml, Frauen max. 18 ml

Arterien: **A.thyreoidea sup.** (1. Ast der A.carotis ext.),
A.thyreoidea inf. (aus Tr.thyrocervicalis), evtl. eine unpaarige A.thyreoidea ima (direkt aus der Aorta)

Venen: V.thyreoidea sup. (in V.jugularis int.), V.thyreoidea med. (in V.jugularis int.), V.thyreoidea inf. (in V.brachiocephalica)

Lymphabfluss: In paratracheale, zervikale und auch mediastinale Lk-Gruppen

Physiologie

Produktion, Speicherung und Sekretion v. T_3 (Triiodthyronin) u. T_4 (Tetraiodthyronin = **Thyroxin**) durch Iodierung von Tyrosin. Biologisch stark aktiv ist das T_3; T_4 (3fach weniger aktiv) wird in Leber und Niere auch in T_3 überführt. Der Transport erfolgt überwiegend durch Bindung an TBG (= thyroxinbindendes Globulin). Störungen des TBG kann eine Hypo- o. Hyperthyreose vortäuschen (z.B. TBG zu hoch bei: Hepatitis, hormonale Kontrazeptiva, Steroide, ASS; TBG zu niedrig: Eiweißverlustsyndrom) ⇨ zur Vermeidung von Fehlern besser freies (nicht mehr an TBG gebundenes) fT_3, fT_4 bestimmen.

Hormonwirkung: Gesteigerter Gesamtstoffwechsel, Übererregbarkeit, im Kindesalter wichtig für Wachstum und Entwicklung, im Erwachsenenalter katabol (hemmend auf Glykogen- und Proteinsynthese).

Regelkreis: **TSH** (thyreoideastimulierendes Hormon) aus den basophilen Betazellen des Hypophysenvorderlappen (= Adenohypophyse) stimuliert die Schilddrüse. TSH selbst wird reguliert durch TRH (thyrotropin releasing hormone) aus dem Hypothalamus und TRH wiederum durch den Hormonspiegel im Blut. Daneben besitzt die Schilddrüse eine Basisautonomie, die stets einen Grundspiegel an Schilddrüsenhormonen produziert.

Parafollikuläre Zellen: **C-Zellen** der Schilddrüse gehören zum APUD-Zellsystem und sezernieren Calcitonin (⇨ senkt Serum-Kalzium-Spiegel)

STRUMA

Syn: Umgangssprachlich: Kropf, engl. goiter, ICD-10: E01.-

Def: Struma = Vergrößerung der Schilddrüse über die normale Größe hinaus, sie kann dabei euthyreot, hypothyreot oder hyperthyreot sein

Ät: – Exogener, alimentärer **Iodmangel**, strumigene Ernährung (z.B. Kohl, enthält Thiamazol-ähnliche Stoffe)
– Angeborener Defekt von Iodverwertung und Hormonsynthese ("kropfgefährdete Familien")
– Vermehrter Schilddrüsenhormonbedarf (Gravidität, Pubertät, Iodverlust)
– **Autonomien** und **Adenome**

Schilddrüse

- Morbus BASEDOW (TSH-Rezeptor-Autoantikörper) mit Hyperthyreose
- Entzündung der Schilddrüse mit Schwellung = Thyreoiditis
- Schilddrüsenmalignome = Struma maligna

Path:
- ♦ **Endemische Struma**: Meist euthyreote, "blande" Struma = hormonneutrale Schilddrüsenveränderung (durch die Vergrößerung der Schilddrüse versucht der Körper den Iodmangel auszugleichen ⇨ intakter Regelkreis), der Iodmangel aktiviert dabei intrathyreoidale Wachstumsfaktoren
- ♦ Struma diffusa = homogene parenchymatöse Vergrößerung
  Struma nodosa (**Knotenstruma**) = meist multinoduläre (Struma multinodosa), selten solitär knotige (Struma uninodosa) Vergrößerung der Schilddrüse
  Zusätzlich möglich: Kolloidzysten, Blutungszysten, Verkalkungen, regressive Veränderungen, Epithelhyperplasien/-metaplasien
- ♦ Autonome Schilddrüsenerkrankungen = **autonomes Adenom** ⇨ hypothalamisch-hypophysärer Regelkreis ist ausgeschaltet ⇨ Hyperthyreose mögl. (toxisches Adenom)
- ♦ Retrosternale/mediastinale Strumen: als Struma endothoracica falsa (mit Parenchymbrücke zur Schilddrüse, häufig) oder als Struma endothoracica isolata/alliata vera (echtes dystopes Schilddrüsengewebe)

Epid:
- ◊ Prävalenz: endemische Struma bei 20-23 % der Bevölkerung in Deutschland mit einem Nord-Süd-Gefälle (in Bayern 30-50 % d. Bevölkerung betroffen)
- ◊ 50 % der Iodmangelstrumen entwickeln sich bereits bis zum 20. Lj., w > m
- ◊ In Deutschland ca. 80.000 Schilddrüsenoperationen/Jahr

Etlg:
- # Endemische Struma (80-90 % d.F.)
- # Hyperthyreose (10-20 %), z.B. Adenom, Morbus BASEDOW
- # Bösartige Tumoren (Struma maligna) (0,1-5 %, die Angaben schwanken stark: 0,1 % aller Knoten, bis 5 % bei den resezierten/histologisch untersuchten Strumen)
- # Thyreoiditis (selten)
- # Einteilung nach der Klinik: Struma-Grad

0:	Schilddrüse **nicht sichtbar, nicht tastbar**, szintigraphisch Vergrößerung nachweisbar (weniger als 4fach vergrößert)
I:	Schilddrüse **tastbar** vergrößert, aber normal nicht sichtbar (sichtbar bei rekliniertem Kopf), mehr als 4fach vergrößert
II:	Schilddrüse **sichtbar vergrößert**
III:	Sehr große Schilddrüse, mit **regionalen mechanischen Komplikationen:** **Verdrängung** od. **Einengung** der Trachea (Stridor), der Halsgefäße (obere Einflussstauung) od. des Oesophagus (Schluckbeschwerden), retrosternale Anteile ⇨ absolute Op-Indikation

In bayerischen Einteilungen gibt es noch d. Struma-Grad **IV**: von hinten sichtbare Struma

Klin:
- ⇒ Eine Struma Grad 0-II macht meist keine Beschwerden
- ⇒ Stridor u. Dyspnoe durch Verdrängung od. Einengung der Trachea, evtl. Heiserkeit bei Affektion des N.laryngeus recurrens
- ⇒ Schluckbeschwerden durch Verdrängung od. Einengung des Oesophagus
- ⇒ Obere Einflussstauung: Sichtbare V.jugularis ext., kutane Venen des Halses und des Thorax

Diag:
1. Anamnese und klinische Untersuchung: Palpation, Schluckverschieblichkeit, Strömungsgeräusche (Schwirren) über der Schilddrüse
2. Labor: **Freies T$_3$** und **T$_4$** (⇨ TBG-Veränderungen sind ohne Einfluss), **TSH** basal, evtl. TRH-Test (Überprüft die Intaktheit des Regelkreis, wird nur noch selten durchgeführt)
3. **Sonographie:** Lage, Form, Größenbestimmung (Norm: Gesamtvolumen w: <18 ml, m: <25 ml), Echostruktur (homogen oder inhomogen mit Knoten - solide [echoreiche] oder

zystische [echoarme] Anteile), echoarmer Randsaum (Halo), Beziehung zu den Nachbarorganen
4. **Szintigraphie** mit ^{99m}Technetium-Pertechnetat (selten auch ^{123}Iod): Nachweis unterschiedlicher Nuklidanreicherungen, ektopem Schilddrüsengewebe (evtl. auch speichernde Metastasen bei differenziertem Karzinom); K-Ind: Gravidität (die Strahlenbelastung beträgt ca. 0,7 mSv für eine Untersuchung u. damit in etwa so viel wie z.B. für eine Mammographie oder etwa 1/10 eines CT von Abdomen/Thorax, HWZ des ^{99m}Tc 6 Std.)
   – Warmer Knoten (= vermehrte Speicherung, bei euthyreoter Stoffwechsellage)
   – Heißer Knoten (= starke Speicherung) ⇨ meist Autonomie, aber auch Malignität mögl. (insb. paranodulär)
     ⇨ Kompensierte Autonomie: Auch Rest des Gewebes speichert ^{99m}Tc.
     ⇨ Dekompensierte Autonomie: Nur heiße Knoten stellen sich dar, die restliche Schilddrüse ist supprimiert (⇨ übersteuerte Aufnahme notwendig, um im übrigen Schilddrüsengewebe zusätzliche kalte Knoten auszuschließen).
   – Kalter Knoten ⇨ **ein Schilddrüsenmalignom muss immer ausgeschlossen werden!** ⇨ Sono: Zyste oder solides Gewebe?, solide ⇨ Tumorverdacht verstärkt ⇨ Zytologie erforderlich!
5. Bei tumorverdächtigem Knoten: Zytologie durch Feinnadelaspiration (je nach Krankenhaus wird alternativ auch eine sofortige diagnostische Op durchgeführt)
6. Röntgen: Tracheazielaufnahme u. Ösophagusbreischluck (Verdrängung, Einengung?), Thorax (intrathorakale Struma?)
7. Präoperativ: **HNO-Untersuchung** insb. bei vorbestehender Heiserkeit (Rekurrensparese?, wichtig aus forensischen Gründen), wichtig: **Aufklärung** über die Möglichkeit einer Rekurrensparese beim operativen Eingriff!

Ther:
- Konservativ: Medikamentös: T_4-Substitution (L-Thyroxin, Euthyrox®) bis zur Struma Grad II (nicht bei knotigen Veränderungen oder fokalen Autonomien)
  Radio-Iod-Behandlung: radioaktives ^{131}Iod wird in die Thyreoidea eingelagert und zerstört dort das Tumorgewebe. Ind: disseminierte Autonomien (insb. bei hohem Uptake in der Szintigraphie, da dann gute Einlagerung), bei Op-Angst des Patienten, palliativ u. bei älteren, nicht operablen Patienten. (Anmerkung: das Strahlenrisiko ist insg. als sehr gering zu beurteilen)
- Operativ: Ind: Druck u. Verdrängung v. Nachbarorganen (Stadium III), Strumen mit Autonomie, kalte Knoten / Malignitätsverdacht
  K-Ind: jugendliche Struma vor 25. Lj. (immer erst Therapie mit Thyroxin/Iodsubstitution versuchen)
  - **Präoperativ** muss eine **euthyreote Stoffwechsellage** eingestellt werden (bei Hyperthyreose Vorbehandlung mit Carbimazol od. Thiamazol)
  - **Struma:** subtotale Schilddrüsenresektion = ein dorsaler Rest wird belassen: kleiner KOCHER-Kragenschnitt (tiefer kollarer Querschnitt durch Haut und Platysma), Halsvenen werden koaguliert od. ligiert und durchtrennt, Längsinzision und Auseinanderdrängen der geraden Halsmuskulatur, Darstellung der oberen und unteren Polgefäße so lateral wie möglich (Cave: N.recurrens) und Ultraschallkoagulation/Diathermie u./od. Ligatur der Gefäße, Resektion der Struma von oben nach unten (Kapsel bleibt stehen), Wiederverschluss der Schilddrüsenkapsel, schichtweiser Wundverschluss.
    Wegen der hohen Rezidivrate wird teilweise heute auch eine **totale Schilddrüsenentfernung** durchgeführt. Immer histologische Untersuchung zum Malignomausschluss.
  - Retrosternale Strumen können meist über den normalen Zugang mitentfernt werden, nur bei tiefer intrathorakaler Lage kann eine mediane obere Sternotomie notwendig werden (extrem selten).
  - Adenome können bei jugendlichen Patienten durch Enukleation entfernt werden.
  - Insb. bei Frauen werden derzeit **neue Zugangswege** versucht: minimalinvasives Vorgehen über einen kleinen Hautschnitt hinter dem Ohr und Entlangführen der Kamera u. Spezialinstrumente zwischen den Halsmuskeln oder transaxillärer und mammillärer Zugang (Vorteil: keine Narbe am Hals), insg. aber kleinerer Schnitt dadurch mögl., ca. 2 cm lang)
    Experimentell in Erprobung ist auch ein transoraler Zugang (sublingualer u. zwei vestibuläre [= zwischen Unterlippe u. Unterkiefer in Höhe des ersten Molaren] Zugänge, sog. NOTES-Verfahren = natural orifice transluminal endoscopic surgery).
- Nachbehandlung! ab 2. postoperativen Tag mit L-Thyroxin (= T_4, Euthyrox®) 50-100

µg/Tag ⇨ sonst Rezidive in bis zu 20-30 % d.F. (Medikation muss auch während einer Gravidität eingenommen werden)

Prog: Op-Letalität: 0,2 %; Rezidiv, bei guter medikamentöser postop. Prophylaxe in 2-20 % d.F.

Kompl: * Tracheomalazie (Säbelscheidentrachea) durch längerfristige Kompression
  Op: * Blutung, kollares Hämatom, Verletzung der Trachea, Trachealkollaps
  * **Läsion des N.laryngeus recurrens** (Inzidenz: ca. 1 %, bei Rezidiv-Op kann das Risiko bis auf 15 % ansteigen!, einige Operateure stellen den Nerven daher bei jeder Schilddrüsen-Op dar oder führen ein intraoperatives Neuromonitoring durch. Dabei wird ein EMG an der Kehlkopfbinnenmuskulatur über Elektroden am Beatmungstubus abgeleitet). Bei Verletzung Stimmbandparese ⇨ Heiserkeit (Rückbildung bei 1/3-1/2 der Patienten bis innerhalb eines Jahres), bei beidseitiger Läsion wird die Atmung stark behindert und kann im Extremfall eine Tracheotomie notwendig machen.
  * **Hypoparathyreoidismus** ⇨ hypokalzämische Tetanie durch Entfernung, Läsion oder Unterbindung aller Epithelkörperchen (Inzidenz: 0,1-1,5 %, vermehrt bei Rezidiv-Op und kompletter Schilddrüsenentfernung bei maligner Indikation)

Proph: ♥ Zur **Strumaprophylaxe** ausreichende Aufnahme von Iodid (Tagesbedarf: 200 µg), z.B. durch iodiertes Speisesalz, See-Fisch, Milchprodukte. Während der **Schwangerschaft** und beim Stillen sollte der erhöhte Bedarf durch Iodid-Tabletten (200 µg/Tag) substituiert werden.
  ♥ Cave: bei bekannter Autonomie/Hyperthyreose und Untersuchung mit jodhaltigen Röntgenkontrastmitteln (z.B. Angiographien) ⇨ Schilddrüsenblockade erforderlich: am Vortag Perchlorat (Irenat®), am Untersuchungstag und mind. 3 weitere Tage Carbimazol
  ♥ Postoperativ: i.d.R. lebenslange T_4-Einnahme zur Hormonsubstitution (Euthyrox®), bei Schilddrüsenrest in Kombination mit Iod (Thyronajod®, Jodthyrox®) zur Rezidivprophylaxe, Kontrolle des T_4 u. TSH-Spiegels 2-4 Wo. nach Therapiebeginn, Dosierung dann je nach Befund, Kontrollen in jährlichem Abstand

DD: – Schilddrüsenmalignome (kalter Knoten)
  – Kolloidzysten (enthalten bräunliche Flüssigkeit, sog. "Schokoladenzysten"): HASHIMOTO-Thyreoiditis, Thyreoiditis DE QUERVAIN, RIEDEL-Struma
  – PENDRED-Syndrom: aut.-rez. erbliche (SLC26A4-Mutation auf Chrom. 7) Kombination von Hypothyreose (Iodisationsstörung) mit Struma und Innenohrschwerhörigkeit

HYPERTHYREOSE

Syn: Schilddrüsenüberfunktion, engl. hyperthyroidism, ICD-10: E05.-

Ät: – **Thyreoidale Autonomie** (Ursache liegt innerhalb der Schilddrüse) oder diffuse Autonomie
  – **Morbus BASEDOW** (Ursache liegt außerhalb der Schilddrüse) = immunogene Hyperthyreose (genetische Disposition, HLA-B8, DR3, Cw7, DQA1 + auslösendes Agens/Immunantwort auf bakterielle oder virale Infekte?)
  – **Hyperthyreosis factitia** = exogene Zufuhr von Schilddrüsenhormonen
  – **Subakute Thyreoiditis** DE QUERVAIN (passagere Hyperthyreose)
  – Schwangerschaftshyperthyreose, postpartale Thyreoiditis, Chorionkarzinom, Hodentumoren
  – Vermehrte hypophysäre TSH-Sekretion od. TSH-ähnliche Substanzen (paraneoplastisch)
  – Iatrogen: Nebenwirkungen (bis zur thyreotoxischen Krise) durch Iod-haltige KM, Amiodaron (Antiarrhythmikum, Cordarex®)

Path: ♦ Autonomien und Morbus BASEDOW am häufigsten
  ♦ Autonomes Adenom ⇨ hypothalamisch-hypophysärer Regelkreis ist ausgeschaltet ⇨ Hyperthyreose (toxisches Adenom), TSH vermindert
  ♦ Morbus BASEDOW: **Auto-AK gegen TSH-Rezeptoren** mit stimulierender (intrinsischer) Wirkung ⇨ T_3, T_4 werden vermehrt gebildet (bei latentem Stadium nur T_3-Hyperthyreose), ohne oder mit diffuser Struma oder mit Knotenstruma

Schilddrüse | Seite 321

Klin: ⇒ Allgemeine Zeichen des Hypermetabolismus: **psychomotorische Unruhe, Tachykardie** und Palpitationen, Temperaturempfindlichkeit (insb. **Wärmeintoleranz**), warme u. feuchte Haut, Schweißausbrüche (erhöhte Katecholaminempfindlichkeit), **feinschlägiger Tremor, Gewichtsabnahme** trotz guten Appetits/Heißhunger (DD: Tumorleiden), Diarrhoen (gesteigerte Stuhlfrequenz), evtl. Myopathie (Muskelschwäche), verstärkter Haarausfall

⇒ **Morbus BASEDOW:** klassisch ist die **MERSEBURGER-Trias** aus **Struma** (70-90 %), **Tachykardie** und **Exophthalmus** (40-60 %). **W** >> m (5:1), Prädisp.alter: >35. Lj.

- Exophthalmus (sog. "Glanzauge") = endokrine Orbito-/Ophthalmopathie in 40-60 % d.F. zu beobachten (Symptom: vorstehende Augen = Protrusio bulbi). Path: Lymphozytäre Infiltration und Einlagerung von Glukosaminoglykanen in das periorbitale Gewebe ⇨ Ursache letztlich unbekannt.
  Zeichen: 1.) STELLWAG-Zeichen: seltener Lidschlag
  2.) DALRYMPLE-Zeichen: Retraktion des Oberlids, evtl. + Lagophthalmus = fehlender Lidschluss beim Schlafen ⇨ Ther: Augensalben, evtl. Uhrglasverband zur Nacht, evtl. Kortikoide oral
  3.) GRAEFE-Zeichen: Zurückbleiben des Oberlids bei Blicksenkung
  4.) MOEBIUS-Zeichen: Konvergenzschwäche bei Nahsicht
  5.) JELLINEK-Zeichen Pigmentation der Augenlider
- Prätibiales Myxödem bei 40 % (eigenständiges Krankheitsbild bei der immunogenen Hyperthyreose)

Diag: 1. Anamnese und klinische Untersuchung (s.o.), symmetrische Hyperreflexie
2. Labor: **TSH basal erniedrigt**, T_3, T_4 erhöht, TRH-Test fällt negativ aus (TSH bleibt auch bei TRH-Stimulation supprimiert)
   Morbus BASEDOW: TSH-Rezeptor-AK (TRAK) = Thyreoid Stimulating Immunglobulins (TSI), früher auch LATS (long-acting thyreoidea stimulator) genannt.
   TSI >10 %: Immunogene Hyperthyreose = Morbus BASEDOW
   TSI <10 %: Nicht immunogene Hyperthyreose ⇨ thyreoidale Autonomie?
3. Diagnostik mit Szintigraphie auf thyreogene Autonomie (s. Struma)
4. Präoperative Diagnostik (s. Struma)

Ther:
- Konservativ: **Thyreostatika:** Perchlorat (Irenat®) hemmt Aufnahme von Iodid; schwefelhaltige Thyreostatika (Carbimazol Carbimazol®, Thiamazol Favistan®, Propylthiouracil Propycil®) hemmen die Synthese von Mono- und Diiodthyronin, nicht aber die Inkretion der bereits fertigen Hormone. Zusätzlich Gabe von T_4, um die Schilddrüse ruhigzustellen. Ggf. zusätzlich ß-Rezeptorenblocker (Propranolol, Dociton®).
- Radio-Iod-Therapie mit ^{131}I: Ind: Rezidiv nach Strumasektion, alte Patienten, progrediente endokrine Orbitopathie. 150-200 Gy Herddosis. Anschließend T_4-Substitution.
- Operativ: Ind: große Struma, multinodulär (Karzinom nicht ausschließbar), Versagen der konservativen Behandlung, progressiver/ therapieresistenter Exophthalmus
  - **Thyreostatische Vorbehandlung vor Op** unbedingt erforderlich: Propylthiouracil (Propycil®) über 6 Wo., evtl. + ß-Blocker (die sog. Plummerung mit Lugol´scher-Lösung = hohe Ioddosis ist heute nicht mehr erforderlich)
  - Subtotale Strumaresektion (s.o.)
  - Nachbehandlung: Ausschleichen der präoperativen Medikation und T_4-Substitution lebenslang (Euthyrox®, Dosis: 1,5 μg/kgKG, Kontrolle nach 6 u. 12 Wochen und Anpassung der Dosierung je nach Stoffwechsellage, jährliche Kontrollen)
- Thyreotoxische Krise: Thyreostatika (Thiamazol Favistan®), Iodid (sofern die Krise nicht durch Iodkontamination, z.B. Iod-haltige KM verursacht ⇨ dann Plasmapherese), Glukokortikoide, ß-Blocker, Sedativa, intensivmedizinische Therapie (Flüssigkeit- u. Elektrolytsubstitution), physikalische Fiebersenkung (keine Antipyretika, wegen T_4-Freisetzung aus der Plasmaeiweißbindung), ggf. frühzeitige Near-total-Resektion der Schilddrüse.

Prog: Trotz Operation bleibt bei ca. 2-5 % d.F. eine Hyperthyreose.
Op-Letalität <1 %, die thyreotoxische Krise hat unbehandelt eine Letalität von 20-50 %!

Kompl:
* Osteoporose durch neg. Ca^{++}-Bilanz, evtl. Entwicklung einer Fettleber
* Dekompensation einer Herzinsuffizienz, Vorhofflimmern, bei langer Dauer Herzmuskelschädigung
* Erhöhter Insulinbedarf bei Diabetes mellitus

* Eine schlechte Prog. haben Pat. mit einer Iodkontamination ⇨ thyreotoxische Krise ⇨ bei bekannter Autonomie/Hyperthyreose und geplanter Untersuchung mit jodhaltigen Röntgenkontrastmitteln (z.b. Angiographien) Schilddrüsenblockade durchführen: am Vortag Perchlorat (Irenat®), am Untersuchungstag und mind. 3 weitere Tage Carbimazol
* **Thyreotoxische Krise** ("BASEDOW-Koma"), Einteilung nach HERRMANN (1978)

Stadium 1:	Tachykardie (>150/min), **Herzrhythmusstörungen,** verstärkter **Tremor,** Adynamie, profuse Diarrhoen, **Hyperthermie** (Fieber bis 41 °C), Dehydratation, Unruhe, Agitiertheit, Hyperkinesen
Stadium 2:	Zusätzlich zum Stadium 1 kommen **Bewusstseinsstörungen,** Somnolenz, Stupor, zeitliche und örtliche Desorientiertheit, psychotische Störungen
Stadium 3:	Zusätzlich zu den Symptomen des Stadium 1: **Koma** 3 a Patient <50. Lj. 3 b Patient >50. Lj. (mit besonders schlechter Prognose)

Op:
* Postoperative thyreotoxische Krise in ca. 1 % d.F.
* Rekurrensparese in 0,5-2 % d.F. (teilweise auch reversibel)
* Hypoparathyreoidismus, heute sehr selten

Proph:
♥ Postoperative Funktionskontrolle mit T_3, T_4
♥ Postoperative Substitution: wenn nach 8 Wo. keine Hinweise auf Resthyperthyreose ⇨ L-Thyroxin 50 bis 75 μg zur Hormonsubstitution und Rezidivprophylaxe

THYREOIDITIS

Def: Entzündung der Schilddrüse, engl. thyroiditis, ICD-10: E06.-

Ät: – **Autoimmunthyreoiditis** (HASHIMOTO-Thyreoiditis, Syn: Struma lymphomatosa HASHIMOTO = chronisch lymphozytäre Thyreoiditis, häufigste Form der Thyreoiditis, familiäre Disposition und häufig in Kombination mit anderen Autoimmunkrankheiten, wie Myasthenie, perniziöse Anämie, atrophische Gastritis)
– **Infektiös:** Bakteriell durch hämatogene oder lymphogene Streuung (z.B. Tonsillitis, Pharyngitis) oder selten direkte lokale Infektion (z.B. nach Trauma, Op), viral (DE QUERVAIN?)
– Spezifisch entzündliche Thyreoiditis (Sarkoidose, Tuberkulose, Lues), meist mit Befall weiterer Organe
– Traumatische oder strahlenbedingte Thyreoiditis, Thyreoiditis nach Zytokintherapie
– Post-partum-Thyroiditis: Frauen im ersten Jahr nach der Schwangerschaft

Path: ♦ Histologie: HASHIMOTO-Thyreoiditis: lymphozytäre Thyreoiditis mit Lymphfollikeln und Keimzentren, im fortgeschrittenen Stadium Fibrosierung
♦ DE QUERVAIN-Thyreoiditis: granulomatöse Entzündung mit Epitheloid- und Riesenzellen

Epid: HASHIMOTO-Thyreoiditis: w >> m, Prädisp.alter: 40.-50. Lj.

Etlg: # Akut (relativ selten): meist bakteriell bedingt (Staph. aureus, Pneumokokken) oder viral (Coxsackie, Influenza, HIV), traumatisch, strahlenbedingt
Subakut: **DE QUERVAIN,** Ät: unbekannt, Virusinfektion, HLA-B35 gehäuft
Chronisch: **HASHIMOTO-Thyreoiditis** (Autoimmunerkrankung, HLA-DR4, DR5)

Klin: ⇒ Akut: Fieber, lokaler Schmerz, regionäre Lk geschwollen, Heiserkeit evtl. mit Dyspnoe (pharyngealer Infekt), BSG-Erhöhung, Leukozytose, i.d.R. euthyreot
⇒ DE QUERVAIN-Thyreoiditis: schmerzhafte Schwellung (häufig einseitig), passagere Hyperthyreose, **BSG extrem erhöht,** schweres Krankheitsgefühl
⇒ HASHIMOTO-Thyreoiditis: anfangs oft unbemerkt, erst durch **Hypothyreose** und Struma, ggf. mit Verdrängung wird sie symptomatisch

Diag: 1. Anamnese (vorangegangener Virusinfekt, Infekt der oberen Luftwege) und klinische Untersuchung: druckschmerzhafte Schilddrüse
2. **Sonographie:** akut: Einschmelzungen, Abszesse
Bei chronischer Thyreoiditis: diffus echoarmes, inhomogenes Gewebe, im Farbdoppler Gefäßvermehrung u. Hyperperfusion mit erhöhtem diastolischem Flussniveau
3. Labor: bei HASHIMOTO-Thyreoiditis Thyreoglobulin-AK (**TAK** od. TGAK) in 70 % d.F. pos., Mikrosomale-AK (**MAK**) in 95 % d.F. pos. (insb. TPO-AK = AK gegen thyroid Peroxidase)
Die Schilddrüsenhormone können akut erhöht oder erniedrigt sein, chronisch sind sie meist erniedrigt (⇨ durch fibrosiertes Schilddrüsengewebe ohne Hormonproduktion)
4. Szintigraphie: DE QUERVAIN-Thyreoiditis: stark verminderte Radionuklidanreicherung
5. **Feinnadelbiopsie** + Zytologie (Histo s.o.)

Ther: • Konservativ:
- Allgemein: Eiskrawatte, Bettruhe, Antiphlogistika, Ruhigstellung der Schilddrüse durch T_4-Gabe
- Bakt. Infekt: Antibiotika, bei Abszess Punktion und Drainage (Kultur, Zytologie)
- DE QUERVAIN-Thyreoiditis: Glukokortikoide, Antiphlogistika (ASS), keine Thyreostatika, da nur passagere Hyperthyreose, Operation kontraindiziert!
- HASHIMOTO-Thyreoiditis: dauerhafte Schilddrüsenhormon-Substitution (100-200 μg L-Thyroxin), ggf. Glukokortikoide
• Operativ: Ind: mechanische Behinderung (Struma Grad III), V.a. Malignität bei HASHIMOTO-Thyreoiditis
- Thyreoidektomie und postoperative Hormonsubstitution

Prog: DE QUERVAIN-Thyreoiditis in >60 % Spontanheilung, HASHIMOTO-Thyreoiditis ebenfalls Spontanheilungen mögl., aber selten

Kompl: * Bei akuter starker Einengung der Trachea kann eine Tracheotomie erforderlich werden
* Verdrängungssymptome (Struma Grad III): Resektion zur mechanischen Entlastung
* HASHIMOTO-Thyreoiditis ⇨ Sonderform: **RIEDEL-Struma** = Thyreoiditis fibrosa, eisenharte Struma, bedingt durch invasiv-sklerosierende Umwandlung des Gewebes durch die Entzündung (bindegewebige Durchsetzung des Schilddrüsenparenchyms)

DD: Insb. bei den chronischen Formen Schilddrüsenkarzinom ausschließen

SCHILDDRÜSENMALIGNOME

Syn: Schilddrüsenkarzinome, Struma maligna, engl. thyroid carcinoma, ICD-10: C73

Etlg: # Differenzierte Karzinome (ca. 80 % d.F.), gute Therapierbarkeit mit ^{131}I, insg. gute Prog.
- **Papilläres Schilddrüsen-Ca** (60-70 %): Pat. <40 Jahre, v.a. lymphogene Metastasen
- **Folliküläres Schilddrüsen-Ca** (15 %): v.a. hämatogene Metastasierung (Lunge, Knochen)
Undifferenzierte Karzinome = **anaplastisch** (10 %, spindelzellig, polymorph- oder kleinzellig): nehmen am Iodumsatz nicht teil (daher keine Radioiodbehandlung möglich) ⇨ insg. eher schlechte Prognose
C-Zell-Karzinom = **medulläres Karzinom** (5-10 %, weiteres s.u.)
Plattenepithelkarzinom
Sehr selten: Sarkome, Hämangiosarkome oder Metastasen anderer Tumoren (z.B. Nierenzellkarzinom, Non-HODGKIN-Lymphom, Pharynxkarzinom, Bronchialkarzinom)

Epid: ◊ Inzidenz: 5/100.000/Jahr, ca. 4.000 Neuerkrankungsfälle pro Jahr in Deutschland (in den letzten 20 Jahren hat sich die Inzidenz fast verdoppelt, meist im Stadium I ⇨ heute insb. mehr Fälle durch bessere Diagnostik), w > m (**2,5** : 1)
◊ Prädisp.alter: Altersgipfel um 55. Lj. bei den differenzierten Karzinomen (beim papillären ein Gipfel auch um 25. Lj.), bei den entdifferenzierten Karzinomen um 60. Lj.

Schilddrüse

Path: ♦ Jeder **kalte Knoten** in der Szintigraphie ist **malignitätsverdächtig!** und muss abgeklärt werden.
♦ Lok. u. Metastasierung: Einteilung nach SMEDAL (1967), in Klammern entsprechende TNM

Stadium I:	Karzinom auf die Schilddrüse beschränkt (= T_{1-3}, N_0, M_0)

Stadium II:	Karzinom auf die Schilddrüse beschränkt (= T_{1-3}) +
IIA:	unilaterale Lk-Metastasen (= N_{1a})
IIB:	bilaterale oder mediastinale Lk-Metastasen (= N_{1b})

Stadium III: Infiltration von Nachbarorganen (= T_4)

Stadium IV: Fernmetastasen (M_1)

♦ TNM-Klassifikation:
Primärtumor: T_{1a} Tumor <1 cm, T_{1b} Tumor 1-2 cm,
T_2 Tumor 2-4 cm, begrenzt auf die Schilddrüse,
T_3 Tumor >4 cm aber noch begrenzt auf die Schilddrüse,
T_{4a} Tumor jeder Größe jenseits der Schilddrüse (mit Infiltration der Subkutis, Larynx, Trachea, Ösophagus od. N.recurrens) od. undifferenziertes Karzinom (unabhängig von der Größe) auf die Schilddrüse beschränkt,
T_{4b} Tumor jeder Größe jenseits der Schilddrüse (mit Infiltration der prävertebralen Faszie, mediastinaler Gefäße od. A.carotis) od. undifferenziertes Karzinom (unabhängig von der Größe) jenseits der Schilddrüsenkapsel
Regionäre Lk: N_{1a} prä- u. paratracheale od. paralaryngeäre Lk, N_{1b} uni-, bi- od. kontralaterale zervikale Lk. obere mediastinale Lk
  Stadiengruppierung: I: $T_1N_0M_0$ II: $T_2N_0M_0$
                       III: $T_3N_0M_0$ bis $T_{1-3}N_{1a}M_0$ IV: $T_{1-3}N_{1b}M_0$, alle T_4, alle M_1, alle undiff.

Klin: ⇒ **Struma**knoten von harter Konsistenz tastbar, **nicht schmerzhaft**
⇒ Evtl. schnelles Wachstum bei den anaplastischen Karzinomen od. langsameres Wachstum bei den differenzierten Karzinomen über Wochen oder Monate
⇒ Vergrößerung **zervikaler Lymphknoten** (können klinisch noch vor dem Primärtumor sichtbar werden!)
⇒ Lokale Spätsymptome/Komplikationen: derbe, fixierte (schlechte Verschieblichkeit) Struma, Lk-Schwellung, Heiserkeit (Rekurrensparese), HORNER-Syndrom, Atemnot u. Stridor, Schluckbeschwerden, obere Einflussstauung

Diag: 1. Anamnese (Radiatio im Halsbereich vor 10-20 Jahren?, MEN od. Schilddrüsenkarzinom in der Familie?) und klinische Untersuchung: derb palpabler Knoten, Verwachsungen mit der Haut, zervikale Lk-Schwellungen
2. **Sonographie:** Echostruktur (solide - zystisch?) ⇨ verdächtig sind solide echoarme Knoten, Mikrokalzifizierungen, Kapseldurchbruch, zentraler Fluss in der Farbdoppler-Sonographie
3. **Schilddrüsenszintigraphie:** ein **kalter Knoten** ist in 1-5 % d.F. ein Karzinom (Angabe gilt für Deutschland = Endemiegebiet für eine Struma; in Gebieten mit niedriger Strumarate, z.B. bei Trinkwasseriodierung ist die Karzinomwahrscheinlichkeit eines kalten Knotens viel höher, bis zu 30 %).
DD des kalten Knotens: ausgebrannte Adenome, verkalkte Bezirke, große Kolloid- od. Blutungszysten, Thyreoiditis) ⇨ Feinnadelbiopsie!
4. **Feinnadelbiopsie** ⇨ Zytologie (in 60-90 % d.F. valide Diagnose mögl.)
5. **Röntgen:** CT-Hals (keine iodhaltigen Kontrastmittel verwenden), Lunge
6. Ganzkörperszintigraphie des Skeletts (Metastasen?), radioaktiv markierte Thyreoglobulin-Ak können szintigraphisch zur Metastasensuche eingesetzt werden
7. Labor: **Thyreoglobulin** und CEA als Tumormarker für folliculäres und papilläres Ca. (Tumormarker ist nur für die Verlaufskontrolle in der Nachsorge geeignet)

Ther: • Konservativ: palliative Polychemotherapie bei Inoperabilität
• Operativ: Ind: jedes nachgewiesene Karzinom und jeder suspekte Bezirk (⇨ histologische Untersuchung des Op-Präparates)

Palliativ: zur Tumormassenreduktion bei anaplastischen Tumoren
- **Totale Thyreoidektomie** (inkl. Kapsel) + zervikozentrale Lymphonodektomie en bloc, eine Resektion weiterer Hals-Lk erfolgt Stadienabhängig (neck dissection = auch laterale Lk im Halsbereich bei gesichertem Karzinom T_3/T_4)
  Bei papillärem Karzinom <1 cm (T_1) u. N_0 reicht eine subtotale Thyreoidektomie aus.
- Minimal-invasive videoassistierte Chirurgie ist bei suspektem Knoten (bis max. 30 mm Größe) mögl., Vorteil: bessere Kosmetik, aber aufwändiger und teurer (und bei Malignitätsnachweis im Schnellschnitt muss umgestiegen werden).
- Adjuvante Therapie: 10-14 Tage postoperativ ^{131}I-Ganzkörperscan zur Metastasensuche, danach **Radio-Iod-Therapie** bei follikulären/papillären (differenzierten) Schilddrüsenkarzinomen (die postoperative TSH-Steigerung, aufgrund des Fehlens der Schilddrüsenhormone, ist dabei vorteilhaft): hochdosiertes ^{131}I in mehreren Fraktionen, bis kein Iod-speicherndes Gewebe mehr szintigraphisch nachgewiesen werden kann. Bei nicht ansprechen auf radioaktives Iod Lenvatinib (Lenvima®) mögl.
- Externe Radiatio v.a. bei C-Zell-Karzinom u. bei anaplastischem Karzinom (nehmen nicht am Iod-Umsatz teil und sind daher für die ^{131}I-Therapie nicht zugänglich)
- Hochdosierte T_4-Substitution (Euthyrox®, 150-200 μg) **lebenslang** nach Abschluss der Radioiodtherapie, um die TSH-Produktion so niedrig wie möglich zu halten (Ziel: TSH = 0 ⇨ verminderter Reiz auf evtl. noch vorhandene Metastasen = Rezidivprophylaxe)

- Selbsthilfegruppen: Interessengemeinschaft Schilddrüsenkrebs, Dahnstr. 3, 45144 Essen, Tel./Fax: 02 01) 75 77 20, Internet: www.schilddruesenkrebs.de
  Schilddrüsen-Liga-Deutschland e.V., Waldstr. 73, 53177 Bonn, Tel.: 0228 3869060, Fax: 02 28) 3 77 92 87, Internet: www.schilddruesenliga.de
  Ohne Schilddrüse leben e.V., Tempelherrenstr. 4, 10961 Berlin, Tel.: 030 69401723, Internet: www.sd-krebs.de

Prog: Differenzierte Karzinome: **sehr gut**; beste Prognose hat das papilläre Karzinom (Stad. I-III) mit einer 10-JÜR von ca. 96 %, insb. bei Pat. <45 J. (100 %). Auch bei Metastasen noch relativ gute Prognose (Stad. IV 10-JÜR 65 %).
Anaplastische Karzinome: **sehr schlecht**, 6 Monate mittlere Überlebenszeit, 5-JÜR nur 1-10 % (bei Diagnose meist bereits inoperabel wegen Übergriff auf Nachbarstrukturen ⇨ evtl. palliative Op zur Beseitigung der Symptome, Todesursache v.a. Einbruch in die Trachea).

Kompl:
* Verdrängung/Infiltration von Nachbarorganen, Hypothyreose (durch Gewebsuntergang)
* In ca. 5 % d.F. liegt eine syndromatische vererbte Form vor: COWDEN-Syndrom (Hamartome der Haut, Darmpolypen), CARNEY-Komplex (Weichgewebsmyxome, Schwannome, endokrine Überfunktion) od. familiäre adenomatöse Polypose (multip. Polypen im Colon)
* Skip-Lk-Metastasen: Lk-Metastasen in lateralen Hals-Lk, ohne dass die zentralen Lk um die Schilddrüse herum befallen sind.

Op:
* **Hypoparathyreoidismus** häufiger (ca. 7 %) als bei normaler Struma-Op, da die Kapsel der Schilddrüse und die zentralen LK bei maligner Ind. mitentfernt werden!
* **Rekurrensparese** einseitig ⇨ Heiserkeit (vorübergehend in ca. 3 % d.F., bleibend 0,5-1 %) od. **beidseitige Rekurrensparese** (⇨ Stimmbänder stehen in Paramedianstellung, sehr selten 0,1 %) ⇨ postoperativer, inspiratorischer Stridor = **Notfall!**, da akute Erstickungsgefahr (Ther: Kortikoide, Antiphlogistika, evtl. Intubation od. Tracheotomie). Zur Proph. sollte der N.laryngeus recurrens daher bds. immer intraoperativ dargestellt und per Neuromonitoring überwacht werden (u. Op auf der Befund-dominanten Seite beginnen und ggf. auf die Op der 2. Seite verzichten, wenn eine Parese intraop. auftritt).
* Blutung, kollares Hämatom, Tracheomalazie, Infektion, Serom, lokales Rezidiv
* Radioiodtherapie: Kontraindikation ist eine Gravidität! (sicher ausschließen), Sialadenitis, Sicca-Syndrom, Gastritis, Thrombo- u. Leukopenie, Azoospermie

Proph:
♥ Nachsorge: alle 6 Monate Szintigraphie-Kontrolle mit ^{201}Thallium (Vorteil: T_4-Medikation muss nicht abgesetzt werden), bei V.a. auf Rezidiv/Metastase mit ^{131}I-Ganzkörperscan
♥ Bestimmung der Tumormarker als Verlaufs- und Kontrollparameter

DD:
- RIEDEL-Struma (harte fibrosierte Struma)
- Schwellung der Halslymphknoten (Entzündungen, Mononukleose, HIV-Lymphadenopathie, Pharynx-/Larynxkarzinom-Metastasen, maligne Lymphome)

C-ZELL-KARZINOM

Syn: Medulläres Schilddrüsenkarzinom, ICD-10: C73

Ät: – Sporadisch (meist unizentrisch)
– **Familiäres C-Zell-Karzinom** (25 % d.F.) = hereditär (meist multizentrisch in beiden Schilddrüsenlappen) oder in Kombination bei **MEN II** a oder b (II a: C-Zell-Karzinom + Phäochromozytom + Hyperparathyreoidismus, Path: autosomal dominant vererbte Mutation im RET-Protoonkogen auf dem Chromosom 10; II b: wie II a und zusätzlich Neurofibrome) ⇨ Familienangehörige kontrollieren (RET-Protoonkogen)

Path:
- Tumor ausgehend von den **parafollikulären kalzitoninbildenden Zellen** der Schilddrüse
- Produktion von Calcitonin (differenziertes Karzinom), keine Teilnahme am Iodstoffwechsel
- Relativ frühe Metastasierung in die lokoregionären Hals-Lk (zum Diagnosezeitpunkt haben bereits **50 % d. Pat. Lk-Metastasen**)
- weitere (hämatogene) Metastasierung: Leber, Knochen, Lunge, Nebenniere

Epid: ◊ Macht ca. 5-10 % der Schilddrüsenmalignome aus
◊ Altersgipfel zw. 40. u. 50. Lj.

Klin: ⇒ Schilddrüsenvergrößerung, solitärer Knoten
⇒ Indolente Halslymphknotenschwellung
⇒ Diarrhoen (bei Sekretion vasoaktiver Substanzen des APUD-Zellsystems)

Diag:
1. Anamnese und klinische Untersuchung
2. Sonographie: solider echoarmer Knoten
3. Szintigraphie: mit ^{99m}Tc-Pertechnetat ⇨ kalter Knoten
Spezialuntersuchung: ^{99m}Tc-Pertechnetat-markierte Dimercapto-Bernsteinsäure (DMSA) zeigt Traceranreicherung in Tumorgebiet und Metastasen
4. Labor: **Calcitonin** erhöht (w: >20 pg/ml, m: >50 pg/ml), pathologischer Pentagastrintest (patholog. Kalzitoninanstieg, >100 pg/ml nach Stimulation).
Tumormarker (zur Verlaufskontrolle): **Kalzitonin**, Katakalzin, CEA und evtl. auch ACTH, Serotonin, Somatostatin, NSE und Prostaglandine (da Abstammung des Tumors vom APUD-Zellsystem)
Familienuntersuchung: Kalzium- und Pentagastrintest ergeben pathologisch erhöhte Werte bei belasteten Familienangehörigen bei noch okkulten Tumoren. Nachweis einer Mutation im RET-Protoonkogen (10q11.2) ⇨ Genträger haben eine fast **100%ige** Wahrscheinlichkeit in ihrem Leben ein C-Zell-Karzinom zu entwickeln ⇨ proph. Op.-Ind.
5. Punktionszytologie (gelingt häufig nicht)
6. Staging: CT von Hals und Mediastinum, Rö-Thorax, Oberbauchsonographie und Skelettszintigraphie
7. Histologie: Immunhistochemischer Nachweis von Kalzitonin

Ther:
- Operativ: Ind: steht an erster Stelle der Behandlungsmöglichkeiten
  - **Totale Thyreoidektomie** (mit Kapsel)
  + beidseitige **Hals-Lk-Entfernung** (prä-, paratracheale und laryngeale Lk sollten entfernt werden, bei Befall auch Lk im oberen vorderen Mediastinum)
- Postoperative Kalzitoninkontrolle zur Frage der Metastasierung durchführen
  – Bei Metastasen: möglichst Nachoperation und ausgedehnte Lymphknotendissektion
  – Externe Radiatio von Lk-Metastasen bei älteren Patienten
  – Bei gesicherter, nicht operabler Metastasierung Chemotherapie, neu ist auch ein Behandlung mit einem Protein-Tyrosinkinase-Inhibitor (300 mg/Tag Vandetanib oral, Caprelsa®)
- Selbsthilfegruppen: Selbsthilfegruppe C-Zell-Karzinom e.V., Karlsruher Str. 53, 69126 Heidelberg, Tel.: 06221 375282, Internet: www.c-zell-karzinom-online.de

Prog: 5-JÜR zwischen 50 und 85 % je nach Tumorausbreitung und Lymphknotenmetastasierung zum Zeitpunkt der Diagnose.

Kompl: Op s.o., Kap. Schilddrüsenmalignome

Proph: ♥ Bei jedem entdecktem C-Zell-Karzinom sollte eine **Familienuntersuchung** (Gennachweis, Kalzitoninbestimmung) durchgeführt werden! ⇨ bei Nachweis einer RET-Mutation wird eine prophylaktische Thyreoidektomie empfohlen, da das Lebenszeitrisiko für ein medulläres Karzinom bei fast 100 % liegt (Op-Zeitpunkt: je nach Art der Mutation zw. ½ – 10. Lj., bzw. Abhängig vom Anstieg des Kalzitoninspiegels).
♥ Kalzitoninbestimmung als Nachuntersuchung

NEBENSCHILDDRÜSEN

Anatomie

Die Nebenschilddrüsen (Syn: Glandulae parathyroideae, **Epithelkörperchen**, Beischilddrüsen engl. parathyroid glands), Zahl variabel (meist 4, aber auch bis zu 8 Stück) liegen dorsal der Schilddrüse an, haben eine gelbliche Farbe und liegen **innerhalb der Schilddrüsenkapsel!** Größe ca. 8 mm, Gewicht 20-50 mg. Sie werden von den kranial und kaudal eintretenden Gefäßen der Schilddrüse mit Blut versorgt.
Histo: helle und dunkle Hauptzellen für die Parathormonproduktion sowie oxyphile Zellen.

Kalziumregelkreis:

Parathormon: **erhöht Serum-Kalzium** durch Mobilisation von Kalzium aus Knochen (in Anwesenheit von Vit. D), Resorption aus MDT und verminderter renaler Ausscheidung. Gleichzeitig wird renal vermehrt Phosphat ausgeschieden (bei intakter Niere) ⇨ ein niedriger Phosphatspiegel stimuliert die Niere zur Bildung von Calcitriol (= aktives Vit. D).
Vitamin D: wirkt mit Parathormon am Knochen und ist essentiell für die Parathormonwirkung. Es steigert außerdem die Ca^{++}-Mobilisation aus dem GI-Trakt.
Die Aktivierung des Vit. D ist abhängig von der Funktionsfähigkeit der Niere, dort erfolgt die Umwandlung in ein aktives Vit. D (1.25 Dihydroxycolecalciferol) = Calcitriol.
Calcitonin: Gegenspieler des Parathormons aus den C-Zellen der Schilddrüse (s.o.) Kalzitonin senkt den Blut-Ca^{++} Spiegel und baut Ca^{++} in den Knochen ein.

HYPERPARATHYREOIDISMUS

Syn: HPT, Nebenschilddrüsenüberfunktion, ICD-10: E21.-

Ät:	Primärer HPT:	Erkrankung der Nebenschilddrüse ⇨ **Epithelkörperchenadenom** (meist solitär), unabhängig vom Kalziumregelkreis
	Sekundärer HPT:	Reaktion auf eine **Hypokalzämie**, Ursache: chronische Niereninsuffizienz (⇨ Vit. D wird nicht mehr entsprechend umgebildet) oder intestinale Malabsorption ⇨ Hyperplasie aller Epithelkörperchen
	Tertiärer HPT:	Sekundäre Form wird autonom (autonome Hyperplasie), unabhängig vom Kalziumregelkreis

Pseudohyperparathyreoidismus = **paraneoplastisches Syndrom**: Hyperkalzämie durch Parathormon-ähnliche Peptide (PTHrP), z.B. bei Malignomen der Lunge, Pankreas, Mamma

Path:
- Primärer HPT: Epithelkörperchenadenom (75 %) solitär / multipel (ca. 4 %)
  Hyperplasie aller vier Epithelkörperchen (15 %)
  MEN I, II a (multiple endokrine Neoplasie, s.o.) 2-8 %
  Nebenschilddrüsenkarzinom (1 % d.f., 90 % davon sind hormonaktiv)
- Lok: untere Epithelkörperchen häufiger von Adenom befallen, selten sind Epithelkörperchen auch im vorderen Mediastinum lokalisiert

Epid:
◊ Prädisp.alter: >50. Lj., w > m (bedingt durch Stillperiode?)
◊ Inzidenz: 20/100.000/J.

Klin:
⇒ Heute häufig Zufallsbefund (durch weitere Diagnostik bei zufällig entdeckten erhöhten Serumkalziumwerten)
⇒ Die klinischen Symptome entstehen als Komplikationen einer Hyperkalzämie
⇒ Die nächsten drei Symptome lassen sich zusammenfassen als:
Trias des HPT ⇨ Merksatz: **"Stein-, Bein- und Magenpein"**
- **Nierensteine** stehen im Vordergrund der Symptome (in 70 % Erstsymptom, allgemein bei Patienten mit Ca-Ox-Stein ⇨ in 5 % d.f. Hyperparathyreoidismus als Ursache!)
- Knochen ⇨ diffuse **Osteoporose** mit Kortikalisschwund (Osteodystrophia fibrosa generalisata), Akroosteolysen (Aufhellungen im Röntgen, „brauner Tumor" durch Zysten im Knochen), Gelenk- und **Knochenschmerzen**, Spontanfrakturen (4faches Risiko)
- **GI-Symptome** (Ulzera am Magen und Duodenum, Ursache evtl. erhöhtes Gastrin durch die Hyperkalzämie?), Übelkeit, Erbrechen
⇒ Pankreatitis (Ursache?)
⇒ Weitere Hyperkalzämie-Symptome:
- Polyurie, Polydipsie (osmotische Wirkung des Ca^{++})
- Herzrhythmusstörungen (neuromuskuläre Übertragung gestört)
- Obstipation ⇨ paralytischer Ileus
- Neurologisch/psychische Störungen (⇨ Adynamie, Myopathie, Apathie, depressive Verstimmung, amnestische Störungen), Liquorveränderungen
- Unspezifische Beschwerden durch Ca^{++}-Ablagerungen, z.B. Gelenke ⇨ Chondrokalzinose (Pseudogicht), Haut ⇨ Pruritus, Gefäße ⇨ Durchblutungsstörungen

Diag: 1. Anamnese und klinische Untersuchung
2. Labor: Primärer Hyperparathyreoidismus: **Serum-Ca^{++} erhöht**, im Urin Hyperkalzurie, Parathormon (RIA) erhöht (Norm: 10-65 pg/ml), Serum-Phosphat normal bis erniedrigt (Hypophosphatämie)
Sek. Hyperparathyreoidismus: Normo-, Hyper- oder Hypokalzämie mögl., Parathormon erhöht, Phosphatkonzentration bei renaler Genese stark erhöht! (Phosphatstau vor der insuffizienten Niere), bei intestinaler Genese normal
3. Röntgen: generalisierte **Skelett-Demineralisation**,
Hand-Röntgen ⇨ subperiostale Knochenresorptionen,
lange Röhrenknochen und Becken ⇨ zystische "braune Tumoren"
4. Lokalisationsdiagnostik: **Sonographie**, ^{99m}Tc-MIBI-**Szintigraphie** mit Früh- und Spätaufnahmen, **CT**-, evtl. MRT-Hals, Halsvenenkatheterisierung und Parathormonbestimmung
⇨ **die letztlich zuverlässigste Lokalisationsdiagnose erfolgt intraoperativ!**
5. DXA-Knochendichtemessung od. histologischer Nachweis der Osteoporose in der Beckenkammbiopsie (Biopsie heute nur noch selten ⇨ es findet sich ein vermehrter Abbau = Osteoklasie und Ersatz mit Bindegewebe)
6. Die Kombination eines HPT im Rahmen einer MEN (s.o., MEN I, MEN II a) sollte ausgeschlossen werden: Serumhormonwerte/-enzymwerte der Schilddrüse, Hypophyse, Nebenniere (Katecholamine), Pankreas bestimmen

Ther:
- Konservativ: Sekundärer HPT: Versuch der Therapie der Ursache (Niereninsuffizienz, intestinale Malabsorption)
Renal: kalziumhaltige Phosphatbinder (Kalziumkarbonat 2-6 g/Tag), Substitution von Vit.

D oral (der Phosphatspiegel muss aber dann zuvor in den Normbereich gesenkt sein, da es sonst zum Ausfall von Ca-Phosphat in den Geweben kommt!)
Intestinal: Vit.-D-Substitution parenteral
Bei primärem HPT ohne Symptome kann unter klinischer Kontrolle (alle 6 Mon.) zunächst abgewartet werden, bei Progression muss jedoch dann operiert werden.

- Operativ: Ind: primärer HPT durch Adenome mit Komplikationen (= Symptome) immer, da es keine wirksame medikamentöse Therapie gibt,
  asymptomatische Adenome werden oft auch operiert, da 50 % der Patienten innerhalb von 5 Jahren Symptome entwickeln,
  ein sekundärer HPT wird operiert, wenn er konservativ nicht zu beherrschen ist.
  - Es werden immer **alle vier Epithelkörperchen freigelegt**, da es viele anatomische Variationen der Lokalisation gibt (DD: Adenom ⇨ ein Epithelkörperchen vergrößert, die anderen Epithelkörperchen sind normal bis atrophiert, sek. Hyperplasie ⇨ Vergrößerung aller Epithelkörperchen).
  Bei solitärem Adenom: es wird nur das betroffene Epithelkörperchen entfernt (bei präop. sicher identifiziertem, solitärem Adenom videoassistierter minimal-invasiver Zugang nur zu dem einen Epithelkörperchen, in Erprobung ist auch ein äußerlich narbenloser Zugang über den Mundboden, sog. NOTES = $\underline{n}$atural $\underline{o}$rifice $\underline{t}$ransluminal $\underline{e}$ndoscopic $\underline{s}$urgery). Der Op-Erfolg wird intraoperativ durch Parathormonmessung kontrolliert (Schnelltest, Quick-PTH-Test) ⇨ die Parathormonkonzentration muss nach Entfernung stark abfallen (dann müssen die restlichen Epithelkörperchen nicht mehr freigelegt werden).
  Bei Hyperplasie: es werden alle Epithelkörperchen entfernt und ein 1/2 Epithelkörperchen davon wird subkutan in den Unterarm (od. Bauchdecke) verpflanzt, um einen Hypoparathyreoidismus (⇨ Hypokalzämie) zu vermeiden und um einen leichteren Zugang bei einem möglichen Rezidiv zu haben.
  - Die entfernten Epithelkörperchen sollen immer **kryokonserviert** werden, um bei einer mögl. Unterfunktion retransplantiert werden zu können.
  - Nebenschilddrüsenkarzinom: radikale Entfernung + ipsilaterale Lk-Entfernung, solange noch keine Metastasierung aufgetreten ist (1/3 d.F. hat schon lymphogene Metastasen ⇨ palliative Resektion und intermittierende Therapie mit medikamentöser Kalziumsenkung)

Prog: Bei Adenomen nach Op gut, alle Störungen bilden sich i.d.R. zurück. Bei sek. HPT Prognose fraglich ohne Behandlung der eigentlichen Ursache.

Kompl: ∗ Komplikationen der Hyperkalzämie (s.o. bei Klin.)
Op: ∗ Schädigung des N.laryngeus recurrens (verläuft unmittelbar dorsal an den Epithelkörperchen)
∗ Übersehen eines Epithelkörperchens ⇨ Hyperkalzämie persistiert ⇨ Reoperation erforderlich
∗ Blutung, Infektion
∗ Hypokalzämie ⇨ Tetanie (bessert sich meist nach einiger Zeit)
∗ Nebenschilddrüsenkarzinom neigt häufig zu Lokalrezidiven

Proph: ♥ Bei chron. Niereninsuffizienz mit Dialysepflicht: Zur Vermeidung der Hypokalzämie ⇨ Dialysat mit hohem Kalziumgehalt
♥ Postop.: Kontrolle des Kalzium- und Phosphatspiegels, evtl. Substitution von Ca^{++} bei postop. passagerem Ca^{++}-Mangel (durch die Rekalzifizierung des Knochens)

DD: – **Hyperkalzämie-Syndrom:** nicht spezifisch für den Hyperparathyreoidismus, Ursachen für eine Erhöhung des Ca^{++} können außerdem sein: Knochenabbau durch **osteoklastische Metastasen** (z.B. Mammakarzinom), Knochentumoren, paraneoplastisches Syndrom, selten Vit.-D-Intoxikation, Sarkoidose
– Karzinom der Epithelkörperchen (sehr selten) ⇨ radikale Entfernung
Hyperparathyreoidismus-Jaw-Tumor-Syndrom: Keimbahnmutation im $HRPT_2$-Gen (Chrom. 1) ⇨ Risiko für ein Nebenschilddrüsenkarzinom 15-40 %, Osteofibrome, Nierenzysten
– MEN muss ausgeschlossen werden (Pankreas, Schilddrüse, Nebennierenmark)

NEBENNIEREN

Anatomie

Lage: Die **Glandulae suprarenales** (engl. adrenal gland) liegen vollständig retroperitoneal auf der Extremitas sup. der beiden Nieren (innerhalb der perirenalen Fettkapsel).
Form: rechte Nebenniere dreieckig und reicht bis hinter die V.cava, linke Nebenniere halbmondförmig bis rechteckig und liegt anteromedial des kranialen Nierenpols. Gewicht: ca. 8-10 g.

Makroskopisch: es kann eine gelblich-braune Rinde u. das rotbraune Mark unterschieden werden:
- **Nebennierenrinde** (NNR, Cortex, mesodermaler Ursprung) mit 3 Zonen (von außen nach innen)
  1. Zona glomerulosa ⇨ Produktion von Aldosteron (Mineralokortikoid)
  2. Zona fasciculata ⇨ Cortison u. Cortisol (Glukokortikoide), geringe Menge Sexualsteroide
  3. Zona reticularis ⇨ Sexualsteroide: Androgene, Progesteron, Östrogene
- **Nebennierenmark** (NNM, Medulla, ektodermaler Ursprung aus der Sympathikusanlage, chromaffine Zellen): Produktion v.a. von Adrenalin (80 %), Noradrenalin (20 %) und Dopamin

Gefäßversorgung: A.suprarenalis sup. (aus A.phrenica inf.), A.suprarenalis med. (aus Aorta abd.), A.suprarenalis inf. (aus A.renalis); V.suprarenalis (links in d. V.renalis, rechts in d. V.cava inf.)

Nervale Versorgung: aus dem Plex.coeliacus

Physiologie

RAA-System (Renin-Angiotensin-Aldosteron): Regelkreis aus Niere (Rezeptor und Erfolgsorgan) und Nebennierenrinde (produziert das Aldosteron) zur Regulation des Na-, K- u. H_2O-Haushaltes.
Der Kortisolspiegel zeigt einen zirkadianen Rhythmus mit einem Maximum in den frühen Morgenstunden und einem Minimum in den Abendstunden.

Funktionsstörungen

Nebennierenrindenüberfunktion: Primär = adrenale Genese, sekundär = übergeordnete Zentren defekt (z.B. Hypophyse)

Nebennierenrindenunterfunktion:
ADDISON-Krankheit, Ät: **primär**, z.B. autoimmunologisch (50 % d.F.), Arteriitis, Ausfall bei Entzündungen/Sepsis (Tuberkulose, WATERHOUSE-FRIDERICHSEN-Syndrom, AIDS), Adrenoleukodystrophie (X-chrom. erblich), AGS (s.u.), Karzinommetastasen, nach beidseitiger Adrenalektomie oder **sekundär** (= **zentrale** Insuffizienz), z.B. SHEEHAN-Syndrom (geburtsbedingte ischämische Nekrose des Hypophysenvorderlappens der Mutter), Panhypopituitarismus (Hypophyseninsuffizienz, "weißer Addison", da keine Braunfärbung der Haut), Hypophysentumoren, SHT
Klin: Ausfall v. Gluko-, Mineralokortikoiden und Androgenen, Dunkelpigmentierung der Haut (bei primärer Form Bronzehaut durch Regelkreis-Stimulation der Hypophyse mit vermehrter ACTH-, MSH-Ausschüttung), Hypotonie, Hypovolämie, Herzrhythmusstörungen, allgemeine Körperschwäche, Hypothermie, Bauchschmerzen (bis hin zum Bild eines Akuten Abdomens!)
Diag: Kortisol im Plasma und Urin ↓, ACTH im Plasma (↑ bei primäre Form), MRT der Hypophyse bei sekundärer Form
Ther: Substitution von Gluko- und Mineralokortikoiden, z.B. Hydrocortison 10-5-5-0 mg/Tag, Fludrocortison 0,05-0,1 mg/Tag
Addison-Krise (z.B. ausgelöst durch Infektion mit Fieber, operativer Eingriff, Trauma, Sepsis): Rehydrierung, Azidoseausgleich, Kortikoide höher dosieren (z.B. Hydrocortison i.v. 100-300 mg/Tag)

Nebennierenmarkunterfunktion: Klinisch meist völlig stumm, da der Ausfall von den sympathischen Paraganglien ausgeglichen wird.

Nebennierenunterfunktion: kompletter Ausfall der Nebennieren, z.B. bei beidseitiger Nebennierenblutung, beidseitige Adrenalektomie ⇨ klinisch führend sind die Symptome der Nebennierenrindenunterfunktion

PHÄOCHROMOZYTOM

Syn: Nebennierenmarküberfunktion, NNM-Überfunktion, ICD-10: E27.5

Ät: – Sporadisch auftretender (90 % d.F.), endokrin aktiver Tumor des NNM oder der sympathischen Ganglien (im Retroperitonealraum)
- MEN (multiple endokrine Neoplasie, s.o. Kap. APUD-Zellsystem) II a (SIPPLE-Syndrom: Phäochromozytom + C-Zell-Karzinom + Nebenschilddrüsenadenome) oder II b (MMN-Syndrom: multiple Mukosaneurome, Syn: GORLIN-Syndrom mit Tumoren, wie bei MEN II a + zusätzlich Schleimhautfibrome u. intestinale Ganglioneuromatose) mit **familiärer Häufung** und auch bei anderen Tumoren des APUD-Zellsystems vorkommend (z.B. ZOLLINGER-ELLISON-Syndrom, Insulinom, Glukagonom, VERNER-MORRISON-Syndrom, Hypophysenadenome, Somatostatinom) od. Keimzellmutationen (z.b. Succinatdehydrogenase-Komplex-Mutation)
- In Kombination mit anderen Organerkrankungen: bei Neurofibromatosis generalisata RECKLINGHAUSEN, v.HIPPEL-LINDAU-Syndrom, STURGE-WEBER-Syndrom auftretend
- Paragangliomsyndrome Typ 1-4 (aut.-dom. erblich)

Path: ♦ Gesteigerte, nicht regulierte Adrenalin- und Noradrenalinausschüttung durch Tumor der chromaffinen Zellen. Prädisp.alter: 40.-50. Lj.
- Adrenal: Adrenalin ⇨ Tachykardie, erhöhter Basalumsatz + Noradrenalin ⇨ Hypertonus
- Extraadrenal: nur Noradrenalin
♦ Dignität: meist **benigne**, nur in 5-15 % d.f. maligne (Phäochromoblastom)
♦ Lok: 80-85 % in **Nebennierenmark** = adrenal (nicht nur einseitig!)
  5 % bilateral (wenn bilateral, dann an MEN-Syndrom denken!)
  5 % multipel
  10-15 % im **sympathischen Nervensystem** = extraadrenal im thorakalen/lumbalen sympathischen Grenzstrang (sog. **Paragangliome**), im APUD-Zellsystem (v.a. bei Erwachsenen; bei Kindern z.B. malignes Neuroblastom)

Epid: ◊ Inzidenz: 1-2/100.000/Jahr
◊ Prädisp.alter: 20.-50. Lj.

Klin: ⇒ Konstante oder paroxysmale Symptomatik (Anfälle von ca. 20 Minuten Dauer) mögl.
⇒ In 90 % d.F. **arterielle Hypertonie** (Kompl: ⇨ Arteriosklerose, Kardiomyopathie, Apoplexie), macht aber nur ca. 0,1 % d.F. bei Pat. mit einer art. Hypertonien aus
⇒ **Kopfschmerzen, Tachykardien, Palpitationen, Herzrhythmusstörungen, Schweißausbrüche**
⇒ Innere Unruhe, Tremor, Sehstörungen, Übelkeit, Erbrechen, Dyspnoe
⇒ Evtl. Abdominal- oder Flankenschmerzen
⇒ Kohlenhydrat-Stoffwechselstörung ⇨ Hypermetabolismus, Hyperglykämie, Glukosurie (= sekundärer Diabetes mellitus)
⇒ Fettabbau (katabole Stoffwechsellage) ⇨ Gewichtsabnahme
⇒ '**H'-Trias:** Hypertonie + Hyperglykämie + Hypermetabolismus (bez. Fett)

Diag: 1. Anamnese und klinische Untersuchung
  Cave: Allein durch Druck auf den Bauch kann man einen 'Anfall' auslösen
  2. Hormonbestimmung: Noradrenalin + Adrenalin, Dopamin, **Metanephrin und Vanillinmandelsäure im 24 Std.-Urin** und Plasma (Provokationstests mit Kältesuppression, Glukagon oder Regitin sind heute obsolet, da Schockgefahr)
  Tumormarker: Chromogranin A, Kalzitonin zum Ausschluss eines MEN II (C-Zell-

Beteiligung), ein stark erhöhter Dopamin-Spiegel (>6fach) weist auf einen malignen Tumor hin

3. Lokalisationsdiagnostik: Dünnschicht-**CT** od. Kernspin-Tomographie (Thorax bis Becken) u. Sonographie ⇨ Raumforderung im Nebennierenbereich, beide Seiten beachten!
Evtl. Angiographie zur Darstellung der Gefäßversorgung der Nebennieren und selektive Blutentnahme aus d. V.cava / seitengetrennt aus den beiden Vv.suprarenales
Szintigraphie: **MIBG-Szintigraphie** (Methyl-^{123}Iod-Benzyl-Guanidin) ⇨ Spezifität fast 100 % für Adrenalin u. Noradrenalin, auch als SPECT mögl. (= Single-photon-emission-Computertomographie)

Ther:
- Operativ: Ind: bei Diagnose stets gegeben
  – Bei der operativen Entfernung Cave: bei Manipulation am Tumor ⇨ Gefahr von Kreislaufkrisen!, daher ist eine **Vorbehandlung** erforderlich: Alpha- (Phenoxybenzamin, Dibenzyran®, einschleichend dosieren) und Betablocker (Propranolol, Dociton®) über 10-14 Tage präoperativ
  – Zugang: von dorsal (heute meist endoskopischer retroperitonealer Zugang; offene Op mit lumbalem Flankenschnitt bei Tumoren >5 cm), wenn sicher ist, dass nur 1 Nebenniere betroffen ist, sonst transabdominell (Oberbauchquerschnitt, bzw. heute meist laparoskopisch), um zu beiden Nebennieren u. den Lymphbahnen Zugang zu haben und die symp. Paraganglien erreichen zu können.
  Transabdominell ⇨ rechte Nebenniere: KOCHER-Mobilisation des Duodenums nach med.; ⇨ linke Nebenniere: Mobilisation v. Milz, Pankreasschwanz u. li. Kolonflexur nach med.
  – Unterbindung der Nebennierenvenen ⇨ Kreislaufgefahr wird eingedämmt (hypertone Krise), gleichzeitig kann aber Kreislaufdepression eintreten, dann Unterbindung der Nebennierenarterien, unilaterale Adrenalektomie bzw. Entfernung des symp. Paraganglioms über transabdominellen Zugang
  – Bei MEN: beidseitige subtotale Adrenalektomie, dann weitere Behandlung der anderen Tumoren
- Bessert sich der art. Hypertonus nach Op nicht, muss nach weiteren Adenomen gesucht werden (SPECT) u. ggf. nachoperiert werden
- Bei Nachweis von Malignität/metastasierendem Phäochromozytom: Radioiodtherapie mit ^{131}Iod-Metaiodbenzylguanidin, Polychemotherapie (Cyclophosphamid, Vincristin u. Dacarbazin), gezielte Bestrahlung von Metastasen, Somatostatin-Gabe

Prog: Normalisierung der art. Hypertonie nach Op in 90 % d.F., Op-Letalität ca. 2 %, 5-JÜR bei der benignen Form nahe 100 %, bei der malignen Form 50 %

Kompl:
 * Hypertone Krisen, Ther: α-Blocker (Phentolamin, Regitin®)
 * Weitere Tumoren des APUD-Zellsystems (insb. C-Zell-Tumor) ⇨ stets ausschließen
 Op: * Blutdruckabfall postoperativ

DD:
– DD der arteriellen Hypertonie: s.o. Kap. AVK der Nierenarterien
– Adrenomedulläre Hyperplasie (z.B. im Rahmen eines MEN-Syndroms)
– Glomustumoren: vom autonomen Nervensystem ausgehende Tumoren im Bereich von Hals u. Schädelbasis (sind hormoninaktiv)
– Karzinoid, MEN
– Hyperthyreose
– Kopfschmerzen anderer Genese, Tabes dorsalis (Lues)

CUSHING-SYNDROM

Syn: CUSHING-Syndrom I, Hyperkortisolismus, Morbus CUSHING, ICD-10: E24.-

Ät: – ACTH-bedingt (sekundäre Form): vermehrte Produktion bei **Hypophysenadenom** (= Morbus CUSHING) oder paraneoplastisch (kleinzelliges Bronchial-Karzinom, Schilddrüsen-, Leber-, Mamma-, Inselzellkarzinom ⇨ ektope Produktion)
– ACTH-unabhängig (primäre Form): **Nebennieren-Adenom**, -Karzinom, idiopathische Hyperplasie (selten)
– DD: *Cushingoid* = **medikamentös** bedingt (exogene Zufuhr) = **iatrogenes** CUSHING-Syndrom bei längerem Überschreiten der sog. Cushing-Schwellen-Dosis durch Steroide (s.u.)

Path: ♦ Primäre Form: Überproduktion von Glukokortikoiden in der **NNR**
♦ Störung des hypophysären/hypothalamischen Regelkreises = sekundärer Hyperkortisolismus mit Hyperplasie der Zona fasciculata in der NNR

Epid: ACTH-bedingt:: Prädisp.alter 30.-40. Lj., **w** > m (= 4:1)

Klin: ⇨ Anamnese sehr lange (4 Jahre Dauer im Durchschnitt), initial uncharakteristische Beschwerden
⇨ **Gewichtszunahme,** vermehrtes Blut- u. Wasservolumen (Plethora), **Stammfettsucht** (Vollmondgesicht, Stier-/Büffelnacken, Striae rubrae distensae = rote Hautstreifen an Bauch, Brüsten und Oberschenkeln) in 95 %
⇨ **arterielle Hypertonie** (90 % d.F.), Hyperglykämie (verminderte Glukosetoleranz, Steroiddiabetes), Hypercholesterinämie, Akne, Hypertrichose, Infektanfälligkeit, Hypokaliämie, Adynamie, Muskelschwäche, psychische Störungen
⇨ **Osteoporose** in 60 % d.F. (Fischwirbel im Röntgen der Wirbelsäule)
⇨ Männer: sexuelle Dysfunktion in 75 % d.F. (Libido-, Potenzverlust, Gynäkomastie)
⇨ Frauen: Zeichen eines AGS, wie Hirsutismus, Zyklusstörungen, Amenorrhoe u. Virilisierung (ACTH stimuliert auch die Zona reticularis), Sterilität
⇨ Kinder: Wachstumsverzögerung

Diag: 1. Anamnese und klinische Untersuchung
2. Labor: **Kortisolspiegel** (Plasma oder Urin) erhöht und im Tagesprofil fehlt der abendliche Abfall
ACTH im Blut (erhöht oder nicht?) + Dexamethason-Hemmtest bei erhöhtem ACTH (autonome Produktion oder nicht?)
oft auch Leukozytose, Polyzythämie
3. Lokalisationsdiagnostik: CT oder MRT der NNR und der Hypophyse (auch Rö-Sella), evtl. auch DSA der Nebennieren, Iodocholesterol-Szintigraphie, auch PET mögl.
4. Nierenvenenkatheterisierung ⇨ DD: Hyperplasie oder solitäres NNR-Adenom (Seitenlokalisation durch getrennte Kortisolspiegelbestimmung aus den Vv.suprarenales)
5. Tumormarker für paraneoplastischen CUSHING: Lipotropin (LPH), NSE

Ther: • Palliativ: bei inoperablen NNR-Karzinomen und paraneoplastischem CUSHING-Syndrom Radiatio, ggf. auch Chemotherapie in Einzelfällen mit Erfolg möglich
Bei inoperablem Hypophysen-Tumor: Medikamentöse Blockade der Kortisolsynthese (Ketoconazol, Nizoral®, NW: hepatotoxisch) mit gleichzeitiger Dexamethason-Substitution
• Operativ: Ind: bei Operabilität grundsätzlich gegeben
– Nebennieren-Tumor ⇨ einseitige Adrenalektomie (heute auch über retroperitonealen endoskopischen Zugang)
– Hypophysen-Tumor (Morbus CUSHING) ⇨ neurochirurgische Entfernung des Adenoms im Hypophysenvorderlappen, evtl. auch Radiatio der Hypophyse
– Zentraler CUSHING ohne Hypophysenadenomnachweis ⇨ bds. Adrenalektomie
– NNR-Hyperplasie: Op indiziert, da Folgen schwerwiegender! (im Gegensatz zum Aldosteronismus)
– Nach beidseitiger Adrenalektomie müssen lebenslang Kortikosteroide substituiert werden

Prog: Unbehandelt schlechte Prog.

Kompl: In 10 % d.F. entsteht nach Adrenalektomie ein **NELSON-Syndrom** (ACTH + MSH-produzierender, hyperplasiogener Tumor der Adenohypophyse) durch CRH (= corticotropin releasing hormone)-Überstimulation durch den Hypothalamus ⇨ Röntgen: Sellavergrößerung, Gesichtsfeldausfälle, Hyperpigmentierung

Proph: ♥ Vermeidung eines **medikamenteninduzierten CUSHINGS** durch Beachtung der sog. **CUSHING-Schwellen-Dosis** (= ca. 7,5 mg Prednisolonäquivalent/Tag) bei längerer systemischer Applikation von Glukokortikoiden.

Äquivalenzdosen: Cortison 40 mg/Tag,
Cortisol (Hydrocortison) 30 mg/Tag,
Prednison (Decortin®, Rectodelt® Supp.) u. Prednisolon (Solu-Decortin H®) 7,5 mg/Tag,
Triamcinolon (Volon®) u. Methylprednisolon (Urbason®) 6 mg/Tag,
Dexamethason (Fortecortin®) und Betamethason (Betnesol®) 1 mg/Tag

HYPERALDOSTERONISMUS

Syn: CONN-Syndrom, ICD-10: E26.-

Physiologie: RAA-System (**R**enin-**A**ngiotensin-**A**ldosteron-Kaskade):
Regelkreis mit Messung in den juxtaglomerulären Zellen der Niere ⇨ Blutdruckabfall (Natriummangel, Hypovolämie, verminderte Nierenperfusion) bewirkt Ausschüttung von **Renin** ⇨ Angiotensinogen (aus der Leber) ⇨ **Angiotensin** I ⇨ durch ACE (= **A**ngiotensin **c**onverting **e**nzyme) ⇨ Angiotensin-II ⇨ Nebennierenrinde (Zona glomerulosa) produziert **Aldosteron** ⇨ Aldosteron wirkt auf die Niere mit Na- und H_2O-Retention und K-Sekretion ⇨ Blutdruckanstieg (Regelkreis geschlossen)

Ät:
- Primärer Hyperaldosteronismus: primäre NNR-Erkrankung = **CONN-Syndrom**
- Sekundärer Hyperaldosteronismus: übergeordnete Stimulation
  - Organisch: reninproduzierender Nierentumor, Nierenarterienstenose, maligne arterielle Hypertonie
  - Funktionell: Hypovolämie, Hyponatriämie, BARTTER-Syndrom (angeborene renale Tubulusstörung), verminderter Aldosteronabbau (Leberzirrhose), hepatisches Ödem
- Hormonaktive Tumoren (aldosteronproduzierendes Karzinom der NNR, sehr selten) oder als paraneoplastisches Syndrom

Path: ♦ CONN-Syndrom: in 1/3 % d.F. **NNR-Adenom** (Aldosteronom), bei 2/3 findet sich eine differenzierte **bilaterale Hyperplasie**, ein NNR-Karzinom im Bereich der Zona glomerulosa ist sehr selten (ca. 0,5 % d.F.)
♦ Lok: Adenome sind meist einseitig (li. > re.)

Epid: CONN-Syndrom: Vorkommen v.a. 30.-50. Lj., w > m (2:1)

Klin: ⇒ **arterielle Hypertonie** in 85 % d.F. zu finden (macht aber nur ca. 0,1-5 % aller arteriellen Hypertonien aus)
⇒ **Hypokaliämie** ⇨ Muskelschwäche bis zur Lähmung, Muskelkrämpfe, Parästhesien, EKG-Veränderungen und Rhythmusstörungen, Obstipation, Kopfschmerzen, Müdigkeit die Hypokaliämie kann aber auch fehlen
⇒ Polyurie und Polydipsie mögl. durch hypokaliämisch bedingte Tubulopathie
⇒ Hypervolämie durch die H_2O-Retention, Alkalose
⇒ Hypernatriämie kann fehlen durch Anpassung der Niere

Diag: 1. Anamnese und klinische Untersuchung
2. Labor:
Aldosteron-Nachweis im Blut, vermehrte Aldosteron-Ausscheidung im 24-Std.-Urin

Renin: primärer Aldosteronismus = normal/erniedrigt (= Low-Renin-Aldosteronism)
sekundär Aldosteronismus = Renin erhöht
Elektrolyte: **Natrium erhöht, Kalium erniedrigt**
Kochsalzbelastungstest, Fludrocortison-Suppressionstest
3. Lokalisationsdiagnostik: einseitig, beidseitig?
CT und Szintigraphie bringen nicht immer gute Beurteilbarkeit, da die Adenome häufig sehr klein sind ➪ Methode der Wahl: **MRT**
Selektive Nierenvenen-Untersuchung (V.cava-Katheter) gibt beste Auskunft, ob die Aldosteronproduktion einseitig (= Adenom) oder beidseitig (= Hyperplasie) erhöht ist.

Ther:
- Konservativ: bei beidseitiger Hyperplasie **Aldosteron-Antagonisten** (Spironolacton, Aldactone®) lebenslang und meist auch Antihypertensiva. Med. auch präoperativ zur Vorbereitung des Pat.
- Operativ: Ind: Adenom, Karzinom
  - Adenom-Entfernung durch einseitige Adrenalektomie (heute oft als endoskopische Op über retroperitonealen Zugang)
  - NNR-Hyperplasie: beidseitige subtotale NNR-Resektion und postoperative Nebennierenhormonsubstitution (Kortikosteroide)
  - Karzinom der NNR ➪ Adrenalektomie + Chemotherapie
- Weiter Informationen (zu Studienzwecken wurde in Deutschland ein Register eingerichtet): www.conn-register.de

Prog: Die Hypertonie lässt sich in 70 % d.F. durch die Op beseitigen, der Rest muss weiter mit Antihypertensiva therapiert werden.

Kompl: * Koronare Herzerkrankung, Arteriosklerose, Apoplexie durch die Hypertonie, es wird hierbei auch ein direkt auf das Gefäßsystem schädigender Effekt des Aldosterons angenommen

DD: Hypertonie: essentielle arterielle Hypertonie (90 % d.F.), renale Form der Hypertonie (Nierenarterienstenose, maligne Nephroangiosklerose), Phäochromozytom, CUSHING-Syndrom I

ADRENOGENITALES SYNDROM

Syn: **AGS**, engl. adrenogenital syndrome, ICD-10: E25.-

Ät:
- Angeborene Enzymdefekte: **aut.-rez.** erblich (Mutationen auf Chrom. 1q, 6p, 8p, 8q, 10 bekannt) od. auch **Spontanmutation**
- Endokrin aktives Neoplasma in der NNR (Adenom, Karzinom in der Zona reticularis) oder den Gonaden
- Nebennierenrindenhyperplasie

Path:
- ♦ Angeborene NNR-Enzymopathien mit Störung der adrenalen Steroidsynthese (meist **21-Monooxygenasedefekt**, seltener 17α- od. 11ß-Monooxygenasedefekt oder 3-Steroiddehydrogenasedefekt) ⇨ **verminderte Cortisolbildung** ⇨ durch den Regelkreis vermehrte ACTH-Ausschüttung ⇨ NNR-Hyperplasie mit vermehrter Bildung von Kortisolvorstufen und **Androgenen**
  Durch den hohen Androgenspiegel erfolgt durch negative Rückkoppelung eine verminderte Gonadotropinbildung (FSH ↓, LH ↓) ⇨ Hemmung der Entwicklung der Keimdrüsen = **hypogonadotroper Hypogonadismus**
- ♦ Adrenogenitales **Salzverlustsyndrom** = angeborenes AGS mit gleichzeitiger Störung der Mineralokortikoidbiosynthese ⇨ Addison-artige Krisen mögl. mit Na^+-Verlust u. K^+-Retention (Gefahr von Herzrhythmusstörungen)

Epid: Angeborenes AGS: Häufigkeit 10/100.000

Klin: ⇒ Säuglingsalter: Pseudohermaphroditismus bei Mädchen (intersexuelle Störung), verfrühte isosexuelle Entwicklung beim Jungen
⇒ Kindesalter starkes Wachstum (anabole Wirkung der Androgene) ⇨ dann aber vorzeitiger Epiphysenfugenschluss (um 10. Lj.) ⇨ Minderwuchs
⇒ Mädchen: **Virilisierung** mit maskulinem Habitus (Pseudohermaphroditismus femininus), Hirsutismus, Klitorishypertrophie, tiefe Stimme, wenig ausgebildete Mammae, Amenorrhoe, Sterilität
⇒ Jungen: vorzeitige Ausbildung männl. Geschlechtsmerkmale, **Pubertas praecox** (häufig klinisch unbemerkt) bei gleichzeitigem Hypogonadismus, Sterilität (Azoospermie)

Diag: 1. Anamnese und klinische Untersuchung
2. Labor: Nachweis von **17-Ketosteroiden** (Androgenmetabolite) im 24-Std.-Urin Dexamethason-Hemmtest (kein Abfall der 17-Ketosteroide bei Dexamethason-Gabe bei endokrin aktivem Neoplasma)
3. Röntgen: frühzeitiger Epiphysenfugenschluss

Ther: • Konservativ: bei angeborenem Enzymdefekt Dauermedikation mit Kortisol (Hydrocortison), bei gleichzeitigem Salzverlustsyndrom + Fludrocortison (Astonin®H)
bei Frauen evtl. zus. Antiandrogene zur Therapie der Virilisierung
• Operativ: Ind: Tumornachweis
 – Bei Tumornachweis unilaterale Adrenalektomie
 – ggf. plastische Korrektur der Klitorishypertrophie u. Erweiterung d. Vagina um das 1. Lj.
• Selbsthilfegruppen: AGS-Eltern- und Patienteninitiative, Baumschulenstr. 1, 89359 Kötz, Tel.: 08221 9635-37, Fax: -38, Internet: www.ags-initiative.de

DD: – Ovarialtumoren (androgenbildend)
– Polyzystische Ovarien (STEIN-LEVENTHAL-Syndrom)
– Pubertas praecox: Pinealom (Tumor der Epiphyse = Zirbeldrüse), Keimdrüsentumoren

HORMON-INAKTIVE NEBENNIERENTUMOREN

Syn: Inzidentome, Inzidentalome, engl. incidental tumour, ICD-10: benigne D35.0, maligne C74.9

Epid: ◊ Altersgipfel: 40.-60. Lj., extrem seltene Tumoren (insb. der NNR)
◊ Inzidenz des Nebennierenkarzinoms: sehr selten, 0,1-0,2/100.000/Jahr
◊ Prävalenz: ca. 3 % geschätzt
◊ Familiäre Häufung mögl.

Etlg: # NNM im Kindesalter: Neuroblastome
NNM im Erwachsenenalter: Ganglioneurom (benigne, aber infiltrierendes Wachstum mögl.), v.a. bei Frauen zw. 20.-30. Lj., häufiger in den paravertebralen Ganglien
NNR-Tumoren: benignes Adenom u. malignes Karzinom mögl.
TNM-Klassifikation und Stadieneinteilung des Nebennierenrindenkarzinoms

> I: $T_1N_0M_0$ – Tumor <5 cm ohne extraadrenale Invasion
> II: $T_2N_0M_0$ – Tumor >5 cm ohne extraadrenale Invasion
> III: $T_3N_0M_0$ – Tumor mit lokaler extraadrenaler Invasion, $T_{1-2}N_1M_0$ (Lk-Metastasen in hilären, abdominalen paraaortalen od. parakavalen Lk)
> IV: $T_3N_1M_0$, alle T_4 – Tumor mit Invasion von Niere, Zwerchfell, Leber, Pankreas od. große Gefäße, alle M_1 (Fernmetastasen)

Klin: ⇒ Oft **Zufallsbefund** in der Sonographie (Begriff: Inzidentom = zufällig entdeckter Tumor)

⇒ Retroperitoneale Raumforderung ⇨ Verdrängung benachbarter Organe, Druckgefühl, Oberbauchschmerzen
⇒ Nebennierenkarzinome können auch (subklinisch) Hormon-produzierend sein ⇨ CUSHING-Symptome, Hyperandrogenämie od. Östrogen-produzierend

Diag: 1. Anamnese und klinische Untersuchung
2. Labor: Ausschluss der Hormonaktivität
3. Röntgen: CT bzw. besser **MRT** mit KM-Gabe (Gd-DTPA = Gadopentetat-Dimeglumin)

Ther:
- Konservativ: bis 3 cm ⇨ Beobachtung, Kontrolle alle 6 Monate
- Operativ: Ind: >5 cm ⇨ Karzinom-verdächtig (in 20-30 % d.F.) ⇨ Op (möglichst in einem spezialisierten Zentrum)
  – Zugang: heute insb. endoskopisch retroperitoneal bei Befund bis 6 cm, bei größerem Tumor auch laparoskopisch (= transperitoneal) oder konventionell offen (transabdominell) bei Malignität
  – Radikale Entfernung der Nebenniere (Adrenalektomie)
  – Bei Nachweis eines Nebennierenkarzinoms zusätzlich paraaortale/-kavale Lk-Dissektion und postoperative Chemotherapie: Gabe von Mitotan (vom DDT abgeleitete adrenotoxische Substanz, Dichlordiphenyldichloroethan, Lysodren®) oral für ca. 2 Jahre (unter Spiegelkontrolle, Ziel: 14-20 mg/l), ggf. + Streptozotozin (bei Invasion in die V.cava) und Bestrahlung des Tumorbettes (bei histologisch nachgewiesener Gefäß- u. Kapselinfiltration)
- In Deutschland gibt es zu Studienzwecken ein Register für diese seltene Erkrankung: Dt. Nebennieren-Karzinom-Register, Schwerpunkt für Endokrinologie, Universitätsklinik Würzburg, Tel.: 0931 201-39717, Internet: www.nebennierenkarzinom.de sowie ein europäisches Register, Internet: www.ensat.org

Prog: Beim Nebennierenkarzinom abhängig vom Tumorstadium: Tumor auf die Nebenniere begrenzt und vollständige primäre Resektion (R0) 60-80%ige 5-JÜR, bei T_3 40 %, bei Metastasen mit <1 J. Überlebenszeit sehr schlecht

Kompl: * Nebennierenkarzinom: frühzeitige Metastasierung in lokale Lymphknoten, Lunge, Leber od. Knochen
* Tumorrezidiv häufig
* Med: Mitotan, Lysodren® strikte Kontrazeption wegen fetotoxischer Wirkung

DD: – Nebennierenzyste (selten): können bei Nebennierenmalignomen od. Nebennierenmetastasen vorkommen ⇨ bei Zysten >5 cm Entfernung und Histologie indiziert.
– Die Nebenniere ist ein "Metastasenorgan" (gute Vaskularisation der Nebennieren) für andere Primärtumoren: insb. beim malignen Melanom, Nierenzell-, Bronchial-, Mamma- u. Magenkarzinom vorkommend.

ALLGEMEINE TRAUMATOLOGIE

Def: Zur allgemeinen Traumatologie/Unfallchirurgie zählen Prellung = Kontusion, Zerrung, Dehnung oder Verdrehung = Distorsion, Verrenkung = Luxation, Bänderriss = Ligamentruptur und Frakturen als direkte oder indirekte Folge äußerer Gewalteinwirkung auf den Körper.

Diag: 1. Anamnese (Unfallmechanismus) und klinische Untersuchung (Inspektion, Palpation und Funktionsprüfung)
2. Bei bewusstlosen Patienten: immer Röntgen von Schädel, Thorax, Wirbelsäule und Becken! (in traumatologischen Zentren heute bereits oft als **Übersichts-Spiral-CT**)

Ther: 1. Hilfe: Nach der "**PECH**"-Regel
- **P** = Pause, Schonung der verletzten Region
- **E** = Eis, bzw. kühlen mit Leitungswasser (16° Celsius) od. Silikatmasse (Kryopack) (kein „Kältespray" verwenden, da keine Tiefenwirkung und Schädigung der Haut mögl.)
- **C** = Compression (elastischer Verband) zur Verminderung von Einblutung und Ödem in der verletzten Region
- **H** = Hochlagern der betroffenen Extremität zur Verminderung einer Schwellung

FRAKTURENLEHRE

Ät: – Trauma: Sturz, Stoß, Schlag, Geschoss, Aufprall
– Überbelastung (Ermüdungsfraktur)
– Tumor/Metastasen, hochgradige Osteoporose (pathologische Fraktur)

Etlg: # **Ätiologische Fraktureinteilung:**
– Traumatische Frakturen
– Ermüdungsfrakturen: schleichende Fraktur durch Überbelastung = sog. Stressfraktur, Marschfraktur, meist ohne Fragmentdislokation, meist kons. Therapie mit Entlastung
– Pathologische Frakturen (= Fraktur ohne adäquates Trauma): bei primären Knochentumoren, (meist osteolytischen) Metastasen anderer Primärtumoren (z.B. Mamma-, Nieren-, Bronchialkarzinom) im Knochen, hochgradiger Osteoporose

Formen von Frakturen:
– **Geschlossene Frakturen**: ohne offenen Weichteildefekt bis zur Fraktur Einteilung des Weichteilschadens n. TSCHERNE u. OESTERN (1982):

G 0	Unbedeutende Weichteilverletzung
G 1	Oberflächliche Schürfung oder Kontusion durch Fragmentdruck von innen
G 2	Tiefe kontaminierte Schürfung, Muskelkontusion, drohendes Kompartmentsyndrom
G 3	Ausgedehnte Hautkontusion, Zerstörung der Muskulatur, subkutanes Décollement, Hauptgefäßverletzung oder dekompensiertes Kompartmentsyndrom

– **Offene Frakturen** n. TSCHERNE u. OESTERN (1982), im engl. Sprachraum wird eine ähnliche Etlg. nach GUSTILO u. ANDERSON (1976, 1984, Stad. I-IIIA-C) verwendet:

O 1	Durchspießung eines spitzen Knochenfragments durch die Haut **von innen** (⇨ punktförmige Verletzung)
O 2	Ausgedehnte Weichteilverletzung u. Gewebekontusion über dem Frakturgebiet
O 3	Ausgedehnte Weichteilzerstörung (tiefere Strukturen, wie Muskel, Gefäß, Nerven) mit **freiliegender** Fraktur
O 4	**Subtotale Amputation** (Extremität hängt nur noch an einer Weichteilbrücke)

Allgemeine Traumatologie | Seite 339

- Inkomplette Frakturen (= ohne komplette Kontinuitätsdurchtrennung): Fissuren (Haarriss), subperiostale Infraktion
  Grünholz- (Kortikalis einseitig gebrochen) od. Bowingfraktur (fixierte Biegung mit plastischer Verformung, Kortikalis ist aber rundum intakt), typisch bei **Kindern** mit intaktem Periost
- Komplette Frakturen: Vollständige Durchtrennung des Knochens
- Nicht dislozierte und dislozierte Frakturen

Bruchformen:

Querfraktur

Schrägfraktur
Bruchwinkel >30°

Biegungsfraktur
mit Biegungskeil

Spiralfraktur,
Torsionsfraktur mit
od. ohne Drehkeil

Stückfraktur
(Zweietagenfraktur)

Abrissfraktur

Kompressionsfraktur

Mehrfragmentfraktur (4-6 Fragm.)

Trümmerfraktur (>6 Fragmente)

Defektfraktur

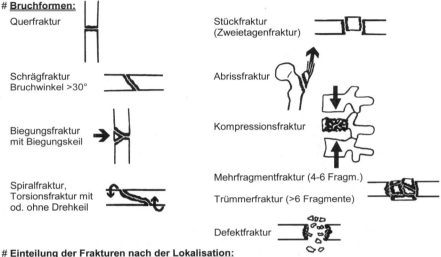

Einteilung der Frakturen nach der Lokalisation:

- Schaftfraktur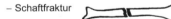

- Gelenkfraktur (mit Beteiligung der Gelenkfläche)

- Etagenfraktur (mehrere Frakturen eines Knochens)

Mehrfachverletzungen:
- Serienfraktur: mehrere Frakturen an einer Extremität oder Rippen (mehrere Knochen, z.B. O-Arm + U-Arm einer Seite)
- Etagenfraktur: mehrere Frakturen an einem Knochen (in verschiedener Höhe)
- Polyfraktur: Frakturen mehrerer Extremitäten
- Polytrauma: Gleichzeitige Verletzung mehrerer Körperregionen oder Organsysteme, wobei wenigstens eine Verletzung oder die Kombination mehrerer lebensbedrohlich ist.

Etlg. der Arbeitsgemeinschaft für Osteosynthese (AO Foundation, Schweiz):
Jede Fraktur des Körpers kann mit der **AO-Klassifikation** beschrieben werden.
Es werden immer 4 Kategorien benannt:
  I. Körperregion: 1 = Oberarm, 2 = Unterarm, 3 = Oberschenkel, 4 = Unterschenkel, 5 = Wirbelsäule, 6 = Becken, 7 = Hand, 8 = Fuß, 9 = Sonstige (Schädel, Schulter, Patella)
  II. Position innerhalb der Region: 1 = proximal, 2 = diaphysär (Knochenschaft), 3 = distal
  III. Kompliziertheit der Fraktur: A = einfache Fraktur, B = Keilfraktur od. partielle Gelenkfraktur, C = komplexe Fraktur, vollständige Gelenkfraktur
  IV. Komplexität der Fraktur: 1 = leicht, 2 = mittel, 3 = schwer
  Beispiele: Komplizierte Trümmerfraktur in der Mitte des Oberarms = 12-C3; typische distale Radiusfraktur (COLLES-Fraktur, häufigste Fraktur des Menschen) = 23-A2

Path: **Dislocatio:**

♦ ad axim: Achsenknick

♦ ad latus: Seitliche Fragmentverschiebung

♦ ad peripheriam: Drehfehler durch Rotation der Fragmente

♦ ad longitudinem: cum contractione = Verkürzung

cum distractione = Verlängerung

Klin: **SICHERE FRAKTURZEICHEN**

⇒ Abnorme Beweglichkeit
⇒ Groteske Fehlstellung
⇒ Krepitation (Knochenknirschen bei Bewegung, meist schmerzhaft), **Prüfung obsolet!**
⇒ Sichtbare freie Knochenenden (offene Fraktur)
⇒ Röntgenologischer Nachweis

UNSICHERE FRAKTURZEICHEN
– Schmerz, Kompressionsschmerz, Schwellung, Hämatom
– Functio laesa (gestörte Funktionsfähigkeit der betroffenen Extremität durch Schonhaltung)

Diag: 1. Anamnese (Unfallhergang: Anprall, Sturz aus großer Höhe, Hochgeschwindigkeitsverletzungen) und körperliche Untersuchung (Begleitverletzungen, Weichteilschäden), immer **DMS**-Kontrolle (**D**urchblutung, **M**otorik, **S**ensibilität) der entsprechenden Region
2. Röntgen: immer in mind. **2 Ebenen**, ggf. auch CT (bei verschiedenen Frakturen heute Routine, z.b. Becken-, komplizierte Sprunggelenk-, Wirbelsäulen-, Schädelbasisfraktur)

Ther: • Prinzip: **Anatomische Reposition + Fixation + Ruhigstellung**
+ funktionelle Übungsbehandlung zur Wiederherstellung der Funktion
Keine Rotationsfehlstellungen belassen (bei Kindern sind geringe Achsenabknickungen od. Seitverschiebungen tolerierbar, da das weitere Wachstum geringe Fehlstellungen ausgleichen kann).

• **Funktionell:** ohne Fixation, z.B. bei subkapitaler Humerusfraktur od. eingestauchter Schenkelhalsfraktur mögl.

• **Konservativ** (Gips-Ruhigstellung, Schienung, Schlinge, Extension, stützende Verbände)
- Gips/Kunststoff: Fixation der Fraktur in Funktionsstellung der benachbarten Gelenke
Bei frischem Trauma immer <u>gespaltener</u> Gips! oder Gipsschiene ⇨ wegen mögl. Schwellungen. Polsterung vorstehender Knochenteile. Hochlagerung.
Bei Beschwerden im Gips ⇨ **immer sofortige Kontrolle!** Regelmäßige **DMS**-Kontrolle (Durchblutung, Motorik, Sensibilität)!
Cave! Druck-, Kompressionsschäden, Stauung, Ödembildung
- Extension: Einbringen eines Kirschner-Drahtes distal der Fraktur (z.B. Calcaneus, Tibiakopf od. suprakondylär am Femur) ⇨ Zug am distalen Fragment und Lagerung der Extremität auf einer Lagerungsschiene (BRAUN-Schiene) oder mit Gips = Extensionsgips, heute meist nur noch als vorübergehende Maßnahme bis zur Op.
- Ligamentotaxis: Intakte Bänder reponieren und fixieren den Bruch, z.B. bei Handgelenkfrakturen

• **Operative Osteosynthese:**
Prinzip: **Reposition + Adaptation** (ggf. mit Kompression des Frakturspaltes) **+ Fixation** des Ergebnisses mit einem **Osteosyntheseverfahren**
Innerhalb von 6-8 Std. nach dem Trauma Op. noch sofort möglich, sonst erst nach Abschwellung und Rückgang der akuten inflammatorischen Reaktion (mittels Hochlagerung, intermittierender Impulskompression und Kühlung) um die Fraktur nach 2-10 Tagen.
Die Osteosynthese sollte belastungsstabil sein (zumindest aber übungsstabil).

Heute gefordert: sog. "**biologische Osteosynthese**" = nur minimale zusätzliche Traumatisierung durch die Operation (Schonung der periostalen Blutversorgung und des Weichteilmantels) u. durch das Osteosynthesematerial (kleinstmöglicher Eingriff).

<u>Fixationsmöglichkeiten:</u> **Intra-** (Marknägel) oder **extramedulläre Kraftträger** (Platten, Fixateure externe, Spickdrähte) aus Chrom-Nickel-Molybdän-Stahl oder aus Titan (Vorteil: keine allergische Potenz), in Erprobung sind auch Schrauben und Platten aus **bioresorbierbarem** Material (Poly-L-Lactid od. bovine Knochenkompakta). Vorteil: keine operative Metallentfernung (ME) mehr nötig! Nachteil: Fremdkörperreaktion

- <u>Spickdraht:</u> = **Bohrdraht** (wird direkt in den Knochen eingebohrt zur Fixation der Fragmente gegeneinander), Ind: insb. Epiphysenfugenverletzungen (Abb.-Bsp.: Epiphyseolysis capitis femoris), abgekippte Radius- od. Mittelhandfrakturen.
  Durchführung der Spickung: Darstellung der Fraktur, Reposition u. Spickung ⇨ erreichbare Stabilität: bis Übungsstabilität. Kann als offene Spickung (offene Op. = offene Darstellung der Frakturzone) od. als perkutane Spickung (Einbringen der Bohrdrähte unter Bildwandlerkontrolle durch die Haut) erfolgen.

- <u>Schrauben:</u>
  - Schrauben zur Plattenfixation
  - **Zugschraube** (solitär): zur Fixation und **Kompression** zweier Fragmente aneinander (mit Gewindebohrung nur im dist. Fragment), Abb.-Bsp.: Schraubenfixation einer Calcaneusfraktur
  - **Stellschraube**: zur **temporären Fixation** zweier Knochen in einer Stellung (z.B. Tibia und Fibula bei Sprengung der Syndesmose)

- <u>Platten:</u>
  - **Spann-Gleitlochplatten = DC-Platten** (= <u>d</u>ynamic <u>c</u>ompression) mit exzentrischer Bohrung ⇨ die Schrauben gleiten auf einer schiefen Ebene im Plattenloch, dadurch wird eine dynamische Kompression auf den Frakturspalt erzeugt
  - **LC-Platten** (= <u>l</u>imited <u>c</u>ontact), liegen nicht mehr komplett auf dem Knochen auf (nur zu ca. 50 %) ⇨ bessere Heilung, weniger Mikrozirkulationsstörungen am Periost. Heute in Kombination als LC-DC-Platten verwendet.
  - Anatomisch vorgeformte, **winkelstabile Platten** (z.B. LISS®-Platten = <u>l</u>ess <u>i</u>nvasive <u>s</u>tabilization <u>s</u>ystem): werden von einer Stichinzision aus entlang des Knochens eingeschoben (sog. MIPPO = <u>m</u>inimale <u>i</u>nvasive <u>p</u>erkutane <u>P</u>latten<u>o</u>steosynthese). Die Schrauben werden dann **perkutan** und nur auf einer Kortikalisseite eingedreht (⇨ weniger Traumatisierung) und sind durch ein zusätzliches Gewinde am Schraubenkopf und im Plattenloch winkelstabil (Ind: gelenknahe Frakturen, z.B. dist. Femur, prox. Tibia, prox. Humerus, Klavikula, dist. Radius - s. Abb.)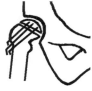

- <u>Zuggurtung:</u> an Spickdrähten u/od. Schrauben unter Spannung angebrachte Drahtschlinge = Zerklage (zur Kompensation der Zugkräfte von Muskelsehnenansätzen am Fragment, wandelt Zug- in Druckkräfte), Ind: z.B. Patellaquerfraktur, Olekranonfraktur

- <u>Nägel:</u> **Marknagel = intramedullärer Kraftträger** (Vorteil: meist **belastungsstabile** Osteosynthese), aufgebohrt oder nur eingebracht (ohne Vorbohrung), ohne od. mit Verriegelung (= quere frakturferne Schraube durch Knochen und Nagel ⇨ Stabilität gegen Verdrehung).
  Formen: Bündelnägel, Rush-pin, UHN = <u>u</u>naufgebohrter <u>H</u>umerusnagel (O-Arm), Gamma-Nagel (proximale Femurfrakturen), Verriegelungsnagel (gebohrt) und als UFN/UTN (Femur, Tibia) und neue Nagelsysteme mit der Möglichkeit der interfragmentären Kompression (T2-System). Eine weitere Variante für Kinder sind dünne (1,5-3 mm), etwas gebogene Nägel, die sich im Markraum abstützen, sog. ESIN (= <u>e</u>lastic <u>s</u>table <u>i</u>ntramedullary <u>n</u>ailing, Syn: Prevot-pins). Abb.-Bsp.: Verriegelungsnagel bei Femurstückfraktur
  Vorteil aller Nägel: Kein zusätzliches (Op-)Trauma an der Frakturstelle durch die Osteosynthese, da die Marknägel frakturfern eingebracht und vorgeschoben werden.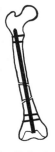

- <u>Fixateur externe:</u> insb. bei **offenen Frakturen** mit Weichteildefekten, septischer Patient
  Formen: Unilateraler Klammerfixator, dynamischer Monofixator (Orthofix®, Unifix®), V-förmiger Fixator, zeltförmiger/triangulärer und Rahmenfixator (starr, bilateral),

Traumatologie

Hoffmann-II-Fixateur (Pins sind beliebig zu befestigen), Zangenfixateur (= Pinless Fixateur, die Pins stützen sich nur am Knochen ab und werden nicht eingebohrt ⇨ kann für eine vorübergehende Fixation, z.B. auf der Intensivstation eingesetzt werden) Bewegungsfixateur (bei Handgelenk- od. Ellenbogenfrakturen), Hybridfixateur (Fixateur wird auf der einen Seite der Fraktur normal mit gebohrten eingedrehten Pins, auf der anderen bei weicher Spongiosa mit mehreren Spickdrähten befestigt, Ind: Tibiakopf-, Pilon-tibiale-Fraktur).
Abb.-Bsp.: unilateraler Fixateur ext. bei komplizierter Tibiaschaftfraktur
Vorteil: keine zusätzliche Traumatisierung an der Frakturstelle durch Fixierung fernab proximal und distal der Frakturstelle, jederzeit Möglichkeit der Frakturkorrektur
Nachteil: Einschränkung der Muskelbeweglichkeit an den Schrauben/Pins (insb. bei den bilateralen Fixateuren), Kompl: Bohrlochosteitis (pin-tract infection)
Fixateur interne: Fixateur liegt im Körper, Ind: Wirbelsäulenfrakturen
- Verbundosteosynthese: Kombination aus metallischen Osteosynthese-Implantaten und Knochenzement (Ind. ggf. bei pathologischen Frakturen oder Defektfrakturen)
- **Endoprothesen** = alloplastischer Gelenkersatz, als **Hemiendoprothesen** (HEP): nur ein Teil des Gelenkes wird ersetzt, z.B. Femurkopf u. als **Totalendoprothesen** (TEP): beide korrespondierenden Gelenkanteile (= Kopf + Pfanne) des Gelenkes werden ersetzt, heute Routine beim Hüft-, Knie- und Schultergelenk. Abb.-Bsp.: TEP (Kopf u. Pfanne) re. Hüftgelenk
- **Knochentransplantation** autolog (aus dem Beckenkamm), homolog od. mit Knochenersatzmaterialien im Bereich der Fraktur ("Auffütterung", Spongiosaplastik) mögl.
Ind: Defektfrakturen, hypovitale Fragmente, Defekt-Pseudarthrosen, Wirbelkörperfusion
Nach ausgedehnter Resektion (z.B. bei Knochentumoren) ist ggf. eine Transplantation ganzer autologer Knochen (z.B. Fibula) als Ersatz erforderlich.
- **Knochensegmenttransport** = **Kallusdistraktion** n. ILIZAROV, Ind: große Defektfrakturen od. Beinlängendifferenz am OS od. US (>3 cm); ein vitales (abgetrenntes) Knochensegment wird über einen Verriegelungsnagel mit einem Transport-Fixateur-externe um 1 mm/Tag weitertransportiert, dahinter bildet sich Kallus, der sich im weiteren Verlauf in einen neuen tragfähigen Ersatzknochen umwandelt (Überbrückung bis 15 cm mögl.).
- Bei jeder Immobilisation (Gips od. Schiene im Bereich der unteren Extremität): grundsätzlich **Thromboseprophylaxe** (meist mit niedermolekularen Heparinspritzen 1 x tgl. s.c., auch zu Hause durch den Pat. selbst) bis zum Erreichen der freien Mobilisation.
- Perioperative Antibiotikaprophylaxe: bei offenen Frakturen, ausgedehntem Weichteilschaden, Implantation von Endoprothesen (z.B. Cefuroxim, Zinacef® od. Oxacillin, InfectoStaph®)

Prog: **Frakturheilung:** *Primär* angiogen = Heilung durch Osteonüberbrückung ohne sichtbaren Kallus (Kontaktheilung) = **organtypische Regeneration**
Sekundäre Frakturheilung: Frakturhämatom ⇨ Organisation ⇨ Fibroblasteneinsprossung ⇨ **Kallusbildung** ⇨ Knochenremodeling
Heilungszeiten: Finger, Rippen ⇨ 3 Wochen   Unterarm ⇨ 8-10 Wochen
                Mittelhand, Radius ⇨ 4-6 Wo.   Femur, Schenkelhals, Tibia ⇨ 10-12 Wo.
                Humerus ⇨ 6-8 Wochen   Wirbelkörper ⇨ 12-14 Wochen
Allgemein: Frakturen bei Kindern heilen schneller als bei Erwachsenen.

Kompl: * **Weichteilschaden** bei offenen und geschlossenen Frakturen
AO-Klassifikation zum gleichzeitigen Weichteilschaden bei Frakturen:

I. Geschlossene Hautverletzung: **IC1 - IC5** (Integument closed, Stadium 1-5 = keine Hautverletzung bis Nekrose durch Kontusion)
II. Offene Hautverletzung: **IO1 – IO5** (Integument open, Stadium 1-5 = Hautdurchspießung von innen bis ausgedehntes Décollement)
III. Muskel- und Sehnenverletzung: **MT1 - MT5** (muscle + tendon, Stadium 1-5 = keine Verletzung bis Logen- oder Crush-Syndrom)
IV. Neurovaskuläre Verletzung: **NV1 - NV5** (nerves + vessels, Stadium 1-5 = keine Verletzung bis subtotale Amputation mit neurovaskulärer Durchtrennung)

Allgemeine Traumatologie | Seite 343

- Zusätzliche Verletzung innerer Organe
- **Wundinfektion** (geschlossene Frakturen 1-3 %, offene 5-10 %), **Osteomyelitis**
- **Fettembolie** (traumatisch oder intraoperativ bedingt durch Fettaustritt aus der Röhrenknochen und/oder Fettstoffwechselveränderung durch das Trauma)
- **Crush-Syndrom** (bei großen Weichteilverletzungen Rhabdomyolyse ⇨ Crush-Niere)
- Frakturkrankheit: durch Ruhigstellung und Gefäß-/Band-/Muskelschäden bedingte Schwellungsneigung, Gelenkversteifung, Schmerzen, Muskelatrophien und Kontrakturen ⇨ Ther. u. Proph. mit Krankengymnastik!
- **Kompartmentsyndrom** (s.u.), SUDECK-**Syndrom** (s.u.)
- **Überschießende Kallusbildung**, heterotope Ossifikationen
- Immobilisation: erhöhte Gefahr für Thrombosen und Thromboembolie, Lungenembolie, Drucknekrosen, Dekubitus, Harnweginfekte, Pneumonien, Entzugsdelir bei Alkohol-/Drogenpatienten, Verwirrtheitszustände
- **Verzögerte Bruchheilung** (engl. delayed union, wenn >4 Monate der Bruch noch nicht verheilt ist, Ursachen s. Abb.) Ther: Versuch von Magnetfeld- oder Ultraschallstoßwellenbehandlung (piezoelektrischer Effekt) zur Stimulation der Kallusbildung/Knochenheilung, ggf. Belastungssteigerung

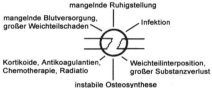

- **Refraktur** (Fraktur im vorherigen Bruchbereich) bei nicht vollständiger Konsolidierung
- **Pseudarthrosenbildung** (Syn: Falschgelenk, Scheingelenk, Fractura non sanata, Nearthrose, engl. non union), Definition: Wenn >6 Monate der Bruch noch nicht verheilt ist. Lok: bevorzugt untere Extremität, insb. Tibia- u. Os-scaphoideum-Frakturen. Formen:
  - Atrophe Form bei Fragmentavitalität oder großem Weichteilschaden
  - Hypertrophe Form bei mangelnder Ruhigstellung (relativ gute Heilungstendenz)
  - Defekt-Infekt-Form bei ausgedehnten Defekten od. Nekrosen mit oder ohne Infektion
  Ther: Operative Revision, Knochentransplantation (autologe Spongiosa) od. Kallusdistraktion (s.o.), versucht werden auch knochenwachstumsfördernde Proteine (Osigraft®).
- **Sekundäre posttraumatische Arthrose** (insb. bei Frakturen mit Gelenkbeteiligung (z.B. Stufe im Gelenk) oder starker Fehlstellung)
- **Metallimplantatbruch** durch Ermüdung, Frühbelastung und/oder Fehlbelastung (z.B. Nichtbeachtung biomechanischer Prinzipien)
- *Kinder:* Wachstumsstörungen nach Frakturen, bis zum 10. Lj. vermehrt Verlängerungen, nach dem 10. Lj. eher Verkürzungen

Metallentfernung: (= ME) Entfernung bei allen jungen Patienten oder sehr großen od. störenden Implantaten indiziert. Bei alten Pat. oder Pat. mit eingeschränkter Lebenserwartung kann das Implantat meist belassen werden.

Zeitpunkt: Platten je nach Frakturart nach ca. 6-24 Monaten
Marknägel nach ca. 12-24 Mon.
Spickdrähte nach Konsolidierung der Fraktur, Stellschrauben nach 6 Wo.
Bei Kindern möglichst rasche ME durchführen.

KOMPARTMENTSYNDROM

Syn: Muskellogensyndrom, engl. compartmental syndrome, VOLKMANN- **(ischämische) Muskelkontraktur** am Arm (Erstbeschreibung aus dem Jahr 1881), Tibialis-Logen-Syndrom am Bein, ICD-10: T79.6

Anatomie: 4 Kompartimente am Unterschenkel, oft sind mehrere gleichzeitig betroffen:
  – Tibialis-anterior-Loge (ventrale Loge, N.peroneus profundus)
  – Tibialis-posterior-Loge = tiefes hinteres Logensyndrom (N.tibialis)

- Laterale Loge (Mm.peronei, N.peroneus superficialis)
- Oberflächliche dorsale Loge (M.triceps surae)

Obere Extremität:
- Ellenbeuge (tiefe Unterarmbeuger) = VOLKMANN-Muskelkontraktur
- Handbinnenmuskeln (Mm.interossei)

Ät:
- **Frakturhämatom**, Quetschverletzung, posttraumatisches Muskelödem
- Zu enger (nicht gespaltener) **Gips**, zirkuläre Verbände
- Logenraumforderung durch innere Blutung (Gerinnungsstörung), Ödem bei Gefäßverletzung od. arteriellem Verschluss, zirkuläre Verbrennungen III. Grades mit Verbrennungsödem
- Nach Umstellungsosteotomien, zu starke Extension von Frakturen, Marknagelungen
- Nach arterieller Strombahnunterbrechung einer Extremität und Revaskularisierung (z.B. A.subclavia, A.poplitea) = Tourniquet-Syndrom (Reperfusionssyndrom)
- Funktionelles Kompartmentsyndrom (Marschsyndrom, Überbeanspruchung, zu enge Schuhe)
- Nephrotisches Syndrom mit sekundärer Kompartmentschwellung

Path:
- ♦ Hämatom, Ischämieödem ⇨ Raumforderung ⇨ Druckerhöhung ⇨ **Muskellogenkompression**, verminderter arterieller und venöser Blutfluss (Durchblutungsstörung) ⇨ **erhöhte Kapillarpermeabilität** ⇨ Verstärkung des Ödems **(Circulus vitiosus)**, neuromuskuläre Funktionsstörung ⇨ ischämische Muskelnekrose ⇨ narbige Muskelkontraktur
- ♦ Lok: insb. am **Unterschenkel** (Tibialis-anterior-Loge) und am Unterarm

Etlg:

Drohendes Kompartmentsyndrom: dezente neurologische Symptome, intakte periphere Durchblutung, tiefer dumpfer Spannungsschmerz
Manifestes Kompartmentsyndrom: Schmerz, Schwellung, **neurologisches Defizit**, periphere Minderperfusion

Klin:
⇒ Leitsymptom: bretthart gespannte Muskulatur, unverhältnismäßige Schmerzen
⇒ Fuß: prätibiale Schmerzen, **Weichteilschwellung**, Spannungsgefühl, **Sensibilitätsstörungen** zwischen der ersten und zweiten Zehe beginnend, Zehen- und Fußheberschwäche (N.peroneus/N.tibialis-Läsion ⇨ Fallfuß, Steppergang)
⇒ Arm: Schmerz, Schwellung, Spannungsgefühl, Sensibilitätsstörungen, Muskelschwäche
⇒ Arterieller Puls meist noch vorhanden (fehlend ⇨ extremes Kompartmentsyndrom)

Diag:
1. Anamnese (Verletzungsmuster) und **klinische Symptomatik** entscheidend: Schwellung, **Muskeldehnungsschmerz**, später auch Sensibilitätsstörungen
   Überprüfung der 4 "K": **Kontraktilität, Konsistenz, Kolorit, Kapillardurchblutung**
2. Subfasziale Druckmessung: bei unklaren Fällen direkt mit Mikrotip-Drucksensor (früher über Flüssigkeitsdruckmessung); Normalwert: <10 mmHg, eingeschränkte Perfusion ab 20-40 mmHg, Nekrosen ab >40 mmHg (der Unterschied zwischen diastolischem RR und Kompartmentdruck sollte nicht <50 mmHg sein, sonst Mikrozirkulationsstörung)
3. Phlebographie: wird oft durchgeführt um die DD Phlebothrombose auszuschließen. Zeichen für ein Kompartmentsyndrom ist ein verengtes tiefes Venensystem.

Ther:
- Konservativ: Bei drohendem Kompartmentsyndrom kühlen, Hochlagern der Extremität, Antiphlogistika, Kontrollen! ⇨ im Zweifel Op!
- Operativ: Wichtig ist **frühzeitiges Eingreifen!**
  - Entlastung der betroffenen Muskelloge durch Faszienspaltung (= **Fasziotomie**) innerhalb der **ersten 6 Std.** u. **offene** Wundbehandlung
  - Zugang am Unterschenkel s. Abb., es werden meist alle 4 Logen über lateraler u. medianer Längsinzision eröffnet (bilaterale Dermatofasziotomie), ggf. nur lat. Eröffnung
  - Später Sekundärnaht oder Deckung des Defekts mit Spalthaut, bzw. Gittertransplant (mesh graft) bei größerer Fläche

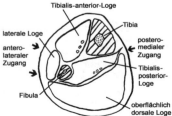

Prog: Nervenläsionen sind nach dem 1. Tag bereits irreversibel! ⇨ **Frühzeitige Therapie!** (möglichst innerhalb von 4 Std.), auch die Infektionsrate steigt mit zunehmender Zeit stark an (bis zu 50 % nach dem 1. Tag).

Kompl:
* Cave! **Rebound-Kompartmentsyndrom:** 6-12 Std. postop. erneute Muskelschwellung durch die operative Verbesserung der Durchblutung und somit der Kapillarpermeabilität
* **Muskel-** und **Weichteilnekrosen** ⇨ Ther: Exzision des nekrotischen Gewebes
* **Muskelkontrakturen** (z.B. Krallen-Zehen-Stellung) ⇨ Ther: Sehnenverlängerungen, Sehnenverlagerungen
* **Rhabdomyolyse** ⇨ Crush-Niere (Myoglobinverstopfung, Nierenversagen), Hyperkaliämie, Schock ⇨ intensivmedizinpflichtige Erkrankung!
* **Nervenläsion** als Druckschaden (insb. gefährdet N.tibialis, N.peroneus)

Proph:
♥ So atraumatische Operationstechnik wie möglich
♥ Bei Osteosynthesen am Arm und Unterschenkel keine Fasziennähte
♥ Bei starken Schwellungen keinen Hautverschluss erzwingen, ggf. ohne Hautnähte oder sogar Hautentlastungsschnitte
♥ Gipse spalten! und regelmäßige Gipskontrollen!
Pat. mit Beschwerden unter dem Gips immer ernst nehmen und kontrollieren!
Merke: "More is missed by not looking, than not knowing"

DD:
– **Phlebothrombose**, Phlegmasia coerulea dolens ⇨ Diag: Phlebographie
– Thrombophlebitis
– Marsch-"Gangrän" (Muskelüberlastung)

SUDECK-SYNDROM

Syn: Morbus SUDECK, SUDECK-Dystrophie, Algodystrophie, **sympathische Reflexdystrophie**, komplexes regionales Schmerzsyndrom (engl. reflex sympathetic dystrophy, <u>c</u>omplex <u>r</u>egional <u>p</u>ain <u>s</u>yndrome = **CRPS**), Kausalgie, maximale Ausprägung der Frakturkrankheit, ICD-10: M89.0-

Ät:
– Brüske oder wiederholte **Repositionsmanöver** (insb. bei **Radiusfrakturen**), einschnürende Verbände, langdauernder Frakturschmerz, langdauernde Operationen
– Lokale Entzündungen, Herpes zoster
– Langzeitmedikation mit Tuberkulostatika, Barbituraten
– In 20 % d.F. keine Ursache zu finden = idiopathisch

Path:
♦ Hypothese: **Neurovaskuläre Fehlregulation** mit inadäquater sympathischer, vasomotorischer Reflexantwort ⇨ lokale Perfusions- und Stoffwechselstörung, überschießende Entzündungsreaktion aller Weichteilschichten und des Knochens der betroffenen Extremität ⇨ erneute Reizung nozizeptiver Axone (Circulus vitiosus)
♦ Lok: vor allem Hand und Unterarm (insb. **distale Radiusfraktur**), Fuß, Unterschenkel

Etlg:
Stadium I: **Entzündungsstadium** (schmerzhafte Funktionseinschränkung)
Stadium II: **Dystrophie** ⇨ beginnende morphologisch bedingte Funktionseinschränkung
Stadium III: **Atrophie** ⇨ bleibende starke Funktionseinschränkung bis zur völligen Unbrauchbarkeit, irreversibel

Epid:
◊ Bevorzugtes Alter: 40.-60. Lj., Inzidenz ca. 15.000 Fälle/Jahr in Deutschland
◊ Beginn: Ein Tag bis zwei Monate nach schädigendem Ereignis, die Schwere des Traumas korreliert dabei nicht mit den möglichen Verlauf eines Morbus SUDECK.
◊ Dauer: Stadium I: bis 3 Mon., II: 3 Mon. - 1 J. (bis Stad. II ist eine Rückbildung möglich), Stadium III ist irreversibel.

Klin: ⇒ Trias: motorische, sensorische und autonome Störung
⇒ **Stadium I:** Ruhe**schmerzen** (insb. nachts stärker) und **brennender**, tiefer Bewegungs-/Belastungsschmerz (nicht lokalisierbar), Schmerz auf Kältereiz, eingeschränkte Gelenkbeweglichkeit, übersteigerte Berührungsempfindlichkeit, teigig geschwollene (verstrichene Hautfalten), ödematöse, überwärmte und glänzende Haut ("rotes Stadium"), Hyperhidrose, Hypertrichosis und vermehrtes Nagelwachstum
⇒ **Stadium II:** Beginnende **Versteifung** der Gelenke und Kontrakturen, beginnende Fibrosierung und Weichteilschrumpfung, beginnende Muskelatrophie, blasse, kühle, glänzende Haut ("blaues Stadium")
⇒ **Stadium III:** Keine oder kaum Schmerzen, weitgehende **Gebrauchsunfähigkeit** der Extremität durch Gelenkeinsteifung, Weichteil- und Kapselschrumpfung und Muskelatrophie, Sehnenverkürzung, Muskelkraft stark reduziert, blasse, dünne, atrophische, gespannte Haut ("weißes Stadium")
⇒ Typisch ist die Abhängigkeit vom Wetter (= 'Wetterfühligkeit').

Diag: 1. Anamnese und klinische Symptomatik / Untersuchung: Seitenvergleichende Hauttemperaturmessung, ggf. Thermographie, Schweißtest (Ninhydrintest)
2. Röntgen: Knöcherne Atrophie ➪ **Demineralisation** (ggf. im Seitenvergleich röntgen)
   Stadium I: In den erste zwei Wochen keine Veränderungen, dann diskrete kleinfleckige Demineralisation der gelenknahen Spongiosa
   Stadium II: Rarefizierung der Kortikalis und zunehmende Demineralisation
   Stadium III: Ausgeprägte Osteopenie (Glasknochen), bleistiftartig-dünne Kortikalis
   CT-Densitometrie zur Verlaufsbeobachtung
3. Knochenszintigraphie in **Drei-Phasen-Technik** (insb. in der Früh- u. Poolphase gute Beurteilbarkeit), bes. geeignet zur frühen Beurteilung des Stadiums I

Ther:
- **Erkennen und frühzeitig therapieren!** (Unterbrechen des Circulus vitiosus)
- Stad. I: kurzfristige Ruhigstellung in Funktionsstellung (➪ Schmerzausschaltung), konsequentes **Hochlagern, physikalische Therapie** mit Lymphdrainage, aktiven Übungen (nur innerhalb der Schmerzgrenze), ggf. Sympathikolyse durch Stellatum- od. Grenzstrangblockade od. auch epidurale Rückenmarkstimulation
- Stad. II u. III: vorsichtige **aktive** Bewegungsübungen der benachbarten Gelenke unter ausreichender Analgesie
- Med: versucht werden **Nicht-Steroidale-Antiphlogistika, Calcitonin** (100 I.E./Tag s.c. für 2-6 Wo., Calsynar® od. als Nasenspray, Karil®), **Bisphosphonate, Glukokortikoide**, Osmotherapeutika (Mannitol), Vasodilatatoren (Verapamil od. Pentoxifyllin, Trental®), Lokalanästhetika, Analgetika (bis zu retardierten Opiaten, Sedativa (Diazepam), Neuroleptika, trizyklische Antidepressiva, Antikonvulsiva (Gabapentin), ß-Blocker
- Selbsthilfegruppen: CRPS-Netzwerk, Neusser Str. 112a, 50670 Köln, Tel.: 0221 355338397-1, Fax -2, Internet: www.crps-netzwerk.de

Prog: Stad. I u. II mit Therapie oder auch spontan rückbildungsfähig, Stad. III ist irreversibel.

Kompl: ∗ Ausweitung der Dystrophie ➪ gesamte Extremität kann gefährdet werden.
∗ Chronifizierung

Proph: ♥ Insb. bei Radiusfrakturen **schonende Reposition!** und Vorsicht bei Re-Repositionen
♥ **Hochlagerung** der verletzten Extremität!, keine abschnürenden Verbände/Gips
♥ Gabe von 500 mg Vit. C/Tag soll protektiv wirken (Radikalfänger).

DD: – Posttraumatische Schmerzen in Verbindung mit Inaktivitätsosteopenie
– Gelenk-, Weichteilentzündungen, Kristallarthropathien, aktivierte Arthrosen
– Ermüdungsfrakturen, aseptische Knochennekrosen, Morbus PAGET
– Knochen- od. Weichteiltumoren, Knochenmetastasen

EPIPHYSENFUGENVERLETZUNG

Syn: Epiphysenfugenlösung, Epiphysenfraktur, ICD-10: M93.9

Ät: Direkte oder indirekte Gewalteinwirkung

Anatomie: Die Wachstumsfuge ist zwischen Epiphyse und Metaphyse lokalisiert. In ihr findet das Längenwachstum durch proliferierenden Knorpel und schließlich die Verknöcherung statt. Sie ist eine Schwachstelle gegenüber Scherkräften. Die Apophyse ist die Ansatzstelle für die Muskelsehnen.

Metaphyse
Verknöcherungszone
Lok. d. Epiphysenlösung
knorpelige Umwandlung
Wachstumszone
Epiphysenkern
Apophyse

Etlg: # Verlauf der die Epiphysenfugenlösung begleitenden Fraktur in Bezug auf die Epi- und Metaphyse (AITKEN, 1935; SALTER und HARRIS, 1963)

AITKEN 0 = SALTER I:	Epiphyseolyse ohne Begleitfraktur
AITKEN I = SALTER II:	Partielle Epiphyseolyse mit Begleitfraktur gegen d. Metaphyse = Aussprengung eines metaphysären Fragments
AITKEN II = SALTER III:	Partielle Epiphyseolyse mit Begleitfraktur gegen die Epiphyse = Epiphysenfugenfraktur
AITKEN III = SALTER IV:	Fraktur durch Epi- und Metaphyse
AITKEN IV = SALTER V:	Axiale Stauchung der Epiphysenfuge = Crush-Verletzung

AITKEN 0   **AITKEN I**   **AITKEN II**   **AITKEN III**   **AITKEN IV**

Apophysenverletzungen: meist als Ausrissfraktur (z.B. Epikondylenausriss, Abriss der Tuberositas tibiae, Trochanter major od. minor)

Sonderform: Übergangsfraktur beim Heranwachsenden (meist dist. Tibia), wenn die Epiphysenfuge bereits teilweise verknöchert ist ⇨ Fraktur in Richtung auf die Gelenkfläche

Path:
- Epiphysenfugenlösung durch Schermechanismus (Aitken 0) ⇨ keine Zerstörung der Wachstumszone (Stratum germinativum), Prog: gut
- AITKEN I durch Schermechanismus und zusätzliche Biegung/Torsion, Prog: gut
- AITKEN II u. III durch Scher- und Stauchungsmechanismus ⇨ abgesprengtes Fragment: Wachstumszone mitbetroffen + Gelenkbeteiligung ⇨ operative Revision unumgänglich
- AITKEN IV durch Stauchungsmechanismus ⇨ Quetschung der Wachstumszone mit irreversibler Zerstörung ⇨ Prog: Wachstumsstörungen, Fehlstellungen
- Apophysenausriss durch Zugtrauma ⇨ meist knöcherner Muskelsehnenausriss, die Apophyse ist nicht am Längenwachstum beteiligt ⇨ Prog: gut

Klin: ⇒ Oft wenig klinische Symptome ⇨ Gefahr einer falschen Diagnosestellung!
⇒ Evtl. Ruhe- und Bewegungsschmerz, Schwellung, Hämatom

Diag: 1. Anamnese und klinische Untersuchung
2. Röntgen: Wegen der noch unvollständigen Ossifikation ist die Beurteilung schwierig. Epiphysenstauchungen (AITKEN IV) sind kaum zu erkennen.
3. ggf. MRT nach 2 Wochen bei unklarem V.a. Crush-Verletzung

Ther: • Konservativ: AITKEN 0 und I ohne wesentliche Dislokation: Gipsruhigstellung
• Operativ: Ind: AITKEN 0 und I bei starker Dislokation oder Weichteilinterposition, AITKEN-II- und AITKEN-III-Frakturen und Apophysenausriss
  - Reposition und Spickdrahtosteosynthese und Ruhigstellung im Gips
  - bei Apophysenausriss ggf. auch Zugschraube
• AITKEN IV: keine kausale Therapie möglich, Ruhigstellung und Entlastung für 6 Wochen
  ⇨ insg. schlechte Prognose, häufig später Wachstumsverzögerung

Kompl: * **Wachstumsstörung** (insb. AITKEN II, III) ⇨ Fehlwachstum durch halbseitig intakte Epiphysenfuge und halbseitig defekte Wachstumsfuge, Früh-Arthrosen durch die Fehlstellungen
* Wachstumshemmung (insb. AITKEN IV), aber auch überschießendes Wachstum mögl.
* Epiphyseolyse: Bei starker Dislokation (gefährdet insb. Femurkopf und Radiusköpfchen) ⇨ Zerstörung der Gefäßversorgung ⇨ Knochennekrose (z.B. Epiphysiolysis capitis femoris, Gefährdung des Hüftkopfes, bei Kindern 10-15. Lj., Ther: Fixierung des Kopfes mit Kirschner-Drähten)

GELENKVERLETZUNGEN

Etlg: # Gelenkprellung = Gelenkkontusion
Zerrung und Drehung = Distorsion
Verrenkung = Luxation
Bandriss = Ligamentruptur, Kapselzerreißungen
Gelenkknorpelverletzungen, posttraumatische Arthrose
Gelenkerguss
Gelenkfraktur = intraartikuläre Fraktur

Path: ♦ Gelenkprellung: Durch stumpfe Gewalteinwirkung ⇨ evtl. blutiger Gelenkerguss = Hämarthros bei Einriss der inneren Gelenkhaut (Synovialis) oder Verletzung von Gelenkstrukturen
♦ Gelenkdistorsion: Indirekte Gewalt ⇨ evtl. Teileinrisse des Bandapparates
♦ Luxation: Direkte oder indirekte Gewalt ⇨ Diskontinuität der Gelenkpartner
Häufigkeit: 45 % **Schultergelenk**, 20 % Ellenbogen, 10 % Hand; Hüfte, Sprunggelenk u. AC-Gelenk je 5 %
♦ Ligamentruptur: Direkte oder indirekte Gewalt ⇨ führt zur Instabilität des Gelenkes ⇨ vermehrte Aufklappbarkeit
♦ Gelenkfraktur = Fraktur läuft durch die Gelenkfläche, Knorpelabscherverletzung (Flake fracture) ⇨ Stufenbildung ⇨ Cave: ohne Korrektur posttraumatische Arthrosegefahr!
♦ Gelenkknorpelverletzung: Anpralltrauma ⇨ chondraler Defekt, mit Verletzung des Knochens = osteochondraler Defekt
♦ Gelenkknorpelverschleiß: durch Degeneration (Alter), chronische Überlastung oder Fehlbelastung bei unphysiologischer Fehlstellung ⇨ **Arthrose**, Stufenbildung in der Gelenkfläche bei Gelenkfrakturen (⇨ sekundäre, posttraumatische Arthrose)
♦ Gelenkerguss: Reaktion auf einen Reiz im Gelenkinnenraum ⇨ Diagnostische und therapeutische Gelenkpunktion durchführen (unter sterilen Kautelen!)

Diag: 1. Anamnese und klinische Untersuchung
2. Bildgebung: Rö-Gelenk in mindestens 2 Ebenen (und benachbarte Gelenke mit abbilden), nativ bei Verdacht auf Bandruptur (die gehaltenen Aufnahmen werden heute kaum noch durchgeführt), Knorpeldefekte können im MRT dargestellt werden.
3. Gelenkpunktion: blutig (⇨ Trauma), serös (⇨ Entzündung), abakteriell (z.B. rheumatisch), eitrig (⇨ Infektion), Fettaugen (⇨ Fraktur der Gelenkfläche)
4. Arthroskopie: Knorpelschaden?, Meniskusschaden?, Bandrupturen?

Gelenkinfektionen

Syn: **Gelenkempyem** (Infektion des Gelenkinnenraums), eitrige Synovitis / Synovialitis, Arthritis purulenta, ICD-10: M00.- bis M01.-*

Ät: – **Trauma** mit Eröffnung des Gelenkes
 – Iatrogen: **Punktionen, Injektionen, Arthroskopien, Operationen**
 – Übergriff von periartikulären Infektionen, z.B. bei Osteomyelitis (s.u.), Panaritium, Phlegmone, Weichteilabszessen
 – Hämatogene Streuung septischer Herde (selten, Gonokokken, Tuberkulose, Sepsis)

Path: ♦ Entzündungsreaktion der Synovialis durch bakt. Besiedlung d. Gelenkinnenraums ⇨ vermehrte Synovialflüssigkeitsproduktion ⇨ Gelenkerguss ⇨ Ausweitung auf paraartikuläres Gewebe (Sehnen, Bänder, Kapselapparat, Bursae, Weichteilgewebe) mögl. = **Panarthritis**
 ♦ Akute und chronische (wenig virulente Keime, gute Abwehrlage) Verlaufsform mögl.
 ♦ Keime: meist **Staphylococcus aureus** od. epidermidis, E.coli, Streptokokken
 ♦ Lok: **Kniegelenk** am häufigsten, Schulter-, Ellenbogen-, Hand-, Hüft-, Sprunggelenk

Klin: ⇨ **Gelenkschwellung, Erguss, Überwärmung**, Rötung, starke Schmerzen
 ⇨ Fieber und schwere Allgemeinbeeinträchtigung mögl.
 ⇨ Bei chronischer Form: rezidivierende Ergüsse, kaum Allgemeinsymptome

Diag: 1. Anamnese und klinische Untersuchung: palpabler Erguss (z.B. tanzende Patella am Kniegelenk), große Schmerzhaftigkeit, Überwärmung und Rötung der Gelenkumgebung
 2. Labor: Erhöhung von BSG, CRP, PNM-Elastase, Leukozytose
 3. Röntgen: akut evtl. erweiterter Gelenkspalt sichtbar, bei der chronischen Form evtl. Unregelmäßigkeiten der Gelenkfläche, subchondrale Sklerosierungen, Verschmälerung des Gelenkspaltes (schwierige Abgrenzung zur Arthrose)
 4. Gelenkpunktion: **trübes, putrides Sekret** ⇨ Leukozyten >100.000/ml im Ergusspunktat (Norm: <180/ml), bakteriologische Untersuchung auf Erreger und Resistenz
 5. Arthrosonographie (insb. bei schwer zugänglichem Gelenk: Hüftgelenk, Schulter)

Ther: • Operativ: Ind: Heute wird bei Gelenkinfektion eine Arthroskopie und Spülung empfohlen.
 – Methode der Wahl: diagnostische (Entnahme von Sekret) u. therapeutische **Arthroskopie mit Jet-Lavage** (Druckspülung mit großlumigem Ausgang), Einlage von Drainagen, ggf. auch Saug-Spül-Drainage. Postop. kontinuierliche passive Bewegung des Gelenkes u. systemische Antibiotikagabe für 1 Wo. i.v. (z.B. 3 x 2 g/Tag Flucloxacillin, Staphylex®), dann noch für 2-6 Wochen per os.
 – Evtl. Synovektomie bei Rezidiven oder chronischem Empyem (auch operatives Mittel bei der konservativ therapieresistenten, chronischen Polyarthritis)
 – Ultima ratio bei nicht ausheilbarer Infektion: Resektion der Gelenkflächen und Arthrodese (= Gelenkversteifung in Funktionsstellung)

Prog: Bei frühzeitiger Therapie gut

Kompl: ∗ Übergriff der Gelenkentzündung auf das umgebende Gewebe = **Panarthritis** mit schlechter Prognose bez. der Gelenkfunktionserhaltung
 ∗ Zerstörung des Gelenkes mit Funktionsverlust, Ankylose (Gelenkversteifung)

DD: – Gelenkerkrankung bei **rheumatischer Erkrankung** (chronische Polyarthritis, Arthritis psoriatica, Vaskulitiden, Kollagenosen) ⇨ steriles Punktat!
 – Arthrose und insb. **aktivierte Arthrose** (entzündlicher Reizerguss bei vorbestehender Arthrose, Chondropathia patellae oder freiem Gelenkkörper)
 – **Arthritis urica** (Hyperurikämie = Gicht) ⇨ steriles Punktat mit Harnsäurekristallen
 – **Para-/ postinfektiöse Arthritis** als reaktive Arthritis bei Infektionen mit Yersinien, Borrelien (LYME-Krankheit), Gonokokken, Streptokokken (rheumatisches Fieber), Hepatitis-B-Virus, Röteln, Mumps, Mononukleose, Coxsackie-Viren, Adeno-Viren, Filarien ⇨ im Gegensatz zur eitrigen Arthritis kein Nachweis der Erreger im Gelenkpunktat
 – Arthritis tuberculosa (hämatogen gestreuter Tuberkulose-Herd, befällt große Gelenke) Diag: steriles Punktat! Ther: Antituberkulotika, Ruhigstellung des Gelenkes, operative Entfernung von befallenen Gelenkanteilen

Traumatologie

- Arthritis gonorrhoica (hämatogen gestreute Gonokokken), Ther: Antibiose
- Selten neoplastisch bedingter Gelenkerguss (z.B. Synovialom, Synovialsarkom, Leukosen, maligne Lymphome, paraneoplastisch, Metastasen)

Bursitis

Syn: **Schleimbeutelentzündung**, entzündliche Form der Bursopathie, ICD-10: M71.9-

Def: Entzündliche Reaktion der ausgestülpten Reserveräume/Verschiebeschichten der Gelenke

Ät: – **Traumatisch** bedingt oder mechanische Überbeanspruchung des Gelenkes (z.B. chronische Reizung der Bursa praepatellaris beim knienden Plattenleger)
– Entzündlich: Gelenkinfektion, lokale Entzündung (Furunkel)
– Hämatogene Streuung, z.B. Gonorrhoe, Tuberkulose
– Systemisch: bei Arthritiden, z.b. chronische Polyarthritis
– Metabolisch: Hyperurikämie, Hyperparathyreoidismus

Path: Reiz ⇨ seröser Erguss in den Bursae ⇨ chronisch: Wandverdickung, Reiskornphänomen durch Fibrinniederschlag, knorpelartige Leisten

Etlg: # Bursitis **olecrani**
Bursitis **praepatellaris** und **infrapatellaris**
Bursitis trochanterica und iliopectinea
Bursitis subdeltoidea und subacromialis
Bursitis subachillea

Klin: ⇒ Schwellung, Rötung, Überwärmung
⇒ Evtl. tastbare Fluktuation, Lymphangitis
⇒ Reflektorische, schmerzbedingte Bewegungseinschränkung des Gelenkes

Diag: 1. Anamnese und klinische Untersuchung: Lokale Überwärmung, Druckschmerz
2. Röntgen: Ausschluss knöcherner Verletzungen od. knöcherner Veränderungen

Ther: • Konservativ: akute Bursitis ⇨ Ruhigstellung (Gipsschiene, Druckverband), kühlende Umschläge für 7-10 Tage. Vermeidung der chronischen Reizung. Evtl. Punktion und Kortikoidinstillation bei nicht bakteriell bedingter Entzündung.
Med: NSAR, z.B. Diclofenac (Voltaren®) od. Piroxicam (Felden®)
• Operativ: Ind: chronisch rezidivierende Bursitiden, fluktuierende bakterielle Bursitis
- Akute eitrige Bursitis: nur Entlastungsinzision (dann Bursektomie im Intervall)
- Exstirpation der Bursa, ggf. Einlage einer Antibiotikakette
- Postoperativ: Ruhigstellung des Gelenkes (Gipsschiene) für 10 Tage

Kompl: Op: Gelenkinfektion

DD: – Gelenkempyem, Gelenkerguss, z.B. aktivierte Arthrose
– Insertionstendopathie, Tendovaginitis
– Xanthome der Bursa bei Hyperlipoproteinämien
– BAKER-Zyste am Kniegelenk dorsal
– Neoplasma (sehr selten)

MUSKEL-/SEHNENVERLETZUNGEN

Etlg: # Muskelprellung, Muskelquetschungen, Muskelkontusion
Muskelzerrung (Muskelfaserschädigung nur histologisch erkennbar)
Muskelriss (Muskelfaserriss, Muskelbündelriss, kompletter Muskelriss)
Faszienriss
Sehnenverletzungen, offen oder geschlossen

Path: ♦ **Muskelquetschungen/-kontusion:** durch direktes Trauma (z.B. Überrollen) ⇨ Hämatom, Ödem, Cave: Kompartmentsyndrom!
Ther: Konservativ: PECH-Regel (s.o., allgem. Traumatologie), Schonung, NSAR
Bei großen Hämatomen: Débridement, Faszienspaltung und Drainage der Muskelloge, Antibiose wegen Infektionsgefahr, Diurese wegen Crush-Nieren-Gefahr
♦ **Muskelzerrung** und **-riss** (oft am Muskel-Sehnenübergang): durch direktes (Fußtritt) oder indirektes Trauma (Überbelastung, "Over-use-Syndrom") ⇨ plötzlicher Schmerz, Funktionsverlust
Ther: Konservativ ⇨ PECH-Regel, Schonung
Operativ: Muskelnaht bei ausgedehnten Muskelrupturen (selten indiziert)
♦ **Faszienriss:** Fraktur- oder Muskelquetschungsbegleitverletzung ⇨ Muskelhernie kann entstehen
Ther: bei ausgedehnten Defekten Naht oder plastische Deckung
♦ **Sehnenverletzungen:** offen ⇨ meist an der Hand (Schnitt-/Stichwunden), Ther. s.u. geschlossen ⇨ starkes Trauma (z.B. Adduktorensehnen-Zerrung) oder indirektes Bagatelltrauma bei degenerativ veränderter Sehne (z.B. bei Achillessehnenruptur, Quadrizepssehnenruptur, Bizepssehnenruptur; Ther. s.u. jeweiliges Kap.)

Diag: 1. Anamnese (Unfallhergang) und klinische Untersuchung
2. Sonographie: Hämatome od. größere Defekte können dargestellt werden.
3. Bildgebung: Rö. in Weichteiltechnik, **MRT** (beste Beurteilbarkeit der Weichteile)

DD: – **Insertionstendopathie** durch Überlastung od. chronische Belastung:
Am Arm meist mit Epicondylitis humeri radialis od. ulnaris ("Tennisellenbogen, Golfspielerellenbogen"), Patellaspitzensyndrom, Schmerzen der Adduktorengruppe; Ther: konservativ mit Wärme, Ruhigstellung (z.B. elastischer Verband od. Epitrain®-Bandage), NSAR, evtl. lokale Lokalanästhetika- od. Kortikoidinfiltration
– Tibiakantensyndrom ("Schienbeinschoner"-Syndrom) durch Überlastung
– Entzündliche Fascio- oder Tendopathien, Tendovaginitis
– Stressfrakturen, Abrissfraktur der Muskelansäzte, Apophysenausriss bei Kindern

OSTEOMYELITIS

Syn: Knochenmarkentzündung, ICD-10: M86.-

Ät: – Endogene Osteomyelitis (primäre): **hämatogene septische Streuung** bakt. Herde (Staphylokokken, Pseudomonas, Proteus und andere Hospitalkeime), z.B. bei Furunkeln, Phlegmonen, Abszessen, Tonsillitiden, Otitis, Panaritien, Pyodermien, Akne fulminans
bei Säuglingen durch Nabelschnurinfektion, Impetigo, Pneumonie
– Exogene Osteomyelitis: **posttraumatische** Osteomyelitis (offene Frakturen, direkte Penetration, per continuitatem), **iatrogen** (post operationem bei osteosynthetischer Versorgung, Endoprothesen/Gelenkersatz)

Path: ♦ Verlauf: Akute Entzündung und/oder chronische Form (>6 Wochen)
♦ Risikofaktoren für eine Osteomyelitis: direkte Verletzung (**offene Fraktur** oder operativer Eingriff), avitale Fragmente, schlechte Durchblutung, ausgedehnte Weichteilkontusion, Fremdkörper, **schlechte Abwehrlage** (Neoplasma, Zytostase, Immunsuppression), **Systemerkrankungen** (Diabetes mellitus, Arteriosklerose), Nikotin, Alkohol
♦ Keimspektrum: Staphylococcus aureus und epidermidis in 90 % d.F.
♦ Knochennekrosen im Bereich der Kortikalis durch die Entzündung und Verlegung der Aa.nutriciae können zur Absprengung von Knochenteilen führen = Sequester ⇨ dieser wird vom Organismus mit neugebildetem Knochen umgeben = 'Totenlade'.
♦ **Lok:** Endogene Osteomyelitis: überwiegend Diaphyse der langen Röhrenknochen, bei Säuglingen Prädilektion der Epiphyse mit häufiger Gelenkbeteiligung, bei Kindern Prädilektion der Metaphyse. Meist mehrere Herde sichtbar, die vom Markraum ausgehen.

Epid: Prädisp.alter: endogene Osteomyelitis häufig bei Kindern und Jugendlichen (1.-16. Lj.), im Erwachsenenalter sehr selten

Klin: ⇒ Akute Osteomyelitis: hohes Fieber, Schüttelfrost, Leukozytose und Linksverschiebung
⇒ Lokale Druckschmerzhaftigkeit, begleitende teigige Weichteilschwellung
⇒ Lokale Fistelung und relativ wenig Allgemeinbeschwerden bei der chronischen Osteomyelitis

Diag: 1. Anamnese und klinische Untersuchung
2. Labor: BSG und CRP erhöht, Leukozytose und Linksverschiebung
Blutkulturen im Fieberschub abnehmen (aerob und anaerob)
3. Röntgen: Im akuten Stadium unauffällig oder Aufhellung im Bereich der Spongiosa, später Destruktionen, auch der Kortikalis und periostale Reaktion (Verdickung, periostale Auflagerungen), Sequesterbildung (⇨ evtl. konventionelle Tomographie, CT)
Bei Fisteln Fisteldarstellung
4. Sonographie, MRT, **Skelettszintigraphie** in Drei-Phasen-Technik (= Radionukleidangiographie sofort, Frühaufnahme und Spätaufnahmen), **Leukozytenszintigraphie**
5. Intraoperativer Abstrich zur Keim- und Resistenzbestimmung

Ther: • Konservativ: Endogene Osteomyelitis: Ruhigstellung der Extremität, Bettruhe, hochdosierte Breitbandantibiose + Sanierung des septischen Streuherdes
• Operativ: Ind: Abszess, Sequester
  - Abszess: Inzision der Abszesshöhle, **Ausräumung**, Abstrich (⇨ Antibiogramm + Histologie), Einlage einer Drainage und Spülung, **systemische Antibiose**
  - Sequester oder Fisteln: Sequesterektomie, Markraumdrainage, Einlage von **Antibiotika** (Gentamicin-haltige PMMA-Knochenzementkugeln als Antibiotikakette, Septopal®, Palacos-Ketten oder Kollagenschwämme, Sulmycin®-Implant E)
  Defektauffüllung mit Spongiosaplastik (Spongiosa aus dem Beckenkamm) in einer späteren zweiten Sitzung (nach Sanierung des Infektes)
  - Osteomyelitis bei offenen Frakturen: Débridement der Weichteilwunde, Stabilisierung der Fraktur (frakturferner Fixateur), Drainage, ggf. Saug-Spüldrainage, Antibiotikaketten, systemische Antibiose. Nach Ausheilung Knochenkontinuitätswiederherstellung mit Spongiosaplastik und/oder Knochenspanverpflanzung
  - Chronische Osteomyelitis: Ausschneidung der Fistel und des gesamten nekrotischen Gewebes und evtl. vorhandener Sequester, je nach Befund Saug-Spüldrainage, Einlage von Antibiotikaketten, systemische Antibiose; Spongiosaplastik od. ggf. auch Kallusdistraktion zum Defektersatz in späterer zweiter Sitzung
  - Osteomyelitis bei liegendem Osteosynthesematerial: Fest sitzendes Osteosynthesematerial kann versucht werden zu belassen, Nekrosektomie, Spülung, Einlage von PMMA-Ketten, systemische Antibiose und mehrfache Revisionen bis ein steriler Lokalbefund vorliegt.
  Bei Instabilität der Fraktur oder Persistenz der Infektion: Entfernung des Osteosynthesematerials, radikale Nekrosektomie u. Fixation mittels einem anderen Osteosyntheseverfahrens (meist mit einem Fixateur externe), später dann Spongiosaplastik in einer weiteren Op.

Kompl: * Markphlegmone, Sequesterbildung, osteolytische Destruktionen, Spontanfrakturen, Weichteilabszess
* Übergang der akuten Form in eine **chronische Osteomyelitis** (definitionsgemäß >6 Wo.) mit chronischer Eiterung und Fistelung in 10-30 % d.F., evtl. Ausbildung einer Amyloidose
* Bei Säuglingen und Kleinkinder Gefahr des Übergriffs der metaphysären Entzündung auf die Epiphyse und auf benachbarte Gelenke ⇨ Gelenkempyem, Gelenkdestruktion, Fehlwachstum
* Bei Frakturen ⇨ **Defektheilungen** und Infektpseudarthrosenbildung mögl.

DD: Die Differentialdiagnose ist insb. schwierig bei V.a. eine chronische endogene Osteomyelitis
– **Knochenzysten** (z.B. juvenile Knochenzyste = Osteodystrophia fibrosa localisata)

- **Knochentumoren** (Osteoidosteom, eosinophiles Granulom, Osteosarkom, EWING-Sarkom, Metastasen, usw. s.u. Kap. Knochentumoren)
- **Aseptische Knochennekrosen** (z.B. PERTHES-Krankheit des Hüftkopfes, OSGOOD-SCHLATTER-Krankheit der Tibiakopfapophyse, traumatische Osteochondrosis dissecans)
- Stressfrakturen
- BRODIE-Abszess: bei wenig virulenten Keimen und guter Abwehrlage des Organismus Abkapselung des septischen Herdes, Kinder bevorzugt, Ther: operative Sanierung
- **Osteomyelitis sicca** (GARRÉ-Krankheit): sklerosierender, entzündlicher Prozess meist im Kieferbereich od. den langen Röhrenknochen durch wenig virulente Keime bedingt, vermehrte reaktive Knochenneubildung (aufgetriebener, radiologisch sehr dichter Knochen)
- Chronisch rezidivierende multifokale Osteomyelitis/Plasmazellenosteomyelitis: Kinder und Jugendliche, w > m (2:1) betroffen, ohne Erregernachweis (familiäres Auftreten mögl.), Ther: NSAR, ggf. + Glukokortikoide, Prog: gut (80 % heilen bis zum Ende der Pubertät spontan aus)
- Osteomyelitis tuberculosa (insb. Wirbelkörper, Femur), Spina ventosa (Syn: Winddorn = Auftreibung der Finger oder Zehendiaphyse) Ther: Tuberkulostatika, bei drohender pathologischer Fraktur Ausräumung des Prozesses und Spongiosaplastik
- Osteomyelitis luetica/syphilitica (bei Neugeborenenlues, insb. an der Medialseite der Tibia) Ther: Behandlung der Lues mit Penizillin
- PAGET-Krankheit (Osteodystrophia deformans, Ostitis deformans) Pat. >50. Lj., Knochenverformung (insb. Kopf mit Facies leontina, Tibia als Säbelscheidentibia) durch Knochenapposition bei insg. gesteigertem Abbau, Spontanfrakturen, Schwerhörigkeit, rheumatoide Schmerzen, Herzinsuffizienz
Rö: aufgelockerte Verbreiterung der Kortikalis, evtl. sklerotischer Umbau des gesamten Knochens. Ther: keine kausale Behandlung mögl., Med: Bisphosphonate
- Osteodystrophia fibrosa cystica generalisata bei Hyperparathyreoidismus mit Ausbildung multipler Knochenzysten in den langen Röhrenknochen
- Fibröse Dysplasie (JAFFÉ-LICHTENSTEIN-Syndrom): Ersatz des Knochenmarks durch Bindegewebe im 5.-15. Lj. in Schüben mit Kompakta-Atrophie und Pseudozysten

AMPUTATIONEN VON GLIEDMAßEN

Def: Amputation = vollständige Absetzung eines endständigen Körperteiles ohne Möglichkeit der Kontinuitätswiederherstellung

Ind:
- Arterielle Durchblutungsstörungen: Stadium IV der **chronischen AVK** (arterielle Verschlusskrankheit), gangränöse Extremität (z.B. bei **Diabetes mellitus**, Ergotismus)
- Traumatisch: partielle, subtotale (Grad 4 einer offenen Fraktur) od. totale Amputation = Abtrennungswunde einer Gliedmaße ⇨ ggf. Versuch der Replantation (s.u.)
- Gefäßverletzung, akuter Gefäßverschluss
- Infektiös: lebensbedrohliche **nekrotisierende Fasziitis** einer Extremität durch Streptococcus pyogenes (Grp. A, Kompl: Streptokokkenmyositis, toxic shock-like syndrome) od. Mischinfektion mit Anaerobiern, konservativ nicht beherrschbare Gasbrandinfektion (Clostridium perfringens) mit Gangrän einer Extremität
- Tumoren: Ausgedehnte Knochen- od. Weichteiltumoren (Sarkome) ⇨ Amputationen sind heute seltener geworden durch die präoperative (neoadjuvante) Chemotherapie (sog. Down-Staging).
- Angeborene extreme Fehlbildungen

Epid: ◊ Notwendige Extremitätenamputationen sind in Deutschland/Industriestaaten in **90 % d.F. vaskulär** (durch AVK) und vaskulär/neuropathisch (durch Diabetes mellitus) bedingt.
◊ Amputationen der **unteren Extremität** sind 20fach häufiger als die der oberen.
◊ Für Deutschland ca. 35.000 Amputationen/Jahr geschätzt

Etlg: # Oberschenkelamputation, Unterschenkelamputation, Fußamputation (Amputationslinien

am Fuß = CHOPART und LISFRANC, siehe Kap. Fußwurzelfrakturen), Zehenamputation
Exartikulation im Kniegelenk, Exartikulation eines Beines im Hüftgelenk, Hemipelvektomie
Oberarmamputation, Unterarmamputation, Handamputation, Fingeramputation
Exartikulation eines Armes im Schultergelenk, interthorakoskapuläre Amputation
(Der Begriff Amputation ist noch gebräuchlich für die Penisamputation und Mammaamputation = Ablatio mammae.)

Klin: ⇒ Je nach Grunderkrankung
⇒ Beim Diabetes mellitus maskiert die Neuropathie die ischämische Schmerzsymptomatik
↪ Malum perforans, Nekrosen, Fußdeformitäten ohne wesentliche Schmerzen.

Diag: 1. Anamnese und klinische Untersuchung, Gefäß-Doppleruntersuchung
2. Röntgen: Angiographie (DSA) zur Klärung des Gefäßstatus
3. Labor: je nach Schwere des Eingriffes ausreichend Blutkonserven anfordern

Ther: • Operativ: Ind: ergibt sich durch die jeweilige Grunderkrankung.
 - **Allgemein:** Knochenränder abrunden und glätten, Gefäße gründlich versorgen (nicht zu weit proximal absetzen ↪ sonst Nekrosen), **genügend Weichteilgewebe** zur Knochendeckung, **spannungsfreier Hautverschluss**, mehrfache großzügige Drainagen
 - **Zehenamputation:** Exartikulation im Grundgelenk + Entknorpelung des Metatarsalköpfchens (der Knorpel sezerniert sonst Flüssigkeit!)
 - **Vorfußamputation:** prox. Durchtrennung der Metatarsalknochen
 - **Fußwurzelamputation:** Amputationen in d. LISFRANC- od. CHOPART-Linie (s. Kap. Fuß)
 - **Fußamputation:** Nach PIROGOW-SPITZY, Amputation in der CHOPART-Linie, Entfernung des Talus, anschließend Arthrodese zwischen Calcaneus, Tibia und Fibula
 - Nach SYME: Exartikulation im oberen Sprunggelenk u. Resektion der beiden Malleolen
 - **Unterschenkel-/Oberschenkelamputation** (s. Abb.):
Herstellen eines ausreichend großen und gut durchbluteten myokutanen Lappens, der über dem Knochenstumpf vernäht wird (dabei sollte ausreichend Muskulatur an dem Knochenstumpfende liegen, um dieses abzupolstern ↪ wichtig für den späteren Sitz einer Prothese). Knochenstumpfenden anschrägen ↪ zum Entschärfen der Absetzungskante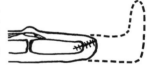
 - **Kniegelenkexartikulation:** Einfacher als die Oberschenkelamputation mit weniger Komplikationen, volle Endbelastbarkeit
 - **Hüftgelenkexartikulation/Hemipelvektomie:** Ind. insb. bei malignen Tumoren
 - Finger-, Teilhand- und Teilhand-Daumen-Amputation
 - Handgelenkexartikulation
 - Unterarm-/Oberarmamputation
 - Schultergelenkexartikulation, interthorakoskapuläre Amputation
• Postoperativ: ausreichende Ruhigstellung, konische Wickelung des Stumpfes ↪ gutes Weichteilpolster
• Konsequente Therapie der Grunderkrankung, z.B. Blutzuckereinstellung, Nikotinverbot, Antibiose bei infektiöser Erkrankung (Cephalosporin der III. Generation)
• **Prothetische Versorgung** sollte in Absprache mit dem Orthopädietechniker möglichst früh erfolgen, ggf. Interimsprothese anfertigen zur frühestmöglichen Mobilisation, später dann definitive Versorgung.
• Selbsthilfegruppen: Amputierten-Initiative e.V., Spanische Allee 140, 14129 Berlin, Tel.: 030 8032675, Internet: www.amputierten-initiative.de
Amputierten-Selbsthilfe e.V., Stuttgerhofweg 12, 50858 Köln, Tel.: 0221 481455, Internet: www.as-ev.de

Kompl: ∗ **Wundheilungsstörungen** (bei AVK häufig durchblutungsbedingt), Stumpfödem
∗ Hautinfektionen (Mykosen), Hyperkeratosen, Ekzeme
∗ **Phantomschmerz** (Neurombildung, Minderperfusion), Ther: versucht werden Carbamazepin (Tegretal®), Calcitonin i.v., TENS (transkutane elektrische Nervenstimulation)
∗ Nach Amputation einer Extremität kommt es zur Atrophie des gleichseitigen Rückenmarkanteils.

* Durchblutungsstörung des Stumpfes ⇨ evtl. höhere Amputation notwendig
* Nicht genügend abgerundete Kanten des Knochenstumpfendes ⇨ Druckläsionen

REPLANTATIONEN VON GLIEDMAßEN

Def: Wiederanbringen einer traumatisch amputierten Extremität/Anteile

Ät: Traumatische Amputation (Prognose nimmt von oben nach unten ab)
- Glatte Amputation (Schnittverletzung)
- Zerfetzende Amputation (häufigste Form, z.B. Kreissägenverletzung)
  Zerquetschende Amputation (z.B. Überrolltrauma durch einen Zug, hydraulische Pressen) = offene Frakturen IV. Grades
- Ausriss-Amputation (z.B. Motorradfahrer, Walzen etc.)

Path: ♦ Direkte Replantation ohne Gefäßnaht möglich bei: Nasenspitze, Ohrläppchen, Lippen, Zungenspitze, Fingerkuppen
♦ Lok: am häufigsten obere Extremität (Finger, Hand) betroffen

Klin: ⇒ Schmerzen, Blutverlust bis hin zum Volumenmangelschock
⇒ Evtl. spritzende arterielle Blutung

Diag: 1. Anamnese (Unfallmechanismus, Verunreinigung) und klinische Untersuchung
2. Röntgen: Ausschluss weiterer knöcherner Verletzungen im Bereich proximal der Amputation, ebenfalls das Amputat röntgen zum Ausschluss von Amputattraumatisierung
3. Labor: Ausreichend Konserven anfordern und kreuzen

Ther: • **Akut am Unfallort:** Sicherung der Vitalfunktionen, Ausschluss von schwerwiegenden Begleitverletzungen, Kontaktaufnahme mit einer geeigneten Klinik zur Replantation
Amputationsstumpf am Patienten: steriler Kompressionsverband, keine Reinigung, keine Unterbindungen, keine Gefäßklemmen!
Amputat: Aufbewahren der Gliedmaße bei trockener Kälte (4 °C), z.B. in doppelwandigem Replantationsbeutel, keine Reinigung, kein Einlegen in Lösungsmittel!
Schneller Transport in die Klinik ⇨ wegen drohender Muskelnekrosen sollte die Ischämiezeit so gering wie mögl. sein (max. 4-6 Std.).
• Operativ: Ind: Absolut: **Daumen, mehrere Langfinger** (bei Mehrfachamputation und Zerstörung von Fingern ggf. heterotope Replantation, sodass zumindest Ersatz-"Daumen u. Mittelfinger" erhalten bleiben)
Mittelhand u. Hand bei Kleinkindern
Relativ: isolierter Langfinger, einzelne Endglieder
K-Ind: Ausgeprägte Destruktion des Amputates, Amputation distal der Nagelwurzel, vital bedrohliche Begleitverletzungen („life before limb"), unsachgemäße Behandlung des Amputates (z.B. tiefgefroren, in Formalin eingelegt)
Reihenfolge der Versorgung:
- Stabilisierung des Skelettsystems ⇨ Osteosynthese
- Sehnennaht
- Venen-, Arterien- und Nervennaht
- Weichteil- und Hautversorgung (evtl. Hautplastik, Kunsthaut od. offene Wundversorgung)
• Postoperativ: Ruhigstellung im Gips, Heparinisierung, rheologische Maßnahmen (Infusion mit HAES), Rehabilitationsbehandlung, nicht rauchen!
• In Erprobung: Es werden gezüchtete Organteile (sog. Tissue Engineering) transplantiert, z.B. ein Fingergelenk nach einer traumatischen Amputation.
• Transplantation: Im Versuchsstadium ist die Transplantation von Händen (erstmals 1998, seither wurden fast 50 Hände weltweit transplantiert) und Armen (erstmals 2005) ⇨ in-

tensive Immunsuppression nötig (Prednison + Tacrolimus + Mycophenolatmofetil), Internet: www.handregistry.com

Prog: Stark abhängig von sorgfältiger Op-Technik und korrekter präoperativer Behandlung, eine sehr lange Rehabilitationszeit ist notwendig. Beste Prognose haben Kinder.

Kompl:
* Thrombosen im Replantat (arteriell/venös) ⇨ Revision, Vollheparinisierung
* Bildung von AV-Fisteln
* Nachblutungen
* Nekrose des Replantates
* Infektion
* Verwachsungen der Sehnen ⇨ Ther: Tendolyse
* Ausbleiben der Reinnervation ⇨ evtl. Nerventransplantation
* Pseudarthrosenbildung, Ankylosen, instabile Gelenke ⇨ Revision, evtl. Arthrodese

VERBRENNUNGEN / VERBRENNUNGSKRANKHEIT

Syn: **Combustio**, Brandverletzungen, ICD-10: allgemein T30.0 (je nach betroffener Region: T20.- Kopf/Hals, T21.- Rumpf, T22.- Schulter/Arm, T23.- Hand, T24.- Hüfte/Bein, T25.- Fuß, T26.- Auge, T27.- Kehlkopf/Trachea/Lunge, T28.- Mund/Ösophagus/innere Organe, T29.- mehrere Körperregionen), zusätzlich Fläche kodieren T31.0-! bis T31.9-! (Angabe von .0 = <10 % bis .9 = >90 % Körperoberfläche)
Inhalationstrauma, Rauchvergiftung, Rauchintoxikation, ICD-10: T59.9

Anatomie: Die **Haut** besteht aus der **Cutis** und der **Subcutis**. Die Cutis wird unterteilt in die Epidermis (oberste Schicht mit ständiger Zellerneuerung aus dem Stratum basale) und das Corium (Syn: Dermis od. Lederhaut, bindegewebige Verschiebeschicht mit Nerven, Gefäßen und Hautmuskeln). Die Subcutis (Unterhaut) ist ein mit Gefäßen durchsetztes Fettgewebe.
Dicke: 0,5-5 mm, variiert je nach Körperstelle
Gesamtfläche: beim Erwachsenen 1,5-1,8 m²

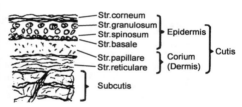

Path: ♦ Die Verbrennungen werden in 4 Schädigungsgrade eingeteilt:

Schädigungsgrad	Symptomatik	Intensität der Schädigung
1. Grades (= Combustio erythematosa)	Rötung, Schmerz Schwellung	Oberste Epidermis, z.B. Sonnenbrand, Restitutio ad integrum
2. Grades (= Combustio bullosa)	Rötung, Schmerz Blasen (subepidermal)	Epidermis und Teile des Coriums (s.u.)
3. Grades: (= Combustio escharotica)	Nekrosen graue, weiße oder schwarze lederartige Haut, Analgesie	Epidermis, Corium u. Subcutis vollkommen zerstört, keine Spontanheilung
4. Grades:	Verkohlung	Weitere tiefere Schichten betroffen (Muskulatur, Knochen)

Die Verbrennungen **2. Grades** werden noch unterschieden in:
2 a = oberflächlich 2. Grades (Epidermis und obere Anteile des Coriums betroffen), typische Brandblase, Schmerz vorhanden ⇨ konservative Ther., Restitutio ad integrum
2 b = tief 2. Grades (hier sind die tiefen Schichten des Coriums mitbetroffen), Hypalgesie im Nadelstichtest ⇨ operative Abtragung erforderlich, Abheilung mit Narbenbildung.

- Einschätzung des Ausmaßes der Verbrennung:
  NEUNERREGEL (für Erwachsene nach WALLACE), die %-Angaben für die Körperoberfläche der Abb. gelten jeweils für Vorder- und Rückseite zusammen:

Körperteil	0 - 1 Jahr	Kind	Erwachsene
Kopf	20 %	16 %	9 %
Rumpf	30 %	32 %	36 %
Arme	18 %	18 %	18 % (2x9)
Hand	1 %	1 %	(2 x 1 %)
Genitalregion	0-1 %	1 %	1 %
OS	15 %	16 %	18 % (2x9)
US + Fuß	15 %	16 %	18 % (2x9)

  Zusammengefasst werden die Verbrennungsflächen 3./4. Grades, Verbrennungen 2. Grades zählen zur Berechnung der Gesamtverbrennungsfläche nur zur Hälfte.
  Als Anhalt zur Abschätzung einer Verbrennungsfläche kann auch die Handfläche des Pat. dienen, pro Handfläche ist 1 % **KOF** (Körperoberfläche) zu berechnen.
- Neben dem Primärdefekt sind die **Sekundärläsionen** wichtig (sog. Nachbrand): In der Umgebung des irreversiblen Schadens kommt es zu reversiblen Störungen der Mikrozirkulation. Die Ausbreitung eines irreversiblen Schadens in diesem Bereich hängt von der frühzeitigen Flüssigkeitstherapie ab.
- Die kritische / letale Verbrennungsfläche liegt heute bei ca. 50-70 % bei Erwachsenen, bei über 65-jährigen bei 30-40 %, bei Kindern bei ca. 60-80 % der Körperoberfläche.
- **Verbrennungskrankheit** = verschiedene Regulationsstörungen von Organen und Organsystemen neben der lokalen Schädigung durch die Wärmeeinwirkung.
  Schockgefahr und Gefahr der Entwicklung einer Verbrennungskrankheit besteht bei einer verbrannten Körperoberfläche von: **>8 % beim Kleinkind, >10 % beim Kind** und **>15 % beim Erwachsenen**
  Primäre Phase: **Schock** (1.-3. Tag) durch **direkte Schädigung der Kapillaren** (Verbrennung im Bereich des Interstitiums) ⇨ **erhöhte Permeabilität** (kapilläres Leck) ⇨ **Volumenverlust** und Entstehung eines Ödems ⇨ Mikrozirkulationsstörungen, Erniedrigung des HMV, metabolische Azidose, Eiweißverlust mit zusätzlichem Effekt auf die Ödementstehung (Senkung des kolloidosmotischen Drucks (KOD), generalisiertes Ödem) ⇨ Circulus vitiosus ⇨ Volumenmangelschock. Das Kapillarleck bildet sich innerhalb von 24 Std. spontan zurück. Daraus ergibt sich die Wichtigkeit der primären Therapie: Wasser- und Eiweißersatz!
  Zusätzlich: Beeinträchtigung der Abwehrlage (Gefahr der Sepsis), Toxinanfall infolge der Hitzekoagulation des Gewebes, Belastung innerer Organe, katabole Stoffwechsellage
  Sekundäre Phase: Rückresorption des Ödems (2-3 Wochen)

Ät:
- **Brände**: Flammeneinwirkung, brennende Kleidung, Explosionen (suizidale Handlungen)
- **Heiße**, feste Körper, **Flüssigkeiten** (Verbrühungen insb. bei Kindern), Dämpfe od. Gase
- Strahlen (**Sonnenbrand**, Solarium, Röntgenstrahlen etc.)
- Mechanische Reibung ⇨ Hitzeentwicklung
- Stromeinwirkung, Hochspannungstrauma (Starkstromverletzung, innere Hitzeeinwirkung)
- Chemische „Verbrennung": Säure- od. Laugenverätzung (z.B. Löschkalk)

Epid:
◊ Inzidenz: In Deutschland ca. 12.000 schwere Brandverletzungen/Jahr, davon ca. 10 % intensivpflichtige Verbrennungen, an Verbrennungen sterben ca. 500/Jahr.
◊ In Deutschland gibt es z.Zt. 174 Verbrennungsbetten an 36 Kliniken, davon 46 Verbrennungsbetten speziell für Kinder.
◊ Unfallursache: 65 % der Verbrennungen erfolgen im häuslichen Bereich, 25 % d.F. sind Arbeitsunfälle (mit abnehmender Tendenz), 10 % sind Suizidversuche. **M** >> w (3:1)

Klin: Abhängig vom Stadium der Verbrennung:
⇒ 1. Grades: **Erythem**, schmerzhaft

⇒ 2. Grades, oberflächlich: Erythem + **Blasenbildung**, stark schmerzhaft, starke Blutungsneigung auf Berührung, Hautanhangsgebilde intakt
⇒ 2. Grades, tief: Erythem + Blasenbildung, teilweise zerrissen, die **Schmerzempfindung nimmt ab!**
⇒ 3. Grades: Verkohlte Haut, **Schmerzlosigkeit**
⇒ 4. Grades: Verkohlte Muskulatur, Faszien, Fettgewebe, Knochen

Diag:
1. Anamnese (Unfallhergang) und klinische Untersuchung (Pat. immer komplett entkleiden und untersuchen)
   Nadelstichprobe: ab Verbrennungen Grad 2 b besteht Analgesie. Die Überprüfung sollte regelmäßig wiederholt werden, da die Klinik der Verbrennung zu Beginn täuschen kann.
2. Röntgen: bei V.a. Frakturen
3. Labor: BB (Hb, Hkt), Gesamteiweiß, KOD (kolloidosmotischer Druck)
4. Probeentnahme aus der verbrannten Haut zur exakten Bestimmung der Verbrennungstiefe (wichtig auch für die Op-Planung)
5. Laryngobronchoskopie und Trachealsekretgewinnung (Bakteriologie) zur Sicherung der Diagnose eines Inhalationstraumas
6. Regelmäßige Wundabstriche und bakteriologische Untersuchung in der Intensivphase

Ther:
- **Akut:** Retten aus der Gefahrenzone (Abschalten des Stroms bei Hochspannungstrauma!), Entfernung der heißen Kleidung, Sicherung der vitalen Funktionen, Abschätzung der Schädigungsausdehnung (Transport in eine Spezialklinik notwendig?, s.u.), möglichst zwei großvolumige, peripher-venöse Zugänge
  - **Lokaltherapie:** Kühlung wird nur noch mit handwarmem Wasser (20-30 °C) allenfalls zur Schmerzbekämpfung empfohlen (eine Schmerzlinderung tritt allgemein nach ca. 10 Min. ein). Cave: bei großflächigen Verbrennungen und bei Kindern nicht kühlen, da die Gefahr einer Auskühlung zu groß ist!
    Bei Verätzungen an Haut od. Auge Chelatkomplexbildner Diphoterine®-Spüllösung
    Cave: akut <u>keine</u> Anwendung von Salben!
    Zum Transport sterile **Abdeckung der Brandwunden** mit trockenen Kompressen und in Metalline-Folien einpacken.
  - **Volumensubstitution:** obligat bei Verbrennungen >15 % der Körperoberfläche bei Erwachsenen (>8 % bei Kindern), initial 1.000 ml Ringer-Laktat i.v., weitere Gaben dann in der Klinik gem. u.g. Formel
  - **Schmerzbehandlung:** Morphin 2,5-5,0 mg i.v. oder Esketamin 0,25-0,5 mg/kg KG i.v. (Ketanest®) + evtl. Sedierung mit Diazepam (Valium®)
  - Bei V.a. **Inhalationstrauma** (Verbrennungen im Gesicht, Rauchspuren im Mund- oder Rachenraum, Schwelbrand von Kunststoffen, Reiz- od. Giftgasintoxikation): Sauerstoffgabe, bei respiratorischer Insuffizienz **frühzeitige Intubation** (nasal) und Beatmung.
- **Transport** in eine auf Verbrennungen spezialisierte Klinik sollte erfolgen bei:
  1. >20 % dermaler (= 2. Grades) oder >10 % subdermaler (= 3. Grades) Verbrennung
  2. Verbrennungen mit Beteiligung von Gesicht/Hals, Hand, Fuß, Gelenken od. Ano-/Genitalregion
  3. Patienten mit einem Inhalationstrauma in jedem Fall! (in 30 % d.F. vorhanden)
  4. Säuglingen u. Kindern <10. Lj. u. Erwachsenen >50 J. mit dermalen Verbrennungen >10 % od. 3. Grades >5 %
  5. Verletzungen durch Strom (⇨ EKG-Monitorüberwachung für 24 Std.)
  Zentrale Vermittlungsstelle <u>von Betten für Schwerbrandverletzte in Deutschland:</u>
  20097 Hamburg, Beim Strohhause 31, Tel.: **040 42851-3998**, Fax: -4269
- <u>**Erstversorgung in der Klinik:**</u>
  Anlage eines großen venösen Zuganges / **ZVK**, Urinkatheter, Analgesie (Morphin i.v.) od. Analgosedierung (Fentanyl, Fentanyl® + Midazolam, Dormicum®), evtl. Intubation und Beatmung, falls nicht schon primär erfolgt (insb. beim Inhalationstrauma, evtl. nasale U-mintubation), Bronchiallavage bei inhaliertem Fremdkörper, Reinigung des Pat. im Duschbad, Enthaarung der Verbrennungsareale
  Tetanusprophylaxe (aktiv mit Tdap und passiv) nicht vergessen!

Steriles Bett, aseptische personelle Betreuung, semi-sterile isolierte Intensivbox, Raumtemperatur 30-32 °C und 60-95 % Luftfeuchtigkeit
Flüssigkeitsersatz entsprechend dem Ausmaß der verbrannten Körperoberfläche (s.o.) über ZVK: PARKLAND-Formel nach BAXTER:

4 ml Ringer-Laktat-Lösung x % verbrannte Körperoberfl. x kgKG

Die berechnete Menge gilt für 24 Std., die Hälfte der Menge sollte in den ersten 8 Stunden infundiert werden, die zweite Hälfte in 16 Std.
Bei Kindern, Inhalationstrauma od. Verbrennung >50 % KOF ist ein Flüssigkeitsersatz bis zur doppelten Menge notwendig (Anpassung über hämodynamisches Monitoring mittels SWAN-GANZ- u. Femoralarterienkatheter).
Urinausscheidung sollte **30-50 ml/Std.** betragen (Ausfuhrkontrolle! über suprapubischen od. transurethralen Katheter).

Evtl. zickzackförmige Entlastungsschnitte der Haut = **Escharotomie** (evtl. auch der Oberflächenfaszie) bei zirkulären Verbrennungen (dies ist wegen der Gefahr der Zirkulationsstörung, Nervenschädigung u. Kompartmentsyndroms im Haut-/Faszienkompartiment od. der Atembehinderung am Thorax erforderlich).

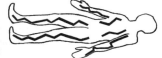

Im weiteren Verlauf: Substitution nach Bedarf von Humanalbumin (bei Gesamteiweiß <2,5 g/dl (bei großen Verbrennungsflächen), Humanalbumin 5%ig), Elektrolyten, Flüssigkeit, Kalorien u. Blutkonserven, ZVD-Monitoring, Ausgleich des Säure-Basen-Haushaltes nach dem individuellen Bedarf erforderlich, Thromboseprophylaxe.
Möglichst **frühzeitig** mit der enteralen Ernährung beginnen (ggf. per Duodenalsonde), Prophylaxe von Stressulzera im Magen/Duodenum durch H_2-Blocker (z.B. 3 Amp. Cimetidin/Tag).
Bei passagerer Niereninsuffizienz: Hämodialyse
Ist eine Langzeitbeatmung erforderlich, sollte ein Tracheostoma angelegt werden.

- **Oberflächenbehandlung der Brandwunden:**
  - Verbrennungen 1. Grades und oberflächlich 2. Grades heilen meist ohne Probleme aus und bedürfen keiner besonders aufwändigen Therapie. Frühzeitig werden die **Blasen eröffnet**. Zur Lokalbehandlung gibt es dann 2 Methoden:
    - Offene Behandlung (z.B. bei kleiner Brandblase): **trockene Wundverhältnisse** werden angestrebt und/oder zusätzliche Verschorfung durch die **Gerbungsmethode** (Aufbringen von 5%iger Tannin-Lösung) od. Tupfungen mit Povidon-Iod [Betaisodona®, Mercuchrom®]
    - Geschlossene Behandlung (bei größerer Fläche od. an den Gelenken): Applikation v. antimikrobieller Salbe (Sulfadiazin-Silber-Creme, Flammazine®) auf die Wundfläche und Gazeverband (täglicher Verbandswechsel erforderlich). od. Silber-Folie auflegen (kann für 3-7 Tage verbleiben, Acticoat®) od. antiseptische Verbände (Lavasept®)

- Operativ: Ind: ab 2.gradig tiefen Brandwunden nach Stabilisierung des Verletzten
  - Grundsätzlich ist eine möglichst **frühzeitige** (1.-2. Tag) **Nekrosektomie** und **Eigenhauttransplantation** anzustreben ⇨
    Bei tiefen 2.-gradigen Verbrennungen: tangentiale Abtragung
    3.-gradige Verbrennungen: komplette **Abtragungen aller Nekrosen** (ggf. bis zur Muskelfaszie = epifaszial und ggf. auch tiefer)
  - Transplantation: Ideal ist die Deckung mit Eigenhaut als **Spalthauttransplantat** (sog. THIERSCH-Transplantat, insb. im Gesicht, Händen und an den Gelenken zur Prophylaxe späterer Kontrakturen). Die Spalthaut wird an nicht verbrannten Körperstellen mit dem Reese-Dermatom entnommen, die dem Hautmuster der verbrannten Region in etwa entsprechen soll.
    Bei unklaren oder sehr großen Wundverhältnissen temporäre Deckung mit synthetischen, Xeno- oder Allo-Hautersatzprodukten (z.B. Integra®, MatriDerm®, Suprathel®, TransCyte™, Schweinehaut od. Spenderhaut von Verstorbenen) bis sich eindeutig die Tiefe der Verbrennungen abgrenzen lässt (ca. 7-10 Tage) und sich ggf. ein gesunder Wundgrund für die endgültige Transplantation gebildet hat.
    Große Flächen (Rumpf, Extremitäten) werden mit Spalthaut gedeckt, die zu einem **Gittertransplantat** (= **Mesh graft**, ca. 3- bis 9fach größerer Flächendeckung mögl.) verarbeitet wird (nicht im Gesicht und an den Händen, dort nur Vollhauttransplantat).

Zuchthaut: wird bei extrem großen Verbrennungen benötigt (da dann nicht mehr genügend gesunde Haut für die Gewinnung von Spalthaut vorhanden ist). In mehreren Zuchtschritten (über insg. 3 Wo.) wird aus zuvor entnommenen (ca. 10 cm² Haut erforderlich) **körpereigenen** Keratinozyten in vitro ein Zellrasen (bis 7.500 cm² können so gewonnen werden) auf Trägergaze (sog. Sheets) angezüchtet, der dann als Epidermisersatz transplantiert werden kann. Nachteil: Die Zuchthaut ist wenig belastbar und sehr teuer. Zur Verbesserung der Stabilität kann zuvor noch ein künstlicher Dermisersatz bei ausgedehnten drittgradigen Verbrennungen transplantiert werden (Matriderm®, AlloDerm®).

Bei tiefer Verkohlung od. Stromverletzung ist (wegen der tiefen Gewebeschädigung periossärer Muskeln) ggf. eine gestielte od. freie Lappenplastik erforderlich.

- Frühzeitige Krankengymnastik zur Verhinderung von Narben-/Gelenkkontrakturen, insb. an den Händen, ggf. mit ausreichender Analgesie
- **Psychologische Betreuung** schwer Brandverletzter (Verarbeitung des Unfallschocks, des Schmerzerlebnisses, der entstellenden Narben, Selbstwertkrisen, Schwierigkeiten in der Partnerschaft, Sorge um Erhalt des Arbeitsplatzes)
- Selbsthilfegruppen: Bundesinitiative für Brandverletzte e.V., Dorfstr. 16b, 31020 Salzhemmendorf, Tel.: 05153 964429, Internet: www.brandverletzte-leben.de

Phoenix Deutschland - Hilfe für Brandverletzte e.V., Dorfstr. 12, 19273 Amt Neuhaus-Sückau, Tel.: 038841 611-80, Fax: -81, Internet: www.phoenix-deutschland.de

Elterninitiative brandverletzter Kinder - Paulinchen e.V., Segeberger Chaussee 35, 22850 Norderstedt, Tel.: 0800 0112123 (gebührenfrei), Internet: www.paulinchen.de

Prog: Verbrennungen 1. Grades heilen narbenfrei ab, Verbrennungen 2. Grades (oberflächliche) heilen meist ebenfalls ohne Narbe in ca. 14 Tagen ab, evtl. bleiben Pigmentstörungen. Ab Verbrennungen tiefen 2. Grades/3. Grades ist bei größerer Fläche eine operative Intervention immer notwendig.

Inhalationstraumen sind mit einer hohen Letalität belegt (bis 60 %).

Die kritische Verbrennungsfläche liegt bei ca. 50-70 % der Körperoberfläche bei Erwachsenen (je älter der Pat., umso schlechter die Prog., insb. >60 J.), bei Kindern bei ca. 60-80 % (bei Kindern heilen die Verbrennungen besser, sie sind in der Phase der Verbrennungskrankheit durch die Flüssigkeitsverschiebungen aber mehr gefährdet).

Kompl:
* **Verbrennungskrankheit:** Schock, akutes Nierenversagen/passagere Niereninsuffizienz, Verbrennungslunge (ARDS), DIC, Multiorganversagen, Pneumonie, Stressblutungen aus Magen-/Duodenalulzera während der Intensivphase, reflektorischer Ileus, Cholezystitis, Perikarditis, Pankreatitis, immunologische Störungen
* **Inhalationstrauma:** alveoläres Lungenödem, nekrotisierende Bronchitis, Pneumonie, Atelektasen, Blutungen, CO-Intoxikation, steigender Lungenarteriendruck
* **Hochspannungstrauma:** Herzrhythmusstörungen (VES, Kammerflimmern), Nierenversagen (Crush-Niere wg. Myoglobinurie durch die verborgenen tiefen Muskelnekrosen ⇨ nicht von einer kleinen Stromeintrittsmarke täuschen lassen! ⇨ frühzeitige Escharotomie u. Nekrosektomien durchführen) ⇨ hohe Diurese (ca. 100 ml/Std. am ersten Tag) anstreben, osmotische Diuretika, Dopamin
* **Wundinfektion:** 50 % der Todesfälle resultieren aus Infektionen durch protrahierte **Sepsis**. Nach Ablauf von 3 Tagen sind Verbrennungswunden als infiziert anzusehen, daher wiederholt Abstriche machen. Keime: Staph. aureus, Streptokokken, Enterokokken D, Pseudomonas aeruginosa, Candida albicans, Clostridien. Eine Sepsis entwickelt sich typischerweise 5-7 Tage nach dem Verbrennungstrauma. Ther: bei Entzündungszeichen Antibiose nach Antibiogramm
* Katabolie durch Reparationsvorgänge, Einschwemmung der Pyrotoxine aus der Haut bei Wiedereinsetzen der Zirkulation im Verbrennungsgebiet (ab ca. 3. Tag)
* Nach Verbrennungen 1. u. 2. Grades verbleiben evtl. Hypo- od. Hyperpigmentationen (i.d.R. aber keine Narben)
* Kinder und Verbrühungen: Neigung zur **Keloid-Bildung** bei entsprechender genetischer Disposition, Ther: Kompressionsbehandlung
* Spätkomplikation (Intervall von ca. 30 J.): Entwicklung eines Narbenkarzinoms

Op: * Hypertrophe Narben, Wulstnarben mit Spannungsgefühl, Bewegungseinbußen, Licht- und Hitzeempfindlichkeit, Juckreiz

Ther: Druckbehandlung nach JOBST durch spezielle Trikotagen od. Silikonauflagen, die einen Druck auf die vernarbende Region ausüben (für ca. 1 Jahr), Einreibung 2 x tgl. mit fettenden Salben, keine Lichtexposition, keine mechanische Beanspruchung Korrekturoperationen: Ind. sehr zurückhaltend stellen, da neue Narben entstehen können, frühestens 1 J. nach dem Trauma ⇨ Dermabrasion (z.b. bei Mesh-Gitter-Narben), Laserung bei Pigmentstörungen, Verschiebeplastiken bei Kontrakturen

DD: Verbrennungsähnliche Symptome an der Haut durch: Säuren, Laugen, chemische Kampfstoffe und toxische Genese (LYELL-Syndrom, Streptokokkentoxine)

UNTERKÜHLUNG / ERFRIERUNG

Syn: Unterkühlung: Hypothermie, ICD-10: T68
Erfrierung: Congelatio, ICD-10: T33.- bis T35.-

Def: Unterkühlung ist ein Absinken der Körperkerntemperatur unter 35 °C.
Erfrierung ist ein lokaler Kälteschaden ohne Abkühlung des Körperkernes.

Ät: – Untertemperatur bei Kollaps, Hypothyreose, Kachexie, Medikamenten (z.B. Barbiturate)
– Hypothermie durch Trauma: **Kälteexposition** (Ertrinken, Bergsteiger, Alkoholiker, Drogenabhängige)
– Neu-/Frühgeborene mit noch unreifer Temperaturregulation, schweres Schädel-Hirn-Trauma mit Zerstörung des Temperaturregelzentrums
– Künstliche (iatrogene) Hypothermie: bei Herzoperationen, Transplantationen
– Erfrierung: Nasserfrierung (Einwirkung v. Kälte u. Feuchtigkeit), Wind
  Momenterfrierung (z.B. durch flüssige Luft od. Kohlensäureschnee)
  Lok: insb. Akren (Zehen, Finger, Ohren, Nase)

Etlg: Erfrierungen nach der Tiefe der Schädigung

Grad I (Congelatio erythematosa): nur oberflächliche Epidermis betroffen
Grad II (Congelatio bullosa): gesamte Epidermis betroffen
Grad III (Congelatio escharotica/gangraenosa): bis unter die Dermis ⇨ Defektheilung

Klin: ⇒ Hypothermie: (angegeben ist die Körperkerntemperatur)
  <36 °C Leichte Hypothermie: Kältegefühl, Kältezittern
  <35 °C Psychische Alteration mit Verwirrtheit, Desorientierung (Erregungsstadium)
  <33 °C Beginnender Rigor, Apathie (Erschöpfungsstadium)
  <30 °C Bewusstseinsverlust, Pupillenerweiterung, beginnende Lebensgefahr
    (fortschreitende Lähmungsstadien)
  <28 °C Kreislaufversagen durch Kammerflimmern od. Asystolie
  <27 °C Muskelerschlaffung
  <18 °C Isoelektrisches EEG

⇒ Erfrierungen:
  I. Grades: Blässe der Haut, Sensibilitätsstörungen, später Erythem (Hyperämie) nach Wiedererwärmung, leichte Schmerzen, Juckreiz
  II. Grades: Blasenbildung mit blutig-serösem Inhalt, Haut schmerzhaft
  III. Grades: Hautnekrosen, Mumifikation von Akren (z.B. Zehen) od. Blutblasen mit darunterliegenden nassen Nekrosen

Diag: 1. Anamnese (Schädigungshergang, Alkohol, Drogen) und klinische Untersuchung, rektale Temperaturmessung
2. EKG: Hypothermie: J-Welle im EKG (zusätzlich Ausschlag im absteigenden Teil der R-

Zacke), Verlängerung der Überleitungszeit, Herzrhythmusstörungen, terminal Kammerflimmern od. Asystolie

3. Labor bei Hypothermie: Azidose, verminderte O$_2$-Sättigung, Hyperglykämie, CK-Erhöhung

Ther:
- Leichte Unterkühlung: passive Wiedererwärmung (warmer Raum, Entfernung nasser Kleidung, Wolldecken, heiße Getränke)
Starke Unterkühlung: aktive Wiedererwärmung mit Applikation warmer Infusionslösungen (z.B. Glukose 5%ig mit 40 °C = aktive Erwärmung des Körperkernes) und warmem Bad (= aktive Erwärmung der Körperoberfläche, Cave: Gefahr von Azidose und Blutdruckabfalls durch den Einstrom des Blutes in die Peripherie ⇨ Intensivüberwachung und Therapie je nach Symptomatik)
Muss ein unterkühlter Pat. reanimiert werden, so ist die Reanimation fortzusetzen bis der Pat. eine normale Körperkerntemperatur erreicht hat (erst dann darf bei Misserfolg abgebrochen werden).

- Erfrierungen I. und II. Grades: Heilen spontan ab ⇨ I. Grades ohne Residuen, II. Grades evtl. mit Narbenbildung nach Ausbildung eines Schorfes am Boden der Blase.
Erfrierungen III. Grades: Alleinige Demarkation oder operative Nekrosektomie (bei Mumifikationen von Zehen, Fingern ⇨ Amputation) und evtl. Defektheilung/Spalthauttransplantate wie in der Verbrennungschirurgie (s.o.)
Tetanusprophylaxe (aktiv und passiv) nicht vergessen (sonst schwere Tetanusinfektion häufig)!

Kompl:
* Hypothermie: Herzrhythmusstörungen, Kreislaufversagen
* Erfrierungen: Wundinfektion

DD: Frostbeulen (Perniones): **chronische** Frostschädigung mit teigig lividen, rundlichen Schwellungen, insb. an Finger und Zehen, ICD-10: T69.1

POLYTRAUMA

Syn: Mehrfachverletzung, ICD-10: T06.8

Def: **Gleichzeitige Verletzung von mindestens 2 Körperregionen oder Organsystemen, wobei wenigstens eine Verletzung oder die Kombination mehrerer lebensbedrohlich ist.**

Ät: – Insb. **Verkehrsunfälle** (70 % d.F.) als Fußgänger, Fahrrad- / Motorradunfälle, PKW-Kollision
– Arbeitsunfälle, Unfälle im häuslichen Bereich, Sturz aus großer Höhe, Unfälle bei Extremsportarten, Suizidversuch

Path:
- Schwere der Verletzung wird bestimmt durch: **Schädel-Hirn-Verletzung** (60-70 % haben ein SHT), **Thoraxtrauma, stumpfes Bauchtrauma, innere Blutungen**.
- Blutverlust bei geschlossenen Frakturen: Becken bis 4 Liter, Oberschenkel bis 2 Liter, Unterschenkel bis 1 Liter, Arm 0,5 Liter, einseitige Pleura-/Lungenverletzung bis 2 Liter, intraabdominelle Blutung bis 5 Liter!
- Verletzungskrankheit: systemische Reaktion auf das Polytrauma (ähnlich dem Postaggressionssyndrom), Oxygenierungsstörung, hämodynamische Störungen (insb. der Mikrozirkulation und Gerinnung), endokrinologische Reaktionen (insb. Katecholamin-Anstieg) ⇨ Schock, Multiorganversagen

Epid:
◊ Inzidenz: in Deutschland ca. 32.-39.000 Fälle/Jahr, m > w (3:1)
◊ Prädisp.alter: 20.-35. Lj.

Diag: 1. Anamnese (Unfallhergang) und klinische Untersuchung ⇨ schnelle Beurteilung, welche Notfalleingriffe durchgeführt werden müssen. Weitere Diagnostik erst nach Stabilisierung (Kreislaufsituation, Gerinnung) des Patienten
2. Sono-Abdomen: Intraabdominelle Blutungen (freie Flüssigkeit?), Organrupturen ⇨ ggf. CT-Abdomen bei schlechter Beurteilbarkeit oder Peritoneallavage

Allgemeine Traumatologie | Seite 363

3. Röntgen: Immer **gesamtes Achsenskelett röntgen** = HWS + BWS + LWS in 2 Ebenen, Becken, **Schädel** in 2 Ebenen und **Thorax**. Abdomenübersicht, Extremitäten od. retrograde Urethrographie je nach klinischem Befund, CT-Schädel zum Ausschluss von intrakraniellen Blutungen, CT-Thorax ⇨ orientierende Schichten zum Ausschluss von Kontusionen ⇨ Alternativ wird heute zunehmend nur noch ein **Spiral-CT** durchgehend v. Schädel bis Becken durchgeführt (spart die vielen Einzelaufnahmen).
4. Labor: **Blutgruppe und Kreuzprobe!** (Blutkonserven anfordern), Blutbild (Hb, Hkt), Blutgasanalyse, Elektrolyte, Gerinnungsstatus, Nierenretentionswerte

Etlg: # Schweregrade n. **AIS** (**A**bbreviated **I**njury **S**cale) u. **ISS** (**I**njury **S**everity **S**core n. BAKER)

Körpersystem:	Verletzungsschwere (AIS-Punktewert)
Kopf/Hals Gesicht Thorax, BWS Abdomen, LWS Extremitäten und Becken Haut/Weichteile	0 = keine 1 = leicht 2 = mäßig 3 = ernsthaft 4 = schwer 5 = kritisch 6 = max. Verletzung, nicht überlebbar

Für jedes Körpersystem wird ein Punktewert vergeben (genaue Bewertung im Internet: www.traumascores.com). Bei dem ISS werden von den drei am schwersten betroffenen Systemen der Punktwert (0-5) jeweils quadriert und dann addiert. Damit ist ein Wert von 0 bis 75 Pkt. mögl., ein Polytrauma liegt ab **≥16 Punkten** vor. Wird ein Körpersystem mit AIS 6 Pkt. bewertet, ist die Gesamtpunktzahl des ISS automatisch gleich 75 zu setzen.

Es gibt noch eine Vielzahl weiterer Scores für das Polytrauma, die für die einzelnen Organsystemverletzungen Punkte vergeben, die die Patienten in Kategorien einteilen und daraus eine Prognoseabschätzung geben. Gebräuchliche sind:
PTS (**P**olytrauma**s**chlüssel n. OESTERN der Med. Hochschule Hannover), MOF (**M**ultiple **O**rgan **F**ailure n. GORIS et al.), APACHE-II-Score (**A**cute **p**hysiology **a**nd **c**hronic **h**ealth **e**valuation n. KNAUS et al.), Schweregrade nach SCHWEIBERER

Ther:
- Akut (Unfallort): **Sicherstellung der Vitalfunktionen, Schockbehandlung** (2 große venöse Zugänge [13G], Ringer-Laktat- und Hydroxyethylstärke-Infusion HAES-steril® od. Small-volume-resuscitation mit HyperHaes®), ggf. Reanimation, evtl. Anlage einer Anti-Schock-Hose (MAST), Auskühlen verhindern
Frühintubation und kontrollierte Beatmung, Entlastung eines Spannungspneumothorax, Kompression starker äußerer Blutungen, Ruhigstellung von Frakturen, Schmerzbehandlung, Ankündigung und schneller Transport in die Klinik

- Intensivtherapie (Schockraum in der Klinik, ATLS® = **a**dvanced **t**rauma **l**ife **s**upport): Primärcheck (Vitalfunktionen) und Sekundärcheck (alle relevante Verletzungen), Anlage eines ZVK (ZVD-Messung), rechtzeitige Substitution von **Blut** (ausreichend viele Konserven von der Blutbank anfordern und kreuzen lassen!, bei vital-bedrohlicher Blutung ggf. auch ungekreuzte, blutgruppengleiche Konserven od. "0-negativ" infundieren) und **FFP** = **f**resh-**f**rozen-**p**lasma, Flüssigkeitssubstitution, Azidoseausgleich mit Natriumbicarbonat (BE x 1/3 x kgKG, davon die Hälfte), Überwachung der **Gerinnung** (ggf. Substitution von Fibrinogen, weiteren Faktoren u. AT III), später Antikoagulation (Heparin i.v., dann niedermolekulares Heparin s.c., wenn keine K-Ind. durch die Verletzungen gegeben sind), Auskühlung vermeiden, Bilanzierung der Ein- und Ausfuhr, Tetanusimpfung (Tdap)

- Operativ: Stufenplan modifiziert nach SCHWEIBERER et al. (1987)
1. Phase: unaufschiebliche **Notoperationen** (vitale Indikation = Sofort-Op, sog. „damage control surgery", „treat first what kills first"), z.B.:
– Anlage einer Thoraxdrainage im 2. ICR in der Medioklavikularlinie (Thoraxtrauma mit V.a. intrathorakale Blutung, Rippenserienfraktur oder Pneumothorax)
– Entlastungspunktion bei Herzbeuteltamponade
– Laparotomie bei Milz- / Leberruptur, intraabdomineller Massenblutung ⇨ Blutstillung, ggf. Abdominalpacking ("Ausstopfen" des Bauches), z.B. bei unstillbarer Leberblutung
– Versorgung bei unstillbarer Blutung aus großen Gefäßen oder im Nasen-Rachenraum
– Kraniotomie bei epiduraler (arterieller) Blutung (nicht bei subduralen Blutungen = sind venös, daher meist keine sofortige Trepanation notwendig)
– Rückenmarkentlastung bei drohendem Querschnitt

- Beckenzwinge od. Fixateur ext. bei instabiler Beckenringfraktur (Gefahr großen Blutverlustes), ggf. angiographische Embolisation bei großer Blutung
- Fixateur externe bei vital gefährdeten Extremitäten (III.- bis IV.-gradig offene Fraktur)

2. Phase: primär **definitive chirurgische Versorgung schwerer Verletzungen** (möglichst noch am 1.Tag = Früh-Op), z.B.:
- Schädelimpressionsfrakturen, offene Schädel-Hirn-Verletzungen, Epiduralhämatom
- Anhaltende thorakale Blutung (>0,5 l/Std. oder 2 l/Tag)
- Verletzungen der ableitenden Harnwege
- Magen- oder Darmverletzung, Augenverletzungen
- Offene Extremitätenfrakturen (II.- bis III.-gradig offene Frakturen)

3. Phase: primär definitive chirurgische Versorgung leichterer Verletzungen (innerhalb der 1. Woche nach abgeschlossener, intensivmedizinischer Stabilisierung des Patienten = Spät-Op), z.B.:
- Osteosynthese von Gesichtsschädelfrakturen, plastische Operationen
- Osteosynthese von einfachen Becken- und Extremitätenfrakturen

• Bei absehbarer Langzeitbeatmung frühzeitige Tracheotomie (s.u.)
• Frühzeitige intensive krankengymnastische Betreuung, Rehabilitation im Anschluss an die Akutbehandlung (mit sozialer und beruflicher Wiedereingliederung)

Prog: Letalität zwischen 15 und 40 % (prognostisch negativ sind insb. das Vorliegen einer intraabdominellen Massenblutung, schweres SHT, notwendige langdauernde Beatmung)

Kompl:
* Schocklunge (ARDS), Ateminsuffizienz, Schockniere, Herz-Kreislauf-Versagen, **Multiorganversagen**
* Verletzungskrankheit, Postaggressionssyndrom und posttraumatisches Immundefektsyndrom, Verbrauchskoagulopathie, Blutungen, Kompartment-, Crush-Syndrom
* Infektionen (Pneumonie, Pleuritis, Peritonitis), Sepsis mit hoher Letalität
* Thrombosen, Lungenembolie durch die meist längere Immobilisation und wegen der häufigen Kontraindikationen für eine prophylaktische Antikoagulation, z.B. SHT, große Wundflächen, Verletzung parenchymatöser Organe usw. ⇨ bei hohem Risiko Einlage eines V.cava-Schirmchens (s.o., Kap. Lungenembolie)
* Zerebrale und/oder spinale Funktionsstörungen
* Massentransfusion: Infektionsrisiko (HIV, Hepatitis, bakterielle Kontamination), hämolytische Reaktionen, posttransfusionelle Purpura, transfusionsassoziiertes Lungenversagen, Graft-versus-host-Reaktion

SCHÄDEL-HIRN-TRAUMA

Syn: **SHT**, SHV = <u>S</u>chädel-<u>H</u>irn-<u>V</u>erletzung, engl. head injury, traumatic brain injury, Commotio cerebri, Contusio cerebri, Compressio cerebri, *intrakranielle Verletzung* ICD-10: S06.-

Ät:
- **Stumpfe Gewalt** (Sturz, Schlag, Anprall) ⇨ geschlossenes SHT
1/3 d.F. sind **Verkehrsunfälle**, am häufigsten sind es **Stürze** (häuslicher Unfall, Sturz aus größerer Höhe bei der Arbeit) u. Sportunfälle (z.B. Ski- od. Fahrradunfall ohne Helm).
- **Perforierende Verletzung** (Pfählungs-, Schussverletzung, extrem starker Aufprall) ⇨ offenes SHT

Etlg: # <u>Allgemein</u>: **Geschlossenes SHT** (keine Eröffnung des Schädels, Dura intakt)
Offenes SHT ⇨ Mitverletzung der **Dura** mater (= Verbindung zw. Gehirn u. Außenwelt)
⇨ **Jede offene Gehirnverletzung ist a priori als infiziert anzusehen!**
Indirekt offenes SHT ⇨ Schädelbasisfraktur mit Verbindung n. außen (über Nebenhöhlen)

<u>Hirntrauma:</u>
- **Commotio** cerebri: Gehirnerschütterung (ohne bzw. mit nur minimalen pathoanatomischen Veränderungen ⇨ evtl. geringgradige Gliaproliferationen), ICD-10: S06.0

- **Contusio** cerebri: Hirnprellung (immer mit pathoanatomisch fassbaren Gewebeschädigungen = sog. *Rindenprellungsherden*), ICD-10: S06.3-
- **Compressio** cerebri: Hirnquetschung, Hirnkompression durch Hämatome oder umschriebene Ödeme, ICD-10: S06.2-
Frakturen des Schädels: **Schädelkalottenfraktur, Schädelbasisfraktur** (insb. der Frontobasis), Frakturformen: Lineare- (Berstfraktur), sternförmige- und **Impressionsfrakturen**

Path:
- Contusio cerebri: Beschleunigungs-, Rotations- od. Verzögerungstrauma führt zu **Coup** = Stoßherd durch den Anprall und **Contrecoup** = Gegenstoßherd durch Sog ⇨ **Rindenprellungsherde** (meist frontal, temporal und occipital) ⇨ Parenchymnekrosen, diese werden durch Gliaproliferationen ersetzt ⇨ **Glianarbe**. Daneben entstehen traumatische Ödeme ⇨ Zirkulationsstörungen, Hypoxie mit **sekundären**, reaktiven Gewebsschäden.
- Frakturen: Berstfrakturen (Gewalteinwirkung flächig von der Seite)
  Impressionsfrakturen (lokale, spitze Gewalteinwirkung, Schussverletzung)
- Schädelbasisfrakturen (engl. basal skull fracture): ICD-10: S02.1
  - Frontobasale Frakturen ⇨ Eröffnung von Sinus frontalis, ethmoidalis od. sphenoidalis mögl.
  - Laterobasale Frakturen ⇨ Fraktur im Bereich des Felsenbeins (quer, schräg od. längs)

Epid:
- ◊ Inzidenz: 200-350/100.000/Jahr ⇨ 250.000 SHT in Deutschland pro Jahr, davon 5 % mittelschwere u. 5 % schwere SHT mit ca. 8.000 Toten u. ca. 4.500 dauerhaften Pflegefällen
- ◊ M > w, bis zum Alter von 45 J. häufigste Todesursache in Deutschland
- ◊ 25-30 % der Pat. mit einem SHT haben ein **Polytrauma** (z.B. mit Pneumothorax, intraabdominellen Blutungen und Organverletzungen, Frakturen).

Klin:
⇒ Schädelprellung: Kopfschmerzen, evtl. Schwindel od. Übelkeit, keine Bewusstseinsstörung, keine neurologischen Symptome
⇒ Commotio cerebri: **Bewusstlosigkeit** (für Sekunden bis max. 1 Std.) und posttraumatische = **anterograde Amnesie** (Zeit während und nach dem Unfall, die Erinnerungslücke kann mehrere Stunden umfassen, evtl. auch eine Zeit kurz vor dem Unfall = kurze retrograde Amnesie), Übelkeit, **Erbrechen**, Kopfschmerzen, Schwindel, Nystagmus
⇒ Contusio cerebri: Bewusstlosigkeit >1 Std. (bis zu Tagen), amnestischer Dämmerzustand (>24 Std.), **neurologische Ausfälle** je nach Lokalisation der Anprallherde (epileptische Anfälle, Atem- und Kreislaufstörungen, traumatische Anosmie, Paresen, Augenmotilitätsstörungen) bis hin zum Koma
⇒ Schädelkalottenfrakturen: Evtl. tastbarer Frakturspalt, Impression
⇒ Schädelbasisfrakturen: Brillen- od. Monokelhämatom, retroaurikuläre Blutungen, **Liquorrhoe** aus Nase (frontobasale Frakturen) od. Ohr (laterobasale Frakturen), Hämatotympanon, Ausfall v. Hirnnerven (z.B. Anosmie, Augenmotilitätsstörungen)
⇒ Tentorielle Einklemmung: Bewusstseinstrübung bis Koma, Pupillenerweiterung, fehlende Lichtreaktion, Pyramidenbahnzeichen, Strecksynergismen, CHEYNE-STOKES-Atmung

Diag:
1. Anamnese (Unfallereignis, Eigenanamnese soweit möglich, Dauer der Amnesie und Fremdanamnese) und klinische Untersuchung: sichtbare äußere Verletzungen, Bewusstseinslage, Neurostatus mit Pupillenreaktion, Untersuchung häufig erschwert bei SHT mit Alkoholeinwirkung
2. Bildgebung: Die Rö-Schädelübersicht in 2 Ebenen + bei Bewusstlosigkeit zusätzlich HWS in 2 Ebenen + Dens axis wird heute meist direkt durch das CT ersetzt (bessere Aussagekraft). Bei Kindern ist auch eine Schädelsonographie mögl.
   CCT: bei **Bewusstlosigkeit** od. V.a. intrakranielle Raumforderung immer CCT (nativ) durchführen ⇨ Nachweis von Kontusionsherden (hypodense Läsionen), intrakraniellen Blutungen, Hämatomen, Hirnödem, Schädelbasisfrakturen (⇨ koronares CCT / Knochenfenster fahren), intrakranieller Luft (⇨ Duraverletzung = offenes SHT!)
   Zur Verlaufsbeobachtung bei Bewusstlosigkeit ggf. MRT (je mehr Kontusionsherde umso schlechter die Prog., insb. bei Hirnstamm-, Basalganglien- od. Pons-Läsion)
3. **Neurologisches Konsil** mit genauer Befunddokumentation, ggf. Liquorpunktion (Cave: bei Hirndruck ⇨ Gefahr der Einklemmung): bei Kontusion evtl. blutiger od. xanthochromer Liquor, ggf. Liquornachweis durch ß-Transferrin-Bestimmung (z.B. bei Sekretion aus

der Nase), MRT od. Liquorszintigraphie zur Lokalisation einer Liquorfistel
EEG: Allgemeinveränderung, ggf. Herdbefund, insg. aber sehr unspezifisch
Hirndruckmessung mittels Ventrikelkatheter od. epiduraler Drucksonde bei radiologischen Hirndruckzeichen

⇒ Zur schnellen Einschätzung des Schweregrades eines SHT: GLASGOW Coma Scale

Augenöffnen:	Spontan	4 Punkte
	Auf Ansprechen	3 Punkte
	Auf Schmerzreiz	2 Punkte
	Kein Augenöffnen	1 Punkt
Körpermotorik:	Bewegung auf Aufforderung	6 Punkte
	Gezielte Abwehr auf Schmerzreize	5 Punkte
	Flexionsbewegungen auf Schmerzreize	4 Punkte
	Abnormale Flexionsbewegungen auf Schmerzreize und spontan (Dekortikationshaltung = Beugesynergismen)	3 Punkte
	Extension auf Schmerzreize und spontan (Dezerebrationshaltung = Strecksynergismen)	2 Punkte
	Keine (auch nicht auf Schmerzreize)	1 Punkt
Verbale Reaktion:	Pat. orientiert und beantwortet Fragen	5 Punkte
	Pat. desorientiert, beantwortet aber Fragen	4 Punkte
	Inadäquate verbale Antwort auf Ansprechen	3 Punkte
	Unverständliche Laute	2 Punkte
	Keine	1 Punkt

Gesamtpunktzahl der 3 Gruppen = höchster Score ("normal") sind 15, tiefster Score 3 Punkte
> **Leichtes SHT (I. Grades, als Anhalt: Bewusstlosigkeit bis 15 Min.): 15 - 13 Punkte**
> **Mittelschweres SHT (II. Grades, Bewusstlosigkeit bis 1 Std.): 12 - 9 Punkte**
> **Schweres SHT (III. Grades, Bewusstlosigkeit >1 Std.): 8 - 3 Punkte**

Ther:
- **Akut:** Sicherung der vitalen Funktionen an der Unfallstelle, **frühzeitige Intubation**, kontrollierte Beatmung und Schockbehandlung (großer Zugang, Infusion)
  Minimierung zerebraler Sekundärschäden durch:
  ⊃ **Oberkörperhochlagerung** (bis 30°), nicht bei protrahiertem Schock
  ⊃ Anlage einer **Halskrawatte** (Stiff-neck-Orthese)
  ⊃ Blutdruck sollte 120 mmHg systolisch nicht unterschreiten
  ⊃ Analgosedierung (z.B. mit Benzodiazepin, Midazolam [Dormicum®] + Fentanyl)
  ⊃ Fremdkörper präklinisch in situ in der Wunde belassen
  ⊃ Anlage eines sterilen Verbandes bei offenen, blutenden Schädel-Hirn-Verletzungen
  Primärtransport in die nächste geeignete Klinik mit Intensivstation, CCT u. ggf. Neurochirurgie (bei polytraumatisierten Pat. ist es evtl. erforderlich, diese erst in das nächstgelegene Akutkrankenhaus zu bringen zur Stabilisierung der Vitalfunktionen und die Patienten sekundär bei Bedarf in ein **neurochirurgisches Zentrum** zu verlegen).

- **Konservativ:**
  – Commotio cerebri: **stationäre Überwachung für 24 Std.**, Bettruhe für einige Tage, symptomatische Therapie bei Kopfschmerzen (Paracetamol, Benuron® od. Metamizol-Natrium, Novalgin®, kein ASS in den ersten Tagen wegen der Möglichkeit einer übersehenen Blutung) und bei Übelkeit od. Erbrechen (Metoclopramid, Paspertin®)
  – Bewusstlose Pat.: kontrollierte Beatmung (ggf. milde Hyperventilation zur Hirndruckprophylaxe, Zielwert: 30-35 mmHg pCO2), bei Hirndruck Osmotherapie mit 4x tgl. Mannitol (125 ml 20%iges Mannitol über 20 Min. infundieren), parenterale Ernährung, Elektrolyt- und Flüssigkeitssubstitution, gute Blutdruckverhältnisse, Krankengymnastik zur Verhinderung von Gelenkkontrakturen
  – Frakturen: Lineare Frakturen und Schädelbasisfrakturen ohne Dislokation bedürfen meist keiner Therapie (lediglich stationäre Beobachtung wegen mögl. meningealer Hämatombildung). Otogene Liquorrhoe bei Felsenbeinlängsfraktur konservativ (Antibiotikaschutz)

Allgemeine Traumatologie | Seite 367

- **Operativ:** Ind: **Nach Stabilisierung der vitalen Funktionen** ist eine offene Fraktur immer eine Notfall-Op-Ind., intrakranielle Blutung/Hämatom mit Verdrängung.

  - Großes intrakranielles Hämatom: Notfallkraniotomie zur Entlastung über eine temporoparietale, möglichst große Trepanation innerhalb von 2 Std. (hierzu werden mehrerer Löcher gebohrt und dazwischen der Knochen durchgefräßt, der Knochendeckel wird entnommen und der knöcherne Defekt offen belassen = osteoklastische Trepanation, s. Abb.)

    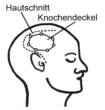
    Hautschnitt
    Knochendeckel

  - Offene Impressionsfrakturen ⇨ Entfernung stark verschmutzter Fragmente, Deckung des Defektes (= Verschluss der Dura mit lyophilisierter [= gefriergetrockneter] Dura), systemische Antibiose

  - Impressionsfrakturen (geschlossen) ⇨ Hebung der Impression   Notfalltrepanation

  - Schädelbasisfrakturen: Op-Ind. bei Mitbeteiligung v. Hirnnerven od. frontobasaler Liquorfistel ⇨ Duraverschluss der Liquorfistel, ggf. Débridement der Nasennebenhöhlen und systemischer Antibiotikaschutz

  - Kopfschwartenverletzung: primärer Wundverschluss

  - Blutungen, Hydrozephalus, Hirndruck ⇨ zur Ther. siehe jeweiliges Kapitel

- **Rehabilitationsbehandlung** über Wochen bis Monate, möglichst **früh** beginnen mit mobilisierender Krankengymnastik, physikalischer Therapie, Ergotherapie (Wiedererlangung von Fähigkeiten und Fertigkeiten, die posttraumatisch gestört sind), logopädischer Behandlung (Sprachtherapie)

- Selbsthilfegruppen: Schädel-Hirn-Patienten in Not e.V., Bayreuther Str. 33, 92224 Amberg, Tel.: 09621 63666, Internet: www.schaedel-hirnpatienten.de
  ZNS – Hannelore Kohl Stiftung, Rochusstr. 24, 53123 Bonn, Tel.: 0228 97845-0, Fax: -55, Internet: www.hannelore-kohl-stiftung.de

Prog: Je länger die Bewusstlosigkeit und je älter der Pat. umso schlechter die Überlebensprognose (grober Anhalt, schlechte Prog. bei: 60. Lj. - 1 Wo., 15. Lj. - 3 Wo. Bewusstlosigkeit). Nach schwerem SHT versterben 40-50 % d. Pat., 2/3 der Überlebenden werden berufsunfähig. Bessere Prognose bei Jugendlichen, hier bleiben nur ca. 1/5 der Pat. arbeitsunfähig.

Kompl:
* Postkommotionelle Beschwerden: oft noch über Wochen (bis Jahre) Kopfschmerzen, Schwindel, Konzentrationsstörungen, Gedächtnisstörungen, Reizbarkeit, Ermüdbarkeit (neurasthenisch-depressives Syndrom), Lichtempfindlichkeit, Alkoholintoleranz
* Contusio cerebri: durch Shifting des Gehirns beim SHT **Kontusion/Ruptur kleiner Gefäße** ⇨ kleine Einblutungen in das Parenchym (charakteristischerweise im Bereich der Windungskuppen), sog. Rhexisblutungen, evtl. auch intraparenchymatöse Hämatome
* Postkontusionelle Beschwerden: wie bei den postkommotionellen Beschwerden, jedoch intensiver und länger anhaltend, zusätzlich oft neurologische Defizite (z.B. aphasische Störungen, Paresen, Seh-, insb. Fusionsstörungen, Riechstörungen, epileptische Anfälle, Dystonien), posttraumatische Enzephalopathie (z.B. "Boxer-Enzephalopathie" Dementia pugilistica) mit hirnorganischem Psychosyndrom (HOPS, traumatische Psychose), KORSAKOW-Syndrom, Delir mögl.
* Sekundäre Entwicklung eines **Hirnödems** (nach ca. 12 Std. bis zum 3. Tag)
* Bei Verletzung meningealer Gefäße (Kalottenfraktur) ⇨ **epidurales Hämatom**
* Hirnkontusion oder abgerissene Hirnvenen ⇨ **Subduralhämatom**, als Spätkomplikation auch das **chronische subdurale Hämatom** (nach einem längeren symptomfreien Intervall), Sinusvenenthrombose
* Posttraumatischer Hydrozephalus, Hygrome
* **Dissektion** der A.carotis int. oder A.vertebralis durch das Trauma mit der Gefahr einer späteren Thrombusembolisation und ischämischem Insult
* Impressionsfraktur, Rindenprellungsherde ⇨ epileptogener Fokus (traumatische Frühanfälle mit erhöhtem Risiko für eine **posttraumatische Spätepilepsie**)
* Okzipitale Impressionsfrakturen ⇨ Verletzung des Sinus sagittalis sup.
* Blow-out-Fraktur: Sprengung des Orbitabodens ⇨ Einklemmung von Augenmuskeln

Traumatologie

* Schädelbasisfrakturen: Karotis-Kavernosus-Fistel (⇨ arteriovenöse Verbindung zwischen A.carotis int. und Sinus cavernosus) mit pulssynchronem Ohrgeräusch, Chemosis (= Ödem) der Konjunktiven, Exophthalmus, Affektion der HN III-VI
* Liquorfistel: **frontobasale** (Verbindung zum Nasen-Rachen-Raum) oder **laterobasale** (Verbindung zum Mittelohr) Liquorfistel ⇨ Gefahr der **aufsteigenden Infektion** mit **Meningitis, Meningoenzephalitis, Hirnabszess**
* Offenes SHT:
  – **Pneumenzephalon** = Eintritt von Luft + Infektionskeimen bei offenem SHT
  – Eitrige **Meningitis**, subdurales Empyem, Pyozephalus internus (Eiter im Ventrikelsystem ⇨ Okklusivhydrozephalus), Enzephalitis, Hirnabszess (Frühabszess in unmittelbarer Folge des SHT), Mark-/Hirnphlegmone (diffuse Eiterung in der Hirnsubstanz)
  – Spätabszesse und Meningitis (noch nach mehr als 10 Jahren) durch Eitererreger in der Nähe von z.B. Knochensplittern, Geschossfragmenten etc.
  – Duranarbe ⇨ **posttraumatische Epilepsie** (Manifestation in den ersten 2 Jahren nach Trauma), lokaler Hydrocephalus e vacuo und Durchblutungsstörungen
* Koma: Einteilung der World Federation of Neurosurgical Societies
  BRÜSSELER-Klassifizierung

Koma I	**Bewusstloser Patient, normale Reaktion auf Schmerz**, Pupillenmotorik o.B., Augenmotorik erhalten, evtl. Anisokorie, Atmung intakt
Koma II	Bewusstloser Patient mit Paresen od. verlangsamter unkoordinierter Reaktion auf Schmerz, Pupillenmotorik intakt od. Anisokorie, Augenmotorik erhalten, Atmung intakt
Koma III	**Bewusstloser Patient mit Streckkrämpfen**, Pupillenmotorik intakt od. Anisokorie, evtl. mit Störungen der Augenmotorik, Atmung intakt
Koma IV	Bewusstloser Patient mit **initial beidseitig weiten Pupillen**, noch erhaltene Spontanatmung, Hypotonie u. **Reaktionslosigkeit auf Schmerzreize** aller Extremitäten, keine Augenmotorik
Hirntod	Keine Hirnstammreflexe (keine Spontanatmung, etc.), weite / lichtstarre Pupillen bds., keine Augenmotorik, spinale Reflexe können erhalten sein

* Dezerebrationssyndrom (Syn: **apallisches Syndrom**, Enthirnungsstarre, Syndrom reaktionsloser Wachheit, engl. persistent vegetative state) = neurofunktionelle Entkoppelung des geschädigten Großhirns vom intakten Hirnstamm, geht meist aus einem Koma hervor. Ät: **SHT** (Unfall), **akute Hypoxie** bei kardiopulmonaler Insuffizienz od. Reanimation, ausgedehnte Hirnblutung, Hirnkompression bei Hirndruck, Verschlusshydrozephalus od. tentorieller Herniation (Kontrolle im CCT: Weite der Cisterna ambiens?, AEP, VEP)
  Klin: Apallisches Syndrom = **Koma** mit „offenen Augen" aber ohne Blickkontakt, keine Fixierung von Objekten (Coma vigile, Wachkoma), Beuge- oder Streckhaltung der Arme, Streckstellung der Beine, evtl. orale Automatismen, pathologische/frühkindliche (primitive) Reflexe, Störung von Atmung, Temperatur- und Kreislaufregulation, Infektanfälligkeit. Dieser Zustand kann jahrelang andauern.
  Ther: Intensivtherapie, dann spezialisierte Langzeitpflegeeinrichtungen
  Prog: insg. schlecht (Rückbildung innerhalb von 12 Mon. mit meist erheblichen Defekten mögl., danach eher unwahrscheinlich), durchschnittliche Überlebenszeit 2 - 5 J., Tod durch Komplikationen wie Thrombosen od. pulmonale Infekte
* Locked-in-Syndrom (durch Hirnstammkontusion, Ponsblutung): Tetraparese, Hirnnervenlähmung, nur noch **vertikale Augenbewegung** und Blinzeln/Lidschluss bei voll erhaltenem! Bewusstsein mögl. (Großhirn ist intakt), sehr schlechte Prog.
* Dissoziierter Hirntod: **zerebraler Tod** mit Stillstand der Atmung, Koma, weite starre Pupillen, Ausfall des Kornealreflexes, fehlende Reaktion auf Schmerzreize, Diag: Null-Linien-EEG od. intrazerebraler Perfusionsstillstand in der Angiographie

DD: Für einen komatösen Patienten, der ohne sicheren Anhalt für ein SHT gefunden wird:
  – Vigilanzstörungen durch internistische Erkrankungen: Herz-Kreislauf-Insuffizienz, Coma

diabeticum, Intoxikationen; spontane intrakranielle Blutung
- Neurologisch: Grand-mal-Epilepsie, akinetischer Mutismus (Frontalhirnschädigung)
- Kinder: Schütteltrauma (engl. shaken baby syndrome, Kindesmisshandlung bei Säuglingen)

TRACHEOTOMIE

Syn: Luftröhrenschnitt, engl. tracheotomy

Ind: – **Längerfristige Beatmung** bei respiratorischer Insuffizienz (Polytrauma, Schädel-Hirn-Trauma, große Verbrennungen, Koma), Anhalt: Wenn die Beatmung voraussichtlich über 14 Tage hinausgehen wird ⇨ Vermeidung der Komplikationen durch Langzeitintubation.
- Sicherung der Atemwege (bei neurologischer Störung, Schlaganfall, Atemlähmung)
- Operationen des Larynx, Laryngektomie (im Rahmen der Tumorchirurgie durch HNO-Arzt ⇨ Anlage eines endgültigen plastischen Tracheostomas)
- Notfalltracheotomie: **Verlegung der Atemwege** im Bereich des Mundes/Larynx, z.B. durch Wespenstich, Glottis-Ödem, Quincke-Ödem, verschluckten Fremdkörper, Trauma

Etlg: # Koniotomie (Notfalltracheotomie, Inzision zwischen Schild- und Ringknorpel)
Obere/hohe Tracheotomie (2.-3. Trachealspange)
Untere/tiefe Tracheotomie (4.-5. Trachealspange)

Ther: • Operativ:
- Lagerung: Kopf maximal rekliniert
- Konventionelle operative **Tracheotomie:** Hautinzision und Darstellung der Trachealvorderwand in der Mittellinie (ggf. Spaltung des Schilddrüsenisthmus), Eröffnung der Trachea durch Querinzision und Anlage eines **plastischen Tracheostomas** (der ventrale Anteil der 2. od. 3. Trachealspange wird nach 2 Längsinzisionen nach kaudal umgeschlagen [sog. BJÖRK-Lappen] u. mit der Haut vernäht)
- Perkutane dilatierende Tracheostomie (Punktionstracheostomie) nach CIAGLIA: Punktion der Trachea (unter bronchoskopischer Kontrolle) und Dilatation des Einganges über einen Führungsdraht bis auf Kanülengröße, erster Kanülenwechsel frühestens nach 7-10 Tagen. Vorteil: Kann auf der Intensivstation durchgeführt werden.
- Koniotomie (**Notfalltracheotomie**): Durchtrennung des Lig.cricothyroideum (= Lig.conicum) zwischen Schild- und Ringknorpel
• Trachealtubus mit Ballon = Cuff, muss mit Luft geblockt werden, zur Kontrolle ist an dem Anschluss ein kleiner Ballon, Fixierung mittels Band um den Hals
• Bei endgültigem Tracheostoma: Wechsel auf eine Silberkanüle nach abgeschlossener Wundheilung, ggf. auch als Sprechkanüle (hat eine Klappe, die sich beim Ausatmen verschließt, dadurch kann die Luft durch kleine Öffnungen in Richtung Larynx entweichen ⇨ Phonation möglich)
• Verschluss eines Tracheostomas: unkompliziert von alleine od. mittels Naht

Kompl: ∗ Verletzung der Schilddrüse, Blutung (Tr.brachiocephalicus, A./V.thyreoidea), Infektion
∗ Verletzung von Trachealhinterwand und Ösophagus, tracheo-oesophageale Fistel
∗ Dislokation des Tubus
∗ Spätkomplikation: Tracheomalazie (zu stark geblockter Ballon), Trachealstenose

SCHULTERGÜRTEL

Anatomie

Knöcherne Bestandteile: Clavicula u. Scapula
Ligamentäre Bestandteile:
am **Sternoklavikulargelenk** das Lig. sternoclaviculare, Lig.costoclaviculare und das Lig.interclaviculare,
am **Akromioklavikulargelenk** (= ACG) das Lig.acromioclaviculare und das Lig.coracoclaviculare (bestehend aus Lig.trapezoideum u. Lig.conoideum)

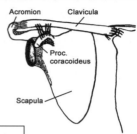

STERNOKLAVIKULARGELENKLUXATION

Ät: Direkte oder indirekte (seitliche) Gewalteinwirkung auf die Klavikula, ICD-10: S43.2 (insg. sehr seltene Verletzung)

Etlg: # Luxatio praesternalis (häufigste Form): nach vorne oben
Luxatio suprasternalis: nach oben
Luxatio retrosternalis: nach hinten unten
Einteilung nach ALLMANN (1967) bez. Klinik und Röntgenbefund

Grad I	Kontusion oder Distorsion des Gelenkes ohne wesentliche Dislokation
Grad II	Subluxation des Gelenkes durch **Teilzerreißung** der sternoklavikulären Bänder
Grad III	Komplette **Zerreißung aller Bandstrukturen**, deutliche Stufenbildung, radiologisch leere Gelenkpfanne

Klin: ⇒ Bewegungsschmerz, Druckschmerz über dem Sternoklavikulargelenk
⇒ Luxatio praesternalis: tastbarer Vorsprung am Sternalrand
⇒ Luxatio retrosternalis: tastbare Eindellung am Sternalrand

Diag: 1. Anamnese und klinische Untersuchung
2. Röntgen: Normale p.a. Thoraxübersicht und Seitenbild bringen oft keinen sicheren Nachweis ⇨ Tomographie durchführen
Rö. nach ROCKWOOD: Bei liegendem Patienten, Aufnahme in 40°-Winkel auf das Sternum (s. Abb.):
⇨ Luxatio praesternalis projiziert sich nach oben,
⇨ Luxatio retrosternalis projiziert sich nach unten.

Ther:
• Konservativ: 1.) Reponieren in Lokalanästhesie (gelingt meist gut)
2.) **Rucksackverband** für 4-5 Wochen (dieser übt Zug nach hinten aus), frühfunktionelle Behandlung (gute Mitarbeit des Pat. erforderlich)
• Operativ: Ind: Versagen der konservativen Therapie, funktionelle Beeinträchtigung, retrosternale Luxation
- Op nach BUNELL: Fixation von Sternum und Klavikula, heute modifiziert mit **PDS-Banding** (Kordel, die sich nach ca. 3-5 Monaten selbst auflöst), früher durchgeführt mit Draht und Faszienstreifen, entsprechend des Verlaufes des Lig.sternoclaviculare
- Resektion und Arthrodese als Ultima ratio bei sehr alten Patienten

Kompl: ∗ Verletzung von Trachea, Ösophagus, Duct.thoracicus, Aorta, V.cava, Lunge, Contusio cordis, Myokardverletzung insb. bei der Luxatio retrosternalis
∗ Mitverletzung des Akromioklavikulargelenks
∗ Reluxation ⇨ ggf. Operation notwendig

KLAVIKULAFRAKTUREN

Syn: Schlüsselbeinbruch, ICD-10: S42.0-

Ät: – Meist indirekte Gewalteinwirkung: Sturz auf Schulter/Arm ⇨ eher Klavikulaschaftfraktur
- Direkte Gewalteinwirkung: Stoß, Schlag, Schuss ⇨ eher laterale Frakturen
- Perinatal (schwierige Geburt bei Schulterdystokie = nach Geburt des Kopfes bleibt die vordere Schulter an der Symphyse hängen) bei ca. 5/1.000 Geburten vorkommend

Epid: ◊ Inzidenz: 64/100.000/Jahr
◊ Eine der häufigsten Frakturen im Kindes- und Erwachsenenalter (3-5 % aller Frakturen)

Etlg: # Mediale Fraktur (selten)
Fraktur in **Schaftmitte** (am häufigsten, ca. 80 % d.F.)
Laterale Fraktur (lateral des Lig.coracoclaviculare, ca. 15-20 % d.F.)
Offene Fraktur (sehr selten)

Klin: ⇒ Weichteilschwellung, Schmerz
⇒ Functio laesa des Schultergürtels (Schonhaltung), Krepitation
⇒ **Fehlstellung**: Mediales Fragment steht nach oben durch den Zug des M.sternocleidomastoideus ab (laterales Fragment ist fixiert durch das Lig.coracoclaviculare).

Diag: 1. Anamnese und klinischer Befund: DMS prüfen!, Auskultation der Lungen
2. Röntgen: Klavikula a.p. und tangential (wie Rö. nach ROCKWOOD, s.o.)

Ther: • Konservativ:
Frakturen in Schaftmitte u. mediale: redressierender **Rucksackverband** für ca. 3-4 Wo.
Evtl. geschlossene Reposition bei starker Dislokation in Bruchspaltanästhesie
Perinatale Fraktur: meist Grünholzfraktur mit nur geringer Dislokation ⇨ keine Ther.

• Operativ: Ind: Begleitverletzung des Plexus brachialis oder A.,V.subclavia, offene Fraktur od. drohende Durchspießung der Haut, Hämato-, Pneumothorax, sehr weit laterale Fraktur mit Gelenkinstabilität, gleichzeitige Skapulahalsfraktur ("floating shoulder"), typische Fraktur bei Kindern od. Jugendlichen mit Herauslösung des lat. 1/3 der Klavikula aus dem Periostschlauch, fehlende Heilung unter konservativer Ther nach 6 Wo.
Bei dislozierter Fraktur wird die Op-Ind. individuell abgewogen (Kosmetik, Funktion), der Trend geht bei Erwachsenen eher zur Op und frühfunktionellen Behandlung
- Fraktur in Schaftmitte u. med., Frakturen mit Zwischenfragment: Plattenosteosynthese mit kleiner winkelstabiler Platte (s. Abb., auch als MIPPO-System)
Zunehmend häufiger wird auch ein minimalinvasives Verfahren angewendet: ESIN (= elastic stable intramedullary nailing), hierbei wird in den Markraum ein elastischer 2,5-3 mm dicker Titannagel, über eine kleine Bohrung von medial, eingebracht.
- Laterale Fraktur ⇨ Spickdrähte und Zuggurtung (s. Abb.)
- Metallentfernung nach 18 Mon.

Prog: Sehr gute Heilungstendenz

Kompl: * Pseudarthrosenbildung ⇨ operative Revision
* Plexus- u. Gefäßirritationen durch starke Kallusbildung od. hypertrophe Pseudarthrose

DD: – Perinatal: kongenitale Pseudarthrose (intrauterine Entwicklungsstörung)
– Kleidokraniale Dysostose: durch erbliche membranöse Knochenbildungsstörung Lücken in der Klavikula (selten fehlt die Klavikula auch ganz)
– Pathologische Fraktur (Bagatelltrauma): Tumormetastase in der Klavikula
– ACG-Luxation als DD zur lat., Sternoklavikulargelenkluxation als DD zur med. Fraktur
– Epiphysenfugenfraktur bei Kindern u. Jugendlichen als DD zur med. Fraktur (die Epiphysenfuge der Klavikula schließt sich erst ca. im 20. Lj.)

AKROMIOKLAVIKULARGELENKLUXATION

Syn: Luxatio acromioclavicularis, Schultereckgelenkluxation, ACG-Luxation, ICD-10: S43.1

Anatomie: Lig.coracoclaviculare übernimmt 80 % der Kraft im Schultereckgelenk, das Lig.acromioclaviculare nur 20 %. Bei Ruptur des Lig.coracoclaviculare ist meist auch das Lig. acromioclaviculare rupturiert (= TOSSY III) und es resultiert eine größere Instabilität.

Ät: Sturz auf die Schulter bei abduziertem Arm, starke Hebelwirkung am Schultergürtel

Etlg:

TOSSY I:	Überdehnung oder Zerrung der Ligg.acromioclaviculare u. coracoclaviculare
TOSSY II:	**Ruptur** des Lig.acromioclaviculare u. Überdehnung des Lig.coracoclaviculare ⇨ **Subluxation** im Schultereckgelenk
TOSSY III:	**Ruptur** der Ligg.acromioclaviculare **und** coracoclaviculare ⇨ **Luxation** im Schultereckgelenk

TOSSY I	TOSSY II	TOSSY III mit Klaviertastenphänomen
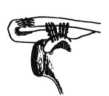	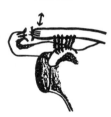	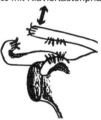

Nach ROCKWOOD werden noch 3 weitere Formen unterschieden:
Typ I-III wie bei TOSSY
Typ IV: wie bei TOSSY III, die Clavicula ist zusätzlich nach dorsal disloziert
Typ V: wie bei TOSSY III, Abriss des M.deltoideus u. trapezius vom distalen Klavikulaende, AC-Gelenkspalt 2-3 x so weit wie auf der Gegenseite, radiologisch sind der Arm und die Scapula nach inferior disloziert
Typ VI: wie bei Typ V, die Clavicula ist unter das Coracoid od. Acromion disloziert

Luxationsmöglichkeiten: - Luxatio supraacromialis (häufigste) ⇨ nach oben
- Luxatio infraacromialis (selten) ⇨ nach unten
- Luxatio retrospinata (selten) ⇨ nach hinten

Klin: ⇒ Schmerz im Schultereckgelenk bei Bewegung, evtl. Schwellung
⇒ "Klaviertastenphänomen" (TOSSY III): federnder Widerstand der nach oben abstehenden Klavikula mit sichtbarer Stufenbildung (gering auch bei TOSSY II mögl.)

Diag: 1. Anamnese (Traumamechanismus) und klinischer Befund, Prellmarke über dem ACG
2. Röntgen: Schultergürtel a.p. zum Frakturausschluss, dann Aufnahme mit Belastung (sog. Panorama-Stressaufnahme) = mit einem Gewicht von je 5 kg an den Armen ⇨ Subluxation und Luxation werden im Seitenvergleich sichtbar.

Ther: • Konservativ: Ruhigstellung bei TOSSY I, II ggf. auch bei III, z.B. mit DESAULT-/GILCHRIST- oder Tapeverband für 3 Wochen sowie Krankengymnastik
• Operativ: Ind: ab TOSSY III (ROCKWOOD IV + V), junge (<35. Lj.) Pat. mit Überkopfarbeit
 - Op nach BUNELL ⇨ heute modifiziert mit **PDS-Banding** (= Zuggurtung mit resorbierbarer 1 mm starker Polydioxanon-Kordel) zwischen Akromion und Klavikula u. Korakoid und Klavikula und **Naht der Bänder**
 - Auch als arthroskop. Op mit speziellen Anker-/Fadenkombinationen (TightRope®)
 - Alternativ Bandnaht und temporäre Arthrodese des ACG mit Spickdraht für 6 Wochen

oder Hakenplatte nach BALSER od. WOLTER-Platte (dann ist aber später eine 2. Op. zur Metallentfernung nötig)
- Postoperativ: GILCHRIST-Verband (Abb. s.u.) für eine Woche, danach krankengymnastische funktionelle Mobilisation bis 90° für 6 Wochen (kein Gips)

Prog: l.d.R. gleich gutes funktionelles Ergebnis nach konservativer od. operativer Therapie, daher wird die Op mit Zurückhaltung empfohlen.

Kompl: * Nach Ther. bleibender Hochstand der lateralen Klavikula
* Persistierende Schmerzen, Arthrose des AC-Gelenkes
* Bewegungseinschränkung oder Instabilität im Schultereckgelenk
* Osteolyse der lateralen Clavicula

SKAPULAFRAKTUREN

Syn: Schulterblattfrakturen, engl. fracture of the scapula, ICD-10: S42.1-

Ät: – Starke direkte Gewalteinwirkung: Sturz auf die Schulter
– Indirektes Trauma: Sturz auf den Arm
– Luxationen des Schultergelenkes, insb. nach unten ⇨ Pfannenrandausbruch

Klin: ⇒ Schmerzen bei Bewegung im Schultergelenk, lokaler Druckschmerz
⇒ Bewegungseinschränkung
⇒ Evtl. Absinken der Schulter ⇨ sichtbare Veränderung der Schulterkontur

Diag: 1. Anamnese und klinischer Befund
2. Röntgen: Schultergelenk in 2 Ebenen, evtl. Schrägaufnahmen und CT zum Ausschluss Gelenkbeteiligung

Ther: • In der Regel konservativ: Ruhigstellung für 14 Tage im DESAULT-Verband od. GILCHRIST-Verband, danach Mobilisation
• Operativ: Ind: Pfannenbeteiligung, z.B. dislozierte Pfanne, Pfannenrandausbruch, starke Akromiondislokation
- Reposition und Plattenosteosynthese

Kompl: * Skapulahalsfraktur + ACG-Luxation od. Klavikulafraktur ⇨ instabile Schulter (floating shoulder) ⇨ immer Op
* Verletzung des N.axillaris, Plexus brachialis, N.suprascapularis
* Thoraxverletzung

SCHULTERGELENKLUXATION

Syn: oft nur Schulterluxation genannt, engl. shoulder dislocation, ICD-10: S43.0-

Anatomie: Auf Grund des **großen Oberarmkopfes** und der dazu relativ zu **kleinen Pfanne** (Größenverhältnis 3:1) kommt es in diesem Gelenk leicht zu **Luxationen**, da die Fixierung des Oberarmkopfes nur durch eine Muskelsehnenhaube (= **Rotatorenmanschette**: M.supraspinatus, M.infraspinatus, M.teres minor und M.subscapularis) und den stabilisierenden Bandapparat (Labrum-Ligament-Komplex) erfolgt. Eine geringe Pfannenvergrößerung erfolgt durch das knorpelige Labrum glenoidale (Limbus).
Es fehlt eine knöcherne Führung. Es ist daher das **beweglichste** aber auch gleichzeitig anfälligste Gelenk des Körpers für Luxationen.

Bewegungsmaße des Schultergelenkes:
Ante-/Retroflexion: 170 - 0 - 40°, Ab-/Adduktion: 160 - 0 - 45° bei gleichzeitiger Außenrotation: 190 - 0 - 45° die Abduktion erfolgt dabei bis 70° nur aus dem Schultergelenk, ab 70° wird die Abduktion durch Rotation des gesamten Schultergürtels bewirkt, Rotation: 70 - 0 - 70°. Die Bewegung des Armes über die Horizontale hinaus (= ab 90°) wird Elevation genannt.

Ät:
- Traumatische Luxation: indirekt bei hebelnder Bewegung des Humerus (Außenrotation + Abduktion), z.B. **Sturz** auf den (nach hinten) ausgestreckten Arm, Kontaktsportarten wie Handball, Basketball, American Football, Rugby, Judo usw.
- Habituelle Luxation (ohne Gewalteinwirkung, gewohnheitsmäßige Lux.): Erstluxation **ohne adäquates Trauma**, Ursachen: angeborene Dysplasie oder Fehlstellung der Gelenkpfanne, Muskel-Kapsel-Band-Schwäche, Torsionsfehler des Humerus
- Rezidivierende Luxation = nach adäquatem Ersttrauma durch dann prädisponierende Faktoren: Verletzung des Pfannenrandes (BANKART-Läsion), Erweiterung d. Gelenkkapsel, Schädigung des Kapsel-Bandapparates, Impression am Humeruskopf. Besonders gefährdet für eine rezidivierende Luxation sind sportlich aktive, junge Patienten (<30. Lj. 50 % d.F., m>w).

Epid:
◊ **Häufigste Luxation** des Menschen! (50 % aller Luxationen)
◊ Inzidenz: ca. 400/100.000/Jahr

Etlg:
Luxatio anterior/subcoracoidea ⇨ nach **vorne**, Kopf steht ventral unter dem Proc. coracoideus (80 % d.F.).
Luxatio inferior/axillaris ⇨ nach unten (15 %)
Luxatio posterior/infraspinata ⇨ nach hinten (5 %)

  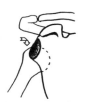

    Luxatio anterior   **Luxatio inferior**   **Luxatio posterior**

Luxatio superior ⇨ nach oben, bei Abbruch des Akromions
Luxatio erecta ⇨ Kopf steht kaudal der Pfanne mit fixiertem eleviertem Arm
Luxatio intrathoracica (bei extremem Trauma mit Fraktur mehrerer Rippen) ⇨ in den Thoraxraum

Klin:
⇒ Federnde Fixation im Schultergelenk, Spontan- und Bewegungsschmerz
⇒ Leere Gelenkpfanne, tastbarer Oberarmkopf außerhalb der Pfanne
⇒ Abgeflachte Kontur des M.deltoideus, hervorstehendes Akromion

Diag:
1. Anamnese (Unfallmechanismus) und klinischer Befund (**DMS** dokumentieren!), Gegenseite auf eine vorliegende Hyperlaxität untersuchen
2. Röntgen: immer in mind. zwei Ebenen:
   - Schultergürtel a.p. (Frakturausschluss) und **transskapuläre Aufnahme** (Kopf projiziert sich normalerweise genau auf die Pfanne ⇨ ideal zur Beurteilung einer Luxation)
   - 45° verdreht (glenoidal-tangential): Gelenkspalt genau einsehbar
   - Nach Reposition bei jungen Pat. (<50. Lj.): Arthro-MRT (od. Arthro-CT im Doppelkontrastverfahren) in Abduktion u. Außenrotation (beste Beurteilung des Labrum glenoidale mögl.) zum Ausschluss von Dysplasien, Labrum- od. Glenoidläsionen

Ther:
• **Konservativ:** Wichtig! **VOR REPOSITION IMMER RÖNTGENKONTROLLE!** um Frakturen oder Fissuren auszuschließen. Vor und nach der Reposition DMS (wegen Gefäß- od. Nervenschäden) kontrollieren und dokumentieren!
Die sofortige Reposition sollte unter **Sedierung** und **Analgesie**, evtl. auch unter Narkose durchgeführt werden (die relaxierte Muskulatur erleichtert das Reponieren). Die eigentliche Reposition muss langsam und schonend durchgeführt werden.

Methoden:
- Reposition nach ARLT: Dauerzug am Arm über eine gepolsterte Stuhllehne als Hypomochlion (= Umlenkpunkt)
- Reposition nach HIPPOKRATES: Zug und Rotation am Arm, gegenstemmen mit der Ferse auf dem Brustkorb des Pat. oder Festhalten des Pat. durch einen Zweithelfer
- Reposition nach KOCHER (nur Lux. anterior): reponieren durch Außenrotation ⇨ Gefäß-/Nervenläsionen mögl., daher kaum noch angewendet
- Selbsteinrichtung n. ISELIN (dies wenden die Pat. insb. bei häufiger habitueller Luxatio anterior selbst an): durch Zug u. Rotation an einem fixierten Gegenstand

- Nach der Reposition für 2 Wochen (junge Pat. <40. Lj.) Ruhigstellung mit GILCHRIST- (s. Abb.) oder DESAULT-Verband. Mit speziellen Schienen auch Ruhigstellung in Außenrotation mögl.
  Merke: **Je älter** der Pat. **umso kürzer** die Ruhigstellung (>40. Lj. nur 1 Wo. wegen Gefahr der Schultergelenk-Einsteifung), anschließend frühfunktionelle Behandlung.
- Allgemeine Nachbehandlung: Krankengymnastik zur Stärkung der schulterstabilisierenden Muskulatur, Meidung von extremen Bewegungen.
- Operativ: Ind: offene Reposition bei Gefäß-Nerven-Verletzungen, bei nicht Gelingen des konservativen Repositionsversuches und bei rezidivierenden Luxationen
  - Pat. <50. Lj. mit hoher sportlicher Aktivität (= relative Op-Ind. schon bei der Erstluxation): primär Op n. BANKART od. EDEN-HYBBINETTE (s.u.), auch arthroskopisch mögl.
  - Rezidivierende Luxation: verschiedene Operationen mögl., je nach zugrundeliegendem luxationsfördernden Faktor ⇨ arthroskopische Labrumfixierung mit Ankern, Sehnen- und Faszienplastiken, Gelenkkapselraffung od. Drehosteotomie des prox. Humerus

Prog: Hohe Rezidivneigung, insb. beim Sport. 2/3 d. Pat. mit einer Erstluxation <30 J. erleiden ein Rezidiv. Nach Op. Reluxationsrate ca. 5-10 %

Kompl: * **BANKART-Läsion:** Abriss des Labrum glenoidale inferior (Limbus) ⇨ Hauptrisikofaktor für die **rezidivierende Schultergelenkluxation**
Ther: Op nach BANKART: Bei kleinem Defekt Refixation des Limbus (heute meist als arthroskopische Op.): Refixation des Labrum glenoidale inferior am Pfannenrand (arthroskopische Naht mit bioresorbierbaren Knochenankern, die in den Pfannenrand eingebracht werden), postop. GILCHRIST-Verband für 2 Wo.
Op nach EDEN-HYBBINETTE: Anlagerung eines Knochenspans (vom Beckenkamm) am vorderen unteren Pfannenrand und Raffung des M.subscapularis bei größerem Defekt
Op nach BRISTOW u. LATERJET: Anlagerung eines Knochenstücks, das aus ca. 1,5 cm Knochen des durchtrennten Coracoids besteht.

* S.L.A.P.-Läsion (<u>s</u>uperiorer <u>L</u>abrum Schaden von <u>a</u>nterior bis <u>p</u>osterior), Ther: arthroskopische Op. mit Refixation des Labrum superior, ggf. mit Bizepstenodese

* **HILL-SACHS-Läsion:** dorso-kraniale keilförmige Knochen-Knorpel-Impression am Humeruskopf, bei der Luxatio anterior
Ther: subkapitale Derotationsosteotomie nach WEBER: 25-30° Außenrotation des Schaftes (zum Kopf) verhindert das Einrasten der Kerbe am Pfannenrand

* Reverse HILL-SACHS-Läsion (Syn: MALGAIGNE-Impression): ventro-kraniale keilförmige Knochen-Knorpel-Impression am Humeruskopf, bei der Luxatio posterior

* Komplette Oberarmkopfluxationsfraktur ⇨ kann zur Kopfnekrose führen

* **Rotatorenmanschettenruptur** (Zerreißung der Supraspinatussehne) od. Abrissfraktur des Sehnenansatzes am Tuberculum major bei der Lux. anterior od. des Sehnenansatzes des M.subscapularis am Tuberculum minor bei der Luxatio posterior
Ursache: meist degenerativ (>50. Lj. mit Bagatelltrauma) od. traumatisch bei Schultergelenkluxation, Ther: operative Refixation (s. Orthopädiebuch)

* Verletzung des N.axillaris (⇨ Parese des M.deltoideus, Funktion immer prüfen!), Ther: neurochirurgische Wiederherstellung nach 4-6 Monaten

* Plexus-brachialis- od. A./V.axillaris-Verletzung, insb. bei Lux. inferior und erecta

* Einsteifung oder Bewegungseinschränkung der Schulter bei zu langer Ruhigstellung!

* Entwicklung einer späteren Schultergelenkarthrose (Syn: Omarthrose)

OBERE EXTREMITÄT

HUMERUSKOPFFRAKTUR

Syn: **Oberarmkopffraktur**, subkapitale Humerusfraktur (unpräzise Bezeichnung), ICD-10: S42.2-

Anatomie: Früher wurde zwischen anatomischem und chirurgischem Hals unterschieden. Heute wird der Oberarmkopf n. CODMAN od. NEER in 4 Segmente (Kalotte, Tub. majus, Tub. minus, Schaft) eingeteilt. Wichtig ist die Kenntnis der **Blutversorgung**: Sie erfolgt über die Sehnenansätze am Tub.majus und minus und über die A.arcuata (die bei den Frakturen häufig zerrissen ist). Mögliche Segmentdislokationen s. Abb. mit Pfeilen, meist liegt eine **subkapitale Humerusfraktur** in Höhe des Collum chirurgicum vor.

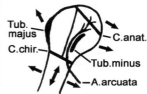

Ät: – Meist indirektes Trauma: Sturz auf die ausgestreckte Hand oder Ellenbogen
– Ausgeprägte Osteoporose, Tumormetastasen, primäre Knochentumoren oder maligne Lymphome im Kopfbereich ⇨ pathologische Fraktur ohne adäquates Trauma mögl.

Epid: ◊ Inzidenz: 70/100.000/Jahr, typische Fraktur des **alten Menschen** mit **Osteoporose** (w > m = 2:1, mit dem Alter ansteigend, z.B. Frauen >70 J.: 400/100.000/Jahr)
◊ Macht 5 % aller Frakturen aus

Etlg: # Frakturen am Hals, Tubercula-Abrissfrakturen, Luxationsfrakturen (nach ant. od. post.), Gelenkfrakturen ohne od. mit Gelenkflächenbeteiligung (differenzierte Etlg. nach NEER)
Epiphysenfugenbeteiligung (bei Kindern und Jugendlichen): nur als Aitken I vorkommend (Epiphysenfugenlösung mit metaphysärem Keil)

Klin: ⇒ Schmerzhafte Bewegungseinschränkung, Druckschmerz über dem Oberarmkopf
⇒ Evtl. Bluterguss in der Axilla, an der lateralen Thoraxwand oder medial am Oberarm

Diag: 1. Anamnese und klinischer Befund (DMS prüfen und dokumentieren)
2. Bildgebung: Röntgen in 2 Ebenen a.p. und transskapuläre Aufnahme sowie CT (mit 3D)

Ther: • Konservativ (in 60-80 % d.F. mögl., insb. bei den alten Pat.):
Ind: bei eingestauchter, wenig dislozierter Fraktur (<45° Abkippung, <1 cm Dehiszenz) im Collum chirurgicum = **subkapitale Humerusfraktur** ⇨ **keine Reposition!**
GILCHRIST- oder DESAULT-Verband für 8 Tage, bzw. bis zur Schmerzfreiheit und regelmäßige Röntgenkontrolle, danach funktionelle Behandlung mit Pendelbewegungen und zunehmend aktiven Bewegungsübungen für insg. 6 Wo.

• Operativ (20 %): Ind: irreponible dislozierte Fraktur, Luxationsfraktur, Abrissfrakturen des Tuberculum majus mit subakromialer Interposition, offene Frakturen, Paresen des N.radialis
– Offene Reposition und Fixation je nach Befund mit winkelstabiler Platte (z.B. PHILOS®) oder einem winkelstabilen intramedullären Nagel (z.B. PHN od. Targon®)
– Bei irreversibler Zerstörung des Kopfes (nicht rekonstruierbare Trümmerfraktur, Knochennekrose, Tumormetastasen) ⇨ Oberarmkopfprothese, die modernen Prothesen sind dabei durch Drehung und Neigung genau anpassbar oder inverse Schulterprothese (Kopf u. Pfanne sind vertauscht, z.B. DELTA Xtend™)

• Epiphysenfugenbeteiligung: in der Regel konservativ, bei Interposition der Bizepssehne Op: offene Reposition und Spickdrahtosteosynthese

Prog: Eingestauchte Fraktur ⇨ konservative Therapie mit guter Prognose
Mehrsegmentfrakturen, Trümmerfrakturen und Luxationsfrakturen ⇨ Prognose hängt von der Güte der Operation ab und **verschlechtert sich mit der Anzahl der Segmente** (4-Segment-Frakturen haben eine zweifelhafte Prognose wegen der möglichen Störung der Blutversorgung des Kopfes ⇨ Kopfnekrose, dann Kopfprothese erforderlich).

Kompl:
* Begleitverletzung des Plexus brachialis, N.axillaris oder A.axillaris
* Kopfnekrose bei zerstörter Blutversorgung od. posttraumatische Arthrose im Schultergelenk (Syn: Omarthrose) ⇨ Ther: Oberarmkopfprothese
* Schmerzhafte Schultersteife, Pseudarthrose
* *Kinder:* bei Epiphysenfugenfrakturen/-lösungen ⇨ Wachstumsstörung bei Schädigung der Wachstumsfuge (selten)

OBERARMSCHAFTFRAKTUR

Syn: Humerusfraktur, Oberarmbruch, engl. fracture of the humerus, ICD-10: S42.3

Ät:
– Direktes Trauma: Schlag auf den Oberarm
– Indirektes Trauma: Sturz auf den Arm, Ellenbogen od. Hand ⇨ Spiralfrakturen

Klin:
⇒ Druckschmerz und Bewegungsschmerz
⇒ Schonhaltung (Pat. hält u. unterstützt den Arm am Ellenbogen mit der anderen Hand)
⇒ Evtl. neurologische Ausfallzeichen einer N.radialis-Läsion (Fallhand, Sensibilitätsstörung im zugehörigen Dermatom am dorsalen Unterarm und Handrücken Dig. I-III)

Diag:
1. Anamnese und klinischer Befund: DMS, insb. **N.radialis-Funktion**
2. Röntgen: Oberarm in 2 Ebenen mit den angrenzenden Gelenken: Fraktur im proximalen Drittel, mittleren Drittel (häufigste Lok., hier Gefährdung des kreuzenden N.radialis) od. distalen Drittel

Ther:
* Funktionell: nach SPECHT = lediglich manuelle Schienung der Fraktur (durch KG) bei funktioneller Beübung des Armes (Patienten-Compliance wichtig), nach PÖLCHEN = milde Extension und KG
* Konservativ: DESAULT-/GILCHRIST-Verband oder breite Baycast-Manschette (SARMIENTO-Brace) ⇨ konservativ insg. gute Heilungstendenz der Oberarmschaftbrüche (insb. auch bei Kindern)
* Operativ: Ind: II.- u. III.-gradig offene Fraktur, N.radialis- oder Gefäßbeteiligung, Muskelinterponat im Frakturspalt, Pseudarthrosenbildung, relative Ind: Fraktur des distalen 1/3
  - Marknagelung mit UHN = <u>u</u>naufgebohrter H<u>u</u>merus<u>n</u>agel (auf- od. absteigend eingebracht) od. T2-Nagelsystem (Möglichkeit der interfragmentären Kompression)
  - Plattenosteosynthese mit dorsaler Verplattung, mind. 6-Loch-breite LC-DC-Platte (bei N.radialis-, Gefäßbeteiligung od. offener Fraktur)
  - Fixateur externe unilateral (z.B. bei Polytrauma)
  - *Kinder:* Intramedulläre Schienung mit zwei leicht gebogenen Nägeln, sog. ESIN (= <u>e</u>lastic <u>s</u>table <u>i</u>ntramedullary <u>n</u>ailing). Diese werden nach ca. 3 Mon. wieder entfernt.

Prog: Im Allgemeinen sehr gute Heilungstendenz. Starke Bildung von Fixationskallus schon nach kurzer Zeit, der sich dann teilweise wieder zurückbildet = Knochenremodeling.

Kompl:
* **N.radialis-Verletzung** ⇨ Fallhand (der M.triceps brachii ist meist nicht betroffen, da der innervierende Ast schon zuvor in der Axillaregion abgezweigt ist)
  Ther: Bei Nervendurchtrennung primäre Naht (u. operative Osteosynthese), bei Nervenschäden durch Kompression (z.B. minimal versetzte Fraktur) erholen sich 80-90 % d.F. spontan.
* Verletzung der A.axillaris oder A.brachialis
* Pseudarthrose

Seite 378 | Traumatologie

DISTALE OBERARMFRAKTUR

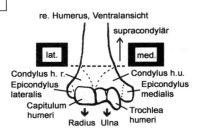

re. Humerus, Ventralansicht

Syn: Distale Humerusfraktur, ICD-10: S42.4-

Anatomie: Die Gelenkfläche am Humerus für die Ulna wird gebildet durch die **Trochlea** (Teil des Condylus humeri ulnaris [medial]), für den Radius durch das **Capitulum humeri** (Teil des Condylus humeri radialis [lateral]).
Die Epikondylen dienen als Muskelsehnenansätze und liegen außerhalb der Gelenkfläche (s. Abb.).

Ät: – Indirektes Trauma: Sturz auf den gestreckten Arm ⇨ **Extensionsfraktur**
– Direktes Trauma: Sturz oder Schlag auf den Ellenbogen ⇨ Flexionsfraktur (selten)

Etlg: # Extraartikuläre Frakturen: **supra-** oder **perkondyläre Fraktur** ohne Gelenkbeteiligung, **Abrissfrakturen der Epikondylen**
Intraartikuläre, unikondyläre Frakturen: **Condylus** humeri radialis (lateralis)- oder ulnaris (medialis)-Fraktur
Intraartikuläre bikondyläre Fraktur: **"Y"-förmiger Gelenkbruch**, Gelenktrümmerfraktur
Trochlea- od. Capitulum-humeri-Absprengung (bei Überstreckungstrauma, sehr selten): tangentiale Abscherfraktur im Gelenk
Kind: Suprakondyläre Extensionsfraktur (häufigste) oder Flexionsfraktur (Häufigkeitsgipfel zw. 5. u. 10. Lj.), Abrissfraktur des Epicondylus medialis (⇨ N.ulnaris-Läsion mögl.) mit und ohne Dislokation nach unten oder in den Gelenkspalt oder in Verbindung mit einer Ellenbogengelenkluxation, Abrissfraktur des Knochenkerns des Capitulum humeri (KOCHER-Fraktur) = Aitken III (Fraktur meta-epiphysär)

Klin: ⇨ Schmerzhafte Bewegungseinschränkung des Ellenbogengelenkes
⇨ Rasche Schwellung, starkes Blutungshämatom bei Verletzung der A.radialis möglich
⇨ Nervenbeteiligung von N.ulnaris, N.medianus (insb. bei Dislocatio ad peripheriam) und N.radialis möglich

Diag: 1. Anamnese und klinischer Befund
2. Bildgebung: Röntgen a.p. und 2 zusätzliche Ebenen (je 45° versetzt) um mögliche Trochlea- oder Capitulum-humeri-Absprengungen nicht zu übersehen, ggf. CT
Röntgenzeichen: **positives Fettkörperzeichen** (fat pad sign) = sichtbare Vorwölbung der ventralen oder dorsalen Fettlamelle/Gelenkkapsel durch intraartikuläre Flüssigkeit bei suprakondylären/intraartikulären Frakturen als indirektes Zeichen für eine Fraktur (auch bei Radiusköpfchenfraktur sichtbar), **suprakondyläre Nase:** bei Rotationsfehlern Überstehen des prox. Fragments
3. Bei Frakturen mit Gelenkbeteiligung Arthroskopie zur Beurteilung der Gelenkstufe

Ther: • Konservativ:
Nur bei nicht dislozierten u. stabilen Frakturen indiziert ⇨ Oberarmgips für 4-6 Wo.
Kind: nicht dislozierte suprakondyläre Frakturen ⇨ Fixierung des Armes mit einer Halsschlinge in max. Flexionsstellung im Ellenbogengelenk (=BLOUNT-CHARNLEY-Schlinge)
• Operativ: Ind: dislozierte Frakturen
– Unikondyläre Frakturen ⇨ Schraubenosteosynthese
– Bikondyläre Frakturen ("Y"-Fraktur) ⇨ Osteosynthese mit speziell vorgeformter, winkelstabiler Platte der Kondylen + Zugschraube zur Trochlea ⇨ nur kurze Ruhigstellung (Abschluss der Wundheilung), Metallentfernung nach ca. 2 Jahren
– Trochlea- od. Capitulum-humeri-Absprengungen: Reposition und Fixation der Fragmente mittels Minischraubenosteosynthese ⇨ OA-Gips für 4 Wochen
– *Kind:* bei allen dislozierten Frakturen od. Epiphysenfugenbeteiligung: Reposition und

Fixation der Fragmente mit Spickdrähten von den Epikondylen aus, evtl. + Vicryl-Zuggurtung ⇨ OA-Gips für 4 Wochen und Spickdrahtentfernung

Kompl:
* Starke Verkalkungstendenz und Kallusbildung in diesem Gelenk ⇨ Bewegungseinschränkung, Irritation von Nerven
* VOLKMANN-Muskelkontraktur (ischämische Kontraktur)
* Begleitverletzungen:
  A.brachialis bei supra- oder perkondylären Frakturen, insb. des Kindes
  N.ulnaris bei Frakturen im Bereich des Condylus oder Epicondylus humeri ulnaris
  N.medianus bei supra- oder perkondylären Frakturen
  N.radialis bei supra- oder perkondylären Frakturen
* Cubitus valgus (X-Stellung) bei Capitulum humeri Abrissfraktur, PANNER-Erkrankung = aseptische Knochennekrose des Capitulum humeri
* *Kind:* Fehlwachstum bei Epiphysenfugenbeteiligung, Rotationsfehler

BIZEPSSEHNENRUPTUR

Anatomie: Proximal: - M.biceps brachii caput longum (lange Bizepssehne, ICD-10: S46.1): Ursprung am Tuberculum supraglenoidale scapulae, zieht durch das Schultergelenk durch den Sulcus intertubercularis humeri am Oberarm
- M.biceps caput breve (kurze Bizepssehne, ICD-10: S46.2): Ursprung am Proc.coracoideus scapulae

Distal: gemeinsamer Ansatz beider Bizepsköpfe an der Tuberositas radii und Fascia antebrachii, ICD-10: S46.2

Ät: – Lange Bizepssehne (proximale Ruptur): fast immer **degenerative Veränderungen** ⇨ Ruptur bei Bagatelltrauma
– Distale Bizepssehne: traumatische Ruptur (sehr starkes Trauma erforderlich, z.B. Auffangen einer schweren Last mit gebeugtem und angespanntem Unterarm) od. degenerativ

Etlg: # Ruptur der **langen Bizepssehne** (proximal), selten der kurzen Bizepssehne
Ruptur der Bizepssehne am distalen Ansatz

Klin: ⇒ Ruptur der langen (proximalen) Bizepssehne: **sichtbarer Muskelbauch**/-wulst kurz oberhalb der Ellenbeuge (= distaler Oberarm) zu sehen
⇒ Ruptur der distalen Bizepssehne: sichtbarer Muskelbauch am proximalen Oberarm
⇒ Verminderte Kraft bei Flexion im Ellenbogengelenk, bei dist. Bizepssehnenruptur zusätzlich eingeschränkte Kraft für die Supination

Diag: 1. Anamnese und klinischer Befund
2. Sonographie: gute Darstellbarkeit des Muskelbauches
3. Röntgen: Ausschluss knöcherner Verletzungen

Ther:
* **Konservativ:** Bei proximaler Ruptur der langen Bizepssehnen ist die grobe Kraft auf Dauer nur gering vermindert ⇨ funktionelle Ther.
* Operativ: Ind: bei distaler Ruptur meist, bei Ruptur der langen Bizepssehne nur selten gegeben (Beschwerden od. sehr starke Minderung der groben Kraft)
  - Distale Ruptur: transossäre Fixation der dist. Bizepssehne an der Tuberositas radii mit Durchzug durch ein Bohrloch od. mit Knochenankern
  - Proximale Ruptur: "Schlüsselloch"-Op nach FROMSON: Bizepssehne wird in einem Bohrloch im Sulcus intertubercularis fixiert oder
    Versetzung der langen Bizepssehne auf den Proc.coracoideus oder
    Adaptation der langen Bizepssehne an die kurze Bizepssehne
  - Postoperativ: Schonung für 5-8 Wo., volle Belastbarkeit nach ca. 3 Monaten

ELLENBOGENLUXATION

Anatomie: Das Ellenbogengelenk setzt sich aus zwei Gelenkkomplexen zusammen:
1. Humero-ulnar-Gelenk = Scharniergelenk ⇨ Flexion und Extension (150 - 0 - 5°) Stabilisation durch med. u. lat. Seitenband und Muskelsehnenmantel
2. Radio-ulnar- u. Humero-radial-Gelenk = Kugelgelenk für Flexion u. Extension und Pro- und Supination (⇨ Rotation 90 - 0 - 90°). Stabilisation des Radio-ulnar-Gelenks durch das Lig.anulare radii um das Radiusköpfchen herum (s. Abb.)

Def: Luxation im Humero-ulnar- (häufigste) oder im Radio-ulnar-humeral-Gelenk, ICD-10: S53.1-

Ät: – Indirektes Trauma: **Sturz** auf den abstützenden **ausgestreckten** (oder leicht gebeugten) **Arm**
– Sportverletzung: Handballer, Speerwerfer
– Kleinkind: Zug und Pronation am Arm des Kindes ⇨ Subluxation des Radiusköpfchens

Epid: ◊ Zweithäufigste Luxation des Menschen (nach der Schultergelenkluxation)
◊ Subluxation des Radiusköpfchens meist im 2.-6. Lj.

Etlg: # Humero-ulnare Luxation: - dorsale = hintere Luxation (häufigste Form)
- dorso-laterale (radiale) = seitliche Luxation ⇨ nach radial
- ulnare (dorso-mediale) Luxation ⇨ nach ulnar
- ventrale = vordere Luxation
- divergierende Luxation ⇨ Ruptur der Membrana interossea

Radio-ulnare Luxation: isolierte Luxation des Radiusköpfchens ⇨ meist mit proximaler Ulnaschaftfraktur kombiniert (MONTEGGIA-Fraktur)

Subluxation des Radiusköpfchens (bei Kindern) = Pronatio dolorosa, CHASSAIGNAC-Lähmung ⇨ teilweises Herausluxieren des Radiusköpfchens aus dem Lig.anulare radii ⇨ Einklemmung des Bandes zwischen Radius und Capitulum humeri, Pseudoparese

Klin: ⇒ Tastbares Hervorstehen des Olekranons, federnde Fixation im Gelenk
⇒ Schmerzhafte Bewegungseinschränkung oder -blockade (Streck- oder/und Beuge-/Rotationshemmung)
⇒ MONTEGGIA-Fraktur: tastbares Radiusköpfchen in der Ellenbeuge, Achsenknickung der Ulna

Diag: 1. Anamnese und klinischer Befund, DMS prä- und postoperativ, neurologischer Status!
2. Röntgen: Ellenbogengelenk in mind. 2 Ebenen zum Ausschluss knöcherner Verletzungen (besser a.p., seitl. und in 45°), posterior Fat-pat-Zeichen als Hinweis auf eine Läsion
3. CT in dünnen Schichten bei fraglicher Gelenksstellung, Instabilität, V.a. Interponat, Ausschluss Proc.coronoideus-Fraktur (wichtig für die Stabilität)

Ther: • Konservativ: Geschlossene Reposition in Plexusanästhesie durch Zug am U-Arm bei fixiertem O-Arm ⇨ Rö-Kontrolle der Stellung und zum Ausschluss knöcherner Begleitverletzungen. Wenn das Ellenbogengelenk dann zwischen 30° u. 90° stabil und ohne Luxationstendenz ist ⇨ Bewegungsorthese für 3 Wo. mit Beweglichkeitsgrad 0-30-90°, dann 3 Wo. 0-0-frei
Kind: Subluxation d. Radiusköpfchens: Reposition durch Zug am U-Arm, Rotation und gleichzeitigem Druck auf das Radiusköpfchen

• Operativ: Ind: offene Luxation, Luxationsfrakturen, Repositionshindernis od. Reluxationsneigung
– Reposition in Narkose, Bandrekonstruktion, erforderliche Osteosynthese bei Frakturen
– Postoperativ: Ruhigstellung im O-Armgips od. ggf. Anlage eines Bewegungsfixateurs (= Fixateur, der Extension u. Flexion erlaubt)

Kompl:
* **Luxation + Fraktur:** z.B. Epicondylus-ulnaris- od. -radialis-Abrissfraktur, insb. bei Kindern u. Jugendlichen; Proc.coronoideus-Abrissfraktur; MONTEGGIA-Fraktur; Olekranonfraktur; Radiusköpfchenfraktur ⇨ immer zum Frakturausschluss in mind. 2 Ebenen röntgen!
* Verletzung des N.radialis od. N.ulnaris, A.brachialis-Läsion
* Evtl. bleibende Bewegungseinschränkung, Reluxation, Gelenkinstabilität
* Radiusköpfchennekrose
* Periartikuläre Verkalkung und Verknöcherung, Proph: NSAR, z.B. 2 x 50 mg Indometacin für 14 Tage

OLEKRANONFRAKTUR

Syn: Ellenhakenbruch, ICD-10: S52.01

Ät:
– Direktes Trauma: Schlag oder **Sturz** auf das gebeugte Ellenbogengelenk
– Indirektes Trauma: Schermechanismen (selten)

Path: Olekranon bricht von der Ulna ab und wird durch den Zug des M.triceps brachii nach kranial **disloziert** (⇨ 99 % der Frakturen sind disloziert, s. Abb.).

Klin:
⇒ Tastbarer Spalt durch Zug des M.triceps brachii
⇒ Fehlende Kraft bei Streckung des Armes (Prüfung gegen Widerstand)
⇒ Schmerzhafte Bewegungseinschränkung

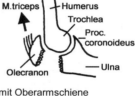

Diag: 1. Anamnese und klinischer Befund
2. Röntgen: Ellenbogengelenk in 2 Ebenen

Ther:
• Konservativ: nur bei nicht dislozierter Fraktur (Kindesalter) mit Oberarmschiene
• Operativ: Ind: Operation (fast) obligat durch die Dislokation
  - Zugang von radial aus, um den N.ulnaris zu schonen
  - Abrissfraktur ⇨ **Zuggurtungsosteosynthese** oder Schraube
  - Trümmerfraktur ⇨ spezielle, anatomisch vorgeformte, winkelstabile Platte, evtl. in Kombination mit einer Zuggurtung

Kompl: persistierendes Bewegungsdefizit, Pseudarthrosen, Arthrose im Ellenbogengelenk

RADIUSKÖPFCHENFRAKTUR

Syn: ICD-10: S52.1-

Ät:
– Sturz auf die ausgestreckte Hand
– Stressfraktur bei Wurfsportarten (pitcher's elbow)

Klin:
⇒ Druckschmerzen unterhalb des Epicondylus lateralis
⇒ Schmerz bei Rotation des Unterarms
⇒ Schwellung, Hämatom
⇒ Evtl. Instabilität im Ellenbogengelenk

Meißelfraktur

Diag: 1. Anamnese und klinischer Befund
2. Röntgen: Ellenbogengelenk in 2 Ebenen, evtl. Fettkörperzeichen (s. Kap. distale OA-Fraktur): Meißelfraktur = Spaltbruch, Stauchungsfraktur, Trümmerfraktur, *Kind:* epiphysäre Fraktur (Aitken I) = Radiushalsfraktur

Ther:
- Konservativ: nicht dislozierte und gut reponible Frakturen (keine Fraktur in der Gelenkfläche) ⇨ OA-Gipsschiene für 5(-10) Tage, dann KG / funktionelle Behandlung
- Operativ: Ind: >1/3 der Gelenkfläche abgebrochen od. Dislokation >2 mm
  - Meißelfraktur ⇨ kleine Zugschraube von lateral
  - Trümmerfraktur ⇨ ggf. Versuch der Rekonstruktion mit winkelstabiler Radiuskopfplatte, sonst Resektion des Radiusköpfchens (bei Instabilität durch zusätzliche Zerstörung der Seitenbänder Implantation einer Radiusköpfchenprothese)
  - Kind: Radiusköpfchen >30-40° gekippt oder um mehr als 50 % disloziert ⇨ offene Reposition und Spickdrahtosteosynthese oder transartikuläre temporäre Arthrodese

Kompl:
* Bewegungseinschränkung (Pro- und Supination)
* Instabilität im Ellenbogengelenk bei Seitenbandruptur u./od. übersehener Proc.coronoideus-Fraktur oder nach Köpfchenresektion
* Radiuskopfnekrose, posttraumatische Arthrose, Pseudarthrose
* *Kind:* Wachstumsstörungen

UNTERARMFRAKTUREN

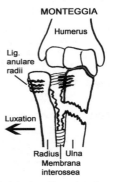

MONTEGGIA

Ät:
- Direkte oder indirekte Gewalteinwirkung
- *Kind:* Unterarmprellung

Etlg:
Nach der Lokalisation: Fraktur im proximalen, mittleren und distalen Drittel
Fraktur von **Radius**, ICD-10: S52.3- od. Ulna, ICD-10: S52.2- = Parierfraktur isoliert od. Fraktur von beiden = (komplette) **Unterarmschaftfraktur**, ICD-10: S52.4
Luxationsfrakturen:
  1. MONTEGGIA-Fraktur (prox. Ulnafraktur + Radiusköpfchenluxation, s. Abb.)
  2. GALEAZZI-Fraktur (dist. Radiusfraktur + Ulnaluxation, s.u.)
Offene Frakturen gerne an der **Ulna**, da an der Streckseite des UA kaum ein Weichteilmantel vorhanden ist (die Fraktur entsteht z.B. bei Parier-/Abwehrbewegungen)
Kind: häufig Grünholzfrakturen (= inkomplette Fraktur, Kortikalis ist einseitig gebrochen, die Kortikalis-Gegenseite ist verbogen), Bowingfraktur (Knochen ist nur verbogen)

Klin:
⇒ Ist nur ein Knochen frakturiert, können klinische Zeichen völlig fehlen.
⇒ Schmerzhafte Bewegungs-/Rotationseinschränkung
⇒ Druckschmerz, Schwellung, Hämatom

Diag: 1. Anamnese und klinische Untersuchung
2. Röntgen: Unterarm in 2 Ebenen inkl. Abbildung von Hand- u. Ellenbogengelenk zum Ausschluss von Begleitverletzungen

Ther:
- Konservativ:
  Erwachsene: nicht dislozierte und stabile Fraktur der Ulna (selten): Orthese (Sarmiento-Brace) für 4 Wochen und funktionelle Behandlung ⇨ Arm beüben
  Kind: Bowing- u. Grünholzfrakturen ⇨ OA/UA-Gips (90 % der kindlichen Frakturen können konservativ behandelt werden), leichte Achsenfehlstellungen werden durch das Wachstum ausgeglichen (nicht allerdings Rotationsfehlstellungen)
  Häufige Röntgenkontrollen, da die Gefahr einer späteren Dislokation erheblich ist.
- Operativ: Ind: dislozierte Frakturen, Trümmerfrakturen
  - Radius-Fraktur: DC-Platte (dorso-radial angebracht, damit die Rotation nicht eingeschränkt wird)

- Ulna-Fraktur: DC-Platte (dorso-ulnar angebracht)
- Trümmer-/Defektfraktur: evtl. Fixateur externe, Spongiosaplastik
- Komplette Unterarmfraktur: Plattenosteosynthese an Ulna und Radius
- MONTEGGIA-Fraktur: an der Ulna eine DC-Platte + Naht des Lig.anulare radii ⇨ Gips in Supinationsstellung
- *Kind:* Op bei erheblicher Achsenfehlstellung oder Dislokation ⇨ offene Reposition und Fixation mit Kirschner-Drähten oder elastischer Markraumschienung mit einem Titanstift (ESIN) für 3 Monate. Bei Grünholzfrakturen mit starker Achsenfehlstellung ist das Brechen der nicht-fraktuirierten Gegenkortikalis ggf. für eine achsengerechte Reposition erforderlich
- **Cave!** Immer Rö-Kontrolle nach Reposition: Das Spatium interosseum muss frei bleiben ⇨ sonst später Hemmung der Rotationsbewegung mögl.

Kompl:
* Einschränkung der Rotation (Pro- u. Supination) bei Alteration (z.B. durch Schrumpfung, Kallus) der Membrana interossea
* MONTEGGIA-Fraktur: radio-ulnare Synostose mit Einschränkung der Rotation
* Pseudarthrose
* Kompartmentsyndrom, ischämische Muskelnekrosen

DISTALE RADIUSFRAKTUR

Syn: Speichenbruch, Fractura radii loco typico sive classico, engl. radial fracture at typical location, ICD-10: S52.5-

Anatomie: Bei der Reposition muss die Anatomie beachtet werden. Die **BÖHLER-Winkel** des dist. Radius (s. Abb.) sollen nach Reposition in beiden Ebenen wieder in physiologischer Stellung stehen (Rö-Kontrolle intraoperativ).

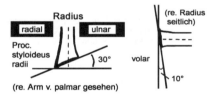

Ät:
– Sturz auf die 40-90° dorsalflektierte (= extendierte) Hand ⇨ **Extensionsfraktur** (COLLES, s. Abb.) mit Dislokation des distalen Fragments nach radial und dorsal
– Sturz auf die flektierte Hand ⇨ Flexionsfraktur (SMITH, s. Abb.) mit Dislokation des distalen Fragments nach radial und volar
– Luxationsfraktur (GALEAZZI-Fraktur) ⇨ Fraktur des distalen Radiusschaftes + Luxation d. distalen Ulnaköpfchens ⇨ völlige Instabilität des distalen Unterarmes

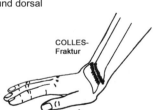

COLLES-Fraktur

Epid: ◊ **COLLES-Fraktur = häufigste Fraktur des Menschen** (macht insg. 25 % aller Frakturen aus)
◊ Inzidenz: 200-300/100.000/Jahr
◊ Altersgipfel: 6.-10. Lj. und 60.-70. Lj. (Osteoporose!)

Etlg:
COLLES-Fraktur = Extensionsfraktur, Fraktur loco typico
SMITH-GAYRAND-Fraktur = Flexionsfraktur
Distale Radiustrümmerfraktur
GALEAZZI-Fraktur = Luxationsfraktur (Abb. s.u.)

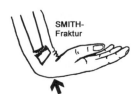

SMITH-Fraktur

Klin: ⇒ Weichteilschwellung, Druckschmerz
⇒ Eingeschränkte Beweglichkeit im Handgelenk
⇒ Fehlstellungen (ggf. nur im Röntgenbild sichtbar):

- COLLES-Fraktur: Bajonett-Stellung infolge der radialen Abknickung, Fourchette-Stellung = Gabel-Stellung infolge der dorsalen Abknickung
- SMITH: vermehrte Abknickung nach volar

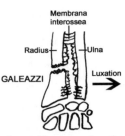

Diag: 1. Anamnese (Unfallhergang?) und klinische Untersuchung
2. Röntgen: Unterarm (mit Ellenbogen) in 2 Ebenen + Handgelenk mit Handwurzelknochen ⇨ Stellung des distalen Radius beurteilen:
Abkippung nach dorsal ⇨ COLLES-Fraktur
nach volar ⇨ SMITH-Fraktur
⇨ Luxation von Radius oder Ulna, GALEAZZI-Fraktur?
⇨ Mögl. Zusatzverletzungen: Os-scaphoideum-Fraktur, Luxation d. Handwurzelknochen od. Abriss des Proc.styloideus ulnae ausschließen
Im Zweifel zusätzlich CT durchführen (intraartikuläre Fraktur?)
3. Bei alten Pat. Osteooporosediagnostik u. -ther. (s.u., Kap. Schenkelhalsfrakturen)

Ther: • Konservativ:
– COLLES-Fraktur: Geschlossene Reposition in Lokalanästhesie durch axialen Zug an der Hand und volare Flexion, ggf. dorsaler Druck auf das distale Fragment ⇨ Stellungskontrolle unter dem Bildwandler, dorsale Unterarmgipsschiene für 4-6 Wochen
Wichtig: regelmäßige Rö-Kontrolle zur Erkennung erneuter Dislokation! am 1. Tag, 3. Tag, 1. Woche, 2. Woche, 4. Woche und nach 6 Wochen
– Kind: meist AITKEN-I-Fraktur oder Epiphysenfugenlösung (AITKEN 0) ⇨ konservativ

• Operativ: Ind: 2./3.-gradig offene Frakturen, konservativ nicht zu stabilisierende Reposition (ausgeprägte Trümmerzone, starke Dislokation), SMITH-, GALEAZZI- und Trümmerfrakturen müssen operativ versorgt werden
– COLLES-Fraktur: Reposition + Osteosynthese mit anatomisch vorgeformter, volarer **winkelstabiler Platte** (z.B. 2,4 mm LCP = Locking Compression Plate, Abb.-Bsp: re. Hand von palmar gesehen, AO: 23-A2)
Die Spickdrahtosteosynthese vom Proc.styloideus radii aus in Regionalanästhesie, mit Gips und Entfernung der Spickdrähte nach 6 Wochen wird wegen Gefahr der Infektion nur noch selten durchgeführt.

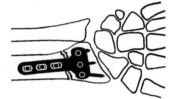

– SMITH-Fraktur: volare winkelstabile Platte
– GALEAZZI-Fraktur: DC-Platte + Radio-ulnar-Gelenk-Bandnaht ⇨ Gips in Pronationsstellung
– Offene Trümmerfrakturen: Fixateur externe prox. u. dist. der Fragmente (sehr weit distal gelegen: dann gelenküberbrückend vom Radius auf Os metacarpale II) für 6-8 Wo. mit früh beginnender Krankengymnastik, evtl. auch mit Bewegungsfixateur
– Kind: Spickdrahtosteosynthese bei kons. nicht stabilisierbarer Reposition

Prog: Der Trend geht heute eher zu den operativen Verfahren, um Fehlstellungen zu vermeiden. In 90 % d.F. wird damit ein gutes Ergebnis erzielt.

Kompl: ∗ Infektion von großen Hämatomen oder bei offenen Frakturen
∗ Sekundäre **Dislokation** (bis 2 Wochen nach der Reposition trotz Gips möglich, daher Rö-Kontrollen durchführen)
∗ SUDECK-Syndrom: insb. nach brüsker Reposition od. häufigen Nachrepositionen
∗ Posttraumatisches Karpaltunnelsyndrom
∗ Daumenstrecksehnenruptur
∗ Posttraumatische Arthrose ⇨ Ther: konservativ, nur bei Pat. mit schwerer körperlicher Arbeit ist eine Arthrodese zu empfehlen

Op: ∗ Verletzung des N.radialis (sensibel), N.medianus
∗ Spickdrahtosteosynthese: hohe Infektions- und Dislokationsgefahr
∗ Volare Platten: fehlerhafte Schraubenlage, Sehnenreizung, Karpaltunnelsyndrom

HAND UND HANDWURZEL

Anatomie

Die Handwurzel (= **Carpus**) besteht aus 8 Knochen, die die Beweglichkeit im Handgelenk sicherstellen (Namen der Handwurzelknochen s. Abb. Das Os scaphoideum wird in der Klinik oft auch „Os naviculare" genannt)

Bewegungsmaße der Handwurzel:
Dorsalextension/ Palmarflexion 60 - 0 - 60°
Radial-/Ulnarabduktion: 25 - 0 - 40°

Der **Karpaltunnel** (Canalis carpi) ist ein Kanal, der sich durch das über die Handwurzelknochen gespannte Lig.carpi transversum (= Retinaculum flexorum) bildet. In ihm verlaufen die langen Beugesehnen und der N.medianus.

Gelenke der Phalangen:
Bewegungsmaße s. Anhang

1.) MCP = Me<u>t</u>acarpo-<u>P</u>halangealgelenk
2.) PIP = <u>p</u>roximales <u>I</u>nter<u>p</u>halangealgelenk
3.) DIP = <u>d</u>istales <u>I</u>nter<u>p</u>halangealgelenk

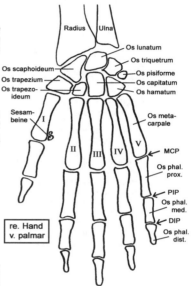

re. Hand v. palmar

HANDWURZELVERLETZUNGEN

Anatomie: Os scaphoideum und os lunatum sind am meisten gefährdet, da sie Radius bzw. Ulna direkt anliegen und somit die Kräfte, z.B. bei Sturz auf die Hand unmittelbar einwirken.

Ät: Indirektes Trauma: **Sturz** auf die **ausgestreckte** (extendierte) **Hand**

Etlg:
Os-scaphoideum-Fraktur (Syn: **Kahnbeinfraktur**, Os-naviculare-Fraktur - Os naviculare ist eigentlich nicht korrekt, das Kahnbein wird in der Klinik aber oft so wie der Fußwurzelknochen bezeichnet), ICD-10: S62.0, häufigste Fraktur der Handwurzel (ca. 50-80 % d.F.)
Os-lunatum-Luxation (Syn: Mondbeinluxation, **perilunäre Luxation** = Verrenkungen der übrigen Handwurzelknochen in Beziehung zum Mondbein), ICD-10: S63.0-
Perilunäre Luxation + Os-scaphoideum-Fraktur = DE QUERVAIN-Fraktur
Os-lunatum-Fraktur + Kahnbeinluxation

Klin: ⇒ Kahnbeinfraktur: Druckschmerz in der Tabatière (Syn: Fovea radialis) und Tabatièrenkontur verstrichen, Bewegungsschmerz im Handgelenk
⇒ Os-lunatum-Luxation: schmerzhafte Bewegungseinschränkung im Handgelenk, ggf. Parästhesien Dig. I-III (N.medianus), ggf. Bajonettstellung (Hand nach dorsal abgekippt)

Diag: 1. Anamnese (Unfallhergang) und klinische Untersuchung
2. Röntgen: Handgelenk in 2 Ebenen (p.a. = dorsopalmar u. seitl.) + STECHER-Aufnahme (Handgelenk p.a. in maximaler Ulnarabduktion und Faustschluss), ggf. Skaphoidquartett (2 Ebenen + 2 Schrägaufnahmen) u. evtl. konventionelle Tomographie des Kahnbeins
Oft ist der **Nachweis initial schwierig** ⇨ **CT**, ggf. auch Extremitäten-MRT (E-MRI).
Bei Os-lunatum-Luxation: Vorspringen des Os lunatum nach dorsal oder volar (im Seitenbild sichtbar)

Ther: • **Kahnbeinfraktur:** Nicht dislozierte Frakturen konservativ im Böhler-Gips: OA-Gips mit Einschluss von Daumen- u. Zeigefingergrundgelenk für 4-6 Wochen, dann für 4-6 Wo. UA-Gips, wegen der Gefahr der Pseudarthrose wird heute aber häufiger operiert:
Operativ: Ind: dislozierte Frakturen (alle prox. Frakturen, mittlere wenn Spalt >2 mm)
- Schwierige Op!, Zugang von palmar od. von dorsal minimalinvasiv
- Dislozierte Frakturen: Reposition und Schraubenosteosynthese (kanülierte Doppelgewindeschraube nach HERBERT od. konische Schraube, Acutrak®), ggf. + Spongiosaplastik (insb. bei verzögerter Bruchheilung od. Op einer Pseudarthrose)
- DE QUERVAIN-Fraktur: Reposition des Os lunatum und Schraubenosteosynthese des Os scaphoideum
- Postoperativ: OA-/UA-Gips für 4-6 Wo., evtl. Magnetfeld- od. Ultraschallstoßwellenbehandlung zur Beschleunigung der Knochenheilung. Die Schraube wird nicht entfernt.

• **Os-lunatum-Luxation:** Reposition in Leitungsanästhesie (vertikaler Dauerzug der Hand gegen den Oberarm für 15 Min., dann Druck v. palmar bei volarer Luxation) ⇨ Gipsschiene für 6 Wo.
Operativ: Ind: N.medianus-Beteiligung oder Nichtgelingen der Reposition
- Offene Reposition und temporäre Spickdrahtfixation

Prog: Die Os-scaphoideum-Frakturen heilen nur **sehr langsam** und neigen zur Pseudarthrosenbildung. Häufig sind Zweitoperationen notwendig.

Kompl: * Skapholunäre Bandverletzung, weitere Handwurzelfrakturen, Instabilität des karpalen Gelenkes
* **Pseudarthrose!**, besonders gefährdet sind prox. Os-scaphoideum-Frakturen, da die Blutversorgung des Os scaphoideum retrograd (von distal) erfolgt
Ther: immer Op erforderlich, MATTI-RUSSE-I-Plastik ⇨ Resektion avitaler Fragmente, Einfalzen eines kortikospongiösen Spanes und Schraubenosteosynthese, postoperative Ruhigstellung für 1-3 Monate
* Kahnbeinnekrose (bzw. Nekrose eines Fragmentes), Os-lunatum-Nekrose (KIENBÖCK-Krankheit, aseptische Knochennekrose, meist junge Männer betroffen)
* Schädigung des N.medianus, posttraumatisches Karpaltunnelsyndrom

MITTELHANDVERLETZUNGEN

Syn: Frakturen: ICD-10: Dig. I: S62.2-, Dig. II-V: S62.3-, multiple Dig.: S62.4
Seitenbandrupturen-Hand: wichtigste ist die Ruptur des ulnaren Seitenbands in Höhe des Daumengrundgelenks, daneben noch Ruptur der radialen Seitenbänder am Zeigefinger, ICD-10: S63.4

Ät: – Frakturen: direkte Gewalteinwirkung od. indirekte Gewalteinwirkung, z.B. Sturz auf die Hand, Faustschlag (MC-V-Fraktur)
– Seitenbandrupturen: indirektes Trauma, insb. durch **Abscherung des Daumens** nach radial (z.B. Skistock-Verletzung = Ski-Daumen)

Winterstein

Etlg: # Mittelhandknochenfrakturen: Basis-, Schaft- und Köpfchenfraktur mit od. ohne Beteiligung von Gelenkflächen
Os-metacarpale-I-Basisfrakturen (am Daumensattelgelenk = Basis MC I mit od. ohne Beteiligung der MC-I-Gelenkfläche zum Os trapezium):
- ***WINTERSTEIN*-Fraktur:** extraartikuläre (= ohne Gelenkbeteiligung), basisnahe Schrägfraktur
- ***BENNETT*-Luxationsfraktur:** intraartikuläre (= mit Gelenkbeteiligung), basisnahe Schrägfraktur mit **Subluxation im Daumensattelgelenk** (Dislokation nach radial und proximal durch Muskelzug)
- ***ROLANDO*-Fraktur:** intraartikuläre, basisnahe "Y"- oder "T"-Fraktur (= 3 Fragmente) mit Subluxation im Daumensattelgelenk (Dislokation nach radial und proximal durch Muskelzug)

Bennett

Rolando

Hand und Handwurzel | Seite 387

Seitenbandrupturen: ulnares Seitenband am Daumengrundgelenk
Seitenbänder der Langfinger am Grundgelenk, PIP- od. DIP-Gelenk

Klin: ⇒ Druckschmerzhaft, Bewegungsschmerz, Weichteilschwellung, Hämatom
⇒ Bei Fraktur: Tast- oder sichtbare Deformität
⇒ Bei Luxation: Gelenkinstabilität

Diag: 1. Anamnese und klinische Untersuchung: Faustschluss prüfen (alle Langfinger müssen beim Faustschluss auf das Scaphoid zeigen ohne zu überkreuzen ⇨ bei Verkürzung od. Rotationsfehler Op-Ind.)
2. Röntgen: Hand in zwei Ebenen, ggf. betroffenen Gelenkabschnitt in 2 Ebenen u. zusätzlich gehaltene Aufnahme od. Funktionsaufnahme ⇨ vermehrte Aufklappbarkeit

Ther: • **Mittelhandfrakturen:** Konservativ bei extraartikulären basisnahen Frakturen mit Unterarm-Daumengipsschiene für 4 Wo., bei nicht dislozierten Schaftfrakturen volare Unterarm-Gipsschiene für 3-4 Wo.
Operativ: Ind: Dislozierte Frakturen, Rotationsfehler od. Verkürzung
- Dislozierte Schaft- od. WINTERSTEIN-Frakturen: Miniplatte oder perkutane Kirschnerdrahtosteosynthese
- Subkapitale Frakturen bei starker Abkippung und intraartikulären Köpfchenfrakturen: Mini-T-Platte
- BENNETT- und ROLANDO-Fraktur: Op obligat, kleine Zugschraube, Kirschner-Draht od. Miniplatte (bei BENNETT-Fraktur auch Op n. ISELIN ⇨ Fixation des MC I mit 2 Spickdrähten am MC II)
• **Seitenbandrupturen:** Funktionell mit Schienung durch Pflasterverband mit dem benachbarten Finger, bei Langfinger-Sehnenbandruptur Gipsverband für 4 Wo. in Funktionsstellung
Operativ: Ind: knöcherne Bandausrisse, Seitenbandausriss am Dig. I und II
- Durchflechtungsnaht der Sehne und transossäre Fixation

Kompl: ∗ **Rotationsfehler**, Achsenknick, Verkürzung
∗ Gelenkkontrakturen, Pseudarthrose
∗ Wackeldaumen mit Instabilität

PHALANGENVERLETZUNGEN

Syn: Phalangenfraktur: ICD-10: Dig. I: S62.5-, Dig. II-V: S62.6-, multiple: S62.7
Phalangenluxation: Fingerluxation, ICD-10: S63.1-

Ät: − Direktes Trauma: Schlag, Stoß, Quetschung
− Pathologische Fraktur: Enchondrom (benigner Knochentumor, macht 2/3 der Knochentumoren an der Hand aus)

Etlg: # Basis-, Schaft- und Köpfchenfraktur mit und ohne Gelenkbeteiligung
Nagelkranzfraktur (insb. bei Quetschung)

Klin: ⇒ Fraktur: Schwellung, Druckschmerz, Bewegungseinschränkung
⇒ Luxation: federnde Fixation, Bajonett-Stellung, Knopflochdeformität (bei Strecksehnenruptur)

Diag: 1. Anamnese und klinische Untersuchung
2. Röntgen: betroffener Finger in 2 Ebenen mit angrenzendem prox. Gelenk

Ther: • **Phalangenfrakturen:** konservativ mit dorsaler 2-Finger-Gipsschiene in Beugestellung für 2-3 Wochen oder BÖHLER-Schiene in Funktionsstellung

Nagelkranzfraktur: bei Hämatom Nageltrepanation zur Hämatomentlastung (Nagel nicht entfernen, da dieser als Schiene dient)
Operativ: Ind: instabile Frakturen
- Reposition und Fixation mit Miniaturplatte oder Spickdrahtosteosynthese
- **Phalangenluxation:** Reposition des Fingers in OBERST-Leitungsanästhesie, Prüfung der Seitenbandführung ⇨ Ruhigstellen für 2-3 Wochen in Funktionsstellung, z.B. mit Faustverband od. Böhler-Schiene
Operativ: Ind: Interposition v. Beugesehne/Kapselanteilen, insb. am Fingergrundgelenk
- Operative Revision und Reposition

Kompl: Rotationsfehlstellung

HAND-SEHNENVERLETZUNGEN

Syn: ICD-10: S63.4

Anatomie: MCP = Metacarpophalangealgelenk
PIP = prox. Interphalangealgelenk
DIP = distales Interphalangealgelenk
Die Strecksehnen haben eine gegenseitige kreuzende Verbindung (Connexus intertendineus). Die Beugesehnen kreuzen untereinander und werden durch Ringbänder am Knochen fixiert.

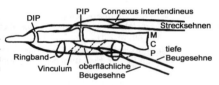

Ät: – **Trauma:** Sport, z.B. typisch beim Volleyball ⇨ Strecksehnenabriss am Fingerendgelenk
Überstreckung der Finger ⇨ Beugesehnenriss
Luxationstraumen, Begleitverletzung bei Frakturen
– Scharfes Trauma mit **direkter Durchtrennung** (z.B. Messerverletzung, Glasscherben)
– Degenerativ: Rheuma, Ischämie bei Durchblutungsstörungen

Etlg: # **Beugesehnenverletzung** ⇨ schwierig zu behandeln wegen der Sehnengleitkanäle, Ringbänder, bindegewebigen Bänder mit Blutversorgung (Vincula tendinum) und der schlecht verschieblichen Haut (⇨ Hilfsschnitte notwendig)
Strecksehnenverletzung (oft mit knöchernem Ausriss = BUSCH-Fraktur)

Klin: ⇒ Durchtrennung der oberfl. Beugesehnen: fehlende Beugung im Fingermittelgelenk (PIP)
⇒ Durchtrennung der tiefen Beugesehnen: Fehlende Beugung im Fingerendgelenk (DIP)
⇒ Strecksehnenausfälle zeigen nicht immer eine deutliche Klinik wegen der Kreuzung im Connexus intertendineus (Kompensationsmöglichkeit)
⇒ Strecksehnendurchtrennung am Endglied: fehlende Endgliedstreckung
⇒ Strecksehnendurchtrennung am Mittelgelenk: Knopflochdeformität (s. Abb.) wegen fehlendem Zug am PIP und Zug am DIP ⇨ Überstreckung im DIP und Beugung im PIP (s. Abb.)

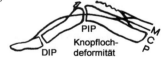

⇒ Strecksehnendurchtrennung am Grundgelenk: Streckung aufgehoben

Diag: 1. Anamnese und **Wichtig!:** klinische Untersuchung mit Funktionsprüfungen (**DMS** dokumentieren!), Bewegung gegen Widerstand prüfen
2. **Röntgen:** Hand, Finger in zwei Ebenen zum Ausschluss knöcherner Verletzungen, knöcherner Sehnenausrisse
3. Bei jedem scharfen Trauma (Schnittverletzung) darstellen des Wundgrundes ⇨ Sehnenverletzungen, Nervenverletzung?

Ther:
- Konservativ: Bei knöchernem Strecksehnenausriss ⇨ STACK-Schiene für 6 Wochen; gelingt die Adaptation nicht, operative Fixation des Kleinfragments mit einem KIRSCHNER-Draht.
- Operativ: **Sehnennähte** erfordern eine sehr gute, **atraumatische Operationstechnik!**
  - Primäre End-zu-End-Adaptation der Sehnenstümpfe (KIRCHMAYR-KESSLER-Naht)
  - Transossäre Ausziehnaht: Durchflechtungsnaht an der Sehne, Fixation durch einen transossären Minibohrkanal, der Faden wird dabei durch die Haut gezogen u. fixiert.
  - Z-Sehnenverlängerung (bei großen Sehnendefekten)
  - Sehnentransplantation: autologe Transplantation von Sehnen (z.B. Sehne des M.palmaris long., M.plantaris) bei alten Rupturen, PULVERTAFT-Naht: Durchflechtung einer Sehne durch eine andere Sehne (bei der Sehnentransplantation)
  - Sehnentransposition: Verlagerung einer weniger wichtigen Sehne an eine wichtigere Stelle (z.B. Dig.IV-Sehne als Ersatz für fehlende Daumensehne)
  - Postoperativ: bei Beugesehnen-Op ⇨ **Frühmobilisation** (ab 1. postop.-Tag), um die Gleitfähigkeit der Sehne zu sichern ⇨ **dynamische Schiene** nach KLEINERT mit Fixierung der Finger in Beugestellung an Gummizügeln (Streckung aktiv mögl., Beugung erfolgt passiv durch die Zügel) für 3-6 Wo., Belastung beginnend ab der 6. Wo.
  - Strecksehnen-Op ⇨ evtl. temporäre Arthrodese (verhindert Flexion = Zug auf die Sehne) für ca. 6 Wochen und Ruhigstellung mit STACK-Schiene oder Gipsverband

Kompl:
* Verwachsungen zwischen Sehne und Sehnengleitlager ⇨ Bewegungseinschränkung, Beugekontraktur ⇨ Ther: Tendolyse nach ca. 6 Monaten
* Sehnennekrose (Durchblutungsstörung), Ruptur im Anastomosenbereich

TENDOVAGINITIS STENOSANS

Syn: **Schnellender Finger**, engl. trigger finger, ICD-10: M65.3, DE QUERVAIN-Krankheit (Daumen, ICD-10: M65.4)

Ät:
- Chronisch-degenerativ, rheumatisch, entzündlich durch lokale Noxen (Tierpfleger)
- Angeborene Fehlbildung der Hand, auch bei Pätau-Syndrom (Trisomie 13)

Path:
* **Chronisch entzündliche Veränderungen** im Bereich der Sehnenscheiden, Ringbänder (Lig.anulare) oder Retinacula ⇨ Vernarbungen mit Verengung des Sehnenhüllgewebes ⇨ Hemmung der Sehnengleitfähigkeit oder selten Verdickung der Sehnen selbst
* Lok: Daumen-**Strecksehnen** des M.extensor pollicis brevis u. abductor pollicis longus und evtl. Begleithypertrophie des Retinaculum extensorum
Schnellender Finger: Ringbänder/**Beugesehnenscheiden**, insb. auch am Daumen od. Mittel-/Ringfinger ⇨ meist im Bereich der Hohlhand tastbare Verdickung

Epid: Prädisp.alter: im Durchschnitt 40.-50. Lj., **w** > m

Klin: ⇒ DE QUERVAIN-Krankheit: Schmerzen bei Extension/Abduktion des Daumens mit Ausstrahlung in Handgelenk u. Unterarm, Druckschmerzhaftigkeit im Sehnenverlauf
⇒ Schnellender Finger: Schnapp-Phänomen des Daumens/Fingers bei Extension, sichtbare/ tastbare Verdickung im Beugesehnenverlauf, druckschmerzhaftig

Diag: Anamnese und klinische Untersuchung: FINKELSTEIN-Test (Ulnarabduktion bei gebeugtem Daumen und Faustschluss der übrigen Finger ⇨ Schmerz über erstem Strecksehnenfach)

Ther:
* Konservativ: lokale Kortikoideinspritzungen v. palmar in den Bereich der Sehnenscheide
* Operativ: Durchführung der Op in intravenöser Regionalanästhesie u. Blutsperre
  - DE QUERVAIN-Krankheit: Längsspaltung des Retinaculum extensorum und/oder der Strecksehnenscheide
  - Schnellender Finger: Spaltung des prox. Ringbandes/Beugesehnenscheide und/oder Abtragung der Sehnenverdickung

Prog: Op führt bei 80 % d. Pat. zur völligen Beschwerdefreiheit

Kompl: * Op: Verletzung von Gefäßen, Nerven und Sehnen, Sensibilitätsstörung
* Postop.: Sehnenrupturen oder Luxation der Sehne aus dem eröffneten Sehnenfach

DD: – Tendinitis, Tendovaginitis hypertrophicans (bei Radialislähmung an den Strecksehnen des UA), Tendovaginitis purulenta (Panaritium)
– Ganglion, Sehnenscheidenhygrom, Dupuytren-Kontraktur, Styloiditis radii

---

DUPUYTREN-KONTRAKTUR

Syn: Beugekontraktur der Finger durch Palmarfibromatose, ICD-10: M72.0

Ät: – **Ungeklärt**, konstitutionelle Bindegewebeveränderung (erbliche Disposition)
– Prädisp: Diabetes mellitus, Alkoholismus, Leberzirrhose, Myokardschäden, Epilepsie, Trauma mit Verletzung d. N.ulnaris, Induratio penis plastica, rheumatische Erkrankungen

Path: ♦ **Fibromatose** der Palmaraponeurose (= DUPUYTREN-Kontraktur), des neurovaskulären Bündels und der Fettgewebsanhanggebilde ⇨ Verhärtung, Schrumpfung
Die gleiche Entität gibt es an der Plantaraponeurose am Fuß (= LEDDERHOSE-Syndrom I).
♦ Lok: meist an der Hand ulnarseitig (**Dig. IV**, V), in der Hälfte bis zu 2/3 d.F. beidseits

Epid: ◊ **M** >> w (5:1), Prädisp.alter: 50.-70. Lj., bei genetischer Disposition auch früher
◊ Prävalenz: **1-3 %** d. Bevölkerung, praktisch nur weiße Bevölkerung betroffen

Etlg: Bezüglich der Klinik nach ISELIN (1965)

Stadium 0:	Kleine Indurationen/Knoten ohne Funktionsbeeinträchtigung der Hand
Stadium I:	Knoten/Stränge mit beginnender Streckhemmung der Fingergrundgelenke
Stadium II:	Kontraktur im Fingergrundgelenk bis 30°, beginnende Streckhemmung im Fingermittelgelenk
Stadium III:	Kontraktur einzelner Fingergelenke, in einem Gelenk >30°
Stadium IV:	Extreme Beugekontraktur, Krallenstellung, Gefühls- und Durchblutungsstörungen

Klin: ⇒ Typischer klinischer Befund: derb tastbare Knoten-/Stranggebilde in der Hohlhand über dem IV. Strahl, ggf. lokale trophische Störungen, Ödeme an den Händen
⇒ Beugekontraktur im Grund- und Mittelgelenk, Krallenfinger, Hyperextension des Fingerendgliedes, Beugestellung der gesamten Mittelhand (Endzustand)

Ther: • Konservativ: In Stadium 0 u. I **manuelle Dehnungen** durch Krankengymnastik, Nachtschienen, Kortikoideinspritzungen ⇨ können den Prozess aber meist nicht stoppen.
Im Frühstadium ist auch eine lokale **Radiatio** (10 x 2-4 Gy Elektronen- od. weiche Röntgenstrahlung) mit gutem Langzeiterfolg mögl.
In der EU zugelassen ist die Injektion einer **Kollagenase** (von Clostridium histolyticum, Xiapex®, nicht in Deutschland auf dem Markt) in den palpablen bindegewebigen Strang, der sich dadurch zersetzt und rupturiert (ggf. kontrollierte Extension am nächsten Tag).
• Operativ: Ind: ab Stadium II
 - Darstellung der Palmaraponeurose, Entfernung des **gesamten Fasziengewebes**, auch noch gesunder Anteile zur Rezidivprophylaxe (= Entfernung der gesamten Palmaraponeurose = Palmarektomie)
 - Bei Befall d. Beugesehnen: Zusätzlich Sehnenverlängerung
 - Ultima ratio: Amputation des Fingers (bei Stad. IV evtl. notwendig)
• Weitere Informationen u. Selbsthilfegruppen: Deutsche Dupuytren-Gesellschaft e.V., Westerbuchberg 60b, 83236 Übersee, Internet: www.dupuytren-online.de

Prog: Bei kompletter Palmarektomie gut, sonst Rezidivgefahr

BECKEN

Anatomie

Os ilium = Darmbein = kranialer Pfeiler
Os ischii = Sitzbein = dorsaler Pfeiler
Os pubis = Schambein = ventraler Pfeiler

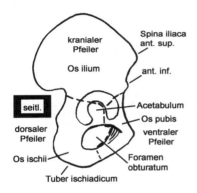

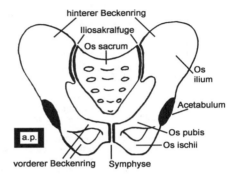

Symphyse: Discus interpubicus + Ligg.pubica
Iliosakralfuge: Lig.sacroiliacum ventrale et dorsale
Vorderer Beckenring: Os pubis + Os ischii
Hinterer Beckenring: Os ilium

BECKENVERLETZUNGEN

Syn: Engl. pelvic fractures, ICD-10: S32.83

Ät: – Sehr **heftiges Trauma** (Hochrasanztrauma) od. Gewalteinwirkung: Verkehrsunfälle, Überrolltrauma, Sturz aus großer Höhe (Suizidversuch), Verschüttung unter schweren Lasten (Hauseinsturz) ⇨ in 80 % d.F. Begleitverletzungen (Polytrauma, SHT)!
– Bagatelltrauma bei ausgeprägter Osteoporose

Etlg: # Beckenrandfrakturen: Beckenschaufelfraktur, Steißbeinfraktur, Sitzbeinfraktur, Abrissfrakturen an den Sehnenmuskelansätzen: Tuber ischiadicum (Adduktoren), Spina iliaca anterior superior (M.sartorius), Spina iliaca anterior inferior (M.rectus femoris)

Beckenringverletzungen (s. Abb.):
– Einseitige Beckenfraktur am vorderen Beckenring (Schambein + Sitzbein) oder hinteren Beckenring (Os ilium)
– Beidseitige vordere Beckenringfraktur = Schmetterlingsfraktur
– Komplette Beckenringfraktur (MALGAIGNE-Fraktur) = vorderer und hinterer Beckenring auf einer Seite vertikal frakturiert
– Symphysenruptur (meist in Verbindung mit Verletzung des hinteren Beckenringes)
– Iliosakralgelenkruptur
– Sakrumfraktur

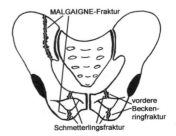

Traumatologie

Beckenfrakturen, Einteilung nach MÜLLER (1978), Kriterium: Stabilität im Becken

Typ I	**Stabile Beckenringverletzung:** Einseitige vordere Beckenringfraktur oder nicht dislozierte Schmetterlingsfraktur oder Symphysenlockerung
Typ II	**Instabile inkomplette Beckenringverletzung:** Doppelseitige dislozierte Beckenringfraktur mit oder ohne Symphysensprengung oder Symphysensprengung + einseitige vordere Beckenringfraktur
Typ III	**Instabile komplette Beckenringverletzung:** MALGAIGNE-Fraktur oder hintere Beckenringfraktur + Symphysensprengung oder vordere Beckenringfraktur + Iliosakralgelenkruptur oder Symphysen- + Iliosakralsprengung (= "totale Beckenluxation")

ABC-Klassifikation nach AO u. TILE der Beckenfrakturen, Kriterium: Beckenstabilität und vertikaler Kraftfluss von der LWS auf die Hüftgelenke:

Typ A: **Stabile** Beckenfrakturen, hinterer Beckenring intakt, vertikaler Kraftfluss stabil (z.B. Randfrakturen, Beckenschaufelfraktur, tiefe Os-sacrum-Fraktur)

Typ B: Teilweise Verletzung am hinteren Beckenring, Rotationsinstabilität einer Beckenseite ⇨ Asymmetrie d. Beckenringes, aber vertikaler Kraftfluss stabil (z.B. einseitige Os-sacrum-Fraktur/Iliosakralgelenk**teil**ruptur + vordere Beckenringfraktur, sog. Open-book-Fraktur)

Typ C: **Komplette Instabilität** durch Verletzung des vorderen u. hinteren Beckenringes ⇨ Rotationsinstabilität einer Beckenseite, Asymmetrie des Beckenringes und vertikaler Kraftfluss unterbrochen (z.B. ein- od. beidseitige Iliosakralverletzung + vordere Beckenringfrakturen)

Epid: Prädisp.alter: 20.-30. Lj. (**Polytrauma**-Pat. haben in 20 % d.F. Beckenverletzungen) und >70. Lj. bei Frauen (Bagatelltrauma bei vorbestehender Osteoporose)

Klin: ⇒ Isolierte einseitige vordere Beckenringfraktur häufig asymptomatisch
⇒ Stauchungs-, Kompressions-, Bewegungsschmerz
⇒ Eingeschränkte Hüft- und Hüftgelenkbeweglichkeit
⇒ Asymmetrische Beckenkontur, Beckenschiefstand, Beinlängendifferenz
⇒ Hämatom: Perineal, inguinal, Skrotalhämatom
⇒ **Cave** bei **Miktionsstörungen** ⇨ kein Blasenkatheterismus bei V.a. Verletzung der ableitenden Harnwege

Diag: 1. Anamnese und klinische Untersuchung: periphere Pulse, Sensibilität und Motorik von Becken/Beinen, rektal-digitale Untersuchung, RR- und **Hb-Kontrolle** bei V.a. Blutung (mehrere Liter Blutverlust mögl.)
2. **Röntgen:** Beckenübersicht a.p., Inlet- u. Outletaufnahme (karniokaudal/kaudokranial gekippte Aufnahmen), ggf. Obturator- und Ala-Aufnahme (bei V.a. Azetabulum-Beteiligung, s.u.)
3. **CT** zum Ausschluss weiterer Verletzungen, z.B. Iliosakralgelenksprengung
4. Bei V.a. Verletzung der ableitenden Harnwege ⇨ **Ausscheidungsurographie** od. retrograde Urethrographie durchführen! Kein transurethraler Katheterismus (Gefahr zusätzlicher Verletzung), wenn Katheter erforderlich ⇨ suprapubischer Katheter

Ther: • Konservativ: einseitige vordere Beckenringfraktur ⇨ 1 Wo. Bettruhe, KG, Analgesie
Schmetterlingsfraktur ⇨ 2 Wo. Bettruhe
Symphysenruptur: frühfunktionelle Behandlung
Abrissfrakturen: frühfunktionelle Behandlung
(Früher wurde bei Diastase die RAUCHFUß-Beckenschwebe angewendet = Hüfte schwebt in der Luft an überkreuzenden Aufhängern ⇨ Druck auf die Fragmente.)

• Operativ: Ind: offene Frakturen, urologische Komplikationen, starke Blutung
  – Notfall-Op: Blutstillung am Becken, ggf. Tamponade, Fixateur externe/Beckenzwinge
  – MALGAIGNE-Fraktur: bei nicht ausreichender Reposition = Diastase der Fragmente ⇨ Plattenosteosynthese
  – Symphysenruptur: bei konservativ nicht reponierbarer Diastase od. Begleitverletzungen

⇨ Plattenosteosynthese, evtl. auch Fixateur externe
– Abrissfrakturen: evtl. Zugschraube zur Fragmentfixation

Prog: Abhängig von der Schwere der Begleitverletzungen, Letalität bei offenen Frakturen bis 50 %

Kompl: * Schwere intra- und retroperitoneale **Blutungen** (A. und V.iliaca com. und ihre Äste, präsakraler Venenplexus, A. und V.femoralis sowie aus dem spongiösen Knochen) ⇨ **hämorrhagischer Schock**, Kompartmentsyndrom des Beckens (im Bereich der Faszienräume des M.psoas und der Glutealmuskulatur)
* Da meist heftiges Trauma ⇨ häufig Zusatzverletzungen: **Polytrauma**, SHT, Thoraxtrauma und insb. intrapelvine Verletzungen: **Blasen-** (meist extraperitoneal) und/oder **Harnröhrenverletzung** (Urethra meist im Bereich der 1-2 cm langen Pars membranacea rupturiert), Darmperforationen, septische Komplikationen
* hohe Thrombosegefahr ⇨ immer **Thromboseprophylaxe** durchführen
* Pseudarthrosenbildung (selten)

AZETABULUMFRAKTUR

Syn: Hüftpfannenfraktur, engl. acetabular fracture, ICD-10: S32.4

Ät: – Schweres direktes Trauma (z.B. Sturz od. Schlag auf die Hüfte)
– Indirektes Trauma: Knieanprall (z.B. Anprall am Armaturenbrett bei einem Auffahrunfall = dashboard-injury)
– Häufig in Verbindung mit/durch eine **Hüftgelenkluxation** = Luxationsfraktur mit Verletzung entsprechender Struktur (z.B. dorsale Lux. ⇨ dorsale Pfannenrandfraktur)

Etlg: # Nach JUDET u. LETOURNEL (1964)

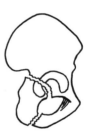

| Typ 1: Dorsaler Pfannenrand frakturiert (häufigste Form) |
| Typ 2: Dorsaler Pfeiler frakturiert |
| Typ 3: Pfannenbodenquerfraktur (= Fraktur beider Pfeiler) |
| Typ 4: Ventraler Pfeiler frakturiert |

(nach WEISE u. WELLER (1987) gibt es noch Typ 5 = kombinierte Frakturen)
Abb.-Bsp.: dislozierte Azetabulumfraktur Typ 2, AO: 62-A-2
Fraktur des Pfannendaches/kranialer Pfeiler

Klin: ⇒ Stauchungs-, Zug-, Druckschmerz, Bewegungseinschränkung
⇒ Hämatom
⇒ Bei Luxationsfrakturen: fixierte Rotationsfehlstellung, Beinverkürzung, mögliche Begleitverletzungen: N.ischiadicus - N.peroneus-Läsion durch Überdehnung

Diag: 1. Anamnese und klinische Untersuchung
2. Röntgen: Beckenübersicht a.p. und Hüftgelenk a.p. und zusätzlich immer **CT**
Obturator-Aufnahme (45° angehobenes Becken auf der kranken Seite) ⇨ Beurteilung des dorsalen Pfannenrandes + vorderen Pfeilers
Ala-Aufnahme (45° angehobenes Becken auf der gesunden Seite) ⇨ Beurteilung des vorderen Pfannenrandes + hinteren Pfeilers

Ther: • Konservativ: nicht dislozierte, stabile Frakturen ⇨ frühfunkt. Behandlung für 6-8 Wo.
• Operativ: Ind: junge Patienten, dislozierte Frakturen mit Stufenbildung in der Gelenkfläche, Fragment im Gelenk
– Zugang: meist ilio-inguinaler Zugang nach JUDET (je nach Fraktur)
– Hinterer Pfeiler: Reposition und Plattenosteosynthese
– Luxationsfrakturen: Reposition der Luxation u. Rekonstruktion von Pfanne/Pfannenrand
– Insg. 3-4 Monate postop. Entlastung des Hüftgelenkes

Prog: Sehr schwerwiegende Fraktur, die in einer Spezialklinik versorgt werden sollte.

Kompl:
* Unbehandelt **posttraumatische Arthrose!** (insb. bei Stufenbildung in der Gelenkfläche), Knorpelkontusionsschäden
* Läsion des N.ischiadicus/N.peroneus
* Hüftkopfnekrose (bei Zerstörung der A.lig.capitis femoris), insb. bei Luxationsfrakturen, z.B. Typ 3 durch zentrale Luxation des Hüftkopfs, da das Azetabulum aufgesprengt ist
* Periartikuläre Verkalkungen ⇨ Bewegungsbehinderung

HÜFTGELENKLUXATION

Syn: Luxatio coxae, engl. hip joint dislocation, ICD-10: S73.0-

Anatomie: Das Hüftgelenk wird gebildet aus Acetabulum und dem Femurkopf. Stabilisiert wird das Gelenk durch die Ligg. iliofemorale, ischiofemorale und pubofemorale, die am Pfannenrand ansetzen. Durch die tiefe Gelenkpfanne besteht eine gute Knochenführung.
Gefäßversorgung des Hüftkopfes: A.circumflexa femoris lat. et med. und A.lig.capitis femoris.
Bewegungsmaße: Flex-/Extension 130 - 0 - 20°, Ab-/Adduktion 40 - 0 - 30°, Außen-/Innenrotation 40 - 0 - 50°

Ät:
- Heftiges Trauma: Stauchung oder hebelnde Bewegung am Femur
- Neugeborene: Hüftdysplasie (s. Pädiatrie- od. Orthopädie-Buch)

Etlg:
Hintere (posteriore) Luxation: (75 % d.F.) <u>Klin:</u> Bein innenrotiert
 Luxatio iliaca ⇨ oben
 Luxatio ischiadica ⇨ hinten
Vordere (anteriore) Luxation: <u>Klin:</u> Bein außenrotiert
 Luxatio suprapubica ⇨ vorne oben
 Luxatio obturatoria ⇨ vorne unten
Zentrale Luxation ⇨ innen (nur möglich bei Fraktur des vorderen + hinteren Pfeilers)
Luxation + Fraktur an der Gelenkpfanne (Acetabulum) oder am Femur (Femurkopfimpressionsfraktur, PIPKIN-Fraktur, Oberschenkelhalsfraktur)

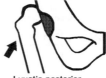
Luxatio posterior

Klin: ⇒ Federnde Fixation des Gelenkes, Beinfehlstellung
 ⇒ Bewegungsschmerz

Diag: 1. Typische Anamnese (Auffahrunfall, Sturz aus großer Höhe) und klinische Untersuchung
 2. Röntgen: Hüftgelenk in mindestens 2 Ebenen!
 Ala- und Obturator-Aufnahme, insb. auch nach der Reposition zum Ausschluss einer knöchernen Verletzung am Acetabulum
 CT zum Ausschluss einer Femurkopffraktur

Ther: Die **Reposition** einer Hüftgelenkluxation ist wegen der Durchblutung des Kopfes **dringlich!**
* Konservativ: Reposition in Vollnarkose und mit Muskelrelaxanzien ⇨ frühfunktionelle Behandlung mit KG, Teilbelastung für 2 Wo., Vollbelastung mit Sport ab 3. Monat
* Operativ: Ind: Interponat im Gelenk, dislozierte Azetabulumfrakturen, zentrale Luxation
 - Bei Interponat im Gelenk ⇨ offene Mobilisation des Interponates
 - Zentrale Luxation: Extension suprakondylär nach außen unten zur Entlastung des Gelenkes

Prog: In 5-10 % d.F. Hüftkopfnekrose, **frühe Reposition** bessert die Prognose!

Kompl: * Luxationsfrakturen mit Beteiligung des **Pfannenrandes** oder des Femurkopfes (= PIPKIN-Fraktur, s.u. Kap. Hüftkopffrakturen)

* Hüftkopfnekrose bei Gefäßzerreißung (Diag: MRT im Verlauf)
* Dehnungsschäden N.ischiadicus, N.femoralis
* Hüftkopfknorpelschäden ⇨ Gefahr posttraumatischer Arthrose

KOXARTHROSE

Syn: Hüftgelenkarthrose, Arthrosis deformans coxae, engl. coxarthrosis, ICD-10: M16.-

Ät: – **Degenerativ** (z.B. bei Adipositas, Überlastung, hohem Alter)
– Traumatisch/**posttraumatisch** (Hüftkopffraktur, Schenkelhalsfraktur)
– Mechanische Fehlbelastung (z.b. angeborene **Hüftgelenkdysplasie** u. -luxation, Coxa vara, Coxa valga, Coxa plana), Durchblutungsstörung des Hüftkopfes, PERTHES-Krankheit
– Entzündlich: rheumatische Gelenkerkrankung (am Hüftgelenk selten)

Epid: ◊ Prädisp.alter: alte und sehr **alte Menschen** (>70. Lj., „Malum coxae senile")
◊ Lebenszeitprävalenz: 20 % aller Menschen in Deutschland sind von einer Arthrose (irgendeines Gelenkes des Körpers) betroffen (Daten der DEGS1 v. 2013).
◊ In Deutschland werden jährlich ca. 210.000 Hüftgelenkprothesen implantiert.

Etlg: # Primäre Koxarthrose (ca. 25 % d.F.): Ätiologie unbekannt, Beginn im 50.-60. Lj.
Sekundäre Koxarthrose (ca. 75 % d.F.): Fehlstellungen, posttraumatisch, Durchblutungsod. Stoffwechselstörungen, entzündlich

Klin: ⇒ Bewegungsschmerz, Belastungsschmerz, **morgendlicher Einlaufschmerz**
⇒ Gangbild: Schmerz-/Schonhinken
⇒ Bewegungseinschränkung: Beginn meist mit Einschränkung der Innenrotation

Diag: 1. Anamnese und klinische Untersuchung: Kapseldruckschmerz, Trochanterklopfschmerz, Einschränkung der Abduktion und Innenrotation
2. Röntgen: **Beckenübersicht** (beidseitiger Befund?), Hüfte a.p. und axial, ggf. CT
– Verschmälerung des Gelenkspaltes, Randausziehungen an den Gelenkflächenrändern (Osteophyten), Entrundung des Kopfes, Geröllzysten, Fehlstellungen
– Pfannendachsklerosierungszone vergrößert (Sourcil), DD: nicht bei Hüftkopfnekrose

Ther: • Konservativ: Entlastung des Gelenkes, bei Adipositas ⇨ **Gewichtsabnahme**!
– Physikalische Therapie: Wärme-/Kälteanwendungen, Massagen, Ultraschall, Bäder, krankengymnastische Bewegungsübungen, Gehschulung, Schwimmen, Radfahren
– Medikamente: Antiphlogistika (**NSAR** aus der Gruppe der COX-2-Inhibitoren, z.B. Etoricoxib, Arcoxia®), Kortikosteroide als Salben, intraartikulär, ggf. auch systemisch
– Orthopädische Hilfen: Einlagen od. Schuherhöhung bei Fehlstatik, Gehstock
• Operativ: Ind: fortgeschrittene therapieresistente Koxarthrose
Mittel der Wahl ist heute der **endoprothetische Ersatz** (auch gleichzeitig beidseits mögl.)
Zugang heute über Mini-Inzision mögl. (Vorteil: insb. Schonung der Sehnenansätze), perioperative Antibiotikaprophylaxe, hochsterile Op-Bedingungen (Reinraum-Op).
– **Totalendoprothese (TEP**, Planungsbild s. Abb.):
Zementierte Prothese = mittels Knochenzement (PMMA, Palacos, SimplexP) befestigter Schaft und Pfanne; Ind: alte Menschen; Vorteil: sofortige Belastbarkeit ⇨ frühe Mobilisierung möglich (Mobilisierung am Gehwagen sofort, später Gehen mit Unterarmgehstützen), Nachteil: Toxizität und Allergie gegen den Knochenzement, Zementenfernung bei Wechsel-Op bei Prothesenlockerung erforderlich.
Zementfreie Prothese: Schaft und Pfanne halten durch Verklemmung (pressfit) + schwammartige Metalloberfläche ("Spongiosametall" aus Titan), in die der Knochen einwächst;

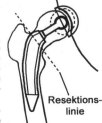

Resektionslinie

Ind: jüngere Pat. <60. Lj.; Vorteil: lange Haltbarkeit; Nachteil: je nach Konzept Entlastung/Teilbelastung für einige Wo.

Häufig auch Verwendung eines **Hybridsystems = Kombination** eines zementierten Schaftes und einer unzementierten Pfanne (Schraubpfanne od. pressfit)

Postop.: Indometacin oder Ibuprofen zur Prophylaxe periartikulärer Verkalkungen für 14 Tg., **Thromboseprophylaxe** mit Heparin (z.B. Nadroparin, Fraxiparin®) od. mit dem vollsynthetischen X_a-Hemmstoff Fondaparinux (1 x tgl. 2,5 mg s.c., Arixtra®) od. mit einem oralen Antithrombotikum (1 x 10 mg/Tag Rivaroxaban, Xarelto® od. 2 x 2,5 mg/Tag Apixaban, Eliquis®) für **5 Wo.**, sofort mit mobilisierender **KG** mit Bewegungsübungen u. Muskelaufbautraining beginnen, dann **Rehabilitation** u. Gangschulung

– Bei Fehlstellungen evtl. Femurkorrekturosteotomie (Umstellungsosteotomie)

Prog: Die endoprothetische Versorgung hat heute eine sehr gute Langzeitprognose (die mittlere Standzeit einer Prothese liegt heute bei ca. 15 J.).

Kompl: * **Aktivierte Arthrose** = Arthrose mit Zeichen einer abakteriellen Entzündung = Reizzustand: Überwärmung, Druck- und Bewegungsschmerz, Erguss, Weichteilschwellung
* Muskuläre und kapsuläre Kontrakturen, Einsteifung des Gelenkes
* Varus- oder Valgus-Fehlstellungen
* Einbruch der Gelenkflächen

Op: * **Hoher Blutverlust** bei der Op, wenn mögl. präop. Eigenblutspende durchführen
* Gefäß- /Nervenschädigung (N.femoralis, N.ischiadicus)
* Emboliegefahr beim Einbringen des Knochenzements und Einschlagen des Prothesenschaftes in den Femurknochen ⇨ Proph: Verwendung von Markraumsperrern und distale Bohrung zur Markraumdruckentlastung
* Eingriff mit postoperativ **sehr hoher Thrombosegefahr** (besonderes Risiko bei Adipositas, Frauen)
* **Protheseninfektion,** Ther: bei Frühinfektion (bis 4 Wochen) Débridement, Gelenkspülung u. Saug-Spül-Drainage für einige Tage sowie gezielte Antibiose nach Antibiogramm. Bei Spätinfektion ist ein Prothesenwechsel erforderlich.
* **Periprothetische Fraktur** des Femurs beim Einschlagen der Prothese od. später, insb. bei Osteoporose. Ther: bei fester Prothese Osteosynthese mit speziellen Platten u. Zerklagen, bei lockerer Prothese Prothesenwechsel
* Luxationsneigung des Hüftgelenkes (insb. nach dorsalem Op-Zugang)
* Beinlängendifferenz
* Periartikuläre Verkalkungen (häufig, bei bis zu 50 % d. Pat., meist aber nicht funktionsbeeinträchtigend), ggf. operative Revision bei Beschwerden nach 6-12 Mon., dann Proph: niedrigdosierte Radiotherapie (5-10 Gy innerhalb v. 4 Tagen nach Op) + NSAR (Indometacin od. Ibuprofen für 14 Tage)
* **Aseptische Prothesenlockerung** ⇨ Ther: Prothesenwechsel erforderlich (ggf. mit speziellen Revisionsimplantaten, z.B. ovaläre Pfanne mit Lasche, Langstielprothese mit distaler Verriegelung)
* Prothesen: **Implantatbruch**, Inlaybruch, Verschleiß/**Abrieb** zwischen Kopf- und Pfannenmaterial ⇨ Fremdkörperreaktion, Vergiftung (z.B. Kobalt). In 2012 wurde ein Endoprothesenregister in Deutschland eingerichtet (Internet: www.eprd.de), um langfristig Komplikationen erkennen und auswerten zu können.

Proph: ♥ Klinische Untersuchung und **Hüftsonographie** nach GRAF (bei der Kinder-Früherkennungsuntersuchung **U3** in der 4.-6. Lebenswoche) bei **allen Säuglingen** zum Ausschluss einer angeborenen Hüftgelenkdysplasie od. -luxation (s. Pädiatrie-Buch)
♥ Nach endoprothetischem Ersatz Röntgenkontrolle auf Prothesenlockerung

DD: – Hüftkopfnekrose (keine Pfannenbeteiligung)
– Rheumatologische Erkrankungen
– Koxitis (DD insb. zur aktivierten Arthrose)
– Femoro-acetabuläres Impingement ⇨ Diag/Ther: Arthroskopie des Hüftgelenkes

UNTERE EXTREMITÄT - FEMUR

Anatomie

Das Femur setzt sich aus 4 Abschnitten zusammen (s. Abb.):
1. Hüftkopf und Schenkelhals
2. Trochantärer Abschnitt
3. Femurdiaphyse = Oberschenkelschaft
4. Supra- und diakondylärer Abschnitt

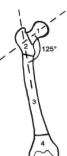

Winkel: **Centrum-Collun-Diaphysen-Winkel** (CCD-, Kollumdiaphysenwinkel): Erwachsene: 125-130°, Neugeborene u. Säuglinge bis 143°
Antetorsionswinkel: 10-15° (Kopf ist nach vorne gedreht), Neugeborene: 30° bis 50°

HÜFTKOPFFRAKTUREN

Syn: Femurkopffraktur, Caput-femoris-Fraktur, ICD-10: S72.08

Ät: – Begleitverletzung bei einer Hüftgelenkluxation
– Indirekte Gewalteinwirkung (Stauchung)

Etlg: # Nach PIPKIN (1957): Frakturverlauf in Bezug auf das Lig.capitis femoris

Typ I:	Horizontale Fraktur distal des Lig.cap.femoris
Typ II:	Vertikale Fraktur, Lig.capitis femoris im abgesprengten Knochenfragment enthalten
Typ III:	Typ I od. II + Schenkelhalsfraktur
Typ IV:	Typ I od. II + dorsokraniale Pfannenrandfraktur

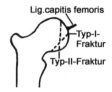

Impressionsfrakturen am Kopf

Klin: ⇒ Beinfehlstellung, federnde Fixation im Gelenk wie bei Hüftgelenkluxation
⇒ Bewegungsschmerz, evtl. Hämatom

Diag: 1. Anamnese und klinische Untersuchung
2. Röntgen: Beckenübersicht und Hüftgelenk a.p., Ala- und Obturator-Aufnahme

Ther: • Konservativ: Bei kaudalen Kopffrakturen ⇨ Entlastung für 6 Wo., Thromboseprophylaxe
• Operativ: sehr schwierig, wegen Beeinträchtigung der Kopfdurchblutung
 - Sekundär: oft **prothetischer Gelenkersatz** als HEP [Hemiendoprothese = nur Femurkopfprothese] oder Kopf- + Pfannenprothese = TEP [Totalendoprothese]) erforderlich

Prog: Problematisch wegen Kopfdurchblutung durch das Lig.capitis femoris

Kompl: ∗ Posttraumatische Arthrose (Koxarthrose)
∗ Knorpelschäden, Hüftkopfnekrose

DD: – **Hüftkopfnekrose**, insb. aseptische Knochennekrose des Kindes (PERTHES-Krankheit, s. Pädiatrie- od. Orthopädiebuch), **m > w** (= 4:1), Prädisp.alter: 4.-8. Lj., Klin: **Belastungsschmerz** u. Hinken bei körperlicher Aktivität
– **Koxitis** = septische Hüftkopfnekrose (bakteriell), Osteomyelitis

- Coxitis fugax („Hüftschnupfen", postinfektiöse (Virusinfekte) reaktive Arthritis bei Kindern, heilt spontan innerhalb von 1-2 Wo. ohne Schäden aus)
- Epiphyseolysis capitis femoris
- Tumoren (z.B. Chondroblastom, EWING-Sarkom, Metastasen)
- Koxarthrose ⇨ Gelenkspalt verkleinert!

SCHENKELHALSFRAKTUREN

Syn: Femurhalsfraktur, Oberschenkelhalsbruch, engl. fracture of the femur neck, ICD-10: S72.00

Ät:
- Direktes Trauma durch Sturz auf den Oberschenkel od. Hüfte
- Bagatelltrauma bei **Osteoporose** im höheren Alter

Path:
- ♦ Adduktionsfrakturen ⇨ Varusstellung (O) der Fragmente ⇨ fehlende Verkeilung der Bruchfragmente ⇨ **Op.-Indikation**
- ♦ Abduktionsfrakturen ⇨ Valgusstellung (X) der Fragmente ⇨ **Einstauchung** der Bruchfragmente ⇨ **konservative** frühfunktionelle Therapie mögl.

Epid:
- ◊ Prädisp.alter: Fraktur des **alten, osteoporotischen Menschen** (>70. Lj.)
- ◊ **W** >> **m** (= 4 : 1), bei **Frauen** nach der **Menopause** verdoppelt sich das Risiko für eine Oberschenkelhalsfraktur durch die zunehmende Osteoporose alle 5-10 J. (bei 90-jährigen hat jede 5. Frau bereits eine Schenkelhalsfraktur erlitten).
- ◊ Inzidenz: 90/100.000/Jahr in Deutschland, >70. Lj. **sehr häufig**: 500/100.000/Jahr, in Deutschland ca. 60.000 Pat./Jahr

Etlg:
\# Mediale Oberschenkelhalsfrakturen (liegen **innerhalb** der Gelenkkapsel):
 - **Adduktionsfrakturen** (80-90 % d.F.)
 - Abduktionsfrakturen (selten, meist stabil mit Einstauchung des Kopfs)

Einteilung nach PAUWELS (1935): nach dem Winkel zwischen der Horizontalen und der Frakturlinie im a.p. Röntgenbild (s. Abb.)

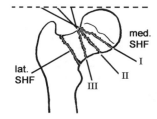

PAUWELS Grad I: PAUWELS-Winkel <30°
keine Scherkräfte, gute konservative Heilungstendenz
PAUWELS Grad II: PAUWELS-Winkel 30-50°
PAUWELS Grad III: PAUWELS-Winkel >50°
erhebliche Scherkräfte, instabile Fraktur

Teilweise wird in Einteilungen statt 50° auch 70° angegeben.

\# Laterale Oberschenkelhalsfraktur (selten, liegt außerhalb der Gelenkkapsel)

Klin:
⇒ Adduktionsfrakturen ⇨ keine Einstauchung ⇨ schmerzhafte Bewegungseinschränkung, Beinverkürzung (je nach Dislokation der Fragmente), Außenrotationsfehlstellung
⇒ Abduktionsfraktur ⇨ Einstauchung ⇨ wenig klinische Symptome, evtl. Stauchungs- und Klopfschmerz der Hüfte

Diag:
1. Anamnese und klinische Untersuchung
2. Bildgebung: Röntgen-Beckenübersicht a.p. und Hüftgelenk in 2 Ebenen (seitl. u. axial = LAUENSTEIN-Aufnahme), bei unklarem Befund CT oder MRT
 Einteilung nach GARDEN (1964): Dislokationszustand der Fraktur im Röntgenbild

Stadium 1: unvollständige oder eingestauchte Fraktur (Valgusstellung, Abduktionsfraktur)
Stadium 2: vollständige Fraktur aber nicht dislozierte Fragmente
Stadium 3: teilweise Dislokation der Fragmente, dorsale Kortikalis nicht zertrümmert
Stadium 4: vollständige Dislokation, Kortikalis vollständig unterbrochen

3. Sonographie: insb. bei jüngeren Pat. u. Kindern zum Ausschluss eines Hämarthros

Ther:
- Konservativ: Bei Abduktionsfrakturen (eingestaucht, stabil) sofortige Mobilisation, KG und kurzfristige Röntgenkontrollen (bei sekundärer Instabilität/Dislokation ⇨ Op)
- Operativ: Ind: Adduktionsfraktur, Dislokation, instabile Frakturen (PAUWELS II-III)
  - Junge Pat. mit med. SHF: **kopferhaltende** Osteosynthese mit 2-3 **Zugschrauben** möglichst innerhalb von 6 Std. nach dem Trauma (frühe Op wichtig für den Erhalt der Kopfdurchblutung!) + Eröffnung der Gelenkkapsel zur Entlastung eines intrakapsulären Hämatoms
  - Alte Patienten (>65. Lj.) mit med. SHF: **Femurkopfprothese** (HEP = Hemiendoprothese mit kurzem Schaft, heute als sog. Duokopfprothese = die 2 enthaltenen Kopfschalen können gegeneinander gleiten) od. TEP (bei zusätzlich arthrotisch veränderter Pfanne)
  - Bei lat. Schenkelhalsfraktur DHS = <u>D</u>ynamische <u>H</u>üft<u>s</u>chraube (POHL-Laschenschraube, s. Abb.): Durch das Gleiten der Schraube in der Führung der Platte erfolgt Kompression auf den Frakturspalt ⇨ Vorteil: sofort belastungsstabil.
  - Thromboseprophylaxe bis zum Erreichen der freien Mobilisation

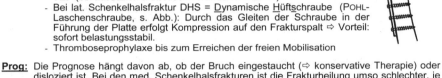

Prog: Die Prognose hängt davon ab, ob der Bruch eingestaucht (⇨ konservative Therapie) oder disloziert ist. Bei den med. Schenkelhalsfrakturen ist die Frakturheilung umso schlechter, je größer der PAUWELS-Winkel ist (fehlende Kompression der Fragmente).
Für das Ergebnis (Stabilität) ist letztlich nicht so sehr das Osteosyntheseverfahren sondern die Knochenqualität (Osteoporose) entscheidend. 20 % der Pat. mit osteoporotischer Fraktur erleiden innerhalb eines Jahres eine erneute Fraktur.
Perioperative Letalität: bis 6 % (bedingt durch das meist sehr hohe Alter).

Kompl: * **Osteoporose:**
Path: die größte Knochenmasse (peak bone mass) liegt zwischen dem 20.-30. Lj. vor. Die trabekuläre Knochenmasse nimmt bei Frauen innerhalb von 20 J. nach der Menopause um 50 % ab (physiologischer Mineralsalzverlust von 1-2 % /Jahr).
Risikofaktoren: familiäre Disposition (Schenkelhalsfraktur eines Elternteils), Menopause <45. Lj., Östrogen-, Bewegungsmangel, enterale Malabsorption, Anorexie, Morbus CROHN, chronische Niereninsuffizienz, Hyperparathyreoidismus, CUSHING-Syndrom, Hyperthyreose, Hypogonadismus, Alkohol-, Nikotinabusus, Med: Glukokortikoide, überdosierte Schilddrüsenhormone, Antiepileptika
Epid: Frauen sind wesentlich häufiger als Männer betroffen, **w >> m** [= 4 : 1], statistisch erkrankt **jede 3. postmenopausale Frau** an einer Osteoporose. Für Deutschland werden 5 Mio. Betroffene geschätzt.
Klin: allgem. Symptome im fortgeschrittenen Stadium sind schmerzbedingte Immobilität, Deformierung der Wirbelkörper (Keilwirbelbildung, sog. Fischwirbel, zunehmende Kyphosierung ⇨ Rundrücken sog. „Witwenbuckel", Rumpfverkürzung ⇨ quere Hautfalten am Rücken, sog. Tannenbaumphänomen), **höhere Frakturgefährdung** (z.B. typischer Oberschenkelhalsbruch, Sinterungsfrakturen der Wirbelsäule od. auch distale Radiusfraktur, Rippenfrakturen) und pathologische Frakturen (= ohne adäquates Trauma), parodontaler Zahnverlust
Diag: Eine Risikobewertung ist mittels **DXA-Knochendichtemessung** (<u>d</u>ual <u>X</u> ray <u>a</u>bsorptiometry) am Schenkelhals und der LWS oder mit Ultraschalldensitometrie (Syn: Ultrasonometrie) am Kalkaneus (Vorteil: keine Strahlenbelastung) od. mit quantitativer CT-Messung (QCT) an der oberen LWS (sehr genau, Nachteil: höhere Strahlenbelastung, sehr teuer) mögl. Anmerkung: Die Knochendichtemessung (DXA-Verfahren) wird in Deutschland aber nur nach Eintreten einer Fraktur von den Krankenkassen bezahlt, zur Vorsorge bisher noch nicht.
Ther./Prophylaxe: s.u.
Selbsthilfegruppen: Bundesselbsthilfeverband Osteoporose e.V., Kirchfeldstr. 149, 40215 Düsseldorf, Tel.: 0211 301314-0, Fax: -10, Internet: www.osteoporose-deutschland.de und Kuratorium Knochengesundheit e.V., Leipziger Str. 6, 74889 Sinsheim, Tel.: 07261 9217-0, Internet: www.osteoporose.org
DD: Knochenmetastasen, Plasmozytom, Osteomalazie (Knochenverbiegungen)

* **Hüftkopfnekrose** (insb. bei der medialen Schenkelhalsfraktur wegen gestörter Blutversorgung, GARDEN III-IV mit einem Risiko beim alten Patienten von 50-80 %)
* Schenkelhalspseudarthrose (insb. PAUWELS III)
* Luxationsneigung des Hüftgelenkes
* Prothesen (s.o., Kap. Koxarthrose), Pfannenprotrusion bei HEP

Proph: ♥ Osteoporoseprophylaxe durch regelmäßige **körperliche Aktivität**, ausreichende **Kalzium-** (1.200 mg/Tag, z.B. 1 l Milch, kalziumreiches Mineralwasser) u. **Vit.-D-Zufuhr** (Colecalciferol 800-1.000 I.E./Tag, Vigantoletten®), Alkohol-, Koffein- u. **Nikotinkarenz**, Vermeidung von Untergewicht.

Die Einnahme von Östrogenen (möglichst direkt nach der Menopause beginnend) wirkt protektiv (relatives Risiko für Schenkelhalsfrakturen 0,66, allerdings nur bei Langzeitanwendung). Die postmenopausale Hormontherapie wird wegen potentieller NW (erhöhtes kardiovaskuläres und Karzinomrisiko!) zur alleinigen Prophylaxe aber <u>nicht</u> mehr empfohlen, sondern nur noch kurzfristig bei klimakterischen Beschwerden eingesetzt.

♥ Bei bereits manifester Osteoporose werden als Therapie zusätzlich **Bisphosphonate** (z.B. Alendronat, Fosamax® od. Risedronat, Actonel®, Wichtig: regelmäßige Einnahme, bei schlechter Compliance auch Ibandronat [Bonviva®] 3 mg i.v. alle 3 Mon. od. Zoledronat [Aclasta®] 5 mg i.v. alle 12 Mon.) für eine Dauer von **5 J.** gegeben (durch die Bindung im Knochengewebe wirken diese dann noch lange nach). Zugelassen zur Prophylaxe und Therapie der Osteoporose sind auch der <u>s</u>elektive <u>Ö</u>strogen<u>r</u>ezeptor-<u>M</u>odulator (SERM) Raloxifen [Evista®, Optruma®], auch mögl. Parathormon s.c. (Preotact®, Nachteil: sehr teuer) od. Strontiumranelat (Protelos®).

♥ Bei alten sturzgefährdeten Pat. Tragen eines Protektors (gepolsterte Kunststoffschalen um die Hüftgelenke integriert in einer Baumwollunterhose, Safehip®), Verbesserung von Balance und Koordination (z.B. bei speziellen Osteoporose-Sportgruppen).

FEMURFRAKTUREN

Syn: Oberschenkelfraktur, engl. fracture of the femur, ICD-10: trochantär S72.1, Schaft S72.3, distal S72.4

Ät: – Trauma: Sturz auf die Hüfte, Knieanprall (z.B. Armaturenbrett = dashboard-injury)
– Abrissverletzungen: z.B. Sportverletzung (Stoß, Überbelastung)
– Bagatelltrauma bei **Osteoporose** im höheren Alter

Epid: **Pertrochantäre** und **subtrochantäre Oberschenkelfraktur** sind die typischen Frakturen des alten Menschen (Osteoporose)

Etlg: # Pertrochantäre Oberschenkelfraktur: stabil oder instabil (medialer Tragpfeiler zerstört ⇨ keine Kraftableitung)
Abrissfrakturen des Trochanter major oder minor ⇨ dislozieren durch die Muskel-Sehnen-Ansätze.
Subtrochantäre Oberschenkelfraktur
Diaphysäre Oberschenkelfraktur = **Oberschenkelschaftfraktur**
Suprakondyläre Oberschenkelfraktur = ohne Gelenkbeteiligung
Diakondylär ohne Gelenkbeteiligung oder diakondylär mit Gelenkbeteiligung: Monokondylär, bikondylär ⇨ "Y"- (s. Abb.) od. "T"-Fraktur, HOFFA-Fraktur = dorsale tangentiale Kondylenfraktur

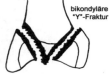

bikondyläre "Y"-Fraktur

Klin: ⇨ **Beinverkürzung, Außenrotation**
⇨ Schmerzhafte Bewegungseinschränkung, lokaler Druckschmerz
⇨ Oberschenkelschaft: Schwellung, Hämatom, Bewegungsschmerz, evtl. abnorme Beweglichkeit, Crepitatio, Functio laesa ⇨ Cave: **Blutverlust!** (2-3 l möglich ⇨ Schockgefahr)
⇨ Bei Gelenkbeteiligung: ggf. Hämatom in der Kniekehle, häufig blutiger Kniegelenkerguss
⇨ Evtl. Fehlstellung: proximales Fragment luxiert nach medial durch Zug der Adduktoren, das distale Fragment nach dorsal durch Zug des M.gastrocnemius (s. Abb.) ⇨ Durchspießung der Fragmente durch den Weichteilmantel mögl.

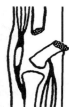

Diag: 1. Anamnese und klinische Untersuchung
2. Röntgen: Beckenübersicht a.p., Hüftgelenk, Oberschenkel u. Kniegelenk in 2 Ebenen (= **Femur ganz**, da auch zwei Frakturen mögl., z.B. Schaftfraktur + Schenkelhalsfraktur)

Ther:
- **Operativ:** Ind: In der Regel wird heute eine operative Osteosynthese durchgeführt.
  - Per-/subtrochantäre Frakturen:
    - **Gamma-Verriegelungsnagel** (Syn: prox. Femurnagel, s. Abb.): Durch das Gleiten der Schraube in der Führung des intramedullären Kraftträgers im Femur (ggf. auch mit einem langen Schaft bei weit nach distal verlaufender subtrochantärer Fraktur), der zusätzlich verriegelt wird, erfolgt die Kompression auf den Frakturspalt ⇨ Vorteil: sofort belastungsstabil.
    - **DHS** = dynamische Hüftschraube (POHL-Laschenschraube, Abb. s.o.) = extramedullärer Kraftträger, die Kompression auf den Frakturspalt erfolgt durch das Gleiten der Schraube in der Führung der Platte ⇨ Vorteil: sofort belastungsstabil.

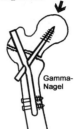
Gamma-Nagel

  - Dislozierte Abrissfrakturen: Zuggurtungsosteosynthese, Zugschraube
  - Oberschenkelschaftfrakturen:
    - **Marknagel** (insb. bei Frakturen im mittleren 1/3 vorgebohrt od. als **UFN** = unreamed femur nail = unaufgebohrter Femurnagel ⇨ dynamische intramedulläre Verklemmung
    - **Verriegelungsnagel** (für Frakturen im proximalen oder distalen 1/3) ⇨ beidseitige Verriegelung ⇨ statische intramedulläre Verklemmung + Sicherung gegen Rotationsfehler, kann nach 6 Wo. durch Entfernen der (meist) prox. Verriegelung dynamisiert werden.
    - **Kind:** Reposition und laterale Plattenosteosynthese od. Fixateur externe (intramedulläre Kraftträger werden wegen offener Epiphysenfugen und des noch weichen Knochens selten verwendet, evtl. dünne PREVOT-Pins)
  - Trümmerfrakturen: Fixateur externe (insb. bei offenen Frakturen) oder Verriegelungsnagelung mit beidseitiger Verriegelung ⇨ statische Verklemmung oder **UFN** (dieser kann auch ggf. bei offenen Frakturen eingesetzt werden)
  - Supra-/diakondyläre Oberschenkelfrakturen:
    - Spezielle anatomisch vorgeformte Platte (z.B. LISS®-, NCB®-DF-, AxSOS®-Platte), die über eine kleine Stichinzision eingeschoben werden, die Schrauben werden perkutan eingedreht (MIPPO-System) und sind winkelstabil ⇨ geringere Traumatisierung, bessere Durchblutung; od. 90°-Winkelplatte (Kondylenabstützplatte)
    - Retronail (distaler Femurspezialnagel, der retrograd eingebracht wird und als intramedullärer Kraftträger wirkt), suprakondylär auch normaler Marknagel möglich
    - "Y"-Fraktur: 2 Zugschrauben zur Adaptation des Kondylenmassivs + 90°-Kondylenplatte zur Fixierung am Femurschaft
    - HOFFA-Fraktur: ventrodorsale Verschraubung
    - **Kind:** Spickdraht- u. Zugschraubenosteosynthese ⇨ Metallentfernung nach ca. 4-6 Wo.
- **Konservativ:** *Kind:* bis 4. Lj. Overhead-Extension für 4 Wo. (schnelle Bruchheilung), bis 6. Lj. Extensionsbehandlung u. Lagerung auf BRAUN-Schiene od. WEBER-Tisch für 4 Wo.

Prog: i.d.R. gut

Kompl:
* **Blutverlust** in den Oberschenkel durch ausgedehnte Hämatome aus dem Frakturspalt und Muskelzerreißung bis zu 3 Liter mögl. ⇨ **Schockgefahr!** (⇨ immer Infusion anlegen und Kontrolle von RR und Hb)
* Knieanpralltrauma ⇨ häufig kombiniert mit Hüftgelenkverletzungen!
* Verletzung der A.poplitea und des N.tibialis durch Zug des M.gastrocnemius am distalen Fragment (⇨ Fragment kippt nach dorsal ab) möglich
* Rotationsfehler
* Kompartmentsyndrom
* Bei distalen Frakturen Bewegungseinschränkung im Kniegelenk durch Kapselschrumpfung und Muskelverwachsungen
* Posttraumatische Arthrose bei Gelenkbeteiligung

UNTERE EXTREMITÄT - KNIEGELENK

Anatomie

Das **Kniegelenk** ist ein "Scharniergelenk" mit zusätzlicher Gleitachse und in Beugestellung auch ein Drehgelenk (Dreh-Scharnier-Gelenk = Trochoginglymus).

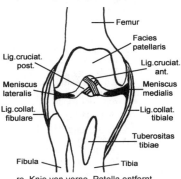

re. Knie von vorne, Patella entfernt

Bewegungsmaße: Extension/Flexion: 5 - 0 - 140° aktiv, passiv bis 160°, Außen-/Innenrotation (in Beugestellung): 40 - 0 - 10°

Menisken: Gleichen die Inkongruenz der Gelenkflächen aus, lat. Meniskus (kreisförmig), med. Meniskus (halbmondförmig) fixiert am medialen Seitenband

Bandapparat: Kreuzbänder: Lig.cruciatum anterius (LCA, v. hinten lateral oben nach vorne medial unten) und Lig.cruciatum posterius (LCP, v. vorne medial oben nach mitte/hinten lateral unten)

Seitenbänder: Lig.collaterale fibulare (lateral), Lig.collaterale tibiale (medial)

Muskuläre Stabilisierung: Streckseitig M.quadriceps femoris mit der Patella, lateral Tractus iliotibialis (des M.gluteus max. u. tensor fasciae latae) + M.biceps femoris, medial M.semimembranosus + Pes anserinus (Mm.-sartorius-, -gracilis-, -semitendinosus-Sehnen)

KNIE-BANDVERLETZUNGEN

Syn: ICD-10: S83.4-, Zerrung und Überdehnung = Distorsion; Zerreißung = Ruptur

Ät: Trauma: Abduktions-, Adduktions-, Rotationstrauma, Kniegelenkluxation (z.B. Ski, Fußball)

Epid: Inzidenz der Kreuzbandrupturen ca. 32/100.000/Jahr in Deutschland

Klin: ⇒ Schmerzhafte Bewegungseinschränkung, Instabilitätsgefühl („Giving-way-Symptomatik")
⇒ Druckdolenz an den Kollateralbändern, Weichteilschwellung
⇒ Evtl. Erguss/Hämarthros

Diag: 1. Anamnese und klinische Untersuchung (Wichtig: immer im Seitenvergleich!)
  - *Seitenbänder:* seitliche **Aufklappbarkeit** bei Ab- (⇨ med. Seitenband) und Adduktionsprüfung (⇨ lat. Seitenband) in Streckstellung (0°) und 30° Beugung
  - *Vorderes Kreuzband (LCA):* **vordere Schublade** *Hinteres Kreuzband (LCP):* **hintere Schublade** (ausgeprägt zeigt sich das Schubladenphänomen jedoch erst bei Mitverletzung der Seitenbänder) Durchführung des Tests: in 60-90° Beugestellung durch Zug am US nach vorne (s. Abb.) bzw. hinten, (auch als sog. LACHMAN-Test in 20-30° Beugestellung), pathologisch bei >3-5 mm Verschieblichkeit

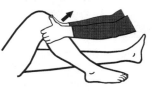

vordere Schublade

  - Pivot-shift-Test positiv (in Streckstellung luxiert bei LCA-Insuffizienz die Tibia nach ventral, bei Beugung bei ca. 30° dann ruckartige Rückverlagerung nach dorsal)
  - *Rotationsinstabilität:* Schublade in Außen- oder Innenrotationsstellung (Formen: anterolat., anteromed., posterolat., posteromediale Instabilität)
2. Röntgen: Kniegelenk in mind. 2 Ebenen zum Ausschluss knöcherner Begleitverletzungen, Abrissfragmente in der Interkondylargrube (bei Kreuzbandausriss) od. laterale

Kantenabrisse am Tibiaplateau (bei Seitenbandausriss, HUGHSTON-Kapselzeichen).
3. **MRT**: sehr gute Beurteilbarkeit der Kreuzbänder, Zusatzverletzungen?
4. Kniegelenkpunktion: Hämarthros, Fettaugen im Punktat ➪ V.a. Knorpel-Knochenläsion
5. **Arthroskopie**: Beurteilung von Kreuzbändern, Menisken, Knorpelflächen, Seitenbändern und Kapselapparat (auch arthroskopische Op der Kreuzbänder dann mögl.)

Ther:
- Konservativ: Bei Distorsionen od. Ruptur eines Kreuzbandes **ohne Instabilität**: kurzfristige Entlastung und intensives muskuläres Aufbautraining (M.quadriceps femoris und Ischiokruralmuskulatur)
  Bei Ruptur eines Seitenbandes ohne Begleitverletzungen und ohne Instabilität: seitenbandstabilisierende Knieorthese (z.b. DONJOY-Schiene) für ca. 6 Wochen.
- Operativ: Ind: komplexe Bandrupturen (Kreuz- + Seitenbänder), Instabilität des Kniegelenkes (Giving-way-Symptomatik), Kreuzbandruptur bei sportlich aktiven Patienten
  - Kreuzbandrupturen: **Kreuzbandersatzplastik** mit autologer Sehne, der Ersatz kann mit mehrfachen Pes-anserinus-Sehnen (engl. hamstrings) des M.semitendinosus und/oder des M.gracilis oder mit dem mittleren Drittel des Lig.patellae erfolgen. Die Fixierung erfolgt (auch als arthroskopische Op mit dem Einsatz von Zielgeräten für die Bohrung in Tibia und Femur) mit Spezialschrauben, sog. Interferenzschrauben (s. Abb.) od. speziellen Fixationsimplantaten (z.B. RIGIDFIX®, TransFix®, TightRope®).
  - Postoperativ: bei Semitendinosus-/Gracilis-Plastik Orthese-Schiene für 6 Wo. (0-0-120°), bei Patellarsehnenersatz ohne Schienung, ab 1. postop. Tag: Auftrainieren des M.quadriceps und volle Belastung in Abhängigkeit von Schwellung u. Schmerzen, kein rotationsbelastender Sport für 6 Mon.

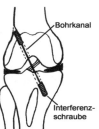

Prog: 1/3 der Patienten mit Kreuzbandverletzung kompensieren durch Muskeltraining sehr gut, 1/3 müssen Aktivitäten einschränken, 1/3 entwickeln Komplikationen.

Kompl:
* Unhappy-Triad-Verletzung: mediale Seitenband-Zerreißung + vordere Kreuzbandruptur + mediale Meniskusläsion (➪ antero-mediale Instabilität), Op-Indikation!
* **Meniskusläsion**
* **Knorpel**-, Knorpel-Knochen-Schäden ➪ posttraumatische Arthrose mögl.
* Nekrose des Kreuzbandapparates bei ausgedehnter Zerreißung
* MAISONNEUVE-Fraktur: knöcherner Ausriss des Lig.collaterale fibulare am Knie od. subkapitale Fibulafraktur + Längsriss der Membrana interossea + Innenknöchelfraktur (= Sonderform einer hohen WEBER-C-Sprunggelenkfraktur, s.u.)

Op:
* Arthrofibrose, Zyklopsentwicklung (Pseudotumor)
* Ruptur der Restpatellarsehne nach Entnahme des mittleren Teils der Patellarsehne (7-12 mm werden entnommen) als Transplantat für den Kreuzbandersatz, Patellafraktur

KNIEGELENKLUXATION

Syn: Engl. luxation of the knee, ICD-10: S83.1-

Ät: – Starke direkte entgegenwirkende Gewalteinwirkung auf OS und US
– Angeborene laterale Subluxation (Missbildungen, Lageanomalie in utero), sehr selten

Path: Verrenkung zwischen Oberschenkelrolle und Tibiakopf nach ventro- od. posterolateral ➪ meist Ruptur der Kreuzbänder u. des medialen Seitenbandes, Begleitverletzungen (s.u.).

Epid: Kniegelenkluxationen sind sehr selten (2 % aller Luxationen).

Etlg: Unterschieden werden eine vordere und eine hintere Luxation.

Klin: ⇒ Selten federnde Fixation, meist **totale Instabilität**

⇒ Fehlstellung, Deformität

Diag: 1. Anamnese und klinische Untersuchung: auf Durchblutungsstörungen und neurologische Ausfälle achten (DMS)
2. Röntgen: Kniegelenk in 2 Ebenen
3. Doppleruntersuchung der Gefäße, ggf. DAS

Ther: • Operativ: Ind: immer gegeben, da Begleitverletzungen von Nerven, Gefäßen und **Band-läsionen** (Komplexinstabilität) fast obligat vorhanden sind
- Sofortige offene Reposition, Versorgung der Begleitverletzungen, je nach erreichter Stabilität bewegungslimitierte Schiene od. OS-Gips, Krankengymnastik

Kompl: * Begleitverletzungen: **Bandläsionen** sind fast obligat zu erwarten!, Kapselzerreißung, Knorpel-Knochenläsionen, Meniskusläsionen od. Tibiakopffraktur mögl.
Gefäß- (A.poplitea) und **Nervenschäden** (und N.peroneus od. N.tibialis) beachten!
Bei ausgedehnten Begleitverletzungen können eine Instabilität oder neurologische Ausfälle (N.peroneus-Lähmung) bestehen bleiben
* Bei Knorpelläsionen ⇨ posttraumatische Arthrose möglich

MENISKUSLÄSION

Syn: Meniskusverletzung, Meniskusriss, engl. meniscus tear, ICD-10: S83.2
Degenerative Meniskusschädigung, ICD-10: M23.39

Meniscus lateralis   Meniscus medialis

Anatomie: Die Menisken sind Zwischenknorpel im Kniegelenk, sie bestehen aus Faserknorpel.
Funktion: Gleichen die Inkongruenz der Gelenkflächen aus. Meniscus lateralis (kreisförmig, frei), Meniscus medialis (halbmondförmig, fixiert am medialen Seitenband, s. Abb.)

Tuberositas tibiae
re. Tibiafläche von oben

Ät: – **Degenerativ** (häufigste Ursache, Pat. >50. Lj.) ⇨ ein Bagatelltrauma kann zur Läsion führen,
Prädisp: kniende Tätigkeit (z.B. Fliesenleger, Bergbau), Leistungssportler
– Traumatisch: **Torsionstrauma**, insb. beim Sport (z.B. typisches Verdrehen des gebeugten Kniegelenkes beim Fußball) ⇨ Dreh- und Scherkräfte an den Menisken
– Als Begleitverletzung bei "unhappy-triad" (s.o.) od. Tibiakopffraktur
– Angeboren: Scheibenmeniskus (insb. lat. Meniskus) ⇨ Beschwerden im Kindesalter

Path: ♦ Kreiselbewegungen (insb. Außenrotation) im Kniegelenk bei fixiertem Unterschenkel führen im Kniegelenk zu Dreh- und Scherkräften an den Menisken. Durch die Fixierung des **medialen Meniskus** am tibialen Seitenband ist dieser besonders gefährdet für Einrisse (95 % der Meniskusverletzungen) oder kann komplett abreißen.
♦ Häufig sind Längsrisse im Meniskus = sog. **Korbhenkelrisse** (s. Abb.), seltener Querrisse.

Korbhenkel-riss

Klin: ⇨ **Schonhaltung** des Knies in Beugestellung, Streckungsschmerz
⇨ Kniegelenkschwellung, evtl. rezidivierende Kniegelenkergüsse ⇨ "tanzende Patella"
⇨ Federnde **Streckhemmung** bei 20-30° bei eingeklemmten Meniskusanteilen mögl.
⇨ Evtl. Hämarthros

Diag: 1. Anamnese (Unfallhergang?) und klinische Untersuchung:
- Druckschmerz über dem betreffenden Gelenkspalt
- **STEINMANN-Zeichen I:** Rotation des US in Beugestellung führt zu Schmerzen im Gebiet des geschädigten Meniskus: Außenrotationsschmerz ⇨ Innenmeniskus, Innenrotationsschmerz ⇨ Außenmeniskus
- **STEINMANN-Zeichen II:** Wanderung des Schmerzes und der Druckempfindlichkeit im Kniegelenkspalt von ventral nach dorsal bei Beugung im Kniegelenk

- BÖHLER-Zeichen: Ab- (Außenmeniskus) oder Adduktionsschmerz (Innenmeniskus) im betroffenen Meniskusgebiet
- APLEY-Zeichen: Pat. in Bauchlage, Knie 90° angewinkelt ⇨ Kompressions- und Rotationsschmerz (wie Steinmann I) im Kniegelenk
- PAYR-Zeichen: Yoga-Sitz ⇨ Schmerz im Kniegelenk (Innenmeniskus)
2. Röntgen: Kniegelenk in 2 Ebenen zum Ausschluss knöcherner Verletzungen
3. MRT: gute Darstellbarkeit der Menisken
4. **Arthroskopie** ⇨ sichere Diagnosestellung und gleichzeitig Ther. möglich

Ther:
- Konservativ: erstmalige Einklemmung: Versuch der Reposition durch "Ausschütteln" bei aufgeklapptem Gelenkspalt der betroffenen Seite
- Operativ:
  - **Arthroskopische Op**: je nach Situs Entfernung von veränderten Meniskusanteilen, Entfernen eines kleinen Korbhenkels (partielle Meniskektomie), bei degenerativen Veränderungen Glättung des Meniskusrandes mit dem Shaver, Naht bei Abriss des med. Meniskus vom med. Kapselbandapparat
  - Bei frischem Korbhenkelriss (und jungem Pat.) arthroskopische Refixation des Korbhenkels durch Meniskusnaht (U-Nähte mit resorbierbarem PDS-Faden in Inside-out oder Outside-in-Technik) od. All-inside-Technik mit speziellem Nahtsystem (Meniscal Cinch™) oder mit Meniscus-Arrows (kleine resorbierbare Pins mit Widerhaken) mögl., postop. Bewegungsorthese (0-0-30°) für 3 Wo.
  - Im Versuchsstadium: bei jungen Pat. mit völliger Meniskuszerstörung Implantation eines kollagenen Meniskusimplantates
  - Postoperativ: schmerz- und schwellungsadaptierte Entlastung für einige Tage, isometrische Übungen für M.quadriceps für 2 Wo., danach zunehmende Belastung und Beugung im Kniegelenk, Sport nach 3 Mon.

Kompl:
* Nach Meniskektomie: spätere konsekutive Arthrose, Knorpelschäden
* Rezidivierende Kniegelenkergüsse bei verbliebenem Restmeniskus (insb. Hinterhorn nach arthroskopischer Meniskektomie)
* Verletzung v. A.poplitea, N.peroneus, Kniegelenkinfektion, tiefe Beinvenenthrombose
* BAKER-Zyste: dorsale Synovialis-Ausstülpung infolge einer (meist med.) Meniskusläsion

DD:
- Meniskuszyste (Syn: Meniskusganglion): zystisch-degenerative Veränderung meist am lateralen Meniskus mit Prolabieren des zystischen Gewebes aus dem Gelenkspalt
- Scheibenmeniskus (Meniscus disciformis, anatomische Normvariante bei bis zu 2,5 % der Kinder, meist lat. Meniskus, kann hypermobil sein und zu Blockierungen führen)
- Hypertropher HOFFA-Fettkörper (Hyperplasie des subpatellaren Fettkörpers)
- Plica mediopatellaris, Chondropathie, Gonarthrose
- Knorpel-Knochenverletzungen

KNIE-KNORPELSCHÄDEN / GONARTHROSE

Syn: Chondropathie, Chondromalazie / **Kniegelenkarthrose**, (retropatellare) Arthrose, engl. osteoarthritis of the knee, ICD-10: M24.16 / M17.9; Patella M22.4 / M17.9

Ät:
- Traumatisch: Kontusion, Quetschung (**Anpralltrauma**), Patellaluxation, Kniedistorsion, Abschertrauma (= flake fracture) ⇨ Knorpelfissuren, Knorpelfragmentation, **Knorpelimpression** (⇨ Stufe in der Gelenkfläche, z.B. durch Tibiakopffraktur)
- Degenerativ: Überbelastung (unverhältnismäßige sportliche Aktivität) oder **chronische Belastung** (z.B. kniende Tätigkeit bei Fliesenlegern), Übergewicht ⇨ Knorpelverschleiß **Achsenfehlstellung** (Genu varum, valgum, recurvatum) od. **Inkongruenz** der Gelenkflächen od. **Meniskusschaden** ⇨ lokale Fehlbelastung des Knorpels genetische Disposition (multigenetisch in Kombination mit den o.g. Risikofaktoren)

Path: Lok: bevorzugt an der **Retropatellarfläche** und an den **Femurkondylen** vorkommend

Traumatologie

Epid: ◊ Prädisp.alter: retropatellare Knorpelschäden oft schon bei **jungen Patienten** (20.-30. Lj.), **typische Gonarthrose** an den Femurkondylen bei **älteren Menschen** (>60. Lj.)
◊ Inzidenz: Gonarthrose bei >70-jährigen 1 %/Jahr, die Prävalenz beträgt ca. **10 %** (bei >70-jährigen mit klinischen Beschwerden, radiologische Zeichen haben fast 40 %).
◊ In Deutschland werden jährlich ca. 140.000 Knieendoprothesen implantiert.

Klin: ⇒ **Bewegungsschmerz**, z.B. beim Kniebeugen (z.B. insb. Treppensteigen)
⇒ **Reizerguss**, evtl. Hämarthros, Schonhaltung (⇨ Atrophie des M.quadriceps), Bewegungseinschränkung
⇒ Abgelöste Knorpelstücke ⇨ freie Gelenkkörper ⇨ Einklemmung mögl.

Diag: 1. Anamnese (Einlaufschmerz, Schmerz bei Belastung, Steifigkeit) und klinische Untersuchung: Krepitation, Prüfung der Bandstabilität, Gelenkerguss?, Bewegungseinschränkung, Gangbild, ZOHLEN-Zeichen (Schmerz bei aktivem Heben des Beines bei mit der Hand des Untersuchers kranial fixierten Patella ⇨ pos. bei retropatellarer Arthrose)
2. Röntgen: Knie in 2 Ebenen (**Gelenkspaltverschmälerung**, Osteophyten an den Rändern, Achsenfehlstellung?), Patella-Tangentialaufnahme, Patellagleitlager (subchondrale Veränderungen, Gelenkstufen, freier Gelenkkörper?), Ganzbeinstandaufnahme, evtl. Arthrographie (heute durch die Arthroskopie weitgehend ersetzt)
3. MRT: Nachweis eines Knorpelschadens mögl.
4. Diagnostische Kniegelenkpunktion: evtl. Hämarthros mit Fettaugen im Punktat
5. **Arthroskopie** (Mittel der Wahl): direkte Betrachtung und „Fühlen" der Knorpelfläche mit dem Tasthäkchen mögl.

Ther: • Konservativ: lokale Eisanwendung, isometrische Kräftigung d. M.quadriceps, Antiphlogistika (**NSAR** aus der Gruppe der COX-2-Inhibitoren, z.B. Celecoxib, Celebrex® od. Etoricoxib, Arcoxia®), bei Adipositas Gewichtsreduktion
Entlastung für 4-8 Wochen bei traumatischer Knorpelkontusion
Intraartikuläre Glukokortikoidinjektion (Triamcinolonacetonid 10-40 mg, steriles Arbeiten!)
• Operativ: Ind: frischer Knorpelschaden/knöcherne Beteiligung, fortgeschritt. Gonarthrose
- Bei Fehlstellungen Korrekturosteotomie mögl. (s. Orthopädiebuch)
- Trauma: sorgfältige Reposition von ausgesprengten Knorpel-, Knorpel-Knochenstücken (zuvor lokal mehrfaches Anbohren des Knochens [Bohrung nach PRIDIE] od. kleine Perforationen mit dem Spitzmeisel [sog. Mikrofrakturierung] ⇨ fördert Kapillar- und Bindegewebeeinsprossung), Fixation mit Fibrinkleber od. Spickdrähten oder resorbierbaren Stiften (Polylactid), die auf Knorpelniveau abgeknipst werden.
Impressionsfrakturen mit Stufenbildung werden angehoben (s.u. Tibiakopffraktur).
Gleichzeitig Op begleitender Schäden, wie Bandläsionen od. Meniskusverletzung.
- Gonarthrose: Ist der Knorpel lokal völlig zerstört, kann an anderer Stelle im Kniegelenk ein Knorpelknochenzylinder mit einer Diamanthohlschleife entnommen und transplantiert werden (osteochondrale autologe Transplantation).
Alternativ: Implantation künstlichen Knorpels aus Hydrogel (SaluCartilage™) in vorgebohrte kleine Vertiefungen. Versucht wird auch eine PRIDIE-Bohrung + Implantation einer speziellen Membran (Chondro-Guide®), die das Wachstum autologer Stammzellen zu Chondrozyten induziert.
Autologe Chondrozytentransplantation: Entnahme von Knorpelzellen an unbelasteter Stelle, dann Anzüchtung von Chondrozyten im Labor (als Suspension od. auf einer resorbierbaren Matrix) und später Implantation dieser an der Stelle des Defektes
- Retropatellare Arthrose: Medialisierung und Vorverlagerung des Lig.patellae oder laterale Retinakulumspaltung (laterales Release, Ansatz des M.vastus lat.) ⇨ Patella wird von ihrem Gleitlager abgehoben bzw. verschoben (auch als arthroskopische Op).
- Fortgeschrittene, destruierende Gonarthrose: **endoprothetischer Ersatz** mit einem künstlichen Kniegelenk (nur unikondylärer Ersatz med. od. lat. oder gesamter Oberflächenersatz = Knie-TEP). Die Prothesen haben heute eine sehr gute Haltbarkeit (mittlere Standzeit v. 12-15 J.). Zu Op-Prinzipien und Kompl. s.o., Kap. Koxarthrose.
- Postoperativ: Ruhigstellung für einige Tage, danach frühfunktionelle Bewegungsübungen unter **Entlastung** für ca. 8-12 Wochen

Kompl: ∗ **Posttraumatische Arthrose**, Destruktion der Gelenkfläche ⇨ künstliches Kniegelenk
∗ Intraartikuläre Injektionen ⇨ Cave: steriles Arbeiten wegen Gefahr d. septischen Arthritis

DD: – Meniskusläsionen
– Plica mediopatellaris (medial-shelf syndrome): Synovialfalte medial der Patella ⇨ bei Hypertrophie Einklemmung + Schmerzen im Kniegelenk; Ther: arthroskopische Resektion
– Arthritis, rheumatische Gelenkerkrankungen, Arthrose
– Kinder/Jugendliche: Osteochondrosis dissecans (KÖNIG-Syndrom, subchondrales nekrotisches Knochenfragment, meist medial ⇨ Mausbett u. freier Gelenkkörper [Gelenkmaus])
– AHLBÄCK-Krankheit: asept. Knochennekrose des med. Femurkondylus im Erwachsenenalter

BAKER-ZYSTE

Syn: Poplitealzyste, Kniegelenkhygrom, Arthrozele, engl. Baker's cyst, ICD-10: M71.2

Def: Ausstülpung der dorsalen Gelenkkapsel am Kniegelenk = Synovialzyste/Synovialhernie

Ät: – Primäre Zyste = angeboren, idiopathisch
– Sekundäre Zysten: **Kniebinnenschaden** (z.B. Läsion des medialen Meniskus), degenerativ (Gonarthrose, Chondropathie), systemische Erkrankungen (z.B. rheumatoide Arthritis) ⇨ Stimulation der Produktion von Synovialflüssigkeit

Etlg: # Distensionszyste = Zyste mit Verbindung zum Kniebinnenraum
Dissektionszyste = Ruptur einer Zyste u. Austritt von Synovialflüssigkeit in die Kniekehle

Klin: ⇒ Dorsale Schwellung, Fluktuation, rezidivierende posteriore Schmerzen im Kniegelenk, insb. bei Streckung
⇒ Evtl. begleitender Kniegelenkerguss

Diag: 1. Anamnese (Knietrauma?) und klinische Untersuchung (tastbare Schwellung)
2. Sonographie (Darstellung der Zyste), Duplexsonographie zum Ausschluss eines Gefäßprozesses
3. Röntgen: Kniegelenk in 2 Ebenen zum Ausschluss knöcherner Verletzungen
4. **Arthroskopie** bei allen sekundären Zysten zur Diagnostik u. Ther. der Grunderkrankung

Ther: • Operativ: Ind: nur bei Verdrängungsbeschwerden von Nerven od. Gefäßen gegeben
  - Querinzision dorsal in der Kniekehle, Präparation und Resektion der Zyste und Verschluss des Zystenstumpfes am Kniegelenk
  - Arthroskopie in gleicher Sitzung durchführen und ggf. Ther. der Grunderkrankung (z.B. Teilresektion des Meniskus, Knorpelshaving)

Prog: Nach operativer Exstirpation primärer Zysten sehr gut, bei sekundären Zysten sind Rezidive häufig (insb. wenn die eigentliche Grunderkrankung am Kniegelenk nicht saniert wird).

Kompl: Op: Erguss, Hämatom, Hypästhesie am Unterschenkel, **Rezidiv**

DD: – Zyste der Bursa des M.semimembranosus od. M.biceps femoris, Ruptur des M.gastrocnemius
– Phlebothrombose, arterielles Aneurysma, Hämangiom
– Lipome, Liposarkom

PATELLAVERLETZUNGEN

Syn: Patellafraktur: Fraktur der Kniescheibe, engl. fracture of the patella, ICD-10: S82.0
Patellaluxation: engl. dislocation of the patella, ICD-10: S83.0

Ät: – Fraktur: durch direktes Trauma: Anpralltrauma (z.B. PKW-Unfall) oder Sturz auf das Knie
Indirekte Gewalteinwirkung durch extreme Kontraktion des M.quadriceps femoris

– Luxation: **Habituelle**, konstitutionelle Bindegewebsschwäche, angeborene Formveränderung der Patella (Abflachung, Hypoplasie der Patella u. Genu valgum) od. abgeflachter lateraler Femurkondylus(⇨ patellares Maltracking = fehlende Zentrierung in der Trochlea), Patellahochstand, Genu valgum ⇨ Luxation meist nach lat., bereits durch ein **Bagatelltrauma**
Erworben: Wachstumsstörungen durch Trauma, Osteomyelitis, Tumor
Traumatisch (grobe Gewalt, Sportverletzung) ⇨ kombiniert meist mit Knochen-, Knorpel-, Muskel- und/oder Bandverletzungen, rezidivierend traumatisch

Path:
- Durch den Zug des M.quadriceps dislozieren die frakturierten Patellaanteile (Querfraktur, Abrissfraktur) = Traktionsfraktur ⇨ klassische Indikation für Zuggurtungsosteosynthese
- Durch die Retinacula patellae (beidseits seitlich der Kniescheibe von M.vastus lat./Tractus iliotibialis und M.vastus med. zu den Tibiakondylen ziehend) und den Pes anserinus ist noch eine geringe Unterschenkelstreckung mögl. (sog. Reservestreckapparat)

Etlg:
\# Patellafraktur: **Querfraktur** (häufigste, 80 % d.F.), Längsfraktur, Schrägfraktur, Mehrfragmentbruch, Sternfraktur, Trümmerfraktur, obere od. untere Polabrissfrakturen = knöcherner Ausriss, Fissuren oder osteochondrale Absprengungen (auch bei Luxation)
\# Patelluxation: nach **lateral** od. medial

Klin:
⇒ Patellafraktur: Weichteilschwellung, tastbarer Frakturspalt, Hämarthros
⇒ Schmerzhaft eingeschränkte Kniestreckung (Zerreißung des Streckapparates)
⇒ Patellaluxation: Schmerz, Ergussbildung, tastbare luxierte Kniescheibe

Diag: 1. Anamnese (Unfallhergang) und klinische Untersuchung
2. Röntgen: Knie in 2 Ebenen + Patella axial (tangential) mit Gleitlager
3. Evtl. Arthroskopie: zur Feststellung, ob Knorpelschäden an der Retropatellarfläche durch das Trauma od. die Reposition entstanden sind

Ther:
- **Konservativ:** Bei nicht dislozierten Frakturen (Fissuren, Längsfraktur, subaponeurotische Frakturen) bewegungslimitierende Orthese für ca. 4 Wo.
Patellaluxation: Reposition in Überstreckung des Kniegelenkes ⇨ funktionelle Behandlung mit Patellaluxationsbandage, KG: Muskelaufbautraining des M.quadriceps (insb. des M.vastus med.)
- **Operativ:** Ind: Jede **dislozierte Fraktur** muss operiert werden, da durch den Zug des M.quadriceps sonst keine Knochenadaptation möglich ist.
  – Querfraktur: stufenfreie Reposition, **Zuggurtungsosteosynthese** = Einbringen von 2 Spickdrähten, über deren Enden eine 8er-förmige Zerklage gelegt wird (s. Abb.).
  – Längsfraktur und Schrägfraktur: Zugschraubenosteosynthese
  – Trümmerfrakturen: Spickdrähte und umlaufende Zerklage + 8er-förmige Zerklage oder Adaptation der Fragmente mit resorbierbarem Nahtmaterial über Bohrkanäle
  Bei völliger Zertrümmerung evtl. auch Patellektomie erforderlich.
  – postoperativ: Frühmobilisation

Zuggurtungs-osteosynthese

Patellaluxation: Op-Ind: rez. Luxationen, viele verschiedene Op-Methoden mögl.
- Laterales Release: Spaltung des lateralen Retinakulums (heute meist arthroskopisch), Raffnähte des medialen Retinakulums und proximale Rekonstruktion
- Op nach ALI KROGIUS: Annähen eines gestielten Streifens des Lig.patellae von med. nach lateral ⇨ der laterale Wulst verhindert die Luxation
- Op nach GOLDTHWAIT: Verlagerung und Fixation der lat. Patellasehnenhälfte nach med.
- Op nach MAYO-VIERNSTEIN: med. Raffung und Umsetzung der med. Muskelansätze
- Nach Wachstumsabschluss (Erwachsene): Op n. ELMSLIE-TRILLAT: Verlagerung der Tuberositas tibiae n. med., ggf. zusätzlich Korrekturosteotomie bei starkem Genu valgum
- MPFL-Rekonstruktion (mediales patello-femorales Ligament): Verpflanzung der M.gracilis-Sehne an die mediale Seite der Patella ⇨ Zug nach medial

Kompl: * Knorpelverletzungen der Femurkondylen, Verletzung der Bursa
* Posttraumatische Chondropathie d. Retropatellarfläche (⇨ Arthrose)

* Fraktur-Op: Pseudarthrose, Lockerung der Zerklage
* Bei heftiger Luxation: Ruptur des fixierenden seitlichen Bandes (= Retinaculum patellae) der Patella an den Femurkondylen, meist Zerreißung medial (s. Abb.)
* Knorpelschäden und später Arthrose im femoropatellaren Gleitlager bei rezidivierenden Luxationen

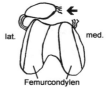

Femurcondylen

DD: – **Patella bipartita** und tripartita meist im oberen äußeren Quadranten (DD zur Längsfraktur)
– Hypermobile Patella, Ther: KG Muskelaufbautraining
– Ruptur der Quadrizepssehne, Zerreißung des Lig.patellae, Abrissfraktur der Tuberositas tibiae (= Streckapparatverletzung)

STRECKAPPARATVERLETZUNG

Syn: ICD-10: S76.1

Anatomie: Der Streckapparat besteht aus dem **M.quadriceps femoris**, seiner Sehne, die zur Patella zieht, aus der Patella selbst und dem Lig.patellae, das von der Patella bis zum Ansatz an der Tuberositas tibiae zieht.
Die Retinacula patellae beidseits seitlich der Kniescheibe (von M.vastus lat./Tractus iliotibialis und M.vastus med. zu den Tibiakondylen ziehend) sind an der Streckung im Kniegelenk ebenfalls beteiligt (sog. Reservestreckapparat)

Ät: – Quadrizepssehnenruptur: meist degenerativ bedingt (u. starke Anspannung d. Quadriceps)
– Extrem starke Anspannung des M.quadriceps ⇨ Lig.patellae-Ruptur, Patellafraktur oder Abrissfraktur der Tuberositas tibiae möglich

Path: Durch den Zug des M.quadriceps führt eine Zerreißung des Streckapparats an einer Stelle zu starker **Dehiszenz** ⇨ Op-Indikation stets gegeben.

Etlg: # Quadrizepssehnenruptur
Patellaquerfraktur (s.o.)
Zerreißung des Lig.patellae (meist direkt am distalen Patellapol, s. Abb.)
Abrissfraktur der Tuberositas tibiae (insb. bei Kindern vorkommend)

Klin: ⇒ Streckausfall = aktive Streckung im Kniegelenk eingeschränkt od. nicht mögl.
⇒ Tastbare Dehiszenz im Bereich der Quadrizepssehne oder des Lig.patellae
⇒ Weichteilschwellung und Bluterguss

Diag: 1. Anamnese und klinische Untersuchung: Streckdefizit, Patellastand tasten
Quadrizepssehnenruptur ⇨ **Patellatiefstand**
Lig.patellae-Ruptur od. Abrissfraktur an der Tuberositas tibiae ⇨ **Patellahochstand**
2. Röntgen: Kniegelenk a.p. und seitlich
3. Sonographie: Darstellung muskulärer oder ligamentärer Dehiszenzen

Ther: • Konservativ: Bei inkompletter Ruptur funktionelle Behandlung mit Orthese mögl.
• Operativ: Ind: bei kompletter Ruptur durch die Dehiszenz obligat gegeben
- Frische Quadrizepssehnenruptur: End-zu-End-Naht + Augmentation mit PDS-Kordel
- Bei ausgeprägter Degeneration: plastische Rekonstruktion
- Lig.patellae-Zerreißung: End-zu-End-Naht bei interligamentärer Ruptur, transossäre Reinsertion bei Riss nahe an der Tuberositas tibiae + Augmentation mit PDS-Kordel
- Abrissfraktur der Tuberositas tibiae: Zuggurtungsosteosynthese über Spickdrähte, Trümmerfragment ⇨ transossäre Reinsertion des Lig.patellae
- Postoperativ: Orthese mit Bewegungslimitierung (0-0-30°, 0-0-60°, 0-0-90° für jeweils 2 Wo.), krankengymnastische Mobilisation, volle Belastbarkeit nach 3-4 Mon.

DD: OSGOOD-SCHLATTER-Krankheit = aseptische Knochennekrose der Tuberositas tibiae im Kindesalter (kann zur Abrissfraktur führen) ⇨ kons. Therapie mit Entlastung oder BECK-Bohrung

UNTERE EXTREMITÄT - UNTERSCHENKEL

Anatomie Tibia und Fibula sind durch die Membrana interossea verbunden. Ventro-medial ist die Tibia nur von Haut bedeckt ⇨ hier leicht **offene Frakturen** und Heilungsstörungen mögl. Die Muskelgruppen des US sind von straffen Faszien umgeben ⇨ **Muskellogensyndrome** als Komplikation möglich. Im Bereich des Sprunggelenkes sind Tibia und Fibula zusätzlich über Bänder verbunden = vordere und hintere Syndesmose.

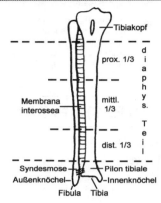

TIBIAKOPFFRAKTUR

Syn: Proximale Tibiagelenkfraktur, ICD-10: S82.18

Ät: – indirektes Trauma durch Sturz auf das Bein (z.B. von der Leiter ⇨ führt zur Plateaufraktur)
– direktes Trauma auf das Kniegelenk (⇨ führt zu Trümmer- und Luxationsfrakturen)

Path: Meist Stauchungskräfte entlang der Längsachse des Beines durch Sturz auf das Bein ⇨ **Impression** und Frakturierung der Kondylen, die nach seitlich abgesprengt werden können (das laterale Plateau ist häufiger betroffen, da geringere Knochendichte als das mediale)

Etlg: nach TSCHERNE (berücksichtigt den Unfallmechanismus)
\# Plateaufrakturen (durch Kräfte entlang der Beinlängsachse)
 - Spaltbruch (Meißelfraktur) ohne Dislokation
 - Spaltbruch mit Dislokation = Depressionsfraktur:
   mono- / bikondylär ("V"- / "Y"-Fraktur)
 - Impressionsfraktur
 - Kombiniert: Impressionsfraktur + Depressionsspaltbruch (s. Abb.)
\# Trümmerfrakturen (durch Rasanztrauma)
\# Luxationsfrakturen (durch Rotations- und Scherkräfte)

Klin: ⇨ Weichteilschwellung und Hämatom, fast immer **Hämarthros** ⇨ Abpunktieren! (evtl. sichtbare Fettaugen im Punktat)
⇨ Schmerzhafte Bewegungseinschränkung, Druckschmerz

Diag: 1. Anamnese und klinische Untersuchung
2. Röntgen: Kniegelenk in 2 Ebenen, zur sicheren Diagnose u. Op-Vorbereitung bei Impressionsfrakturen ist ein CT des Tibiakopfes notwendig.
3. Ggf. Arthroskopie zum Ausschluss Gelenkflächenbeteiligung od. intraartikulärer Verletzung

Ther: • Konservativ: Ein Hämarthros sollte auf jeden Fall abpunktiert werden.
• Operativ: Ind: alle dislozierten Frakturen
Wichtig ist, dass nach der Reposition die Gelenkfläche exakt steht! (Einige Kliniken kombinieren daher die Op. mit einer Arthroskopie zur Kontrolle der Gelenkfläche.)
 - Impressionsfrakturen >3 mm: Anhebung und Unterfütterung d. Impression mit Spongiosa von einem Knochenfenster aus + Einbringen zweier Abstützschrauben, evtl. unter gleichzeitiger arthroskopischer Kontrolle (bessere Beurteilung der Gelenkfläche)

- Kondylenfrakturen: Plattenosteosynthese mit T-Abstützplatte
- Impressions-Depressionsbruch: Anhebung u. Unterfütterung der Impression + Plattenosteosynthese mit T-Platte als Fixations- und Abstützplatte
- Trümmerfrakturen: Fixateur externe, evtl. auch Hybridfixateur
- Postoperativ: frühfunktionelle Mobilisation unter Entlastung des Kniegelenkes für 6-8 Wo. mit KG, Bewegungsschiene

Kompl:
* Zusätzliche traumatische Kapsel-Band-Rupturen, Knorpelläsionen, Meniskusquetschung
* Zusätzliche Fibulaköpfchenfraktur, Läsion des N.peroneus
* Posttraumatische Arthrose bei bestehendem Gelenkflächendefekt
* Postoperativer Infekt mit Osteomyelitis und Gelenkempyem
* Kompartmentsyndrom

UNTERSCHENKELFRAKTUREN

Syn: Schaftfrakturen des Unterschenkels, ICD-10: S82.-

Anatomie: Durch die **geringe Weichteildeckung** (insb. am med. Anteil der Tibia) kommt es häufig zu **offenen Frakturen** und postoperativen Komplikationen. Der Unterschenkel wird eingeteilt in ein proximales, mittleres und unteres Drittel.

Ät: Trauma: Anprall (Stoßstangenverletzung) ⇨ Biegungsbruch, Stauchung, Torsion (Skiunfall)

Etlg:
\# Isolierte Fibulafraktur
\# Isolierte Tibiafraktur
\# Fraktur von Tibia und Fibula = (komplette) Unterschenkelschaftfraktur (s. Abb.)

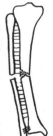

Klin:
⇒ Häufig Weichteilschäden ⇨ offene Fraktur mit Hautwunde, Hämatom, Weichteilschwellung, sichtbare Knochenenden, Knochensplitter
⇒ Gut tast- und sichtbare Fehlstellung, Krepitation, Schmerz bei Bewegung

Diag: 1. Anamnese und klinische Untersuchung
2. Röntgen: US in 2 Ebenen inkl. Kniegelenk und Sprunggelenk

Ther:
- Funktionell: isolierte Fibulafraktur (ohne OSG-Beteiligung) evtl. mit Unterschenkelzinkleimverband oder Unterschenkelgehgips für 4 Wo. od. ohne Verband und Entlastung bis Pat. beschwerdefrei
- Konservativ: isolierte nicht dislozierte Tibiafraktur u. nicht dislozierte Unterschenkelschaftfrakturen: Fixation im gespaltenen Oberschenkelliegegips (= OS + US) od. OS-Gipsschiene für 10 Tg., dann zirkulärer Gips für 2-4 Wo., danach Gehgips für 4 Wo. oder besser mit SARMIENTO-Brace (Beweglichkeit im Kniegelenk mögl.), Thromboseprophylaxe
- Operativ: Ind: 2.- + 3.-gradig offene Frakturen, dislozierte Frakturen, Trümmerfrakturen, fehlende Knochenbruchheilung (>4 Mon.), Polytrauma (zur Pflegeerleichterung)

  In der Regel wird nur die Tibia operativ versorgt, ggf. muss die Fibula mit einer Platte versorgt werden (bei Tibiafraktur + Fibulafraktur im distalen 1/3 od. mit OSG-Beteiligung, zur korrekten Einstellung der US-Länge u. Rotation).
  - Schaftfrakturen im proximalen Drittel: Marknagelung und ggf. Verriegelung; auch laterale + mediale winkelstabile Platte für Tibia od. Fixateur externe mögl.
  - Schaftfrakturen im mittleren Drittel: besonders gut geeignet für die (gebohrte) **Marknagelung** der Tibia, postoperativ: Belastung schon nach wenigen Tagen mögl.
  - Schaftfrakturen im distalen Drittel: Marknagelung und ggf. Verriegelung; auch mediale winkelstabile Platte für die Tibia mögl.
  - Etagenfraktur: Verriegelungsnagel (= Marknagel und Verriegelung mittels Schrauben proximal + distal ⇨ statische Verriegelung) für Tibia od. Fixateur externe

- Trümmerfraktur und 2.-/3.-gradig offene Frakturen: Fixateur externe als unilateraler Klammerfixateur, Monofixateur od. V-förmiger Fixateur oder zeltförmiger Fixateur (Nachteil: muss durch die lateralen Weichteile geführt werden), evtl. zusätzliche Versorgung der Fibula mit Plattenosteosynthese
  Ggf. auch unaufgebohrter Tibianagel mit Verriegelung
  Sekundär ist bei verzögerter Heilung eine Reosteosynthese (Nagel, Platten, offene Spongiosaplastik) erforderlich. Bei großen Defekten ggf. Kallusdistraktion
- Plattenosteosynthese postoperativ: 4 Wo. Entlastung, danach Teilbelastung, Thromboseprophylaxe, Vollbelastung nach ca. 10-12 Wochen

Kompl:
* Cave! **Kompartmentsyndrom** durch Raumforderung in den straffen Muskellogen des Unterschenkels (s. allg. Traumatologie), tiefe Beinvenenthrombose
* Verletzung des N.peroneus
* Verzögerte Knochenbruchheilung und Pseudarthrosenbildung, insb. bei devitalen Fragmenten
* Implantatbruch (bei den Marknägeln od. Platten)
* Achsenfehler ⇨ Arthrose durch Fehlbelastung

PILON-TIBIALE-FRAKTUR

Syn: Distale Tibiagelenkfraktur, engl. intra-articular fracture of distal tibia, ICD-10: S82.38

Ät: Heftiges Trauma: Sturz aus großer Höhe = hochenergetische Stauchungsfraktur

Path: **Axiale Gewalteinwirkung** auf das distale Tibiaplateau ⇨ Kompressions-/**Stauchungsfraktur** mit Beteiligung der **Gelenkfläche** (Knorpelkontusion, Spongiosadefekt od. Trümmerfraktur), s. Abb.

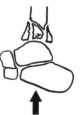

Klin: ⇒ Bewegungs-, Druck- und Stauchungsschmerz, schmerzhafte Bewegungseinschränkung
⇒ Weichteilschwellung, Hämatom

Diag: 1. Anamnese (typischer Unfallhergang) und klinische Untersuchung
Röntgen: Unterschenkel und Sprunggelenk in 2 Ebenen, CT der Gelenkfläche

Ther:
* Konservativ: geschlossene, nicht dislozierte, stabile Frakturen **ohne** Gelenkflächenbeteiligung ⇨ Gips für ca. 8 Wochen mit Entlastung des Gelenkes, dann KG und steigende Belastung oder alternativ frühfunktionelle Behandlung mit Sprunggelenkschiene und Vollbelastung ab dem 3. Tag
* Operativ: Ind: dislozierte Frakturen, Beteiligung der Gelenkfläche, offene Frakturen
  - Offene Reposition, **anatomische Wiederherstellung der Gelenkfläche**, evtl. Spongiosaunterfütterung (mit Beckenkammspongiosa), Stabilisierung mit Zugschrauben und Hybridfixateur, je nach Befund auch Plattenosteosynthese (sog. Pilon-Platten od. DC-Platte). Bei gleichzeitiger Fibulafraktur wird diese mit Plattenosteosynthese versorgt.
    Bei ausgedehnten Weichteilschäden kann es erforderlich sein, erst eine Reposition u. Ruhigstellung mit Fixateur durchzuführen und dann in einer 2. Op nach 7-10 Tagen die definitive Wiederherstellung des Gelenkes durchzuführen.
  - Postoperativ: Ruhigstellung durch den Fixateur od. im Gips für 4-6 Wochen, frühfunktionelle Beübung ohne Belastung, Teilbelastung n. 8 Wo., Vollbelastung n. 10-14 Wo.
  - Bei völlig irreponiblen Frakturen (Trümmerfrakturen) oder posttraumatischer Arthrose kann eine sekundäre Arthrodese = Versteifung des Gelenkes) notwendig werden.
  - *Kind:* Aitken 0 und I: geschlossene Reposition und Gips für 4 Wochen
    Aitken II und III: offene Reposition und Spickdrahtosteosynthese, Entfernung der Drähte nach ca. 4 Wochen, Gips für insg. 6 Wochen

Prog: **Schwerwiegende Fraktur** wegen schlechter Weichteildeckung, sehr häufig Komplikationen

Kompl: * Durch das ursächliche starke Unfalltrauma häufig Mitverletzung von **Fibula** (in 75 % d.f.), Talus, Knorpel, Kalkaneus, Tibiaschaft, Tibiakopf, Becken od. Wirbelsäule
* Probleme macht die oft erhebliche **Weichteilschädigung**.
* Gefäßverletzung, Kompartmentsyndrom
* Vordere u. hintere Syndesmose sind oft mitverletzt (knöcherner Ausriss), die Außenbänder bleiben meist intakt.
* Infektion bei offenen Frakturen (Weichteilinfektion, Knocheninfektion)
* *Kind:* Bei nicht exakter Reposition der Epiphysenfuge ⇨ Wachstumsstörungen

Op: * **Wundheilungsstörungen**, Pin-Infekt bei Fixateur
* **Posttraumatische Arthrose** durch verbliebene Gelenkflächeninkongruenz, Knorpelverletzung (Flake fracture = osteochondrale Fraktur), Varusfehlstellung, Pseudarthrose

SPRUNGGELENKFRAKTUREN

Syn: Knöchelfrakturen, Malleolarfrakturen, malleoläre Frakturen, **OSG-Frakturen**, ICD-10 Innenknöchel: S82.5, Außenknöchel: S82.6

Anatomie:
OSG (<u>o</u>beres <u>S</u>prunggelenk, Articulatio talocruralis) wird gebildet vom Außenknöchel (Malleolus lat.) = distale Fibula, Innenknöchel (Malleolus med.) = dist. Tibia und dem Talus. Der Außenknöchel hat Leitfunktion für das OSG und muss die erheblichen Scherkräfte über den Bandapparat auffangen. Die Gewichtsübertragung erfolgt zu 80-90 % von der Tibia auf den Talus. Im OSG erfolgt überwiegend die Dorsalextension u. Plantarflexion.
Bandapparat: Vordere u. hintere Syndesmose (Lig.fibulotibiale) und die Membrana interossea verbinden die Tibia mit der Fibula.
· Lig. deltoideum verbindet Tibia mit Talus.
· Lig.fibulotalare ant. u. post. verbinden Fibula und Talus.
· Lig.fibulocalcaneare verbindet Fibula und Calcaneus.

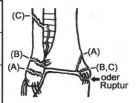

(1) Lig.fibulotalare ant.
(2) Lig. fibulocalcaneare

USG (<u>u</u>nteres <u>S</u>prunggelenk, Articulatio subtalaris = hintere Kammer u. Articulatio talocalcaneonavicularis = vordere Kammer) liegt zwischen Talus u. Kalkaneus und dem Os naviculare. Im USG erfolgt überwiegend die Pro- u. Supination.
Bewegungsmaße: Dorsal-/Plantarflexion: 25-0-50°, Pro-/Supination: 20-0-35°

Ät: Trauma und Luxation durch "**Fußumknicken**" od. Tritt gegen den Unterschenkel bei fixiertem Fuß (z.B. typische Verletzung beim Fußball od. Verkehrsunfall)
  – Supinations-/Adduktionstrauma ⇨ Innenknöchelfrakturen und eher WEBER A, B
  – Pronations-/Abduktionstrauma ⇨ eher WEBER C
  – Distorsionstrauma ⇨ MAISONNEUVE-Fraktur

Etlg: # Nach WEBER bzw. DANIS (1949): Außenknöchelfraktur im Verhältnis zur Syndesmose

WEBER A: Fraktur **unterhalb der Syndesmose** / unterhalb des Gelenkspaltes, Syndesmose intakt	
WEBER B: Fraktur **in Höhe der Syndesmose**, meist Teilruptur der Syndesmose	
WEBER C: Fraktur **oberhalb** der Syndesmose, **Syndesmose immer zerrissen**, Membrana interossea bis zur Fraktur rupturiert	

Die Frakturen sind häufig kombiniert mit Abscher- (A) oder Abrissfraktur (B, C) des unteren Teils des Innenknöchels oder Zerreißung des Lig.deltoideum und/oder einer Abscher-/Abrissfraktur (B, C) an der dorsalen Tibiakante (hinterer Teil des Innenknöchels) durch den Zug der hinteren Syndesmose = hinteres VOLKMANN-**Dreieck** (s. Abb.)

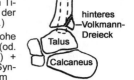

MAISONNEUVE-Fraktur: Sonderform der WEBER-C-Fraktur = hohe WEBER-C-Sprunggelenkfraktur als subkapitale Fibulafraktur (od. knöcherner Ausriss des Lig.collaterale fibulare am Knie) + Längsriss der Membrana interossea und Ruptur der Syndesmosen + Innenknöchelfraktur oder Riss des Lig.deltoideum

Sprunggelenkluxationsfraktur = bimalleoläre Fraktur ⇨ Sprengung der Sprunggelenkgabel, Talusluxation, völlige Instabilität

Epid: Häufigste Fraktur an der unteren Extremität, Inzidenz: 174/100.000/Jahr

Klin:
⇒ Hämatom und Druckschmerz über dem Außen- und evtl. Innenknöchel
⇒ Schmerzhafte Bewegungseinschränkung
⇒ Sprengung der Sprunggelenkgabel ⇨ Fuß ist seitlich versetzt zum US

Diag: 1. Anamnese (Unfallhergang?) und klinische Untersuchung: Hämatom, Krepitation, DMS?
2. Röntgen: Sprunggelenk in 2 Ebenen (a.p. u. lateral), ggf. CT und ggf. zum Ausschluss von proximalen Frakturen den ganzen Unterschenkel in 2 Ebenen röntgen.

Ther:
- Akut: Bei grober Fehlstellung sofortige Reposition unter Längszug (unter Analgesie)
- Konservativ: WEBER A (= ohne Syndesmosenruptur) u. ohne Dislokation ⇨ Sprunggelenkorthese (z.B. Vakuumschuh) od. Unterschenkelgips für ca. 6 Wochen, Rö-Kontrollen
- Operativ: Ind: WEBER B + C (und dislozierte WEBER A-Frakturen)
  - Außenknöchel: Osteosynthese mit Zugschraube u. dorsolateral angebrachter 1/3 Rohr-Platte od. spezieller winkelstabiler Platte od. nur mit Schrauben, Naht der Syndesmose und mögl. anderer Bandrupturen, evtl. Fixation der Stellung d. Syndesmose durch temporäre Stellschraube für 6 Wo. (nach 6 Wo. wird dann nur die Stellschraube entfernt)
  - Innenknöchel: Abscherfraktur od. VOLKMANN-Dreieck mit Zugschraube, Abrissfraktur mit Zuggurtungsosteosynthese
  - Sprunggelenkgabelsprengung: Osteosynthese der Frakturen wie oben und temporäre Stellschraube (fixiert Fibula an die Tibia) für ca. 6 Wochen
  - Postoperativ: Ruhigstellung für ca. 6 Wochen (wegen der Bandrupturen), Bewegungsübungen ohne Belastung (Dorsalflexion im Gips), dann Teilbelastung ab 6. Woche steigern, Vollbelastung ab 8. Woche, Sportfähigkeit wieder nach 12-16 Wochen

Kompl:
* Knorpelabscherungen am Talus = Flake fracture, Abrissfraktur des VOLKMANN-Dreieckes ⇨ posttraumatische Arthrose
* Gelenkinstabilität bei nicht versorgten Bandrupturen
* Gefäß- und/oder Nervenläsionen (N.peroneus superf. od. N.saphenus), Kompartmentsyndrom, **Wundinfektion** (dünner Weichteilmantel über der Frakturregion)
* Spätere **Sprunggelenkarthrose** bei Knorpelschäden oder Fehlstellung (10 % d.F.)

SPRUNGGELENKDISTORSION/AUßENBANDRUPTUR

Ät: Typisches **Umknicktrauma** (Fußball, Volleyball, Basketball, Ski oder Stolpern)

Path:
♦ Trauma i.d.R. in Supination und Adduktion ⇨ Überdehnung bis Ruptur des Außenbandapparates (lateral) am OSG
Als erstes rupturiert das **Lig.fibulotalare anterius** (90 % d.F.), als nächstes dann meist das Lig.fibulocalcaneare (60 % d.F.), s. Abb. folgende Seite.
♦ Trauma in Pronation ⇨ WEBER-Frakturen, evtl. mit Riss des Lig.deltoideum

Epid: Häufigste Bandverletzung des Menschen

Etlg: # Akute **OSG-Distorsion** = Überdehnung und Zerrung, ICD-10: S93.40
Chronisch rezidivierende Distorsion = Außenbandapparatinsuffizienz
Ligamentruptur = Bandriss (als Einband-, Zweibandverletzung od. komplette Außenbandverletzung), ICD-10: S93.2

Klin: ⇒ **Weichteilschwellung, Bewegungseinschränkung** und **Hämatom** (bei Verletzung der Bänder und/oder Gelenkkapsel)
⇒ Druckschmerz über dem Außenknöchel und Überdehnungsschmerz (Supination)
⇒ Chronische Instabilität: Rezidivierendes Umknicken, Instabilität, Belastungsschmerzen

Diag: 1. Anamnese und klinische Untersuchung: Prüfung des Talusvorschubes und der seitlichen Aufklappbarkeit (immer im Vergleich zur Gegenseite), Druckschmerz über dem Verlauf der Bandstrukturen, Hämatom
2. Röntgen: **Sprunggelenk in 2 Ebenen nativ** zum Ausschluss knöcherner Verletzungen.
Die gehaltenen Aufnahmen sind heute obsolet (das Gelenk wurde hierzu in ein Haltegerät eingespannt und in 2 Ebenen geröntgt, pathologisch: a.p. >8° laterale Aufklappbarkeit [Taluskippung], im Seitenbild >8 mm Talusvorschub, Untersuchung ist schmerzhaft).
Ggf. Arthrographie bei unklarem Befund
3. OSG-Sonographie: indirekter Nachweis von Bandläsionen durch Darstellung von Hämatomen mit/ohne Gelenkraumverbindung, evtl. inhomogene Bandstruktur sichtbar

Ther: • Akut: Kühlung, Kompression, Hochlagerung und Entlastung der Extremität
• **Konservativ/Funktionell:** Distorsionen ohne Instabilität ⇨ elastischer Stützverband
Bei geringer Instabilität: Ruhigstellung des Gelenkes mit einer **Orthese** (Aircastschiene, MHH-Schiene n. ZWIPP usw.) für ca. 6 Wo. (Tag u. Nacht, ersetzt die früher angewendete Gipsbehandlung) mit Vollbelastung, danach für 1 Monat noch pronierende Stützverbände (z.B. Malleotrain®, Elodur®), Schuhaußenranderhöhung, Krankengymnastik (Muskelaufbautraining, Schulung der Koordination und Eigenreflexe = Propriozeptorentraining)
Nachteil der kons. Ther.: hohe Pat.-Compliance nötig, evtl. verbleibende Restinstabilität ⇨ dann ggf. Op.
• Kinder: Verletzung typischerweise meist mit knöchernem Ausriss ⇨ Ruhigstellung im Gips/US-Schiene für 3 Wo. meist ausreichend
• Operativ: Ind: gravierende Instabilität des Sprunggelenkes (chronische Instabilität, Reruptur), osteochondraler Bandausriss, knöcherne Begleitverletzungen, erhebliches Hämatom mit drohender Perfusionsstörung
- Zeitpunkt: Op sofort (bis 6-8 Stunden) oder nach ca. 4-6 Tagen (Abschwellung des Op-Gebietes durch Hochlagerung und Ruhigstellung)
- Op: Adaptation der Bänder: interligamentäre Ruptur ⇨ **End-zu-End-Naht**, knochennaher Riss ⇨ Naht an Bandstumpf/Periost; mit kleinem knöchernem Ausriss (insb. Jugendliche) ⇨ Minischraube od. **transossäre Refixation**
- Chronische Bandinstabilität: **Bandplastik** als Periostzügelplastik nach KUNER (mit einem Periostreifen von der Fibula, der umgeschlagen und als Bandersatz verwendet wird) oder mittels autologer Sehne (Peroneus brevis) nach WATSON-JONES oder Plantarissehnentransplantation nach WEBER
- Postoperativ: Ruhigstellung im Unterschenkelliegegips (Steigbügel) für ca. 1-2 Wo. in Dorsalflexion- und leichter Pronationsstellung (⇨ Bänder entlastet), dann Unterschenkelgehgips für weitere 3-4 Wochen, danach für 1 Monat pronierende Stützverbände (s.o.), volle Belastung (Sport) erst nach insg. 3 Monaten mögl.

Prog: Mit der konservativen Ther. in 80-90 % d.F. gutes Ergebnis (auch bei Sportlern), bei bleibender Instabilität ist eine Op mit ebenfalls guten Ergebnissen möglich.

Kompl: * Supinationstrauma ⇨ Abscherfraktur am Innenknöchel ausschließen

* Ausriss der Sehne des M.peroneus brevis am Ansatz des 5. Mittelfußknochens oder Peroneus-Sehnen-Luxation am Außenknöchel nach ventral
* **Syndesmosenruptur**, Ther: temporäre Stellschraube (fixiert Fibula an die Tibia) und Gips für ca. 6 Wochen, dann ME, Bandage für ½-1 J.
* Schlottergelenk / **chronische Instabilität**
* Weichteil-Impingement-Syndrom (⇨ Engensymptomatik)
* Second-stage-Ruptur (= erneute Ruptur bei schlechter Ausheilung einer früheren Ruptur)
* Posttraumatische Sprunggelenkarthrose bei Knorpelschäden oder Fehlbelastung

Op: * Reruptur = Ruptur eines früher operativ versorgten und gut ausgeheilten Bandes
* Schmerzen bei Belastung, Instabilitätsgefühl

DD: – **Sprunggelenkfraktur**, MAISONNEUVE-Fraktur
– Peronealsehnenluxation (die Sehne des M.peroneus longus u. brevis laufen unter dem lat. Malleolus im Sulcus malleolaris fibulae und werden dort vom Retinaculum peroneorum superius gehalten. Bei Luxation Schmerz dorsal am SG (im Gegensatz zur Lig.fibulotalareanterius-Ruptur). Ther: Gips od. Tapeverband oder operative Raffung des Retinaculums.
– Sehnenruptur der kurzen Peroneussehne od. Abrissfraktur am Os metatarsale V

ACHILLESSEHNENRUPTUR

Syn: Achillessehnenriss, engl. Achilles' tendon rupture, ICD-10: S86.0

Anatomie: Die Achillessehne (= Tendo calcaneus) verbindet den M.triceps surae (M.gastrocnemius, M.soleus) mit dem Tuber calcanei. Sie ist die **stärkste Sehne** des Menschen, unter (physiologischer) Belastung treten Kräfte vom 6- bis 8-fachen des Körpergewichts auf (≥500 kg).
Länge: reine Sehne 10-12 cm (bis 25 cm mit der Muskulatur verwoben), Durchmesser an der dünnsten Stelle: 0,5-1 cm (ca. 4 cm vom Ansatz am Calcaneus entfernt)

Ät: – **Indirektes Trauma**: extreme Muskelanspannung, z.B. Sportverletzung beim Fußball, Tennis od. Federball (es ist aber keine typische Verletzung des Hochleistungssportlers), Abrutschen von einer Treppe
– **Degenerative Veränderungen + indirektes Trauma**
Prädisp.: Hyperurikämie, chronische Polyarthritis, längere Glukokortikoidmedikation, Immunsuppressiva ⇨ Bagatelltrauma reicht für eine Ruptur aus (Spontanruptur).
– Selten direktes Trauma: Schnittverletzung, Stoß, Schlag
– Iatrogen: seltene Med.-NW bei Ciprofloxacin-Gabe (Gyrasehemmer, Ciprobay®)

Epid: ◊ M >> w (5 : 1)
◊ Prädisp.alter: sportlich aktive Männer (30.-50. Lj.) und degenerativ (>50. Lj.)
◊ Inzidenz: 20/100.000/Jahr, für Deutschland 16.000/Jahr geschätzt

Etlg: # **Komplette Ruptur** (meist 2-6 cm über dem Kalkaneusansatz, s. Abb., dies ist die Region mit der schlechtesten vaskulären Versorgung) oder Teilruptur der Sehne (selten)
Abrissfraktur der Achillessehne am Kalkaneus = sog. Entenschnabelfraktur (selten)

Klin: ⇒ **Peitschenartiger reißender Schmerz** im Augenblick der Ruptur, ggf. hörbares Rupturgeräusch
⇒ **Tastbare Dehiszenz** im Verlauf der Sehne (Delle, s. Abb.), Druckschmerzhaftigkeit, Schonhinken
⇒ Schwellung/Hämatom im Bereich der Sehne

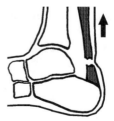

Diag: 1. Anamnese (Hergang der Verletzung) und klinische Untersuchung: Zehenspitzenstand kann am betroffenen Bein nicht durchgeführt werden, tastbare Lücke im Verlauf der Achillessehne
THOMPSON-Test: Zusammenkneifen der Wade in Bauchlage führt zur (mechanischen) Plantarflexion bei intakter Sehne, Plantarflexion fehlt bei rupturierter Sehne.
2. Sonographie: Darstellung der Achillessehne (die Ruptur imponiert als Lücke)
3. Röntgen: Fersenbein in 2 Ebenen zum Ausschluss eines knöchernen Ausrisses oder anderer Begleitverletzungen

Ther: • Konservativ: Die funktionelle Ther. wird immer häufiger durchgeführt ⇨ Gips in **Spitzfußstellung** für 1 Woche (sonographische Kontrolle, ob in der 20°-Spitzfußstellung die Sehnenenden aneinanderliegen), dann (oder gleich von Anfang an) **Spezialschuh** (mit ventraler Verstärkung, hohem Schaft und interner Absatzerhöhung um 3 cm ⇨ verhindert die Dorsalflexion, z.B. Orthotech®Vario-Stabil) für 6 Wochen Tag + Nacht und dann noch 2 Wochen nur tagsüber (wöchentliche Sono-Kontrolle), Thromboseprophylaxe bis zur freien Mobilisation, ab 4. Woche KG mit isometrischem Krafttraining, Sportfähigkeit nach 3-4 Mon.

• Operativ: Ind: Wenn in der Sono in Spitzfußstellung keine Annäherung der Sehnenenden erfolgt ⇨ unverzügliche Versorgung!
- Sehnenruptur: perkutane Naht über 4-6 kleine Stichinzisionen an den Rändern der Achillessehne (Vorteil: geringes Op-Trauma)
Ebenfalls möglich ist eine zusätzliche (oder auch alleinige) Fibrinklebung
Sind die minimalinvasiven Methoden nicht erfolgreich, dann offene Op: medialer Zugang, feinadaptierende Naht oder **Durchflechtungsnaht** (8er-förmige Gänge durch die beiden Sehnenenden mit PDS = resorbierbare Polydioxanon-Kordel), evtl. + Umkippplastik bei alten Pat. (ein Teil der proximalen Sehne wird gestielt, umgekippt und auf das distale Ende aufgenäht)
- Entenschnabelfraktur: Reposition und Verschraubung oder Zuggurtung
- Postoperativ: frühfunktionelle Nachbehandlung mit **Orthese** (Spezialschuh, z.B. VACO®ped, Orthotech®Vario-Stabil) in 30° Plantarflexion (Spitzfußstellung ⇨ Entlastung der Sehne, Tag u. Nacht tragen) und KG für 4 Wochen, dann noch 15° für 2-4 Wo., danach Erhöhung des Absatzes (1 cm) zur Entlastung der Sehne für einige Mon. und propiozeptives Training, Thromboseprophylaxe bis zur freien Mobilisation. Volle Alltagsbelastung nach ca. 3 Monaten (Extrembelastungen, wie z.B. Fußball, aber noch vermeiden ⇨ Kontakt- od. Ballsportarten erst nach ca. 6 Mon.).
- Alte Sehnenrupturen: Sehnenplastik und längerfristige Ruhigstellung

Prog: Die konservative (ambulante) **frühfunktionelle Therapie** hat eine fast gleich gute Prognose wie die operative Therapie und wird daher überwiegend angewendet. Bei Leistungssportlern wird noch die operative Ther. bevorzugt (in perkutaner Technik).
Nach Ausheilung bleibt die Sehne an der Rupturstelle ungefähr doppelt so dick im Vergleich zur Gegenseite.

Kompl: * Reruptur (2 % d.F., meist in den ersten 3 Monaten, etwas höheres Risiko bei der konservativen Ther.)
* Tiefe Beinvenenthrombose
* Tendinosis calcanei mit Verkalkungen
Op: * Nervenläsion
* Wundheilungsstörung (sehr wenig umgebendes Gewebe) ⇨ kann zur Achillessehneninfektion u. Reruptur mit schlechter Heilungstendenz führen.

DD: – **Achillodynie**: Schmerzen im Bereich der Achillessehne od. am Achillessehnenansatz (Tuber calcanei) bei chronischer Belastung/Überlastung
– Sprunggelenkfraktur

UNTERE EXTREMITÄT - FUß

TALUSVERLETZUNGEN

Syn: Talusfraktur, Sprungbeinfraktur, ICD-10: 92.1
Talusluxation, ICD-10: S93.3-

Anatomie: Gefäßversorgung des Sprungbeins: A.sinus tarsi aus der A.dorsalis pedis und A.canalis tarsi aus der A.tibialis posterior ⇨ die posttraumatische Durchblutung ist wichtig für die Beurteilung der Entstehung einer Talusnekrose.

Talusrolle (Trochlea tali)
Talushals
Corpus
Proc. lateralis tali
Taluskopf

Ät: Heftiges Trauma: axiale Gewalteinwirkung (z.B. Sturz von Leiter, Auffahrunfall), Abschertrauma, evtl. mit Luxation des OSG und/oder USG

Etlg: # Talusfraktur: nach HAWKINS, 1970 (bezüglich der Nekrosegefahr)

Gruppe I:	vertikale Fraktur im Halsbereich, nicht disloziert, keine Luxation
Gruppe II:	vertikale Fraktur im Halsbereich, disloziert, Luxation des Corpus (mit OSG) nach dorsal, Subluxation od. Luxation im subtalaren Gelenk (USG)
Gruppe III:	vertikale Fraktur des Talus mit Luxation im OSG und USG ⇨ am meisten gefährdet für eine Talusnekrose

Talusluxation: vordere und hintere Luxation
Seitliche Luxationen sind wegen der straffen Führung des Talus in der Malleolengabel nur als Luxationsfrakturen (= mit Knöchelfraktur) möglich.
Subtalare Luxation: Talus verbleibt in der Malleolengabel, es luxieren alle subtalaren Anteile des Fußes (Calcaneus, Os naviculare).

Klin: ⇨ Talusfraktur: Schwellung und Hämatombildung, schmerzhafte Bewegungseinschränkung
⇨ Talusluxation: Federnde Fixation, Deformität, Schwellung, schmerzhafte Bewegungseinschränkung

Diag: 1. Anamnese und klinische Untersuchung
2. Röntgen: Sprunggelenk und Fußwurzel in 2 Ebenen, CT (evtl. mit 3-D-Rekonstruktion)
3. Evtl. Arthroskopie nach Konsolidierung der Fraktur zur Beurteilung der Gelenk-/Knorpelfläche

Ther:
- Konservativ: Frakturen ohne Dislokation und Gelenkflächenbeteiligung ⇨ Ruhigstellung und Entlastung im Unterschenkelgips für 6 Wo.
  Talusluxation: Reposition in Analgesie und Muskelrelaxation, evtl. Narkose ⇨ Entlastung des Sprunggelenkes für 4 Wo., passive Mobilisation
- Operativ: Ind: dislozierte Frakturen mit **Stufenbildung** der Gelenkfläche, offene Fraktur
  - Schwieriger Zugang: Osteotomie des Innenknöchels als Zugang zum Talus, dann Reposition und **Schraubenosteosynthese** des Talus, anschließend Wiederherstellen des Innenknöchels mittels Zuggurtung, ggf. je nach Fraktur Talusverschraubung auch von ventral od. dorsal mögl. (spart die Osteotomie)
  - Schwere Trümmerfrakturen ⇨ Entfernung des Talus und Arthrodese zwischen Tibia und Calcaneus
  - Postoperativ: Entlastung für 6 Wo., ggf. länger bei Nekrosegefahr

Kompl: ∗ Aufgrund des Pathomechanismus Sturz ist eine zusätzliche Kompressionsfraktur der **Wirbelsäule** möglich und muss ausgeschlossen werden!

* Zusätzlich Kalkaneusfraktur (s.u.)
* Knorpelfrakturen/-impressionen (Flake fracture) am Talus ⇨ posttraumatische Arthrose
* Nervenverletzung
* Gefäßschaden (A.tibialis posterior), aufgrund der relativ schlechten Blutversorgung und Revaskularisation des Talus ist dieser für eine **posttraumatische Knochennekrose** besonders stark gefährdet! ⇨ Pseudarthrose, höher Rate an Infektionen

KALKANEUSFRAKTUR

Syn: Fersenbeinfraktur, ICD-10: S92.0

Ät: Trauma: Sturz aus **großer Höhe** auf das Bein (z.B. Leitersturz)

Path:
- ◆ Absturztrauma ⇨ axiale Stauchung ⇨ **Kompressionsfraktur** des relativ weichen Calcaneus durch den härteren Talus
  Ausmaß der Kompression kann an dem Tubergelenkwinkel (nach BÖHLER, s. Abb.) abgelesen werden: physiologisch sind 35° ⇨ bei Kompression Abflachung bis 0° (s. Abb.) oder sogar negativer Tubergelenkwinkel möglich.
- ◆ Aufgrund des Pathomechanismus ist eine zusätzliche Kompressionsfraktur der **Wirbelsäule** mögl.!

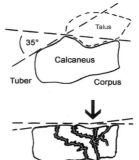

Epid: Häufigste Fraktur der Fußknochen

Etlg: Nach ESSEX-LOPRESTI (1952)

Frakturen **ohne** Beteiligung des subtalaren Gelenks (USG, in Richtung Talus)
- Frakturen des Tuber calcanei
- Frakturen mit Beteiligung des Kalkaneokuboidgelenks
Frakturen **mit** Beteiligung des subtalaren Gelenks (USG, in Richtung Talus)
- Tongue Type Fracture (vertikale Fraktur unterhalb des Proc.lateralis tali + horizontale Fraktur in Richtung Tuber calcanei ⇨ großes zungenförmiges Tuberfragment)
- Joint Depression Type Fracture (vertikale Fraktur unterhalb des Proc.lateralis tali + konzentrische Frakturen hinter der dorsalen kalkaneotalischen Gelenkfläche, wie in der Abb. oben)
- Frakturen mit massiver Dislokation

Klin: ⇒ Schwellung, Hämatom, Deformität, schmerzhafte Bewegungseinschränkung
⇒ Druckschmerz, Kompressionsschmerz, Fersenbeinklopfschmerz

Diag: 1. Anamnese und klinische Untersuchung
2. Röntgen: Sprunggelenk in 2 Ebenen, Fersenbein tangential, CT (evtl. mit 3-D-Rekonstruktion)

Ther:
- Konservativ: Wenn eine Wiederherstellung der Gelenkfläche nicht möglich ist (alte Pat., schlechte Weichteilverhältnisse) ⇨ Entlastung des Gelenkes unter Hochlagerung zur Abschwellung, dann frühfunktionelle Behandlung, Entlastung des Beines für ca. 6 Wo. (z.B. mit ALLGÖWER-Gehapparat: Gewicht wird am Tibiakopf abgefangen od. Calcaneusfraktur-Orthese, Fersen-Entlastungs-Orthese n. SETTNER, die sich im Wadenbereich abstützen), Thromboseprophylaxe.
- Operativ:
  - Lateraler Zugang, Anhebung und Unterfütterung der Gelenkfläche mit Spongiosa, Stabilisierung des Repositionsergebnisses mit Spickdrähten, H-, T- od. speziellen Kalkaneus-Platten od. Schrauben, Gips für 4 Wochen und Entlastung für 3-4 Monate je nach Stabilität
  - Bei rezidivierenden therapieresistenten posttraumatischen Beschwerden evtl. subtalare Arthrodese (Versteifung des USG u. ggf. des Kalkaneokuboidgelenks)

Kompl:
- Begleitverletzungen der Wirbelsäule ausschließen!
- Durch Abflachung des Tubergelenkwinkels ⇨ posttraumatischer Plattfuß, posttraumatische Arthrose, die Schmerzen verursachen kann ⇨ Anpassen von Einlagen und orthopädischem Schuhwerk notwendig.
- Trophische Störung bis hin zur SUDECK-Dystrophie
- Selten posttraumatische Knochennekrose des Kalkaneus

DD:
- Aseptische Knochennekrose des Kalkaneus (Apophysitis calcanei des Achillessehnenansatzes im Jugendalter)
- HAGLUND-Ferse: schmerzhafte Exostose der oberen hinteren Ecke des Tuber calcanei

FUßWURZELVERLETZUNGEN

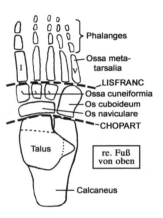

Anatomie: Os naviculare, Os cuboideum, Os cuneiforme mediale, intermedium u. laterale bilden die Fußwurzel (**Tarsus**).

Gelenklinien (gleichzeitig **Amputationslinien**):
CHOPART-Linie: Zwischen Talus / Calcaneus und dem Os naviculare / cuboideum
LISFRANC-Linie: Zwischen Os cuboideum / Ossa cuneiformia und den Ossa metatarsalia

Ät:
- Verstauchung der Fußwurzel- u. Mittelfußgelenke (Sportverletzung)
- Frakturen: direktes Trauma (schwerer Gegenstand, Quetschung) oder indirektes Trauma (Sturz) als Quer-, Schräg- und Trümmerfrakturen, ICD-10: S92.28
- Luxationen: Sturz auf die Fußspitze, ICD-10: S93.31

Klin:
⇨ Frakturen: Hämatom, Schwellung, schmerzhafte Bewegungseinschränkung ⇨ Fersengang noch möglich
⇨ Luxation: tastbare Deformität, federnde Fixation

Diag:
1. Anamnese und klinische Untersuchung
2. Röntgen: Fußwurzelknochen in 2 Ebenen u. 45° Schrägaufnahme, ggf. Feinschicht-CT

Ther:
- **Konservativ:** Versuch der Reposition einer Luxation in Vollnarkose (sehr schwierig ⇨ meist offene operative Reposition erforderlich), anschließend Ruhigstellung für 6 Wo. im US-Gips
- **Operativ:** Ind: dislozierte Frakturen und Luxationsfrakturen sowie ggf. Luxationen
  - Op nach Abschwellung (kann 1-2 Wo. dauern)
  - Anatomisch korrekte Reposition, passagere Gelenkfixation mit K-Drahtosteosynthese oder Schrauben ⇨ postoperativ US-Gips für 6 Wochen

Kompl:
- Fußkompartmentsyndrom
- Posttraumatische Arthrose, Knochennekrose, Plattfuß

DD: Aseptische Knochennekrosen (KÖHLER-I-Krankheit des Os naviculare v. a. bei Jungen und KÖHLER-II-FREIBERG-Krankheit des Metatarsalköpfchens II [–IV] v. a. bei Mädchen, ISELIN-Krankheit des Os metatarsale V), zusätzliche Knochenkerne (nicht pathologisch)

MITTELFUßFRAKTUREN

Syn: Metatarsalfrakturen, ICD-10: S92.3

Ät: – Direktes Trauma (schwerer Gegenstand, Quetschung, z.B. Überrollen durch ein Auto)
– Indirektes Trauma: Forcierte **Supination** (z.B. Abrutschen vom Gehsteig) ⇨ Os metatarsale V: knöcherner Ausriss an der lat. Basis durch den plötzlichen Zug der M.peroneus-brevis-Sehne und Plantaraponeurose
– **Stressfraktur**/Ermüdungsbruch: Marschfraktur (meist Os metatarsale II-III) od. bei Leistungssportlern (proximales Os metatarsale V, JONES-Fraktur)

Etlg: # Quer-, Schräg- und Trümmerfrakturen
Serienfrakturen (= mehrere Mittelfußknochen frakturiert)

Klin: Schwellung, Hämatom, Bewegungsschmerz, Belastungsschmerz

Diag: 1. Anamnese und klinische Untersuchung
2. Röntgen: Fuß in 2 Ebenen, ggf. Schrägaufnahmen. Bei V.a. auf Marschfraktur ohne Frakturnachweis im Rö. ggf. Szintigraphie durchführen

Ther: • Konservativ: Nicht dislozierte Frakturen, Marschfrakturen: Unterschenkelgehgips od. Orthese (z.B. VACO®pedes) für 6 Wochen
• Operativ: Ind: dislozierte und offene Frakturen, Luxations-, Serienfrakturen
- Dislozierte Einzel- oder Serienfrakturen: Nur die Randstrahlen (Os metatarsale I und V) werden mit Miniplatten versorgt, II-IV erhalten axiale Spickdrähte
- Os-metatarsale-V-Fraktur mit Gelenkbeteiligung ⇨ Zuggurtungsosteosynthese
- Postoperativ: Gipsruhigstellung für 4-6 Wochen

Kompl: * Ausgeprägte Weichteilschwellung od. Infektion, insb. bei Verletzungen durch Quetschung ⇨ Gefahr eines Kompartmentsyndroms oder einer SUDECK-Dystrophie, dies kann eine Amputation notwendig machen
* Posttraumatische Arthrose, Pseudoarthrose und Senkfuß mit Belastungsschmerzen mögl.

ZEHENVERLETZUNGEN

Ät: – Fraktur: direktes Trauma (schwerer Gegenstand ⇨ Quetschung, Überfahren), ICD-10: Dig. I: S92.4, Dig. II-V: S92.5
– Luxation: Hängenbleiben, Aufsprung auf die Zehenspitze, ICD-10: S93.10

Klin: ⇒ Fraktur: Schwellung, Bewegungsschmerz, Hämatom, Krepitation
⇒ Luxation: Deformität (Bajonettstellung), federnde Fixation

Diag: 1. Anamnese und klinische Untersuchung: sichtbare Zehenverletzung, Hämatom?
2. Röntgen: Vorfuß in 2 Ebenen

Ther: • Konservativ: Luxation ⇨ Reposition, anschließend Dachziegelverband für 2-3 Wochen (ebenfalls bei nicht dislozierten Frakturen)
• Operativ: Ind: dislozierte oder offene Frakturen, Gelenkbeteiligung
- Spickdrahtosteosynthese oder Kleinstfragmentplatte (T-Platte)
- Ausgedehnte Trümmerbrüche: Entfernung der Trümmer kommt einer Amputation gleich
- Postoperativ: Ruhigstellung im US-Gehgips für 4 Wo.

Kompl: * Subunguales Hämatom (bei Quetschung häufig) sollte frühzeitig entlastet werden (Anbohren des Nagels oder Punktion mit glühender Nadel)
* Nekrosen, Infektion bei fehlender Durchblutung ⇨ können zur Amputation führen

DD: – Hallux valgus: pathologische Stellung der Großzehe = Abspreizung des Os metatarsale I nach med. (sieht aus wie eine Exostose, ist aber keine) und Abknickung der Großzehe im Großzehengrundgelenk zur Kleinzehenseite hin (s. Orthopädiebuch)

RUMPFSKELETT

Anatomie

Wirbelsäule (Columna vertebralis): besteht aus **7 HWK** (Abkürzung: C), **12 BWK** (Th), **5 LWK** (L), **Os sacrum** (S, Syn: Kreuzbein, bestehend aus 5 fusionierten WK) und **Os coccygis** (Syn: Steißbein, Kuckucksbein, 3-5 Wirbelkörperrudimente, nach ventral gekrümmt).
C_1 = **Atlas** mit Lig.transversum atlantis um den Dens axis, C_2 = **Axis** mit dem ventral gelegenem Dens axis, C_7 = **Vertebra prominens** (gut tastbar)

<u>Form:</u> HWS: Lordose, BWS: Kyphose, LWS: Lordose, Os sacrum: Kyphose; Wirbelsäule als federndes System mit den **Disci intervertebrales** (Bandscheiben) zur Kompensation v. Stauchungen

<u>Beweglichkeit:</u> am größten in der HWS in allen Ebenen, gering in der BWS (schräg gestellte Dornfortsätze und Ansatz der Rippen), in der LWS gut für Beugung und Streckung, sonst ebenfalls gering (insb. fast keine Rotation)

<u>Bänder</u> von ventral nach dorsal: Lig.longitudinale ant. (an den Wirbelkörpern ventral) und post. (an den Wirbelkörpern dorsal und an den Bandscheiben fest verbunden), Lig.flavum (am Wirbelbogen ventral), Lig.interspinale u. supraspinale (zw./über den Dornfortsätzen) und Ligg.intertransversaria (zw. den Querfortsätzen)

Rippen (Costae): insg. 12 Rippenpaare; die 7 oberen Rippen = **Costae verae** gehen mit den Rippenknorpeln (Cartilagines costales) direkt bis zum Sternum und sind dort gelenkig verbunden (Articulatio sternocostalis),
die Rippen 8 bis 10 = **Costae spuriae** sind knorpelig an der nächst oberen Rippe befestigt und bilden den Rippenbogen (Arcus costalis),
die Rippen 11 und 12 = **Costae fluctuantes** sind rudimentär und enden frei in der Bauchmuskulatur.

<u>Costa:</u> aus Caput (am Wirbelkörper ansetzend mit Articulatio capitis costae), Collum (reicht bis in die Höhe des Querfortsatzes mit Querfortsatzgelenk = Articulatio costotransversaria) und Corpus
An der Innenseite/Unterkante der Rippen verlaufen die Interkostalnerven und -gefäße.

Sternum (Brustbein): kranial am **Manubrium sterni** Ansatzstelle für die Clavicula u. Costa I, darunter am **Corpus** sterni für die Costae verae II-VII, das freie Ende bildet der **Proc.xiphoideus**.

HWS-TRAUMA

<u>Syn:</u> HWS-Beschleunigungsverletzung, HWS-Distorsion, engl. whiplash injury = Peitschenschlagverletzung, posttraumatisches Zervikalsyndrom, ICD-10: S13.4

<u>Def:</u> Verbiegung/**Überbiegung** der Wirbelsäule durch Zug- und Scherkräfte mit od. ohne Kopf-Kontakt-Wirkung (z.B. Verkehrsunfälle, per definitionem: Beschleunigungsverletzung, umgangssprachlich "Schleudertrauma" genannt = **Auffahrunfall von hinten**, sonst **HWS-Distorsion** genannt)

<u>Ät:</u> – **Beschleunigungsverletzung**: Auffahrunfall von hinten (non-contact injury)
– **Distorsion** der HWS durch direkte Gewalteinwirkung = mit Kopf-Kontakt (z.B. Lenkradanprall, Schlägerei, Sturz, Sprung in flaches Wasser)

<u>Path:</u> **Überbiegung** (= Distorsion): Nach ventral = **Hyperflexion** und/oder nach dorsal = **Hyperextension** führt zur Distorsion und Subluxation der kleinen Wirbelgelenke ⇨ Schmerz in den Gelenken und daraus resultierende reflektorische Myogelosen (Muskelverspannungen im betroffenen Segment), <u>Lok:</u> insb. $C_4 - C_6$

Epid: Inzidenz: mit 70-190 Fällen/100.000/Jahr häufiges Krankheitsbild, meist Grad I u. II

Etlg: Schweregrade nach ERDMANN

Grad I:	**HWS-Distorsion ohne neurologische Ausfälle**, Röntgen: unauffällig, beschwerdefreies Intervall >1 Std.
Grad II:	Gelenkkapselrisse, Muskelzerrungen, retropharyngeales Hämatom ohne neurologische Ausfälle, Röntgen: **HWS-Steilstellung**, beschwerdefreies Intervall <1 Std.
Grad III:	Frakturen, Luxationen, isolierter Bandscheibenriss, Bandrupturen, mit **neurologischen Defiziten!**, Röntgen: abnorme Aufklappbarkeit, Fehlstellung, kein beschwerdefreies Intervall

Klin:
⇒ Allgemein: Die Beschwerden haben häufig ihr Maximum erst nach 1-3 Tagen (typischer **Crescendo-Verlauf**) und ein beschwerdefreies Intervall im Durchschnitt von 5 Std. bis zu den ersten Symptomen
⇒ Nacken- und **Kopfschmerzen** von dumpf-drückendem/ziehendem Charakter (Spannungskopfschmerz) und Bewegungsschmerz, evtl. in den Hinterkopf, Schulter od. Arme ausstrahlend
⇒ Bewegungseinschränkung (schmerzbedingte Zwangshaltung) und tastbare Myogelosen (Muskelhartspann) in der Schulter-Nacken-Region
⇒ Parästhesien in Armen/Händen
⇒ Schwindel, Übelkeit, Erbrechen, Müdigkeit, Schlafstörungen, Tinnitus, Konzentrationsstörungen

Diag:
1. Anamnese (typischer Unfallhergang)
2. Neurologische Untersuchung: Druck- und Klopfschmerzhaftigkeit über der HWS, tastbare Myogelosen, eingeschränkte segmentale Beweglichkeit, neurologische Ausfälle und Status dokumentieren!
3. Bildgebung: **HWS** (a.p. und seitlich), evtl. zusätzlich Schrägaufnahmen (Beurteilung der Foramina intervertebralia), Zielaufnahmen und konventionelle Tomographie des betroffenen Segments zum **Frakturausschluss**, ggf. Funktionsaufnahme in In- und Reklination
Pathologisch: **Steilstellung**, Gefügestörung, verbreiterter prävertebraler Weichteilschatten (Einblutung!)
CT-HWS zur Beurteilung des Wirbelkanals bei neurologischem Defizit (Ausschluss von Kalibereinengungen durch Fragmente, Protrusionen oder intraspinalem Hämatom)
MRT bei V. a. auf Hämatom, Ödem des Myelons od. discoligamentärer Verletzung
Doppler-Sonographie bei V.a. Verletzung der Halsgefäße

Ther:
• Konservativ: Grad I und II: **krankengymnastische Behandlung** mit detonisierenden Übungen und Kräftigungsübungen (wird in den meisten Studien vorteilhafter als die früher durchgeführte Ruhigstellung mit einem SCHANZ-Verband (= Halskrawatte) angesehen, wenn Ruhigstellung dann max. 7-10 Tage)
Physikalische Ther: trockene Wärmeanwendung (Rotlicht, Heißluft), Massage
Med: NSAR (z.B. Diclofenac, Voltaren®) od. Acetylsalicylsäure (Aspirin®), Muskelrelaxanzien (z.B. Tizanidin, Sirdalud® od. Methocarbamol, Ortoton®), Neuraltherapie mit Hautinfiltration ("quaddeln" z.B. mit Lidocain, Xyloneural®) im Bereich der Myogelosen bei Bedarf
Bei chronifiziertem Kopfschmerz: Amitriptylin (Saroten®, 25-100 mg/Tag abends)
• Operativ: Ind: Grad III (Wirbelfrakturen, Bandscheibenriss) ⇨ Ther. s. jeweiliges Kapitel

Prog: Grad I gut, Ausheilung im Durchschnitt nach 3 Wo. Grad II u. III: oft **lange Ausheilungszeit** von Monaten bis Jahren möglich, 20 % d.F. haben noch nach Jahren Kopfschmerzen.

Kompl:
∗ Hyperflexion (Überbiegung nach ventral) ⇨ **Wirbelkörperfrakturen**, Ruptur des Lig.longitudinale posterius
∗ Hyperextension (Überbiegung nach dorsal) ⇨ Wirbelbogen- oder Wirbelgelenkfortsatzfrakturen, Ruptur des Lig.longitudinale anterius
∗ **Bandscheibenverletzung**, Bandscheibenzerreißung
∗ Wirbelluxation, Dens-axis-Fraktur, atlantookzipitale Dislokation
∗ Gleichzeitiges Schädel-Hirn-Trauma

* Commotio spinalis, Contusio spinalis, Quetschungen des Rückenmarks (Compressio spinalis) bis hin zum spinalen Schock mit Querschnittlähmung
* Posttraumatische zervikale Myelopathie
* Spinalnerv-Verletzung mit neurologischen Ausfällen und meist brennenden Schmerzen
* Retropharyngeales Hämatom ⇨ **Schluckbeschwerden** möglich
* A.vertebralis-Abscher-Syndrom (Dissektion der A.vertebralis) bis hin zum Territorialinfarkt im Versorgungsgebiet ⇨ Klin: Sehstörungen
* A.carotis-int.-Dissektion bis hin zum Territorialinfarkt im Versorgungsgebiet ⇨ Halbseitensymptomatik
* Cave: **psychogene Fixierung** der Beschwerden, ggf. Ausbildung einer Entschädigungs-/Rentenneurose durch erhoffte Schadenersatzansprüche (der Begriff „Schleudertrauma" sollte daher vermieden werden, da er eine nicht vorliegende substantielle Schädigung impliziert und häufig gleich Erwartungen auf eine Entschädigung weckt)

RÜCKENMARKTRAUMA

Syn: Engl. spinal cord damage, ICD-10: T09.3

Ät:
- **Stumpfes Trauma, Sturz** aus großer Höhe oder Schlag, Stoß
- **Luxation** (insb. der HWS)
- **Wirbelfrakturen** mit Fragmentdislokation
- direkte Verletzung durch Schussverletzung od. Stich
- Elektrotrauma (Starkstromverletzung mit irreversibler Vorderhornnekrose und schlaffer Lähmung)
- Ionisierende Strahlung (z.B. Radiatio bei Tumoren, Grenze: 40 Gy, neurologische Ausfälle und brennende Schmerzen mit einer Latenz von ½-1 Jahr)
- Iatrogen: Chirotherapie (z.B. Densfraktur bei "Mobilisationsversuch" der HWS)

Path:
♦ Primär mechanische Läsion oder sekundär gefäßbedingte/ischämische Schädigung, die durch ein Ödem verstärkt werden kann.
♦ Hämatomyelie: Einblutung meist in das Rückenmarkgrau
♦ Untergang von Rückenmarkgewebe führt zu Glianarben oder Höhlen.

Etlg:
Commotio spinalis (Rückenmarkerschütterung, engl. spinal cord concussion)
Spinaler Schock (Diaschisis, engl. spinal shock) = akute Querschnittläsion
Contusio spinalis (Substanzschädigung, engl. spinal cord contusion)

Klin:
⇨ Commotio spinalis: flüchtige Gefühlsstörungen der Extremitäten, Reflexdifferenzen, die innerhalb von Stunden **komplett reversibel** sind
⇨ Spinaler Schock: kompletter Ausfall aller Rückenmarksfunktionen, schlaffe Parese, keine Pyramidenbahnzeichen, Blasen- und Mastdarmlähmung, meist für einige Tage bis Wo. bestehend, dann Übergang auf Symptome einer Contusio spinalis
⇨ Contusio spinalis: Symptome abhängig vom Ausmaß der Substanzschädigung und der Lokalisation ⇨ bleibende Querschnittlähmung (s.u.), Sensibilitätsstörungen, Blasen- und Mastdarmstörungen

Diag: 1. Anamnese (Unfallhergang) und klinische Untersuchung: DMS, Reflexe, Vegetativum
2. Röntgen: Wirbelsäule in 2 Ebenen nativ zum Ausschluss von Frakturen, CT od. MRT zur Beurteilung des Rückenmarks (Ödem, Nekrosen, Höhlenbildung)
3. Neurologisches Konsil, SEP (<u>s</u>ensibel <u>e</u>vozierte <u>P</u>otentiale)

Ther:
• Akut: Es gelten die gleichen Aussagen wie beim SHT (s.o., Kap. Allg. Traumatologie).
• Konservativ: Spezialbett zur Lagerung, Bettruhe, Krankengymnastik, Rehabilitation, Thromboseprophylaxe (Heparin, später Markumarisierung)

- Bei Blasenstörung akut Katheter oder suprapubische Ableitung
- <u>Operativ:</u> Ind: bei Wirbelsäulenfrakturen / Kompression des spinalen Raumes, s.u.

<u>Kompl:</u> * **Querschnittlähmung** (s.u.), bleibende neurologische Defizite mit Paresen, Sensibilitätsstörungen, vegetativen Störungen (Blasen-, Darmentleerungs-, Potenzstörungen)
* A.spinalis-anterior-Syndrom durch das Trauma
* Gleichzeitiges **Schädel-Hirn-Trauma**

QUERSCHNITTLÄHMUNG

<u>Syn:</u> Querschnittläsion, Paraplegie, ICD-10: G82.-, HWS: S14.11, BWS: S24.11, LWS: S34.10

<u>Ät:</u> – Stumpfes Trauma (ein **Verkehrsunfall** ist die häufigste Ursache, Arbeitsunfall)
– Sturz aus großer Höhe od. Sprung in zu seichtes Gewässer
– Direkte Verletzung durch Schlag, Stoß, Schuss- od. Stichverletzung
– Nicht traumatisch: vaskuläre od. neoplastische Ursache, Bandscheibenmassenvorfall

<u>Path:</u> ♦ Durch ein Trauma kommt es zu **Wirbelfrakturen** mit Fragmentdislokation od. Luxation (insb. an der HWS) ⇨ lokale Kompression od. Zerstörung des Myelons
♦ Vollständige (und bleibende) Querschnittsymptome mit **spastischer Parese** u. **Sensibilitätsverlust** unterhalb der Verletzung (= beginnend ab Höhe der Läsion nach unten)
♦ Spinale Automatismen (unwillkürliche Streck- und/od. Beugesynergismen), Hyperreflexie, Pyramidenbahnzeichen (= pathologische Reflexe); Vegetativ: Störung der Darm-/Blasen-/Potenzfunktion, Störung der Thermoregulation, Störung der RR-Regulation (hypertone Krisen durch Vasokonstriktion unterhalb der Läsion), Bradykardie

<u>Epid:</u> ◊ Inzidenz: 1-3/100.000/Jahr, ca. 1.100 traumatische Querschnittlähmungen pro Jahr in Deutschland, Prävalenz (Gesamtzahl) für Deutschland beträgt ca. 50.000 Patienten
◊ **M > w** (3:1), Durchschnittsalter: 38 J.

<u>Etlg:</u> # Kompletter Querschnitt: vollständiger Verlust unterhalb der Läsion (typisch bei Unfall)
Central Cord Syndrom (HWS): Arme motorisch mehr betroffen als Beine (ältere Pat. mit arthrotischen Veränderungen der HWS ⇨ Spinalkanalstenose)
BROWN-SÉQUARD-Syndrom: halbseitige Querschnittläsion (selten, z.B. Stichverletzung)

<u>Klin:</u> ⇒ **Paraparese** = nur 2 Extremitäten betroffen (bei Läsion unterhalb C8 ⇨ Arme voll beweglich, 2/3 d.F.), **Tetraparese** = alle 4 Extremitäten betroffen
⇒ Darm-/Blasenlähmung (zuerst atone Überlaufblase, später dann Übergang zu spastischer Blasenstörung, sog. Reflexblase ⇨ intermittierender Katheterismus erforderlich)

<u>Diag:</u> 1. Anamnese und klinische Untersuchung: die neurologischen Ausfälle mit **ASIA-Schema** (American Spinal Injury Association, 2002, Internet: www.isncscialgorithm.com/form, elektronisch od. als kostenloser Download) dokumentieren.
2. Bildgebung: **MRT** der betroffenen Region

<u>Ther:</u> • Bis heute **keine** kausale Ther. mögl., an der Regeneration neuronaler Strukturen od. der Implantation elektronisch-neuronaler Stimulatoren wird intensiv geforscht.
• Symptomatisch: gute Pflege, umfassende Rehabilitation (Behandlung in einem **Querschnittverletztenzentrum**), Thromboseprophylaxe (zumindest in den ersten 3 Monaten)
 - Krankengymnastik: Erhaltung der Gelenkbeweglichkeit, Rollstuhlsport, Ergotherapie
 - Versorgung mit **orthopädischen Hilfsmitteln** (Pflegestehbett, Rollstuhl, behindertengerechte Wohnung, Handsteuerung für PKW usw.)
 - Urologisch: Blasentraining, suprapubischer Katheter od. **Selbstkatheterisierung** erlernen, Botulinuminjektion in den Detrusor, auf Harnweginfektionen achten.
 - Einläufe bei Obstipation (Darmlähmung mit Stuhlüberlaufinkontinenz)
 - Bei Spastik: Baclofen (Lioresal®), ggf. auch intrathekal

- Bei neuropathischen Schmerzen: Pregabalin (Lyrica®), Neurostimulationsverfahren
- Operativ: Ind: bei Wirbelsäulenfrakturen (s.u.) ⇨ Dekompression des spinalen Raumes
- Selbsthilfegruppen: Fördergemeinschaft der Querschnittgelähmten in Deutschland e.V., Neurott 20, 74931 Lobbach, Tel.: 06226 960-211, Fax: -2515, Internet: www.fgq.de mit einer Liste der spezialisierten Kliniken (Stützpunkte)
Bundesverband Selbsthilfe Körperbehinderter e.V., Altkrautheimer Str. 20, 74236 Krautheim, Tel.: 06294 4281-0, Internet: www.bsk-ev.org
Deutschsprachige medizinische Gesellschaft für Paraplegie e.V., Internet: www.dmgp.de
Dt. Stiftung Querschnittlähmung, Internet: www.dsq.de

Prog: Die Pflegebedürftigkeit und langfristige Prognose hängt ab von der Höhe der Läsion:
C_0-C_3: Atemlähmung ⇨ maschinelle Beatmung, 24-Std.-Pflege
C_4-C_5: Weitgehend pflegeabhängig, E-Rollstuhl (Kinnsteuerung)
C_6-C_8: Teilweise selbständig, Handfunktion teilweise möglich (Verbesserung durch operative Eingriffe mögl., z.B. durch Muskel-/Sehnentransfers, Nerventransposition), Rollstuhlfahren in der Ebene
Th_1-L_3: Selbständig, Rollstuhlfahren ohne Einschränkungen
L_4-L_5: Selbständig, Rollstuhlfahren ohne Einschränkungen, Gangschule mit Orthesen
Unterhalb S_1: Gehfähig, Blasenstörung
Bei „lediglich" Paraparese besteht heute kaum noch eine eingeschränkte Lebenserwartung.

Kompl:
* Akut: Begleitverletzungen, wie Thoraxtrauma, Schädel-Hirn-Trauma, Polytrauma
* Aszendierende **Harnweginfektionen**, Druckerhöhung ⇨ Hydronephrose, Urosepsis
* Gefahr der **Dekubitusentwicklung** (Sakrum, Fersen)
* **Thrombosen**, Lungenembolie
* Aspiration, Inaktivitätspneumonie, insb. bei Tetraplegie
* Langfristig: Kontrakturen, Spastik, periartikuläre Verkalkungen, Skoliose, Schulterbeschwerden, Arthrosen

WIRBELSÄULENFRAKTUREN

Syn: ICD-10: T08.-, möglich sind Wirbelkörperfrakturen, Wirbelkörperkompressionsfrakturen (= crush fracture), Wirbelbogenfrakturen, Wirbelgelenkfortsatzfrakturen, Quer- und Dornfortsatzbrüche, Luxationsfrakturen sowie zusätzlich Wirbelluxationen, Bänder- und Bandscheibenverletzungen.

Ät:
- Indirektes Trauma: Sturz auf die ausgestreckten Beine, Gesäß (**Sturz aus großer Höhe**) oder den Kopf (**Badeunfall** mit Kopfsprung in zu flaches Wasser oder herabfallende Lasten) ⇨ Stauchung der Wirbelsäule
- Extreme Verbiegung/Überbiegung der Wirbelsäule, z.B. **Verkehrsunfall** mit Lenkradanprall
- Direktes Trauma: Schlag, Stich-, Schussverletzung
- **Pathologische Frakturen** (= Fraktur ohne adäquates Trauma): bei manifester **Osteoporose**, **Knochenmetastasen**, Plasmozytom, Myelosen, Leukämien

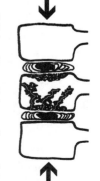

Path:
♦ **Stauchungsfrakturen:** betreffen die Wirbelkörper ⇨ **Wirbelkörperkompressionsfraktur** (s. Abb.)
Lok: **L1** und Th12, seltener L2, C5-7 und untere LWS
♦ **Überbiegungen:** nach ventral (Hyperflexion) können zu Wirbelkörperfrakturen, Ruptur des Lig.longitudinale posterius mit und ohne Wirbelluxationen führen.
Nach dorsal (Hyperextension) können zu Wirbelbogen- oder Wirbelgelenkfortsatzfrakturen, Ruptur des Lig.longitudinale anterius mit und ohne Wirbelluxationen führen.

Tear-drop-Fraktur: Absprengung eines Knochenfragments bei extremer Überbiegung aus der Wirbelkörpervorder- oder –hinterkante
Lok: C4-6 (aber meist nur HWS-Distorsion ohne Frakturen, s.o.)
♦ Spezielle Frakturen der HWS:
JEFFERSON-Fraktur: Atlasberstungsfraktur (C1)
Hang-man-Fraktur (bei Erhängen oder Hochgeschwindigkeitsunfällen): Abriss der Axisbogenwurzel (C2) u. Luxation des Axiskörpers nach ventral
Densfraktur (C2, Etlg. n. ANDERSON u. D´ALONZO)
Typ I: kleines Fragment an der Densspitze (keine Op erforderlich, DD: Os odontoideum, s.u.)
Typ II: Fraktur der Densbasis (hohe Pseudarthroserate, absolute Op.-Ind.)
Typ III: Fraktur des Dens im Wirbelkörper C2 (guter Spongiosakontakt, eher keine Op)
♦ Pathologische Frakturen: entstehen durch Bagatelltrauma bei vorgeschädigtem Knochen (z.B. Knochentumor, Metastase, extreme Osteoporose)

Etlg: # **Wirbelfrakturen** können als Wirbelkörperfrakturen, Wirbelbogenfrakturen od. Wirbelfortsatzfrakturen auftreten ⇨ diese können stabil (90 %) oder instabil (10 %) sein.
Frakturen mit Beteiligung von Bandscheiben od. **Ligamentzerreißungen** und Luxationen
Os-sacrum-Frakturen
3-Säuleneinteilung der Wirbelsäule nach DENIS (s. Abb.), die Etlg.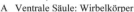
der Wirbelsäulenverletzung n. WOLTER (1985) benutzt diese Buchstaben für die Verletzungsregion und 0-3 für die Einengung des Spinalkanals (0=keine; 1=1/3; 2=2/3; 3=>2/3)
A Ventrale Säule: Wirbelkörper
B Mittlere Säule: Wirbelkörperhinterwand u. Bogenwurzel
C Hintere Säule: Wirbelbögen und Fortsätze
(Bei der WOLTER-Etlg. gibt es noch D = diskoligamentäre Strukturen)

AO-Klassifikation der Wirbelfrakturen (modifiziert n. MAGERL, 1994)
- Typ A: **Kompressionsverletzung** (meist durch axiale Druckkräfte, stabil, selten neurologische Begleitverletzung)
  A1: Impaktionsbruch (A1.1 Deckplatte, A1.2 Keil-#, A1.3 gesamter Wirbelkörper)
  A2: Spaltbruch (A2.1 sagittal, A2.2 frontal, A2.3 Kneifzangenfraktur)
  A3: Berstungsbruch (A3.1 inkomplett, A3.2 sagittal, A3.3 komplett)
- Typ B: **Distraktionsverletzung** (instabil, zu 30 % neurologische Begleitverletzung)
  B1: dorsale Zerreißung v. Ligamenten od. Fortsätzen (Flexionsverletzung)
  B2: dorsale Zerreißung durch den Wirbelbogen (Flexionsverletzung)
  B3: ventrale Zerreißung durch die Bandscheibe (Hyperextensionsscherbruch)
- Typ C: **Rotationsverletzung** (instabil, zu 50 % neurologische Begleitverletzungen)
  C1: Typ-A-Verletzung mit Rotation
  C2: Typ-B-Verletzung mit Rotation
  C3: Rotationsscher- od. schrägbrüche (hochgradig instabil)

Epid: Verteilung: **osteoporotisch** bedingt (80 % d.F., **w>m**), Tumormetastasen u. traumatisch

Klin: ⇒ Cave: Bei **polytraumatisierten Patienten** od. Schädel-Hirn-Trauma werden Wirbelsäulenfrakturen häufig übersehen!
⇒ Stabile Verletzungen können gelegentlich völlig symptomlos sein!
⇒ Druck-, Klopf- und **Stauchungsschmerz** im betroffenen Abschnitt
⇒ Evtl. sichtbarer Gibbus (= Buckelbildung), tastbare Lücke in der Dornfortsatzreihe, paravertebrales Hämatom
⇒ Neurologisches Defizit: unterhalb der Läsion pathologische Reflexe, motorische und sensible Ausfälle bis hin zum kompletten Querschnittsyndrom, schmerzbedingte Bewegungseinschränkung, Schonhaltung, Myogelosen (Muskelhartspann)
⇒ Weitere Klinik wird von den möglichen Komplikationen (s.u.) und von den Begleitverletzungen bestimmt.

Diag: 1. Anamnese (Unfallhergang, Richtung des Traumas) und orientierende neurologische Untersuchung, wichtig: neurologischer Status (Motorik, Sensibilität, Reflexe) dokumentieren!
2. **Bildgebung: Gesamte Wirbelsäule** (a.p. und seitlich) und **Becken**, evtl. Schrägaufnahmen der HWS (= 3. u. 4.-Ebene ⇨ zeigen Foramina intervertebralia), Zielaufnahmen (z.B. transorale Aufnahme bei V. a. Densfraktur) und ggf. konventionelle Tomographie des betroffenen Segments
CT zur Beurteilung von Frakturlinien und des **Wirbelkanals** (Kalibereinengung durch Fragmente, Protrusionen, intraspinale Blutung?)
MRT: gute Beurteilung des Myelons und begleitender Weichteilschädigung mögl.

Ther: • Akut am Unfallort: vitale Funktionen sichern, **HWS-Schutz** mit Stiff-neck-Orthese (z.B. Tricodur®Vertebrace), Lagerung auf der Vakuummatratze, schonender Transport (Rettungshubschrauber) Die Gabe von Glukokortikoiden, Methylprednisolon 30 mg/kgKG (zum Schutz des Myelons vor sekundärem Schaden) noch am Unfallort ist umstritten und wird nicht mehr allgemein empfohlen.
• Konservativ: Wirbelsäulenvorderkantenabbruch, frühbelastbare Frakturen in guter Stellung ohne Dislokation, Densfraktur an der Spitze oder tief im Wirbelkörper ohne Dislokation ⇨ funktionelle Therapie, Stützkorsett, Rucksackorthese, 3-Punkt-Mieder, im HWS-Bereich evtl. Extensionsbehandlung (Halo-Fixateur/Weste) und regelmäßige radiologische Stabilitätskontrolle
• Interventionell: Bei Wirbelkörperfraktur durch **Osteoporose** od. Metastase minimalinvasive **Vertebroplastie** = Auffüllen des Wirbelkörpers mit Knochenzement (PMMA od. CaP) über eine transkutan-transpedikulär eingeführte Nadel; dies kann zuvor mit einer Aufrichtung des komprimierten Wirbelkörpers durch einen aufblasbaren Ballon (sog. **Kyphoplastie**) kombiniert werden, periinterventionelle Antibiotikaprophylaxe.
• Operativ: Ind: Wirbelsäulenverletzung mit **neurologischem Defizit** (zunehmende Lähmungen), Verlegung des Spinalkanales um mehr als 1/3 (meist bei Frakturen der Wirbelsäulenhinterkante), grobe Dislokationen (Luxationen und Luxationsfrakturen, Kyphose >20°, Kompression >50 % der Wirbelhöhe) oder Instabilität, basale Densfraktur (Typ II), offene Rückenmarkverletzung

  – Allgemeines Ziel: **Stellungskorrektur** und **Stabilisierung der Wirbelsäule**, Revision, Dekompression und **Rekalibrierung des Wirbelkanals**. Bei HWS-Verletzungen möglichst endoskopische Intubation, um ein zusätzliches Trauma zu vermeiden.
  – Methoden: Vordere (ventrale) oder/und hintere (dorsale) Fusion (= **Spondylodese**, je größer die Instabilität, umso mehr muss ventral und dorsal fusioniert werden) durch **Spanverblockung** (Knochen vom Beckenkamm, nach Entfernen der zerstörten Bandscheibe bei ventraler Fusion) + Plattenosteosynthese (an den Wirbelkörpern), Spongiosaanlagerung, Drahtcerclage (an den Fortsätzen) oder Wirbelsäulenfixateur (als Fixateur interne mit transpedikuklär eingebrachten Schrauben, s. Abb.)
  Ein Wirbelsäulenfixateur kann bei osteoporotischer Fraktur auch mit der Knochenzementaugmentation (Kypho- u. Vertebroplastie) kombiniert werden (sog. Hybridstabilisierung).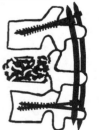
  Abb.-Bsp.: Fixateur int. bei LWK-1-Fraktur, Typ A3.3 nach AO
  Bei völliger Zerstörung eines Wirbelkörpers auch minimal-invasive thorakoskopische Implantation aufspreizbarer Titanimplantate od. expandierbarer Cages als Wirbelkörperersatz (von BWK3 bis LWK3 mögl.)
  – Densfrakturen: Verschraubung von ventralem (anterolateralem) Zugang aus, ist dies nicht möglich werden die HWK C1 + C2 miteinander von dorsal verschraubt (= atlantoaxiale Fusion durch transartikuläre Verschraubung + Anlagerung autologer Knochenspäne zwischen den beiden Dornfortsätzen), ggf. kann auch eine Fusion von C0 bis C3/4 mit dorsalem Stabilisationssystem (CerviFix®) erforderlich sein.
  – Mobilisierung so früh wie mögl., isometrische Krankengymnastik, Bewegungsbad, bei HWS-Frakturen weiche Halskrawatte für 2-3 Wo.
• Nachbehandlung durch frühzeitige und umfassende Rehabilitation, z.B. in einem Querschnittgelähmten-Zentrum
• Selbsthilfegruppen: Bundesverband Selbsthilfe Körperbehinderter e.V., Postfach 20, 74236 Krautheim/Jagst, Tel.: 06294 4281-0, Fax: -79, Internet: www.bsk-ev.org

Prog: Rückbildung eines primär kompletten Querschnitts in ca. 20 % d.F. unabhängig von der Therapie (operativ oder konservativ)

Kompl:
* C1/C2: Fraktur des Dens axis, Ruptur des Lig.transversum atlantis, Verrenkung des Atlas/Axis ⇨ **Kompression des Myelons**
  Pseudarthrosenbildung nach Dens-axis-Fraktur (insb. bei basalen Frakturen ⇨ Op bei basaler Fraktur auch ohne Dislokation indiziert)
* <u>Commotio, Contusio spinalis, spinaler Schock:</u> **neurologische Ausfälle** (ca. 1/3 d.F.) bis komplette Querschnittlähmung, Vasodilatation distal der Querschnittläsion, Priapismus, schlaffe Blasen-/Mastdarmlähmung (akuter Harnverhalt, sog. „Schockblase")
* **Retropharyngeales Hämatom** bei Wirbelkörperfrakturen im Bereich der HWS oder bei HWS-Distorsion ⇨ Schluckbeschwerden möglich
* **Retroperitoneales Hämatom** bei Wirbelkörperfrakturen im Bereich der BWS/LWS (thorakolumbaler Übergang) ⇨ Irritation des Sympathikus bis hin zum paralytischen Ileus
* Wirbelkörperhinterkantenverletzung ⇨ **Rückenmarkverletzung** mögl.
* Hohe Rückenmarkschädigung ⇨ Atemdepression
* Plötzliche Sehstörung (A.vertebralis-Dissektion)
* Intraspinale Blutungen durch Verletzung von Meningeal- und Spinalgefäßen
* Lumbale Querschnittlähmung bei Verletzung der A.radicularis magna (ADAMKIEWICZ-Arterie, kommt direkt aus der Aorta abdominalis in Höhe Th9)
* Bei Stauchungsfrakturen (Sturz aus großer Höhe): auf zusätzliche Fraktur des Kalkaneus, im Beckenbereich und der Schädelbasis achten!
* Bei Kompressionsfrakturen Ausheilung mit posttraumatischer Höhenminderung od. keilförmiger Deformierung od. Skoliose- und Gibbusbildung (vermehrte Kyphose) mögl., chronische Rückenschmerzen
* Osteoporose: Insb. postmenopausale Frauen betroffen, das Risiko für eine weitere Wirbelkörperfraktur innerhalb eines Jahres beträgt dann 20 %.

Op:
* Schädigung des Myelons (neurologische Verschlechterung) od. Blutung, insb. beim Einbringen der dorsalen Pedikelschrauben (s. Abb. oben) ⇨ gute Op.-Planung u. guter Operateur wichtig!, in manchen Kliniken werden zur Schraubenplatzierung auch 3D-C-Bogen-Navigationssysteme benutzt.
* Dorsale Fusionen: Weichteiltrauma, Denervierung der autochthonen Rückenmuskulatur
* Pseudarthrose der Spanverblockung, insb. bei Schraubenlockerung (bei ventraler Fusion mit Gefahr der Ösophagusperforation) oder Implantatbruch
* Vertebroplastie/Kyphoplastie: intraspinaler Knochenzementaustritt, intravasaler Zementübertritt (Gefahr der Lungenembolie)

DD:
– Fehlender angeborener Schluss eines Wirbelbogens, Spina bifida, anlagebedingte Wirbeldeformitäten, Wirbelgleiten = Spondylolisthesis
– Atlantoaxiale Luxation bei rheumatoider Arthritis
– Os odontoideum = freies Knochenstück an der Stelle der Dens-axis-Spitze (durch früheres Trauma in der Kindheit od. Anlagestörung), bindegewebig mit C2 verbunden
– Querschnittlähmung: atraumatisch ⇨ Infektion, Tumoren, Gefäßmissbildung, intraspinale Blutung, iatrogene Schäden

RIPPEN-/RIPPENSERIENFRAKTUR

Def: Einfache **Rippenfraktur**, ICD-10: S22.3-
Rippenstückfraktur = eine Rippe 2x frakturiert ⇨ frakturiertes Segment frei beweglich
Rippenserienfraktur, ICD-10: S22.4- = Fraktur von mind. **3 Rippen in derselben Ebene**

Ät: – Stumpfes Thoraxtrauma (z.B. Lenkradanprall, Gurtprellung bei Verkehrsunfall)
– Perforierende offene Thoraxverletzung (z.B. Pfählungsverletzung, Schussverletzung)

- Iatrogen: bei Lungeneingriffen (Fraktur durch Rippensperrer, z.B. bei Herz-Op) oder Z.n. Reanimation (Thoraxkompression)

Path: ◆ Einspießung der Bruchenden bei Rippenfrakturen ⇨ Gefahr der Gefäß- und Lungenverletzung
◆ Lok: meist mittlerer Bereich des Thorax (**Costa 5-9**)

Klin: ⇨ **Schmerzen** bei Atmung und Husten, Thoraxkompressionsschmerz, lokaler Druckschmerz
⇨ **Schmerzbedingte Schonatmung**, Dyspnoe und evtl. sichtbare Zyanose
⇨ Evtl. palpable Stufe, Hautemphysem

Diag: 1. Anamnese (Unfallhergang?) und klinische Untersuchung: seitendifferente Atemexkursionen, paradoxe Atmung?, Prellmarken
Auskultation: seitendifferente Atemgeräusche?
2. Röntgen: Thorax-Übersicht (p.a. und seitlich) zum Ausschluss intrathorakaler Begleitverletzungen (Pneumothorax, Blutungen, Lungenverletzung, Schocklunge, Sternumfraktur), zusätzlich knöcherner Thorax und ggf. Zielaufnahmen einzelner Rippen
Cave: **Ein zunächst negativer Röntgenbefund schließt eine Rippenfraktur nicht aus!** ⇨ ggf. später Knochenszintigraphie
3. Pulsoxymetrie bereits präklinisch durch den Notarzt (zur Erkennung einer Hypoxie)
4. Sonographie: Ausschluss abdomineller Begleitverletzungen (Milz-, Leberruptur bei Frakturen der unteren Rippen)

Ther: • Konservativ:
- Bei Rippenfrakturen ohne Komplikationen: ausreichende **Analgesie**
- Atemgymnastik, Röntgenkontrolle zum Ausschluss eines Pneumothorax
• Operativ: Ind: Begleitverletzungen, z.B. Lungenverletzung, Milzruptur
- Entfernung von perforierenden Fragmenten

Prog: Einfache Frakturen heilen in ca. 3-6 Wochen aus.

Kompl: * Rippenserienfraktur, Rippenstückfraktur: **Thoraxinstabilität** und paradoxe Atmung (inspiratorische Einziehung und exspiratorische Auswärtsbewegung des verletzten Thoraxanteiles, insb. bei beidseitigen Frakturen) ⇨ "Pendelluft" (Totraumatmung), respiratorische Insuffizienz
Ther: BÜLAU-Drainage und Intubation, maschinelle Beatmung mit PEEP (ist eine „interne" Schienung), Op bei ausgeprägter Instabilität des Thorax mit Begleitverletzungen
* **Pleuraverletzung** ⇨ Hämato-, Pneumo-, Spannungspneumo-, Hämatopneumothorax
* Frakturen der unteren Rippen: **Milzruptur, Leberruptur**
* Ausbildung einer Pleuraverschwartung (⇨ respiratorische Insuffizienz mögl.) ⇨ Ther: Frühdekortikation der Verschwartung
* Lungenkontusion ⇨ respiratorische Insuffizienz, hämorrhagischer Lungeninfarkt, ARDS
* Contusio cordis ⇨ zum Ausschluss EKG, Echokardiographie, Labor (CK)
* Pneumoniegefahr durch die Schonatmung

DD: - **Rippenprellung** (ist genauso schmerzhaft wie eine Fraktur ⇨ ausreichende Analgesie)
- Sternumfrakturen (als Impressions- oder Stückfraktur), Ther: i.d.R. konservativ, EKG- u. Enzym-Kontrolle (Ausschluss einer Contusio cordis), Rö. Thorax u. BWS zum Ausschluss von Begleitverletzungen
- Rippenusuren: bei PANCOAST-Tumor (druckbedingt) oder Aortenisthmusstenose (druckbedingt durch Umgehungskreislauf über die Interkostalarterien, die dabei dilatieren)

GESICHT

GESICHTSSCHÄDELFRAKTUREN

Syn: ICD-10: S02.9

Ät: – **Direktes Trauma** (z.B. Verkehrsunfall, Lenkradanprall, Polytrauma, Tätlichkeitsdelikt, Sportunfall)
– Pathologische Frakturen (bei Tumoren, z.B. Basaliom, Spinaliom, Zungenbodenkarzinom, Mundbodenkarzinom, Parotistumor oder Entzündungen)

Path: ♦ Je nach Unfallmechanismus werden Biegungs-, Stauchungs-, Abscher- oder Abrissfrakturen unterschieden ⇨ Quer-, Längs-, Schräg-, Trümmer- oder Defektfrakturen.
♦ Lok: häufig **Nasenbein, Unterkiefer**, Kiefergelenk, Oberkiefer, Jochbogen/-bein, Orbitaboden, Siebbein

Etlg # **Nasenbeinfraktur**
Mandibulafrakturen (insb. Collum- u. Kieferwinkelfrakturen)
Kiefergelenk-, Kiefergelenkfortsatzfrakturen, Kiefergelenkluxation
Jochbein-/-bogenfrakturen (häufig zusätzlich bei Mittelgesichtsfrakturen)
Frakturen des Processus alveolaris maxillae (eine komplette Absprengung des Alveolarkamms = LEFORT-I-Fraktur)
Orbitawandfrakturen (insb. Orbitaboden = Blow-out-Fraktur, oder bei Jochbeinfrakturen)
Mittelgesichtsfrakturen (Oberkieferfrakturlinien) nach LEFORT

LeFort I:	Fraktur verläuft quer durch die Maxilla u. durch beide Sinus maxillares, Absprengung des Alveolarkamms (auch als GUÉRIN-Fraktur bezeichnet).
LeFort II:	Fraktur verläuft durch den Processus zygomaticus maxillae in die Orbita, von dort durch den Proc.frontalis maxillae auf die Gegenseite, sog. **Pyramidenfraktur**. Die Sinus maxillares sind nicht eröffnet.
LeFort III:	Fraktur verläuft durch die lat. Orbitawand in die Orbita, dann durch den Proc.frontalis maxillae auf die Gegenseite. Jochbogen meist mitfrakturiert, Ethmoidalzellen eröffnet = Abriss des Gesichtsschädels von der Schädelbasis. Evtl. zusätzlich Schädelbasisfrakturen

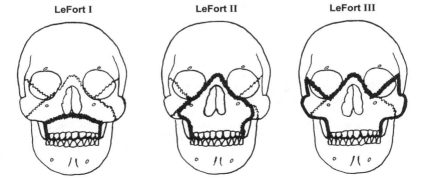

LeFort I   LeFort II   LeFort III

Traumatologie

Klin:
- ⇒ Allgemein: Hämatom, Blutung, Schwellung, Sensibilitätsstörungen
- ⇒ Nasenbeinfraktur: Schief-, Sattel- oder Plattnasendeformität, abnorme Beweglichkeit, Nasenbluten, behinderte Nasenatmung, Einschränkung des Riechvermögens
- ⇒ Kieferfrakturen: Frakturzeichen, Stufenbildung, Okklusionsstörung
- ⇒ Kiefergelenkfrakturen: Funktionsbeeinträchtigung der Kieferöffnung/Schluss ⇨ Kieferklemme, evtl. Blutung aus dem äußeren Gehörgang
- ⇒ Mittelgesichtsfrakturen: Okklusionsstörungen, Stufenbildung, Abflachung des Mittelgesichts, abnorme Beweglichkeit, Krepitation, evtl. Rhinoliquorrhoe
  LeFort I: Basale Absprengung der Maxilla
  LeFort II: Pyramidale Absprengung der Maxilla + knöcherne Nase
  LeFort III: Absprengung des gesamten Mittelgesichtskeletts von der Schädelbasis
- ⇒ Jochbeinfrakturen: Stufenbildung am Infraorbitalrand, Abflachung der Jochbeinkontur
- ⇒ Orbitawandfrakturen: Stufenbildung im Bereich der Orbitaränder, Verlagerung des Bulbus ⇨ Doppelbilder

Diag:
1. Anamnese (Unfallhergang) und klinische Untersuchung ⇨ insb. bei polytraumatisierten Patienten an nicht so offensichtliche Begleitverletzungen denken: SHT, stumpfes Thorax- oder Abdominaltrauma, Extremitätenfrakturen
2. Röntgen: **Schädelübersicht** in 2 Ebenen, Spezialaufnahmen z.B. für Kiefergelenk, Orthopantomogramm (OPG), Orbita, NNH aufgeblendet, Nasenbein isoliert seitlich
   CT bei Augenbeteiligung oder Schädelhirntrauma

Ther:
- Akut: Fremdkörper präklinisch belassen, sterile Abdeckung, bei Augenverletzungen beide Augen steril abdecken
  Indikation zur Intubation und Beatmung großzügig stellen, wegen Gefahr der Aspiration
- Konservativ:
  - Kiefergelenkluxation: Reposition in Allgemeinnarkose
  - Nasenbeinfraktur: Reposition und Fixierung mit Nasengips u. Nasentamponade
- Operativ:
  - Unterkieferfrakturen: Drahtbogenkunststoffschiene, die an den Zähnen befestigt wird, Miniplatten-Osteosynthese und Drahtbogenkunststoffschiene bei Mehrfachfrakturen
    Unterkieferfraktur = offene Fraktur ⇨ immer Antibiotikaprophylaxe!
  - Mittelgesichtsfrakturen: Miniplatten-Osteosynthese, Drahtbogenkunststoffschiene mit intermaxillarer Verdrahtung (Immobilisation zur Sicherung der Okklusion), kraniofaziale Aufhängung
  - Jochbeinfrakturen: Miniplatten-Osteosynthese
  - Orbitawandfrakturen: indirekte Reposition bei Korrektur einer gleichzeitigen Jochbeinfraktur
    Blow-out-Fraktur: Reposition des Orbitabodens u. Stabilisierung mit lyophilisierter (gefriergetrockneter) Dura oder Abstützung durch transantrale Tamponade der Kieferhöhle
- Selbsthilfegruppen: TULPE e.V., Amselweg 4, 68766 Hockenheim, Tel.: 06205 2089-21, Fax: -20, Internet: www.gesichtsversehrte.de

Kompl:
- Schädelkalotten-, **Schädelbasisfrakturen, intrakranielle Blutungen**, SHT, Commotio oder Contusio cerebri, Ausbildung einer Liquorfistel (s. Kap. Neurotraumatologie)
- Begleitende Weichteilzerstörung
- Arterielle Blutungen aus dem Mittelgesicht (Verletzung der A.maxillaris)
- **Verlegung der oberen Atemwege, Aspiration**
- Okklusionsstörung zwischen Ober- und Unterkiefer
- Doppelbilder bei Orbitawandfrakturen, Augenverletzung/-perforation
- Bruchspaltosteomyelitis (insb. Unterkiefer)
- Polytraumatisierte Patienten ⇨ nicht durch die ggf. entstellenden Gesichtsschädelverletzungen von vital bedrohlichen Verletzungen ablenken lassen!
- Op: Bei nicht exakter Rekonstruktion ⇨ Okklusionsstörungen, persistierende Doppelbilder, Ausbildung einer Pseudarthrose, Deviationen des Unterkiefers bei Mundöffnung, ästhetische Entstellung

TUMOREN DES SKELETTS UND DER WEICHTEILE

KNOCHENTUMOREN

Path:
- ◆ Primäre Knochentumoren (Skeletttumoren): Ausgangsgewebe kann der Knorpel, Knochen, Knochenmark, Periost oder Bindegewebe sein.
- ◆ Etlg. der Knochentumoren/Knochenveränderungen nach ihrer bevorzugten Lokalisation (Epiphyse = gelenknah; Metaphyse = Übergang; Diaphyse = langer Knochenschaft)

Epiphyse	Chondroblastom, Riesenzelltumor (nach Schluss der Epiphysenfuge)
Metaphyse	Osteosarkom, Chondrosarkom, Fibrosarkom, nichtossifizierendes Fibrom, Riesenzelltumor (vor Schluss der Epiphysenfuge), Knochenzysten
Diaphyse	Plasmozytom, EWING-Sarkom, Retikulosarkom

- ◆ TNM-Klassifikation: T_1 Tumor <8 cm
  T_2 Tumor >8 cm
  T_3 diskontinuierliche Ausbreitung im primär befallenen Knochen
  N_1 regionäre Lk-Metastasen (entsprechend der Lage des Primärtumors)
  M_1 Fernmetastasen (M_{1a} Lunge, M_{1b} andere)
  Stadiengruppierung: I: $T_{1-2}N_0M_0$ niedriggradig (G_1-G_2)   II: $T_{1-2}N_0M_0$ hochgradig (G_3-G_4)
  III: $T_3N_0M_0$ IV: alle N_1, alle M_1
- ◆ Metastasierung von malignen Knochentumoren:
  Osteosarkome metastasieren früh, insb. in die Lunge
  EWING-Sarkom: Lunge, Lk, übriges Skelett
- ◆ Knochenmetastasen anderer Primärtumoren: meist erstes Zeichen einer diffusen Organmetastasierung
  Lok: insb. **Wirbelkörper** (2/3 d.F., insb. BWS + LWS, pathologische Frakturen jedoch selten), Os sacrum, Beckenknochen, Rippen, Sternum, Femur, Humerus, Tibia, Schädel. Häufig auch multipel vorkommend.

Epid:
- ◊ Inzidenz: Maligne primäre Knochentumoren sind alle **sehr selten**, 1/100.000/Jahr.
- ◊ Prädisp.alter: benigne Knochentumoren u. tumorähnliche Knochenveränderungen sowie das Osteosarkom und das EWING-Sarkom kommen insb. zw. **10. u. 30. Lj.** vor, sonstige maligne Knochentumoren und Metastasen meist in höherem Alter (>30. Lj. bis 60. Lj.).

Etlg:
- # **Benigne Knochentumoren** (in Klammern bevorzugte Lok., nach Häufigkeit geordnet)
  - **Osteochondrom** (Syn: kartilaginäre Exostose, Lok: Metaphyse v. Femur u. Humerus), auch multipel vorkommend (aut.-dom. erblich)
  - **Enchondrom** (durch versprengte Knorpelzellen, Lok: Phalangen)
  - **Osteoidosteom** (Femur, Tibia, relativ klein, in der Kortikalis gelegen)
  - Chondroblastom (Syn: CODMAN-Tumor, Lok: Epiphyse von Femur u. Humerus)
  - Osteom (insb. Nasennebenhöhlen), Chordom (Schädelbasis od. Wirbelsäule)
  - Hämangiom (Schädel, Wirbelkörper)
  - Benignes Osteoblastom (untere Extremität)
  - Chondromyxoidfibrom (Tibia u. Femur)
- # **Tumorähnliche Knochenveränderungen** (sind meist benigne)
  - **Nicht-ossifizierendes Knochenfibrom** (Metaphyse der unteren Extremität, exzentrisch, weintraubenartige Formation) ⇨ nach Abschluss des Wachstums meist Spontanheilung
  - **Solitäre/juvenile Knochenzyste** (proximaler Humerus, Femur u. proximale Tibia) ⇨ pathologische Fraktur mögl., spontane Ausheilung meist bis zum 20. Lj.

- Aneurysmatische Knochenzyste (lange Röhrenknochen, Wirbelkörper)
- Eosinophiles Granulom (Schädelkalotte, gehört zur Histiocytosis X)
- Fibröse Dysplasie (Femur, Tibia)
- Hyperparathyreoidismus (sog. "Brauner Tumor", Wirbelkörper, Rippen u. Becken)

Maligne Knochentumoren, ICD-10: C40.- [Extremitäten] - C41.- [sonstige Knochen]
- **Plasmozytom** (Wirbelkörper, Rippen, Schädel u. Becken, Alter >60. Lj.)
- **Osteosarkom** (Metaphyse langer Röhrenknochen, häufigster maligner Knochentumor im Kindesalter)
- **Chondrosarkom** (proximaler Humerus, Femur, Tibia u. Rippen, Becken u. Scapula, Altersgipfel 50.-60. Lj.)
- **EWING-Sarkom** (untere Extremität, Becken, insb. bei Kindern und Jugendlichen, wird histologisch immer G4 klassifiziert = hochmaligne, die Tumorzellen zeigen fast immer eine chromosomale Translokation 11/22 od. 21/22)
- Fibrosarkom (Femur u. Tibia)
- Riesenzelltumor (Syn: Osteoklastom, semimaligne, Epiphyse langer Röhrenknochen, semimaligne Lungenmetastasen mögl.)
- Malignes fibröses Histiozytom des Knochens
- Malignes Non-HODGKIN-Lymphom, Retikulumzellsarkom (alle Knochen mögl.)

Knochenmetastasen anderer Primärtumoren (= sekundäre maligne Knochentumoren)
- Mammakarzinom (osteolytisch/osteoplastisch = mit Knochenabbau und -neubildung)
- Prostatakarzinom (***osteoplastisch*** = mit Knochenneubildung, selten pathologische Frakturen)
- Bronchialkarzinom (osteolytisch = mit Knochenabbau)
- Nierenzellkarzinom (osteolytisch = mit Knochenabbau)
- Schilddrüsenkarzinom (osteolytisch = mit Knochenabbau)
- In 3-10 % d.F. findet sich kein Primärtumor

Klin: ⇒ Benigne Knochentumoren sind meist asymptomatisch (Zufallsbefund im Röntgen).
⇒ Leitsymptom maligner Knochentumoren: **Knochenschmerzen**
⇒ **Tastbarer Tumor**, Schwellung
⇒ Evtl. **pathologische Fraktur** (= Fraktur nach Bagatelltrauma, in 10-25 % d.F. der malignen Knochentumoren, meist Femur od. Humerus)
⇒ Bei Lok. in Schädel od. Wirbeln ⇒ evtl. neurologische Ausfälle
⇒ Bei gelenknaher Lok. Gelenkerguss mögl.
⇒ Evtl. schubartiges Fieber (EWING-Sarkom)
⇒ Osteom: rhinologische oder ophthalmologische Beschwerden

Diag: 1. Anamnese (anderer Primärtumor bekannt = Knochenmetastase?) und klinische Untersuchung (Lokalbefund, Schwellung, Bewegungseinschränkung, DMS)
2. Bildgebung: **konventionelle Röntgenaufnahme** der betroffene Region in mindestens 2 Ebenen, evtl. zusätzlich konventionelle Tomographie
Zeichen für maligne Tumoren: unscharfe, unruhige Transparenzerhöhung (= **Osteolysen**), **Spiculae** (feine Knochenzacken), **Kortikalisunterbrechung** (Tumor durchbricht die Knochenstruktur), fehlender gut abgrenzbarer Sklerosierungsrand, zwiebelschalenartige Struktur (Lamellen) mit CODMAN-Dreieck (dreieckiger Periostsporn am Rand), Weichteilaffektion, bei Plasmozytom das Phänomen „Mottenfraßbild" in der Schädelübersicht. Aber: Aus dem Röntgenbild alleine kann nicht zuverlässig auf d. Dignität d. Tumors geschlossen werden! Bei V.a. malignen Tumor dann **CT** (Knochendestruktion?) u. **MRT** (Weichteilinfiltration, intramedulläre Ausbreitung im Knochenmark, Tumorbefall des Spinalkanales?), ggf. auch Angiographie (pathologische Gefäße, Möglichkeit der präoperativen Embolisation bei stark vaskularisierten Tumoren)
3. Szintigraphie: vermehrte oder verminderte Anreicherung ⇒ immer mit dem entsprechenden Röntgenbefund vergleichen. Zur Knochenmetastasensuche ist nunmehr alternativ auch Ganzkörper-MRT mit KM mögl. (guter Einblick in das Knochenmark) od. PET-CT
4. Labor: evtl. Erhöhung der alkalischen Phosphatase und der BSG, evtl. Anämie BENCE-JONES-Protein im Urin beim Plasmozytom
5. **Biopsie:** Als offene Inzisionsbiopsie, direkter Zugang im Bereich der mögl. späteren Op, da die Biopsie zu einer potentiellen Verschleppung von Krebszellen führt! und **histologi-**

sche Untersuchung (für die malignen Knochentumoren wird das Grading nur noch zweistufig in niedrig- [low-grade, G_1-G_2] oder hochmaligne [high-grade, G_3-G_4] angegeben).

Ther:
- Diagnostik (insb. die Biopsie) u. Behandlung bei malignen Knochentumoren sollten in einem **spezialisierten Zentrum** interdisziplinär (Tumorkonferenz) erfolgen.
- Radiatio: EWING-Sarkom, Plasmozytom gut strahlensensibel, palliativ bei Osteosarkom, palliativ schmerzlindernd und rekalzifizierend bei Knochenmetastasen (insg. 20-40 Gy, 2 Gy/Tag), Radiofrequenzablation über eine im Tumor platzierte Sonde bei Osteoidosteom, Ossifikationsförderung bei aneurysmatischer Knochenzyste
- Chemotherapie: Präoperativ (**neoadjuvant**) zur Tumorverkleinerung (Down-Staging) beim High-grade-Osteosarkom und EWING-Sarkom. Verschiedene Kombinationen mögl., z.B. Methotrexat, Bleomycin, Cyclophosphamid, Dactinomycin, Citrovorum Faktur, Vincristin u. Adriamycin (sog. T7-Schema). Eine Chemotherapie ist auch beim Plasmozytom gut einsetzbar
- Med: Bei Knochenmetastasen Bisphosphonate (hemmen die Knochenresorption, Zoledronat, Zometa® od. Clodronat, Ostac®), wirken auch schmerzlindernd (palliative Ind.).
- Operativ: Ind: Jeder unklare Befund sollte abgeklärt werden ⇨ operative Biopsie.
  - Benigne Knochentumoren ⇨ lokale Ausräumung (Kürettage)
  - Maligne Knochentumoren ⇨ Resektion im Gesunden (prox. u. distal 5 cm Sicherheitsabstand) und Osteosynthese/Einlage einer Spongiosaplastik oder Rekonstruktion, z.B. durch eine entnommene Fibula oder Klavikula oder Tumorprothesenimplantation
  - Pathologische Frakturen bei singulärer Knochenmetastase ⇨ Metastasenresektion (wenn möglich) + stabilisierende langstreckige Osteosyntheseverfahren oder Tumorprothesenimplantation und postoperative Radiatio. Bei multiplen Metastasen ist eine Lokaltherapie meist nicht mehr mögl., Radiatio zur Schmerzreduktion und ggf. Chemotherapie je nach zugrundeliegendem Primärtumor.
  - Ultima ratio: Extremitätenamputation od. Exartikulation (durch das Down-Staging muss dies heute insg. seltener durchgeführt werden).

Prog: Benigne Knochentumoren und tumorähnliche Knochenveränderungen haben eine sehr gute Prognose (100%ige 5-JÜR).
Maligne Knochentumoren: haben heute mit Chemotherapie und Operation insb. bei Kindern eine 50- bis 70%ige Heilungsrate. 5-JÜR aller malignen Knochentumoren ca. **60 %**.
Knochenmetastasen: **sehr schlecht**, im Durchschnitt nur 3- bis 20-monatige Überlebenszeit (am schlechtesten beim Bronchialkarzinom, am besten beim Mammakarzinom).

Kompl:
* **Pathologische Fraktur** (in 10-25 % d.F. der malignen Knochentumoren)
* Sehr selten maligne Entartung benigner Knochentumoren mögl.
* Eosinophiles Granulom ⇨ Übergang in HAND-SCHÜLLER-CHRISTIAN-Krankheit (Zellhistiozytose)
* Osteosarkom: Metastasierung in die Lunge ⇨ Nachsorge mit regelmäßiger Rö-Thorax-Kontrolle
* Plasmozytom: Paraproteinämie, Nierenfunktionsstörung, Amyloidose

DD:
- **Osteomyelitis**, Osteitis, Knochenabszess, Knochentuberkulose, Myositis ossificans
- Osteochondrosis dissecans (mechanische Ursache mit subchondralen Knochendefekten)

WEICHTEILTUMOREN

Syn: Weichgewebetumoren

Etlg: # Benigne Weichteiltumoren (ca. 97 % aller Weichteiltumoren): **Lipom, Fibrom**, Leiomyom, Rhabdomyom, Hämangiom, Lymphangiom, Neurofibrom, Schwannom, Mesenchymom
Maligne Weichteiltumoren (**Weichteilsarkome**, engl. soft tissue sarcoma, ICD-10: C49.-):

- **Pleomorphes Sarkom** (Syn: malignes fibröses Histiozytom, Tumor ohne Zellliniendifferenzierung)
- **Liposarkom** (atypisch lipomatöser Tumor), Spindelzell-Liposarkom, Lipoblastom
- **Rhabdomyosarkom** (alveolär od. embryonal), Leiomyosarkom
- **Fibrosarkom**, fibromyxoides Sarkom
- Malignes Synovialom (Synovialsarkom)
- Malignes Hämangioperizytom, Angiosarkom
- Neuroblastom, primitiver neuroektodermaler Tumor (PNET, immer G4), malignes Schwannom (= maligner peripherer Nervenscheidentumor), malignes Paragangliom (z.B. Glomus-caroticum-Tumor an der Karotisgabel)
- Malignes Mesenchymom
- Mesotheliom
- Extraossäres EWING-Sarkom (immer G4)

Ät:
– Benigne Weichteiltumoren: teilweise familiäre Disposition (z.B. bei Lipomen)
– Maligne Weichteiltumoren: I.d.R. keine Ursache feststellbar, mögl. Ursachen können ionisierende Strahlung, chemische Noxen (Dioxin), chronische Entzündungen, Mutationen von Tumorsuppressorgenen (p53, RB, INK4A/B, Cyclin D1) od. Chromosomentranslokation sein

Path:
♦ Lok: Unterschieden werden periphere Weichteiltumoren (**Extremitäten** u. Hüfte, Rumpf, Hals und Kopf) und zentrale Weichteiltumoren (**Retroperitoneum**, Mediastinum, Abdomen). Häufigste Lok. sind die Extremitäten und hier insb. der **Oberschenkel** (Adduktorenloge).

♦ TNM-Klassifikation: T_1 = Tumor <5 cm (T_{1a} = oberflächlich, T_{1b} = tief = unterhalb der oberflächlichen Faszie od. im Becken, retroperitoneal od. mediastinal gelegen)
T_2 = **Tumor >5 cm** in größter Ausdehnung (T_{2a} = oberflächlich, T_{2b} = tief)
N_1 = regionäre Lk-Metastasen, M_1 = Fernmetastasen

Stadiengruppierung: I: $T_{1-2b}N_0M_0$ niedriggradig (G_1-G_2) II: $T_{1-2a}N_0M_0$ hochgradig (G_3-G_4)
III: $T_{2b}N_0M_0$ hochgradig, alle N_1M_0 IV: alle M_1

♦ Metastasierung: lokal in Haut, Knochen und (eher selten) in regionäre Lymphknoten
Fernmetastasen insb. in den **Lungen**, seltener in Leber, Skelett, Gehirn
♦ Histologisches Grading: Maligne Weichteiltumoren werden nur noch in niedrig- (**low-grade** = G_{1-2}) u. hochmaligne (**high-grade** = G_{3-4}) Tumoren eingeteilt.

Epid:
◊ Inzidenz: Maligne Weichteiltumoren sind **sehr selten** (1-3/100.000/Jahr), sie machen insg. **nur 1 %** aller malignen Tumoren beim Menschen aus. In Deutschland ca. 2.500 Fälle/Jahr ⇨ daher sollte bei Verdacht wegen der Seltenheit immer die Vorstellung zur weiteren Diagnostik und Behandlung in einem **spezialisierten Zentrum** erfolgen!
◊ Häufigkeitsgipfel: Kinder um das **10. Lj.** (insb. Rhabdomyosarkome), Erwachsene um das **70. Lj.** (malignes fibröses Histiozytom), m = w

Klin:
⇒ Sicht- od. tastbare **Schwellung** (3/4 der Tumoren sind bei Diagnose bereits >5 cm)
⇒ Evtl. lokale Schmerzen (ca. 1/3 d.F.), schmerzhafte Bewegungseinschränkung
⇒ Maligne Tumoren: Müdigkeit, subfebrile Temperaturen, Leistungsverlust, Gewichtsabnahme

Diag:
1. Anamnese (Größenprogredienz?) und klinische Untersuchung führend: tastbarer Tumor
2. **Röntgen:** ossäre Destruktionen, Knochentumor?, evtl. lokale Weichteilaufnahme in Mammographietechnik zum Nachweis von Verkalkungen
3. **Sonographie** (solider Tumor, DD: zystische Veränderungen)
4. **MRT mit KM** (genaue Beurteilung der Tumorausdehnung/Infiltration, maligne Tumoren zeigen meist eine Kontrastmittelaufnahme), ggf. Angio-MRT, ggf. auch CT bei knöchernem Prozess/Verkalkungen
5. Spiral-CT des Thorax zum Staging (Metastasierung?), ggf. PET-CT zur Metastasensuche
6. **Inzisionsbiopsie** (meist offen) und **histologische Untersuchung** (mit immunhistologischen u. molekular-genetischen Methoden zur genauen Differenzierung des Tumortyps ⇨ Zuordnung des Tumors zu einer Zelllinie u. Malignitätsgraduierung)

Oberflächliche (subkutane, epifasziale) Tumoren <5 cm werden primär direkt entfernt als sog. Exzisionsbiopsie (mit einem knappen Sicherheitsabstand) und histologische Untersuchung ⇨ bei malignem Befund muss dann ausgedehnt nachreseziert werden.

Ther:
- Operativ: Ind: stets gegeben (K-Ind: Fernmetastasen ⇨ dann Chemotherapie)
  - Benigne Tumoren: Exstirpation mit der Kapsel (s.o. Kap. Atherom-/Lipomentfernung)
  - Maligne Tumoren: **radikale Tumorentfernung** (weit im Gesunden = 2-3 cm Sicherheitsabstand rundum, als sog. „no touch"-Exzision [= „der Operateur soll den Tumor bei der Op nicht sehen"]), Ziel: **R**0 erreichen (für die Prog. entscheidend)
  Bei ausgedehntem Befund **Kompartimentresektion** (= En-bloc-Entnahme von Muskelgruppe + Faszie der betroffenen Region) mit anschließender plastischer Weichteilrekonstruktion (z.B. Verschiebeplastiken, Muskelhautverpflanzungen [myokutane Lappenplastiken], funktionelle Sehnenverpflanzungen, Spalthauttransplantation usw.),
  wurde zuvor eine Biopsie durchgeführt, muss der Bereich um den Biopsiekanal komplett mitentfernt werden.
  Eine Lymphknotendissektion ist nur bei gesicherter Lk-Metastasierung indiziert.
  Eine Amputation ist heute nur noch Ultima ratio (Amputationen können durch Down-Staging der Tumoren mittels neoadjuvanter [= präoperativer] Chemotherapie und/oder Radiatio meist vermieden werden).
- Chemotherapie: bei Histiozytom, Lipo-, Leio-, Rhabdomyosarkom, EWING-Sarkom und undifferenzierten Weichteilsarkomen präop. (neoadjuvant, zur Verkleinerung des Tumorvolumens = **Down-Staging**) u. adjuvant (= postop.) einsetzbar (z.B. Adriamycin [Syn: Doxorubicin], Ifosfamid, Dacarbazin), auch als isolierte hypertherme Extremitätenperfusion (mit **T**umor-**N**ekrose-**F**aktor TNF-α + Melphalan bei 40-42 °C über die vorübergehend ausgeschaltete A.+V.femoralis bzw. A.+V.axillaris mit einer Herz-Lungen-Maschine als Pumpe).
  Aufgrund der geringen Fallzahlen ist der Einsatz der Chemo-/Radiotherapie aber immer eine Einzelfallentscheidung in einer interdisziplinären Tumorkonferenz und meist wird sie im Rahmen von Studien durchgeführt.
- Strahlentherapie: palliativ bei Inoperabilität (75 Gy) oder als präop. (neoadjuvant zur Tumorverkleinerung) od. postop. Radiatio (50-60 Gy), wenn keine R0-Kompartimentresektion mögl. war

Prog: Maligne Weichteiltumoren: In 95 % d.F. ist heute ein Extremitätenerhalt möglich.
5-JÜR: 85 % bei Low-grade-, 60 % bei High-grade-Tumoren,
hohe Rezidivrate (lokale Exzision 20-30 %, Kompartimentresektion 5-20 %),
Weichteilsarkome am Stamm haben insg. eine schlechtere Prog.

Kompl: * Maligne Entartung gutartiger Weichteiltumoren extrem selten mögl.
Op: * Wundheilungsstörungen, Hämatom, Serom
* Lappennekrose nach Rekonstruktion
* **Tumorrezidiv** bei den malignen Weichteiltumoren häufig ⇨ Nachsorge wichtig (in den ersten 2 Jahren alle 3 Mon., dann 5 J. alle 6 Mon. Kontrolluntersuchungen durchführen)

DD: Cave: "Schwellungen" die länger als 4 Wo. bestehen, sollten immer einer Diagnostik zugeführt werden (auch wenn z.B. ein vorhergehendes Trauma angegeben wird).
- "Tumorartige" nicht-neoplastische Läsionen: **Atherome**, Lipomatosen, Fibromatosen, noduläre Fasciitis, proliferative Myositis, ossifizierende Pseudotumoren, Myositis ossificans, tumoröse Kalzinose (TEUTSCHLÄNDER-Krankheit), Ganglion, Sehnenscheidenhygrom
- Abszess, Fremdkörpergranulom, Bartonella-Granulom (Katzenkratzkrankheit)
- Keloid, Xanthom, Desmoid, Hamartom
- Serom, Hämatom, Zysten
- Keimzelltumoren: gonadal od. extragonadal (versprengtes embryonales Gewebe) mögl., sind sehr selten (Inzidenz: 0,3/100.000/Jahr), machen 3 % der Tumoren im Kindesalter aus
- Neurofibromatose v.RECKLINGHAUSEN (multiple Neurofibrome mit typischem klinischen Bild, aut.-dom. erblich, Chrom. $17_{q11.2}$, 22_{q12} od. Neumutation)

NEUROCHIRURGIE

Anatomie und Physiologie

Liquorsystem: I. u. II. Ventrikel = **Seitenventrikel** sind jeweils über ein Foramen interventriculare (MONROI) mit dem unpaaren **III. Ventrikel** verbunden. Dieser ist über den Aquaeductus cerebri (SYLVII) mit dem **IV. Ventrikel** verbunden.

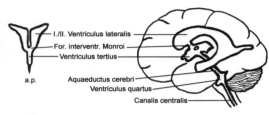

Inhalt des gesamten Liquorsystemes ca. **150 ml**, davon ca. ¼ in den Ventrikeln, der Rest umgibt das Gehirn und das Rückenmark.

Liquorproduktion: pro Tag ca. 500 ml im **Plexus choroideus**, insb. in den Seitenventrikeln

Liquorabfluss: Vom IV. Ventrikel über die unpaarige Apertura medialis (MAGENDII) nach hinten und die (paarige) Aperturae laterales (LUSCHKAE) nach vorne in die basalen Zisternen (Cisterna cerebellomedullaris und pontis) und von dort um das Gehirn und das Rückenmark in das **Cavum subarachnoidale**. Resorption über die **Granulationes arachnoidales** (PACCHIONI-Granulationen, Foveolae granulares) in das Venen- und Lymphsystem, insb. im Bereich des Sinus sagittalis sup.

Liquordruck: Syn: intrakranieller Druck, 15-25 cm H_2O [Wassersäule] im Sitzen gemessen (6-20 cm H_2O im Liegen = ca. 10 mmHg od. 0,5-2,0 kPa)

Funktion: Der Liquor schützt das Gehirn mechanisch gegen Stöße von außen, Ausgleich von hydrostatischen Druckänderungen in den Gefäßen, Ausgleich von Temperaturschwankungen, Lymphsystem des Nervensystems, Transportmedium für wasserlösliche Substanzen vom Blut in den Extrazellular-Raum der Gehirnzellen.

Liquorpunktionsbefunde: Spez. Gewicht 1,005-1,015 g/cm³, Protein <42 mg/dl, Glukose ca. 50 % der Blutglukose, **Zellzahl** 0/3-**12/3** Zellen (= 0-4 Zellen pro mm³ = µl), Na^+, K^+, Cl^- wie im Blut.

HYDROZEPHALUS

Syn: Volksmund: "Wasserkopf", engl. hydrocephalus, ICD-10 erworben/angeboren: G91.-/Q03.-

Def: Progressive **Erweiterung der liquorhaltigen Räume** des Gehirns

Etlg: **Nach der Genese**
  # **Hydrocephalus occlusus** ⇨ Abflussstörung aus dem Ventrikelsystem
  # **Hydrocephalus malresorptivus** / aresorptivus ⇨ Resorptionsstörung des Liquors
  # **Hydrocephalus hypersecretorius** ⇨ vermehrte Liquorproduktion
  # **Hydrocephalus e vacuo** ⇨ Vergrößerung d. Liquorräume durch primär hirnatrophischen Prozess
  # **Idiopathischer Normaldruckhydrozephalus** ⇨ vergrößertes Ventrikelsystem unklarer Genese bei normalem (intermittierend nächtlich erhöhtem) Liquordruck (engl. idiopathic normal pressure hydrocephalus of the elderly, 60.-70. Lj.)

  Nach der Lokalisation
  # Hydrocephalus internus: Vergrößerung der Ventrikelräume (z.B. bei Hydroceph. occlusus)

Hydrocephalus externus: Vergrößerung der äußeren Liquorräume (Zisternen und Subarachnoidalraum)
Hydrocephalus communicans: Vergrößerung der inneren u. äußeren Liquorräume bei erhaltener Verbindung (bei Hydrocephalus malresorptivus und e vacuo)

Ät:
- Hydrocephalus occlusus (= Verschlusshydrozephalus): Blockade des Foramen MONROI = Foramen interventriculare (Zysten oder Tumoren im Bereich des III. Ventrikels), Aneurysma der V.magna cerebri GALENI, Stenose des Aquaeductus cerebri (Entzündungen, Tumoren im Bereich der Vierhügelregion), Okklusion der Apertura LUSCHKAE od. MAGENDII (Tumoren im Bereich der hinteren Schädelgrube, entzündliche Verklebungen, Ventrikelblutung unter der Geburt od. bei Frühgeborenen, ARNOLD-CHIARI-Syndrom Typ II = Herniation von Gehirnteilen in das Foramen magnum infolge eines Zuges von kaudal durch Meningomyelozele, DANDY-WALKER-Krankheit = Atresie der Apertura MAGENDII und LUSCHKAE durch zystische Verdickung und Ausbuchtung von Kleinhirnanteilen)
- Hydrocephalus malresorptivus: Resorptionsstörung durch Verklebung der basalen Zisternen, des Subarachnoidalraumes oder insb. der Granulationes arachnoidales, nach **Subarachnoidalblutung**, eitriger Meningitis, SHT
- Hydrocephalus hypersecretorius: entzündliche Prozesse, toxische Reize, (angeborenes) Plexuspapillom
- Hydrocephalus e vacuo: hirnatrophischer Prozess durch Untergang von Hirnsubstanz, frühkindliche Enzephalitis, Abszesse

Path:
- Hydrocephalus occlusus ⇨ Hirndruck proximal der Abflussstenose erhöht
- Hydrocephalus malresorptivus et hypersecretorius ⇨ Hirndruck oft über lange Zeit noch normal, dann erhöht
- Hydrocephalus e vacuo ⇨ Hirndruck normal

Epid:
- ◊ Inzidenz: kongenitaler Hydrozephalus bei 1-4/1.000 Geburten
- ◊ Prädisp.alter: die Hälfte der Pat. sind Säuglinge/Kleinkinder, die andere Hälfte Erwachsene, meist >60. Lj.

Klin:
⇒ Allgemein: Kopfschmerzen, Übelkeit und Erbrechen, psychische Veränderungen (Merkfähigkeits- und Konzentrationsstörungen)
⇒ Spätere Trias: **Gangstörungen** (kleinschrittiger Gang und Starthemmung, aber normale Motilität der oberen Körperhälfte = „Parkinsonismus der unteren Körperhälfte"), **Blasenentleerungsstörung** mit Harninkontinenz, psychoorganische Veränderungen mit **dementieller Entwicklung** (Verlangsamung, Gedächtnisschwäche, Störung des Antriebs, Erschöpfbarkeit, Anosognosie = Pat. nimmt seine eigenen Störungen nicht wahr)
⇒ Endstadium: Bewusstseinstrübung, akinetischer Mutismus bis hin zum Koma
⇒ Hydrocephalus e vacuo: psychische Veränderungen u. dementieller Verfall im Vordergrund da hirnatrophischer Prozess
⇒ Säuglinge und Kleinkinder (bis 4. Lj.): Schädelnähte sind noch nicht synostosiert ⇨ "der Kopf gibt nach" ⇨ gespannte Fontanellen, erweiterte **klaffende Schädelnähte** (s. Abb.), **Zunahme des Kopfumfangs** bis zum ballonförmigen Schädel („Wasserkopf"), Sonnenuntergangszeichen (= Pupillen sind nach unten gerichtet und verschwinden unter dem Unterlid), ohne Ther. Entwicklung von Spastik, Nystagmus, motorische und geistige Retardierung

klaffende Schädelnähte

Diag:
1. Anamnese: vorangegangenes Trauma, Meningitis, Blutungen?, Fremdanamnese: Psychische Veränderungen?
2. Neurologische Untersuchung: Spiegelung des Augenfundus: Stauungspapille? (dann auch vergrößerter blinder Fleck in der Perimetrie), Kopfumfang bei Säuglingen im Verlauf messen
3. Röntgen: **CCT** ⇨ Größe der Ventrikel, der Zisternen und der äußeren Liquorräume, periventrikuläre Ödemzonen
Ventrikulographie bei V. a. Stenose des Aquaeductus cerebri
4. MRT: Veränderungen im Marklager, periventrikuläre saumartige Hyperintensität durch Übertritt von Liquor in das Hirnparenchym

5. Sonographie: bei noch nicht verknöcherten Fontanellen (die große Stirnfontanelle verknöchert physiologisch bis zum 1½ Lj.) und pränatal mögl. ⇨ Ventrikelweite messbar Norm: beim Neugeborenen Seitenventrikelweite (SVW) <13 mm, III.-Ventrikel-Weite <10 mm, äußerer Liquorraum (CCW = craniocorticale Weite) <4 mm, Interhemisphärenspaltweite (IHW) <6 mm
6. Neurologisches Konsil mit EEG: Allgemeinveränderungen, verlangsamte Grundaktivität
7. Liquordruckmessung über einen lumbalen Katheter
8. Liquorszintigraphie: anhaltende Aktivität in den Ventrikeln bei Resorptionsstörung des Liquors (24 Std. nach Injektion der radioaktiven Isotope ist normalerweise keine Aktivität mehr im Ventrikelsystem nachweisbar)

Ther:
- Konservativ: Hydrocephalus e vacuo ⇨ keine Therapie möglich und erforderlich
- Operativ: Ind: Hydrocephalus occlusus et malresorptivus = Druckhydrozephalus, idiopathischer Normaldruckhydrozephalus mit intermittierenden Druckanstiegen
  – Behandlung einer mögl. Grunderkrankung, z.B. Tumorentfernung
  – **Liquorableitendes System:** Katheter + Ventil (verhindert Rückfluss mit Ballonpumpe zur Funktionskontrolle) vom **Ventrikel** (über eine Bohrlochtrepanation wird ein Katheter in das Vorderhorn eines Seitenventrikels eingeführt, das Ventil wird unter der Kopfhaut platziert) in den **rechten Herzvorhof** (ventrikulo-atrialer Shunt über die V.jugularis ext., auch ventrikuloaurikuläre Drainage / Ventrikuloaurikulostomie genannt, nach SPITZ-HOLTER, s. Abb.) oder in das **Peritoneum** (ventrikuloperitonealer Shunt)
  – Ventrikeldrainage nach TORKILDSEN: Ventrikulozisternostomie = Ableitung aus einem Seitenventrikel in die Cisterna magna

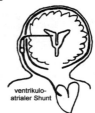
ventrikulo-atrialer Shunt

- Postoperativ: antikonvulsive Prophylaxe (Phenytoin, Zentropil®), neurologische Kontrollen und regelmäßige Kontrolle des ableitenden Liquordrainagesystems (Pumpmechanismus, Ventil)
- Selbsthilfegruppen: Arbeitsgemeinschaft Spina bifida u. Hydrocephalus e.V., Grafenhof 5, 44137 Dortmund, Tel.: 0231 861050-0, Fax: -50, Internet: www.asbh.de

Prog: Bei rechtzeitiger Ventrikeldrainage gute Langzeitprognose, die klinischen Symptome bilden sich rasch zurück, wenn noch kein Hirnschaden entstanden ist. Eine Revisionsoperation ist nach 5 J. in 25 % d.F. erforderlich.

Kompl:
* Shunts: Ventilinsuffizienz, Verlegung od. Thrombose des Shuntlumens, Infektion des Liquorraumes (Meningitis/Enzephalitis), Nierenstörungen, epileptische Anfälle, Hirnblutung od. Hygrome bei Unterdruck (Überdrainage durch fehlerhafte Ventilfunktion oder zu häufige Ballonbetätigung ⇨ neuere sog. hydrostatische gravitationsgesteuerte Ventile verhindern dies)
* Intrazerebrale Blutung oder ischämischer Hirninfarkt, subdurale Hämatome

DD:
– Säuglinge und Kleinkinder: Makrozephalie (idiopathisch, familiär, Marmorknochenkrankheit, Neurofibromatosis generalisata) und Megalenzephalie (frühkindlicher Hirnschaden mit Gehirnvergrößerung bei Thesaurismosen [Stoffwechselerkrankungen mit Ablagerungen], z.B. Mukopolysaccharidosen, ZELLWEGER-Syndrom = aut.-rez. zerebro-hepato-renales Syndrom)
– Otitischer Hydrozephalus: nach Otitis media oder Mastoiditis durch Sinusvenenthrombose, Ther: Mastoidektomie u. Antibiose, Ventrikeldrainage nur selten notwendig
– Infantile Zerebralparese durch frühkindlichen Hirnschaden mit spastischen Lähmungen, Athetose, Epilepsie, psychomotorischer Entwicklungsverzögerung, evtl. Mikrozephalie
– Ventrikelblutung = hypertone Massenblutung mit Einbruch in das Ventrikelsystem
– Cavum septi pellucidi (Syn: Septum-pellucidum-Zyste, sog. „V. Ventrikel"): Erweiterung des Septum pellucidum zwischen den Vorderhörnern, evtl. mit Fortsetzung nach okzipital als Cavum vergae, hat keine pathologische Bedeutung (haben ca. 20 % aller Menschen)
– Atrophische Hirnerkrankung, senile Demenz, vaskuläre Enzephalopathie (BINSWANGER-Krankheit)

KRANIOSYNOSTOSEN

Syn: Stenozephalie, Kraniostenose, Schädeldysostose, Dyszephalie, engl. stenocephaly, dyscephaly, craniosynostosis, ICD-10: Q75.0

Anatomie: Knöcherner Schädel: Insg. 21 Knochen + Mandibula, für Kraniosynostosen wichtig sind die Schädelnähte (s. Abb.): (Zwei) **Os frontale** getrennt durch Sutura frontalis, die aber bereits im 2. Lj. verknöchert = ein Os frontale. Zwischen Os frontale u. Os parietale die Sutura coronalis.

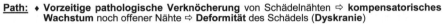

Zwei **Ossa parietalia** getrennt durch Sutura sagittalis **Os occipitale** abgegrenzt durch d. Sutura lambdoidea

Fontanellen: Große anteriore (Fonticulus ant., Stirnfontanelle, verknöchert im 10.-18. Lebensmonat) und eine kleine posteriore (Fonticulus post., Hinterhauptsfontanelle, verknöchert in den ersten 3. Monaten nach der Geburt)

Path:
- ◆ **Vorzeitige pathologische Verknöcherung** von Schädelnähten ⇨ **kompensatorisches Wachstum** noch offener Nähte ⇨ **Deformität** des Schädels **(Dyskranie)**
- ◆ Physiologisch ist der Schluss der Schädelnähte vom 2. bis zum 40. Lj.

Epid:
- ◊ Häufigkeit: 0,6 Fälle / 1.000 Lebendgeburten
- ◊ Lok: am häufigsten die Sutura sagittalis betroffen, meist schon bei Geburt vorhanden

Etlg: Bei **vorzeitiger** Verknöcherung können unterschieden werden:
- # Synostosierung der Sutura sagittalis (Pfeilnaht) ⇨ **Kahnschädel/Langschädel** (Skaphozephalus), häufigste Form
- # Beidseitige Synostosierung der Sutura coronalis (Kranznaht) ⇨ **Breitschädel** (Brachyzephalus) od. der Suturae lambdoideae ⇨ Breitschädel (Pachyzephalus)
- # Einseitige Synostosierung der Sutura coronalis ⇨ **Schiefschädel** (Plagiozephalus)
- # Synostosierung der Sutura frontalis (Stirnnaht) ⇨ **Kiel-/Dreiecksschädel** (Sphenozephalus, Trigonozephalus, Oozephalus)
- # Synostosierung der Sutura sagittalis, coronalis u. lambdoidea ⇨ **Turmschädel**, Spitzschädel (Akrokranium, Turrizephalus, Oxyzephalus, s. Abb.)
- # Synostosierung aller Nähte (Pansynostosis) ⇨ Kleeblattschädel, abnorm kleiner Schädel, erhöhter intrakranieller Druck
- # Synostosierung der drei Schädelbasisknochen ⇨ Tribasilarsynostose, mangelnde Gehirnentwicklung

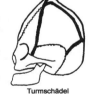

Turmschädel

Klin:
⇒ Schädeldeformität entsprechend des kompensatorischen Wachstums
⇒ Gefahr der geistigen Minderentwicklung durch intrakranielle Drucksteigerung

Diag: 1. Anamnese und klinische Untersuchung: Schädelform als Hinweis auf die betroffene Naht
2. Röntgen: Schädelübersicht

Ther: **Operative Wiedereröffnung** der vorzeitig verknöcherten Schädelnähte im 2. Lebenshalbjahr, heute meist als Volumen-vermehrender Eingriff durch zusätzliche Osteotomie, sog. **fronto-orbitales Advancement**. Die entstehende Lücke verschließt sich von alleine durch Reossifikation von der Dura mater aus.

Prog: Bei rechtzeitiger operativer Therapie gut

Kompl:
* Epileptische Anfälle, Hirndruckentwicklung, Liquorzirkulationsstörung, Verminderung der zerebralen Durchblutung, Schädigung des N.opticus
* Zusätzlich fehlende oder veränderte Mandibula od. Maxilla mögl.
* Evtl. auch vergesellschaftet mit vererbten Polydaktylien oder Syndaktylien

= zusätzliche Verwachsungen von Fingern od. Zehen (APERT-Syndrom, CHOTZEN-, NOACK-, PFEIFFER- und CARPENTER-Syndrom = Akrozephalopolysyndaktylie-Syndrome)

DD:
- Dysostosis craniofacialis (CROUZON-Syndrom): Kleeblatt-/Turmschädel durch Synostosierung von Sutura sagittalis u. coronalis sowie Gesichtsdeformierungen, aut.-dom. vererbt
- Dolichozephalus (hoher und schmaler Langschädel, hoher Gaumen) bei kongenitaler Myopathie

BASILÄRE IMPRESSION

Syn: Basale Impression, engl. basal impression, basiläre Invagination, Konvexobasie, Platybasie, ICD-10: Q75.8

Ät:
- Anlagebedingte Entwicklungsstörung
- Sekundär durch Knochenerweichung: Osteomalazie (z.b. Rachitis), Osteoporose, Osteodystrophia deformans (PAGET-Krankheit), Osteolysen (z.b. durch Knochentumoren), Chondrodystrophie, rheumatische Erkrankungen, Hyperparathyreoidismus

Path: Impression (der Kondylen und des Dens axis) in der **hinteren Schädelgrube** im Bereich des Foramen magnum ⇨ Einengung des Gehirns im Hinterhauptbereich und Einengung des Foramen magnum

Epid: Symptomentwicklung häufig erst im 30.-40. Lj.

Klin:
⇒ **Äußerlich: kurzer Hals**, eingeschränkte Beweglichkeit des Kopfes/HWS
⇒ Bei geringer Impression keine Symptome (50 % d.F.)
⇒ Anfallsartige **okzipitale Kopfschmerzen**, Schwindel, Übelkeit und Erbrechen mögl.
⇒ Symptomatisch: **Ausfall kaudaler Hirnnerven** (Kaumuskel-, Gaumensegelparese, Schluckstörungen, Zungenlähmung), Nystagmus bei Hirnstammaffektion, spastische Paraparese und Pyramidenbahnzeichen, Sensibilitätsstörungen, sensible Ataxie (Hinterstrangbahnen), HORNER-Syndrom
⇒ Provokation/Verstärkung der Symptome evtl. durch Drehbewegung des Kopfes

Diag:
1. Anamnese und neurologische Untersuchung: Gesteigerte Muskeleigenreflexe, pathologische Reflexe, Sensibilitätsstörungen, Stauungspapille (= Hydrozephalus)?
2. Röntgen: Schädelübersicht in 2 Ebenen, HWS-Aufnahme mit Dens-axis-Darstellung, konventionelle Tomographie des zerviko-okzipitalen Übergangs
CT des zerviko-kranialen Übergangs und CCT (insb. Beurteilung des Hirnstamms)

Ther:
- Operativ: Resektion eines Teils des okzipitalen Knochens hinter dem Foramen magnum ⇨ Erweiterung des Foramen magnum
- Bei Hydrozephalus Shunt-Anlage

Prog: Langsam progredienter Verlauf, akute Verschlechterung bei HWS-Trauma mögl.

Kompl:
* **Hydrozephalus occlusus** durch Behinderung der Liquorpassage
* Adhäsion der Meningen, Durchblutungsstörung der A.vertebralis/A.basilaris
* Zusätzliche Fehlbildungen: Atlasassimilation, Atlasdysplasie, KLIPPEL-FEIL-Syndrom, ARNOLD-CHIARI-Syndrom, Syringomyelie mögl.

DD:
- Hirntumoren im Bereich der hinteren Schädelgrube oder des zervikalen Rückenmarks
- Multiple Sklerose, amyotrophische Lateralsklerose, funikuläre Myelose
- Atlasassimilation: Verschmelzung des Atlas mit dem Os occipitale, meist verbunden mit einer Verkleinerung des Foramen magnum, Ther: bei Symptomatik, wie bei basilärer Impression

DYSRHAPHISCHE STÖRUNGEN

Syn: Dysrhaphiesyndrome, Myelodysplasie, engl. dysrhaphic syndromes, spinal dysrhaphism, ICD-10: Q05.-

Def: Angeborene Entwicklungsstörung (**Hemmungsmissbildung**) der Neuralanlage ⇨ unvollständiger Verschluss des Neuralrohres (**Neuralrohrdefekt**)

Ät: Meist sporadisch od. selten auch familiäres Auftreten

Etlg:
Spina bifida (dorsalis) occulta (knöcherner **Spalt des Wirbelbogens**, lumbo-sakral oder zerviko-thorakal, ohne Öffnung = Rückenmarkhäute sind über dem Spalt geschlossen)
Spina bifida (dorsalis) aperta (= Rückenmarkhäute eröffnet)
  – **Dermalfistel**
  – **Meningozele**
  – **Myelozele, Meningomyelozele**, Meningomyelozystozele, Hydromyelozele
Fisteln od. Zysten, z.B. Syringomyelie (Höhlenbildung im Myelon, s.u.)
Tethered-spinal-cord-Syndrom (tethered = angeheftet, Syn: Filumterminale-Syndrom, Cord-traction-Syndrom)
Schädeldachdefekte, Gesichtsspalten, Kranioschisis
KLIPPEL-FEIL-Syndrom (Blockwirbelbildung der HWS + Bogenschlussstörung mit Spina bifida cervicalis, w > m)
DANDY-WALKER-Krankheit (Zyste bei Aplasie des Kleinhirnunterwurms)

Meningozele

Myelozele

Meningomyelozele

Epid: ◊ Inzidenz/Prävalenz: 0,1 % haben eine klinisch manifeste Spina bifida (aperta) bei Geburt, eine occulta kommt bei bis zu 15 % der Bevölkerung vor (und ist meist klinisch stumm)
◊ Lok: häufigste **L5/S1**, aber auch okzipital/zervikal od. zervikal/thorakal mögl.

Klin:
⇨ Spina bifida occulta: häufig **Zufallsbefund** im Röntgen **ohne entsprechende Klinik**, wenn symptomatisch: Rückenschmerzen, Sphinkterschwäche, Enuresis nocturna, Wadenmuskelatrophie, Pes equinovarus (Klumpfuß) mögl., lokal: Hautveränderungen mit Hypertrichose, Teleangiektasien, Lipome mögl.
⇨ Dermalfistel: Verbindung zwischen Dura/intraduralem Raum und Cutis mit kleiner knöcherner Spaltbildung. Häufig zusätzliche Missbildungstumoren (Dermoid, Teratome) Kompl: Infektion, Ther: frühzeitige Fistelentfernung (noch im Säuglingsalter)
⇨ Meningozele: Vorwölbung der Dura aus dem Spinalkanal, das Rückenmark und die Spinalnerven sind aber an Ort und Stelle. Intakte äußere Haut, keine neurologischen Ausfälle. Ther: Abtragung des Duralsacks und schichtweiser Wundverschluss
⇨ Myelozele (Rückenmark ohne Meningen liegt offen) und Meningomyelozele (Spaltbildung und Vorwölbung der Dura + Rückenmark mit äußerem Hautdefekt) ⇨ das **Rückenmark liegt offen** außerhalb des Wirbelkanals, **neurologische Ausfälle** obligat: Blasen- und Mastdarmstörungen, reithosenförmige sensible Ausfälle der Beine, schlaffe Parese der Beine, Beugekontrakturen im Hüftgelenk, X-Beine, Klumpfuß, trophische Störungen an den Füßen
⇨ Tethered-spinal-cord-Syndrom: mit der Wirbelsäule verwachsener od. fixierter (z.B. durch intraspinales Lipom) Conus medullaris/Filum terminale ⇨ Beweglichkeit des Rückenmarks eingeschränkt. Neurologische Ausfälle mit distalen Beinparesen und Sensibilitätsstörungen, Lumbalgie/Ischialgie, Miktionsstörungen, trophischen Ulzera an den Füßen, Fußdeformitäten, Skoliose, Naevi in der Lumbosakralregion
⇨ KLIPPEL-FEIL-Syndrom: Verschmelzung von 2-3 HWK zu einem **Blockwirbel** ⇨ abnorm **kurzer Hals** mit tiefer Haargrenze, häufig kombiniert mit Spina bifida cervicalis, evtl. auch mit Atlasassimilation und basilärer Impression. Neurologische Ausfälle mit Hirnstammsymptomatik, inkompletter Querschnittlähmung, Hydrozephalus meist erst im mittleren Lebensalter

⇒ DANDY-WALKER-Krankheit: Atresie/Verlegung der Apertura medialis (MAGENDII) u. Aperturae laterales (LUSCHKAE) des IV. Ventrikels durch zystische Ausbuchtung im Bereich des Kleinhirnwurms ⇨ **Hydrocephalus** occlusus mit Hirndruckzeichen, meist um das 20. Lj. beginnend

Diag:
1. Anamnese (familiäres Auftreten?) und neurologische Untersuchung: **Lokalbefund** bei Hautdefekt, manchmal lokal **Hypertrichose** od. Hauteinziehung über dem Defekt, neurologische Ausfälle
2. Sonographie: bei Neugeborenen sind die Wirbelbögen noch nicht voll verknöchert, sodass der Spinalkanal gut eingesehen werden kann, pathologisch ist ein Tiefstand des Conus medullaris (tiefer als L2/L3), fehlende atem- od. pulsabhängige Beweglichkeit des Myelons, Fixierung des Myelons. Heute erfolgt oft schon pränatale Diagnose.
3. Röntgen: lumbosakraler Übergang, ggf. CT bzw. MRT

Ther:
- Spina bifida occulta: i.d.R. keine Ther. erforderlich, Op nur bei neurologischen Ausfällen
- Offene Myelozele und Meningomyelozele: **sofortige Op** nach der Geburt (mit geplanter Sectio caesarea, wenn der Defekt schon pränatal diagnostiziert wurde) wegen der **Infektionsgefahr** und der Ausbildung eines ARNOLD-CHIARI-Syndroms. Schonende Zurückverlagerung des Rückenmarks in den Spinalkanal und schichtweiser Wundverschluss bzw. plastische Deckung
- Tethered-spinal-cord-Syndrom: Durchtrennung der bindegewebigen Verwachsungen bzw. Neurolyse zwischen Conus medullaris/Filum terminale und der Wirbelsäule
- KLIPPEL-FEIL-Syndrom: Laminektomie im Bereich des Blockwirbels, ggf. partielle Resektion der oberen Rippen zur Verbesserung der Beweglichkeit der HWS
- Bei Hydrozephalus Shunt-Op
- Hilfsmittel: z.B. Orthesen für Gangentwicklung, Harnableitung bei neuropathischer Blase, Krankengymnastik nach BOBATH und VOJTA zur Bewegungsschulung, psychosoziale Begleitung von Kind und Eltern
- Schwangerschaft: hat ein Kind einen Neuralrohrdefekt wird bei erneuter Schwangerschaft für die Mutter die Einnahme von **Folsäure** (5 mg/Tag, Folsan®) empfohlen (bei Kinderwunsch schon vor der geplanten Schwangerschaft mit der Einnahme beginnen)
- Selbsthilfegruppen: Arbeitsgemeinschaft Spina bifida u. Hydrocephalus e.V. (s.o.)

Prog: Leichte Formen einer Spina bifida haben eine gute Prog., bzw. sind klinisch stumm. Bei schweren Formen ist der Verlauf davon abhängig wie viel Myelon geschädigt ist.

Kompl:
* Zusätzliche Komplikationen und Missbildungen häufig: Hydrozephalus, urogenitale Missbildungen (z.B. einseitige Nierenagenesie), Fußdeformitäten (Pes equinovarus = Klumpfuß), Hüftdysplasien, Ventrikelseptumdefekt, Lippen-Kiefer-Gaumenspalten, Gesichtsdysmorphien, Zwerchfelldefekte, Ösophagusatresien
* **ARNOLD-CHIARI-Syndrom/-Malformation** = Herniation von Gehirnteilen: Tiefstand der Kleinhirntonsillen durch zu großes Foramen magnum (Typ I), Kaudalverlagerung der Medulla oblongata in das Foramen magnum (**Typ II**, am häufigsten) durch Zug der kaudal verwachsenen Myelozele/Meningomyelozele mit Wachstum der Wirbelsäule ⇨ Liquorwegeverlegung (IV. Ventrikel), **Hydrocephalus occlusus**, evtl. zusätzlich Verlagerung des gesamten Kleinhirns u. Hirnstammes (Typ III) od. Missbildung/Hypoplasie des Kleinhirnes (Typ IV), Kompl: Einklemmungssymptome bis hin zum Tod, Ther: Liquorableitung bei Hydrozephalus u. Op. d. Meningomyelozele, ggf. okzipitale Dekompression
* Sekundäres Tethered-spinal-cord-Syndrom (= angeheftetes Band): Verwachsungen des Conus medullaris/Filum terminale nach Op. von Meningomyelozelen mit neurologischen Ausfällen an der unteren Extremität (s.o.)

Proph: ♥ Während der Schwangerschaft wird die Einnahme von Folsäure (gehört zum Vit.-B-Komplex, 0,4 mg/Tag, Lafol®) empfohlen.

DD:
– Assimilation = lumbosakrale Übergangswirbel, meist symptomlos, evtl. Lumbalgien
Lumbalisation: 1. Sakralwirbel ist frei = überzähliger Lendenwirbel
Sakralisation: 5. Lendenwirbel ist mit dem Kreuzbein teilweise oder ganz verschmolzen
– Spondylolisthesis = Abgleiten eines Wirbels (mit der Wirbelsäule darüber) nach ventral durch dysplastische Spaltbildung an den Wirbelgelenken (Spondylolyse), in 80 % zwischen LWK5 und S1 und häufig ohne Symptome (= Zufallsbefund im Röntgen), Epid: 2-4 % der Bevölkerung haben eine Spondylolisthesis

SYRINGOMYELIE

Syn: Syrinx = die Flöte, engl. syringomyelia, ICD-10: G95.0

Ät: – Anlagebedingte Fehlbildung (gehört zu den dysrhaphischen Syndromen, fehlender Schluss des Neuralrohres) durch gestörte Embryogenese
– Selten durch Meningitis, Blutungen im Rückenmark, posttraumatisch nach Rückenmarkkontusion/SHT (= symptomatische Syringomyelie/Syringobulbie)

Path: ♦ Fehlbildung des Rückenmarks mit **Höhlenbildung** in der **grauen Substanz** ⇨ Zerstörung von Rückenmarkgewebe (zentrale Rückenmarkschädigung), die Nervenbahnen (weiße Substanz) sind nicht betroffen, werden jedoch sekundär durch den Druck geschädigt
♦ Evtl. Wucherung von Gliazellen (Gliosis spinalis) und Ausbildung von Septen in der Syrinx
♦ Lok: Meist im **HWS-** und **oberen BWS**-Bereich, sehr selten in der LWS

Epid: ◊ **M** > w (2 : 1)
◊ Manifestationsalter: Beginn der Symptome meist im 20.-40. Lj.

Etlg: # Syringomyelie = Höhlenbildung im Rückenmark
Syringobulbie = Höhlenbildung im Bereich der Hirnnervenkerne (Medulla oblongata, Pons)

Klin: ⇒ Motorisch: auf der Höhe der Syringomyelie **schlaffe**, atrophische (periphere) **Lähmung** (= Untergang der Vorderhornzellen) meist der **Hände/Arme**, darunter **spastische** (zentrale) **Paraparese der Beine** (= Schädigung der Pyramidenbahnen) ⇨ im Endstadium inkomplette Querschnittlähmung
⇒ Dissoziierte Sensibilitätsstörung: **aufgehobener Schmerz-** und **Temperatursinn** (Schädigung im Bereich der Commissura alba) insb. an den Armen (in den betroffenen Segmenten), bei erhaltener Tiefensensibilität u. Berührungsempfinden
⇒ **Diffuse Dauerschmerzen** in den Armen, Schultern und Thorax (= Untergang der Hinterhornzellen)
⇒ Vegetativ (Untergang der sympathischen Seitenhornzellen): **trophische Störungen** vorwiegend im Bereich der oberen Extremität mit brüchigen Fingernägeln, teigig geschwollener Haut (sog. Tatzenhand, main succulente), Knochenentkalkung, Arthropathien, Kyphoskoliose, Störung der Schweißsekretion, **HORNER-Syndrom** (Ptosis, Miosis, Enophthalmus)
⇒ Syringobulbie: horizontaler rotierender Nystagmus ohne subjektiven Schwindel, Paresen der Kau-, Gaumen- und Zungenmuskulatur, Dysarthrophonie, Sensibilitätsstörung im Gesicht

Diag: 1. Anamnese (Schmerzen im Arm, häufige Verbrennungen, schlecht heilende Wunden an den Händen?) und neurologische Untersuchung: BSR, TSR, RPR abgeschwächt od. völlig erloschen, Muskelatrophien an Händen/Armen, ASR, PSR gesteigert, pathologische Reflexe an den Beinen. Syringobulbie: Abgeschwächter/aufgehobener Kornealreflex.
2. Neurologisches Konsil: EMG: faszikuläre Zuckungen der paretischen Muskulatur an der oberen Extremität; Liquorpunktion: Normalbefund, allenfalls leichte Eiweißvermehrung
3. **MRT:** deutliche Darstellung der Höhlenbildung im Rückenmark mögl.

Ther: • **Keine kausale Ther.** mögl., Krankengymnastik gegen Spastik der Beine
• Med: Gegen Spastik Baclofen (Lioresal®), gegen Schmerzen Analgetika
• Operativ: Ind: progrediente Symptomatik
  – Dorsaler Zugang
  – **Syringostomie** = Einlage eines Katheters von der Höhle zum spinalen Subarachnoidalraum (= syringosubarachnoidaler Shunt)
• Selbsthilfegruppen: Dt. Syringomyelie und Chiari Malformation e.V., Im Palmengarten 6, 67112 Mutterstadt, Tel.: 06235 3020365, Internet: www.deutsche-syringomyelie.de, weitere Informationen bei www.syringomyelie.de

Prog: Chronischer Verlauf über Jahre.

Kompl:
- **Verbrennungen** an den Armen/Händen bis hin zu **Verstümmelungen** durch den aufgehobenen Temperatursinn und die schlechte Heilungstendenz durch die trophischen Störungen (schmerzlose Fingereiterungen = MORVAN-Syndrom)
- **Spontanfrakturen** an entkalkten Knochen
- Blasenlähmung bei lumbaler Syringomyelie
- Gleichzeitig dysrhaphische Störungen, ARNOLD-CHIARI-Syndrom, DANDY-WALKER-Krankheit, NOONAN-Syndrom, fixierter Torticollis mögl.

DD:
- Hydromyelie = vergrößerter Zentralkanal, mit Ependym ausgekleidet
- Diplomyelie = angeborene Rückenmarkverdoppelung, meist thorakal und klinisch stumm
- Rückenmarktumoren, A.spinalis-anterior-Syndrom, zervikale Myelopathie, amyotrophische Lateralsklerose (ohne Sensibilitätsstörungen)
- Polyneuropathie, "Schulter-Arm-Syndrom", z.B. Periarthropathia humeroscapularis

HIRNDRUCK / HIRNÖDEM

Syn: Gutartige intrakranielle Drucksteigerung ICD-10: G93.2, Hirnödem ICD-10: G93.6

Phys: Intrakranieller Druck: 15-25 cm H_2O [Wassersäule] im Sitzen gemessen (6-20 cm H_2O im Liegen = ca. 10 mmHg od. 0,5-2,0 kPa)

Ät:
- **Raumfordernde Prozesse** (Hirntumor, intrazerebrale Massenblutung, Hämatom, Abszess) + **Hirnödem perifokal** (= in der Umgebung) um Hirntumoren, Blutungen (sog. Penumbra)
- Hirnödem **postischämisch** (nach Apoplexie, zytotoxisch bedingt), bei Intoxikationen, nach Starkstromunfall, als Komplikation einer Meningoenzephalitis
- Sinusvenenthrombose
- Verlegung der ableitenden Liquorwege ⇨ **Hydrocephalus** occlusus/communicans
- Benigne intrakranielle Hypertension ("Pseudotumor cerebri") unklarer Genese (Ausschlussdiagnose)
- Kinder: REYE-Syndrom (4.-9. Lj., akute Enzephalopathie mit Hirnödem und fettiger Leberdegeneration unklarer Genese [virale Infektion, Intoxikation, Medikamente, z.B. Acetylsalicylsäure, genetische Disposition], Letalität bis 70 %)

Path:
- Hirnödeme um Raumforderungen entstehen durch mechanische Schädigung der Blut-Hirn-Schranke im Bereich der Kapillaren u. Störung des Sauerstofftransportes (vasogenes Ödem). Maligne Tumoren und Metastasen haben ausgeprägtere Ödeme als benigne Raumforderungen.
- **Lok:** Hirnödeme vorwiegend im Marklager (weiße Hirnsubstanz)
- Anfängliche Kompensation des gestiegenen Hirndruckes durch Abnahme des intrakraniellen Blut- und Liquorvolumens (funktionelle Reserve) ⇨ danach steiler Anstieg
- Intrakranieller Druckanstieg ⇨ Kompression und **Verlagerung** des Ventrikelsystems (= Mittellinienverlagerung, Falxherniation, s. Abb.), tentorielle **Herniation** des medialen Temporallappens nach kaudal in den Tentoriumschlitz und die Cisterna ambiens, bei weiterer Druckzunahme lebensbedrohliche Herniation der Kleinhirntonsillen u. der Medulla oblongata in das Foramen magnum

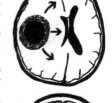

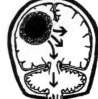

Etlg:
- # Vasogenes Hirnödem (um Raumforderungen)
- # Zytotoxisches Hirnödem (nach Apoplexie durch Gewebezerfall)

Klin: ⇒ **Kopfschmerzen**, Übelkeit, **Erbrechen**, Schwindel, Zwangshaltung des Kopfes
⇒ Neurologische Defizite, Sehstörungen (Abduzensparese)
⇒ Singultus (Syn: Schluckauf, Zeichen der Hirnstammschädigung, Ther: Triflupromazin [Psyquil®], Clonazepam [Rivotril® i.v.] od. Nefopam [Ajan® i.v.])
⇒ Bewusstseinsstörung, Somnolenz bis Koma (bei Einklemmung des Hirnstammes)
⇒ Atemstörungen (BIOT-Atmung intermittierend mit Atempausen)
⇒ Psychopathologische Symptome: Verlangsamung, Affektverflachung
⇒ Druckpuls (durch Blutdruckanstieg als Erfordernishochdruck, sog. CUSHING-Reflex)

Diag: 1. Anamnese, Fremdanamnese und neurologische Untersuchung: Augenhintergrund zeigt eine Vorwölbung der Papille (= **Stauungspapille**), Gesichtsfeldausfälle (vergrößerter blinder Fleck), auslösbare Greifreflexe (Hand und Mund), Druckschmerzhaftigkeit der oberen Trigeminus-Austrittspunkte
2. Röntgen: **CCT** zur Diagnose des Grundleidens, perifokale Ödeme meist gut sichtbar
3. Neurologisches Konsil mit EEG: Herdbefund und Allgemeinveränderungen mögl.
KEINE Lumbalpunktion! wegen der Gefahr der Einklemmung bei Druckabfall durch die Punktion (daher vor Lumbalpunktion immer Augenhintergrund zum Ausschluss einer Stauungspapille spiegeln!)
4. Hirndruckmessung mittels Ventrikelkatheter od. epiduraler Drucksonde

Ther:
- Konservativ: 30° **Oberkörperhochlagerung**, milde **Hyperventilation** (Ziel: pCO_2 30 mmHg), **Osmotherapie** mit Mannitol (4 x 125 ml 20%ig/Tag) über zentralen Zugang, alternativ auch NaCl 10%ig 125 ml mögl.
- Med: **Glukokortikoide** (Dexamethason, Fortecortin® 4 x 4 mg/Tag) präoperativ und einige Tage postoperativ bei vasogenem Ödem (Hirntumoren). Bei inoperablen Gehirntumoren auch als Glukokortikoid-Dauermedikation mit ¼ der Dosis.
Barbiturate (Pentobarbital) als kurzfristige Medikation zum Abfangen von Druckspitzen mögl.
- Operativ:
  – Operable Raumforderungen werden immer neurochirurgisch entfernt
  – Palliativ: Liquorableitung durch Shunt-Anlage bei inoperablem Tumor im Bereich von Hirnstamm od. Kleinhirn
  Trepanation (osteoklastisch), ca. 12 cm groß im Durchmesser bei Versagen der kons. Therapie

Prog: Abhängig von der Grunderkrankung

Kompl: * Bei Steigerung des Hirndruckes auf die Höhe des arteriellen Blutdruckes kommt es zum zerebralen Kreislaufstillstand und damit zum Hirntod
* Massenverschiebung (Herniation von Gehirnteilen) führt zu Einklemmungserscheinungen: In den Tentoriumschlitz (Klin: Strecksynergismen) oder das Foramen magnum (Klin: Apnoe bei Affektion des Atemzentrums in der Medulla oblongata)

HIRNABSZESS

Ät: – **Offenes Schädel-Hirn-Trauma** (direkte Keimverschleppung)
– Fortgeleitete Infektion: Eitrige Sinusitis frontalis, Schädelknochenosteomyelitis, otogene Infektion, eitrige Mastoiditis
– **Hämatogene Streuung** (z.B. bronchopneumonische Infekte, Endokarditis), oft multiple Herde (Mikroabszesse in der grauen Substanz)
– Iatrogen: nach neurochirurgischen Eingriffen, Trepanation bei Blutung od. Hydrozephalus

Path: ♦ Keimspektrum: Staphylokokken, Streptokokken, Pneumokokken
♦ Prädisp: **schlechte Abwehrlage** des Organismus, z.B. Diabetes mellitus, Sarkoidose,

konsumierende Prozesse, Tumoren, HIV-Infektion, Tuberkulose, Immunsuppression, Chemotherapie

Etlg: # Epiduraler Abszess, subdurales Empyem
Hirnabszess (abgekapselter Prozess), phlegmonöse Enzephalitis (Hirnphlegmone)

Klin: ⇒ Meningitische Reizung, **Kopfschmerzen**, Lichtscheu, Übelkeit ⇨ **rasche Entwicklung als DD zu Hirntumoren**
⇒ Fieber, **Bewusstseinstrübung**, psychische Verlangsamung
⇒ Epileptische Anfälle, Hemiparesen, Hirndruckzeichen bei chronischem Prozess

Diag: 1. Anamnese (vorangegangenes Trauma od. Infektion) und klinische Untersuchung: Meningismus?
2. Neurologisches Konsil: Liquorpunktion: trüber Liquor, Pleozytose, Eiweiß vermehrt, Glukose erniedrigt, Laktat erhöht (nur wenn der Abszess in den Liquorraum eingebrochen ist, sonst Normalbefund), EEG: Herd mit Deltawellen, Allgemeinveränderungen
3. Röntgen: **CCT** ⇨ unscharfer, hypodenser Herdbefund, nach Kontrastmittelgabe typisches **ringförmiges Enhancement** (Kontrastmittelanreicherung in der Abszesskapsel)
4. Bei unklarem Befund stereotaktische Biopsie über Bohrlochkraniotomie

Ther: • Konservativ: Akute Abszesse noch ohne Kapsel werden breit, systemisch **antibiotisch** abgedeckt ⇨ 3er-Kombination mit Cephalosporin (z.B. Cefotaxim, Claforan®) + Penicillin + Aminoglykosid (z.B. Tobramycin, Gernebcin®) i.v.
• Operativ: Ind: sichere, bakterielle abgekapselte Abszesse, Empyem
- Bei Abszessen und Empyem Kraniotomie und Ausräumung des Abszessgebietes, möglichst mit der Abszesskapsel, evtl. Einlage einer Spüldrainage + systemische Breitspektrumantibiose
- Operative Sanierung des Keimherdes (z.B. Mastoiditis, offenes SHT)

Prog: Letalität 10 %

Kompl * Septische Ausbreitung, Einbruch in das Ventrikelsystem (Pyozephalus internus) bis zur phlegmonösen Enzephalitis (Hirnphlegmone) mit einer sehr schlechten Prognose (Hirnschwellung, Einklemmungszeichen)
* Septische Thrombophlebitis der intrakraniellen Venen
* Spätabszesse noch nach Jahren mögl. (z.B. bei Geschosssplittern)

DD: – **Eitrige Meningitis**, tuberkulöse Meningitis, Enzephalitis durch Viren
– Phlegmone der Kopfschwarte, Osteomyelitis des Schädelknochens
– Hirntumoren

INTRAKRANIELLE BLUTUNGEN

Etlg: Von außen (Schädelknochen) nach innen (Gehirn) geordnet:
Epiduralblutung, Epiduralhämatom, ICD-10: I62.1
Subduralblutung, Subduralhämatom, ICD-10: I62.0-
Subarachnoidalblutung, ICD-10: I60.-
Intrazerebrale Blutung, ICD-10: I61.- = intraparenchymatöse Massenblutung (machen ca. 15 % d. apoplektischen Insulte aus) und intraventrikuläre Blutung

Ät: – Traumatisch: als Früh- oder Spätmanifestation nach **SHT** als subdurale Blutung (50 % d.F.), epidurale Blutung (30 % d.F.), Subarachnoidalblutung (10 % d.F.) oder intraparenchymatöse Blutung (10 % d.F.)
– Spontan: **Arteriosklerose, arterielle Hypertonie**, Angiome, Aneurysmen (insb. Subarachnoidalblutung), Gerinnungsstörungen (Hämophilie, Antikoagulanzientherapie, HELLP-Syndrom), **Tumorblutungen**, Vaskulitiden

Diag: 1. Anamnese, Fremdanamnese bei bewusstlosem Patienten, Beginn und Entwicklung der Bewusstlosigkeit? und klinische Untersuchung
2. Röntgen: Schädelübersicht in 2 Ebenen ⇨ Frakturausschluss
CCT (Methode der Wahl) zunächst nativ ⇨ zeigt Blutung und evtl. Einbruch in das Ventrikelsystem, evtl. zerebrale Angiographie (arterielle DSA).
3. Neurologisches Konsil mit Liquorpunktion: Gefahr der Hirnstammeinklemmung bei der Punktion durch erhöhten Hirndruck bedenken! ⇨ blutiger Liquor bei Einbruch einer Blutung in das Liquorsystem

Ther:
- Konservativ: Kleine intrazerebrale Blutungen werden lediglich beobachtet und kontrolliert.
- Operativ: Ind: progrediente Eintrübung oder primär bewusstlose Patienten und nachgewiesene Blutung ⇨ Notfall-Op; intrazerebrale Hämatome >4-9 cm
  - Kraniotomie und Entlastung
  - Bei Hydrocephalus occlusus ⇨ Ventrikeldrainage

Kompl: * Einbruch einer Blutung in das Ventrikelsystem ⇨ Hydrocephalus occlusus, bzw. Hydrocephalus malresorptivus bei Verklebung der PACCHIONI-Granulationen
* Cave: 2-3 Tg. nach Trauma/Aneurysmablutung ⇨ zerebraler Vasospasmus, Proph: Kalziumantagonist Nimodipin (Nimotop®) für 14 Tg.

Op: * Insb. bei Ausräumung großer intrazerebraler Blutungen ⇨ neurologische Ausfälle

DD: – Zerebrovaskuläre Insuffizienz und Apoplex (**ischämisch** bedingt durch arterielle Embolie oder Thrombose)
– **Arteriovenöse Gefäßmissbildungen (Angiome):** mit oder ohne intrazerebrale Blutung od. Hämatom (rindennah)
als: arteriovenöse Rankenangiome, Kavernome (venöse Gefäßräume mit Bindegewebesepten, in bis zu 50 % d.F. aut.-dom. erblich, Chrom. 7q21-22, 7p13-15, 3q25-27), venöse Angiome, Teleangiektasien, kraniozerebrale Hämangiome, Mikroangiome, erbliche Phakomatosen (STURGE-WEBER-KRABBE-Syndrom mit Naevus flammeus im Trigeminusbereich und meningealen Angiomen)
Epid: m > w (= 2:1), <30. Lj.
Klin: Epilepsie, neurologische Ausfälle, Steal-Syndrom bei arteriovenösem Shuntvolumen
Diag: Angiographie und MRT (2-3 Wochen nach einer Blutung gute Sensitivität, akut schlecht = Angiom ist von einem Hämatom noch nicht abgrenzbar)
Ther-Ind.: immer gegeben, da keine spontane Rückbildung
Ther: operative Entfernung (bei akuter Blutung nach ca. 6 Wo.), ggf. bei Inoperabilität Embolisation oder stereotaktische Radiatio
– **Karotis-Kavernosus-Fistel:** Kurzschluss zwischen A.carotis int. und Sinus cavernosus durch Verletzung bei einer Schädelbasisfraktur oder spontan
Klin: pulsierender Exophthalmus, Chemosis (Schwellung der Konjunktiven), konjunktivale Injektion, Stauungsblutungen in die Netzhaut und Glaskörper, pulssynchrones Ohrgeräusch, pulssynchrones Auskultationsgeräusch über dem Augenbulbus der betroffenen Seite, Affektion der HN III-VI; Diag: Angiographie
Ther: interventioneller Verschluss mittels Ballonkatheter (ggf. mehrere Ballons)
– **Sinusvenenthrombose**
– Hypertensive Enzephalopathie (Status lacunaris)
– Hirntumoren (insb. Meningeome, intrazerebrale Metastasen und Glioblastome)

EPIDURALBLUTUNG

Syn: Epiduralhämatom, ICD-10: I62.1

Ät: – **Schädel-Hirn-Trauma** (SHT) mit Schädelfraktur, insb. temporal (80 % d.F.)
– Selten bei Knochentumoren mit Gefäßarrosion

Path: ♦ Lok: Riss einer **A.meningea** (meist media, temporoparietal) durch Trauma, selten auch epidurales Hämatom durch Blutung aus einem Frakturspalt, einem verletzten Venensinus oder verletzten PACCHIONI-Granulationen mögl.
♦ Die Blutung liegt zwischen Schädelknochen und der Dura mater (die Dura wird dabei abgehoben).

Epid: ◊ Meist jüngere Patienten (20.-45. Lj.)
◊ **M** > w (= 5:1)

Klin: ⇒ **Kurzes freies Intervall:** Commotio cerebri mit Bewusstlosigkeit – dann wach (kurzes freies Intervall für Minuten bis Stunden) – danach zunehmende Bewusstlosigkeit = sekundäre Verschlechterung der Bewusstseinslage durch Compressio cerebri
⇒ Kontralaterale Paresen, **homolaterale Pupillenerweiterung** (Hirnnerv-III-Lähmung), Hirnnerv-VI-Parese, Streckkrämpfe

Diag: 1. Anamnese (Trauma) und klinische Untersuchung: Bewusstseinslage, Anisokorie
2. Röntgen: Schädelübersicht ⇨ temporale Fraktur oder Schädelbasisfraktur
CCT (nativ): hyperdense, scharf abgegrenzte, linsenförmige konvexe Raumforderung unter der parietalen Schädelkalotte
Ggf. Angiographie
3. Neurologisches Konsil mit EEG: Abflachung d. betroffenen Halbseite

Ther: • Operativ: Ind: **sofortige Op** indiziert
- Notfallmäßige Trepanation und Entlastung des Hämatoms
- Bei notfallmäßiger Op in einem peripheren Krankenhaus ⇨ KÖHNLEIN-Bohrung = Entlastungslöcher vor und hinter dem Ohr auf der betroffenen Seite in der Höhe der Augenbrauen bohren

Prog: Bei rechtzeitiger Entlastung des Epiduralhämatomes günstig. Letalität 30 %, 20 % d. Pat. bleiben behindert.

Kompl: Hirndruck, Einklemmung des Hirnstammes in den Tentoriumschlitz ⇨ Dezerebrationssyndrom mit Streckhaltung

DD: Subduralblutung, intrazerebrale Blutung

SUBDURALBLUTUNG

Syn: Subduralhämatom, ICD-10: I62.0-

Ät: – Starkes Schädel-Hirn-Trauma (SHT)
– Antikoagulanzien- oder Lyse-Therapie

Path: ♦ Zerreißung von **Brückenvenen** (spannen sich zwischen Gehirnoberfläche und den Venensinus aus)
♦ Hämatom liegt zwischen Dura mater u. der Gehirnoberfläche/Arachnoidea (Leptomeninx)

Etlg: # **Akutes Subduralhämatom** ⇨ starkes SHT mit ausgeprägten Kontusionen
Chronisches Subduralhämatom ⇨ nach Bagatelltrauma, meist alte Pat. (60.-80. Lj.), auch bei Antikoagulation (Phenprocoumon, Marcumar®) od. Streptokinasetherapie (dann auch beidseitig mögl.)

Klin: ⇒ Akut: starkes SHT ⇨ Pat. oft initial schon bewusstlos, kontralaterale Hemiplegie, Streckkrämpfe, ipsilaterale Ophthalmoplegie, Mydriasis

⇒ **Chronisches Subduralhämatom** (Symptome erreichen ihr Maximum erst nach 2-3 Monaten nach einem Bagatelltrauma) ⇨ Kopfschmerzen, Druckgefühl, Merkschwäche, Konzentrationsstörungen, Desorientiertheit, "Alterspsychose"

Diag: 1. Anamnese (Trauma vor längerer Zeit bei chron. Form) und klinische Untersuchung, Bewusstseinslage
2. **CCT** (nativ): Konkave, sichelförmige, nicht scharf begrenzte Form subduraler Hämatome entlang der Schädelkalotte, Mittellinienverlagerung, je nach Alter des Hämatoms (von frisch – alt) hyper-, iso- oder hypodens, oft auch verschiedene Dichte bei kleinen frischen Blutungen in das Hämatom

Ther: • Akutes Subduralhämatom ⇨ notfallmäßige Kraniotomie, Duraeröffnung und Entlastung
• Chronisches Subduralhämatom ⇨ Bohrlochkraniotomie, Eröffnung der Hämatomkapsel und Ausräumung, Spülung u. subdurale Drainage für 2-4 Tage

Prog: Akutes Subduralhämatom: meist schlechte Prognose (Mortalität bis zu 90 %)
Chronisches Subduralhämatom: sehr gute Prognose (meist keine neurologischen Ausfälle)

Kompl: Ein chronisches Subduralhämatom bildet nach einiger Zeit eine Kapsel aus.

DD: – Pachymeningeosis haemorrhagica interna = subdurales Hämatom bei Alkoholikern
– Subdurales Hygrom (Flüssigkeitsansammlung nach traumatischer Verletzung der Arachnoidea)

SUBARACHNOIDALBLUTUNG

Syn: SAB = Sub̲a̲rachnoidalb̲lutung, engl. subarachnoid haemorrhage or bleeding, ICD-10: I60.-

Ät: – **Angeborene Aneurysmen** (Manifestationsalter früh, familiäre Disposition): Fehlbildung der Tunica media der Gefäßwand ⇨ umschriebene Ausstülpung der Gefäßwand
– **Arteriovenöse Angiome** (insb. im A.cerebri-med.-Gebiet über d. Konvexität einer Hemisphäre) = angeborene Gefäßmissbildung mit Kurzschluss zwischen erweiterten Arterien und Venen ohne zwischengeschaltete Kapillaren
– Arteriosklerotische Aneurysmen (Manifestationsalter: Senium)
– Selten entzündliche Gefäßerkrankung, bakterielle Embolie der Vasa vasorum („mykotische" Aneurysmen), Arrosion durch Hirntumoren oder Metastasen, hämorrhagische Diathese

Path: ♦ Lok: **Hirnbasisarterien** (Circulus arteriosus cerebri WILLISII, s. Abb.), frontobasal die A.communicans ant., A.carotis int., A.cerebri media u. anterior, seltener vertebrobasilär
♦ In 85 % im vorderen Anteil des Circulus arteriosus cerebri, meist an den **Gabelungsstellen**
♦ Ausbreitung der Blutung im Subarachnoidalraum
♦ In 10-15 % d.F. findet sich ein Zweitaneurysma, auch multiple Aneurysmen mögl.

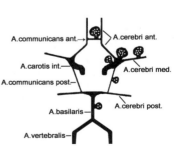

Epid: ◊ Prädisp.alter: 30.-60. Lj., w > m
◊ Inzidenz: 10-15/100.000/Jahr

Klin: ⇒ Kleine, nicht rupturierte Aneurysmen oder Angiome können klinisch stumm sein
⇒ Rezidivierende Kopfschmerzen mit flüchtigen neurologischen Hirnnervenausfällen bei nicht rupturierten Aneurysmen oder Angiomen

⇒ Aneurysmaruptur: schlagartiger **Vernichtungskopfschmerz** ("wie noch nie") okzipital/nuchal od. diffus (2/3 d.F. ohne besonderes Ereignis, 1/3 d.F. nach besonderer Anstrengung, z.B. Pressakt, Heben schwerer Lasten, Koitus)
⇒ 1/3 d. Pat. initial bewusstlos, 1/3 benommen
⇒ Übelkeit, Erbrechen, Schweißausbruch, **Meningismus**, LASÈGUE-Zeichen pos., BABINSKI pos. (50 % d.F.), neurologische Ausfälle je nach Lok. (Hemiparesen, Aphasie, fokale Anfälle, Blasenstörung, Gangataxie, einseitige Ophthalmoplegie, Hirnnervenstörungen, insb. II., **III**. (N.oculomotorius häufig betroffen wegen der Nähe zur A.carotis int., A.com. ant. u. A.cerebri post.), IX., X. u. XI., Sehstörungen, psychoorganische Symptome)

Etlg: Nach HUNT u. HESS (1968) bez. der Klinik des Patienten

Grad I	Patient wach, **minimale Kopfschmerzen**, evtl. leichter Meningismus
Grad II	Patient wach, starke Kopfschmerzen, **Meningismus**
Grad III	Patient **somnolent** und desorientiert
Grad IV	Patient **soporös** bis komatös, ausgeprägte **fokale neurologische Ausfälle** (Halbseitensymptome, Dysphasie) oder beginnende Dezerebrationserscheinungen, Pupillenreaktion und Schmerzreaktion noch vorhanden, vegetative Dysregulation
Grad V	Patient tief **komatös, Dezerebration**, evtl. Einklemmungserscheinungen, keine Pupillenreaktion

Diag:
1. Anamnese, bzw. Fremdanamnese bei Bewusstlosigkeit
2. Klinische Untersuchung: neurologischer Status, Augenhintergrund: papillennahe lachenförmige Blutungen oder großflächige Glaskörperblutung (TERSON-Syndrom)
3. Röntgen: **CCT:** nativ ⇨ Nachweis von Blut in den basalen Zisternen, ggf. auch MRT
Angiographie zur genauen Aneurysmalokalisation (in gleicher Sitzung kann dann ggf. der interventionelle Eingriff erfolgen), bei 10 % d. Pat. lässt sich auch damit keine Blutungsquelle finden ⇨ diese Pat. haben aber i.d.R. eine gute Prog. (Letalität <5 %)
4. Neurologische Untersuchung mit Liquorpunktion: **blutiger Liquor**, bei älterer SAB (>8 Std.) xanthochromer (gelblicher) Liquor mit Nachweis von freiem Hämoglobin, Siderophagen (hämosiderinspeichernde Erythrophagen)
5. EKG-Veränderungen (ST-Strecke, U-Welle, Ursache dafür nicht bekannt)
6. Transkranieller Doppler: Diagnostik u. Verlaufskontrolle der blutungsbedingten Spasmen
7. Evtl. Anlage einer epiduralen Drucksonde zur Kontrolle des Hirndrucks

Ther:
- Akut: Sicherung der Vitalfunktionen, Analgetika (Buprenorphin, Temgesic®) und Tranquilizer (Diazepam, Valium®), Bettruhe, ggf. maschinelle Beatmung
- Bei sicherer SAB ⇨ Verlegung d. Pat. in eine **neurochirurgische Klinik**
- Konservativ/interventionell: inoperable Aneurysmen können transvaskulär Ballon-embolisiert werden
Bei Aneurysmen <10 mm können über einen speziellen Katheter mehrere kleine, ablösbare **Platinspiralen** in das Aneurysma eingebracht werden und dieses wird damit verschlossen (sog. Aneurysma-Coiling, s. Abb.). Nachteil: Rezidiv mögl. ⇨ angiographische Nachkontrolle nach 6 u. 24 Mon. erforderlich.
Vorteil: keine Op notwendig, mit dem Verfahren können heute etwa 2/3 aller Aneurysmen behandelt werden.

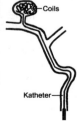

- Operativ: Ind: wenn eine interventionelle Ther. nicht mögl. ist, bei Grad I-III Früh-Op. in den ersten 48-72 Std., Grad IV und V nach 2-3 Wochen (keine Gefäßspasmen mehr)
  – Zugang: Kraniotomie
  – Darstellung des Aneurysmas und Anbringen eines **Aneurysma-Clips**
- Prophylaxe zerebraler Vasospasmen nach Subarachnoidalblutung mit Kalziumantagonist Nimodipin (Nimotop®) für 14 Tage (initial 1 mg/Std. für 2 Stunden, dann 2 mg/Std.)
- Selbsthilfegruppen: Verein für Hirn-Aneurysma-Erkrankte e.V., Brüelstr. 15, 78462 Konstanz, Internet: www.hirn-aneurysma.de

Neurochirurgie | Seite 453

Prog: Frühmortalität 15 % d.F., bei Nachblutung sehr schlechte Prognose (Mortalität bei Rezidiv ca. 60-70 %!), Gesamtmortalität ca. 30-45 %, Grad I-III Mortalität 6-8 %. Die Überlebenschance wird durch Op etwa verdoppelt!

Kompl:
* **Nachblutung** (in den ersten 14 Tagen) mit hoher Mortalität (60 %)
* **Gefäßspasmen** (Beginn am 2.-3. Tag, Maximum zw. 7. u. 10. Tag, Dauer bis 3 Wo., Kontrolle durch transkranielle Dopplersonographie) mit der Gefahr der Ischämie
* **Hirntamponade** durch die Blutung in das Ventrikelsystem u./od. Liquorraum ⇨ hohe Letalität
* **Hydrocephalus** communicans occlusus + aresorptivus durch Verklebungen im Bereich der PACCHIONI-Granulationen ⇨ Ther: Ventrikeldrainage
* Hirnorganisches Psychosyndrom
* Gleichzeitiges Vorliegen von Zystennieren (4-6 % d. Pat.)
* Chronische Subarachnoidalblutung (die Blutungsquelle lässt sich in 50 % d.F. nicht finden): superfizielle Siderose (Eisenablagerung auf Gehirn, Hirnnerven und Rückenmark) ⇨ progredienter Hörverlust, Demenz, zerebellare Ataxie, Myelopathie mögl.

DD:
– **Arteriovenöse Angiome** (arteriovenöse Gefäßmissbildungen) ohne Blutung, Epid: M > w (= 2:1), Symptome meist in der Pubertät beginnend, insb. mit fokalen Anfällen, Diag: MRT u. Angiographie, Ther: Interventionelle (präoperative) Embolisation + operative Entfernung, fokale stereotaktische Radiatio (bei inoperablen Angiomen)
– Starker Migräneanfall, Donnerschlagkopfschmerz (schlagartiger extremer Kopfschmerz, wie bei einer SAB; Ät: Vasospasmus intrakranieller Gefäße)
– TOLOSA-HUNT-Syndrom (retroorbitale Entzündung mit HN III-, IV-, VI-Parese und einseitige Kopfschmerzen, Ther: Glukokortikoide)

INTRAZEREBRALE BLUTUNG

Syn: Hirnmassenblutung, hämorrhagischer Insult, engl. intracerebral bleeding, ICD-10: I61.-

Ät:
– 80 % haben eine **arterielle Hypertonie, Arteriosklerose** ⇨ hypertensive Krise als Auslöser
– Traumatisch: meist in Verbindung mit epiduralen-/subduralen Hämatomen bei starkem **Schädel-Hirn-Trauma**
– Selten: **Antikoagulanzientherapie** (7- bis 10faches Risiko), hämorrhagische Diathese, Alkoholismus, sekundäre Einblutung in einen ischämischen Hirninfarkt oder Hirntumor / Metastase (Melanom, Nierenzellkarzinom), blutendes Angiom, Eklampsie, perinatale Blutung, Drogen (Ecstasy, Kokain, Crack, Amphetamine), iatrogen: Lysetherapie

Path: Lok: 65 % d. Hämatome liegen medial od. lateral der **Capsula interna** im Bereich der **Stammganglien** (Thalamus), im temporoparietalen oder temporofrontalen Marklager, parietookzipital, seltener Kleinhirn/Hirnstamm (10 % d.F.)

Epid:
◊ Prädisp.alter: 50.-70. Lj., m > w
◊ Intrazerebrale Blutungen machen ca. 15 % der apoplektischen Insulte aus (Rest sind ischämische Insulte, s.o.)

Klin:
⇒ **Kopfschmerzen**, Erbrechen
⇒ Ca. 50 % d. Pat. **bewusstlos** und Streckkrämpfe ⇨ schlechte Prognose
⇒ Je nach Lok. neurologische Ausfallerscheinungen (**Halbseitensymptomatik**, Hirnstammsymptomatik s.u. Kapitel Hirnstammsyndrome, epileptische Anfälle)
⇒ Thalamusnahe Herde: brennende halbseitige Schmerzen, Temperaturempfinden gestört, ipsilaterales HORNER-Syndrom (Ptosis, Miosis, Enophthalmus)
⇒ Subthalamische Herde: Störung der thermoregulatorischen Schweißsekretion (Läsion der ungekreuzten, absteigenden zentralen Sympathikusbahnen), Lichtüberempfindlichkeit

⇒ **Pseudobulbärparalyse** = Schädigung der supranukleären Bahnen zu den Hirnnervenkernen mit Zwangslachen, Zwangsweinen, Dysarthrie, pathognomonisch ist die Steigerung des Masseterreflexes (Läsion ist im 1. Motoneuron oder im Trac.corticonuclearis [vor dem 2. Motoneuron = Hirnnervenkerne] lokalisiert)

⇒ **Operkulum-Syndrom** (pathologischer Prozess im Bereich des Operculum über der Insula) mit Gesichtslähmung, Schluckstörung, Gaumensegelparese, Zungenparese bei normalen unwillkürlichen Bewegungen wie Gähnen, Lachen, Husten, Lidschlag

Diag: 1. Anamnese und klinische Untersuchung: Pyramidenbahnzeichen, Pupillenstörung (miotische, aber noch auf Licht reagierende Pupillen)
2. Röntgen: **CCT** nativ immer durchführen ⇨ Raumforderung (oft auch erst nach Tagen sichtbar) + perifokales Ödem, im Verlauf später Zystenbildung; wichtig ist die Abgrenzung zum ischämischen Insult!
Ggf. Angiographie zur Blutungslokalisation
3. Neurologisches Konsil mit Liquorpunktion: bei ventrikelnaher oder oberflächlicher Blutung xanthochromer, bei Ventrikeleinbruch blutiger Liquor

Ther:
- Konservativ: Kleine Hämatome werden nur **beobachtet** und kontrolliert, bei größerem perifokalem Ödem Glycerosteril i.v.
- **Mobilisierende Krankengymnastik** und optimale Lagerung zur Vermeidung von Kontrakturen und Lungenfunktionsstörungen, ggf. logopädische Behandlung
- Psychosomatische Begleitung, Gesprächstherapie, da die Pat. häufig depressiv werden.
- Operativ: Ind: große Hämatome
  - Neurochirurgische Ausräumung (insb. bei Kleinhirnhämatomen)
  - Externe Ventrikeldrainage bei Ventrikeleinbruchsblutung mit Liquorstau

Prog: Kleine Hämatome resorbieren sich von selbst in ca. 2 Monaten.
Intrazerebrale Blutungen mit initial bewusstlosem Pat. haben eine schlechte Prognose. Ein Jahr nach einem Blutungsereignis sind 40-50 % d. Pat. verstorben.

DD:
- **Ischämischer Insult**
- Hämangiome, angeborene Gefäßmissbildungen, Hirntumoren, Tumormetastasen
- Hypertensive Krise mit neurologischen Symptomen, Ther. akut Nifedipin (Adalat®)

HIRNTUMOREN

Syn: Intrakranielle Tumoren, ZNS-Tumoren, engl. brain tumours, *bösartige Neubildung der Meningen und des Gehirns*
ICD-10-Einteilung je nach Lok.: alle Hirntumoren C71.0 - C71.9, Meningeome C70.-

Ät: Genaue Ätiologie letztlich unklar, diskutiert werden u.a.
- Spontane Neubildung, onkogene Viren, Karzinogene, ionisierende Strahlung
- Entwicklungsgeschichtliche Fehlbildungen
- Familiäre, genetische (hereditär) und hormonale Faktoren

Epid: ◊ Inzidenz: 10/100.000/Jahr, ca. 7.600 Neuerkrankungen/Jahr in Deutschland
◊ Altersgipfel: bei der Mehrzahl der Gehirntumoren zwischen **40.-70. Lj.** und im **Kindesalter** (ca. jeder 12. Hirntumor kommt bei einem Kind unter 15 Jahren vor)
◊ Kinder: zweithäufigste Tumorentität (nach den Leukämien)

Path: Histologisches Grading (Einteilung bezüglich der Malignität nach KERNOHAN):
G1 - gut differenziert (I)   G3 - schlecht differenziert (III)
G2 - mäßig differenziert (II)   G4 - undifferenziert (IV)

Etlg: Nach der entwicklungsgeschichtlichen Herkunft
- # Neuroepitheliale Tumoren (ca. 50 % d.F., auch als **Gliome** zusammengefasst): Astrozytome, Glioblastome, Oligodendrogliome, Medulloblastome, Neurinome, Gangliozytome und -blastome, Spongioblastome, Ependymome, Plexustumoren, Pinealome
- # Mesodermale Tumoren (ca. 20 %): **Meningeome**, Sarkome, Angioblastome
- # Ektodermale Tumoren (ca. 10 %): **Hypophysentumoren**, Kraniopharyngeome
- # Keimzelltumoren (ca. 2-3 %): Germinome, Epidermoide, Dermoide, Teratome, Hamartome
- # Intrazerebrale Metastasen (ca. 6-20 %): Bronchialkarzinom, Mammakarzinom, Nierenzellkarzinom, malignes Melanom, Lymphome, Prostatakarzinom, Karzinome des Magen-Darm-Traktes

Klinische Etlg. in Beziehung zur Lage zum Tentorium cerebelli (= bildet eine Trennlinie zwischen Großhirn und Hirnstamm mit Kleinhirn):
- ⋏ Supratentoriell ⇨ Klin: häufig Herdsymptome
- ⋎ Infratentoriell ⇨ Klin: häufig Störung der Liquorpassage, Kleinhirnfunktionsstörungen

Häufigkeitsverteilung der bevorzugten Tumoren bei Kindern und Erwachsenen in Bezug zur Lage zum Tentorium cerebelli:

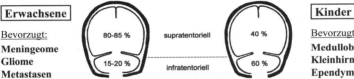

Erwachsene		Kinder
Bevorzugt: Meningeome Gliome Metastasen	80-85 % supratentoriell 40 % 15-20 % infratentoriell 60 %	Bevorzugt: Medulloblastome Kleinhirnastrozytome Ependymome

TNM-Klassifikation: diese wurde für Hirntumoren 1998 von der UICC (Union Internationale Contre le Cancer) gestrichen, da sie kaum angewandt wurde und sich nicht bewährt hatte.

Klin: **Frühsymptome einer intrakraniellen Raumforderung** ⇨ immer Diagnostik durchführen!
- ⇒ Neu aufgetretene, ungewohnte **Kopfschmerzen**
- ⇒ Neu aufgetretene **epileptische Anfälle** (besonders jenseits des Kindesalters)
- ⇒ **Wesensänderung, Verhaltensänderung**, Ermüdbarkeit, Konzentrationsstörungen, Antriebslosigkeit, Dysphorie
- ⇒ Neurologische Herdsymptome: Hemiparesen, Sensibilitätsstörungen, Sehstörungen, Sprachstörungen, Geruchsstörungen, Apraxie

Alarmsymptome von Hirntumoren
- ♦ Störungen des Bewusstseins
- ♦ Doppelbilder (Hirnstamm-Affektion)
- ♦ Atem- und Kreislaufregulationsstörungen (Medulla oblongata)
- ♦ Stauungspapille
- ♦ Positives BABINSKI-Zeichen

"Klinische Malignität" (= intrakranielle Komplikationen unabhängig von d. Dignität) von Hirntumoren wird bestimmt durch folgende Auswirkungen:
- ⊃ Primäre Raumforderung + **weitere Raumforderung** (insb. durch perifokales Ödem)
- ⊃ **Massenverschiebungen** und Herniationen (s. Abb.) ⇨ **Einklemmungssymptome** bis hin zur Dezerebration
- ⊃ Direkte oder indirekte Beeinträchtigung der **Durchblutung** ⇨ Apoplexie mögl., Hirnmassenblutung durch Gefäßarrosion im Tumorgebiet („apoplektisches Gliom")
- ⊃ Beeinträchtigung der **Liquorzirkulation** (Hydrozephalusbildung)
- ⊃ Direkte oder indirekte Beeinträchtigung der **vitalen Zentren** im Hypothalamus und Hirnstamm (insb. bei den infratentoriellen Tumoren)
- ⊃ Vorschädigungen (z.B. TIA, Infarkte)

Allgemeine klinische Symptome der Hirntumoren in Abhängigkeit von der Lokalisation

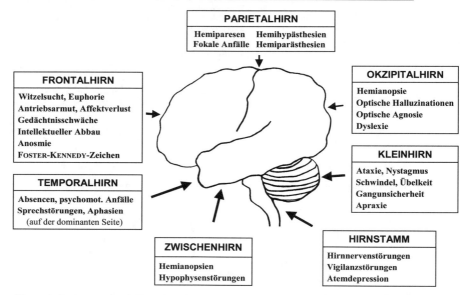

PARIETALHIRN
Hemiparesen   Hemihypästhesien
Fokale Anfälle   Hemiparästhesien

FRONTALHIRN
Witzelsucht, Euphorie
Antriebsarmut, Affektverlust
Gedächtnisschwäche
Intellektueller Abbau
Anosmie
FOSTER-KENNEDY-Zeichen

OKZIPITALHIRN
Hemianopsie
Optische Halluzinationen
Optische Agnosie
Dyslexie

KLEINHIRN
Ataxie, Nystagmus
Schwindel, Übelkeit
Gangunsicherheit
Apraxie

TEMPORALHIRN
Absencen, psychomot. Anfälle
Sprechstörungen, Aphasien
(auf der dominanten Seite)

ZWISCHENHIRN
Hemianopsien
Hypophysenstörungen

HIRNSTAMM
Hirnnervenstörungen
Vigilanzstörungen
Atemdepression

Diag:
1. Anamnese (auch Fremdanamnese, z.B. Anfälle, Wesensänderung), Alter des Pat.
2. Neurologische Untersuchung: Reflexstatus, neurologische Defizite, Augenhintergrund spiegeln (Stauungspapille als Hirndruck-Zeichen?)
   EEG, evtl. mit Brain-Mapping ⇨ fokale Herde, Allgemeinveränderungen
3. **Bildgebung:** bei Rö-Schädel in 2 Ebenen: Wolkenschädel, Sellaerweiterung, Entkalkung des Dorsum sellae, Mittellinienverlagerung einer verkalkten Glandula pinealis?
   MRT od. **CCT** ⇨ Raumforderung, perifokales Ödem, Verkalkungen
   Angiographie ⇨ Vaskularisierung des Tumors
4. Stereotaktische Biopsie (nach vorheriger exakter Ausmessung im CT) mit Zielgerät über ein kleines Bohrloch (in Lokalanästhesie mögl.) ⇨ Histologie (bei sehr großen, primär inoperablen Tumoren indiziert, um die Diagnose zu sichern)
5. Intraoperatives Monitoring: Durchgeführt werden z.B. NLG, VEP, SEP zur Kontrolle möglicher Ausfälle, evtl. auch intraoperative Reizungen des Kortex zur Bestimmung wichtiger Zentren (um diese dann zu umgehen)

Ther:
- **Konservativ:** Radiatio (50 Gy) bei inoperablen Tumoren, bei nur subtotal resezierten Tumoren Grading III od. IV Chemotherapie durch Einlage von BCNU (1,3-<u>b</u>is(<u>c</u>hlorethyl)-1-<u>n</u>itros<u>o</u>urea, Carmustine) in das Tumorbett
  - Med: Glukokortikoide zur Behandlung des Hirnödems 4 x 4 mg Dexamethason/Tag (Fortecortin®)
  - Wurden präoperativ Antiepileptika wegen zerebralen Anfällen gegeben, sollten diese postoperativ noch ein ½ Jahr weiter gegeben und dann ausgeschlichen werden
  - Schmerztherapie bei Tumorschmerzen mit normalen Analgetika + Opiate (z.B. Morphinsulfat, MST®) nach einem festen Stufen- und Zeitplan (s.o., Kap. Schmerztherapie)
- **Operativ:** Subtotale oder möglichst **totale Tumorexstirpation**: Kraniotomie und makrooder **mikrochirurgische Op**, neuerdings auch endoskopisch (mit speziellen Miniendoskopen und Spezialinstrumenten/Laser, z.B. für Op am Ventrikelsystem bei Okklusivhydrozephalus) mögl. Perioperative Antibiotikaprophylaxe mit einem Cephalosporin.
  - Postoperativ: Intensivtherapie für meist 1-2 Tage
  - Liquordrainage bei Hydrozephalus und Gefahr der Einklemmung

- Allgemeine Verhaltensregeln nach Hirntumoren-Op: Längere Ruhephasen, ausreichend Schlaf, kein Alkohol, Nikotin oder Drogen, zentral wirksame Medikamente haben meist einen verstärkten Effekt
- Selbsthilfegruppen: Deutsche Hirntumorhilfe e.V., Karl-Heine-Str. 27, 04229 Leipzig, Tel.: 0341 59093-96, Fax: -97, Internet: www.hirntumorhilfe.de

Kompl: Einblutung in das Tumorgebiet ("apoplektisches Gliom") mit akuter klinischer Verschlechterung des Zustandes des Pat.

DD:
- **Keimzelltumoren** (Missbildungstumoren): **Germinome, Teratome, Epidermoide** (25.-45. Lj., Lok: Schädelbasis), **Dermoide** (Kindesalter, Lok: parapontin, parapituitär, Oberkiefer-Augen-Schlusslinie), **Hamartome** (fehlerhaftes embryonales Gewebe ohne Proliferationstendenz), Ther: Totalexstirpation ⇨ Prog. im Allgemeinen gut
- **Retikulumzellsarkome** (sind **maligne Lymphome** des ZNS (gehören zu den Non-HODGKIN-Lymphomen), ca. 2 % aller Hirntumoren, ICD-10: C83.3): hoch maligne (G IV), diffus infiltrierend wachsend, gehäuft bei HIV-Infektion oder Immunsuppression (z.B. nach Transplantationsmedikation), Ther: Chemotherapie mit Cytosin-Arabinosid + Methotrexat und Strahlentherapie (40 Gy) sowie Gabe von **Glukokortikoiden** (Dexamethason, Fortecortin®), keine Op. indiziert (keine Überlebenszeitverlängerung), insg. schlechte Prog.
- Chordome und Chondrosarkome der Schädelbasis
- **Arachnoidalzysten**, enthalten Liquor-ähnliche Flüssigkeit. Lok: Zisternen, SYLVII-Furche (= Sulcus lat.), Großhirnkonvexität, CCT: Raumforderung niedriger Dichte (oft Zufallsbefund), Ther: Nur bei Symptomatik erforderlich ⇨ Marsupialisation (Zysteneinnähung) oder Ableitung über einen Shunt in das Peritoneum
- **Kolloidzysten** (meist im III. Ventrikel ⇨ können das Foramen interventriculare MONROI verschließen ⇨ Verschlusshydrozephalus mit Dilatation der Seitenventrikel, Ther: bei Größe >2 cm Zugang auf der nicht-dominanten Hirnseite und Exstirpation)
- Septum-pellucidum-Zyste (Syn: Cavum septi pellucidi, sog. „V. Ventrikel"): Erweiterung des Septum pellucidum zwischen den Vorderhörnern, evtl. mit Fortsetzung nach okzipital als Cavum vergae, hat keine pathologische Bedeutung
- Entzündlich: Enzephalitis, Hirnabszesse, Tuberkulome, Granulome, Gummata, parasitäre Zysten (z.B. Hydatidenzysten, Zystizerkose)
- Vaskulär: zerebrovaskuläre Insuffizienz, intrakranielle Blutungen, intrazerebrale Hämatome, chron. subdurales Hämatom, angeborene Gefäßmissbildungen, Angiome, Kavernome, Sinusvenenthrombose
- LI-FRAUMENI-Syndrom: familiäres Krebssyndrom mit TP53-Gendefekt (Tumorsuppressorgen, aut.-dom. erblich, Chromosom $17_{p13.1}$) ⇨ Risiko für Hirntumoren, Mammakarzinom, Sarkome, Leukämien
- Granulome bei Sarkoidose
- Umschriebene hirnatrophische Prozesse

ASTROZYTOME

Anatomie: Tumoren aus der Reihe der Neurogliazellen = **Gliome**. Astrozyten sind die größten Gliazellen mit zahlreichen zytoplasmatischen Zellfortsätzen. Sie bilden das Stützwerk des Nervengewebes.

Path:
- Dignität: je nach Entdifferenzierung G I-III, G IV = Glioblastom (Einteilung bezüglich der Malignität nach KERNOHAN)
  G I u. II ⇨ langsames Wachstum, in der Randzone gelegentlich infiltrierend wachsend, geringer Masseneffekt
  G III ⇨ schnelles Wachstum, starkes perifokales Ödem
- Histo: Gliazellen mit bläschenförmigen Kernen, je nach Malignität buntes Bild aber mit weniger Zellen und Mitosen/Atypien als das Glioblastom
  Fibrilläre Astrozytome: Bipolare, faserreiche Astrozyten
  Protoplasmatische Astrozytome: Große Zellen mit homogen-eosinophilem Zytoplasma

- **Lok:** Marklager von **Frontalhirn** und Temporallappen bevorzugt, seltener Parietal- od. Okzipitallappen

Epid: ◊ Prädisp.alter: insg. Gipfel um 40. Lj., Astrozytome G I u. II mittleres Lebensalter, G III höheres Lebensalter

◊ **M** > w (= 2:1)

◊ 25 % der primären Hirntumoren sind Astrozytome (häufigster primärer Hirntumor), bei Kindern 50 % der Hirntumoren

Etlg: # Nach der Dignität: G I bis IV nach KERNOHAN
Das Astrozytom G IV entspricht dabei histologisch dem Glioblastoma multiforme (s.u.)
Nach dem pathoanatomischen Aspekt: fibrilläre Astrozytome ⇨ feste Konsistenz
protoplasmatische Astrozytome ⇨ weiche Konsistenz
Sonderformen: pilozytisches Astrozytom und Spongioblastom (s.u. bei DD)

Klin: ⇒ Bei den niedrig malignen Astrozytomen Beschwerdeentwicklung über einen langen Zeitraum möglich, z.B. Kopfschmerzen, psychische Alterationen
⇒ **Krampfanfälle**, insb. fokale Epilepsie, z.B. JACKSON-Anfälle
⇒ Später: Neurologische Herdsymptome, z.B. Hemiparesen, Hemianopsie, Sprachstörungen (Aphasie), Ataxie

Diag: 1. Anamnese und klinische, neurologische Untersuchung (s.o.)
2. Bildgebung: Im **MRT/CCT** oft Zone verminderter Dichte, mit dem Grad der Entdifferenzierung nimmt die Kontrastmittelanreicherung zu, zystische Strukturen möglich, Kalzifizierungen kommen gelegentlich vor. Im frühen Stadium niedrig maligner Astrozytome kann der radiologische Nachweis noch negativ sein!
In der ^{1}H-MR-Spektroskopie ist eine Differenzierung der Dignität mögl.
3. Bei sehr kleinen hypodensen Raumforderungen im CCT ohne Kontrastmittel-Enhancement, ggf. Biopsie und CT-Verlaufskontrollen

Ther: • Operativ: Ind: grundsätzlich indiziert, oft aber wegen der intrazerebralen Lokalisation an wichtigen Stellen nicht durchführbar
- Resektion im Gesunden, wenn dies neuroanatomisch ohne großen Funktionsverlust möglich ist.
• Radiatio postoperativ (54 Gy in 1,8 Gy-Fraktionen) bei G III / IV
• Chemotherapie (PCV-Schema) nur bei Rezidiv od. Progression nach Strahlentherapie

Prog: 5-JÜR bei G I 50-95 %, bei G II 30 %, bei G III 10 %, G IV s. Glioblastome
Bei niedrig-malignen Astrozytomen auch Dauerheilung mögl.
Auch radikal entfernte Astrozytome können rezidivieren (noch nach bis zu 20 Jahren).

Kompl: * Übergang (maligne Entartung) in ein Glioblastom mögl.
* Gliomatosis cerebri: diffuses anaplastisches Astrozytom/Gliom im gesamten Gehirn ausgebreitet = plurifokale Herde unterschiedlicher Malignität
* Rezidiv noch nach Jahrzehnten mögl. und Phänomen der **malignen Progression** = Rezidive haben häufig eine höhere Malignität als der Primärtumor

Op: * Bleibende neurologische Defizite, je nach Resektion wichtiger Strukturen

DD: – Spongioblastome (auch Mittelliniengliome genannt): benignes Astrozytom G I-II mit Lok. im Fasciculus **opticus** od. Chiasma (Optikusgliom) oder **Hypothalamus** bei jungen Pat. (5.-15. Lj.), Ther: eine Resektion ist wegen der Lage in der Mittellinie (neurofunktionell wichtige Verbindungen) manchmal nicht möglich, ist eine Op. durchführbar, dann sehr gute 5-JÜR mit 95 %
– Pilozytisches Astrozytom: bei jugendlichen Pat. (macht 25 % der Hirntumoren im Kindes- und Jugendalter aus), Lok: **Kleinhirn** (auch als Kleinhirnspongioblastom bezeichnet), Mittelhirn oder Hypothalamus. Ther: Totalexstirpation, Prog: sehr gut, 5-JÜR 85-100 %
– Oligodendrogliome stellen sich im Röntgenbild gleich dar
– Glioblastoma multiforme (s.u.)
– Hirnmetastasen anderer Tumoren, Lymphom, Abszess

GLIOBLASTOME

Syn: **Glioblastoma multiforme**, Astrozytom G IV, entdifferenziertes Glioblastom, Gliosarkom, Schmetterlingsgliom (beidseitig im Marklager)

Ät: – Meist spontane Neubildung mit letztlich unklarer Ätiologie
- In 1-5 % d.F. familiäre, genetische (hereditäre) Faktoren
- Ionisierende Strahlung (dann ca. 20-fach höheres Risiko)

Path:
- Glioblastoma multiforme entspricht histologisch dem **Astrozytom G IV**
- **Dignität:** **hoch maligne**, rasches Wachstum, Bildung von neuen Gefäßen und arteriovenösen Anastomosen, starke Neigung zu **perifokalem Hirnödem** ⇨ schnelle Entwicklung von Hirndruck und Massenverschiebungen
- Histo: **vielgestaltiges Bild** mit Zellpolymorphie, mehrkernigen Riesenzellen, Nekrosen, Blutungen und zystischen Tumorzerfallshöhlen (**Leopardfellstruktur** d. Schnitte)
- Lok: **Marklager** (auch beidseits vom Corpus callosum ausgehend = Schmetterlingsgliom) der frontalen und parietalen Großhirnhemisphären, Stammganglien, Hirnstamm, (Hirnstammgliome, s.u.) od. auch diffus

Epid:
◊ Inzidenz: 5-10/100.000/Jahr, in Deutschland ca. 3.000-5.000 Fälle pro Jahr
◊ Prädisp.alter: 40.-60. Lj., m > w (= 2:1)
◊ ca. 15 % aller primären Hirntumoren sind Glioblastome

Klin:
⇒ Beschwerdenentwicklung kurzfristig innerhalb von Wochen - Monaten, rasche Entwicklung einer Hirndrucksymptomatik mögl.
⇒ Kopfschmerzen, Hemiparesen, zerebrale Herdsymptome und Krampfanfälle, Bewusstseinsstörungen

Diag:
1. Anamnese und klinische, neurologische Untersuchung: **Stauungspapille**, neurologische Ausfälle
2. Neurologisches Konsil mit EEG: Herdbefund und mittelschwere Allgemeinveränderungen
3. Bildgebung: **MRT/CCT** zeigt Raumforderung mit **ausgeprägtem Randödem**, zentralen Nekrosen (erniedrigte Dichte, evtl. zystische Strukturen), unregelmäßigen (ringförmigen) Anreicherungen bei Kontrastmittelgabe, Verlagerungen der Ventrikel / Mittellinie
4. Angiographie: Arteriovenöse Kurzschlüsse (pathologische Gefäße), Blutungen

Ther:
- Konservativ = palliativ (bei Inoperabilität): Radiatio mit Hochvoltbestrahlung, Chemotherapie, Glukokortikoide (Dexamethason, Fortecortin®), Antikonvulsiva bei Krampfanfällen
- Operativ: Ind: grundsätzlich indiziert, oft aber wegen der Lokalisation an neurofunktionell wichtigen Stellen **nicht od. nur teilweise durchführbar**
  – Versuch der max. mögl. operativen Tumorenukleation
  – ggf. intraoperativ Einlage von BCNU (1,3-bis(chlorethyl)-1-nitrosourea, Carmustine) in das Tumorbett als adjuvante Chemotherapie
  – Postoperative Radiatio (60 Gy in 2 Gy-Fraktionen) + Chemotherapie mit Temozolomid (Temodal®). In Erprobung ist auch die Gabe von Bevacizumab (ein Angiogeneseinhibitor, Avastin®) + Irinotecan (ein Topoisomerasehemmer, Campto®)
  In Studien wird eine „Impfung" alle 4 Wo. mit den operativ gewonnen Tumorzellen getestet (diese werden mit einem avirulenten Virus übertragen).

Prog: Insgesamt **extrem schlechte** Prognose, **5-JÜR 0-3 %**, mittlere Überlebenszeit ohne Ther. 4-5 Mon., mit Ther. 16-17 Monate

Kompl: ∗ Frühe Hirndruckentwicklung, rasche Progredienz
∗ Einblutung in das Gliom ("Apoplektisches Gliom") mit zusätzlicher akuter Verschlechterung der Symptomatik

Op: ∗ Durch die intraparenchymatöse Lage sind neurologische Defizite kaum zu umgehen
∗ Selbst bei radikal entfernten Glioblastomen kommt es fast ausnahmslos zum **Rezidiv**

HIRNSTAMMGLIOME

Path: Dignität: hoch **maligne** (G IV) mit Infiltration der Dura mater und extrakranieller Metastasierung mit Lok: Hirnstamm

Epid: Prädisp.alter: 10.-20. Lj., sind selten

Klin: Hirnstammsymptome (Hirnnervenausfälle, Extremitätenparesen u. Pyramidenbahnzeichen, Verschlusshydrozephalus durch Verlegung der Liquorwege)

Diag: 1. Anamnese (schnelle Entwicklung der Symptome) und klinische Untersuchung: Hirnnervenstatus (Fazialisparese, Schluckstörungen, Augenmotilitätsstörungen)
2. Bildgebung: **MRT/CCT**

Ther: Versuch der Exstirpation (meist nicht mögl.) und Radiatio

Prog: Sehr schlecht

OLIGODENDROGLIOME

Anatomie: Die Oligodendrozyten bilden die Myelinlamellen im Bereich der weißen Substanz des ZNS (analog den SCHWANN-Zellen der peripheren Nervenfasern)

Path:
- Dignität: meist ausgereift, gefäßarm, gut abgegrenzt, langsames Wachstum (G I-II)
  ⇨ **Verkalkungen** sprechen für langsames Wachstum, nur geringes Hirnödem
  Höher maligne Oligodendrogliome sind den Astrozytomen / Glioblastom ähnlich
- Histo: Zellen hell, mit großem Zytoplasmasaum, häufig verkalkt, **Honigwabenstruktur**
- Lok: **Frontalhirn**, Temporal- und Parietalhirn, im Jugendalter häufig auch im Thalamus

Epid: ◊ Prädisp.alter: 35.-45. Lj., m > w
◊ ca. 10 % der primären Hirntumoren sind Oligodendrogliome

Klin: ⇒ Bei den wenig malignen Oligodendrogliomen Beschwerdenentwicklung über lange Zeit (Jahre) möglich, z.B. Kopfschmerzen, psychische Alterationen, oft ist ein **fokaler Anfall** dann das Erstsymptom (50 % d.F.)
⇒ Später: Neurologische Herdsymptome (z.B. Hemiparesen, Ataxie, Sprachstörungen je nach Lokalisation)

Diag: 1. Anamnese und neurologische Untersuchung
2. Bildgebung: **MRT/CCT** ⇨ Raumforderung häufig mit **Verkalkungen** (40 % d.F.)

Ther:
- Operativ: Ind: grundsätzlich indiziert, wegen der intrazerebralen Lokalisation an wichtigen Stellen aber oft nicht möglich
  - **Tumorexstirpation** in toto oder zumindest partielle Exzision
  - postoperative Chemotherapie nach dem PCV-Schema
- Radiatio nur bei hoch malignen Oligodendrogliomen mögl.

Prog: 5-JÜR niedrig maligner Oligodendrogliome bei 60 %, anaplastische haben eine 5-JÜR von 35 %. Langfristige Remission möglich, aber Rezidivrate insgesamt hoch.

Kompl: ∗ Einblutung in das Gliom ("Apoplektisches Gliom"), dann mit akuter Verschlechterung der Symptomatik
Op: ∗ Da radikale Op meist nicht mögl. ⇨ hohe **Rezidiv**rate

DD: Astrozytome (sind im Röntgen schwer von den Oligodendrogliomen zu differenzieren)

MEDULLOBLASTOME

Path: ♦ Dignität: hoch maligne (G IV), infiltrierend wachsend
♦ Frühe Metastasierung über den Liquor cerebrospinalis
♦ Histo: kleine runde u. ovale Zellen mit sehr schmalem Zytoplasmasaum, zell- u. **mitosenreich**, embryonale Geschwulst (entdifferenziertes Gliom), Pseudorosetten ohne Blutgefäß in der Mitte
♦ Lok: hintere Schädelgrube vom unteren Teil des Vermis cerebelli = **Kleinhirnwurm** ausgehend (90 % d.F.) ⇨ früh Okklusivhydrozephalus

Epid: ◊ Prädisp.alter: **Kindesalter** 3.-10. Lj., m > w (= 2:1)
◊ ca. 5 % aller primären Hirntumoren sind Medulloblastome, bei Kindern und Jugendlichen 20 % der Hirntumoren

Klin: ⇒ Kurze Anamnese mit **schneller Symptomentwicklung** aufgrund früher Liquorstauung ⇨ Übelkeit, **Erbrechen**, Kopfschmerz
⇒ **Ataxie** durch zerebellare Funktionseinschränkung, selten: Hirnnervenausfälle
⇒ Nackensteifigkeit als Zeichen einer beginnenden Einklemmung
⇒ Vergrößerter kindlicher Schädel

Diag: 1. Anamnese (kurz: Woche - Monate) und klinische Untersuchung: **Stauungspapille**?
2. Bildgebung: Schädelübersicht zeigt Vergrößerung mit klaffenden Nähten
CCT/MRT ⇨ in der Mittellinie des Kleinhirnes gelegene, leicht hyperdense Raumforderung, deutliches Kontrastmittelenhancement hinter dem IV. Ventrikel, Hydrocephalus internus, evtl. Tumorabsiedlungen in den Liquorräumen
Ggf. präop. Angiographie über die A.vertebralis
3. Neurologisches Konsil mit Liquorpunktion: ggf. Nachweis von Tumorzellen

Ther: • Operativ: Ind: grundsätzlich gegeben, insb. bei akutem Verschlusshydrozephalus
- Versuch der radikalen Tumorexstirpation
- Hydrozephalus ⇨ Entlastung durch Liquorableitung
• Zusätzlich: Radiatio (55 Gy) und evtl. systemische Polychemotherapie (Cisplatin, CCNU u. Vincristin) oder intrathekale Zytostase

Prog: Mit maximaler Therapie 50%ige 5-JÜR, im Kindesalter ca. 60%ige 5-JÜR

Kompl: * Vom Kleinhirnwurm ausgehend in Kleinhirnhemisphären, Hirnstamm und Medulla oblongata infiltrierend wachsend
* Hydrocephalus internus occlusus ⇨ Einklemmungsgefahr der Medulla oblongata
* Metastasierung über den Liquor cerebrospinalis (Abtropfmetastasen) ⇨ Seitenventrikel oder Spinalkanal (⇨ Rückenmarks-/Kaudasymptome mögl.)

DD: – Kleinhirnastrozytome (Spongioblastom des Kleinhirnes, pilozytisches Astrozytom)
– Allgemeine DD des Hydrozephalus occlusus, hier z.B. DANDY-WALKER-Syndrom

PINEALOME

Syn: Epiphysen-Tumoren, engl. pinealoma, ICD-10: D44.5

Anatomie: Corpus pineale (Syn: Glandula pinealis, Zirbeldrüse, Epiphysis cerebri) liegt auf der Lamina tecti (Vierhügelplatte des Mesencephalon)

Path: ♦ Dignität: gutartig, hochdifferenziert, abgekapselt (G II) = Pinealozytom
zytäre und blastäre Anteile beim Pinealismischtumor
bösartig, anaplastisch, infiltrierend (G IV) = Pinealoblastom

♦ Histo: häufig verkalkend
♦ Lok: vom Corpus pineale ausgehend, kann das Mittelhirn und den Aquädukt komprimieren (s. Abb.)

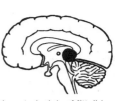

Epid: ◊ Prädisp.alter: 10.-30. Lj.
◊ **M >> w (12:1)**
◊ Sehr seltener Hirntumor

Klin: ⇒ Häufig Störung des Kerngebiets des III. Hirnnerven (N.oculomotorius) im Mittelhirn ⇨ PARINAUD-Syndrom (**vertikale Blickparese** = Blicklähmung nach unten und Konvergenzlähmung), Nystagmus, evtl. auch Ptose und Mydriasis
⇒ **Pubertas praecox** mögl.
⇒ Kopfschmerzen, psychoorganische Symptome (Verlangsamung, Affektverflachung) bei Behinderung des Liquorabflusses und resultierender Hirndruckanstieg

Diag: 1. Anamnese
2. Neurologische Untersuchung, Stauungspapille bei Hirndruck, ggf. Liquorpunktion
3. Röntgen: **CCT** ⇨ hyperdense, scharf begrenzte Raumforderung am Hinterrand des III. Ventrikels mit Verkalkungen, evtl. Angiographie
4. Labor: in Blut und Liquor AFP, ß-HCG bestimmen zum Ausschluss eines sezernierenden Keimzelltumors (s.u. DD)

Ther: • Bei Hydrozephalus Ventrikeldrainage
• Operativ: mikrochirurgische Exstirpation
• Postoperativ: Radiatio (54 Gy)

Prog: Mittlere Überlebenszeit 4 Jahre, langfristige Remission bei kompletter Entfernung mögl.

Kompl: * Verlegung des Aquaeductus SYLVII ⇨ Liquorzirkulationsstörung mit **Hirndruck**-symptomatik (Hydrocephalus occlusus internus)
* Ektope Pinealome durch Abrissmetastasierung in den III. Ventrikel

DD: – Keimzelltumoren: Germinom, Germinoblastom, embryonales Karzinom, Chorionkarzinom (sezerniert AFP, ß-HCG), Teratom, Dermoid, Epidermoid od. Hamartom ebenfalls in dieser Region häufig, Ther. wie bei den Pinealomen
– Gliom, Lipom, Arachnoidalzysten

NEURINOME

Syn: Neurilemmom, Schwannom, häufigstes: ***Akustikusneurinom***, ICD-10: D33.3

Path: ♦ Ausgehend von den SCHWANN-Zellen (= Neurolemm, bilden die Myelinscheiden um die Nervenfasern) eines Hirnnerven oder peripheren Nerven, neuroepithelialer Tumor

♦ Dignität: G I-II (= relativ **benigne**), **expansiv verdrängend, sehr langsam wachsend**, selten kommen auch hoch maligne Schwannome vor

♦ Histo: spindelkernige Zellen, **palisadenförmige** od. fischzugförmige Anordnung der Zellen (s. Abb.), derb weißliche Schnittfläche

♦ Lok: am häufigsten **VIII. Hirnnerv** (N.vestibulocochlearis = N.statoacusticus, vom Vestibularisanteil ausgehend, 50 % aller Neurinome) betroffen, vom Meatus acusticus int. bis zum **Kleinhirnbrückenwinkel** wachsend,
selten V. Hirnnerv (N.trigeminus) od. XII. Hirnnerv (N.hypoglossus).
Peripher: Hinterwurzel des Rückenmarks, Plexus brachialis, einzelne periphere Nerven

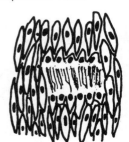

♦ Bei Neurofibromatosis generalisata (v.RECKLINGHAUSEN, multiple Neurofibrome am gesamten Körper) ⇨ doppelseitiges Akustikusneurinom mögl.

Epid: ◊ Inzidenz: ca. 1/100.000/Jahr
◊ Prädisp.alter: 35.-60. Lj., w > m (= 2:1)

Etlg: # Nach dem **Ort** der Entstehung und dem Wachstum der Akustikusneurinome:
  − Laterale Akustikusneurinome: nur im inneren Gehörgang = intrameatales Wachstum
  − Mediolaterale Akustikusneurinome: innerer Gehörgang/Porus + Kleinhirnbrückenwinkel = intrameatales + extrameatales Wachstum
  − Mediale Akustikusneurinome: direkt im Kleinhirnbrückenwinkel entstehend = extrameatales Wachstum
Nach der **Größe** des Akustikusneurinoms:
  − Intrameatale Tumoren <8 mm ⇨ früher diagnostische Schwierigkeiten (⇨ heute MRT)
  − Intrameatal-intrakranielle Tumoren <2,5 cm
  − Intrakraniell-intrameatale Tumoren >2,5 cm

Klin: Allgemein: Symptome entwickeln sich langsam über Jahre
Akustikusneurinome:
⇒ Progrediente **einseitige Hypakusis** (= Hörminderung), **Tinnitus** (Ohrgeräusche)
⇒ **Schwindel**, Gleichgewichtsstörungen, evtl. Fallneigung zur betroffenen Seite
⇒ **Ataktische Störungen**, insb. **Gangunsicherheit**, Nystagmus und kontralaterale Pyramidenbahnzeichen bei Druck auf Pons oder Kleinhirn, okzipitale Kopfschmerzen
⇒ Evtl. diskrete einseitige (periphere) Fazialisparese, Gesichtszuckungen
⇒ Hyp- und Parästhesien im Versorgungsgebiet des V. Hirnnerven (N.trigeminus), Paresen der kaudalen Hirnnerven (IX.-XI.) bei großen Tumoren
⇒ Bei sehr großen Tumoren ⇨ Kopfschmerzen, Zwangshaltung des Kopfes zur erkrankten Seite, Hirndruckzeichen durch Liquorstopp
⇒ Kleinhirnbrückenwinkel-Syndrom (= CUSHING-Syndrom II): ipsilaterale Hirnnervenausfälle, zerebellare Symptome, Hirndruckzeichen
Periphere Neurinome:
⇒ Schmerzen, sensible/sensorische Ausfälle, Parästhesien

Diag: 1. Anamnese (**meist sehr lange** schon geringe Veränderungen, z.B. des Hörvermögens)
2. Neurologische Untersuchung: **einseitiger Hörverlust**, Ausfall des Kornealreflexes, Spontannystagmus und evtl. Fehlen des kalorischen Nystagmus (= einseitiger Vestibularisausfall), negatives Recruitment (= Fowler-Test ⇨ Lautstärkeangleichung für beide Ohren bei sehr lauten Tönen gelingt bei Akustikusneurinom nicht), Stauungspapille (bei Hirndruck)?
Liquorpunktion: **typische Eiweißvermehrung** (>100 mg/dl) bei größeren Akustikusneurinomen (Störung der Blut-Liquor-Schranke)
3. Bildgebung: nach STENVERS und SCHÜLLER (HNO-Spezialaufnahmen, zeigen ggf. eine Erweiterung des inneren Gehörganges = Porus acusticus int.) und CCT (aber nur 50 % der Tumoren sichtbar, leicht hyperdens) mögl. ⇨ Diagnostikum der Wahl ist das **MRT**
MRT zeigt homogenen, leicht hyperintensen Tumor (in 95 % d.F. Nachweis erfolgreich)
4. AEP (**A**kustisch **e**vozierte **P**otentiale, auch BERA = **b**rainstem **e**voked **r**esponse **a**udiometry genannt): verlängerte Latenz bei der Überleitung von akustischen Erregungen zum Gehirn
5. EMG: Denervierungszeichen der mimischen Muskulatur (N.facialis-Alteration)
6. HNO-Konsil: Audiogramm zeigt Hörverlust, Gleichgewichtsprüfung zeigt eine vestibuläre Untererregbarkeit der betroffenen Seite

Ther: • Operativ: Ind: grundsätzlich gegeben
  − Akustikusneurinom: Zugang translabyrinthär oder transtemporal bei kleinen, auf den inneren Gehörgang beschränkten Akustikusneurinomen, bei großen Akustikusneurinomen transkranieller (subokzipitaler) Zugang ⇨ Tumorexstirpation mit der Tumorkapsel

- Periphere Schwannome: mikrochirurgische Separation des betroffenen Nervenfaszikels aus dem Gesamtnerv und Tumorexstirpation mit dem betroffenen Faszikel
- Selbsthilfegruppe: Vereinigung Akustikus-Neurinom e.V., Internet: www.akustikus.de

Prog: Insgesamt sehr gut. Beim Akustikusneurinom Gehörerhaltung in ca. 20-60 %, Fazialiserhaltung in 40-80 % d.F., Mortalität 0-2 %

Kompl:
* Op: Akustikusneurinom: bei translabyrinthärem Zugang Hörverlust, Verletzung des N.facialis mögl. (Senkung der Rate durch intraoperatives Fazialismonitoring), Liquorfistel
* Ein Kleinhirnbrückenbefall macht ggf. einen größeren Eingriff erforderlich ⇨ neurologische Ausfälle mögl.

DD:
- Hörverlust/Gleichgewichtsstörungen: Hörsturz, kongenitales oder erworbenes Cholesteatom (kann intrakraniell v.a. im Kleinhirnbrückenwinkel od. im Bereich des Corpus pineale sowie im Mittelohr vorkommen), MENIÈRE-Krankheit
  ⇨ **bei jedem einseitigen Hörverlust sollte an ein Akustikusneurinom gedacht werden!**
- Meningeome, Epidermoidzyste, Arachnoidalzyste in der Region des Kleinhirnbrückenwinkels
- Neurofibrome, plexiforme Neurofibrome, Neurofibromatose v.RECKLINGHAUSEN (maligne Entartung mögl., Risiko beträgt 15 %)
- Pseudozysten peripherer Nerven (muzingefüllte Zysten meist in Gelenknähe)

EPENDYMOME

Syn: ICD-10: D43.2 (benigne) und C71.9 (maligne)

Anatomie: Ependym = Einschichtige Zellauskleidung des Ventrikelraumes und Spinalkanales

Path:
♦ Dignität: von G I-IV mögl., **Abtropfmetastasen** über den Liquorweg häufig
♦ ¼ d. Pat. haben Chromosomenaberrationen (Chrom. 22, 1, 11q, 6q)
♦ Histo: girlandenförmige Tumorzellanordnung mit typischen tumorzellfreien Bezirken, blumenkohlartige Oberfläche
♦ Lok: vom Ependym der Ventrikel ausgehend, im Ventrikelsystem wachsend ⇨ bevorzugt im **IV. Ventrikel** (Erwachsene), Seiten- od. III. Ventrikel (Kinder) und **Spinalkanal** (Filum terminale)

Epid: Prädisp.alter: Kinder 8.-15. Lj., seltener Erwachsene

Klin: ⇒ Liquorzirkulationsstörung früh ⇨ **Hirndrucksymptomatik**, Übelkeit und Erbrechen
⇒ Zwangshaltung des Kopfes, Ataxie

Diag:
1. Anamnese
2. Neurologische Untersuchung
3. **MRT** zeigt leicht hyperintensen Tumor von der Ventrikelwand ausgehend mit Zysten und (im CCT) Verkalkungen

Ther:
- Operativ: radikale Exstirpation und für G II-IV postoperative Radiatio (mit 54 Gy)
- Bei Hydrozephalus Anlage eines Shunts

Prog: Frühe Metastasierung über den Liquorweg ⇨ häufig Rezidive, 5-JÜR 20-50 %

Kompl: Hydrozephalus occlusus

DD:
- Ependymkolloidzysten (embryonale Fehlbildung im Bereich des III. Ventrikels, insb. in der Nähe des Foramen interventriculare MONROI, daher auch MONRO-Zyste genannt)
- Subependymale Blutung (insb. intrauterin) ohne od. mit Ventrikeleinbruch
- Plexuspapillome

PLEXUSPAPILLOME

Syn: Choroidepitheliom, ICD-10: D33.0 (I.-III.), D33.1 (IV. Ventrikel)

Anatomie: Liquorproduktion pro Tag 500 ml durch den **Plexus choroideus** in den Ventrikeln. Inhalt des Ventrikelsystems 150 ml.
Abfluss über den IV. Ventrikel in die Apertura med. (MAGENDII) u. lat. (LUSCHKAE) u. die Zisternen (Cisterna cerebellomedullaris u. pontis).

Path:
- Dignität: gutartig, langsam wachsend
- Histo: Blumenkohlartig geformt
- Lok: Papillom ausgehend vom Plexus choroideus im IV., Seiten- od. III. Ventrikel
- Liquorzirkulationsstörung (**intermittierender Hydrocephalus occlusus** durch Verlegung der Liquorwege bei bestimmten Kopfhaltungen) od. Überproduktion (Hypersekretion) von Liquor cerebrospinalis ⇨ Hirndrucksymptomatik

Epid: Prädisp.alter: fast ausschließlich im Kindesalter, sehr seltener Tumor

Klin: ⇒ Anfallsweise Kopfschmerzen mir Übelkeit und Erbrechen
⇒ Atem- und Kreislaufstörungen, Urinabgang, Ataxie, Myoklonien, Paresen der kaudalen Hirnnerven

Diag: 1. Anamnese und neurologische Untersuchung
2. Röntgen: **CCT** ⇨ hyperdense Raumforderung im Ventrikelsystem, Verkalkungen mögl., Erweiterung des Ventrikelsystems
3. Liquorpunktion: Starke Eiweißvermehrung

Ther: Operativ: Exstirpation über einen okzipitalen Zugang

Prog: Gute Prognose bei kompletter Entfernung

DD: − Ependymkolloidzysten (embryonale Fehlbildung im Bereich des III. Ventrikels, insb. in der Nähe des Foramen interventriculare MONROI, daher auch MONRO-Zyste genannt)
− Ependymome

MENINGEOME

Syn: ICD-10 je nach Lok.: C70.0 (Hirnhäute), C70.1 (Rückenmarkhäute)

Anatomie: Mesodermaler Tumor mit Ursprung von den Hirnhäuten (insb. von den **Granulationes arachnoidales** ausgehend).

Ät: − Spontanes Auftreten
− Verlust od. Deletion des Chromosoms 22 häufig

Path:
- Dignität: 95 % sind **benigne** (G I-II, selten III-IV)
  - In der Regel **sehr langsam wachsend** über Jahre (manchmal Zufallsbefund bei Obduktion)
  - **Vom Gehirn gut abgegrenzt** (mesodermaler Tumor), von der Arachnoidea ausgehend, mit der Dura verhaftet, das Gehirn verdrängend wachsend, gut vaskularisiert (über erweiterte Duragefäße), evtl. mit reaktiven Hyperostosen (sog. Spiculae) / Infiltration des Schädelknochens
  - Histo: konzentrische Anordnung von Tumorzellen (Zwiebelschalenformationen) mit Verkalkungen, sog. Psammomkörper, im Zentrum

Neurochirurgie

- ◆ Lok (s. Abb.): **Parasagittalregion** (Dura – Falx cerebri - Winkel, neben Sinus sag. sup.), medialer od. lateraler **Keilbeinflügel**, Großhirnkonvexität, Tuberculum sellae, Olfaktoriusrinne, hintere Schädelgrube, selten im Spinalkanal oder Foramen magnum
- ◆ Meningeome *en plaque* wachsen epidural ⇨ intraossäre Ausbreitung und führen zu lockerer Knochenauftreibung (häufig im Keilbeinflügel)

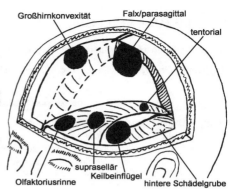

Epid:
- ◊ Das Meningeom ist der **häufigste intrakranielle Hirntumor** (ca. 20 %)
- ◊ Häufigkeitsgipfel: 40.-60. Lj.
- ◊ w > m (= 2:1)

Etlg: Nach der Histologie:
- \# Endotheliomatöses (= meningeotheliomatöses) Meningeom: solide, bindegewebig, runde Zellkerne, häufigste Form
- \# Fibromatöses Meningeom: Zwiebelschalenformation, spindelkernig, faserreich
- \# Psammomatöses Meningeom: kalkhaltige Psammomkörper
- \# Angiomatöses Meningeom: mit angiomatösen Formationen, viele Kapillaren
- \# Gemischtzelliges Meningeom: Kombination der o.g. Merkmale
- \# Anaplastisches Meningeom: maligne Form (G III od. IV, selten, ca. 2-6 % d.F.), häufig frontal lokalisiert, in jedem Alter möglich., rasch progredient mit schlechter Prognose

Klin:
- ⇒ **Langsam progrediente Kopfschmerzsymptomatik**
- ⇒ **Anfälle** (symptomatische Epilepsie, fokal bei Großhirnkonvexitätsmeningeomen oder auch generalisiert möglich, insb. bei basaler Lok.)
- ⇒ **Psychische Veränderungen** fremdanamnestisch erhebbar (Verwandte, Arbeitskollegen etc.), z.B. Dysphorie, zunehmende Aggressivität, inadäquate Reaktionen, Wesensänderung, später Antriebsverlust, Apathie
- ⇒ Einseitige- oder Paraparese der Beine (Mantelkantensyndrom), ggf. Blasenstörungen bei Falxmeningeome
- ⇒ Geruchsstörungen bis Anosmie und Amaurosis mit Pupillenstarre bei Olfaktoriusrinnenmeningeomen
- ⇒ FOSTER-KENNEDY-Syndrom (ipsilaterale Optikusatrophie, kontralaterale Stauungspapille) bei Keilbeinflügelmeningeomen
- ⇒ Sehstörungen (Visusverschlechterung, Gesichtsfeldeinschränkung) bei medialen Keilbeinflügelmeningeomen, Tuberculum-sellae-Meningeomen
- ⇒ Exophthalmus durch Verkleinerung der Orbita bei Hyperostose des Keilbeinflügels
- ⇒ Hörminderung bei Einbruch in das Innenohr bei Kleinhirnbrückenwinkelmeningeomen
- ⇒ Kleinhirnbrückenwinkel-Syndrom (= CUSHING-Syndrom II): ipsilaterale Hirnnervenausfälle, zerebellare Symptome, Hirndruckzeichen
- ⇒ Querschnittlähmung bei Lokalisation im Rückenmark

Diag:
1. Anamnese (Dauer, neurologische od. psychische Veränderungen) und Fremdanamnese
2. Neurologische Untersuchung: Tastbare Hyperostosen?
3. EEG: zeigt bei Lokalisation auf der Großhirnkonvexität einen Fokus
4. Bildgebung: **CCT/MRT** ⇨ nativ homogene, leicht hyperdense Raumforderung, mit KM starke Hyperdensität, zum Gehirn scharf abgegrenzt, mit Beziehung zu den Meningen oder zum Schädelknochen (ossäre osteoplastische Auftreibungen), ggf. Verkalkungen im Tumor, perifokales Ödem
5. Angiographie: Typisches Gefäßbild mit deutlichen umgebenden und eindringenden Gefäßen (Gefäßnabel) ausgehend von Aa.meningeae / **A.carotis externa** mit insg. sehr guter Vaskularisation, homogene Tumoranfärbung (in der kapillären Phase)

Ther:
- Operativ: Ind: grundsätzlich gegeben
  - Präoperativ: Embolisation der zuführenden Gefäße
  - Totalexstirpation des Tumors mitsamt seiner Matrix
- Postoperative Radiatio bei Teilresektion (insb. bei anaplastischen Formen, 60 Gy). Ist eine Resektion nicht mögl. (schwierige Lage an der Schädelbasis) kann ggf. auch eine primäre intensive Bestrahlung (als sog. Radiochirurgie) durchgeführt werden.
- Bei Rezidivtumor Radiatio

Prog: Prognose nach operativer Therapie **sehr gut**. Rezidiv nach Totalexstirpation in ca. 15% d.F.

Kompl: * Maligne Entartung, Aussaat als Meningeomatose mögl.

Op: * Verletzung von Gehirnstrukturen bei ungünstiger Lage (Keilbeinflügel, Tuberculum sellae, hintere Schädelgrube)

* Rezidiv durch verbliebene Zellnester (z.B. im Knochen oder an großen venösen Blutleitern, die nicht im Gesunden reseziert werden können)

DD:
- Meningeales Sarkom (Fibrosarcoma durae matris): Lok. meist supratentoriell, sehr selten vorkommend, maligne, rasch progredient mit schlechter Prognose
- Meningeales Melanom
- Meningeom en plaque ⇨ DD: Osteodystrophia fibrosa JAFFÉ-LICHTENSTEIN

HÄMANGIOBLASTOME

Syn: Angioblastom, LINDAU-Tumor, ICD-10: D18.0-

Ät: Familiäre Disposition oder spontanes Auftreten

Path:
- Gehören zu den mesodermalen Tumoren
- Histo: Netz kapillärer Gefäße + Zysten (mit eiweißreicher Flüssigkeit)
- Lok: **Kleinhirnhemisphäre**, Großhirn, Pons, Rückenmark

Epid:
◊ Prädisp.alter: 35.-45. Lj.
◊ **M > w**

Klin:
⇨ Zerebellare Ataxie (beinbetont), intermittierende Liquorzirkulationsstörungen mit Einklemmungszeichen, Kopfschmerzen, Nystagmus
⇨ Bei Frauen evtl. Auftreten der Symptome während einer Schwangerschaft
⇨ Paraneoplastisches Syndrom: Erythropoetin-Sekretion ⇨ Polyglobulie

Diag:
1. Anamnese und neurologische Untersuchung: Stauungspapille?
2. Liquorpunktion: Eiweißvermehrung
3. Röntgen: **CCT/MRT** nativ ⇨ hypodense Zysten, mit KM oder in der Vertebralisangiographie ⇨ kräftiges Enhancement im Wandbereich (Gefäßanteil)

Ther:
- Operativ: Tumorentfernung in toto
- Ggf. präoperative Embolisation der zuführenden Gefäße

Prog: Gut, Rezidivrate bei ca. 20 %

Kompl: Subarachnoidale Blutung

DD: HIPPEL-LINDAU-Syndrom (gehört zu den Phakomatosen, aut.-dom. erblich, Chrom. 3_{p26}) = Hämangioblastome in Kombination mit Angiomatosis retinae cystica, Nieren-, Leber- (Leberkavernome) und Pankreaszysten

HYPOPHYSENTUMOREN

Syn: benigne: Hypophysenadenome (ICD-10: D35.2), dazu gehören Prolaktinom, Morbus CUSHING = Kortikotropinom (CUSHING-Syndrom I), NELSON-Syndrom, Akromegalie und hormoninaktive Hypophysenadenome. Maligne: Hypophysenkarzinom (ICD-10: C75.1)

Anatomie: Die Hypophyse setzt sich zusammen aus der **Adenohypophyse** (Lobus anterior und **Pars intermedia** = Hypophysenzwischenlappen) und der **Neurohypophyse** (Lobus posterior). Die Neurohypophyse ist über das Infundibulum (= Hypophysenstiel) mit dem Hypothalamus (gehören zum Diencephalon) verbunden.

Physiologie:
Adenohypophyse produziert folgende Hormone (Syn. in Klammer):
- **ACTH** (Adrenocorticotropes Hormon, Kortikotropin): wirkt auf die Nebennierenrinde
- **TSH** (Thyreoideastimulierendes Hormon, Thyreotropin): wirkt auf die Schilddrüse
- **FSH** (Follikelstimulierendes Hormon, Follitropin): Gonadotropin
- **LH** (Luteinisierendes Hormon, ICSH = interstitial cell stimulating hormone): Gonadotropin
- **Prolaktin**: wirkt direkt auf Brustdrüsenwachstum und Laktation
- **STH** (Somatotropes Hormon, Somatotropin, GH = growth hormone): direkt wirkendes Wachstumshormon (DNA-Synthese ↑, Proteinbiosynthese ↑, Blutzucker ↑, Glukoneogenese ↑)
- **MSH** (Melanozytenstimulierendes Hormon, Melanotropin, Melanophorenhormon aus der Pars intermedia): wirkt auf Melanin-Synthese und Pigmentdispersion

Neurohypophyse: Erhält die Hormone aus den Nuclei supraopticus und paraventricularis des Hypothalamus über neurosekretorischen Transport. Diese werden in der Neurohypophyse gespeichert (HERRING-Körper) und bei Bedarf abgegeben:
- **ADH** (Antidiuretisches Hormon, Adiuretin, Vasopressin): wirkt antidiuretisch durch Wasserrückresorption in den Sammelrohren der Niere und wirkt außerdem direkt vasokonstriktorisch
- **Oxytocin**: wirkt auf die Muskulatur des Uterus und der Brustdrüse (Milchejektion)

Path:
- ♦ Dignität: G I, Tumoren der Hypophyse sind meist benigne = **Adenome**
- ♦ Lok: Hypophysentumoren gehören zu den ektodermalen Hirntumoren, sie entstehen in der Regel in der **Adenohypophyse**
  Lokale Ausbreitung (s. Abb.) ⇨ Anheben des Diaphragma sellae (⇨ Kopfschmerzen), Druck auf das Chiasma opticum (⇨ Gesichtsfeldausfall: bitemporale Hemianopsie oder einseitig temporal), Druck auf den III. Ventrikel
- ♦ NELSON-Syndrom (ACTH + MSH-produzierender Tumor) entsteht in 10 % d.F. nach Adrenalektomie. Der Hypophysentumor hat bei diesen Pat. wahrscheinlich schon vor der Adrenalektomie bestanden und wächst dann durch CRH (= corticotropin releasing hormone) Überstimulation durch d. Hypothalamus. MSH führt dann zur Hyperpigmentierung d. Haut.

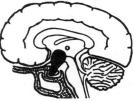

Epid:
- ◊ Inzidenz: 3-4/100.000/Jahr
- ◊ Prädisp.alter: Adenome 30.-50. Lj., w = m
- ◊ Hypophysenadenome machen ca. 5 % der Hirntumoren aus

Etlg:
- \# Dignität: Hypophysenadenom (benigne)
  Adenokarzinom der Hypophyse, selten ⇨ invasiv wachsend, frühe Metastasierung
- \# Größe: Adenome des Hypophysenvorderlappens
  <10 mm = **Mikroadenome** (sind nicht raumfordernd)
  >10 mm = **Makroadenome**
- \# Hormonverhalten: Adenome des Hypophysenvorderlappens
  - **Hormonaktiv: Prolaktinom** (häufigstes, ca. 45-50 % d.F.), **Akromegalie** (STH, 20 %), **Morbus CUSHING** (Kortikotropinom, ACTH, 5-10 %), NELSON-Syndrom

(ACTH- + MSH-produzierender Tumor, selten)
- **Hormoninaktiv** (gleichzeitig hypophysäre Insuffizienz, ca. 25-30 % d.f.)
Färbeverhalten in der Histologie: Adenome des Hypophysenvorderlappens
- Basophile Adenome: **ACTH**, FSH, LH, TSH-produzierende Adenome
- Eosinophile Adenome: **Prolaktin, STH**-produzierende Adenome
- Chromophobe Adenome: **hormoninaktive** Adenome

Klin: ⇒ **Kopfschmerzen**
⇒ **Gesichtsfeldstörungen:** einseitige oder **bitemporale Hemianopsie**, Visusabnahme bis zur Optikusatrophie bei Druck des Tumors auf das Chiasma opticum, bei weiterer Ausbreitung Kompression des Sinus cavernosus ⇨ Doppelbilder durch Augenmuskelparesen bei Alteration des N.oculomotorius
⇒ Prolaktinom: Frauen ⇨ Oligo-/Amenorrhoe, Galaktorrhoe, Libidoverlust, Sterilität
   Männer: Libido- u. Potenzverlust
⇒ Akromegalie: Wachstum der Extremitäten (Hände, Füße) und des Gesichtsschädels (Nase, Kinn), Arthrose der Gelenke, Karpaltunnelsyndrom, Hirsutismus, Hyperhidrose, Hautfibrome, Struma diffusa, Herzhypertrophie, Diabetes mellitus, sekundärer Hypogonadismus; Kinder: Gigantismus
⇒ Cushing-Syndrom I: Stammfettsucht, Striae medullaris, Mondgesicht, Büffelnacken, arterielle Hypertonie, kleinflächige Hautblutungen (Ekchymosen), Glukoseintoleranz, Osteoporose, Myopathie
   Zusätzlich: Frauen: Zyklusstörungen, Amenorrhoe, Hirsutismus
   Männer: Libidoverlust, Impotenz
   Kinder: verzögertes Wachstum, verspätete Pubertät
⇒ MSH-produzierende Tumoren: Hyperpigmentation der Haut
⇒ TSH-produzierende Tumoren: thyreotoxische Krise
⇒ **Hypophysäre Insuffizienz** (Panhypopituitarismus = komplette Hypophysenvorderlappeninsuffizienz = SIMMONDS-Krankheit oder partieller Hypopituitarismus):
   - **sekundärer Hypogonadismus** (Libido- u. Potenzverlust, Oligo-/Amenorrhoe)
   - sekundäre Hypothyreose (Kälteempfindlichkeit, Obstipation, raue Haut)
   - sekundäre Nebennierenrindeninsuffizienz (Adynamie, Hypotonie)
   Weitere Zeichen: Fehlen der sekundären Geschlechtsbehaarung, Falten um Mund und Auge, verminderte Leistungsfähigkeit, Antriebsarmut, blasse Hautfarbe (durch Anämie)
⇒ Ausfall der Neurohypophyse ⇨ Diabetes insipidus

Diag: 1. Anamnese, endokrine Symptome und klinische Untersuchung
2. Bildgebung: **MRT** heute Methode der Wahl ⇨ Nachweis auch von intrasellären Mikroadenomen mögl.
3. Rö-Schädelübersicht, Sella-Zielaufnahme u. konventionelle Tomographie od. CCT mit koronaren Schichten (sind heute alle bei Vorliegen eines MRT nicht mehr erforderlich):
   ⇨ **erweiterte Sella turcica** ("Ballonsella"), Auflockerung der Schädelbasis bei großem Adenom (Knochenerosion), im CT mit KM Enhancement des nativ hypodensen Tumors ggf. Angiographie präoperativ
4. Labor: STH, LH, FSH, ACTH, Cortisol, TSH, Prolaktin
   ⊃ Morbus CUSHING ⇨ ACTH und Cortisol erhöht
   ⊃ Prolaktinom ⇨ Prolaktin erhöht (>200 ng/ml)
   ⊃ Akromegalie ⇨ STH (>0,5 ng/ml) u. folgend IGF-1 (insulin-like growth factor) erhöht
5. VEP (visuell evozierte Potentiale) und Perimetrie (= Gesichtsfeldbestimmung) zur Verlaufskontrolle der Gesichtsfelddefekte

Ther: • Konservativ: Prolaktin-produzierende Mikroadenome werden mit Dopaminagonisten (Prolaktinhemmer Bromocriptin, Pravidel® od. Cabergolin, Dostinex®) lebenslang behandelt ⇨ Tumorverkleinerung (bei Progression Op), Zyklusnormalisierung, Schwangerschaft mögl.
Kommt es unter der konservativen Therapie bei Prolaktin-produzierendem Mikroadenom zur Schwangerschaft ⇨ regelmäßige Prolaktin-Serumspiegel-Kontrollen und Visus- (Gesichtsfeld) sowie CCT-Kontrolle zw. 20. und 30. Schwangerschaftswoche
Primäre Radiatio nur bei sehr alten Patienten mit zu hohem Op-Risiko indiziert

- Operativ: Ind: Makroadenome (>10 mm)
  - Zugang: **transsphenoidal** (über den Nasen- oder Mundvorhof zur Keilbeinhöhle, deren Vorder- und Hinterwand (= Sellaboden) eröffnet wird) transkraniell ⇨ bei großen Adenomen, die para- oder retrosellär oder nach frontal ausgedehnt sind.
  - Mikrochirurgische bzw. heute meist endoskopieassistierte Entfernung: bei Mikroadenomen Entfernung des Adenoms unter Schonung der restlichen Hypophyse
  - Prolaktin-produzierende Makroadenome: Vorbehandlung und Nachbehandlung mit Bromocriptin, operative Entfernung
  - Makroadenome mit invasivem Wachstum ⇨ operative Entfernung u. Nachbestrahlung
- Selbsthilfegruppen: Netzwerk Hypophysen- & Nebennierenerkrankungen e.V., Waldstr. 53, 90763 Fürth, Tel.: 0911 9792009-0, Fax: -79, Internet: www.glandula-online.de

Prog: Auch nach Op sind Rezidive mögl., Op-Risiko bei transsphenoidalem mikrochirurgischem Eingriff am geringsten (Letalität 0,5 %), Heilungsrate ca. 80 %.

Kompl:
* **Hypophyseninsuffizienz** bei sehr großen Adenomen, Diabetes insipidus
* **Verschlusshydrozephalus** bei Kompression des Foramen interventriculare MONROI
* Hämorrhagische Infarzierung, Tumorblutung ("Hypophysenapoplexie")
* Med: die Dopaminagonisten können zu Op-pflichtigen Herzklappenfibrosen führen!

Op:
* **Hypophyseninsuffizienz** bei der Op von Makroadenomen (bei Mikroadenomen kann die Hypophysenfunktion meist erhalten werden)
* Nachbestrahlung ⇨ Entwicklung einer Hypophyseninsuffizienz mit einer Latenz von 3-5 Jahren

Proph:
- ♥ Bei Patienten mit Hypophyseninsuffizienz müssen folgende Hormone substituiert werden (eine Kontrolle des Hormonstatus erfolgt 4-8 Wo. und ½ Jahr postoperativ): Kortison, L-Thyroxin, Testosteron bei Männern, Östrogen bei Frauen, bei Kindern STH
- ♥ Bei Diabetes insipidus: Desmopressin-Nasenspray (Minirin®)

DD:
- **Kraniopharyngeome** (ERDHEIM-Tumor, insb. im Kindes- u. Jugendalter), **Meningeome**
- Metastasen (insb. Mamma-, Bronchial-, Nieren-, Prostatakarzinom), Lymphome
- CUSHING-Syndrom: Nebennieren-Adenom, -Karzinom, -Hyperplasie, paraneoplastisch (kleinzelliges Bronchial-Karzinom, Schilddrüsen-, Leber-, Mamma-, Inselzellen-Karzinom), medikamentös bedingt (Cushingoid durch Überschreiten der sog. CUSHING-Schwellen-Dosis bei Steroiden), Störung des hypothalamisch-hypophysären Regelkreises
- Hormonproduzierende Tumoren: Karzinoide, Paraneoplasie
- SHEEHAN-Syndrom: postpartale Störung der Hypophysenvorderlappenfunktion durch ischämische Nekrose ⇨ akute Hypophysenvorderlappen-Insuffizienz
- CHIARI-FROMMEL-Syndrom nach Gravidität: postpartal persistierende Laktation über Monate bis Jahre ⇨ Uterusatrophie u. sekundäre Amenorrhoe durch unterdrückte Ovarialfunktion (Regulationsstörung im Hypothalamus-Hypophysen-System, Prolaktin ↑, FSH ↓)

KRANIOPHARYNGEOME

Syn: ERDHEIM-Tumor, SCHMINKE-Tumor, RATHKE-Taschen-Tumor, ICD-10: D44.4

Ät:
- Missbildungstumor
- Virusgenese mit EPSTEIN-BARR-Virus-Infektion

Epid:
◊ Prädisp.alter: 5.-25. Lj. und 60.-70. Lj.
◊ Etwas mehr Männer betroffen (= 3:2)

Path: ♦ Dignität: G I (benigne), Kalkeinlagerungen und Zysten (cholesterinreiche Flüssigkeit) häufig, haben eine feste Kapsel, langsames Wachstum, gehören zu den Missbildungstumoren (**embryonales Gewebe** = dysontogenetischer Tumor von Resten des **Ductus craniopharyngeus** = RATHKE-Tasche mit epithelartigen Zellen)
♦ Histo: zystische Schnittfläche mit Mikroverkalkungen
♦ Lok: gehen vom **Rachendach** aus und liegen intra- oder suprasellär (s. Abb., oder selten in beiden Gebieten = sanduhrförmig)

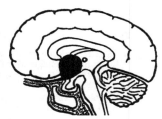

Klin: ⇒ **Kopfschmerzen**, insb. in der Stirnregion, Übelkeit
⇒ **Gesichtsfeldausfälle:** Skotome, Quadrantenanopsie, Chiasmasyndrom ⇨ bitemporale Hemianopsie bis zur beidseitigen Optikusatrophie
⇒ **Hypophysenvorderlappeninsuffizienz, Diabetes insipidus,** Frauen: Amenorrhoe
⇒ Hypothalamuskompression (BABINSKI-FRÖHLICH-Syndrom ⇨ Adipositas, Hypogenitalismus, Minderwuchs, Sehstörungen)
⇒ Verschlusshydrozephalus (internus) bei Kompression des Foramen MONROI (Übelkeit, Stauungspapille)
⇒ *Kinder:* verzögertes Wachstum (STH-Mangel durch Hypophysenvorderlappeninsuffizienz), vergrößerter Schädel mit klaffenden Schädelnähten

Diag: 1. Anamnese und klinische Untersuchung: Stauungspapille, Gesichtsfeldausfälle?
2. Bildgebung: Rö-Schädel zeigt **aufgeweitete Sella** mit fleckigen intra-/suprasellären Kalkeinlagerungen
CCT/MRT: solider/zystischer Tumor mit **Verkalkungen** (im CT) und KM-Enhancement
3. Augen-Konsil: Perimetrie

Ther: • Operativ: transkranieller frontotemporaler Zugang, Totalexstirpation
• Evtl. Nachbestrahlung bei nicht vollständiger Entfernung (Gesamtdosis 53 Gy)
• Selbsthilfegruppen: Kraniopharyngeom-Gruppe Deutsche Kinderkrebsstiftung, Adenauerallee 134, 53113 Bonn, Tel.: 0228 688460, Internet: www.kraniopharyngeom.de

Prog: Gut bei Totalexstirpation, 5-JÜR 60-85 %, bei Kindern 90 %

Kompl: Op: hypothalamische Essstörung ⇨ Adipositas, je nach Resektionsausmaß weitere ophthalmologische, neuropsychiatrische od. endokrine Störungen mögl.

DD: Hypophysentumoren, Meningeome

INTRAZEREBRALE METASTASEN

Syn: *Sekundäre bösartige Neubildung des Gehirns und der Gehirnhäute,* ICD-10: C79.3

Ät: Fernmetastasen im ZNS in der Reihenfolge ihrer Häufigkeit
  − **Bronchialkarzinom** (Männer, insb. kleinzelliges Bronchialkarzinom)
  − **Mammakarzinom** (Frauen)
  − Leukosen, Lymphome
  − Nierenzellkarzinom
  − **Malignes Melanom** (höchste relative Metastasierungsrate in das ZNS)
  − Karzinome des Urogenitaltraktes (insb. Prostatakarzinom, Hodentumoren, Chorionkarzinom, haben ebenfalls relative hohe Metastasierungsrate in das ZNS)

- Schilddrüsenkarzinome
- Karzinome des Magen-Darm-Traktes (selten, metastasieren meist zuerst in die Leber)
- Kindesalter: Neuroblastom, WILMS-Tumor (Nephroblastom)

Path:
- Dignität: **maligne**, meist sind die zerebralen Metastasen entdifferenzierter als der Primärtumor mit vielen Gefäßen und Nekrosen
- In 50-75 % d.F. sind die Metastasen bei klinischer Manifestation bereits **multipel** (und damit inoperabel)
- Die Metastasierung erfolgt meist **hämatogen**, selten per continuitatem im Bereich des Rückenmarks bei Bronchial- oder Mammakarzinomen oder cerebral bei Tumoren des Gesichts oder des Halses
- Lok: **Marklager** des Groß- (¾ d.F.) und Kleinhirnes (¼), an den **Hirnhäuten** (Meningeosis carcinomatosa od. leucaemica, insb. bei fortgeschrittenem Stadium mit Bevorzugung der Hirnbasis)

Epid:
◊ Die Metastasen machen je nach Alter **5-20 %** aller Hirntumoren aus
◊ Prädisp.alter: 40.-60. Lj., m > w

Klin:
⇒ Keine spezifischen Symptome, sie sind abhängig von der Lokalisation, entwickeln sich im Allgemeinen **schnell** mit Bewusstseinstrübung, Verwirrtheit, organischen Psychosen
⇒ Supratentoriell ⇨ Kopfschmerzen, epileptischer Fokus, neurologische Ausfälle (Hemiparesen, Hemihypästhesie, Aphasie)
⇒ Infratentoriell (Kleinhirn) ⇨ Ataxie, Nystagmus, Dysarthrophonie, Störung der Feinmotorik, Verlegung der Liquorwege durch Okklusion ⇨ Hydrozephalus mögl.
⇒ Meningeosis leucaemica od. carcinomatosa ⇨ Hirnnervenausfälle, Meningismus, Kopfschmerzen, Liquorstauung

Diag:
1. Anamnese: bekannter Primärtumor, auch schon länger zurückliegend?
2. Neurologische Untersuchung: Ausfälle?
3. **Diagnostik entsprechend des Primärtumors** und Staging bez. anderer Metastasierungsstationen: Rö-Thorax, Sono-Abdomen, Skelett-Szintigraphie, Gastroskopie, Koloskopie, gynäkologische Untersuchung
4. EEG: Herdbefund und Allgemeinveränderungen mögl.
5. Röntgen: **CCT** mit KM starkes Enhancement und ausgeprägtes **perifokales Ödem**, die Metastasen können solide sein, aber auch zystische Formationen (Nekrosen, hämorrhagische Infarzierungen, ringförmige Kontrastmittelanreicherung) enthalten
6. Liquorpunktion: Zum Ausschluss eine Meningeosis carcinomatosa ⇨ Tumorzellen im Liquor?, hoher Eiweißgehalt
7. Histo (Entnahme von Gewebe durch stereotaktische Biopsie): kann bei der Suche eines unbekannten Primärtumors (Syn: Primarius) und dem Nachweis einer Meningealkarzinose hilfreich sein, ebenso die Bestimmung von Tumormarkern (CEA, NSE, CYFRA 21-1, ß-HCG, ß$_2$-Mikroglobulin)

Ther:
- Konservativ: bei radiosensitiven Primärtumoren (z.B. Lymphomen) ⇨ **Radiatio** (30-40 Gy) des gesamten Hirngewebes und/oder gezielt nur auf die Metastase als fraktionierte = mehrfache stereotaktische Bestrahlung mit einem Linearbeschleuniger od. als sog. „Radiochirurgie" = mit nur einer einzigen Bestrahlung (15-24 Gy) bei Tumoren bis 3 cm Größe
Polychemotherapie wenn der Primärtumor chemosensibel ist, intrathekale Chemotherapie bei Meningeosis carcinomatosa mit Methotrexat + Cytosin-Arabinosid
Med: symptomatisch **Glukokortikoide** (Dexamethason, Fortecortin® 4 x 4 mg/Tag p.o.) zur Verminderung des Hirnödems
- Operativ: Ind: **solitäre** Gehirnmetastase ohne weitere disseminierte systemische Metastasierung und wenn die Prognose des Primärtumors nicht infaust ist
  - Solitäre Großhirnmetastase ⇨ transkranieller Zugang und Resektion
  - Solitäre Kleinhirnmetastase ⇨ subokzipitaler Zugang und Resektion
  - Postoperativ Ganzhirnnachbestrahlung (40 Gy)
  - Bei Hydrozephalus/Hirndruck ⇨ Anlage eines Ventrikulo-atrialen/peritonealen Shunts

Prog: Abhängig vom Primärtumor, insgesamt aber **sehr schlecht**, nur ca. 5%ige 5-JÜR. Mittlere Überlebenszeit ohne Op. 2-3 Mon., mit Op. u./od. Radiotherapie 5-11 Mon.

Eine extrem schlechte Prognose liegt bei einer Meningealkarzinose vor (mittlere Überlebenszeit 1 Monat, mit intrathekaler Chemotherapie um 6 Monate).

Kompl: * **Meningeosis** blastomatosa / carcinomatosa / sarcomatosa / leucaemica (= Meningealkarzinose), Befall der Liquorräume (insb. bei Lymphomen, Leukämie, Bronchial-, Mammakarzinomen und Melanomen), Ther: intrathekale Chemotherapie und Radiatio
* Hirnmassenblutung durch Arrosion von Gefäßen

Op: * Neurologische Defizite durch die Resektion

DD: – Primäre Hirntumoren
– Hirnabszess, Granulome, parasitäre Raumforderungen
– Multiple Sklerose
– Metastasen im Bereich des knöchernen Schädels (osteoklastisch = osteolytisch oder osteoplastisch)

SPINALE TUMOREN

Syn: Rückenmarktumoren, engl. spinal cord tumours, ICD-10: Gutartig D33.4, bösartig C72.0

Anatomie: Je nach Lokalisation im Rückenmark können unterschiedliche Bahnen (efferente Bahnen = absteigend/motorisch od. afferenten Bahnen = aufsteigend/sensibel, s. Abb.) mit verschiedener Klinik betroffen sein. Segmental kann auch die graue Substanz geschädigt werden ⇨ neurologische Ausfällen des betroffenen Segmentes (schlaffe Lähmung).

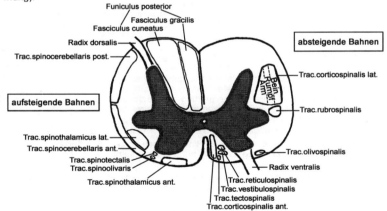

Etlg: **Primäre Tumoren** (nach der Häufigkeit):
Neurinome (im Hals- u. Brustmark, meist von der Radix dorsalis ausgehend, als „Sanduhrgeschwulst", wenn intradural und aus dem Foramen intervertebrale herauswachsend), Neurofibrome (multipel)
Meningeome (im Hals- u. Brustmark, meist dorsolateral über mehrere Segmente erstreckend)
Ependymome (intramedullär)
Gliome: Astrozytome, Oligodendrogliom, Glioblastom (alle intramedullär)

Metastasen:
Metastasen in den Wirbelkörpern sind häufig aufgrund des hohen Knochenmarkanteils in den Wirbelkörpern (= alle liegen extramedullär, extradural), ausgehend von Mamma-,

Prostata-, Bronchial-, Uterus-, Magen-, Nieren- od. Schilddrüsenkarzinom, Plasmozytom, Sarkome, PANCOAST-Tumor
Metastasen anderer Primärtumoren im Rückenmark (intramedullär) oder einer Meningeosis carcinomatosa (extramedullär, intradural) sind sehr selten

Path: ♦ Allgemein: spinale Tumoren sind seltener als intrakranielle (Verteilung 1:6) und häufiger in der Dignität gutartig
♦ Kompression ⇨ direkte, primäre **Markerweichung** und durch Minderdurchblutung (= sekundäre) bei Kompression der spinalen Arterien
♦ Lok: 50 % im **Thorakalmark**, 25 % lumbal, 25 % zervikal
Intramedullär (10 %), meist Gliome und Ependymome
Extramedullär - intradural (60 %), meist Neurinome und Meningeome
Extramedullär - extradural (30 %), meist maligne Wirbelkörperprozesse

Epid: ◊ Prädisp.alter: 30.-60. Lj.
◊ Primäre Rückenmarktumoren sind mit einer Inzidenz von 1/100.000/Jahr sehr selten.

Klin: ⇒ Metastasen: radikuläre (segmentale, gürtelförmige) **Schmerzen** einer Körperseite bei Tumor in der Nähe einer sensiblen Rückenmarkwurzel (Radix dorsalis), evtl. Provokation durch Husten od. Pressen, bei Progredienz schlaffe Lähmung (Wurzelkompressionssyndrom, Radix ventralis) der dem Segment zugeordneten Muskulatur (typisch für extramedulläre, extradurale Prozesse = Wirbelprozesse durch maligne Knochenmetastasen) sowie spastische Lähmung, Sensibilitätsstörung unterhalb der Läsion und Blasenentleerungsstörung (absteigende Bahnen)
⇒ **Querschnittlähmung** langsam progredient entwickelnd, spinale Automatismen bei Tumoren zentral im Rückenmark ⇨ spastische Parese, Hyperreflexie, Pyramidenbahnzeichen, Blasenlähmung
⇒ A.spinalis-anterior-Syndrom mit Blasenstörung bei Tumor ventral im Spinalkanal = segmental schlaffe Parese und kaudal spastische Paresen und bilaterale dissoziierte Sensibilitätsstörung (= Störung des Schmerz- und Temperaturempfindens durch Schädigung des Trac.spinothalamicus, intaktes Druck- und Berührungsempfinden sowie Tiefensensibilität, da intakte Hinterstränge)
⇒ BROWN-SÉQUARD-Syndrom bei lateralen Tumoren im Spinalkanal (s. Abb.) ⇨ unterhalb der Läsion ipsilaterale spastische Parese und dissoziierte Sensibilitätsstörung (ipsilaterale Störung der Tiefensensibilität und kontralaterale Störung von Schmerz- und Temperatursinn), im Segment Aufhebung aller sensiblen Qualitäten u schlaffe Lähmung
⇒ Störung der Tiefensensibilität bei dorsalen Tumoren im Spinalkanal
⇒ Halsmarktumoren: Nacken- u. Hinterkopfschmerzen, Schmerzen in den Armen/Händen, positives Nackenbeugezeichen, hohe Querschnittlähmung (oberhalb HWK 6) mit Tetraparese (Arme und Beine), ggf. Hirndruckentwicklung u. Lähmung kaudaler Hirnnerven
⇒ PANCOAST-Tumor: von der Lungenspitze ausgehend auf den Armplexus und später auf die untere Halswirbelsäule übergreifend ⇨ Armschmerzen, Plexuslähmung, HORNER-Syndrom (Ptosis, Miosis, Enophthalmus), später Querschnittsymptomatik
⇒ Brustmarktumoren: Paraparese der Beine, gürtelartige Schmerzen im betroffenen Segment, strumpfhosenförmige Sensibilitätsstörung
⇒ Lumbalmarktumoren: periphere Lähmung der Beine
⇒ Konussyndrom (Syn: Conus-medullaris-Syndrom): Tumoren im Bereich des Conus medullaris (in Höhe LWK 1-2) mit schlaffem Sphincter ani, Urin- und Stuhlinkontinenz, Ausfall des Analreflexes, perianalen Sensibilitätsstörungen und Reithosenanästhesie (keine Paresen der Beine, Lähmung der Mm.glutei)
⇒ Kaudasyndrom (Syn: Cauda-equina-Syndrom): Tumoren im Bereich der Cauda equina (in Höhe LWK 3 bis S5) mit peripherer schlaffer Lähmung der Beine (je nach Höhe der Raumforderung), doppelseitigem Ischiasschmerz, reithosenartiger Hypästhesie, Blasen- und Mastdarmentleerungsstörung, Impotentia coeundi (erektile Impotenz u. Ejakulationsunfähigkeit).

Diag: 1. Anamnese (langandauernde Beschwerden?) und klinische Untersuchung: Paresen, Sensibilitätsstörungen, Pyramidenbahnzeichen
2. Bildgebung: Wirbelsäulenabschnitt in 2 Ebenen, HWS in 4 Ebenen (mit Foramina intervertebralia, sog. Schrägaufnahmen) und CT (Wirbelkörpermetastasen osteolytisch oder auch osteoplastisch bei Mamma- u. Prostatakarzinomen), spinale Angiographie bei Gefäßprozessen
MRT zur genauen Höhenlokalisation insb. von intramedullären Tumoren, ggf. Myelographie (⇨ Füllungsdefekte, Ind: heute seltener, z.b. wenn eine MRT wegen Implantaten eingeschränkt beurteilbar ist)
3. Skelettszintigraphie: Bei V. a. Wirbelsäulenmetastasen, ggf. auch PET-CT
4. Neurologisches Konsil mit SEP des N.tibialis und N.medianus und Liquorpunktion: Eiweißvermehrung bei Neurinomen und bei Liquorstopp, maligne Zellen im Punktat

Ther: • Med: Glukokortikoide (Dexamethason, Fortecortin® 4 x 4 mg/Tag p.os) zur Minderung eines Ödems
• Operativ:
  – Ependymome und Gliome: Versuch der operativen Entfernung und postoperative Radiatio
  – Neurinome und Meningeome: Operative Entfernung
  – Wirbelsäulenmetastasen: Radiatio (lokal 20-40 Gy), Chemotherapie je nach Primärtumor, ggf. partielle osteosynthetische Wirbelsäulenverblockung (Resektion, Ersatz mit autologem Knochenspan, Fixateur interne) zur Stabilisierung und Schmerzlinderung, auch mögl. ist die sog. „Radiochirurgie", CyberKnife = Ausschaltung des Tumors mit einer hochdosierten Bestrahlung, Med: Glukokortikoide, Bisphosphonate
  – PANCOAST-Tumor: Präoperative Radiatio, Operation, postoperative Radiatio bei meist nicht vollständiger Tumorentfernung
  – Postoperativ: Krankengymnastik, Reha-Maßnahmen, Hilfsmittel

Prog: Neurinome haben eine sehr gute, Wirbelsäulenmetastasen eine schlechte Prognose.

Kompl: ∗ Kompression der spinalen Arterien (insb. d. A.spinalis ant.), insb. bei extramedullären Tumoren ⇨ akute Querschnittsymptomatik durch **sekundäre Markerweichung** mögl.
∗ Destruktion der Wirbelkörper bei Wirbelsäulenmetastasen ⇨ pathologische Frakturen, Knickkyphose, Subluxation mit akuter Querschnittsymptomatik mögl.
∗ Querschnittlähmung: Kontrakturen der spastischen Muskulatur, Inaktivitätspneumonie, paralytischer Ileus, Harnweginfekte, Dekubitus
Op: ∗ Meningeale Narben mit neurologischen Ausfällen

DD: – „Einfacher" Rückenschmerz (Myogelosen), Bandscheibenprotrusion, Bandscheibenprolaps
– Granulome der Wirbel, Spondylitis tuberculosa mit Gibbus
– Dermoide, Epidermoide (meist extradural), Lipome intradural
– Epidurale Abszesse (hämatogene Streuung, Staphylococcus aureus): Rückenschmerzen, Schonhaltung der Wirbelsäule, paravertebrale Myogelosen, Querschnittlähmung bei intraspinaler Ausbreitung, Ther: Operative Ausräumung und systemische Antibiose
– Entzündliche Myelitis (Querschnittmyelitis, Myelitis transversa, meist thorakal)
– Spinale Gefäßprozesse: spinale Angiome, arteriovenöse Fehlbildungen, Varicosis spinalis (spinale arteriovenöse Durafistel), Hämangioblastom, vaskuläre Myelopathie
– Zervikale Myelopathie, Syringomyelie, Arachnopathie (Verwachsungen der Arachnoidea)
– Spastische Spinalparalyse (ERB-CHARCOT-Krankheit) durch Degeneration des 1. motorischen Neurons im Cortex mit Paraspastik, Hyperreflexie, Pyramidenbahnzeichen
– Funikuläre Myelose, Amyotrophische Lateralsklerose
– Spinale Form einer Multiplen Sklerose
– Chronische Polyneuropathie der Cauda equina (ELSBERG-Syndrom)

WURZELKOMPRESSIONSSYNDROME

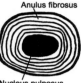

Syn: Spinale radikuläre Syndrome, Bandscheibenvorfall, Bandscheibenprotrusion, Bandscheibenprolaps, Nucleus-pulposus-Prolaps (NPP), Diskusprolaps, Diskushernie, Hernia nuclei pulposi, engl. slipped disk, disc prolaps, *Bandscheibenschäden*
ICD-10: zervikal M50.2, thorakal + lumbal M51.2

Anatomie: Die Bandscheiben (Disci intervertebrales) bestehen aus einem faserverstärkten bindegewebigen **Ring** (Anulus fibrosus) u. zentralen **Gallertkern** (Nucleus pulposus) mit hoher Mukopolysaccharidkonzentration, die viel Wasser bindet (⇨ Elastizität), s. Abb.

Ät:
- **Degenerative Prozesse** (Degeneration der Bandscheiben, spondylotische Veränderungen), Bewegungsmangel und ständiges Sitzen, Heben schwerer Lasten, plötzliche Drehbewegungen (Golfspieler)
- Traumatisch (z.B. HWS-Distorsion, Wirbelfrakturen)
- Knochenmetastasen, Rückenmarktumoren

Path:
- ♦ **Protrusio** ⇨ Vorwölbung einer Bandscheibe, z.B. mechanisch durch Verbiegung der Wirbelsäule nach ventral (s. Abb.)
- ♦ **Diskusprolaps** ⇨ Vorfall einer Bandscheibe, bzw. des gallertigen Nucleus pulposus (dieser durchbricht dabei den Anulus fibrosus). Dadurch **Einengung** des **Foramen intervertebrale mit dem Spinalnerven** (lateraler Prolaps) oder Einengung und Kompression des Spinalkanales (medialer Prolaps)
- ♦ **Arthrotische Veränderungen** an den Grund- und Deckplatten der Wirbelkörper (Spondylose, Osteochondrose) oder Zwischenwirbelgelenken (Spondylarthrose) oder den Unkovertebralgelenken der HWS (Unkarthrose) ⇨ **Osteophyten** (Randwülste) ⇨ Einengung der Foramina intervertebralia oder des Spinalkanales (= Wirbelkanalstenose)

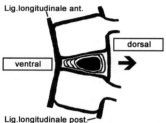

- ♦ Lok: NPP ⇨ 90 % **lumbal**, 10 % **zervikal**, 0,2 % thorakal
  - Lumbal: **L5**- häufigstes und **S1**- häufig, L4-Syndrom seltener ⇨ alles meist Bandscheibenpathologie
    L4-Syndrom ⇨ Bandscheibe zw. LWK 3 und 4 betroffen (die Nervenwurzel selbst tritt zwischen LWK 4 u. 5 seitlich aus, wird aber im Verlauf ein Segment höher geschädigt)
    L5-Syndrom ⇨ Bandscheibe zwischen LWK 4 und 5 betroffen
    S1-Syndrom ⇨ Bandscheibe zwischen LWK 5 und Os sacrum (S1) betroffen
  - Zervikal: **C6** und **C7** je ca. 35 %, C8-Syndrom 25 % ⇨ alle eher spondylotische Veränderungen als Bandscheibenvorfälle
    C6-Syndrom ⇨ Spondylose/Bandscheibe zwischen HWK 5 und 6 betroffen
    C7-Syndrom ⇨ Spondylose/Bandscheibe zwischen HWK 6 und 7 betroffen
    C8-Syndrom ⇨ Spondylose/Bandscheibe zwischen HWK 7 und BWK 1 betroffen

Etlg:
Nach der Lokalisation der Schädigung (s. Abb.):
- Medialer Prolaps: Kompression des Rückenmarks
  ⇨ Myelopathie, Kaudasyndrom
- Mediolateraler Prolaps: Kompression des Rückenmarks und Spinalnerven
- Lateraler Prolaps: Kompression der Spinalnerven
  ⇨ Radikulopathie

Nach der Art der Schädigung:
Soft disc = Nucleus-pulposus-Prolaps
Hard disc = Kompression von Spinalnerven oder dem Spinalkanal durch knöchernen Prozess, z.B. Spondylarthrose mit Osteophyten der Wirbelplatten od. kleinen Wirbelgelenke

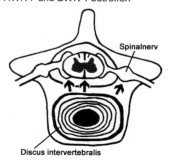

Epid: ◊ Prädisp.alter: 30.-50. Lj., schon junge Erwachsene betroffen, mit dem Alter zunehmend (bei 30-Jährigen finden sich im CT/MRT bei **1/3 der Bevölkerung** Bandscheibenvorfälle, meist jedoch völlig ohne Beschwerden)
◊ Häufigster operativer Eingriff an der Wirbelsäule, mit zunehmender Tendenz in den letzten Jahren (ca. 70.000 lumbale Bandscheibenoperationen/J. in Deutschland)

Klin: ⇒ Allgemein: **Schmerzen** (LWS: Lumbalgie, Ischialgie, HWS: Nackenschmerzen), Parästhesien ("Ameisenlaufen"), sensible (im betreffenden Dermatom Hypästhesie u. Hypalgesie) und motorische **Ausfälle** (Paresen der Kennmuskeln, Abschwächung anderer Muskeln), Reflexabschwächung/-verlust
⇒ Provokation radikulärer Syndrome, z.B. durch Kopfverkippung, Husten
⇒ **Cave:** Alarmzeichen sind beginnende **Lähmungen**, plötzliches Verschwinden des Schmerzes mit zunehmender Hypästhesie (⇨ *Wurzeltod*) oder **Blasen-** (Retention)/ **Mastdarmstörungen** (Sphinkterlähmung)!

ZERVIKALE RADIKULÄRE SYNDROME

Wurzel	Sensibilitätsstörung	Kennmuskeln	Kennreflex
C6	Radialseite Ober- und Unterarm, Dig. I	M.biceps M.brachioradialis	Bizepssehnenreflex
C7	Unterarm-Vorderseite Dig. II bis IV	M.triceps	Trizepssehnenreflex
C8	Ulnarseite Unterarm Dig. IV u. V	Mm.interossei	(TSR)

LUMBOSAKRALE RADIKULÄRE SYNDROME

Wurzel	Sensibilitätsstörung	Kennmuskeln	Kennreflex
L4	Außenseite Oberschenkel Innenseite Unterschenkel	M.quadriceps M.tibialis ant.	Patellarsehnenreflex
L5	Außenseite Unterschenkel Fußrücken, Großzehe	M.extensor hallucis long., M.ext.digitorum M.gluteus medius	Tibialis-posterior-reflex
S1	Unterschenkel laterodorsal laterale Fußkante	M.triceps surae M.gluteus max.	Achillessehnenreflex

Diag: 1. Anamnese (Trauma, Rotationsbewegung, schweres Heben, Sprung aus großer Höhe, frühere Lumbago od. Ischialgien, chiropraktische Behandlung, Lähmungen, Störung der Blasen- und Mastdarmfunktion?) und klinische Untersuchung: tastbare Myogelosen (Muskelverspannungen mit Circulus vitiosus: Verspannung führt zu Schmerz, der wiederum zu mehr Verspannungen), Klopfschmerzhaftigkeit, schmerzhafte Bewegungseinschränkung u. Schiefhaltung (Skoliose) od. Steilhaltung (HWS) der Wirbelsäule
Kennmuskelschwäche, Sensibilitätsstörung im betroffenen Segment (s. Abb.) und **Muskeleigenreflexabschwächung**
LASÈGUE-Zeichen (= Flexion im Hüftgelenk bei L5- u. S1-Syndrom) od. umgekehrtes LASÈGUE-Zeichen (= Hyperextension im Hüftgelenk bei L4-Syndrom) pos. (= schmerzhaft)
SCHOBER- (LWS) od. OTT-Zeichen (HWS) vermindert.
L4: Bein anheben, z.B. um auf einen Stuhl zu steigen, nicht mögl.
L5: Steppergang (Fallfuß) ⇨ Hackengang nicht mögl., M.gluteus-med.-Schwäche ⇨ Stehen auf dem Bein der betroffenen Seite nicht möglich (bei beidseitigem Ausfall ⇨ TRENDELENBURG-Hinken)

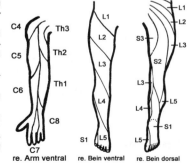

re. Arm ventral   re. Bein ventral   re. Bein dorsal

S1: Stehen auf den Zehenspitzen (Plantarflexion) auf der betroffenen Seite nicht möglich, Bügeleisengang (Abrollen und anheben des Fußes erschwert)

2. **Bildgebung:** Betroffener Wirbelsäulenabschnitt **Röntgen nativ** in 2 Ebenen (a.p. u. seitlich), bzw. bei HWS in 4 Ebenen (zusätzlich 2 Aufnahmen, sog. Schrägaufnahmen von den re. u. li. Foramina intervertebralia ⇨ spondylotische Randzacken, Einengung der Foramina?)
MRT: sehr gute Weichteil-/Myelonbeurteilung, CT (gut für knöcherne Beurteilung, z.B. bei V.a. Fraktur)
Aber: Größe eines Bandscheibenvorfalles in der Bildgebung und Symptome müssen nicht korrelieren! (Große Vorfälle können völlig ohne Beschwerden sein und kleine können bereits erhebliche neurologische Ausfälle aufweisen.) Dies ist auch wichtig für die Op-Indikation ⇨ keine "Rö./CT/MRT-Bilder" operieren ⇨ entscheidend ist die Klinik.

3. Neurologische Untersuchung mit **EMG** und **NLG**: Bestimmung der Erregungsleitung der betroffenen Nervenwurzel, SEP: verzögerte Überleitung, Schweißsekretionstest: bei radikulären Syndromen normal, da sich die sympathischen Fasern für die Schweißsekretion außerhalb der Nervenwurzel an den peripheren Nerven anlegt (bei peripheren Nervenläsionen pathologisch = vermindert).

Ther:
- Konservativ: Med: **Analgetika**/Antiphlogistika (z.B. Paracetamol, Diclofenac od. Ibuprofen), Neuraltherapie mit Xylocain- od. Lidocain-Injektionen (Xyloneural®) intrakutan paravertebral, epidurale od. periradikuläre Injektionen (lumbale Spinalnervenanalgesie), Myotonolytika (z.B. Tizanidin, Sirdalud® od. Methocarbamol, Ortoton®),
Physiotherapie: lokale **Wärme**applikation, Massage, elektrische Nervenstimulation (TENS), intensive **Krankengymnastik** und Bewegungstherapie (**aktives Rückentraining**), Haltungsschule ⇨ Stärkung der Rücken- und Bauchmuskulatur, Vermeiden von Fehlhaltungen und -belastungen (z.B. beim Tragen von Lasten).
Bettruhe hat einen negativen Effekt u. wird nicht mehr empfohlen.
LWS: **Stufenbett** (= Würfel unter den Unterschenkeln, sodass diese rechtwinklig zu den Oberschenkeln liegen ⇨ Entlastet die Wirbelsäule) stundenweise am Tag
HWS: Halskrawatte (Schanz-Verband) nur vorübergehend zur Entlastung der Wirbelsäule

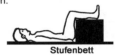
Stufenbett

- Operativ: Ind: nachgewiesener NPP mit eindeutigen **motorischen Ausfällen**, Blasen- od. **Mastdarmstörungen** ⇨ Notfall-Op. innerhalb von 24 Std.!
Relative Op-Ind: therapieresistenter Schmerz >6 Wo. od. rez. Beschwerden
  - LWS: mikrochirurgische offene Op. (**Mikrodiskektomie**), dorsaler Zugang mit 3 cm langer Längsinzision der Haut, Verwendung eines Op-Mikroskopes, Darstellung des Wirbelkanals (Entfernung des Lig.flavum) u. Entfernung d. prolabierten Bandscheibensequesters, auch als endoskopischer Eingriff (endoskopische perkutane Nukleotomie).
Möglich ist auch die Implantation einer Bandscheibenprothese (mit einem beweglichen Polyäthylen-Kern) an der Stelle des entfernten Bandscheibengewebes (allerdings ventraler Zugang hierzu erforderlich), Ind: junge aktive Pat.
Eine weitere Alternative ist ein links lateraler Zugang, Entfernen des Bandscheibengewebes und Einbringen eine Cages, der zusammen mit einer lateralen Verplattung der zwei Wirbelkörper zu einer Spondylodese (= knöcherne Durchbauung) führt.
  - HWS-hard-disc: Erweiterung der Foramina intervertebralia (Foraminotomie)
  - HWS-soft-disc: Zugang v. ventral, Entfernung des Bandscheibensequesters, ggf. Verblockung mit kortikospongiösem Span
  - Spinalkanalstenose: Laminektomie (Entfernung eines Teils des Wirbelbogens mit Dornfortsatz, Ligamentum flavum und einem Teil der Facettengelenke). Im Versuchsstadium ist lumbal die minimalinvasive Implantation eines Spacers zwischen den Dornfortsätzen zweier Wirbel, der segmental entlordosierend wirkt und somit indirekt den Spinalkanal erweitert (der Langzeiterfolg ist aber eher fraglich).

Prog: Op mit guter Prognose (80 % d. Pat. werden beschwerdefrei), Rezidiv in 5 % d.F., die konservative Therapie führt häufiger zu Rezidiven.

Kompl: ∗ **Wurzeltod** ⇨ Dem Pat. geht es plötzlich "besser", da die Schmerzen weg sind (allerdings treten auch gleichzeitig Sensibilitätsstörungen u. Paresen auf).

* Zervikale radikuläre Syndrome: Parese der Zwerchfellmuskulatur (C4) mögl.
* Konussyndrom (Syn: Conus-medullaris-Syndrom, betrifft unteren Teil des Myelons): Lähmung der Mm.glutei, Reithosenanästhesie, Blasen- und Mastdarmlähmung
* Kaudasyndrom (Syn: Cauda-equina-Syndrom, betrifft die Nervenfaserbündel gebildet von L2-S5): Schlaffe Parese und Sensibilitätsstörung der Beine (Kontrakturen, Dekubitus), Blasen- und Mastdarmlähmung (Harnweginfekte, Restharnbestimmung)

Op: * Duraverletzung, Liquorfistel, Verletzung im Bereich des Myelons oder der Spinalnerven, Blutung, Diszitis
* Rezidiv
* **Postdiskotomiesyndrom (engl. failed back surgery syndrome):** meist diffuse und bilaterale radikuläre/pseudoradikuläre oder vertebragene Beschwerden (Ursachen: Arthrose der Wirbelgelenke, die durch die fehlende Bandscheibe und die damit verbundene Höhenminderung vermehrt belastet werden oder wegen Op. des falschen Segments, wegen Reprolaps od. Prolaps in einem anderen Segment oder epidurale Fibrosen/Vernarbungen), meist schlecht zu behandeln

DD: – Zervikale radikuläre Syndrome:
Plexusläsion (obere = ERB-DUCHENNE-Lähmung ist DD zu C5 u. C6, untere = KLUMPKE-DÉJERINE-Lähmung DD zu C7 u. C8)
Periphere Nervenläsion (N.radialis ist DD zu C6, N.medianus - DD zu C7, N.ulnaris - DD zu C8)
Zervikale Myelopathie = chronische Schädigung des Myelons im HWS-Bereich (s.u.)
Syringomyelie
– Lumbosakrale radikuläre Syndrome:
Plexusläsion (Plexus lumbosacralis)
Periphere Nervenläsion (N.femoralis ist DD zu L4, N.peroneus - DD zu L5, N.tibialis - DD zu S1)
Spondylolisthesis (Wirbelgleiten, meist LWK 5)
Syndrom des **engen Spinalkanals** (mit Kaudasyndrom) bei <10 mm im CT (normal sind lumbal 16-18 mm), Ther: Teillaminektomie zur Dekompression
– Spinale Tumoren
– Amyotrophische Lateralsklerose, funikuläre Myelose
– Blutungen/Hämatome/Angiome im Spinalkanal
– Herniation des Rückenmarks durch einen Duradefekt
– Entzündlich: Discitis intervertebralis, TBC, Abszesse, Neuroborreliose
– Facettensyndrom: Schmerz ausgehend von den kleinen Wirbelgelenken ohne neurologische Ausfälle
– Juxta-Facett-Zysten: Synovialzysten der Intervertebralgelenke od. Lig.flavum-Zysten
– Polymyalgia rheumatica
– Psychogener Rückenschmerz

PERIPHERE NERVENLÄSIONEN

Syn: Verletzungen sind im ICD-10 je nach Lokalisation von S04 - S94 kodiert, Mononeuropathien, z.B. Engpasssyndrome an der oberen Extremität ICD-10: G56, an d. unteren Extremität G57

Anatomie: Ein Nerv besteht aus einem od. mehreren Bündeln von parallelverlaufenden Nervenfasern = **Axone** (diese sind bei markhaltigen Nerven von einer Myelinscheide umgeben). Die einzelne Nervenfaser wird von einem bindegewebigen **Endoneurium** umgeben. Die Nervenfasern sind zu Faszikeln zusammengefasst von dem bindegewebigen **Perineurium** und ggf. von einem **Epineurium** bei mehreren Nervenfaserbündeln umgeben.

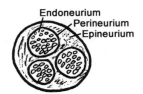

Ät: – Äußere **Druckeinwirkung**, z.B. „Parkbanklähmung", in Narkose oder Koma, **Engpasssyndrome** (Thoracic outlet syndrome, Suprascapularis-, Karpaltunnel-, Supinator-, Sulcusulnaris-, GUYON-Logen-, Tarsaltunnel-Syndrom, s.u.), bestimmte Tätigkeiten (Berufs-/Beschäftigungslähmungen), Kallusbildung an Frakturen, Kompartmentsyndrom (= ischämische Muskelkontraktur), Hämatome
– Zug in axialer Richtung = Zerrung des Nerven, z.B. bei Gelenkluxationen, Frakturen mit starker Fehlstellung
– Heftige **Quetschung**, scharfe **Durchtrennung** (Stich- od. Schnittverletzung), vollständige Zerreißung/Zerstörung (Defekt**frakturen**, Schuss- od. Splitterverletzungen, Amputation)
– Lokale Infektion, Abszess
– Ischämische Schädigung (Ischämie der Vasa nervorum)
– Iatrogene Läsion: **Injektionen** („Spritzenlähmung", insb. N.ischiadicus), **operativ** (z.B. durch radikale Tumorchirurgie, Lymphknotenbiopsie am Hals), schlecht sitzender und zu eng anliegender **Gips**, Strahlenfibrose

Path: Einteilung nach SEDDON (1943), Kombinationen und Teilstörungen sind mögl.

> **Neurapraxie** = Funktionsstörung d. Nerven ohne Kontinuitätsverlust (z.B. durch Druckschädigung), gute Regeneration, Erholung im Regelfall in 1-4 Monaten
> **Axonotmesis** = Axone unterbrochen, Perineurium erhalten ⇨ WALLER-Axondegeneration Regeneration möglich (Erholungszeit: 4-18 Monate)
> **Neurotmesis** = Axone und Nervenhüllgewebe durchtrennt, häufig Neurombildung, ohne Op. keine Regeneration

Etlg: Nervenverletzung nach SUNDERLAND (1951)

> Grad I: Leitfähigkeitsverlust bei erhaltenem Axon, vollständig reversibel
> Grad II: Axon durchtrennt, distaler Anteil degeneriert, erhaltenes Endoneurium, vollständig reversibel
> Grad III: Axon unterbrochen und degeneriert + Endoneurium durchtrennt, nur langsame und unvollständige Erholung (typische Läsion bei Zug)
> Grad IV: Vollständige Zerstörung der internen Struktur des Nervs, nur Peri-/Epineurium ist erhalten. Indikation für chirurgische Versorgung (Nervennaht)
> Grad V: Kontinuitätsverlust des Nervs, Besserung nur mit chirurgischem Vorgehen (Nervennaht, autologe Nerventransplantation)

Epid: Häufigste periphere Nervenläsion in Friedenszeiten ist die Ulnarislähmung.

Klin: ⇨ **Schlaffe motorische Paresen** und/oder **sensible Ausfälle** (**scharf begrenzt** im Versorgungsgebiet des betroffenen Nerven)
⇨ Schmerzen, Parästhesien, Dysästhesien
⇨ Vegetative Störungen, z.B. aufgehobene Schweißsekretion, livide Hautfarbe

Diag: 1. Anamnese: Verletzungshergang, Lokalisation, Vorschäden (Diabetes mellitus, Alkoholabusus, Drogen, toxische Substanzen, Medikamente) und klinische Untersuchung: sensible Ausfälle, Haltungsbesonderheiten, motorische Paresen, muskuläre Atrophien, Muskeleigenreflex-Ausfall, vegetative Störungen ⇨ Schweißsekretionstest (Ninhydrin) Beweglichkeit aktiv u. passiv prüfen ⇨ aktive **Kraftgrade**: 5 = normale Kraft, 4 = Bewegung gegen leichten Widerstand, 3 = Anheben gegen Schwerkraft, 2 = Bewegung unter Aufhebung d. Schwerkraft, 1 = Kontraktionen ohne Bewegung, 0 = keine Muskelaktivität
2. Neurologisches Konsil mit EMG: akut keine Potentiale, **Denervierungspotentiale** (Fibrillationspotentiale = **pathologische Spontanaktivität** bei Kontinuitätsunterbrechung nach 1-2 Wo. durch Überempfindlichkeit der denervierten Muskelfasern auf Acetylcholin), Reinnervationspotentiale (sog. Riesenpotentiale bei Regeneration nach einigen Monaten). NLG: vermindert (Druckschädigung) bis aufgehoben (Kontinuitätsunterbrechung).
3. Röntgen bei V. a. knöcherner Verletzung und ggf. lokal CT/MRT zur Lokalisationsdiagnostik bei unklarem Befund

Ther: • Konservativ: korrekte Lagerung, ggf. Schienen zur Ruhigstellung, Elektrostimulation (Reizstrom bei völlig denerviertem Muskel), **krankengymnastische Bewegungs-**

Übungen sowie physikalische Therapie zur Vermeidung von Kontrakturen und Gelenkversteifungen; Hilfsmittel: z.B. spezielles Besteck, Greifwerkzeuge, Orthesen
Med: Kausale Ther. nicht mögl., bei Parästhesien kann α-Liponsäure (Thioctacid®) oder Carbamazepin (Tegretal®) versucht werden. Vit.-B-Präparate sind nur bei tatsächlichem Vitaminmangel indiziert (werden jedoch häufig gegeben).

- Operativ: Ind: Grad IV + V, primäre Naht nur bei frischer sauberer Schnittverletzung sonst als sekundäre Naht/Transplantation nach ca. 4-8 Wochen (max. 8 Mon.) nach dem Trauma
  - Frische Schnittverletzung: Mikrochirurgische Nervenadaptation (Koaptation) durch **spannungsfreie** End-zu-End-Anastomose von einzelnen Perineurium-Faszikelgruppen
  - Bei Defekten (oder nicht möglicher spannungsfreier End-zu-End-Adaptation): Überbrückung durch autologes Nerventransplantat (z.B. N.suralis), bei kurzen Defekten (<2 cm) kann auch ein resorbierbares Nervenröhrchen (als Leitschiene) implantiert werden.
  - Kann eine nervale Funktion nicht mehr hergestellt werden, ist eine Ersatzplastik-Op mögl. ⇨ Umlagerung mehrerer Sehnen od. gestielter/freier Muskeltransfer.
  - Engpasssyndrome (s.u.): Dekompression des Nerven, Neurolyse bei fibrotischem Gewebe um den Nerven
  - Überprüfung von NLG u. EMG zur Beurteilung d. Koaptationsergebnisses nach 6 Mon.

Prog: Axonale Regeneration nach mikrochirurgischer Rekonstruktion **1-3 mm/Tag** (⇨ Regeneration dauert Monate): HOFFMANN-TINEL-Zeichen = von distal nach proximal Beklopfen der Haut über dem Nervenverlauf ⇨ "Elektrisieren" über den frisch ausgesprossten marklosen Axonen zeigt Erfolg und Stand der Regeneration an.

Kompl:
* Ausbildung von Kontrakturen
* **Neurombildung**: ungeordnete Aussprossung der Nervenenden ⇨ Schmerzen, Ther: Neuromresektion, Pseudoneurom durch Vermehrung von endoneuralem Bindegewebe
* Phantomschmerz: nach Amputationen häufig (zentrales Engramm der Gliedmaße?), bei elektiver Amputation werden Lokalanästhetika zur Prophylaxe eingesetzt
* Kausalgie: entsteht durch Kurzschlüsse zwischen vegetativen und sensiblen Fasern bei unvollständiger Nervenläsion; Klin: intensiver Schmerz, durch äußere Reize provozierbar, Parästhesien, **vegetativ-trophische Störungen**; Ther: Haloperidol (Haldol), Akupunktur, Sympathikusblockade u. -resektion

Op:
* Nach axonaler Regeneration können falsche Muskelgruppen vom Nerv angesprochen werden (**Synkinesen** = pathologische Mitbewegungen) ⇨ Bewegungen müssen neu gelernt und geübt werden (z.B. Fazialistraining).

DD: – Spinale Muskelatrophie, amyotrophische Lateralsklerose (ohne sensible Störungen), intraspinale Raumforderungen, Syringomyelie
– Radikuläre Beschwerden, Plexus-Verletzungen
– Polyneuropathie (mehrere Nerven betroffen)
– SUDECK-Syndrom (insb. am UA) = sympathische Reflexdystrophie
– Kompartmentsyndrom (insb. UA und US)
– Psychogene Lähmungen (konversionsneurotisch, dissoziative Bewegungsstörung)

KARPALTUNNELSYNDROM

Syn: CTS (engl. carpal-tunnel syndrome), Medianuskompressionssyndrom, Karpalkanalsyndrom, genuine Daumenballenatrophie, ICD-10: G56.0

Ät: – **Familiäre Disposition**
– Entzündlich: Tendosynovitis, Polyarthritis, Dermatomyositis, Sklerodermie
– Traumatisch: Hämatome, Schnitt-, Quetschverletzungen an der Beugeseite des Handgelenkes, Frakturen/Luxationen der Handwurzelknochen od. des distalen Radius, Hyperextensionstrauma im Handgelenk
– **Überbeanspruchung**: z.B. Gehen mit Armstützen, beruflich bedingt: z.B. Forstarbeiter, Bauarbeiter, Schneider, Tischler, Fließbandarbeit ⇨ Anerkennung als Berufskrankheit mögl.

- Tumoren im Karpaltunnel, abnorme Muskel- od. Sehnenverläufe
- Arthrose der Handwurzelknochen
- Endokrin-metabolisch: **Schwangerschaft** (Ödemneigung), hormonelle Umstellung (Klimakterium), hormonale Kontrazeptiva, Urämie, Hyperurikämie, Diabetes mellitus, Myxödem (Hypothyreose), Akromegalie, Amyloidosen, Paraproteinämie bei Myelom, Mukopolysaccharidosen, Alkohol ⇨ ödematöse Quellung des Karpaltunnelbinnenraumes
- Iatrogen: arteriovenöse Fistel (Shunt) zur Hämodialyse (dilatierte Venen)

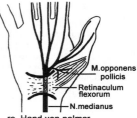

Anatomie: Der Karpaltunnel (**Canalis carpi**) wird gebildet aus den Handwurzelknochen und dem darüber gespannten **Lig.carpi transversum** = Retinaculum flexorum (vom Os hamatum + Os pisiforme [= Eminentia carpi ulnaris] zum Os trapezium + Os scaphoideum [= Eminentia carpi radialis] ziehend) = osteofibröser Kanal. Er enthält alle Sehnen der langen Fingerbeuger (außer die des M.palmaris longus) und den N.medianus.

re. Hand von palmar

Path: ♦ **Kompression des N.medianus** im Karpaltunnel (Druckläsion, Engpasssyndrom), evtl. + Fibrose des Epineurium (umhüllendes Bindegewebe des Nerven ⇨ Einschnürung des N.medianus)

♦ **Funktion des N.medianus-Endastes:** motorisch an der Hand: M.abductor pollicis brevis, M.opponens pollicis ⇨ bei Läsion Daumenballenmuskelatrophie (Thenaratrophie), sensibel: ventral Dig. I-III und radiale Seite des Dig. IV, dorsal Endglied Dig. II, III (s. Abb.)

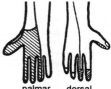

Epid: ◊ **Häufigstes Engpasssyndrom** der oberen Extremität
◊ **W > m** (2:1), Prädisp.alter: 40.-50. Lj. u. während der Schwangerschaft (7-25 % der Schwangeren, insb. im 3. Trimenon)
◊ Lok: **re.** > li. und auch beidseitig mögl.
◊ Inzidenz: ca. 200/100.000/Jahr, für Deutschland werden 1,5-7 Mio. Betroffene geschätzt.

palmar   dorsal

Etlg: Klinische Einteilung nach GERL u. FUCHS (1980)

Stadium I:	Schmerzen u. Parästhesien
Stadium II:	Taubheitsgefühl
Stadium III:	Taubheitsgefühl + partielle Thenarmuskelatrophie
Stadium IV:	Komplette Plegie und Atrophie des M.abductor pollicis brevis

Klin: ⇒ **Schmerzen, Parästhesien** der Finger I-III, insb. **nachts** (mit Ausbreitung auf den Arm mögl., sog. *Brachialgia paraesthetica nocturna*), die Pat. versuchen häufig Linderung durch Ausschütteln der Hand zu erreichen.
⇒ **Hypästhesie** (Taubheitsgefühl) im sensiblen N.medianus-Versorgungsgebiet der Hand
⇒ Morgendliche Steifigkeit der Finger, evtl. Schwellung der Hand/Finger, trophische Störungen (z.B. Hypohidrosis)
⇒ **Thenarmuskelatrophie** im fortgeschrittenen Stadium (keine Schwurhand!, da das Karpaltunnelsyndrom eine distale Medianusläsion ist, die Schwurhand tritt nur bei prox. Schädigung auf)

Diag: 1. Anamnese (nächtliche Schmerzen, Vorerkrankungen, Trauma, Stoffwechselstörungen)
2. Klinische Untersuchung: **HOFFMANN-TINEL-Zeichen:** Beklopfen des Karpaltunnels führt zu Dysästhesien (elektrisierende Missempfindungen), PHALEN-Test: starke Extension od. Flexion im Handgelenk für ca. 1 Min. kann ebenfalls Parästhesien auslösen.

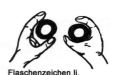

Flaschenzeichen li.

N.medianus motorische Prüfung: **Flaschenzeichen** (M.abductor-pollicis-brevis-Parese ⇨

Flasche kann nicht richtig umfasst werden, s. Abb.), **Opponieren** des Daumens mögl.? (s. Abb.), Thenaratrophie?
3. Röntgen: Ausschluss knöcherner Verletzung des Handgelenks
4. Labor: Ausschluss internistischer Erkrankungen (s.o., Ät.)
5. Neurologisches Konsil: EMG, NLG (Verlängerung der sensiblen und motorischen Nervenleitgeschwindigkeit sowie Denervierungszeichen in der Thenarmuskulatur)

Opponieren des Daumens

6. Sonographie und CT: Vermessung des Karpaltunnels mögl.
7. Schweißsekretionstest (Ninhydrintest): im Innervationsgebiet an der Hand vermindert

Ther:
- Konservativ: Nächtliche Ruhigstellung mit einer dorsalen Unterarmschiene, Glukokortikoid-/Lokalanästhetikaeinspritzungen (Lok: radial der Palmarissehne, die oberflächlich liegt und gut sichtbar ist, da sie außerhalb des Retinaculum flexorum liegt, im Bereich der Handwurzel eingehen), Antiphlogistika (z.B. Diclofenac, Voltaren®)
- Operativ: Ind: möglichst frühzeitig (ab Stad. II), um bleibende Schäden (Muskelatrophien) zu verhindern
    - Op in I.v.-Regionalanästhesie od. Lokalanästhesie und Blutsperre, Zugang über eine 2 cm lange Längsinzision distal der Handgelenksquerfalte
    - **Spaltung** des Lig.carpi transversum (wird heute auch als endoskopische Op durchgeführt, bringt jedoch keine eindeutigen Vorteile und ist teurer)
    - Evtl. zusätzlich Neurolyse (Entfernung komprimierenden Gewebes zur Entlastung des N.medianus, z.B. bei Fibrose des Epineuriums)

Prog: Gut bei frühzeitiger Therapie

Kompl: * Muskelatrophie der Thenarmuskulatur
Op: * Verletzung des N.medianus (höhere Rate bei endoskopischer Op.) od. von Beugesehnen, SUDECK-Syndrom, Rezidiv

DD:
- Durchblutungsstörungen (AVK, Ergotismus, RAYNAUD-Phänomen)
- Vertebragene Schmerzen (**C7-Syndrom**)
- Läsion des N.medianus an anderer Stelle: Pronator-teres-Syndrom (proximale Ulna), N.interosseus-ant.-Syndrom, kongenitale Thenaratrophie
- GUYON-Logensyndrom (Läsion des **N.ulnaris** im Handgelenksbereich, s.u.)

SUPINATORSYNDROM

Syn: Radialiskompressionssyndrom, engl. supinator tunnel syndrome, ICD-10: G56.3

Ät:
- Mechanische Dauerbeanspruchung (Pro- + Supination, z.B. Tennisspielen) ⇨ Hypertrophie des M.supinator
- Fibröse Bänder, verengter sehniger Rand am Eingang zum Supinatorkanal (Hiatus superior canalis supinatorii, FROHSE-Arkade)
- Entzündliche Prozesse, rheumatoide Arthritis
- Traumatisch: Frakturen, Radiusköpfchenluxation, Hämatom
- Tumoren: Neurinom, Lipom, Fibrom

Path: **Druckschädigung** (Engpasssyndrom) des **Ramus profundus** des **N.radialis** beim Durchtritt durch den M.supinator am Unterarm

Klin: ⇨ Zunehmend progrediente Kraftminderung bis **Lähmung der Extensoren** am Unterarm (meist an den ulnaren Fingern beginnend) ⇨ partielle Fallhand, bzw. Fallfinger (keine komplette Fallhand, da der M.extensor carpi radialis longus noch innerviert ist)
⇨ Keine Sensibilitätsstörungen (rein motorische Parese des Ramus profundus)

Diag: 1. Anamnese (repetitive Bewegungen?) und klinische Untersuchung: Fallhand/Extensoren-schwäche, Druckschmerz prox. über dem M.supinator
2. Neurologisches Konsil: EMG, NLG (Verlängerung der Nervenleitgeschwindigkeit)
3. Röntgen: Ausschluss eines knöchernen Prozesses im Bereich der Kubitalregion

Ther:
- Konservativ: Ruhigstellung (OA-Gipsschiene), NSAR
- Operativ: Ind: Versagen der konservativen Therapie
  - Darstellung des N.radialis beim Durchtritt durch den M.supinator
  - Spaltung der Frohse-Arkade ⇨ **Dekompression** des R.prof.n.radialis, ggf. Neurolyse
  - Postoperativ: OA-Gips für 3 Tage

Prog: Gut

DD:
- **Radialislähmung** anderer Genese (s.o.): Plexus-brachialis-Läsion, Krückenlähmung, Humerusschaftfraktur, Parkbanklähmung ("paralysie des ivrognes"), Blei-Intoxikation
- C6-Syndrom
- Epikondylitis, Muskel- und/oder Sehnenverletzungen (insb. M.extensor pollicis long. = "Trommlerlähmung")

N.ULNARIS-ENGPASSSYNDROME

Syn: Ulnarislähmung, engl. paralysis of the ulnar nerve, ICD-10: G56.2

Anatomie: N.ulnaris (C8-Th1, Fasciculus medialis)
Motorisch: M.flexor carpi ulnaris, M.flexor prof. dig. IV u. V, Mm.interossei u. lumbricales (Streckung der Mittel- u. Endglieder der Finger), M.adductor pollicis, M.abductor u. M.opponens dig. V
Sensibel: Palmar: ulnare Hälfte Dig. IV und Dig. V, dorsal: Dig. IV u. V (s. Abb.)

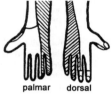

palmar   dorsal

Ät:
- **Sulcus-ulnaris-Syndrom** (Syn: Ulnarisrinnensyndrom, Kubitaltunnelsyndrom): **Drucklähmung**, z.B. durch häufiges Aufstützen auf den Ellenbogen, Schlafen auf dem angewinkelten Ellenbogen, bettlägerige od. bewusstlose Pat., ellenbogengelenknahe Frakturen, distale Humerusfraktur, Ellenbogenluxation, Arthrose im Ellenbogengelenk, Cubitus valgus od. Anomalien des Sulcus ulnaris (⇨ Luxation d. N.ulnaris aus dem Sulcus ulnaris)
- GUYON-Logensyndrom (die Loge de GUYON liegt zwischen Os pisiforme und dem Hamulus ossis hamati): Kompression im Canalis nervus ulnaris am Handgelenk bei Hyperextension, z.B. **Radfahrerlähmung**
- Kompression des Nerven durch Tumoren (Lipom, Ganglien, Knochen- od. Weichteiltumor)
- Schnitt- od. Stichverletzungen am ulnaren Teil des Handgelenkes od. im Nervenverlauf

Epid: Häufigste periphere Nervenläsion an der oberen Extremität

Klin:
⇒ **Krallenhand** (überstreckte Grundphalangen, leichte Beugung der Mittel- und Endphalangen, insb. an Dig. IV u. V mit Abduktionsstellung) und sichtbare Muskelatrophien an den Spatia interossea und dem Hypothenar (Dig. V)
⇒ Parästhesien Dig. IV ulnar u. V sowie an der Handkante, nächtliche Schmerzen im Handgelenk

Krallenhand
Krallenhand

Diag: 1. Anamnese: Ellenbogenbeschwerden, Handgelenksbelastung?
2. Neurologische Untersuchung: HOFFMANN-TINEL-Zeichen pos. über der jeweiligen Läsionsstelle (elektrisierende Missempfindungen beim Beklopfen). Fingerspreizen (bei aktiv od.

passiv gestreckten Fingern) nicht mögl. FROMENT-Zeichen (= Festhalten eines Papierblattes zwischen Daumen und Zeigefinger erschwert)
NLG: Verzögerte Nervenleitgeschwindigkeit
3. Röntgen: Ellenbogen u. Handgelenk in 2 Ebenen, Tangentialaufnahme des Sulcus ulnaris

Ther:
- Konservativ: Physiotherapie, Polsterung des Sulcus ulnaris zur Nacht, lokale Injektion von Glukokortikoiden
- Operativ: Neurolyse (Dekompression), bei Sulcus-ulnaris-Syndrom evtl. auch endoskopische Op. und ggf. Verlagerung des Nerven aus dem Sulcus ulnaris nach ventral in die Ellenbeuge (hat aber höhere Kompl.-Rate als die alleinige Dekompression)

Prog: Druckläsionen haben eine gute Rückbildungstendenz.

DD:
- **C8-Syndrom** (zusätzlich M.triceps-brachii-Parese), Plexus-brachialis-Verletzung
- Anatomische Anomalie am Oberarm: Processus supracondyloideus (Knochensporn oberhalb des med. Epicondylus, STRUTHER-Ligament), der ebenfalls zu Nervenreizung führen kann.

TARSALTUNNELSYNDROM

Syn: Hinteres Tarsaltunnelsyndrom, engl. tarsal tunnel syndrome, ICD-10: G57.5

Anatomie: N.tibialis (aus N.ischiadicus) zieht mit seinem Endast hinter/unter dem Malleolus med. unter dem **Retinaculum musculorum flexorum** (Lig.laciniatum) im Tarsaltunnel zum Fuß

Ät:
- Meist **posttraumatisch** (Sprunggelenkfraktur, OSG-Distorsion mit Innenbandverletzung, Talus-Luxationsfraktur)
- Raumforderungen: abnormer Gefäßverlauf (A.tibialis post.), Gefäßkonvolute, rheumatische Ödeme, Schwannom des N.tibialis, Ganglien, hypertrophierte Muskeln od. Sehnen
- Als Überlastungsfolge bei Marathonläufern
- Idiopathisch: ohne spezielle Ursache

Path: **Druckschädigung** (Engpasssyndrom) des **N.tibialis** unter d. Retinaculum musculorum flexorum (Lig.laciniatum)

Klin:
⇒ Schmerzen und Sensibilitätsstörung an **med. Fußrand** und Fußsohle, Verstärkung meist beim Gehen
⇒ Diskrete Kraftminderung bis Parese der Fußsohlenmuskulatur (beginnend mit der Zehenspreizung, dann die kurzen Zehenbeuger), Senkung des Fußgewölbes, Krallenstellung der Zehen
⇒ Spätsymptom sind verminderte Schweißsekretion und trophische Störungen.

Diag:
1. Anamnese (Trauma?) und klinische Untersuchung: Druckschmerz hinter dem Malleolus med. und im Verlauf des N.tibialis, pos. HOFFMANN-TINEL-Zeichen (elektrisierende Missempfindungen beim Beklopfen des Nervs)
2. Neurologisches Konsil: EMG, NLG (N.tibialis am med. Malleolus, M.abductor dig.min.: Reduzierung der Nervenleitgeschwindigkeit)
3. Schweißsekretionstest (Ninhydrin): verminderte od. fehlende plantare Schweißsekretion

Ther:
- Konservativ: Entlastung des med. Fußgewölbes durch Einlagen, therapeutische Leitungsblockade mit Lokalanästhesie (Bupivacain, Carbostesin®) im Bereich des Malleolus med.
- Operativ: Ind: Versagen der konservativen Therapie
  - **Spaltung des Retinaculum musculorum flexorum**, ggf. Neurolyse
  - Postoperativ: einige Tage elastischer Kompressionsverband, Hochlagerung des Fußes

DD: – Tibialislähmung anderer Genese: lumbosakrales radikuläres S1-Syndrom (z.B. Bandscheibenvorfall), proximale N.ischiadicus-Läsion, Tibiafraktur, Kompartmentsyndrom
- Reizung des N.plantaris med. am medialen Fußrand (Jogger-Fuß)
- Posttraumatische **arthrotische Beschwerden**, Muskel- od. Sehnenverletzungen, Schmerzen bei Fußdeformitäten (z.B. Senkfuß), Fersensporn, Fersenschmerz (Tarsalgie)
- <u>Vorderes Tarsaltunnelsyndrom:</u> Kompression (z.B. durch zu enges Schuhwerk) des N.peroneus prof. am **Fußrücken** unter d. Retinaculum extensorum ⇨ Sensibilitätsstörung am Spatium interosseum Dig. I-II dorsal, Parese der Mm.extensor dig. brev.
- Kompression des N.peroneus supf. an der lateralen Unterschenkelfaszie ca. 10 cm prox. des Malleolus lat. (z.B. traumatisch od. durch Überlastung, Kompartmentsyndrom)
- Kompression des N.peroneus am Fibulaköpfchen ⇨ Fußheberschwäche (M.tibialis ant., Mm.extensores), Steppergang, Spitzfuß
- Metatarsalgie (Schmerzen im Bereich des Vorfußes) durch insuffiziente Fußstatik (z.B. bei Spreizfuß, Krallenzehen, Arthritis, Überlänge des Os metatarsale II)
- <u>MORTON-Neuralgie:</u> Verdickung/Fibrose (Neurom) im Bereich der Nn.digitales plantares communes unter dem Lig.metatarseum transversum profundum ⇨ Klin: elektrisierende Schmerzen an der Fußsohle am Vorfuß zwischen den Metatarsi (meist) III u. IV. Ther: entlastende Polsterung, Abrollballen am Schuh, Lokalanästhetika oder chirurgische Durchtrennung des Ligaments od. Resektion des Neuroms
- Aseptische Knochennekrose der distalen Metatarsaleköpfchen (KÖHLER-II-Krankheit)
- <u>Parästhesien der Vorfüße</u> (sind ein häufiges Symptom): Polyneuropathie, Durchblutungsstörungen, S1-Syndrom, Plexusläsionen, Syndrom des engen Spinalkanals

KINDERCHIRURGIE

ÖSOPHAGUSATRESIE

Def: Fehlen der Speiseröhre oder bindegewebiger Strang, in 90 % kombiniert mit einer ösophagotrachealen Fistel, ICD-10: Q39.-

Ät: Kongenitale Fehlbildung

Path:
- Differenzierungsstörung in der 4.-6. Gestationswoche
- Häufig **kombiniert** (in über 40 % d.F.) mit kardiovaskulären, gastrointestinalen (Duodenal- od. Analatresie) od. urologischen **Fehlbildungen** oder Wirbel- od. Extremitätenmissbildungen und Frühgeburtlichkeit (in ca. 30 % d.F.)
- <u>Lok:</u> meist **Ösophagusatresie Typ III B** (90 % d.F.) mit Fistel zw. Trachea und Magen, der Ösophagus endet blind

Epid: ca. 1:3.000 Geburten

Etlg: Formen der Ösophagusatresie nach Vogt, 1922 (s. Abb.)
- \# Typ I (selten) u. II (ca. 8 %): komplette Atresie des Ösophagus ohne Fistel
- \# Typ III (90 % d.F.): **komplette Atresie des Ösophagus mit** verschiedenen **Fistel**möglichkeiten
- \# H-Fistel (ca. 4 %): Fistel zwischen Ösophagus u. Trachea bei durchgängigem Ösophagus

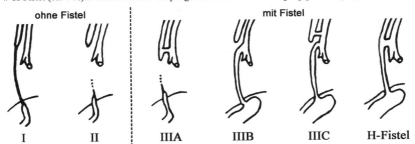

ohne Fistel — mit Fistel

I II IIIA IIIB IIIC H-Fistel

Klin:
⇒ Neugeborenes: **schaumig-blasiger Schleim vor dem Mund**, Hustenanfälle, Dyspnoe, vorgewölbtes Abdomen (durch Lufteintritt in den Magen bei gastro-trachealen Fisteln)
⇒ Mutter: Polyhydramnion (= vermehrtes Fruchtwasser [>2.000 ml], da der Fetus dieses nicht verschlucken kann) als Hinweis auf eine Ösophagusatresie

Diag:
1. Anamnese und klinische Untersuchung: **Sondierung des Ösophagus**
2. Röntgen: Thorax in 2 Ebenen, Ösophago-/Bronchographie mit <u>wasserlöslichem!</u> Kontrastmittel
3. Endoskopie: insb. zur Erkennung einer H-Fistel

Ther:
- <u>Präoperativ:</u> Bis zur Op halbsitzende Position des Kindes, kontinuierliches Absaugen von Speichel, evtl. Frühintubation
- <u>Operativ:</u> Ind: grundsätzlich gegeben, Zugang: 4. ICR rechts
  - Typ III: End-zu-End-Anastomose der beiden Ösophagussegmente und Verschluss der trachealen Fistel
  - Bei weit klaffenden Ösophagussegmenten (Typ I u. II): Anlage einer Magenfistel zur Ernährung. Interposition eines Kolontransplantates oder Bougierungstherapie des obe-

ren Blindsackes zur Ausdehnung und späteren End-zu-End-Anastomose.
- H-Fistel: Durchtrennung der Fistel und Verschluss des Defektes an Ösophagus und Trachea
- Postoperativ: Nahrungsaufbau ab dem 10. postop. Tag
- Selbsthilfegruppen: KEKS e.V., Sommerrainstr. 61, 70374 Stuttgart, Tel.: 0711 95378-17, Fax: -18, Internet: www.keks.org

Prog: Bei reifen Neugeborenen fast 100%ige Heilungschance, bei zusätzlichen Fehlbildungen, Lungenkomplikationen und Frühgeborenen liegt die Überlebensrate bei 40 %

Kompl:
* **Aspirationspneumonie, Atelektasen**
* Peptische Läsionen im Respirationstrakt durch Magensekret bei gastro-trachealer Fistel

Op:
* Anastomoseninsuffizienz (Nahtinsuffizienz)
* **Anastomosenstenose** ⇨ Bougierung
* Gastro-ösophagealer Reflux (bei nicht spannungsfreien Anastomosen)
* Ösophago-tracheale Rezidivfistel

DD:
- Kongenitale Ösophagusstenose, Megaösophagus, Mekoniumileus
- Kardiaanomalien (insb. Kardiainsuffizienz ⇨ gastroösophagealer Reflux)
- Doppelter Aortenbogen mit Kompression des Ösophagus

PYLORUSSTENOSE

Syn: Spastisch-hypertrophe Pylorusstenose, Magenpförtnerkrampf, ICD-10: Q40.0

Anatomie: Der Pylorus (Pförtner) ist der Schließer (M.sphincter pylori) des Magens und trennt diesen vom Duodenum ab.

Path:
♦ Spasmus und Hypertrophie der Ringmuskulatur des Pylorus und der pylorusnahen Magenanteile
♦ Enteraler Säureverlust durch das Erbrechen ⇨ **metabolische Alkalose** (hypochlorämisch) ⇨ verminderte Ventilation zum Kompensationsversuch

Epid: M >> w (4:1), Häufigkeit: 2-3 auf 1.000 Neugeborene

Klin:
⇒ Symptome ab ca. 3. Lebenswoche: **Erbrechen im Strahl** od. Bogen (nach den Mahlzeiten = spastisches Erbrechen). Das Erbrochene riecht stark sauer und ist nicht gallig.
⇒ **Sichtbare Magenperistaltik** im Oberbauch, **tastbarer Tumor**
⇒ Greisenhaftes Aussehen und Stirnrunzeln der Säuglinge
⇒ Geringe Stuhlfrequenz (Hungerstuhl, Pseudoobstipation), verminderte Urinproduktion
⇒ Zunehmende **Dehydratation**, Gewichtsverlust, Dystrophie, Exsikkose
⇒ Verminderte Atmung zur Kompensation der metabolischen Alkalose
⇒ Atemstörungen, Bewusstseinseintrübung, Muskelhypotonie (= Coma pyloricum)

Diag:
1. Anamnese und klinische Untersuchung: **tastbarer Tumor** im Oberbauch ("Olive"), insb. nach dem Stillen, Dehydratation (verminderter Hautturgor, eingefallene Fontanelle)
2. Labor: **metabolische hypochlorämische Alkalose** (pH >7,45, HCO_3 >28 mmol/l u. kompensatorischer CO_2-Anstieg), erhöhter Hkt, Hypokaliämie
3. Sonographie: fehlende/verzögerte Nahrungspassage, pathologisch ist eine Schichtdicke der (echoarmen) Tunica muscularis des Pylorus von >3 mm, Kokardenform der verdickten Ringmuskulatur, Gesamtlänge des Pylorus >14 mm
4. Bei unklarem Befund ggf. Röntgen mit KM-Gabe: verzögerter Übertritt in das Duodenum, feiner Pyloruskanal, Eindellung im Antrumbereich durch die Pylorushypertrophie

Ther:
• Akut: Flüssigkeits- und Elektrolytsubstitution, Korrektur des Säure-Basen-Haushaltes zur Op-Vorbereitung

- Operativ: Ind: heute primär operative Ther., nach Stabilisierung des Säuglinges (Rehydratation, Ausgleich der Alkalose und Elektrolytkorrektur)
  - **Pyloromyotomie** nach WEBER u. RAMSTEDT: extramuköse (= unter Schonung der darunter liegenden Schleimhaut) Durchtrennung der Pylorusmuskulatur, heute auch als laparoskopische Op (bzw. halboffen über den Bauchnabel)
  - Postoperativ: Langsamer Nahrungsaufbau beginnend ab 6 Std. postop.

Prog: Die operativer Therapie hat eine **sehr gute** Prognose, Letalität: <1 ‰

Kompl: Coma pylloricum durch metabolische Alkalose, Verlust von Chlor- und Kaliumionen, Exsikkose ⇨ Atemstörung, Bewusstseinseintrübung, Muskelhypotonie

DD:
- Hiatushernie, Kardiainsuffizienz, ROVIRALTA-Syndrom (= Kombination von Pylorushypertrophie und Hiatushernie/Kardiainsuffizienz), gastroösophagealer Reflux
- Duodenalatresie
- AGS (adrenogenitales Syndrom): Auch Erbrechen, zus. Genitalveränderungen, Elektrolytverschiebungen (Hyperkaliämie)
- Malrotation, Invagination
- Habituelles Erbrechen (Fütterungsfehler), Infektionen des MDT, intestinale Allergien, Stoffwechselstörungen, zerebrales oder reflektorisches Erbrechen

DARMATRESIEN

Ät:
- Duodenalstenose: Atresie (= vollständiger angeborener Verschluss), Membran, Pankreas anulare
- Lokale Schädigungen (z.B. nekrotisierende Enterokolitis) ⇨ Vernarbungen
- Invagination (s.u.), Volvulus (= Verdrehung, meist des Dünndarmes), Thrombosen ⇨ durch Ischämie und Nekrose kann eine Dünndarmatresie entstehen

Epid:
- ◊ Duodenalatresie: 1:5.000 Geburten (gehäuft bei Trisomie 21)
- ◊ Dünndarmatresie: 1:7.000 Geburten
- ◊ Rektum-/Analatresie: 1:3.000 Geburten, m = w
- ◊ Häufig Kombination mit urogenitalen Missbildungen (bis 70 % d.F.)

Etlg:
- \# Duodenalatresie, ICD-10: Q41.0
- \# Jejunoileale Atresie (= Dünndarmatresie), ICD-10: Q41.1
- \# Kolonatresie, ICD-10: Q42.9
- \# Rektum- und Analatresie ohne und **mit** Fisteln (Vulva/Vestibulum vaginae, Perineum, Vagina, Harntrakt), ICD-10: Q42.0 - Q42.3
  Hoher anorektaler Verschluss: oberhalb der Puborektalschlinge (40 %) ⇨ Fisteln zu Blase oder Scheide (meist keine äußere Fistel sichtbar)
  Tiefer anorektaler Verschluss: unterhalb der Puborektalschlinge (60 %) ⇨ Fisteln zum Damm oder Vestibulum

Klin:
- ⇒ Duodenalatresie: Polyhydramnion der Mutter
  Erbrechen: **gallig** ⇨ Stenose distal der Papilla duodeni maj. VATERI, nicht gallig ⇨ proximal der Papille
  geblähter Oberbauch bei gleichzeitig eingezogenem Unterbauch,
  bei Pankreas anulare zusätzlich Ikterus, Pankreatitis mögl.
- ⇒ Dünndarmatresie: galliges Erbrechen, geblähtes Abdomen
- ⇒ Kolonatresie: galliges/mekoniumhaltiges Erbrechen, geblähtes Abdomen, kein Mekoniumabgang
- ⇒ Rektum-/Analatresie: kein Mekoniumabgang, Verschluss des Anus sichtbar od. Anus fehlt, bei Fisteln Stuhlabgang aus Harnröhre oder Vagina

Diag: 1. Anamnese und klinische Untersuchung: anale Inspektion, Fistelsuche, Sondierung des Ösophagus

2. **Röntgen:** Abdomen und Thorax **in Kopfhängelage**
   Duodenalatresie: **double bubble** (Doppelspiegel durch Darstellung v. Magen u. Duodenum, übriger Darm ist luftleer)
   Ab Dünndarmatresie: Spiegel
   Rektum-/Analatresie: Abdomen seitlich n. WANGENSTEEN in Kopftieflage, Kontrastdarstellung durch Punktion des Rektums (⇨ wie weit liegt das Rektum im Verhältnis zum M.puborectalis entfernt?), Fisteldarstellung (falls Fistel vorhanden)
3. Sonographie

Ther:
- Akut: Bei jedem Verschluss Legen einer Magensonde und kontinuierliche Absaugung zur Aspirationsprophylaxe, Ausgleich von Wasser- und Elektrolythaushalt
- Operativ: Ind: jede Atresie muss operativ beseitigt werden
  - Duodenalatresie: Duodeno-Duodenostomie (Seit-zu-Seit), bei Duodenalmembranen Duodenotomie und Exzision der Membran
  - Dünndarmatresie: Resektion des betroffenen Abschnittes und End-zu-End-Anastomose
  - Rektum-/Analatresie:
    · Bei Unreife oder zusätzlicher Fehlbildungen ⇨ zunächst Anus praeternaturalis, dann endgültige Op im Alter von 6-12 Monaten
    · Abdomino-perineale-Durchzugs-Op n. REHBEIN, abdomino-sacro-perinealer Durchzug bei den hohen Formen
    · Anoplastik bei den tiefen Formen und postoperative Langzeit-Bougierung

Prog: Anorektale Verschlüsse: Bei tiefer Form fast immer Kontinenzerhalt mögl., bei hoher Form in 50 % d.F., alle Atresieformen haben heute eine ca. 95%ige Überlebensrate

Kompl: * Aspiration von Erbrochenem ⇨ Aspirationspneumonie
* Rektum-/Analatresie ⇨ tiefer Ileus (wenn keine Fistel vorhanden ist)
Op: * Rektum-/Analatresie: Kontinenzverlust ⇨ Ther: evtl. Grazilisplastik

DD:
- Ileus (bei Appendizitis, Adhäsionen, Briden, Mesenterialzyste, MECKEL-Divertikel)
- Eingeklemmte Leistenhernie
- Spastisch hypertrophe Pylorusstenose
- Malrotation (Ther: Umwandlung der Malrotation in eine Nonrotation = Op nach LADD mit Durchtrennung des LADD-Bandes, welches das Duodenum einengt)
- Volvulus (Darmverschlingung) ⇨ kann zur Nekrose des gesamten Dünndarmes führen
- Invagination, Darmduplikatur
- Mekoniumileus od. Mekoniumpfropfsyndrom (s.u.)
- Megakolon = Morbus HIRSCHSPRUNG, Mikrokolon (s.u.)
- Analstenose ⇨ Ther: Bougierung

INVAGINATION

Syn: Darmeinstülpung, engl. intussusception, ICD-10: K56.1

Ät: – 90 % d.F. idiopathisch (funktionelle Störung?)
– Mögliche auslösende Ursachen: MECKEL-Divertikel, Darmpolypen, Darmduplikatur, Hämatome (Purpura SCHOENLEIN-HENOCH), vergrößerte mesenteriale Lk (Virusinfektion?), Adhäsionen, Tumoren

Path: ♦ **Einstülpung** eines Darmteiles in die folgenden kaudalen Darmteil ⇨ Abschnürung der Mesenterialgefäße mit Ödem, Stauungsblutung, Darmnekrose durch Ischämie
♦ Lok: am häufigsten ileozäkale Invagination (das terminale Ileum stülpt sich dabei in das Zäkum, s. Abb.), auch multiple Invaginationen mögl.

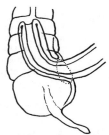

ileozäkale Invagination

Epid: Prädisp.alter: 1.-2. Lj., 80 % zwischen **6. und 12. Lebensmonat**, m > w (3:2)

Klin: ⇒ 1.) Peritonealer Schock: **akute kolikartige Schmerzen und Erbrechen aus voller Gesundheit**, verfallener Gesichtsausdruck, schweißbedeckte Haut, angezogene Beine (Schonhaltung)
2.) Symptomfreies Intervall
3.) Mechanischer Ileus und rektaler Blutabgang, aufgetriebener Bauch, galliges Erbrechen
⇒ Tastbarer Invaginatstumor

Diag: 1. Anamnese und klinische Untersuchung:
Palpation ⇨ tastbarer **walzenförmiger Tumor**
Rektale digitale Untersuchung ⇨ **blutiger Schleim** am tastenden Finger
2. Sonographie: **Kokarden**-Phänomen (Schießscheiben-Phänomen, target sign) = kleiner Ring in einem größeren Ring
3. Röntgen-Abdomen: Kolon-KE (mit Gastrografin) ⇨ Abbruch des Kontrastmittels

Ther:
- Konservativ: Einlauf mit NaCl-Lösung unter Ultraschallkontrolle oder Kolon-KE als therapeutische (und diagnostische) Maßnahme
- Operativ: Ind: bei Versagen der konservativen Therapie unverzügliche Op!
  – Operative Desinvagination (Reposition des prox. Darmabschnittes, HUTCHINSON-Handgriff)
  – Resektion und End-zu-End-Anastomose bei nicht reponierbarer Invagination oder Infarzierung/Darmnekrose
  – bei rezidivierender Invagination Ileopexie (auch als laparoskopische Op)
  – Postoperativ: Flüssigkeits- und Elektrolytsubstitution

Prog: Gut

Kompl:
* Abschnürung der Mesenterialgefäße ⇨ Ischämie des betroffenen Darmabschnittes ⇨ Darmnekrose
* Mechanischer Ileus
* Peritonitis

DD:
– MECKEL-Divertikel
– Akute Gastroenteritis, Toxikose, Enterokolitis
– Purpura SCHOENLEIN-HENOCH
– Tumoren, andere Ileusursachen

MEGAKOLON / MORBUS HIRSCHSPRUNG

Syn: Megacolon congenitum, HIRSCHSPRUNG-Krankheit, engl. HSCR, ICD-10: Q43.1

Path:
♦ Morbus HIRSCHSPRUNG: kurze oder langstreckige **Aganglionose** ⇨ funktionelle Stenose (**enges Segment**) durch Ruhehypertonus u. ungeordnete Peristaltik ⇨ proximale Dilatation durch Kotaufstau
♦ Lok: Morbus HIRSCHSPRUNG: 85 % Rektum und Sigma, 15 % anorektal
Idiopathisches Megakolon: Stenose kurz vor dem Anus

Epid: ◊ Morbus HIRSCHSPRUNG: 1:2.000-1:5.000 Geburten, **m >> w** (= ca. 4:1), familiäres Vorkommen bekannt (aut.-dom., Chrom. 10q11.2 [Mutation im RET-Protoonkogen] u. aut.-rez. Chrom. 13q22 [Mutation im EDNRB-Gen] erblich) od. sporadisches auftreten Manifestation meist bereits im Neugeborenenalter
◊ Idiopathisches Megakolon: Kleinkindesalter

Etlg: # **Fehlen von Ganglienzellen**
  - **Morbus HIRSCHSPRUNG** (angeborene Aganglionose)
  - Neuronale Kolondysplasie
  # **Megakolon mit Ganglienzellveränderungen**
  - CHAGAS-Krankheit (Trypanosomiasis): Ganglienzellverlust durch die Parasiten
  - Degenerative Veränderungen
  # **Megakolon ohne Ganglienzellveränderungen**
  - Sekundäres/**symptomatisches Megakolon** bei Rektumatresie, Stenosen, Analstrikturen, anorektalem Verschluss, angeborener Rotationsanomalie, Tumoren, zerebralen Schäden, neuromuskulären Schäden, Hypothyreose
  - **Idiopathisches Megakolon** (Kollagenmangel der Darmmuskulatur), Kollagendysplasie (EHLERS-DANLOS-Syndrom), segmentale Kolondilatation

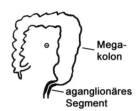
Megakolon
aganglionäres Segment

Klin: ⇒ Morbus HIRSCHSPRUNG: chronische Obstipation, chronischer tiefer Ileus, Blähungen
Neugeborene: Mekoniumverhalt, Erbrechen, Auftreibung des Leibes, sichtbare Peristaltik
Paradoxe Diarrhoe (explosionsartige Durchfälle) durch bakterielle Zersetzung und Verflüssigung des Stuhles
⇒ Idiopathisches Megakolon: Kleinkinder haben meist nur wenig Beschwerden, Obstipation mit unwillentlichem Stuhlabgang (Überlaufinkontinenz)

Diag: 1. Anamnese und klinische Untersuchung:
Rektal-digital ⇨ Morbus HIRSCHSPRUNG: enger Analkanal, kein Stuhl enthalten
Idiopathisches Megakolon: Mit Stuhl prall gefüllte Ampulla recti
2. Sonographie: Dilatation des prox. Segmentes durch den aufgestauten Stuhl (echoreich, ohne Schallschatten) und trichterförmiger Übergang in das distale enge Segment
3. Röntgen: Abdomen, **Kolon-KE** ⇨ **enges Segment** und trichterförmiger Übergang in den dilatierten Megakolonanteil
4. Koloskopie und Biopsie ⇨ Histologie ist beweisend (Ganglienzelldefekt, **gesteigerte Acetylcholinesteraseaktivität** in der Enzymhistochemie)
5. **Elektromanometrie** ⇨ fehlende propulsive Wellen im verengten Darmabschnitt und fehlende Internusrelaxation

Ther: • Konservativ: Therapieversuch mit Einläufen (Cave! Perforationsgefahr)
Bougierung akut (Ileus) u. evtl. auch Langzeitbougierung
• Operativ: Ind: Heilung bei Morbus HIRSCHSPRUNG nur durch Op mögl., endgültige Op im Alter von 2-3 Monaten
  – Morbus HIRSCHSPRUNG: Resektion des aganglionären Darmabschnittes und tiefe kolorektale End-zu-End-Anastomose (REHBEIN-Op) oder Durchzugsoperation (auch als laparoskopsiche Op mögl.)
  – Ileus: akut Kolostomie zur Entlastung und später Resektion (= zweizeitige Op)
  – Partielle Sphinktermyektomie
  – Postoperativ: Regelmäßige Nachkontrollen

Prog: Bei frühzeitiger Diagnose und Therapie im Allgemeinen gut. Op-Letalität: ca. 2 %

Kompl: * Hämorrhagische, nekrotisierende **Enterokolitis, Darmperforation** durch Kotsteine
* Bakterielle Zersetzung des aufgestauten Stuhles ⇨ **profuse Durchfälle**
* Begleitmissbildungen der Harnorgane in 10-15 % d.F.
Op: * Darmperforation bei Bougierung
* Anastomoseninsuffizienz, rezidivierender Subileus, Enterokolitiden, Inkontinenz

DD: – ZUELZER-WILSON-Syndrom: totale Aganglionose des Kolons oder des gesamten Darmes
– Mekoniumileus, Mekoniumpropfsyndrom bei Mukoviszidose
– Frühgeborene: nekrotisierende Enterokolitis ⇨ sekundäre Aganglionose

- Toxisches Megakolon bei chron. entzündlicher Darmerkrankung (Morbus CROHN, Colitis ulcerosa)
- MEN II b Syndrom (ebenfalls Mutation im RET-Protoonkogen)

MEKONIUMILEUS

Syn: engl. meconium ileus, ICD-10: P75* (E84.1+)

Anatomie: Das Mekonium (sog. Kindspech) ist der **erste Stuhlgang des Neugeborenen**. Er setzt sich aus intrauterin gebildetem Stuhl zusammen und ist aufgrund des hohen Biliverdingehalts schwärzlich-grün gefärbt.

Ät:
- Früheste Manifestation einer **Mukoviszidose** (Syn: zystische Fibrose, aut.-rez. vererbt, Defekt auf Chrom. 7), häufigste Ursache für einen Mekoniumileus
- Darmatresien, Volvulus, nekrotisierende Enterokolitis

Path:
- Mukoviszidose: erhöhte Viskosität des mukösen Drüsensekrets und verminderte Resorption intestinaler Sekrete durch das Fehlen der Pankreasenzyme ⇨ zähklebriges Mekonium
- Lok: Verschluss im **terminalen Ileum**, Dilatation der proximalen Dünndarmabschnitte

Epid: Mukoviszidose: 1:2.000 Kinder betroffen, 10-15 % davon entwickeln einen Mekoniumileus als Neugeborene

Klin:
⇨ Pränatale Sonographie: aufgetriebener Bauch
⇨ Neugeborenenileus: **fehlender Mekoniumabgang**, aufgetriebenes Abdomen in den ersten Lebenstagen, galliges-, evtl. fäkulentes Erbrechen

Diag:
1. Anamnese und klinische Untersuchung: tastbare Mekoniummassen im Abdomen
   Rektal-digital: normaler Anus, aber fehlender Stuhl im Enddarm
2. Röntgen: Abdomenübersicht im Hängen ⇨ geblähtes Jejunum, fleckige Verschattungen mit Luftbläschen (meist keine Spiegel), evtl. Kolon-KE zur Diag. u. Ther., das Kolon ist insg. eher klein = Mikrokolon
3. Bei V.a. Mukoviszidose: Schweißtest ⇨ erhöhter NaCl-Gehalt im Schweiß ist beweisend
   Bei der **U2** (3.-10. Tag, Neugeborenenbasisuntersuchung) IRT-Test mögl. (immunreaktives Trypsin im Blut) ⇨ Ausschluss bzw. frühere Diagnose einer Mukoviszidose mögl. (bei erhöhter Konzentration weitere Diagnostik). In Deutschland bisher keine Kassenleistung (kostet ca. 20 EUR).

Ther:
- Konservativ: nur beim unkomplizierten Mekoniumileus od. Mekoniumpfropfsyndrom indiziert: (Gastrografin- od.) N-Acetylcystein-Einlauf zur (Diagnostik und) Therapie, Pankreasenzyme
- Operativ: Ind: Versagen des konservativen Therapieversuches
  - Laparotomie, Resektion des veränderten Ileumabschnitts und Anlage einer Ileostomie n. BISHOP-KOOP (Ausleiten des aboralen Schenkels und End-zu-Seit-Anastomose des oralen Schenkels)
  - evtl. postoperativ Spülung des aboralen Schenkels
  - ggf. auch Anlage einer doppelläufigen Enterostomie bei Komplikationen (damit ist der aborale Schenkel ausgeschaltet)
- Behandlung der Grundkrankheit Mukoviszidose: Prophylaxe pulmonaler Komplikationen (Bronchiektasen), Substitution von Pankreasenzymen

Prog: Heute besser, 80-90 % der Kinder überleben das erste postoperative Jahr.

Kompl:
* Wandnekrose ⇨ Überdehnungs**perforation** ⇨ **Peritonitis**
* Mekoniumvolvulus

* Sekundäre Atresien durch Nekrose der Darmwand
* Einlauf: Gefahr der Perforation, Kreislaufzentralisation

DD: – **Mekoniumpfropfsyndrom** (verzögerte Passage u. Mekoniumverhärtung unklarer Genese)
⇨ Ther: N-Acetylcystein-Einlauf
– Andere intestinale Ileusursachen (z.B. Dünndarmatresie s.o., kongenitales Megakolon s.o., Darmlageanomalien)

OMPHALOZELE

Syn: Nabelschnurbruch, Exomphalos, Hernia funiculi umbilicalis, engl. omphalocele, congenital umbilical hernia, ICD-10: Q79.2

Def: Kongenitale Hemmungsmissbildung der Bauchdecke, bei der die Baucheingeweide eine extraperitoneale Lage beibehalten (meist Dünn- u. Dickdarm, Teile der Leber). Sie liegen im Nabelschnuransatz in einem von Amnion überzogenen Bruchsack, der innen mit Peritoneum ausgekleidet ist.
Zusätzliche Missbildungen sind häufig (Rotationsstörung des Darmes, Darmatresien, Pylorusstenose, MECKEL-Divertikel)

Epid: Häufigkeit: 1/6.000 Geburten

Diag: Der Bauchwanddefekt wird heute meist bereits **pränatal** (bei den Schwangerschaftsvorsorgeuntersuchungen) in der **Sonographie** entdeckt ⇨ Verlegung der Schwangeren zur Geburt in ein Zentrum mit kinderchirurgischer Abteilung.

Ther:
- Bei pränatal bekanntem Defekt Entbindung mittels **Sektio** in der 36.-37. SSW
- Bauch des Neugeborenen nach der Geburt sofort steril abdecken, dann sofortige Übergabe an den Kinderchirurgen
- Konservativ: sehr kleine Omphalozelen ⇨ Povidon-Pinselungen (Mercuchrom®)
- Operativ: Ind: alle größeren Omphalozelen, Op zum **frühest** möglichen Zeitpunkt
  - Eröffnung und Resektion des Omphalozelensacks, Erweiterung des Defektes und Mobilisierung der Bauchdecken
  - Primärverschluss der Bruchpforten durch Naht der muskuloaponeurotischen Bauchdecken
  - Bei sehr großen Omphalozelen kann ein Primärverschluss unmöglich sein, da dann der erhöhte Bauchinnendruck die abdominelle Perfusion und die Atmung beeinträchtigen würde ⇨ in der ersten Op Deckung mit einem Kunststoffnetz (Gore-Tex®, früher auch mit Amnion oder lyophilisierter Dura), nach 2-3 Mon. mit zunehmendem Wachstum des Säuglings dann Verschluss der Bauchdecke bzw. Bauchhöhlenerweiterungsplastik.

Prog: Letalität 3-7 % (erhöht bei zusätzlichen Fehlbildungen)

Kompl:
* Ligatur von vorliegendem Darm beim Abnabeln
* Ruptur der Omphalozele ⇨ Infektion
* Peritonitisgefahr bei der Mumifikation des Nabelschnurrests
* Zusätzliche Darmfehlbildungen, z.B. Dünndarmatresie

Op:
* Ileus, Volvulus,
* Darmperforation, Darmnekrose, Darmfistel, Peritonitis, Sepsis
* Längere intestinale Dysfunktion (für einige Wochen ist daher meist eine parenterale Ernährung erforderlich)
* Wundrandinfektion
* Narbenhernie

DD: – **Gastroschisis** (Syn: Laparoschisis, Bauchspalte): Prolaps von Darmanteilen durch eine Lücke (meist rechtsseitig) neben dem Nabel, Häufigkeit: 1/10.000 Geburten, häufig bei Frühgeborenen, Ther: wie bei der Omphalozele
– **Urachusfistel** (Syn: Vesikoumbilikalfistel, persistierender Urachus): Involutionsfehlbildung des Urachus, der als embryonaler Allantoisgang von dem Blasenscheitel zum Nabel zieht, Klin: nässender Nabel, Granulombildung am Nabelgrund
Ther: Exzision des Ganges
– **Nabelfisteln**: Involutionsfehlbildung des Duct.omphaloentericus (s. Kap. Dünndarm)
– **Nabelhernie** (Nabelbruch, bei Geburt physiologisch und bis zum 2. Lj. ohne Krankheitswert)

LIPPEN-KIEFER-GAUMENSPALTEN

Ät: – Erbliche Disposition (Wiederholungsrisiko bei betroffenen Verwandten 1. Grades: 4 %), Gendefekt auf Chrom. 8
– Embryopathie, Virusinfektion, Intoxikationen, Hypoxie, Medikamente (Zytostatika, Phenytoin, Glukokortikoide), Nikotin, Vitaminmangel, Überdosen von Vit. A u. E, ionisierende Strahlung
– Amniotische Membranen/Stränge (entstehen durch Ruptur des Amnions, selten: 1:10.000 Schwangerschaften), die mit dem Fetus verwachsen und durch Traktion zu Lippen-Kiefer-Gaumenspalten oder Enzephalozelen führen
– Risikozunahme beim ungeborenen Kind bei höherem Lebensalter von Mutter od./und Vater

Path: ♦ **Ein- oder beidseitige Hemmungsfehlbildung** seitlich der Mittellinie bei der Verschmelzung der Gesichtsfortsätze in der 5.-8. Embryonalwoche. Die linke Seite ist dabei doppelt so häufig befallen wie die rechte Seite.
♦ Häufig in **Kombination mit anderen Fehlbildungssyndromen**: Robin-Syndrom/Sequenz (Mikrogenie, Glossoptose und Gaumenspalte), Zungenbändchen, Retroposition der Mandibula, Mittelohrzysten
♦ Kiefer- und Gaumenspalten haben Verbindung zum Nasenraum ⇨ Phonationsstörungen

Epid: ◊ Häufigkeit: 0,8 % (Gaumenspalten) bis 3 % (Lippenspalten), m > w (3:2)
◊ Häufigste angeborene Fehlbildung des Kopfes und des Halses, **zweithäufigste angeborene Anomalie** des Körpers überhaupt (nach den Gliedmaßenfehlbildungen)

Etlg: # Lippenspalte (Syn: Cheiloschisis, Labium fissum, Labium leporinum, "Hasenscharte"): Nichtverwachsensein der O-Lippe, meist seitl. der Mittellinie, ICD-10: Q36.-
Kieferspalte (Syn: Gnathoschisis)
Lippen-Kieferspalte (Syn: Cheilognathoschisis, ICD-10: Q37.-)
Gaumenspalte (Syn: Palatoschisis, Uranoschisis, Uranokoloboma, Palatum fissum, ICD-10: Q35.-): Spalte des hinteren embryonalen Gaumens
– Nur weicher Gaumen betroffen (Velumspalte)
– Weicher und harter Gaumen betroffen (typische Gaumenspalte)
Lippen-Kiefer-Gaumenspalte (Syn: LKG-Spalte, Cheilognathopalatoschisis, "Wolfsrachen", ICD-10: Q37.4): Spalte des vorderen und hinteren embryonalen Gaumens
Zur klinischen Klassifizierung wird auch der LAHS-Kode benutzt: L = Lippenspalte, A = Kieferspalte (Alveolus), H = Hartgaumenspalte, S = Segelspalte. Nicht betroffene Teile haben ein Minuszeichen, der li. Teil des Kodes bezeichnet die re. Gesichtshälfte u. umgekehrt. Beispiele: isolierte Lippenspalte rechts L - - - - - -, Spalte des harten u. weichen Gaumens mit beidseitiger Lippen-Kieferspalte L A H S H A L
Gesichtsspalten (selten, 5:100.000 Geburten):
– Schräge Gesichtsspalte (Syn: Meloschisis): Wangenspalte (zw. O-Lippe und Auge)
– Quere Gesichtsspalte (Syn: Makrostoma): Vergrößerung (meist einseitig) der Mundspalte zwischen Ober- und Unterkieferfortsatz

Diag:
1. Typisches klinisches Bild
2. Vorgeburtliche Diagnostik heute mit Ultraschallfeindiagnostik (3D-Ultraschall) mögl.
3. Präoperative Mindestforderung: Körpergewicht >4,5 kg, Alter >10. Wo., Hb >10,0 g/dl

Ther:
- Operativ:
  - Lippenplastik (Op ab 3. Lebensmonat): Z-, W- oder O-förmige Schnittführung um den Defekt herum, exakte Ausrichtung, Zusammenführung und Naht des Lippenrots
  - Op bei Gaumenspalte nur am weichen Gaumen mit Veloplastik im ersten Lebensjahr
  - LKG-Spalten: beim Neugeborenen Einlage eines Obturators (Kunststoff-Gaumenplatte, damit Trinken mögl. ist), dann Lippenplastik + Verschluss des weichen Gaumens mit 3-4 Monaten, dann je nach Befund Urano-/Pharyngoplastik (Op am harten Gaumen/Kiefer im 2.-4. Lj. oder auch im 8. Lj. vor Durchbruch der Eckzähne) mit **Osteoplastik** (= Verschluss der Spalte unter Verwendung eines Knochentransplantates aus autologer Beckenkammspongiosa).
- **Logopädische Übungsbehandlung** zur Sprachförderung
- **Kieferorthopädische Korrekturen**/Operationen der meistens vorhandenen Kieferanomalien im Jugendalter (nach Abschluss der Dentition der bleibenden Zähne, ca. 11. Lj.)
- Kosmetische Operationen, prothetischer Zahnersatz im Jugend- und Erwachsenenalter je nach Befund notwendig
- Informationen: Dt. Gesellschaft für plastische und Wiederherstellungschirurgie, Kösliner Str. 12, 38642 Goslar und Selbsthilfevereinigung für Lippen-Gaumen-Fehlbildungen e.V., Hauptstr. 184, 35625 Hüttenberg, Tel.: 06403 5575, Internet: www.lkg-selbsthilfe.de

Prog: Abhängig von der Güte und dem richtigen Zeitpunkt der Operationen

Kompl:
* Erhebliche **Ernährungsschwierigkeiten** des Neugeborenen, insb. bei nicht intaktem Gaumen (kein Saugen mögl.)
* **Infektanfälligkeit** des Respirations- und Verdauungstraktes
* Bei Gaumenspalten häufig Mittelohrerkrankungen wegen der **gestörten Tubenfunktion** ⇨ **Hörminderung**, Sero-/Mukotympanon, Otitis media, Adhäsionen, Retraktionen, Cholesteatom ⇨ Ther: Paukenröhrchen zur Belüftung
* **Sprechstörungen** (Rhinophonia aperta, Palatolalie)
* Defekte in der Zahnreihe/Zahnbogen und Zahnentwicklung, Dysgnathie

Op: Deformitäten, Wachstumsstörungen

Proph: ♥ Eine prophylaktische Gabe von Vit. B_1 in den ersten 2 Schwangerschaftsmonaten soll die Inzidenz von Spaltenbildungen senken. Außerdem Vermeidung von Alkohol, Nikotin, Drogen und Medikamenten während der Schwangerschaft.

DD:
- Lippen- / Kieferkerbe (Mikro-Form, keine Spaltbildung)
- Mediane (falsche) Oberlippenspalte
- Gesichtsspalte ohne topographische Zuordnung zu einer Hemmungsfehlbildung der Fortsatzverschmelzung, z.B. mittlere Unterlippen- oder Nasenspalte
- PIERRE-ROBIN-Syndrom: embryonales Fehlbildungssyndrom mit Mikrogenie, großer nach hinten fallender Zunge u. Gaumenspalte

TUMOREN IM KINDESALTER

Ät:
- Endogene Faktoren: chromosomale Erkrankungen, Immundefekte, Fehlbildungen
- Exogene Faktoren: chemische Kanzerogene, Medikamente, Strahlung, onkogene Viren

Path:
♦ 1/3 der Tumoren im Neugeborenen- und Kindesalter sind embryonalen Ursprungs
♦ Karzinome sind im Gegensatz zu Erwachsenen eine Rarität

Epid: ◊ Inzidenz: **selten**, alle malignen Erkrankungen im Kindesalter (bis zum 15. Lj.) zusammen 14/100.000 Kinder/Jahr (⇨ **1.800 Neuerkrankungen/Jahr** in Deutschland), die kumula-

tive Inzidenz (von 0-15 J. zusammengefasst) beträgt **0,2 % aller Kinder**. Trotzdem auch heute noch **zweithäufigste Todesursache** bei Kindern nach der Neugeborenenperiode.
◊ Insg. etwas mehr Jungen als Mädchen betroffen (1,2:1)
◊ Statistische Zentrale für Deutschland: Deutsches Kinderkrebsregister am IMBEI, Klinikum der JOHANNES-GUTENBERG-Universität, 55101 Mainz, Tel.: 06131 17-3111, Internet: www.kinderkrebsregister.de

Etlg: Verteilung der Tumoren: (Daten des Deutschen Kinderkrebsregisters, 2009)
34 % **Leukämien** (insb. akute Formen = ALL, AML)
21 % **ZNS-Tumoren**, häufige Hirntumoren beim Kind: Medulloblastom (embryonal), Astrozytom, Ependymom, Kraniopharyngeom
12 % **maligne Lymphome** (HODGKIN-Lymphome und Non-HODGKIN-Lymphome)
8 % **Neuroblastom** (Tumoren des sympathischen Nervensystems, s.u.)
6 % **Weichteiltumoren** (z.B. Rhabdomyosarkom, Synovialsarkom, malignes fibröses Histiozytom)
6 % **Nephroblastom** = WILMS-Tumor (s.u.)
5 % **Knochentumoren** (z.B. Osteosarkom, EWING-Sarkom)
3 % Keimzelltumoren
2 % Retinoblastome (embryonal, spontan od. aut.-rez. erblich)
Rest (2 %): Histiozytosen, epitheliale Tumoren (= Karzinome, 1 % ⇨ beim Erwachsenen ist dies die häufigste Tumorentität!), Hepato-, Pankreatoblastome u.a.

Prog: Heilungschancen maligner Erkrankungen im Kindesalter heute **sehr gut** (je nach Tumor 30- bis 95%ige Heilungswahrscheinlichkeit!). In Deutschland und der westlichen Welt gibt es durch Therapieoptimierung mittlerweile **75 %** Langzeitüberlebende (= mind. 15 J. nach Erkrankung). 80-90 % aller Kinder mit einer Tumorerkrankung sind bei uns in **Therapieoptimierungsstudien** eingeschlossen und werden in **kinderonkologischen Zentren** betreut.
Das Risiko für spätere **Sekundärneoplasien** durch die Chemo- und/oder Radiotherapie und bei genetischer Disposition zu Mehrfachmalignomen liegt insg. bei ca. 2-3 %. Am höchsten nach der Behandlung einer ALL, dort liegt das Krebsrisiko nach 15 J. bei 4 % und nach 30 J. bei 10 % und ist damit 13,5-fach höher als bei der Allgemeinbevölkerung. Die Fertilität (für Mann u. Frau) ist aber in 1/3 d.F. herabgesetzt. Bei einer späteren Schwangerschaft gibt es kein erhöhtes Risiko für Fehlbildungen bei den Nachkommen.
Selbsthilfegruppen: Deutsche Kinderkrebsstiftung e.V., Adenauerallee 134, 53113 Bonn, Tel.: 0228 68846-0, Fax: -44, Internet: www.kinderkrebsstiftung.de

WILMS-TUMOR

Syn: Nephroblastom, ICD-10: C64

Path:
♦ Embryonales Adenosarkom (bösartiger **Mischtumor**) mit rhabdomyoblastischen und heteroblastischen und auch verschieden differenzierten Anteilen von **Nierengewebe**
♦ Lok: meist **einseitig**, beidseitiger Befall in 5-10 % d.F.
♦ Hämatogene Metastasen: **Lunge**, Leber, Gehirn, Knochen
♦ Spontane od. familiär erbliche Mutation (WT1-Genmutation, aut.-dom., Chrom. 11$_{p13}$ od. 11$_{p15.5}$) auch **Kombination mit angeborenen Missbildungen** mögl. (**A**niridie, Hemihypertrophie, Viszeromegalie, EMG-Syndrom [= Exomphalos-Makroglossie-Gigantismus-Syndrom = WIEDEMANN-BECKWITH-Syndrom], Neurofibromatose, große Naevi, Anomalien der **G**eschlechtsorgane und Harnwege (W**A**GR-Syndrom: **W**ilms-Tumor, **A**niridie, **G**onadoblastom, urogenitale Fehlbildung, psychomotorische **R**etardierung)

Epid: ◊ Inzidenz: insg. **selten**, 1/10.000 Kinder, ca. 100 Erkrankungsfälle/Jahr in Deutschland
◊ Häufigster Nierentumor im Kindesalter, 6-8 % der Tumoren im Kindesalter
◊ Häufigkeitsgipfel: **2.-5. Lj.** (nach dem 10. Lj. sehr selten), m = w

Kinderchirurgie

Etlg: SIOP-Klassifikation (Société Internationale D'Oncologie Pédiatrique, 2001) in Anlehnung an die NWTS-Studie (National Wilms Tumor Study der USA)

Stad. I	Tumor auf eine Niere beschränkt, intakte Kapsel
Stad. II	Tumor überschreitet die Nierenkapsel, infiltriert in Fettgewebe oder Blutgefäße, Tumor ist aber chirurgisch vollständig entfernbar (Pseudokapsel)
Stad. III	Peritoneale Metastasierung, Tumor ist wegen Befall lebenswichtiger Organe nicht mehr komplett resektabel
Stad. IV	Hämatogene Fernmetastasen (Lunge, Leber, Knochen, Gehirn u.a.)
Stad. V	Beidseitiger Nierenbefall (simultan od. metachron)

Klin: ⇒ **Sichtbare abdominelle Schwellung** (ohne Beschwerden)
⇒ Evtl. abdominale Schmerzen, Hämaturie (**Makrohämaturie**), Obstipation, Durchfall, Erbrechen, Hypertonie, Harnweginfekte, Gewichtsabnahme, Fieber, Blässe, Paraplegie

Diag: 1. Anamnese und klinische Untersuchung: halbseitig lokalisierter Bauchtumor, sehr schnelles Wachstum (innerhalb von Wochen), die Mittellinie wird meist nicht überschritten
Cave: vorsichtige Palpation wegen **Rupturgefahr!**
2. Labor: Mikrohämaturie (20 % d.F.)
3. Sonographie: solider Tumor oder Zysten?, Abgrenzung von den Nachbarorganen, Kontrolle der Gegenseite inkl. farbkodierte Duplexsonographie der Nierengefäße
4. Röntgen: I.v.-Ausscheidungsurographie (deformiertes und verlagertes Nierenkelchsystem mit aufgespreizten Kelchen, evtl. auch stumme Niere) und **MRT**-Abdomen (Tumorausdehnung), evtl. auch Kavographie
Rö/CT-Thorax ⇨ Ausschluss pulmonaler Metastasierung
Ggf. Skelettszintigraphie bei V.a. Skelettmetastasen

Ther: • Heute kombinierte konservativ-operative Ther.:
> Stad. I: präoperative (neoadjuvante) tumorreduzierende Chemotherapie + Nephrektomie + postoperative (adjuvante) Chemotherapie
> Stad. II: präoperative tumorreduzierende Chemotherapie + Nephrektomie + Radiatio + Chemotherapie
> Stad. III-V: präoperative tumorreduzierende Chemotherapie + Radiatio (zur Erreichung der Operabilität, sog. Down-Staging), dann Nephrektomie + postoperative Radiatio + Chemotherapie

– Chemotherapie: mit Vincristin + Adriamycin (+ Actinomycin D + Ifosfamid/Cyclophosphamid) präoperativ und über einen Zeitraum von 1-10 Monaten postop.
– Op: transabdomineller Zugang (Mittelschnitt), **Nephrektomie**, intraabdominelle Metastasenentfernung, Entfernung paraaortaler und parakavaler Lymphknoten
Bei bilateralem Nephroblastom wird der größere Nierentumor durch Nephrektomie entfernt, die andere Niere wird organerhaltend operiert und der Tumor dort enukleiert

Prog: Over-all-Prognose **gut**, **75 % Heilungsrate** (Stad. I 100 %!, Stad. II 80-90 %, 50-60 % bei Stad. III-IV), 5-JÜR aller Nephroblastome **85 %**.

Kompl: ∗ V.cava-Tumorthrombus (über die Nierenvene in 5 % d.F.)
∗ Chemotherapie: Übelkeit, Erbrechen, Enteritiden, Haarausfall, Schleimhautulzera, Infektanfälligkeit durch Knochenmarkdepression
∗ Radiatio: Beckendeformitäten, WS-Skoliose, Lungenfibrose, Myokardschäden
Op: ∗ Cave: Tumorruptur (u. abdominelle Aussaat bei der Op)

DD: – Gutartige Nierentumoren: Fibrome, Angiomyolipom, mesoblastisches Nephrom
– Maligne Raumforderungen: hellzelliges Nierenkarzinom, **Neuroblastom**, Lymphome, **embryonales Rhabdomyosarkom**, Hepatoblastom, Pankreatoblastom, Gonadentumor, Metastasen anderer Tumoren
– Andere Nierenerkrankungen: **Hydronephrose**, polyzystische Nierendysplasie, Nierenvenenthrombose, Nebennierenblutung, Nierenabszess

NEUROBLASTOM

Syn: Sympathoblastom, Sympathikoblastom, engl. neuroblastoma, ICD-10: C47.9

Path:
- Ausgehend von Sympathikusganglienzellen (**Grenzstrang**) oder sympathischen Neuroblasten des **Nebennierenmarkes**. Tumor embryonalen Ursprungs. Oft Sekretion von Katecholaminen.
- Lok: **Nebennieren**, Halsbereich, Brustkorb, **abdominal-paravertebral** (60 % d.F.) vom **Retroperitonealraum** ausgehend, Becken
- Metastasierung: **frühzeitig** in Leber (Typ PEPPER), Knochenmark u. Knochen (Typ HUTCHINSON), Lymphknoten, Haut
  Bei Diagnosestellung haben bereits 50 % d.F. Metastasen (= Stadium IV)!
- 20 % aller Neuroblastome entstehen aus einer Keimbahnmutation mit aut.-dom. Vererbung (Chrom. 1p36) u. Assoziationen mit anderen Erkrankungen beschrieben (v.RECKLINGHAUSEN-Krankheit, BECKWITH-WIEDEMANN-Syndrom)

Etlg: # Internationale Stadieneinteilung des Neuroblastoms (INSS, 1993, modifiziert nach der ursprünglichen Einteilung von EVANS, 1971): Ausbreitung des Tumorbefalles

Stad. I:	Tumor auf Struktur des Ursprungs beschränkt, komplette Entfernung
Stad. IIa:	Unilateraler Tumor, keine Lk-Metastasen, inkomplette Entfernung
Stad. IIb:	Unilateraler Tumor, ipsilaterale Lk-Metastasen, inkomplette Entfernung
Stad. III:	Tumor überschreitet Mittellinie mit oder ohne kontra- od. bilateralen Lk-Metastasen, nicht resektabel
Stad. IV:	Fernmetastasen (weit entfernte Lk, Knochen, Knochenmark, Leber usw.)
Stad. IV-S:	Tumor Stad. I od. II im 1. Lj., aber Metastasen in Haut, Leber und/oder Knochenmark, aber nicht im Knochen (S = sine Knochen)

Histologische Klassifizierung (des International Neuroblastoma Pathology Committee, 1999, basierend auf der SHIMADA-Klassifikation, 1984)
- Neuroblastome: wenig SCHWANN-Zellen, differenzierte (⇨ gute Prog. wenn Kind <5 J.) od. undifferenzierte (⇨ schlechte Prog.) Ganglienzellen
- Ganglioneuroblastome: viele SCHWANN-Zellen (>50 %) ⇨ gute Prog.
- Ganglioneurome: überwiegend SCHWANN-Zellen, gut differenziert ⇨ gute Prog.
- noduläres Ganglioneuroblastom (selten) ⇨ eher schlechte Prog.

Epid:
◊ Vierthäufigste Tumorentität im Kindesalter
◊ Prädisp.alter: **1.-4. Lj.** (90 % d.F. bis zum 6. Lj.), m = w
◊ Inzidenz (kumuliert bis zum 15. Lj.): 1,6/100.000 Kinder/Jahr, 130-180 Fälle pro Jahr in Deutschland

Klin:
⇒ Bei abdominalem Tumor: tastbarer, höckeriger, derber **Bauchtumor**
⇒ Weichteilschwellungen, Knochenschwellungen, Fieber, Anämie, **Knochenschmerzen**, Hepatomegalie, Harnabflussbehinderung ⇨ Zeichen einer Metastasierung
  Haut: multiple subkutane bläuliche Knoten
⇒ Evtl. Blutdruckkrisen (Hormonproduktion), Flush-Symptomatik
⇒ Bei zervikalem Tumor: HORNER-Syndrom (Ptosis, Miosis, Enophthalmus) od. Rekurrensparese mögl.
⇒ Bei thorakalem/zervikalem Tumor: Tracheal- oder Bronchuskompression, respiratorische Symptome wie Dyspnoe oder Dysphagie oder obere Einflussstauung mögl.
⇒ Bei paravertebralen Tumoren vom Grenzstrang ausgehend: selten Querschnittsymptomatik (bei Einwachsen in den Wirbelkanal über die Foramina intervertebralia = sog. Sanduhrtumor), Rückenschmerzen, Stuhl- u. Harnretention
⇒ Bei retroorbitaler Metastasierung: Exophthalmus, periorbitale Hämatome ("Brillenhämatom", Ekchymosen), Lidödem

Kinderchirurgie

⇒ **Opsomyoklonisches Syndrom** (Syn: „dancing eye syndrome", KINSBOURNE-Syndrom, paraneoplastisch bedingt) mit kurzen, schnellen u. unregelmäßigen Augenbewegungen, zerebellarer Ataxie, Myoklonien, psychomotorischer Entwicklungsverzögerung

Diag:
1. Anamnese und klinische Untersuchung: anfangs nur unspezifische Symptomatik, manchmal auch nur Zufallsbefund (z.b. bei Sono-Abdomen aus anderem Grund)
2. Labor: evtl. Anämie, im 24-Std.-**Urin** erhöhte Metabolitenwerte der **Katecholamine** (Vanillinmandelsäure und Homovanillinsäure)
Als Tumormarker zur Verlaufsbestimmung: **NSE** (neuronspezifische Enolase) im Serum, LDH-Erhöhung, Ferritinerhöhung, Katecholamine im Serum
3. Bildgebung: **Sonographie** von Abdomen und Hals, Rö-Thorax (charakteristische feine schollige Verkalkungen in Höhe der 10./11. Rippe)
MRT der betroffenen Region u. bei Tumornachweis auch MRT-Schädel
^{123}**I-MIBG-SPECT** zur Metastasensuche (Anreicherung im betroffenen Gebiet), bei Knochenbefall auch ^{99m}Tc-Skelettszintigraphie
4. **Knochenmarkpunktion** (an mehreren Stellen ⇨ Metastasen, Tumorzellnester?)
5. Tumorbiopsie und Histologie (Differenzierungsgrad des Tumorgewebes, Mitosis-Karyorrhexis-Index, typische rosettenartige Tumorzellnester im Knochenmarkausstrich) u. Molekulargenetik (eine **N-myc-Protoonkogen**-Amplifikation zeigt schlechte Prog. an)

Ther:
- Diag. u. Ther. in einem spezialisierten pädiatrisch-onkologischem **Zentrum** durchführen
- Operativ: Ind: Versuch der Resektion des Haupttumors ist in allen Stadien indiziert.
  - Stad. I: Tumorexstirpation
  - Stad. II: Tumorexstirpation bzw. -biopsie (wenn nicht risikolos zu entfernen) + Chemotherapie (z.B. Kombinationen mit Doxorubicin, Vincristin, Cyclophosphamid)
  - Stad. III und IV: präoperative Chemotherapie + Radiatio (40 Gy), dann Tumorexstirpation/-biopsie + Chemotherapie über 1½ Jahre (meist 4 Blöcke)
  - Stad. IV (jenseits des 1. Lj.) evtl. auch supraletale Radiochemotherapie und anschließende Knochenmarktransplantation (autologe Stammzellen)
  In Studien wird auch eine Differenzierungstherapie bei Hochrisiko-Pat. nach Abschluss der konventionellen Ther. eingesetzt: Gabe von 13-cis-Retinolsäure führt zur Ausdifferenzierung verbliebener Tumorzellen (und somit zum Verlust der Malignität).
- Leitlinie u. Literatur bei www.awmf.org, "Neuroblastom"

Prog: Insg. **schlecht**, da Diagnosestellung meist erst spät (50 % sind bereits im Stad. IV bei Diagnosestellung), im Säuglingsalter (Stad. IV-S) insg. günstiger als im Kleinkindesalter. Im Stadium IV-S werden darüber hinaus **spontane Remissionen** beobachtet (daher ist in diesem Stadium eine abwartende Haltung mit Kontrollen möglich).
5-JÜR aller Neuroblastome **79 %** (bei N-myc-Amplifikation nur halb so gut), Stad. I-II u. IV-S ca. 90%ige Heilungsrate, Stad. IV nur 10-20%ige Heilungsrate (5-JÜR 30-40 %)

Kompl:
* Tumorrezidiv nach Primärbehandlung (dann schlechte Prog.)
* Mediastinale Tumoren ⇨ respiratorische Insuffizienz
* Querschnittlähmung bei Einwachsen in den Wirbelkanal
* Zerebellare Enzephalopathie
* Nierenarterienverletzung bei Op

Proph: Das in Studien getestete Neuroblastom-Screening mit einem Filterpapierteststreifen für Harn auf Katecholamine (wurde mit der U6 im 10.-14. Lebensmonat von den Kinderärzten ausgegeben und dann auf Vanillinmandel- und Homovanillinsäure untersucht) hat keinen bzw. einen negativen Früherkennungserfolg (zu häufig "Überdiagnosen" und Todesfälle durch die dann begonnene (unnötige) Therapie) gebracht und wird daher seit 2002 nicht mehr durchgeführt.

DD:
- WILMS-Tumor (Nephroblastom), Hepatoblastom, Lymphome
- Benignes Ganglioneurom
- Nebennierenadenom, Nebennierenblutung
- Rhabdomyosarkom, Leiomyom, Schwannom, malignes Schwannom
- Tuberkulose, rheumatisches Fieber

BEGUTACHTUNG

Gliederung eines Gutachtens:
- **Vorgeschichte:** Frühere Erkrankungen, Krankheits-/Unfallgeschehen, bisheriger Heilungsverlauf
- **Klagen:** Unterscheiden nach spontan geäußerten Symptomen und solchen auf Nachfragen
- **Befund:** Klinische Untersuchung, Angabe der Bewegungsmaße nach der Neutral-Null-Methode
 + erforderliche Diagnostik, z.b. Röntgen
 Ggf. Zusatzgutachten (z.B. neurologische Begutachtung)
- **Beurteilung:** Diagnose, ursächlicher Zusammenhang zw. Unfallereignis u. Körperschaden, MdE und voraussichtliche Dauer, ggf. Erforderlichkeit weiterer ärztlicher Maßnahmen

<u>Gesetzliche Unfallversicherung:</u> (Sozialversicherungsrecht, besteht seit dem Jahr 1884): wird von den Arbeitgebern durch Beiträge an die **Berufsgenossenschaften** finanziert (jeder Beschäftigte in Deutschland ist durch den Arbeitgeber pflichtversichert). Sie umfasst Arbeitsunfälle, Wegeunfälle zur Arbeit und Berufskrankheiten.
<u>BG(=Berufsgenossenschaft)-Verfahren:</u> Ein **Arbeitsunfall** liegt vor, wenn die versicherte Person bei der versicherten Tätigkeit einen Unfall (zeitlich begrenztes, plötzlich von außen einwirkendes Ereignis) mit einem Körperschaden erleidet. ⇨ Vorstellung beim D-(= <u>D</u>urchgangs)-Arzt, der einen D-Arzt-Bericht erstellt und über die Weiterbehandlung entscheidet (durch Hausarzt oder bei besondere Heilbehandlung durch D-Arzt oder bei bestimmten Verletzungen durch für das Verletzungsartenverfahren zugelassene Kliniken [sog. §6-Verfahren]).
Es gilt die Lehre von der **wesentlichen Bedingung** (Kausalität) des Unfallereignisses für den Gesundheitsschaden (eine sog. Gelegenheitsursache bei relevanter Vorerkrankung reicht nicht aus). Verschlimmerung: vorübergehend, dauernd od. richtunggebend ⇨ neues Gutachten erforderlich.
Die **Minderung der Erwerbsfähigkeit (MdE)** bezieht sich auf den **allgemeinen Arbeitsmarkt** (nicht auf den speziellen Beruf des Patienten, dies ist die "Berufsunfähigkeit") = abstrakte Schadensberechnung. Liegen mehrere Gesundheitsschäden vor, werden die MdE-Werte nicht addiert, sondern in der Gesamtheit mit der Bildung einer **Gesamt-MdE** bewertet.
Eine MdE <10 % gilt als nicht relevant. Die MdE muss noch mind. 20 % für eine Teil-/Rentenleistung betragen (13 Wochen nach dem Arbeitsunfall). Eine Dauerrente bei Erwerbsunfähigkeit (= **volle Erwerbsminderung**) beginnt frühestens ab dem 2. J., bis dahin erfolgt zuerst das Krankengeld bei **Arbeitsunfähigkeit** durch die **gesetzliche Krankenversicherung** und dann eine Übergangsrente. Volle Erwerbsminderung liegt vor, wenn d. Pat. nur noch <3 Std./Tag erwerbsfähig sein kann. Dies gilt auch in der **gesetzlichen Rentenversicherung** für Erwerbsminderungsrenten ("Frührentner") wegen einer Erkrankung (z.B. bei Krebs).
<u>Schwerbehindertenrecht:</u> es wird ein kausaler <u>G</u>rad <u>d</u>er <u>S</u>chädigungsfolge (**GdS**) und kumulativ ein <u>G</u>rad <u>d</u>er <u>B</u>ehinderung (**GdB**) unter Berücksichtigung der gesamten Lebensumstände durch das Landrats-/Versorgungsamt ermittelt, eine Schwerbehinderung liegt ab GdS/GdB von 50 vor.

Private Unfall- / Haftpflicht- / Berufsunfähigkeitsversicherung:
Umfasst Arbeitsunfälle und Freizeitunfälle im privaten Bereich.
Es reicht die **hinreichende Wahrscheinlichkeit** des Unfalles für den Gesundheitsschaden.
Der **Invaliditätsgrad** (= Beeinträchtigung der **Arbeitsfähigkeit**) richtet sich nach dem Grad der Behinderung in dem speziellen Beruf des Patienten. Die Entschädigungssätze für Verlust oder Minderung der Gebrauchsunfähigkeit von Gliedmaßen und Sinnesorganen werden als sog. **Gliedertaxe** bezeichnet (mit besonderen Steigerungssätzen für bestimmte Berufsgruppen, z.B. Ärzte).
Zivilrechtlich wird meist auch ein Schmerzensgeld/Schadensersatz ausgehandelt, die Höhe einer Entschädigung wird vom ärztlichen Gutachter aber <u>nicht</u> vorgeschlagen.

Literaturverzeichnis:
Bundesanstalt für Straßenwesen (BASt): Begutachtungs-Leitlinie zur Kraftfahrereignung. Heft M 115. Bergisch Gladbach, 2014. Bezug über NW-Verlag, Internet: www.nw-verlag.de
Bundesministerium für Gesundheit und Soziales (Hrsg.): Anhaltspunkte für die ärztliche Gutachtertätigkeit im sozialen Entschädigungsrecht und nach dem Schwerbehindertengesetz (Teil 2 SGB IX), seit 1.1.2009 ersetzt durch die Versorgungsmedizin-Verordnung, mit fortlaufenden Aktualisierungen (kostenloser Download: www.bmas.de)
Deutsche Rentenversicherung Bund (Hrsg.): Sozialmedizinische Begutachtung für die gesetzliche Rentenversicherung. 7. Auflage. Springer, Berlin, 2011
Brettel H., Vogt H.: Ärztliche Begutachtung im Sozialrecht. 2. Auflage, Ecomed, Landsberg, 2014
Fritze J., Mehrhoff F. (Hrsg.): Die ärztliche Begutachtung. 8. Auflage. Springer, Heidelberg, 2012
Mehrhoff F., Meindl R., Muhr G.: Unfallbegutachtung. 13. Auflage. de Gruyter, Berlin, 2012
Mehrtens G., Valentin H., Schönberger A.: Arbeitsunfall und Berufskrankheit. 8. Auflage. Schmidt, Berlin, 2009

BLUT- UND LABORPARAMETER

Präoperatives Routinelabor
Blutbild (Hb, Hkt, Leukozytenzahl, Thrombozytenzahl), BSG, Elektrolyte (Na, K, Ca), Blutgerinnung (Quick [Norm: 70 – 130 %] bzw. INR [= international normalized ratio: 1,15-0,9], PTT), Leber-/Pankreaswerte (GOT/AST, GPT/ALT, GGT, AP, Lipase, Amylase, Bilirubin), Nierenretentionswerte (Kreatinin, Harnstoff, Harnsäure), Gesamteiweiß, Blutzucker, Urin-Status, HIV-Test, Blutgruppe (Kreuzproben für Blutkonserven bei größeren Eingriffen, siehe Kap. Operationsvorbereitungen) Aufklärung über HIV-Test und Möglichkeit der Eigenblutspende! Bei V.a. malignen Tumor präoperativ die entsprechenden Tumormarker bestimmen.

Postoperative Diagnostik: Blutbild und je nach Eingriff zusätzlich:

Schilddrüse: Kalzium
Leber/Pankreas: Leber- und Pankreasenzyme
Tumoren: Tumormarker (s.u.)

Lunge: Blutgasanalyse
Infusionstherapie: Elektrolyte

CHECKLISTE NACH INDIKATIONEN

Akutes Abdomen
Blutbild, Elektrolyte, Leber-/Pankreaswerte, Nierenretentionswerte, Gesamteiweiß, Blutzucker, Urin-Status, Blutgruppe und Konserven kreuzen

Leber
GOT/AST, GPT/ALT, GLDH, Gamma-GT, AP, Cholinesterase, Gesamteiweiß, Quick (od. INR), Hepatoquick, übrige Gerinnung und AT-III, Bilirubin (direkt + indirekt)

Pankreas
Lipase, Amylase i. S, Amylase i. U., Bilirubin, Leberenzyme, LDH, Blutzucker, Blutgase
Prognoseparameter für den Verlauf einer Pankreatitis: Ca, CRP, LDH, α_2-Makroglobulin u. α_1-Antitrypsin

Niere
Kreatinin, Harnsäure, Harnstoff, Kalium
Urinstatus: Bakterien, Leukozyten, Blut/Erythrozyten, Nitrit, Eiweiß, pH, Glukose, Ketonkörper

Lunge
Blutgasanalyse (arterieller pO_2, pCO_2, pH, Standardbikarbonat, Base excess, O_2-Sättigung)
V.a. Lungenembolie/Thrombose: D-Dimere

Myokardinfarkt
CK, CK-MB, Troponin T, GOT/AST, LDH (bei älterem Infarkt) und HBDH, Myoglobin (quantitativ)

Endokrinologie
Schilddrüse: fT_3, fT_4, TSH

Nebenschilddrüse: Kalzium, Phosphat, Parathormon (u. Calcitonin)

Nebenniere: Kalium, Cortisol, Adrenalin, Vanillinmandelsäure im Urin

Infektionen
Septischer Schock: Blutbild (insb. auf Leukozyten- u. Thrombozytenabfall achten), Blutgasanalyse, Na, K, Gerinnungsstatus (mit AT-III, Fibrinogen, Fibrinmonomeren, Fibrinsplits), Blutkulturen auf Erreger und Resistenz

Meningitis (Liquorpunktion)

	ASPEKT	ZELLART	GLUKOSE	LAKTAT
bakteriell	trüb	v.a. Granulozyten (> 1.000/3)	erniedrigt	> 3.5
abakteriell	klar	v.a. Lymphozyten	normal	< 3.5

Alkoholintoxikation
Alkoholspiegel: Ab 5 Promille muss mit einem Atemstillstand gerechnet werden. Blutbild, Leber- und Pankreaswerte, Gerinnung, als Langzeitparameter CDT (= carbohydrate deficient transferrin)

Tumormarker

Bronchialkarzinom: SCA, CEA, CYFRA 21-1, TPA, NSE (beim Kleinzeller)
Karzinoid, neuroendokrine Tumoren: NSE, HCG, Chromogranin A, Serotonin
Magenkarzinom: CA 19-9, CA 72-4, CEA
Kolorektale-Karzinome: CEA, CA 19-9, CA 50
Lebermalignome: AFP, CEA, CA 19-9
Pankreaskarzinom: CA 19-9, CEA, CA 50
Keimzelltumoren: AFP, HCG, LDH, PLAP
Ovarialkarzinom: CA 125, CA 72-4, CASA
Prostatakarzinom: PAP, PSA, fPSA
Mammakarzinom: CEA, MCA, CA 15-3, CA 19-9, CA 549, Prolaktin, Rezeptorstatus d. Tumors
Schilddrüsenmalignome: Thyreoglobulin, CEA
C-Zell-Karzinom (medul. SD-Ca): Kalzitonin, CEA

Erklärung (Normwerte in Klammern):
AFP = α-1-Fetoprotein (< 6 ng/ml od. <9 U/ml)
CA = Kohlenhydrat-Antigen (CA 125 <35 U/ml, CA 15-3 <30 U/ml, CA 19-9 <37 U/ml, CA 50 <25 U/ml, CA 72-4 <6 U/ml, CA 549 <12,6 U/ml)
CASA = Cancer Associated Serum Antigen (<6 U/ml)
CEA = Karzinoembryonales Antigen (<5 ng/ml)
CYFRA 21-1 = Cytokeratin filament 21-1 (<3,5 ng/ml)
HCG = humanes Choriongonadotropin (<5 mU/ml)
LDH = Laktatdehydrogenase (<250 U/l)
MCA = Mucin like Carcinoma Antigen (<11 U/ml)
NSE = neuronspezifische Enolase (<12,5 µg/l)
PAP = Saure Prostata-Phosphatase (<3 ng/ml)
PLAP = plazentare alkal. Phosphatase (<100 U/l)
PSA = Prostata-spezifisches Antigen (<4 ng/ml)
SCA = Plattenepithel-Ca.-assoziiertes Ag. (<2 ng/ml)
TPA = Tissue Polypeptide Antigen (<110 U/l)

Anmerkung: Die Tumormarker werden als **Verlaufs-, Kontroll-** und **Rezidivparameter** in der Tumordiagnostik benutzt (Kontrolle präoperativ erhöhter Werte). Mit den Tumormarkern ist allgemein **kein Routinescreening möglich** (Sensitivität und Spezifität ist zu gering) und sie sind damit zur Frühdiagnose maligner Tumoren nicht geeignet. Die Normwerte variieren stark abhängig von der Methode, daher immer die laborspezifische Normwerte vergleichen.

ZVD (zentraler Venendruck): 8-12 cm H₂O, am liegenden Pat. in 3/5 sagittaler Thoraxhöhe gemessen

BLUT- UND SPEZIALKONSERVEN

Erythrozytenkonzentrat (EK): Transfusion eines **EK** führt zur Erhöhung des Hb um ca. 1 g/dl.
Ind: Die Indikation zur Bluttransfusion wird heute sehr **restriktiv** gesehen. Sie ist erst ab einem **Hb <7 g/dl** indiziert (bei kardialen Vorerkrankungen bei <10 g/dl), Zielwert ist ein Hb von 7-9 g/dl. Ein Vorteil ergibt sich aus der Verwendung von leukozytenarmen Erythrozytenkonzentraten.
Vollblut: Frischblut, das max. 72 Std. alt ist. Ind: Massivtransfusion, Austauschtransfusion
Gewaschene Erythrozyten: sehr wenig Plasmabestandteile, wird für Pat. mit bekannten allergischen Transfusionsreaktionen verwendet.

Thrombozytenkonzentrate (TK) und Thrombozytenhochkonzentrate (Thrombozytapherese-TK):
Zu Petechien u. Mukosablutung kommt es ab einer Thrombozytenzahl von <10.000/µl od. einer Blutungszeit von >15 Min. Bei Pat. mit multiplen Infektionen, Sepsis, intrakraniellen Tumoren, Tumorzerfall, Urämie oder zusätzlichen Gerinnungsstörungen u. anhaltendem Erbrechen können diese Symptome bereits bei einer Zahl von <30.000/µl einsetzen.
Ind: Op-Fähigkeit ist ab 50.000/µl (Neurochirurgie ab 100.000/µl) gegeben, bei klinischer Blutung Substitution bei <20.000/µl. Ein TK führt zur Erhöhung der Thrombozytenzahl um ca. 5.000/µl.

Fresh-frozen-Plasma (Syn: **FFP**, gefrorenes Frischplasma):
Ind: Massentransfusion von EK (>10 EK/24 Std.), DIC, bei längerer Verweildauer am Cellsaver (intraoperative Autotransfusion), notfallmäßiges Anheben des Quick bei Marcumar-Pat. präop.

Eigenblutspende
Max. 2 Liter mögl., Vorgehen: 4 Wo., 3 Wo., 2 Wo. und 1 Wo. vor dem geplanten Eingriff jeweils 500 ml Blutspende (Konserven sind max. 7 Wo. lagerungsfähig, <5 Tage vor dem Eingriff keine Spende mehr, damit dem Körper Zeit zur Regeneration bleibt), ab 1. Spende Substitution von Eisen (z.B. Eryfer®100). Über die Möglichkeit der Eigenblutspende **muss** aufgeklärt werden.

ICD-10

Der **ICD-10-GM** (German Modification, Version 2015, herausgegeben vom DIMDI = deutsches Institut für Medizinische Dokumentation und Information) gilt für den ambulanten u. stationären Bereich. Die Verschlüsselung hat mindestens vierstellig zu erfolgen. Gesamtverzeichnis kostenlos bei www.dimdi.de
Zusätzlich kann zu jeder Ziffer kodiert werden: R = rechts; L = links; B = beidseitig
im ambulanten Bereich auch: V = Verdacht auf; Z = Zustand nach; A = Ausschluss; G = Gesichert
".-" od. "-" bedeutet, dass an dieser (4. od. 5.) Stelle eine Zahl eingefügt werden muss, die meist die Lokalisation od. Komplikationen kodiert. "+*" = Kreuz-Stern-System bedeutet, dass hier immer zwei ICD-Codes erforderlich sind (weiteres s. ICD-Handbücher).

Angeborene Fehlbildungen Q00 - Q99
Bösartige Tumoren .... C00 - C97
Gefäßerkrankungen .... I00 - I99
Gutartige Tumoren .... D00 - D48
Infektiöse Erkrankungen .... A00 - B99
Neurologische Erkrankungen G00-G99
Psychiatrische Erkrankungen F00-F99
Verletzungen .... S00 - S99

A
Abdominalschmerz R10.4
Abszess L02.9
Achalasie K22.0
Achillessehnenruptur S86.0
Adduktorenverletzung Hüfte S76.2
Adipositas E66.9-
Adrenogenitales Syndrom E25.-
Afferent-loop-Syndrom K91.1
AIDS .... B20 - B24
Akromioklavikulargelenkluxation . S43.1
Akute Pankreatitis K85
Akutes Abdomen R10.0
Allgemeinuntersuchung Z00.0
Analabszesse und Analfisteln K61
Analfissur K60
Analkarzinom C21
Analprolaps K62.2
Aneurysmen, arterielle I71-I72
Aortenklappeninsuffizienz I06.1/I35.2
Aortenklappenstenose I06.0/I35.0
Aortenstenose, angeb. Q23.0
Appendizitis K35
ARDS J80
Arteriovenöse Fistel/angeb... I77.0/Q27.3
Asthma bronchiale J45
Astrozytom C71
Atherom D23
Außenbandruptur S93.2
Außenknöchelfraktur S82.6
AVK der Nierenarterien I70.1
AVK der unteren Extremität I70.2
Azetabulumfraktur S32.4

B
Baker-Zyste M71.2
Bandscheibenvorfall .... M50 - M51
Bauchtrauma S36
Beckenverletzung S32
Bisswunde T14.1
Bizepssehnenruptur S46.1/S46.2
Blind-loop-Syndrom K91.1
Bridenileus K56.5
Bronchialkarzinom C34
Bronchiektasen J47
Bronchitis, akute J20.9
Bursitis M71.9

C
Cholangitis K83.0
Choledocholithiasis K80.5
Cholelithiasis K80.2
Cholezystitis K81
Chronische Pankreatitis K86
Chylothorax J94.0
Colitis ulcerosa K51
Colles-Fraktur S52.5
Commotio cerebri S06.0
Compressio cerebri S06.2
Contusio cerebri S06.3
Cushing-Syndrom I E24
C-Zell-Karzinom C73

D
Darmatresien .... Q41.- bis Q42.-
Dekubitus L89.9-
Diabetes mellitus Typ I E10.-
Diabetes mellitus Typ II E11.-
Diakondyl. Oberschenkelfraktur... S72.41
Diarrhoe A09
DIC D65.-
Dickdarmatresie Q42.8
Distale Oberarmfraktur S42.4-
Distale Radiusfraktur S52.5
Divertikulose / Divertikulitis K57.-
Ductus arteriosus Botalli Q25.0
Dünndarmatresie Q41.8
Dünndarmverletzung S36.4-
Dupuytren-Kontraktur M72.0

E
Ebstein-Anomalie Q22.5
Ellenbogenluxation S53.1-
Endokarditis I38
Ependymom, ben./malg. D43.2/C71.9
Epicondylitis M77.-
Epiduralblutung I62.1
Epigastrische Hernie K43.99
Erbrechen R11
Erfrierung T35.7

F
Fallot-Tetralogie Q21.3
Femurschaftfraktur S72.3
Fibroadenom der Mamma D24
Fieber, allg. R50.9
Fraktur, nicht näher bezeichnet T14.2
Frostbeulen T69.1
Frühdumping-Syndrom K91.1
Fußwurzelfraktur S92.28
Fußwurzelluxation S93.31

G
Gallengangkarzinom C22.1
Gallensteine K80.-
Ganglion M67.4-
Gasbrand A48.0
Gastritis K29.7
Gastroenteritis A09
Gelenkinfektion .... M00.- bis M01.-*
Gesichtsschädelfrakturen S02.9
GI-Blutung, obere K92.2
GI-Blutung, untere K62.5

Glioblastom C71.-
Glukagonom D13.7
Gonarthrose M17.9
Grippaler Infekt J06.9
Gynäkomastie N62

H
Hämatom T14.0
Hämatothorax S27.1
Hämorrhoiden K64.0-.4
Hand-Sehnenverletzung S63.4
Harnweginfektion N39.0
Hepatitis-B-Infektion B16.9
Hepatitis-C-Infektion B17.1
Hernia inguinalis K40.-
Hernia ischiadica K45.-
Hernia obturatoria K45.-
Hernia perinealis K45.-
Herzbeuteltamponade I31.9
Herzinfarkt I21.-
Herzinsuffizienz I50.9
Herz-Kreislaufversagen I46.-
Hiatushernie K44.-
Hirndruck, Hirnödem G93.6
Hirninfarkt I63.-
Hirntumoren C71.-
HIV-Infektion, asymptomatisch ... Z21
Hüftgelenkluxation S73.0-
Hüftkopffraktur S72.08
Humeruskopffraktur S42.2-
HWS-Distorsion S13.4
Hydrozephalus/angeboren ... G91.-/Q03.-
Hyperaldosteronismus E26.-
Hypercholesterinämie E78.0
Hyperparathyreoidismus E21.-
Hyperthyreose E05.-
Hypertonie, arterielle I10.9
Hypertriglyceridämie E78.1
Hypotonie, arterielle I95.9

I, J
Ileus K56.-
Inguinalhernie K40.-
Innenknöchelfraktur S82.5
Insulinom D13.7
Intrazerebrale Blutung I61.-
Ischialgie M54.3

K
Kalkaneusfraktur S92.0
Kardiomyopathie I42.9
Karpaltunnelsyndrom G56.0
KHK I25.9
Klavikulafraktur S42.0-
Knie-Bandverletzung S83.4-
Kniegelenkluxation S83.1-
Knie-Knorpelschaden M24.1
Knochentumoren .... C40 - C41
Kollaps R55
Kolon-Karzinom C18.-
Kolonpolypen D12.6
Kompartmentsyndrom T79.6

Kopfschmerzen R51
Koronare Herzkrankheit I25.9
Koxarthrose M16.-
Kraniopharyngeom D44.4
Kraniosynostosen Q75.0
Krankheit, allg. R69
Kreuzbandläsion Knie S83.5
Kreuzschmerzen M54.5
Kropf E04.9

L
Leberabszesse K75.0
Leberverletzung S36.1-
Leberzelladenom D13.4
Leberzellkarzinom C22.0
Leistenhernie K40.-
Lendenwirbelfraktur S32.0
Lipom D17.-
Lippen-Kiefer-Gaumenspalte .. Q35-Q37
Lumbago M54.5
Lumbalhernie K45.-
Lungenabszess J85.-
Lungenembolie I26.-
Lungenemphysem J43.-
Lymphadenopathie I88.-/R59.9
Lymphangitis I89.1
Lymphödem I89.0

M
Magen operiert, Krankheiten K91.1
Magenkarzinom C16.-
Mamma-Karzinom C50.-
Mamma-Tumoren, gutartig N60.9
Marisken K64.4
Mastitis N61
Mastopathie N60.-
Mechanischer Ileus K56.6
Meckel-Divertikel Q43.0
Mediastinalemphysem J98.2
Mediastinitis J98.5
Medulloblastom C71.-
Megakolon/Morbus Hirschsprung .. Q43.1
Mekoniumileus P75*
MEN D44.8
Ménétrier-Faltenhyperplasie K29.6
Meningeom C70.-
Meniskusläsion S83.2
Milzverletzung S36.0-
Mitralinsuffizienz I05.1/I34.0
Mitralklappenprolaps I34.1
Mitralstenose I05.0/I34.2
Mittelfußfraktur S92.3
Mittelhandfraktur .... S62.2- bis S62.4
Morbus Crohn K50.-
Muskelfaserriss OS/US S76/S86
Myokardinfarkt I21.-
Myokarditis I51.4
Myositis ossificans M61.-

N
Nabelhernie K42.-
Nahtmaterialentfernung Z48.0
Nekrotisierende Fasziitis M72.6
Neuroblastom C47.9
Nierenanomalien Q63.9
Nierensteine N20.-
Nierentumoren, benigne D30.0
Nierentumoren, maligne C64-C65
Nierenverletzung S37.0-
Nikotinabusus F17.1
Nucleus-pulposus-Prolaps .... M50 - M51

O
Oberarmschaftfraktur S42.3
Obere GI-Blutung K92.2
Obstipation K590
Ohne Befund (o.B.) Z03.9
Olekranonfraktur S52.01
Oligodendrogliom C71.-
Omphalozele Q79.2
Orthostatische Dysregulation I95.1

Os-lunatum-Luxation S63.0-
Os-scaphoideum-Fraktur S62.0
OSG-Distorsion S93.40
Ösophagusatresie Q39.-
Ösophagusdivertikel K22.5/Q39.6
Ösophaguskarzinom C15.-
Ösophagusperforation K22.3
Ösophagusvarizenblutung I85.0
Ösophagusverätzung T28.6
Osteomyelitis M86.-

P
Panaritium L03.0-
Pankreaskarzinom C25.-
Pankreasverletzung S36.2-
Pankreatitis, akute K85.-
Pankreatitis, chronische K86.-
Paralytischer Ileus K56.0
Paratenonitis crepitans M70.-
Patellafraktur S82.0
Patellaluxation S83.0
Perianale Thrombose K64.5
Perikarditis akut/chronisch I30.-/I31.-
Peritonitis K65.-
Phalangenfraktur ...... S62.5- bis S62.7
Phalangenluxation S63.1-
Phäochromozytom E27.5/D35.0
Phlebothrombose I80.2
Pilonidalsinus L05.-
Pilon-tibiale-Fraktur S82.38
Platzwunde T14.0
Pleuraempyem J86.-
Pleura-Erguss J90
Pleuramesotheliom C45.0
Plexuspapillom D33.-
Pneumonie J18.9
Pneumothorax J93.-
Polypen des Kolons D12.6
Polytrauma T06.8
Portale Hypertonie K76.6
Postcholezystektomiesyndrom K91.5
Postoperative Krankheit .... R65.-!
Prellung, oberflächlich T14.0
Proc.coronoideus-Fraktur S52.02
Proktalgie K59.4
Proktitis K62.8
Pulmonalstenose, angeb. Q22.1
Pylorusstenose Q40.0

Q
Quetschwunde T14.0

R
Radiusfraktur, distale S52.5-
Radiusköpfchenfraktur S52.1-
Refluxösophagitis K21.0
Rektumkarzinom C19
Rektumprolaps K62.3
Rektusdiastase M62.08
Retropatellare Chondropathie M22.4
Retroperitoneale Blutung S36.83
Retroperitoneale Fibrose D48.3
Rippenfraktur S22.3-
Rippenserienfraktur S22.4-
Rotatorenmanschettenruptur S46.0
Rückenschmerzen M54.-

S
Schädelbasisfraktur S02.1
Schädel-Hirn-Trauma S06.-
Schenkelhalsfraktur S72.00
Schenkelhernie K41.-
Schilddrüsenmalignom C73
Schmerz, allg. R52.9
Schnittwunde T14.1
Schock R57.9
Schultergelenkluxation S43.0-
Schürfwunde T14.0
Seitenbandruptur-Hand S63.4
Skapulafraktur S42.1-
Smith-Fraktur S52.5

Spätdumping-Syndrom K91.1
Sprunggelenkdistorsion S93.40
Sprunggelenkfraktur S82.5-S82.6
Status asthmaticus J46
Sternoklavikulargelenkluxation S43.2
Stichwunde T14.1
Stomaversorgung Z43.-
Streckapparatverletzung S76.1
Struma E01.-
Stuhlinkontinenz R15
Subarachnoidalblutung I60.-
Subclavian-steal-Syndrom G45.8-
Subduralblutung I62.0-
Sudeck-Syndrom M89.0-
Supinatortunnelsyndrom G56.3
Suprakond. Oberschenkelfraktur.. S72.41
Synkope R55

T
Talusfraktur S92.1
Talusluxation S93.3-
Tarsaltunnel-Syndrom G57.5
Tendopathie M65.-
Tendovaginitis stenosans M65.4
Tetanus A35
TIA G45.9
Thoraxtrauma .... S20 - S29
Thrombophlebitis I80.-
Thrombose, tiefe I82.9
Thyreoiditis E06.-
Thyreotoxische Krise E05.5
Tibiakopffraktur S82.18
Tod, allg. R99
Tollwut A82.-
Transposition großer Arterien Q20.3
Trikuspidalatresie Q22.4
Tuberkulose A16.9
Tumornachsorge Z08.-

U
Übelkeit R11
Ulcus cruris I83.0/L97
Ulcus duodeni K26.-
Ulcus ventriculi K25.-
Unguis incarnatus L60.0
Unterarmfraktur S52.9
Untere GI-Blutung K62.5
Unterkühlung T68
Unterschenkelfraktur S82
Untersuchung, allg. Z00.0
Urosepsis N39.0

V
V.a., ohne Befund Z03.9
Varikosis I83.9
Ventrikelseptumdefekt Q21.0
Verbandwechsel Z48.0
Verbrauchskoagulopathie D65.-
Verbrennung T30.0
Verdacht auf, o.B. Z03.9
Verner-Morrison-Syndrom D13.7
Verzögerte Frakturheilung M84.2
Viszeralgefäßverschluss K55.0
Vorhofseptumdefekt Q21.1
Vorsorgeuntersuchung Z00.0

W
Weichteiltumoren D21.-/C49.-
Wilms-Tumor C64
Wirbelsäulenfraktur T08.-
Wunde T14.1
Wundkontrolle Z48.0
Wurzelkompressionssyndrom . M50 - 51

X, Y, Z
Zehenfraktur I/II-V S92.4/S92.5
Zehenluxation S93.10
Zerebrovaskuläre Insuffizienz I63-I67
Zwerchfellhernien K44.-
Zwerchfellruptur S27.81

GEGENSTANDSKATALOG 2

ÄAppO 2002 IMPP-Gk 2 für den Zweiten Abschnitt der Ärztlichen Prüfung

Die Prüfungsaufgaben sollen unter Aspekten der allgemeinen ärztlichen Tätigkeit auf die wichtigsten Krankheitsbilder und Gesundheitsstörungen abgestellt sein. Dies sind insbesondere solche, die sich durch ihre Verbreitung, ihre Folgen für den Einzelnen oder die Gesellschaft auszeichnen. Hierzu zählen:
- Krankheiten des Blutes, der blutbildenden Organe, des Kreislaufsystems, der Atmungsorgane, der Verdauungsorgane, der Drüsen mit innerer Sekretion, des Stoffwechsels und der Nieren. Immunologische und allergische Krankheiten, Krankheiten des rheumatischen Formenkreises, Infektionskrankheiten, Geschwulstkrankheiten.
- Krankheiten des zentralen Nervensystems, der peripheren Nerven und der Muskulatur. Hirnorganische, endogene, psychotische und persönlichkeitsbedingte reaktive Störungen. Neurosen. Süchte. Suizidalität. Sexuelle Verhaltens- und Erlebnisstörungen. Psychosomatische Krankheiten und funktionelle Störungen. Störungen der Kommunikation.
- Krankheiten der perinatalen Periode, des Kindes- und Jugendalters, Verhaltens- und Entwicklungsstörungen sowie Behinderungen bei Kindern und Jugendlichen.
- Krankheiten der Haut, ihrer Anhangsgebilde und der Schleimhäute der äußeren Körperhöhlen. Geschlechtskrankheiten.
- Wundbehandlung. Asepsis, Antisepsis, Fehlbildungen, Krankheiten und Verletzungen von Kopf, Hals, Wirbelsäule, Thorax, Abdomen, Extremitäten, Herz, Gefäßen, Nieren, ableitenden Harnwegen, äußeren und inneren Genitalorganen, des zentralen und peripheren Nervensystems sowie der Sinnesorgane. Unfälle und Vergiftungen.
- Störungen der Geschlechtsentwicklung und der Fertilität. Familienplanung. Schwangerschaft, Beratung und Beurteilung in Konfliktsituationen, insbesondere medizinische, rechtliche und ethische Aspekte des Schwangerschaftsabbruchs, Risikoschwangerschaft, Beratung und Vorsorge in der Schwangerschaft. Geburt und Risikogeburt. Krankheiten des Wochenbetts. Entzündungen und Geschwülste der weiblichen Genitalorgane.

Die Prüfungsaufgaben sollen einen oder mehrere der folgenden Aspekte berücksichtigen:
- Körperliche, geistige und psychische Entwicklung und ihre Varianten. Altersspezifische Aspekte von Gesundheitsstörungen, ihrer Diagnostik und Behandlung. Klinische Genetik einschließlich humangenetischer Beratung.
- Ätiologie, Pathogenese, spezielle Pathologie, Pathophysiologie.
- Symptomatologie, Diagnostik, Differentialdiagnose, Durchführung und Bewertung körperlicher, labormedizinischer und technischer Untersuchungen, Indikationen, Kontraindikationen.
- Anwendung konservativer, operativer und physikalischer Behandlungsverfahren einschließlich Strahlenbehandlung, Grundprinzipien operativer Techniken, Grundprinzipien der Vor- und Nachbehandlung, klinische Pharmakologie und Pharmakotherapie, spezielle therapeutische Verfahren, Indikationen, Kontraindikationen, Prognose, Rehabilitation, Gesundheitsberatung, Behandlung von Langzeitkranken, unheilbar Kranken und Sterbenden, Schmerzbehandlung und Palliativmedizin.
- Erkennung und Behandlung akut lebensbedrohender Zustände, Notfall- und Katastrophenmedizin.
- Grundzüge der Allgemein-, Krankenhaus- und Seuchenhygiene.
- Individuelle, epidemiologische und sozialmedizinische Aspekte der Krankheitsentstehung und -verhütung, Öffentliche Gesundheitspflege/Public Health.
- Arbeitsmedizinische Untersuchungen. Analyse von Arbeitsplatz- und Berufsbelastung. Berufskrankheiten.
- Medizinische Begutachtung. Rechtsfragen der ärztlichen Berufsausübung.

Teil 1 - Gesundheitsstörungen (mit chirurgischer Relevanz)

1.0 **Allgemeine Symptome und Befunde**
1.1 Abnorme Gewichtsabnahme
1.2 Abnorme Gewichtszunahme
1.3 Abnormer Körpergeruch
1.4 Adynamie
1.5 Blutungsneigung bzw. Blutungen
1.6 Bösartige Neubildungen in der Familienanamnese
1.7 Dysmorphiezeichen
1.8 Exsikkose
1.9 Fieber
1.10 Hyperhydratation
1.11 Hypothermie
1.12 Ikterus
1.13 Leistungsminderung
1.14 Nachtschweiß
1.15 Ödeme
1.16 Schüttelfrost
1.17 Schwellung bzw. Verfärbung von Gliedmaßen
1.18 Umschriebene Gewebeschwellung
1.19 Vielzahl bzw. Wechsel von Beschwerden

3.0 **Kreislaufsystem**
3.1 Angina pectoris
3.2 Claudicatio intermittens
3.3 Einflussstauung
3.4 Erhöhter Blutdruck
3.5 Kreislaufstillstand
3.6 Niedriger Blutdruck

3.7	Pulslose Extremität
3.8	Schock
3.9	Störungen des Herzrhythmus
3.10	Sturzanfall
3.11	Synkope bzw. Kollaps
3.12	Zyanose
4.0	**Atmungssystem**
4.1	Abnormes Sputum
4.2	Aspiration
4.3	Atemnot
4.4	Atemrhythmusstörungen
4.5	Atemstillstand
4.6	Behinderte Nasenatmung
4.7	Bradypnoe
4.8	Fassthorax
4.9	Giemen
4.10	Hämoptoe
4.11	Hämoptyse
4.12	Husten
4.13	Hyperventilation
4.14	Inverse Atmung
4.15	Orthopnoe
4.16	Paradoxe Atmung
4.17	Pfeifende Atmung
4.18	Rasselgeräusche
4.21	Singultus
4.22	Stöhnende Atmung ("Knorksen")
4.23	Stridor
4.24	Tachypnoe
4.25	Trichterbrust
4.26	Trommelschlägelfinger
4.27	Uhrglasnägel
5.0	**Verdauungssystem**
5.1	Aufstoßen
5.2	Belegte Zunge
5.3	Blutiger Stuhl
5.4	Defäkationsschmerzen
5.5	Diarrhoe
5.6	Erbrechen
5.7	Foetor ex ore
5.8	Globusgefühl
5.9	Hämatemesis
5.10	Hypersalivation
5.11	Miserere
5.12	Mundtrockenheit
5.13	Obstipation
5.14	Peranale Blutung
5.15	Regurgitation von Speisebrei
5.16	Schluckstörungen
5.17	Sodbrennen
5.18	Stuhlinkontinenz
5.19	Teerstuhl
5.20	Übelkeit
5.21	Veränderungen der Stuhlgewohnheiten bzw. der Stuhlbeschaffenheit
5.22	Vorfall von Mastdarm bzw. After
6.0	**Abdomen**
6.1	Abdominelle Abwehrspannung
6.2	Aszites
6.3	Hepatomegalie
6.4	Leistenschwellung
6.5	Meteorismus bzw. Blähungen
6.6	Resistenz im Abdomen
6.7	Splenomegalie
6.8	Störungen der Peristaltik
9.0	**Skelett, Bewegungssystem**
9.1	Abnorme Beweglichkeit
9.2	Frakturneigung
9.3	Gangstörung
9.4	Gelenkinstabilität
9.5	Gelenkschwellung
9.6	Gelenksteife
9.7	Haltungsfehler
9.8	Kieferklemme bzw. Kiefersperre
9.10	Muskelatrophie
9.12	Muskelkontraktur
9.13	Skelettdeformitäten

Teil 2 - Krankheitsbilder

Dieser Teil bildet im Wesentlichen die Klassifikation der Krankheiten nach dem ICD-10 ab. Den vollständigen Gegenstandskatalog gibt es als kostenlosen Download (gk2_2013.pdf) im Internet: www.impp.de.

BEWEGUNGSMAßE

Die klinische Bestimmung der Bewegungsmaße erfolgt nach der **NEUTRAL-NULL-METHODE**, engl. neutral position method. 0° entspricht dabei einer normalen Ausgangslage im Gelenk.

Pathologische Veränderungen der Bewegungsmaße:
Ist z.B. wegen Kontrakturen ein physiologisches Bewegungsmaß nicht möglich, so steht 0° am Anfang, bzw. am Ende der Zahlenreihe, Beispiele: Streckhemmung im Ellenbogengelenk bei 20° ⇨ 0-20-150°, unbewegliche Kontraktur im Ellenbogengelenk bei 40° ⇨ 0-40-40°.

Bei Kindern und Jugendlichen und hypermobilen Patienten können die Bewegungsmaße ohne pathologische Bedeutung erheblich überschritten werden.

⇨ **Wichtig:** Bewegungsmaße immer im **Seitenvergleich** bestimmen sowie **Verlaufskontrolle**!

HWS
Inklination/Reklination:	40-0-40°
Rotation (links-rechts):	70-0-70°
Seitwärtsneigung:	45-0-45°

BWS + LWS (im Sitzen)
Ante-/Retroflexion:	90-0-30°
Rotation (links-rechts):	40-0-40°
Seitwärtsneigung:	40-0-40°

Schultergelenk
Ante-/Retroversion:	170-0-40°
Ab-/Adduktion:	160-0-45°
in Außenrotationsstellung	190-0-45°
Innen-/Außenrotation:	70-0-70°

Ellenbogengelenk
Extension/Flexion:	5-0-150°
Unterarm Pro-/Supination:	90-0-90°

Handgelenk
Dorsalextension/Palmarflexion:	60-0-60°
Radial-/Ulnarabduktion:	25-0-40°

Daumengelenke
Im Sattelgelenk Ab-/Adduktion:	40-0-30°
Ext./Flexion im Grundgelenk	0-0-50°
Ext./Flexion d. Interphal.gelenks	20-0-80°

Fingergelenke
Im MCP Ab-/Adduktion je:	30-0-0°
Extension/Flexion von MCP, PIP, DIP jeweils:	0-0-90°

OTT-Zeichen (für BWS)
2 Punkte markieren: C7 (Vertebra prominens) + 30 cm darunter
⇨ bei max. Flexion 33 cm Abstand

SCHOBER-Zeichen (für LWS)
2 Punkte: S1 + 10 cm darüber markieren
⇨ bei max. Flexion 15 cm Abstand

Hüftgelenk
Extension/Flexion:	20-0-130°
Ab-/Adduktion:	40-0-30°
Innen-/Außenrotation:	50-0-40°

Kniegelenk
Extension/Flexion:	5-0-140°
Innen-/Außenrotation:	10-0-40°

Sprunggelenk (OSG + USG)
Dorsalextension/Plantarflexion:	25-0-50°
Pro-/Supination:	20-0-35°

Großzehengelenk
Ab-/Adduktion:	0-0-15°
(>15° ⇨ Hallux valgus)	
Metatarso-phal.gelenk- Extension/Flexion:	45-0-70°
Interphalangealgelenk:	0-0-90°

Zehengelenke
Extension/Flexion gesamt:	20-0-80°

INTERNET-ADRESSEN

Medizinische Selbsthilfegruppen, Informations- und Kontaktstellen

AIDS	www.aidshilfe.de
Akustikusneurinom	www.akustikus.de
Amputation (Arm, Beine)	www.amputierten-initiative.de
Anonyme Alkoholiker	www.anonyme-alkoholiker.de
Arterielle Verschlusskrankheit	www.deutsche-gefaessliga.de u. www.avk-bundesverband.de
Cancer Institute (USA), Cancernet	www.cancer.gov, www.cancer.net
Colitis ulcerosa	www.dccv.de, www.kompetenznetz-ced.de
Dialysepatienten	www.ddnae.de
Epilepsie	www.epilepsie.sh, www.izepilepsie.de, www.epilepsie-netz.de
Gefäßerkrankungen	www.deutsche-gefaessliga.de
Herzfehler	www.herzstiftung.de u. www.herzkind.de
Herzklappen	www.die-herzklappe.de
Herztransplantation	www.herztransplantation.de u. www.kinderherzliga.de
Hirnaneurysma-Erkrankte	www.hirn-aneurysma.de
Hirntumoren	www.hirntumorhilfe.de
Hydrocephalus	www.asbh.de
Hypophysenerkrankungen	www.glandula-online.de
Inkontinenz	www.kontinenz-gesellschaft.de
Körperbehinderte - Bundesverband	www.bsk-ev.org
Krebs (allgemein)	www.krebshilfe.de, www.krebsgesellschaft.de
Krebs bei Kindern	www.kinderkrebsstiftung.de
Krebsinformationsdienst (Krebsforschungszentrum Heidelberg)	www.krebsinformation.de
Krebsschmerz	www.ksid.de
Lebererkrankungen	www.leberhilfe.org u. www.bag-leber.de
Lebertransplantation	www.lebertransplantation.de
Lippen-Kiefer-Gaumenspalten	www.lkg-selbsthilfe.de
Lungenerkrankungen	www.lungenstiftung.de
Morbus Crohn	www.dccv.de, www.kompetenznetz-ced.de
Multiple Sklerose	www.dmsg.de
Muskelkranke	www.dgm.org
Nebennierenerkrankungen	www.glandula-online.de
Neuroendokrine Tumoren, Karzinoide	www.glandula-net-online.de
Nierentransplantation	www.bundesverband-niere.de
Ösophagusatresie	www.keks.org
Osteoporose	www.osteoporose-deutschland.de und www.osteoporose.org
Pankreaserkrankungen	www.adp-bonn.de
Schädel-Hirn-Patienten	www.schaedel-hirnpatienten.de
Schilddrüsenerkrankungen	www.schilddruesenliga.de
Schilddrüsenkrebs	www.schilddruesenkrebs.de, www.sd-krebs.de
Schlaganfall	www.schlaganfall-hilfe.de
Schmerzen (Kopf-, Rückenschmerzen, Tumorschmerzen)	www.schmerzliga.de
Selbsthilfegruppen – Kontaktstellen, Organisationen	www.nakos.de und www.dag-selbsthilfegruppen.de
Spina bifida	www.asbh.de
Stoma-Selbsthilfegruppen	www.ilco.de
Suchterkrankungen, Fachverband und Suchttherapie (stationäre)	www.sucht.de, www.suchthilfe.de, www.drugcom.de
Transplantationen	www.eurotransplant.org, www.dso.de, www.bdo-ev.de, www.a-g-o.de
Verbrennungen (Brandverletzte) und brandverletzte Kinder	www.brandverletzte-leben.de und www.paulinchen.de

Sonstige medizinische Adressen und Auskunftsdienste

American Medical Association	www.ama-assn.org
Apotheken-Notdienst	www.aponet.de/notdienst u. www.22833.mobi
Bundesärztekammer	www.baek.de
Bundesministerium für Gesundheit	www.bmg.bund.de
Bundeszentrale für gesundheitliche Aufklärung	www.bzga.de
CNN Health (Nachrichtendienst)	www.cnn.com/health
Cochrane Zentrum Deutschland	www.cochrane.de
Deutsche Zentralbibliothek für Medizin	www.zbmed.de
Die Deutsche Bibliothek	www.dnb.de
DIMDI (medizinische Literaturdatenbank)	www.dimdi.de
Kassenärztliche Bundesvereinigung	www.kbv.de
Kongresse, medizinische	www.my-medical-education.com
Leitlinien, medizinische (AWMF)	www.awmf.org
Medikamente – Gelbe Liste	www.gelbe-liste.de
Medizin Forum – allgemeine Gesundheitsaspekte	www.medizin-forum.de
National Library of Medicine (USA)	www.nlm.nih.gov
Public Health	www.deutsche-gesellschaft-public-health.de u. www.mh-hannover.de/epi.html
Robert Koch-Institut	www.rki.de
Verzeichnis lieferbarer Bücher	www.buchhandel.de
World Health Organisation	www.who.int
Zeitschriften, medizinische (freier Zugang)	www.freemedicaljournals.com

Bei der Deutschen Gesellschaft für Chirurgie haben Studenten die Möglichkeit sich kostenlos anzumelden und mehr als 400 Lernvideos über verschiedenste Operationen anzusehen. Internet: www.mediathek-dgch.de

STICHWORTVERZEICHNIS

A

A.appendicularis 189
A.arcuata 376
A.axillaris 70, 143
A.canalis tarsi 418
A.carotis 65, 451
- Dissektion 367, 424
A.cerebri media 67, 451
A.circumflexa femoris 394
A.colica 189, 261
A.communicans ant., -post. 451
A.coronaria 118
A.cystica 252
A.dorsalis pedis 418
A.femoralis 60
A.gastrica 169
A.gastroduodenalis 169, 182, 261
A.gastroepiploica 169
A.hepatica .. 169, 238, 252, 261, 274
A.ileocolica 189
A.iliaca int. 189
A.lienalis 169, 261, 274
A.lig.capitis femoris 394
A.lusoria 164
A.mammaria interna 101
- Bypass 135
A.maxillaris 432
A.meningea 450
A.mesenterica72, 182, 185, 189, 261
A.pancreaticoduodenalis 182, 261
A.pericardiacophrenica 278
A.phrenica 278
A.pudenda int. 189
A.radialis 89
A.radicularis magna 65, 429
A.rectalis 189, 203
A.sinus tarsi 418
A.spinalis-anterior-Syndrom 474
A.subclavia 70, 143, 164
- Anzapfsyndrom 70
A.suprarenalis 330
A.testicularis 301
A.thoracica interna 135, 143
A.thyreoidea 317
A.tibialis posterior 418
A.vertebralis 65, 70, 424
- Anzapfsyndrom 70
- Dissektion 367, 424, 429
Aa.jejunales et ilei 185
ABC-Regel 31
Abdomen,akutes 217
Abdomenübersicht220, 221, 228, 254
Abdominaltrauma 221
Abdominelles Kompartmentsyndrom
 .... 5, 222, 307
Abdomino-perin.Rektumexstirpation
 202
Abdomino-sacro-perin.Durchzug 490
Abduktionsfraktur 398
Abflussbehinderung,renale 285
Ablatio mammae 154
Abrikossoff-Tumor 166
Abrissfraktur 339, 351, 409
Absolute Arrhythmie 66
Abstoßungsreaktion 21, 142, 251,
 273, 298
Abszess 4
- anal 203
- intraabdominell 222, 227

- Knochen 435
- Leber 240
- Lunge 104
- Mamma 146
- Milz 275
- subphrenischer 282
Abtropfmetastasen 175, 461, 464
Abwehrspannung 190
ACE 334
Acetabulum 394
Acetylsalicylsäure 69, 134, 200
ACG-Luxation 372
Achalasie **164**, 166
Achillodynie 417
Achselvenenthrombose 84
Acinetobacter baumannii 24
Acne inversa 207
Acquired immune deficiency 47
Acrylamid 175
ACTH 333, 468
ACT-Test 119
ACVB 135
Adamkiewicz-Arterie 65, 429
Adams-Stokes-Syndrom 31
Addison-Krankheit 217, 330
Adduktionsfraktur 398
Adduktorensehnen-Zerrung 303
Adenohypophyse 144, 310, 468
Adenom,Brust 149
Adenomatosis coli 194
ADH 468
Adipositas 5, 133, 147, **179**
- Chirurgie 179
Adiuretin 468
Adnexitis 192, 217
Adrenalektomie 330, 332, 333
Adrenalin 9, 32, 310
Adrenocorticotropes Hormon 468
Adrenogenital.Syndr. ... 145, **335**, 489
Adrenoleukodystrophie 330
Adson-Test 71
Advancement,fronto-orbitales 441
AEP 463
Aerobilie 228, 256
AER-Test 71
Afferent-loop-Syndrom 173, 178
Aflatoxine 175, 246
AFP 247, 503
Aganglionose 491
Agatston-Score 134
AGS 330, 335, 489
Ahlbäck-Krankheit 407
AICD 137
AIDS **47**, 205
Aitken-Etlg. (Epiphyseolyse) 347
Akne conglobata 208
Akrokranium 441
Akromegalie 35, 146, 468
Akromioklavikulargelenk 370
- Luxation 372
Akrozephalopolysyndaktylie 442
Aktinomykose 105, 205
Aktivierte Arthrose 349, 396
Akupunktur 166
Akustikusneurinom 462
Akute Abstoßungsreaktion 21
Akute Arterienverschlüsse 60
Akute Pankreatitis 263
Akutes Abdomen..73, 186, 190, 193,
 217, 221, 226, 242, 257, 264, 292,
 502

Akutes Leberversagen 249
Akutes Lungenversagen 28
Akzelerierte Abstoßungsreaktion . 21
Akzessorische Milz 274
Ala-Aufnahme 392, 393
Alagille-Syndrom 249
Albumin 243
Aldosteron 330, 334
- Antagonisten 335
Aldosteronom 35, **334**
Algodystrophie 345
Ali Krogius-Op 408
Alkoholabusus ... 166, 242, 263, 267,
 270
Alkoholembryopathie 120
Alkoholinjektion 248
Allgemeine Komplikationen 23
Allgemeine Tumornachsorge 15
Allgöwer-Naht 8
Allmann-Etlg. 370
Allogene Transplantation 19
Alpha-1-Antitrypsin-Erhöhung ... 264
Alpha-1-Antitrypsin-Mangel114, 246,
 249
Alpha-1-Fetoprotein 247, 503
Alpha-2-Makroglobulin 264
Altemeier-Op 212
Amastie 144
Amenorrhoe 336, 469
Aminosalicylsäure 231
Amiodaron 32, 320
Amitriptylin 18
Ammoniak 245
Amnesie 365
Amöbenabszess 240
Amoxicillin 170, 172, 183
Amphetamine 181
Ampulläres Nierenbecken 288
Amputation **353**, 355, 437, 481
- Amputationslinien,Fuß............ 420
Amylase 261, 264
Amyloidose 233, 235, 482
Amyotroph.Lateralsklerose .475, 481
Anabolika 147
Analabszesse 202, **203**, 209
Analatresie 489
Analfalten 211
Analfissur **208**, 213, 216
Analfistel 202, **203**, 207, 209
Analgetika 17
Analkarzinom 49, 209
Analneurose 215
Analpapille,hypertrophe 210
Analprolaps 210, **211**
Analrandkarzinom 215
Analvenenthrombose 210
Anaphylaktischer Schock 25
Anastomoseninsuffizienz 115
Anastrozol 155
Andreassian-Op 229
Androgene 330
Androgenrezeptordefekt 146
Aneurysma 60, **62**
- Clip 452
- Ruptur 283
Aneurysmosis 63
Angeborene Herzfehler 120
Angelchik-Antirefluxprothese ... 161
Angina abdominalis 73
Angina pectoris 131, **134**
Angioblastom 467

Stichwortverzeichnis | Seite 511

Angiodysplasie 223
Angiographie 59, 68, 73, 77
Angiomatöses Meningeom 466
Angiomatosis miliaris 311
Angiome 449, 451, 453, 475
Angiomyolipom 498
Angioplastie.......................74, 135
Angiosarkom 436
Angiotensin....................... 330, 334
Angulation 203
Aniridie 497
Anisomastie 144
Anoderm 203
Anokutanlinie 203
Anomalien,Mamma 144
Anoplastik 490
Anorektale Schmerzsyndrome ... 214
Anorektaler Verschluss 489
Anorexie 145, 179
Anosognosie 439
Anteriore Rektumresektion 202
Anterograde Amnesie 365
Antetorsionswinkel 397
Anthrazyklin 155
Antibiogramm 24
Antibiotikaketten 352
Antibiotikaprophylaxe ... **12**, 24, 342, 395
Antidepressiva 18, 179
Antidiuretisches Hormon 468
Antiemetika 157
Antikoagulation .69, 73, 82, 131, 450
Antithrombosestrümpfe 11
Anti-Trendelenburg-Lagerung 82
Antrum 169, 175
Anuloplastik 132
Anulus fibrosus 476
Anulus inguinalis 301
Anulus umbilicalis 305
Anurie 293
Anus 203
Anus praeternaturalis.202, 214, 232, 235, **236**, 490
AO-Klassifikation 339, 392
Aorta 115, 118
Aortenaneurysma **63**, 217
Aortenbogen,doppelter 164
Aorteninsuffizienz 132
Aortenisthmusstenose ..75, 122, **123**
Aortenklappeninsuffizienz 132
Aortenklappenstenose 131, 132
Aortenruptur 59, 97
Aortenstenose ... 120, 122, 131, 132
Aortenverschluss 60
Aortocoronarer Venenbypass 135
APACHE-Score 363
Apallisches Syndrom 32, 368
APC-Resistenz 66, 81
Apert-Syndrom 442
Apertura medialis........438, 444, 465
Aperturae laterales 438, 444, 465
Apex cordis 118
Apfelsinenhaut....................144, 152
Aplasie,Mammae 144
Apley-Zeichen 405
Apnoe-Test................................ 20
Apophyse 347
Apophysitis calcanei 420
Apoplektischer Insult................. 65
Apoplektisches Gliom 455
Apoplex **65**, 213, 449
Appendikolith 191
Appendix **189**, 311
Appendizitis **189**, 217, 225, 233, 292
Appetitzügler 180
APUDome 310, 312
APUD-Zellsystem 310, 331, 332
Aquaeductus cerebri 338

Arachnoidalzysten..................... 457
Arachnopathie 475
Arbeitsunfall 501
Arcus iliopectineus 304
ARDS......................... **28**, 360, 364
Area nuda 238
Areola mammae........................ 143
Arlt-Reposition 375
Armvenenthrombose................... 84
Arnold-Chiari-Syndrom 444, 446
Aromatasehemmer 155
Arrhythmie,absolute 66
Arsenexposition 106
Arsenvergiftungen 242
Arterielle Aneurysmen................ 62
Arterielle Embolie 140
Arterielle Hypertonie 66, 74, 75, 133, 331, 448, 453
Arterielle Verschlusskrankheit60, 75, 353
Arterienverletzungen 58
Arterio-arterielle Embolien.......... 66
Arteriosklerose 60, 76, 448, 453
Arteriovenöse Angiome 451
Arteriovenöse Fisteln 78
Arteriovenöse Gefäßmissbildung. **79**, 449, 453
Arthritis..................................... 349
Arthrodese 349
Arthrose................................... 349
 - posttraumatische...................413
 -aktivierte 396
Arthroskopie 348, 403, 405
Arthrosonographie..................... 349
Arthrozele 407
Articulatio capitis costae............ 422
Articulatio costotransversaria 422
Articulatio talocruralis 413
ASA-Klassifikation 12
Asbestexposition 102, 106
Asbestose 114
ASD 123
Aseptische Knochennekrose 353, 386, 397, 409, 420
Askin-Tumor............................. 113
Aspergillom 48, 105
Aspirationspneumonie............... 490
Assimilation 444
ASS-Medikation 11, 69, 78, 136, 171
Asthmatische Bronchitis 105
Astrozytome 455, **457**, 497
Asystolie 31, 137
Aszendierende Infektion 145
Aszites 243, 246, 264
Atemgymnastik 105
Atemlähmung 426
Atemverschieblichkeit 286
Atemzentrum............................ 447
Athelie 144
Atherektomie............................. 77
Atherom **56**, 437
AT-III 30, 502
 - Mangel 33, 34, 66, 81
Atlantoaxiale Fusion 428
Atlantoaxiale Luxation 429
Atlas 422
 - Assimilation 442
ATM-Gen 150
Atrioseptostomie 124
Atrioventrikular-Kanaldefekte 124
Atrium dextrum, -sinistrum 118
Atrophische Gastritis 171, 174
Auerbach-Plexus 158, 169
Aufklärung......................... 10, **12**
Augmentationsplastik 145
Ausbrecherkrebs 112
Auskultationsbefund,Herz 129
Ausscheidungsurographie.......... 289
Außenbandruptur 414

Äußere Hämorrhoide 210
Austreibungsfraktion 118
Autogene Transplantation............ 19
Autoimmunthyreoiditis 322
Autologe Transplantation............ 19
Autonomes Adenom 318
Auvert-Etlg...............................243
Auxiliäre Transplantation 21
AV-Block 31, 137
AV-Fisteln................................. 78
AVK 60, 75
 - Bein/Becken......................75
 - Nierenarterien....................74
AV-Kanal-Defekte 124
AV-Knoten................................137
Avulsion 1
Axiale Gleithernie 280
Axilla..151
Axillarlinie 95
Axis 422
Axone 479
Axonotmesis............................480
Azathioprin 21, 114, 232
A-Zellen..................................310
Azetabulumfraktur 393
Azidose 293
Azyanotische Herzfehler 120

B

Babcock-Op. 87
Babinski-Fröhlich-Syndrom 471
Bacteroides fragilis 226
Badeunfall 426
Bajonett-Stellung 384
Baker-Zyste.............................407
Bakterielle Endokarditis 129
Baldwin-Zeichen.......................190
Ballance-Zeichen......................275
Ballonkatheterdilatation 77, 135
Ballonsella................................469
Bandriss 348, 415
Bandscheiben...........................422
 - Verletzung.........................423
 - Vorfall 213, 476
Bandwurm 240
Bankart-Läsion 375
Banti-Syndrom..........................277
BAO 169, 172, 313
Bardenheuer-Bogenschnitt 146
Bardet-Biedl-Syndrom 179
Bariatrische Chirurgie 179
Barrett-Ösophagus **161**, 166
Bartonella-Granulom.................437
Bartter-Syndrom.......................334
Basal acid output 169
Basaliom 216
Basedow-Koma........................322
Basedow-Krankheit 147
Basiläre Impression 442
Basis cordis 118
Bassini-Op. 302
Batista-Op 138
Batterieerschöpfung.................138
Bauchfellentzündung 222, **225**
Bauchspalte.............................495
Bauchtrauma 221
Bauchtumor 499
Bauchwandaponeurose............305
Bauhin-Klappe **185**, 186, 228, 256
Beatmung 28
Beck-Bohrung.........................409
Becken 391
Beckenbodengymnastik...........213
Beckenbodenhernien...............309
Beckenhernien........................299
Beckenniere............................287
Beckenringverletzungen...........391

Stichwortverzeichnis

Beckenvenensporn ... 81
Beckenverletzungen ... 391
Beger-Op ... 269, 271
Begutachtung ... 501
Behinderung ... 501
Beinvenenthrombose ... 80
Beischilddrüsen ... 327
Belastungs-EKG ... 134
Belastungsstab.Osteosynthese.. 341
Belegzellen ... 169
Bence-Jones-Protein ... 434
Benigne intrakran. Hypertension 446
Bennett-Luxationsfraktur ... 386
BERA ... 463
Berstfraktur ... 365
Bertin-Säulen ... 288
Berufsgenossenschaft ... 501
Berufskrankheit ... 102, 106, 501
Beschäftigungslähmung ... 480
Beschleunigungsverletzung ... 422
Besenreiservarikosis ... 86
Beta-Zell-Tumor ... 313
Beugesehnen ... 388
Bevacizumab ... 199
Bewegungsfixateur ... 342
Bewegungsmaße ... 508
Bewusstlosigkeit ... 31
Bezoar ... 169, 220, 228
BG-Verfahren ... 501
Biegungsfraktur ... 339
Bier-Regionalanästhesie ... 9
Bifurcatio ... 159
Bifurkales Divertikel ... 163
Big duct disease ... 269
Bikarbonat ... 261
Biliäre Pankreatitis ... 256
Biliäre Zirrhose ... 249
Biliodigestive Anastomose .258, 260, 269, 272
Biliome ... 249
Biliopankreatische Diversion ... 180
Bilirubin ... 243, 252, 254
Billroth-Op ... 172
Binswanger-Krankheit ... 440
Biochirurgie ... 41, 88
Biofeedback-Training ... 213
Biologische Klappen ... 130
Biot-Atmung ... 447
Birt-Hogg-Dubé-Syndrom ... 294
Bisgaard-Kulisse ... 86
Bisgaard-Zeichen ... 82
Bishop-Koop-Ileostomie ... 493
Bisphosphonate ... 156, 400, 435
Bisswunde ... 1
Bitemporale Hemianopsie ... 469, 471
Bizepssehnenruptur ... 379
Blalock-Taussig-Shunt ... 126
Blasenbildung ... 358
Blasenentleerungsstörung ... 439
Blasenstein ... 290
Blasenverletzung ... 393
Blei-Intoxikation ... 217, 227
Blinddarmentzündung ... 189
Blinddarmreizung ... 192
Blind-loop-Syndrom ... 173, 178
Blindsacksyndrom ... 178, 188
Blockwirbel ... 443
Blount-Charnley-Schlinge ... 378
Blow-out-Fraktur ... 367, 431
Blow-out-Varizen ... 86
Blumberg-Zeichen ... 190
Bluterbrechen ... 244
Blut-Hirn-Schranke ... 446
Blutkonserven ... 11, 503
Blutkulturen ... 23
Blutungsanamnese ... 10
Blutvergiftung ... 4, 90
Blutverlust ... 362

BMI ... 179, 263
Boas-Punkt ... 264
Bochdalek-Dreieck ... 278
Bochdalek-Hernie ... 279
Body mass index ... 179
Bodybuilder ... 147
Body-Contouring ... 181
Bodypacking ... 228
Boerhaave-Syndrom 99, 115, **162**
Böhler-Winkel ... 383, 419
Böhler-Zeichen ... 405
Bohrdraht ... 341
Borrmann-Etlg. ... 175
Botulinum-Toxin ... 165
Bougierung ... 161
Bowingfraktur ... 339, 382
Boyd-Gruppe ... 85
Brachialgia paraesthetica noct. .. 482
Brachyösophagus ... 282
Brachyzephalus ... 441
Bradykinin ... 263
Brandverletzungen ... 356
Brauner Tumor ... 328, 434
Braun-Fußpunktanastomose177, 248
Braun-Schiene ... 340
BRCA-1-Gen ... 150
Breitschädel ... 441
Brenneman-Syndrom ... 192, 233
Brescia-Cimino-Fistel ... 89
Brideniieus ... 227
Brillenhämatom ... 499
Brittle Diabetes ... 273
Brodie-Abszess ... 353
Bromocriptin ... 146, 148, 155
Bronchialadenom ... 112
Bronchialkarzinom ... 104, **106**, 116, 434, 455, 471, 474, 503
- kleinzelliges ... 107, 311
Bronchiektasen ... 104, **105**, 114
Bronchogene Zysten ... 96
Bronchographie ... 105
Bronchoskopie ... 109
Bronchusstumpfinsuffizienz 111, 115
Brown-Séquard-Syndrom ... 425, 474
Brucellose ... 94
Bruchband ... 300
Brückenvenen ... 450
Brunner-Drüsen ... 182
Brunneriom ... 184
Brüsseler-Klassifizierung ... 368
Brustbein ... 422
Brustdrüsen ... 143
- Entzündung ... 145
Brustkrebs ... 150
Brustwarze ... 143
- Entzündung ... 145
Budd-Chiari-Syndrom ... 242, 249
Büffelnacken ... 333, 469
Bügeleisengang ... 478
Bühler-Anastomose ... 72, 182
Bülau-Drainage ... 98, 111
Bulbitis duodeni ... 182
Bulimie ... 179
Bündelnägel ... 341
Bunell-Op ... 370
Bupivacain ... 10
Bursa omentalis ... 261
Bursektomie ... 350
Bursitis ... 350
Butylscopolamin ... 291
BWK ... 422
Bypass ... 78
B-Zellen ... 310
- Adenom ... 313

C

CADASIL ... 66
Caecum ... 189

Calcaneus ... 413, 416, 419
Calcitonin ... 310, 317, 326, **327**
Calot-Dreieck ... 252
Canalis analis ... 203
Canalis carpi ... 385, 482
Candida albicans ... 48, 105
Cannon-Böhm-Punkt ... 189
Capecitabin ... 155, 199
Capillitium ... 56
Capitulum humeri ... 378
Capsula adiposa, -fibrosa ... 286
Capsula interna ... 453
Caput medusae ... 243
Caput-femoris-Fraktur ... 397
Carcinoembryonales Antigen ... 247, 503
Carcinoid ... 311
Carcinoma in situ ... 158, 176
Cardia ... 159, 169
Cardiomyoplastie ... 138
Cardioverter ... 137
Carina ... 95
Carney-Komplex ... 140, 325
Caroli-Syndrom ... 249, 253
Carpenter-Syndrom ... 442
Carpus ... 385
Castleman-Tumor ... 94
Catgut ... 7
Cauda-equina-Syndrom ... 474, 479
Cavum septi pellucidi ... 440, 457
Cavum subarachnoidale ... 438
Cavum vergae ... 440
CCD-Winkel ... 397
CCR5-Antagonisten ... 50
CCS-Etlg. (KHK) ... 134
CD4-T-Lymphozytopenie-Syndr.. 51
CDC-Einteilung, AIDS ... 49
CEA ... 247, 503
CEAP-Klassifikation ... 86
Cellsaver ... 64, 251, 503
Central Cord Syndrom ... 425
Centrum tendineum ... 95, 115, 278
Centrum-Collum-Winkel ... 397
Certoparin ... 11
Ceruletid ... 230
Cetuximab ... 199
Chagas-Krankheit ... 164, 229, 492
Chapman-Zeichen ... 191
Charcot-Trias ... 258
Charles-Op ... 92
Chassaignac-Lähmung ... 380
Cheilognathopalatoschisis ... 495
Chemotherapie ... 157
- Darmkrebs ... 199
- Hirntumoren ... 456
- Leber-Ca. ... 248
- Lungen-Ca ... 111
- Pankreas-Ca ... 272
- Schwangerschaft ... 156
- ZNS-Lymphome ... 457
Chenodesoxycholsäure ... 254
Cheyne-Stokes-Atmung ... 365
Chiari-Frommel-Syndrom ... 470
Chiasma opticum ... 469
Chiasmasyndrom ... 471
Child-Etlg. (Leberfunktion) ... 243
Childs-Phillips-Op ... 229
Chirotherapie ... 424
Chirurgische Infektionen ... 42
Chlamydien ... 133
Cholangioadenomatose ... 253
Cholangiokarzinom ... 246
Cholangio-Pankreatikographie ... 254
Cholangitis ... 256, 258
Choledochojejunostomie ... 272
Choledocholithiasis ... 253
Choledochusrevision ... 256
Cholelithiasis ... 253
Cholelithotripsie ... 254

Stichwortverzeichnis | Seite 513

Cholestase 253, 260
Cholestatischer Ikterus 257
Cholesteatom 464
Cholestyramin..................... 179
Cholezystektomie 255
Cholezystitis 219, 256, **258**
Cholezystokinin 252
Cholezystolithiasis 253
Chondrom.................... 106, 112
Chondromyxoidfibrom............... 433
Chondropathie 405
Chondrosarkom 106, 434, 457
Chopart-Linie 354, 420
Chordom.................... 433, 457
Chordotomie....................... 18
Chorionkarzinom 113, 116, 462, 471
- Hoden 146
Choroidepitheliom.................. 465
Chotzen-Syndrom.................. 442
Chromogranin A 311, 316, 331
Chronisch venöse Insuffizienz 88
Chronische Abstoßungsreaktion .. 21
Chronische Osteomyelitis 352
Chronische Pankreatitis 267, 270
Chronische Peritonitis 225
Chronisches Subduralhämatom. 451
Chylaskos................... 93, 100
Chylaszites.................. 93, 100
Chyloperitoneum 93, 100
Chylothorax 93, 97, 99, 100
Chylurie 93
Chymotrypsin 263, 268
CI (Herzindex) 118
Ciclosporin... 21, 114, 142, 251, 297
Cimino-Shunt...................... 89
Circulus arteriosus cerebri 65, 451
Cirrhose cardiaque 242
Cisterna ambiens.................. 446
Cisterna cerebellomedullaris438, 249, 257
Cisterna chyli 90, 100, 185, 189, 283
Cisterna pontis.................... 465
Clarithromycin............ 171, 172, 183
Claudicatio intermittens 76
Clavicula.......................... 370
-Fraktur........................ 371
Clostridium difficile................. 235
Clostridium perfringens.............. 44
Clostridium tetani 42
Clostridium-difficile................. 24
CMF-Schema 155
Coarctatio aortae 60, 120, **123**
Coccidioides-Mykose 117
Coccygodynia 214
Cockett-Gruppe 85
Codman-Dreieck................... 434
Coiling 67, 452
COLD 105, 114
Colitis gravis 234
Colitis ulcerosa .. 197, 213, 217, 223, 225, **233**
Colles-Fraktur 383
Collins-Lösung.................... 297
Colon............................ 189
- irritabile 194, 213, 233, 346
- Karzinom 197
Columna vertebralis................ 422
Columnae anales............203, 206
Coma diabeticum.................. 368
Coma pyloricum................... 489
Coma vigile....................... 368
Combustio 356
Common atrium 123
Common variable immunodefic.... 51
Commotio cerebri 364
Commotio renalis.................. 288
Commotio spinalis 424, 429
Compartmental syndrome......... 343
Compressio cerebri................ 364
Compressio spinalis................ 424

Conduit 130, 237
Condylomata acuminata49, 210, 216
Condylus humeri 378
Congelatio........................ 361
Connexus intertendineus.......... 388
Conn-Syndrom.................... 334
Constrictio pericardii................ 139
Contergan 120
Contrecoup 365
Contusio cerebri 364
Contusio cordis 31, 430
Contusio spinalis............. 424, 429
Conus medullaris 443
- Syndrom 474, 479
Conus-Cauda-Syndrom........... 213
Cooper-Band..................... 304
Cooper-Ligamente 143
Cooper-Test....................... 87
Cope-Zeichen 190
Cor pulmonale.................... 32
Cord-traction-Syndrom 443
Corium 356
Corpus alienum..................... 3
Corpus cavernosum recti ... 203, 209
Corpus pineale.................... 461
Cortisol.......................... 335
Costae fluctuantes, -spuriae....... 422
Couinaud-Etlg. (Leber) 238
Coup 365
Courvoisier-Zeichen ... 257, 260, **271**
Cowden-Syndrom 150, 194, 325
COX-2-Inhibitoren 395
Coxa valga, -vara 395
Coxarthrose 395
Coxitis fugax 398
C-Peptid 314
Crescendo-Verlauf 423
CREST-Syndrom 166
Crigler-Najjar-Syndrom...... 249, 257
Cronkhite-Canada-Syndrom187, 194
Crossektomie 87
Crossover-Bypass 78
Cross-over-Lebendspende.......... 22
Crouzon-Syndrom 442
CRPS............................ 345
Crush-Niere......... 62, 343, 345, 360
Crush-Syndrom 29, 343, 364
Crush-Verletzung 347
Cruveilhier-Baumgarten-Krankh. 242
CTS 481
Cubitus valgus 379
Cuff 369
Cul-de-sac-Syndrom 213
Cullen-Phänomen 219, 264
Cumarine 34, 69, 82
CUP-Syndrom..................... 94
Cushingoid 333, 470
Cushing-Schwellen-Dosis .. **334**, 470
Cushing-Syndrom . 35, 75, 109, 179, **332**, 399, 468
Cushing-Syndrom II 463, 466
Cutis 356
CVID 51
Cyanacrylat 244
Cyclophosphamid................. 155
CYFRA 21-1...................... 503
Cystinurie 290
Cystosarcoma phylloides ... 149, 157
Cytomegalie 48, 217
C-Zellen 310, 317
C-Zell-Karzinom........ 310, 316, **326**, 331, 503

D

DaCosta-Syndrom................. 136
Dalrymple-Zeichen 321
Dalteparin 11

Dandy-Walker-Krankheit.....443, 446
Danis-Etlg. (Sprunggelenk)........413
Darmatonie......................291
Darmatresien....................489
Darmbein........................391
Darmduplikatur..................490
Darmfistel......................236
Darmischämie..................217
Darmlähmung..................227
Darmperforation................492
Darmreinigung..............12, 205
Darmschlingung................490
Darmverschluss................227
Darmwand.....................158
- Hernie.......................299
Dashboard-Verletzung.........393
Daumenballenatrophie.........481
Daumengrundgelenk...........386
DC-Platten.....................341
DDD-Herzschrittmacher........137
D-Dimere..................33, 82
Dead-fetus-Syndrom............29
DeBakey-Etlg................... 62
Débridement.................... 2
Décollement................. 1, 3
Defäkationsschmerz............204
Defäkationsstörungen..........213
Defektfraktur...................339
Defibrillation.................... 32
Defibrillator....................137
Dehydratation.................. 38
Dekortikation..............102, 139
Dekortikations-Syndrom........ 32
Dekubitus **40**, 89, 426
Demenz........................440
Demineralisation...............346
Denervierungspotentiale......480
Denis-Etlg......................427
Dennis-Sonde..................227
Dens axis......................422
Densfraktur...............424, 427
Densitometrie..................346
Denver-Shunt..................245
Depressionsfraktur.............410
DeQuervain-Fraktur.............385
DeQuervain-Thyreoiditis......320, 322
Dermalfistel....................443
Dermis.........................356
Dermoide.............457, 462, 475
Dermoidfisteln..................208
Dermolipektomie...............181
Derotationsosteotomie.........375
Desault-Verband..........373, 375
Descensus perinei..............213
Desmoid...................57, 196
Dexamethason.................459
Dexon............................ 7
Dezelerationstrauma........... 58
Dezerebrationssyndrom.......368
DHS......................399, 401
Diabetes insipidus.........469, 471
Diabetes mellitus ... **35**, 75, 268, 272, 292, 353
Dialyse........................296
-Shunt........................89
Diaphanoskopie................300
Diaphragma........95, 115, 278
Diaphysäre Oberschenkelfraktur.400
Diaphyse.................351, 433
Diarrhoen.................231, 234
Diaschisis......................424
Diastase.......................392
Diastolikum....................132
DIC................26, **29**, 283, 293
Dickdarm-Ileus.................228
Dickdarmkarzinom.............197
Dickdarmpolypen...............194
DIEP-Flap.....................154

Stichwortverzeichnis

Diffusionsgewichtetes MRT 68
Dilatative Kardiomyopathie 141
DIP 385, 388
Diplomyelie 446
Direkte Leistenhernie 301
Disci intervertebrales 422, 476
Diskusprolaps 476
Dislocatio 340
Disproportionierte Entzündung... 230
Dissektionszyste 407
Dissoziierte Sensibilitätsstörung 445
Dissoziierter Hirntod 368
Disstress 66, 133, 233
Distale Oberarmfraktur 378
Distale Radiusfraktur 383
Distales Interphalangealgelenk. 385, 388
Distensionsverletzung 58
Distensionszyste 407
Distorsion 348
- HWS 422
Diverticulum ilei 186
Divertikel,Kolon 192
Divertikulitis 192, 217
Divertikulose 192, 223
Dixon-Rektumresektion 202
DMS 340, 374, 388, 404
Docetaxel 155
Dodd-Gruppe 85
Dolichoektasie 66
Dolichozephalus 442
Donati-Naht 8
Donovanosis 205
Doppelbilder 432
Doppelniere 287
Doppelter Aortenbogen 164, 488
Dormia-Schlinge 292
Dorsale Fusion 428
Dor-Ventrikelrekonstruktion 138
DOTATOC 312
Dottergang 185, 186
- Zyste 185, 187
Double bubble 490
Double-outlet-Ventrikel 128
Douglas-Abszess 192
Douglas-Schmerz 190
Douglas-Vorwölbung 219
Down-Staging 353, 435, 437, 495
Dreiecksschädel 441
Dreigeschichtetes Sputum 105
Dressler-Syndrom 136, 139
DREZ-Läsion 18
Drogenabhängige 48
Dronabinol 17
Drop Attacks 70
Druckentlastung 41
Druckgeschwür 40
Druckpuls 447
Drug-eluting ballons 77
Drug-eluting stents 135
Drummond-Marginalarterien 72
DSA 68
Dubin-Johnson-Syndrom 257
Duct.arteriosus Botalli... 79, 120, 125
Duct.choledochus **252**, 261
Duct.craniopharyngeus 471
Duct.cysticus 252
Duct.deferens 301
Duct.hepaticus 252
Duct.lactiferus 143
Duct.omphaloentericus 185, 186
- persistens 187
Duct.pancreaticus 252, 261, 268
Duct.thoracicus 90, 97, 100, 169, 175, 189
Duct.thyroglossalis 317
Duct.venosus Arantii 238
Duct.vitellinus 185, 186
Ducuing-Zeichen 81

Dukes-Etlg. 197, 201
Dumping-Syndrom **178**, 181
Dünndarm 185
- Atresie 185, 489, 494
- Blutung 223
- Divertikel 185
- Ileus 228
- Interponat 168
- Nabel-Fistel 187
- Plikatur 229
- Transplantation 19, 73, 188
- Tumoren 187
- Verletzungen 186
Duodenalatresie 182, 489
Duodenaldivertikel 182
Duodenaler Switch 180
Duodenalstenose 160, 184, 489
Duodenaltumoren 184
Duodenalulkus 217
Duodenitis 182
Duodeno-Duodenostomie 490
Duodenopankreatektomie 271
Duodenum **182**, 185
- inversum 185
- mobile 185
Duplexsonographie,farbkodierte.. 68, 82, 87, 153
Dupuytren-Kontraktur 390
Dura mater 450
Dynamische Hüftschraube . 399, 401
Dyskranie 441
Dysostosis craniofacialis 442
Dysperistaltik 164
Dysphagia lusoria 164, 166
Dysphagie .. 159, 160, 163, 165, 166, 281
Dyspnoe 33, 104, 108, 132, 318
Dysraphiesyndrome . 213, **443**, 445
Dyszephalie 441
D-Zellen 310

E

Early cancer 175
Eaton-Lambert-Syndrom 109, 311
Ebstein-Anomalie 120, **126**
EBUS 109
E-Cadherin-Mutation 175
Echinokokkose.... 105, 240, **241**, 257
Echokardiographie 121, 129, 139, 140
Echtes Divertikel 163
ECMO 29
Economy class syndrome 33
Eden-Hybbinette-Op 375
EEG 20
Efavirenz 50
Efferent-loop-Syndrom 178
Effort-Thrombose 84
Ehlers-Danlos-Syndrom 492
Eigenblutspende **11**, 51, 396, 503
Eigenhauttransplantation 359
Eikenella corrodens 52
Einflussstauung .. 116, 139, 140, 318, 324
Eingewachsener Nagel 53
Einklemmungssymptome 455
Einzelknopfnaht 8
Einziehung 144, 152
Eisenmenger-Reaktion 121, 123
Ekchymosen 499
Ektodermale Hirntumoren 455
Elastase 263, 268
Elastische Einklemmung 300
Elektiveingriff 10
Elektrolythaushaltstörungen 39
Elektromanometrie 492
Elektrotrauma 424
Elephantiasis 91
Ellenbogenluxation 380
Ellenhakenbruch 381

Ellis-Damoiseau-Linie 99
Elmslie-Trillat-Op 408
Elsberg-Syndrom 475
Embolektomie 34
Embolie,arterio-arterielle 60, 66
Embryonales Rhabdomyosark.... 498
EMG-Syndrom 497
Emmert-Nagelplastik 54
Emphysem 96, 105
Emphysemblasen 97
Emprosthotonus 42
Empyem 4, 101
Empyema necessitatis 102
En-bloc-Resektion 199, 201
Enchondrom 387, 433
Endemische Struma 318
Endobrachyösophagus 161, 166, 282
Endogene Osteomyelitis 351
Endo-GIA 99, 110
Endokardien 66, 129
- Prophylaxe 128
Endokardkissen-Defekte 120, 124
Endokardleiste 122
Endokrine Neoplasien 331
Endokrine Orbitopathie 321
Endokrinologie 502
Endoleak 64
Endometriose 217
Endomyokardfibrose 129
Endoneurium 479
Endoprothese ... **342**, 351, 395, 397, 399, 406
Endosonographie 196, 198, 201, 204
Endotheliomatöses Meningeom.. 466
Enges Segment 492
Engpasssyndrome 479
Enophthalmus ... 103, 109, 112, 445, 453, 474
Enoxaparin 11
Entamoeba histolytica 240
Entenschnabelfraktur 416
Enteritis regionalis Crohn 230
Enterochromaffine Zellen 310
Entero-Enterostomie 188
Enterokolitis 492
Enteroptose 282
Enthirnungsstarre 368
Entschädigungsneurose 424
Entzündungszeichen 4
Enzephalitis 368
Enzephalopathie 244
Enzymsubstitution 266, 269
Eosinophiles Granulom 106, 353, 434
Ependymkolloidzysten 464, 465
Ependymom 455, **464**, 473, 497
EPH-Gestose 257
Epicondylitis humeri radialis 351
Epidermis 356
Epidermoide 457, 475
Epidermoidzyste 56
Epiduralanästhesie 9
Epiduralblutung 448, **449**
Epidurale Opiatanalgesie 18
Epiduraler Abszess 448
Epigastrische Hernie 299, 305
Epikard 118
Epikondylen 378
Epikondylis 351
Epilepsie,posttraumatische 368
Epinephrin 32
Epineurium 479
Epiphrenales Divertikel 163
Epiphyse (Knochen) 347, 433
Epiphysenfugenverletzung 347
Epiphyseolyse 347
Epiphysis cerebri 461
Epitheliom 57
Epithelkörperchen 317, 327

Epitheloidzellige Granulome 230	Fastentest 314	Fluktuation 145
Epstein-Barr-Virus 470	Fast-Track-Chirurgie 25	Fluoruracil 199
Eradikationstherapie 170	Fasziendoppelung 306, 307	Flush-Syndrom 311
Erb-Duchenne-Lähmung 479	Faszienspaltung 344	FNH 246
Erbrechen - DD 220	Fasziitis,nekrotisierende ... 5, 27, 353	Foetor ex ore 163, 165
Erbrechen im Strahl 488	Fasziotomie 88, 344	Fogarty-Katheter 61, 82
ERCP 254, 255, 260, 262, 263, 268, 271	Fat pat sign 378	Fokal noduläre Hyperplasie 246
	FEC-Schema 155	Follikelstimulierendes Hormon 468
ERD 160	Feifel-Etlg. (Peritonitis) 226	Follikuläres Schilddrüsen-Ca 323
Erdheim-Tumor 470	Feigwarzen 216	Follikulitis 4
Erdmann-Etlg. (HWS-Distorsion) 423	Feinnadelpunktion 153	Follitropin 468
Erfrierung 361	Felty-Syndrom 277	Folsäure 444
Erionitexposition 103	Femoralhernie 303	Fondaparinux 11, 82, 396
Ermüdungsfraktur 338	Femur 397	Fontaine-Etlg. (AVK) 60, 76
Erosive Gastritis 170	- Frakturen 400	Fontanellen 439, 441
Erosive Refluxkrankheit 160	- Halsfraktur 398	Fontan-Op 128
Erregungsleitungssystem 137	Femurkopf 394	Fonticulus 441
Erwerbsfähigkeit 501	- Fraktur 397	Foramen epiploicum 309
Erysipel 4, 80, 91	- Prothese 397, 399	Foramen interventriculare ... 438, 464
Erysipeloid 4	Fentanyl 17	Foramen intervertebrale 423, 428, 476
Erythropoetin 11, 310	Fernmetastasen 14, 471	
Erythrozytenkonzentrat 503	Ferse 40	Foramen ischiadicum 308
ESBL-Infektion 24, 227	Fersenbeinfraktur 419	Foramen magnum 446
Escharotomie 359	Fersensporn 486	Foramen obturatum 308
Escherichia coli 24, 226	Fettabsaugung 181	Foramen ovale 60, 66, 123
ESIN 341, 371, 377, 383	Fettembolie 32, 343	Foramen V.cavae 278
Esomeprazol 161, 170, 172, 183	Fettgewebsnekrose 149	Foramen Winslowi 309
Essex-Lopresti-Etlg. 419	Fettkörperzeichen 378, 381	Forrest-Etlg. 224
ESWL 254, 292	Fettresorptionshemmer 180	Fossa iliaca 297
Etagenfraktur 339	Fettsucht 179	Foster-Kennedy-Syndrom 466
Etappenlavage 226	Fettverdauung 252	Fourchette-Stellung 384
Euro-Collins-Lösung 141	FEV1 109	Fournier-Gangrän 5, 205
Eurotransplant 22, 141, 297	FFP 503	Foveolae granulares 438
Eventerationshernie 299	Fibrilläre Astrozytome 458	Fractura non sanata 343
Evozierte Potentiale 20	Fibrinkleber 8	Fraktur,pathologische .. 16, 156, 338, 399, 426, 434, 475
Ewing-Sarkom ... 106, 113, 353, 434, 497	Fibrinogen 30	
	Fibrinolyse 61, 85	Frakturenlehre 338
Excoriatio 1	Fibroadenom 147, 149	Frakturheilung 342
Exhairese 88	Fibrodysplasia ossificans 57	Frakturkrankheit 343
Exogene Osteomyelitis 351	Fibrom ... 57, 106, 112, 116, 166, 435	Frakturzeichen 340
Exomphalos 494	Fibromatose 196	Freie Flüssigkeit 221
Exophthalmus 321	Fibromatöses Meningeom 466	Freier Gelenkkörper 407
Exsudat 99	Fibromuskuläre Dysplasie 74	Fremdkörper 3, 54, 162, 169, 366
Extension 340	Fibromuskuläre Hyperplasie 76	- Aspiration 105
Extensionsfraktur 383	Fibrosarcoma durae matris 467	French-Schema 172
Extrakorporale Stoßwellenlithotr. 292	Fibrosarkom 57, 436	Fresh-frozen-Plasma 503
Extramuköse Myotomie 164	Fibröse Dysplasie 106, 353, 434	Friedrich-Wundversorgung 2
Extrauteringravidität 192, 217	Fibrothorax 99, 111	Frischplasma 503
Extremitas sup 286	Fibula 410	Fröhlich-Syndrom 179
Extremitätenperfusion 437	- Fraktur 411	Frohse-Arkade 483
Exulceratio simplex 174	Fieber 23, 25	Froiment-Op 379
	Field-Block 9	Froment-Zeichen 485
F	Filariose 91	Frontobasale Fraktur 365
	Filum-terminale-Syndrom 443	Fronto-orbitales Advancement 441
Fabry-Syndrom 66	Fingereiterung 52	Frostbeulen 362
Facettensyndrom 479	Finger-Gipsschiene 387	Fruchtwasserembolie 29, 35
Fadenentfernung 3	Fingerluxation 387	Frühdumping-Syndrom 178
Fadenstärken 7	Finkelstein-Test 389	Frühkarzinom 175
Fahrradschlauch 234	Fissurektomie 208	Frykman-Op 212
Faktor-V-Leiden-Mutation 66, 81	Fisteln 97, 102, 168, 185, 352	FSH 468
Faktor-Xa-Hemmer 11, 34, 82	- anale 202, 203	Fuchsbandwurm 240
Faktor-XIII-Mangel 5	- arteriovenöse 78	Fulvestrant 155
Fallfinger 483	- Lymphe 93	Functio laesa 340
Fallfuß 477	- M.Crohn 231	Fundopexie 161, 281
Fallot-Tetralogie 120, 126	Fistulektomie 205	Fundoplicatio 161, 165, 281
Falsches Divertikel 163	Fixateur externe 341, 412	Fundus 169
Falschgelenk 343	Fixateur interne 342, 428	Funiculus spermaticus 301
Familiäre Brustkrebsbelastung ... 150	Fixer-Endokarditis 129	Funikuläre Myelose 475
Familiäre Polypose 194, 197	Flachwarzen 144	Funikuloektomie 302
Familiäres Krebssyndrom 197	Flake fracture 405, 413, 414	Furunkel 4
Familienuntersuchung 326	Flapping tremor 243	Fusionshemmer 50
FAP 15, 194, 197	Flaschenzeichen 482	Fußamputation 354
Farbkodierte Duplexsonographie 68, 74, 82, 87, 153	Flatus 228	Fußwurzelverletzungen 420
	Flexionsfraktur 383	
Fascia pectinea 304	Flexura duodeni sup./inf. 182	**G**
Fascia pränalis, -retrorenalis ... 286	Flexura duodenojejunalis 309	
Fascia spermatica 301	Fliegenlarven 41, 88	Gabelungsstellen,Gefäße 451
Fascia transversalis 301	Floating shoulder 371	Galaktogenese, -kinese, -poese .144
Fasciculus cuneatus, -gracilis ... 473	Flügelklappen 130	

Stichwortverzeichnis

Galaktographie 150
Galaktorrhoe 147, 150, 469
Galeazzi-Fraktur 382, 383
Gallenblase 252
- Empyem 256, 258
- Entzündung 258
- Hydrops 256
- Karzinom 256, 259
- Perforation 256, 258
Gallengangatresie 249, 252
Gallengangkarzinom 259
Gallengangstriktur 256
Gallengangzysten 252
Gallensäuren 252
Gallensteine **253**, 263
Gallensteinileus 228, 256
Gallensteinkolik 292
Gallenwege 252
- Tumoren 259
Galliges Erbrechen 489
Gamma-Nagel 341, 401
Ganciclovir 21, 50
Ganglion 55, 437
Ganglioneurom 336
Ganglioneuromatose 331
Gangrän, venöse 83
Gangränöse Appendizitis 190
Gangränöse Cholezystitis 258
Gangstörung 439
Garden-Etlg. 398
Gardner-Syndrom 187, 194
Garré-Krankheit 353
Gas-bloat syndrome 161
Gasbrand 44
Gasser-Syndrom 30
Gaster 169
Gastrale Phase 171
Gastrektomie 176
Gastric banding 180
Gastrin 169, 261, 310
Gastrinom 184, 310, **312**
Gastrin-produzierender Tumor ... 312
Gastritis **170**, 174, 182, 217
- polyposa 174
Gastroduodenoskopie 196
Gastroduodenostomie 172
Gastroenteritis 218
Gastroenterostomie 177, 249, 269
Gastrografin 162
Gastrointestinale Blutungen 183, **222**
Gastrointestinale Stromatumoren...
.... 178, 184
Gastrojejunostomie 173
Gastrolith 228
Gastroösophagealer Reflux 160
Gastropexie 161
Gastroschisis 305, 495
Gastroskopie 172, 176
Gastrostomie 167, 177
Gaumenspalte 495
GdB 501
Gefäßchirurgie 58
Gefäßspasmen 453
Gefäßverletzungen 58
Gefiederte Muskulatur 45
Gegenstandskatalog 506
Gehirnmetastasen 249, 455, **471**
Gekreuzte Dystopie 287
Gelenkempyem 349
Gelenkerguss 348
Gelenkfraktur 339
Gelenkinfektion 349
Gelenkknorpelverletzungen 348
Gelenkmaus 407
Gelenkprellung 348
Gelenkpunktion 348, 349
Gelenkverletzungen 348
Gelenkversteifung 349
Genexpressionsanalyse 153

Gentamicin-Schwamm 207
Genu valgum, -varum 405
Genuine Daumenballenatrophie. 481
Gerbungsmethode 359
Gerl u. Fuchs-Etlg. 482
Germinome 457, 462
Gerota-Faszie 286
Gerota-Fasziitis 284
Geschlechtskrankheiten 205
Gesicht 431
Gesichtsdeformierung 442
Gesichtsschädelfrakturen 431
Gesichtsspalten 443, 495
Gestationsdiabetes 35
Gibbus 427
GI-Blutung 223
Gicht 349
Giftnotruf 32
Gigantismus 469
Gigantomastie 145
Gilbert-Op 303
Gilchrist-Verband 373, 375
Gimbernati-Band 304
Gips-Ruhigstellung 340
GIST **178**, 184, 188
GI-Trakt, Bauprinzip 158
Gittertransplantat 359
Giving-way-Symptomatik 402
Glandula pinealis 461
Glandula thyreoidea 317
Glandulae areolares 143
Glandulae parathyroideae 327
Glandulae suprarenales 330
Glasgow Coma Scale 366
Gleichgewichtsstörungen 463
Gleithernie 299
Glenn-Op 128
Glianarbe 365
Gliedertaxe 501
Gliedmaßenamputation 353
Gliedmaßenreplantation 355
Glioblastome 455, 458, **459**
Gliomatosis cerebri 458
Gliome 455, 473
Glisson-Trias 238
Globusgefühl 163
Glomerulonephritis 296
Glomerulosklerose 296
Glomus-caroticum-Tumor 436
Glomustumor 55
Glottisödem 163
Glukagon 261, 310
Glukagonom 35, 310, 315, 331
Glukokortikoide 27, 28, 35, 114, 231,
234, 297, 330, **334**, 447, 456, 457,
472, 475
Gnathoschisis 495
GnRH-Analoga 155
Goldberg-Op 212
Goldblatt-Mechanismus 74
Goldthwait-Op 408
Golytely-Trinklösung 12
Gonadotropin 468
Gonarthrose 405
Gonorrhoe 205
Goodsall-Regel 204
Gordon-Test 174
Gorlin-Syndrom 316, 331
Goserelin 155
Gossypibom 226, 292
Gottstein-Heller-Kardiomyotomie 165
Gracz-Shunt 89
Grading 15
Graefe-Zeichen 321
Graf,Hüftsonographie 396
Graft versus host 21
Granulationes arachnoidales438, 465
Granulom 112

Granuloma venereum 205
Grawitz-Tumor 294
Greenfield-Spinne 34
Grenzstrang 499
Grey-Turner-Zeichen 219, 264
Grundimmunisierung, Tetanus 43
- Tollwut 47
Grünholzfraktur 339, 382
Grüntzig-Verfahren 77
Grützbeutel 56
Guajak-Test 198
Guérin-Fraktur 431
Gummibauch 264
Günther-Schirm 34
Gürtelförmiger Schmerz 264
Gutachten 501
Gutartige Brusttumoren 149
Guyon-Logensyndrom 71, 484
Gynäkomastie 146
G-Zellen 169, 310, 312
- Hyperplasie 313
- Tumor 171

H

Haarnestgrübchen 206
HAART 50
Habituelle Luxation 374
Hach-Etlg. (Stammvarikosis) 86
Hackengang 477
Haemoccult-Test 198
Haglund-Ferse 420
Hakenplatte 373
Halbseitensymptomatik 453
Halitosis 160
Hallux valgus 421
Halo-Fixateur 428
Halothan-Hepatitis 249
Halskrawatte 366, 423, 478
Halsrippe 71, 84
Halsted-Ferguson-Op 302
Haltungsschule 478
Hämangioblastome 467
Hämangiom. 57, 106, 116, 166, 433,
435, 449, 454
- Leber 246
Hämangioperizytom 436
Hämarthros 404, 410
Hamartom 112, 195, 455, 457, 462
- Brust 149
- Niere 294
Hämatemesis 162, 224, 244
Hämatochezie 224
Hämatom 6, 437
- retroperitoneales 429
Hämatomyelie 424
Hämatothorax 97, 99, **101**
Hämaturie 291, **296**
Hamman-Rich-Syndrom 28
Hämochromatose 35, 246, 249
Hämodialyse-Shunts 89
Hämolytische Anämien 276
Hämoperikard 139
Hämopneumothorax 97
Hämoptyse 105, 113
Hämorrhagische Enterokolitis 492
Hämorrhagischer Insult 453
Hämorrhoidektomie 210
Hämorrhoiden 200, 202, **209**, 223
Hand-Sehnenverletzung 388
Handwurzel 385
- Fraktur 481
Hängebusen 145
Hang-man-Fraktur 427
Hanta-Virus 296
Hard disc 476
Häring-Tubus 177
Harn 286
Harnleiterabgangsstenose 288

Harnleiterstein ... 290
Harnpflichtige Substanzen ... 286
Harnphlegmone ... 293
Harnröhrenverletzung ... 393
Harnsäure ... 291
Harnweginfekt ... 23, 38
Harnwegobstruktion ... 293
Hartmann-Op (Kolon) ... 193
Hartmann-Stumpf ... 235
Hartmann-Tasche ... 252
Hasenscharte ... 495
Hashimoto-Thyreoiditis ... 320, 322
Hauptbronchus ... 95
Hauptstammstenose ... 135
Hauptzellen ... 169, 310
Haut ... 356
Hautemphysem ... 98, 115, 162
Hautklammern ... 8
Hautnaht ... 8
Hautspaltlinien ... 2, 7
Hawkins-Etlg. (Talusfraktur) ... 418
HbA1c ... 37
HCG ... 116, 310
HCV-Infektion ... 48, 242
HDC-Vakzine ... 46
Head-Zonen ... 217
Hedinger-Syndrom ... 311
Heimlich-Ventil ... 98
Heinecke-Mikulicz-Op ... 183
Heißer Knoten ... 319
Heister-Klappen ... 252
Helferzellen ... 49
Helicobacter pylori ... 170, 171, 182
HELLP-Syndrom ... 29, 257, 448
Hemianopsie ... 469, 471
Hemiendoprothese ... 342, 397, 399
Hemihepatektomie ... 248
Hemikolektomie ... 199
Hemipelvektomie ... 354
Henley-Soupault-Op ... 179
HEP ... 342, 397, 399
Heparin-induz.Thrombozytopenie .. 30, 81, **83**
Heparinisierung ... 11, 30, 82
Heparin-Kofaktor-II-Mangel ... 33
Hepatikojejunostomie ... 260
Hepatikusgabeltumor ... 249, 259
Hepatische Enzephalopathie ... 244
Hepatischer Ikterus ... 257
Hepatitis B ... 51, 246, 249
Hepatitis C ... 51, 242, 246, 249
Hepatoblastom ... 497, 498, 500
Hepatom ... 246
Hepatozelluläres Karzinom ... 246
HER-2-Protein ... 153
Herdsymptome ... 455
Hernia ... 299
- completa ... 302
- cruralis ... 303
- diaphragmatica ... 279
- epigastrica ... 305
- femoralis ... 303
- funiculi umbilicalis ... 494
- incipiens ... 302
- infrapiriformis ... 308
- inguinalis ... 301
- ischiadica ... 308
- linea semilunaris ... 306
- nuclei pulposi ... 476
- obturatoria ... 308
- perinealis ... 213, 309
- scrotalis ... 302
- spinotuberosa ... 308
- spuria ... 299
- suprapiriformis ... 308
- ventralis lateralis ... 306
Herniation ... 446, 455
Hernien ... 299
Hernioplastik ... 300
Herniotomie ... 300

HERNS-Syndrom ... 66
Herpes simplex, -zoster ... 48
Herring-Körper ... 468
Herrmann-Etlg ... 322
Herz ... 115, **118**
- Angstneurose ... 136
- Chirurgie ... 118
- Druckmassage ... 31
- Fehler ... 120, 141
- Index ... 118
- Infarkt ... 31, 217, 267
- Insuffizienz ... 141
- Katheter ... 121, 130, 134
- Klappenersatz ... 130
- Klappenfehler ... 128
- Kontusion ... 139
- Kranzgefäße ... 133
- Minutenvolumen ... 118
- Rhythmusstörungen ... 136
- Schrittmacher ... 137
- Tod, plötzlicher ... 138
- Transplantation ... 141
- Tumoren ... 140
Herzbeuteltamponade .. 97, 139, 140
Herz-Kreislauf-Versagen ... 31, 364
Herz-Lungen-Maschine ... **119**, 121, 130, 135
Heterologe Transplantation ... 19
Heterotope Transplantation ... 21
H-Fistel ... 487
Hiatoplastik ... 161, 281
Hiatus aorticus ... 278
Hiatus oesophageus ... 278, 280
Hiatushernie ... 117, 160, **280**
Hidradenitis suppurativa ... 207
High-risk-Mammakarzinom 150, 152, 154
Hill-Sachs-Läsion ... 375
Hilton-Linie ... 203
Hintere Schublade ... 402
Hinterhauptsfontanelle ... 441
Hinterstrangbahnen ... 473
HIPA-Test ... 83
Hippel-Lindau-Syndrom 294, 331, 467
Hippokrates-Reposition ... 375
Hirnabszess ... 368, **447**
Hirnbasisarterien-Aneurysma ... 451
Hirnblutung ... 70
Hirndruck ... 439, 446
Hirninfarkt ... 65
Hirnmassenblutung ... 453
Hirnmetastasen ... 249, 455, **471**
Hirnödem ... 367, 446
Hirnorganisches Psychosyndrom 367
Hirnphlegmone ... 448
Hirnstammgliome ... 459, 460
Hirnstammsyndrome ... 67
Hirntod ... 19
Hirntumoren .70, 150, 442, 448, 449, 451, **454**, 497
Hirnverletzung ... 19
Hirschsprung-Krankheit ... 491
Hirsutismus ... 469
His-Bündel ... 137
Histiozytom ... 436
- malignes fibröses ... 434
Histiozytose ... 497
Histopathologisches Grading ... 15
Histoplasmom ... 112
Histoplasmose ... 117
HIT ... 81, **83**
HIV-Infektion ... **47**, 94
HIV-Test ... 50, 502
HLA-Typisierung ... 297
HNPCC ... 197
Hochrasanztrauma ... 391
Hochspannungstrauma ... 360
Hockerstellung ... 121
Hodenkarzinom ... 113
Hodentumor,hormonbildend ... 146
Hodgkin-Lymphom ... 94, 113

Hoffa-Fettkörper ... 405
Hoffa-Fraktur ... 400
Hoffmann-Fixateur ... 342
Hoffmann-Tinel-Zeichen ... 481, 482
Hohlhandphlegmone ... 52
Hohlwarzen ... 144
Holoye-Etlg. (Bronchialkarzinom)108
Holt-Oram-Syndrom ... 120
Homans-Test ... 82
Homocystein ... 133
Homograft ... 122, 130
Homologe Transplantation ... 19
Homosexuelle ... 48
Honigwabenstruktur ... 460
HOPS ... 367
Hormonale Kontrazeptiva .66, 81, 84
Hormonrezeptoren ... 150
Hormontherapie ... 154
Horner-Syndrom 103, 107, **112**, 116, 324, 445, 453, 474, 499
Host versus graft ... 21
Howell-Jolly-Körperchen ... 277
Howship-Romberg-Zeichen ... 308
HPL ... 144
HPRCC ... 294
HPT ... 327
HPV ... 48
HTx ... 141
Hufeisenniere ... 287
Hüftdysplasie ... 394
Hüftgelenk ... 394
- Arthrose ... 395
- Dysplasie ... 395
- Luxation ... 393, 394, 395
Hüftkopf ... 397
- Frakturen ... 397
- Nekrose ... 394, 395, 396, 399
Hüftpfannenfraktur ... 393
Hüftschnupfen ... 398
Hüftsonographie n. Graf ... 396
Hühnerbrust ... 96
Human placental lactogen ... 144
Humeroulnargelenk ... 380
Humerusfraktur ... 377
Humeruskopffraktur ... 376
Hundebandwurm ... 240
Hundswut ... 45
Hungerversuch ... 314
Hunt u. Hess-Etlg. ... 452
Husten,produktiver ... 105
Hustenanprall ... 299
HWS-Trauma ... 422
Hyaline Membranen ... 28
Hybridfixateur ... 342, 412
Hybridstabilisierung ... 428
Hybridsystem ... 396
Hydatide ... 241
Hydrocele ... 303
Hydrocephalus ... **438**, 453, 461
- occlusus .. **438**, 444, 446, 449, 453, 462, 465
Hydrokalix ... 288
Hydrokolloidplatten ... **41**, 88
Hydromyelie ... 446
Hydromyelozele ... 443
Hydronephrose ... 288, 292, 296, 498
Hydrophobie ... 45
Hydroxyindolessigsäure ... 311
Hydrozephalus ... 438
Hygrom ... 55, 367, 407, 451
Hypakusis ... 463
Hyperabduktionssyndrom ... 71
Hyperakute Abstoßungsreaktion .. 21
Hyperaldosteronismus ... 243, 334
Hyperalimentation ... 179
Hypercholesterinämie ... 75, 133
Hyperextension ... 422, 426
Hyperfibrinolyse ... 30
Hyperflexion ... 422, 426

Stichwortverzeichnis

Hyperglykämie... 331
Hyperhydratation... 38
Hyperinsulinismus... 314
Hyperkaliämie... 39
Hyperkalzämie... 39, 290, 328
Hyperkortisolismus... 332
Hypermagnesiämie... 40
Hypermobile Patella... 409
Hypernephrom... 106, 113, 294
Hyperoxalurie... 249, 290
Hyperparathyreoidismus... 171, 182, 217, 326, **327**, 353, 434
Hyperpepsinogenämie... 171
Hyperpigmentation... 469
Hyperplastische Bertin-Säulen... 288
Hyperprolaktinämie... 145, 147
Hyperserotonismus... 311
Hypersonorer Klopfschall... 98
Hyperspleniesyndrom... 276
Hypertensive Enzephalopathie.. 449
Hyperthermie... 248
Hyperthyreose... 35, **320**
Hypertonie
- arterielle 66, **75**, 133, 287, 331, 333, 334, 448, 453
- portale... 242
- pulmonale... 141
Hypertrophe Analpapille... 210
Hypertrophe Narbe... 7
Hypertrophe Pylorusstenose 169, 488
Hyperurikämie... 290, 349
Hypogammaglobulinämie... 51
Hypoglykämie... 37, 313
Hypokaliämie... 39
Hypokalzämie... 39
Hypokalzämische Tetanie... 320
Hypomagnesiämie... 40
Hypoparathyreoidismus... 320, 325
Hypophysenadenom... 333, 468
Hypophyseninsuffizienz 330, 469, 471
Hypophysentumoren... 146, 455, **468**
Hypopituitarismus... 469
Hypoplastisches Linksherzsyndrom
... **128**, 141
Hypothalamus... 144, 468
Hypothermie... 32, 119, 361
Hypothyreose... 469

I

ICD-10 alphabet. Verzeichnis... 504
Icterus neonatorum... 257
Idiopathisches Megakolon... 492
Ikterus... 253, **257**, 264, 272
Ileitis terminalis... 230
Ileoanostomie... 199
Ileokolitis... 230
Ileostoma... 237
Ileum... 185
Ileumpouchanale Anastomose... 235
Ileus... 217, **227**, 291, 304, 309
Iliosakralfuge... 391
Iliosakralgelenkruptur... 391
Ilizarov-Knochensegmenttransp. 342
IMA... 135
Imlach-Fettpfropf... 301
Immobilisation... 40, 80, 89
Immunreaktionen... 21
Immunsuppression **21**, 114, 142, 232, 251, 297
Impingement-Syndrom
- Sprunggelenk... 416
Impression, basiläre... 442
Impressionsfraktur... 365, 410
Incontinentia alvi... 213
Indikation für Op... 10
Indinavir... **50**, 290
- Steine... 290
Indirekte Leistenhernie... 301

Infantile Zerebralparese... 440
Infektionen,chirurgische... 42
Infektpseudarthrose... 352
Infektsteine... 290
Infiltrationsanästhesie... 9
Inflammatio herniae... 300
Inflammatorisches Karzinom... 156
Infratentorielle Hirntumoren... 455
Infundibulum... 468
Inguinalhernie... 301
Inhalationsszintigraphie... 109
Inhalationstrauma... 356
Inkarzeration... 228, 300, 303, 304
Inklusionstechnik... 64
Inkomplette Frakturen... 339
Inlay-Technik... 64
Innere Hernien... 299, 309
INR... 82, 131, 502
Inselzellen... 310
- Adenom... 313
- Transplantation... 273
Insertionstendopathie... 350, 351
INSS,Neuroblastom... 499
Instabiler Thorax... 99
Insulin... **37**, 261, 310
Insulinom... 310, 313, 331
Insulinsuppressionstest... 314
Insult... 65
Integrase-Inhibitoren... 50
Interdigitalphlegmone... 52
Interferenzschrauben... 403
Interferon... 50
Interhemisphärenspaltweite... 440
Interkostalarterien... 101, 143
Intermaxillare Verdrahtung... 432
International normalized ratio... 502
Internet-Adressen... 509
Interphalangealgelenk... 385, 388
Intersphinktere Fisteln... 204
Interstitielle Pneumonie... 28
Intestinale Phase... 171
Intestinale Polypose... 187
Intraabdominelle Abszesse 222, 227
Intrahepatischer Block... 242
Intrakranielle Blutung. 369, 432, **448**
Intrakranielle Tumoren... 454
Intrakranielle Verletzung... 364
Intrakranieller Druck... 438, 446
Intrakutannaht... 9
Intramedulläre Kraftträger... 341
Intrathekale Opiatanalgesie... 18
Intrazerebrale Blutung... 448, **453**
Intrazerebrale Metastasen.. 455, **471**
Intrinsic-Faktor... 169, 177, 185
Invagination... 217, 228, 489, **490**
Inzidentom... 336
Inzisionsbiopsie... 436
Iodmangel... 317
Ionisierende Strahlung... 424
IPOM-Technik... 307
Irinotecan... 199
Irrigieren... 237
Ischämiesyndrom... 60
Ischämische Kolitis... 78, 235
Ischämischer Insult... 65, 454
Ischiorektale Fisteln... 204
Iselin-Etlg. (Dupuytren)... 390
Iselin-Krankheit... 420
Iselin-Op... 387
Iselin-Selbsteinrichtung... 375
Isologe Transplantation... 19
Isosporiasis... 48
Isosulfanblau... 14
Isotope Transplantation... 21
ISS... 363
Italian-Schema... 172
IVP... 289

J

Jackson-Phänomen... 152
Jaffé-Lichtenstein-Syndrom... 353
Jeep disease... 206
Jefferson-Fraktur... 427
Jejunoileale Atresie... 489
Jejunum... 185
- Interponat... 177
Jellinek-Zeichen... 321
Jet-Lavage... 349
Jobst-Druckbehandlung... 361
Jochbeinfraktur... 431
Johnson-Etlg. (Ulcus)... 172
JoJo-Effekt... 181
Jones-Fraktur... 421
J-Pouch... 235
Judet-Etlg. (Azetabulumfraktur)..393
Juvenile Knochenzyste... 352
Juvenile Polyposis... 194, 195, 196
Juxta-Facett-Zysten... 479
J-Welle... 361

K

Kachexie... 3
Kadaver-Transplantation... 19
Kadmiumexposition... 294
Kaffeesatzerbrechen... 224
Kahnbeinfraktur... 385
Kahnbeinnekrose... 386
Kahnschädel... 441
Kalium-Haushalt... 39
Kalkaneus... 413
- Fraktur... 419
Kallikrein... 263, 310
Kallusbildung... 342, 480
Kallusdistraktion... 342, 412
Kälteexposition... 361
Kalter Knoten... 319, 324
Kalzitonin... 326, 327
Kalzium... **39**, 264, 400
Kalziumoxalatsteine... 290
Kammerflimmern... 31, 137, 361
Kandidose... 48, 105
Kapillarpuls... 132
Kaposi-Sarkom... 21, 49, 188
Kapselfibrose... 156
Karbunkel... 4
Kardia... 159, 161, 169
Kardiaanomalien... 488
Kardiadilatation... 165
Kardiakarzinom... 168
Kardiales Myxom... 140
Kardiogener Schock... 25
Kardiomegalie... 140
Kardiomyopathie... 141
Kardiomyoplastie... 138
Kardiomyotomie... 123, 165
Kardioplegie... 119, 141
Kardioprotektion... 119
Kardiopulmonale Reanimation... 31
Kardiospasmus... 164
Kardioverter... 137
Karnofsky-Index... 15
Karotisgabel... 4
Karotis-Kavernosus-Fistel... 449
Karotissinussyndrom... 137
Karpaltunnel... **385**, 482
- Syndrom... 89, 469, 480, **481**
Kartagener-Syndrom... 105
Karzinoid... 107, 188, **311**, 316, 503
- Syndrom... 109, **311**
Kastration... 146
Katamenialer Pneumothorax... 99
Katarrhalische Appendizitis... 189
Kathepsin-D-Spiegel... 153
Katheterembolisation... 79

Katheterfieber 292	Knochensegmenttransport 342	Krallenhand 484
Katzenkratzkrankheit 437	Knochensequester 351	Krampfadern 85
Kaudasyndrom 474, 479	Knochenspanverpflanzung 352	Kraniopharyngeome 455, **470**, 497
Kausalgie 345, 481	Knochenszintigraphie 430	Kranioschisis 443
Kausch-Whipple-Op. 271	Knochentransplantation 342	Kraniostenose 441
Kavernenkarzinom 106	Knochentumoren 353, **433**, 497	Kraniosynostosen 441
Kavernom 449	Knochenzement 395	Kraniotomie 363
Kawasaki-Syndrom 62	Knochenzyste 352, 433	Krankheit, operierter Magen 178
Kehr-Zeichen **217**, 275	Knollenblätterpilzvergiftung 249	Kranznaht 441
Keilresektion 110	Knopflochdeformität 387, 388	Kreatinin 291
Keilwirbelbildung 399	Knotenstruma 318	Krebsfüßchen 153
Keimaszension 240	Koagulationsnekrose 1, 162	Krebssyndrom,familiäres 197
Keimzelltumoren **437**, 455, 457, 462	Kocher-Reposition 375	Kreislaufstillstand 31
Kelchdivertikel 288	Kock-Reservoir 188, 235	Krepitation 340
Keloid 6, 360, 437	KOF 199, 357	Kreuzbänder 402
Kennmuskeln 477	Köhler-Krankheit 420, 486	- Kreuzbandersatzplastik 403
Kerckring-Falten 185	Kohlrausch-Falte 203	- Kreuzbandruptur 402
Kernohan-Etlg. 454	Köhnlein-Bohrung 450	Kreuzbein 422
Ketosteroide 336	Kokardenform 488	- Niere 287
KHK 63, **133**, 141	Kokarden-Phänomen 491	Kropf 317
Kiefergelenkverletzungen 431	Kokzidiose 48	Krosse 85
Kieferkerbe 496	Kokzygodynie 214	Krukenberg-Tumor 175
Kieferklemme 42	Kolektomie 235	Kryotherapie 248
Kieferspalte 495	Kolik 253, **257**	Kryptenabszesse 233
Kielbrust 96	Kollagenosen 217	Kryptitis 206
Kielschädel 441	Kolliquationsnekrose 1, 162	Kryptokokkose 48
Kienböck-Krankheit 386	Kolloidzysten 320, 457	Kryptosporidiose 48
Killian-Dreieck 159, 163	Kolon 189	Kubitaltunnelsyndrom 484
Kinderchirurgie 487	- Adenom 194	Kuchenniere 287
Kindspech 493	- Atresie 489	Kugelklappen 130
Kinking 67	- Divertikel 192	Kulchitzky-Zell-Karzinom 107, 311
Kirchmayr-Kessler-Naht 389	- Dysplasie 492	Kulissendruckschmerz 82
Kissing ulcer 173	- Interponat 168	Kunstafter 236
Klaffende Schädelnähte 439	- Karzinom **197**, 233, 246	Kunstherz 141
Klammerfixateur 341	- Polypen 194	Künstlicher Darmausgang 236
Klammergerät 8	Koloskopie 195, 198, 204, 224	Kürschnernaht 8
Klappeninsuffizienz 85	Kolostomie 202, 237	Kurzdarmsyndrom 188
Klappenringeinpflanzung 130	Kolostrum 144	Kuzmak-Op 180
Klappensprengung 130	Kolotomie 196	Kyphoplastie 428
Klatskin-Tumor 249, 260	Koma 322, **368**, 439	Kyphose 422
Klaviertastenphänomen 372	Kommissurotomie 122, 124, 130	
Klavikulafraktur 71, 371	Kompartimentresektion 437	
Klebestreifen 8	Kompartmentsyndrom**343**, 383, 401, 412, 481	**L**
Kleeblattschädel 442	- abdominelles 5, 222	Labium fissum 495
Kleine Chirurgie 52	Kompletter Querschnitt 425	Laborwerte 502
Kleinert-Schiene 389	Komplikationen,allgemeine 23	Labrum glenoidale 373
Kleinhirnastrozytome 461	Kompressionsfraktur 339	Lachman-Test 402
Kleinhirnbrückenwinkel 463	Kompressionsstrümpfe 87	Lacuna musculorum, -vasorum 304
Kleinhirnwurm 461	Kongenitale Herzfehler 120	Ladd-Op 490
Kleinzelliges Bronchial-Ca. 107, 311	König-Syndrom 407	Lagerungsdrainage 105
Klinefelter-Syndrom 146	Koniotomie 369	Lagophthalmus 321
Klinische Malignität 455	Konserven 11	LAHS-Kode 495
Klippel-Feil-Syndrom 443	Kontinenzorgan 203	Laimer-Dreieck 159
Klippel-Trénaunay-Syndrom 79, 91	Kontinenzreflex 203	Laktation 144
Kloakogenes Karzinom 215	Kontrazeptiva,hormonale 66, 81, 84	Laktogenese 144
Klopfschall,hypersonorer 98	Konussyndrom 474, 479	Lambert-Eaton-Syndrom 109, 311
Klumpfuß 443	Kopfschwartenverletzung 367	Lamina propria 158
Klumpke-Déjerine-Lähmung 479	Kopfsprung 426	Laminektomie 478
Knie-Bandverletzungen 402	Korakopektoralsyndrom 71	Langer-Linien 2, 6, 7
Kniegelenk 402	Korbhenkelriss 404	Langhans-Typ 230
- Arthrose 405	Korkenzieherösophagus 166	Langschädel 441
- Hygrom 407	Koronarangiographie 134	Lansoprazol 161, 172
- Knorpelschäden 405	Koronarchirurgie 133	Lanz-Punkt 190
- Luxation 403	Koronare Herzkrankheit 133	Laparoschisis 495
Kniescheibenfraktur 407	Koronarkquantifizierung 134	Laparoskop. Cholezystektomie 255
Knöchel-Arm-Index 77	Koronarsklerose 133	Lappenbronchus 95
Knöchelfrakturen 413	Koronarspasmus 136	Larrey-Hernie 279
Knochenabszess 335	Korsakow-Syndrom 367	Larrey-Spalte 278
Knochenanker 375	Kortikotropin 468	Lasègue-Zeichen 452, 477
Knochendichtemessung 399	Kortikotropinom 468	Laserangioplastie 135
Knochenersatzmaterialien 342	Kortisol 333	Laserverödung 87
Knochenfibrom 433	Kostoklavikularsyndrom 71	Laterale Aufklappbewegung 415
Knochenmarkentzündung 351	Koteinklemmung 300	Laterale Leistenhernie 301
Knochenmarkspenderdatei 22	Kotfistel 236	Laterale Schenkelhalsfraktur 398
Knochenmetastasen 16, 156, 433	Kotsteine 189	Laterales Release 406, 408
Knochennekrose,aseptische353, 386	Koxarthrose **395**, 397	Laterobasale Fraktur 365
Knochenremodeling **342**, 377	Koxitis 397	LATS 321
Knochenschmerzen 434	Kraftgrade 480	Lauenstein-Aufnahme 398

Stichwortverzeichnis

Laugenverätzung 162
Laurén-Etlg. 175
Lavage 221, 226
Laxanzien-Abusus 315
LCA 118, 133, 402
LCP 402
LC-Platten 341
Lebendimpfungen 50
Lebendspende 22, 298
Lebensstiländerung 136
Leber 238
- Abszesse **240**, 249
- Kapselschmerz 16
- Koma 245
- Lappenresektion 248
- Metastasen 246
- Packing 239
- Ruptur 238
- Transplantation 245, **249**
- Trauma 238
- Tumoren 246
- Verletzungen 238
- Versagen, akutes 249
- Zelladenom 246
- Zellkarzinom **246**, 249
- Zirrhose 146, 242, 246, 249
- Zysten **240**, 249
Ledderhose-Syndrom 390
Lederhaut 356
LeFort-Etlg. 431
Left coronary artery 118
Leiomyom 57, 166, 435
Leiomyosarkom 57, 436
Leistenbruch 301
Leistenhernie **301**, 490
Leistenkanal 301
Leistenlymphome 303
Leistungssportler 147
Lenkradanprall ... 238, 262, 426, 429, 431
Leptinresistenz 179
Leriche-Syndrom 60, 76
LESS 255
Letrozol 155
Leukämie 116, 497
Leukozytose 293
Levatorplastik 214
LeVeen-Shunt. 245
Level I-III, Lk-Mamma 143
L-förmige Niere 287
LH 468
Libman-Sacks-Syndrom 129
Lichtenstein-Op 303
Lidocain 9
Lieberkühn-Krypten 185
Lien 274
- mobilis 274
Lifetime Risk
- Appendizitis 190
- Darmkrebs 198
- Mammakarzinom 152
Li-Fraumeni-Syndrom 150, 457
Lig.acromioclaviculare 370, 372
Lig.anulare 380, 389
Lig.capitis femoris 397
Lig.carpi transversum 385, 482
Lig.collaterale fibulare 402
Lig.conicum 369
Lig.conoideum 370
Lig.coracoclaviculare 370, 372
Lig.coronarium hepatis 238
Lig.costoclaviculare 370
Lig.cricothyroideum 369
Lig.cruciatum ant./post. 402
Lig.deltoideum 413
Lig.falciforme hepatis 238
Lig.fibulocalcaneare 413
Lig.fibulotalare, fibulotibiale 413
Lig.flavum 422
Lig.gastrocolicum 169, 261

Lig.gastrolienale 274
Lig.gastrophrenicum 169
Lig.gastrosplenicum 169
Lig.hepatoduodenale .. **238**, 239, 261
Lig.hepatogastricum 169, 261
Lig.inguinale 301
Lig.interclaviculare 370
Lig.interspinale 422
Lig.laciniatum 485
Lig.lacunare 304
Lig.longitudinale 422
Lig.patellae 409
Lig.phrenicosplenicum 274
Lig.rotundum 301
Lig.sacrotuberale 308
Lig.sternoclaviculare 370
Lig.supraspinale 422
Lig.teres hepatis 238
Lig.teres uteri 301
Lig.terminale 185
Lig.transversum atlantis 422
Lig.trapezoideum 370
Lig.venosum 238
Ligamentruptur 348
Limbus 373
Lindau-Tumor 467
Linea alba 305
Linea dentata **203**, 206, 209
Links-Appendizitis 193
Linksherzhypoplasie-Syndrom ... 128
Linkshypertrophiezeichen 129
Links-Rechts-Shunt 121
Linksventrikelpumpe 141
Linton-Linie 85
Linton-Nachlas-Sonde 224, 244
Linton-Shunt 245
Lipase 261, 263, 264
Lipektomie 181
Lipödem 92
Lipom **56**, 116, 166, 435
- Brust 149
Lipomastie 147
Lipomatose 56, 181, 437
Lipoprotein (a) 133
Liposarkom 57, 436
Liposuktion 9, 92, 181
Lippenkerbe 496
Lippen-Kiefer-Gaumenspalten 495
Liquor,blutiger 452
Liquorableitung 440, 447, 461
Liquordruck 438
Liquorfistel 368
Liquorpunktion 438, 503
Liquorsystem 438
Liquorszintigraphie 440
Lisfranc-Linie 354, 420
LISS-Platte 341
Lithium 179
Lithogenität (Galle) 253
Litholyse 254
Littré-Hernie 299
LKG-Spalte 495
Lobäres Emphysem 96
Lobektomie 110
Lobus caudatus 238
Lobus, Mamma 143
Locked-in-Syndrom 368
Löffler-Syndrom 129
Lokalanästhesie 9
Lordose 422
Loslassschmerz 190
Löslichkeitsprodukt 290
Lotheisen-Op 302
Louvel-Zeichen 81
Low-dose-Heparinisierung 83
Lowenberg-Test 81
Low-risk-Mammakarzinom 152
Loyes-Dietz-Syndrom 62

LTx 114
Lucilia sericata 41, 88
Lues 48, 205
Luftembolie 32
Luftröhrenschnitt 369
Lumbalhernie 299, **307**
Lumbalisation 444
Lunge 95
- Abszess **104**, 113
- Embolie 23, **32**, 81, 84, 217
- Emphysem 105, 114
- Fibrose 114
- Karzinom 106
- Kontusion 430
- Lungenfunktion 109, 113
- Metastasen **113**, 249
- Segmente 95
- Sequestration 96
- Teilresektion 110, 113
- Transplantation 114
- Venenfehlmündung 121, **127**
- Versagen 28
- Volumenreduktion 105
Lungenembolie 426
Lupus erythematodes 129
Lupusantikoagulans 81
Luschkae-Aperturae ... 438, 444, 465
Luschka-Gang 256
Luteinisierendes Hormon 468
Lutembacher-Syndrom 120, **124**
Luxatio acromioclavicularis 372
Luxatio axillaris 374
Luxatio coxae 394
Luxatio erecta 374
Luxatio iliaca 394
Luxatio infraacromialis 372
Luxatio infraspinata 374
Luxatio intrathoracica 374
Luxatio ischiadica 394
Luxatio obturatoria 394
Luxatio praesternalis 370
Luxatio retrospinata 372
Luxatio retrosternalis 370
Luxatio subcoracoidea 374
Luxatio supraacromialis 372
Luxatio suprapubica 394
Luxatio suprasternalis 370
Luxation 348
Luxationsfraktur 393
LVAD 141
LV-Reduktion 138
LWK 422
Lyme-Krankheit 349
Lymphabstrom-Szintigraphie 14
Lymphadenitis 90, 93
- mesenterialis 192, 233
Lymphadenopathie 57, **93**
Lymphangiom 57, 106, 435
Lymphangitis 4, 53, 90, 93
Lymphdrainage 92
Lymphfisteln 93
Lymphgefäße 90
Lymphknotenmetastasen 13
Lymphknotenschwellung .. 48, 90, **93**
Lymphödem 16, 85, **91**
- Arm 156
Lymphogranuloma inguinale 205
Lymphogranulomatose .94, 116, 276
Lymphome 94, 116, 497, 500
Lymphonodektomie 91
Lymphozele 57, 93
Lymphozytäre Thyreoiditis 322
Lymphzysten 93
Lynch-Syndrom .. 175, 197, 200, 259
Lysetherapie 34, 68, 135
Lyssa 44, 45

Stichwortverzeichnis | Seite 521

M

M.biceps brachii.................. 379
M.biceps femoris 402
M.cremaster 301
M.cricopharyngeus 159, 163
M.gastrocnemius 400
M.iliopsoas 304
M.infraspinatus 373
M.interossei 344, 484
M.latissimus dorsi 138
M.levator ani 203
M.obliquus ext./int. 301
M.pectoralis maj. 143
M.puborectalis 203
M.quadriceps femoris 402, 409
M.scalenus anterior 71
M.sphincter ani 203
M.sphincter pylori 488
M.subscapularis 373
M.supraspinatus 373
M.teres minor 373
M.transversus abdominis 301
M.triceps brachii 381
M.triceps surae 416
Mackler-Trias..................... 162
Mädchenfänger................... 159
Madelung-Fetthals.......... 56, 181
Magen 169
 - Ausgangsstenose 272
 - Ballonsyndrom 161
 - Band............................ 180
 - Bypass 180
 - Fundusvarizen 224, 244
 - Geschwür 171
 - Hochzug 168
 - Karzinom. 113, 171, **174**, 246, 503
 - Pförtnerkrampf................ 488
 - Resektion...................... 177
 - Schleimhautentzündung 170
 - Sekretionsbestimmung 313
 - Stumpfkarzinom...........173, 179
 - Ulkus 217
 - Volvulus........................ 169
Magendi-Apertura 438, 444, 465
Magerl-Etlg....................... 427
Magnesiumammoniumphosphat 290
Magnesium-Haushalt............. 40
Mahorner-Ochsner-Test........... 87
Mainzer-Klassifikation........... 264
Maisonneuve-Fraktur..403, 414, 416
MAK 323
Makroadenome,Hypophyse 468
Makrohämaturie............ 289, 291
Makromastie...................... 145
Makrostoma 495
Makrozephalie................... 440
Malgaigne-Fraktur 391
Malgaigne-Impression 375
Maligne Hyperthermie............ 23
Malignes fibröses Histiozytom.... 434
Malignes Melanom 471
Malignes Ödem 44
Malleolarfrakturen 413
Malleolus 413
Mallory-Weiss-Syndrom162, 169, 223
Malrotation..................185, 490
MALT-Lymphome 171, 178
Malum perforans..........36, 41, 89
Mamille 143
Mamillensekretion147, 148, 150, 153
Mamma 143
 - aberrans 144
 - Anomalien 144
 - Dysplasie...................... 147
 - Entzündung 145
 - Hyposplasie 145
 - Karzinom 106, 113, 140, 147, 148, 150, 246, 435, 471, 473, 503
 - Reduktionsplastik........144, 145
 - Sarkom......................... 149

Mammogenese 143
Mammographie............ 153, 157
Mandibula 441
 - Fraktur 431
Manschettenresektion 110
Mantelpneumothorax............. 98
Manubrium sterni 422
MAO 169, 313
Marasmus............................ 5
Marcumar.............. 11, 82, 131
Marfan-Syndrom 5, **62**, 129
Mariasken........................... 211
Marknagel 341, 401, 411
Markphlegmone 352
Markraumdrainage 352
Markschwammniere **287**, 290
Marschfraktur.................... 338
Marsch-Gangrän 345
Marseille-Klassifikation....267, 268
Marsupialisation 242, 266
Maschinengeräusch 125
Mason-Op......................... 180
Massenverschiebung 455
Masson-Tumoren 55
Mastadenitis...................... 145
Mastektomie...................... 154
Mastitis.................... **145**, 148
Mastodynie....................... 148
Mastopathie........146, **147**, 150, 157
Mastoptose....................... 145
Mastozytose...................... 312
Matratzennaht...................... 9
Matthys-Pleurakanüle............. 98
Mausbett......................... 407
Maximal acid output 169
Mayo-Dick-Op 307
Mayo-Fasziendoppelung 306
Mayo-Viernstein-Op 408
Maze-Op 138
McBurney-Punkt 190
MCP...................... 385, 388
McVay-Op........................ 302
MdE 501
MEA 316
Mebendazol 242
Mechanischer Ileus 227
Meckel-Divertikel185, **186**, 191, 223, 300, 490
Meckelitis........................ 186
Mediale Leistenhernie 301
Mediale Schenkelhalsfrakturen .. 398
Medial-shelf-Syndrom 407
Medianuskompressionssyndrom 481
Mediastinalemphysem........... 115
Mediastinalfibrose 116, 117, 285
Mediastinaltumoren 116
Mediastinalverlagerung 98
Mediastinitis..................... 115
Mediastinoskopie 110, 115
Mediastinum..................... 115
Medioklavikularlinie 95
Mediosternallinie 95
Mediovertebrallinie 95
Medroxyprogesteron 155
Medulla oblongata...... 445, 446, 461
Medulläres Karzinom 326
Medulloblastom 455, **461**, 497
Megacolon congenitum 491
Megadolichobasilaris............. 66
Megakalikose 288
Megakolon 229, 234, **490**, **491**
Megaösophagus 165
Megapyelon 288
Mehrfachverletzung 362
Mehrfragmentfraktur 339
Mehrklappenfehler 133
Meige-Syndrom 91
Meigs-Syndrom 99

Meißelfraktur......................381
Meissner-Plexus 158, 169
Mekonium......................489, 493
 - Ileus....................... 262, **493**
 - Pfropfsyndrom 494
 - Verhaltung 492
Melaena 224, 244
Melanotropin.....................468
Melanozytenstimulier.Hormon 468
MELAS-Syndrom................... 66
Melatonin..........................310
Meloschisis.......................495
Membrana interossea.............410
MEN 310, **316**, 326, 329, 331
Ménétrier-Faltenhyperplasie 174
Menière-Krankheit 464
Meningeales Melanom, Sarkom..467
Menin-Gen........................316
Meningeome455, 464, **465**, 470, 473
Meningeosis carcinomatosa472, 474
Meningismus 452
Meningitis 368, 503
Meningomyelozele................443
Meningozele...............207, 443
Meniskus..........................402
 - Ganglion 405
 - Verletzung 404
 - Zyste...........................405
Menolyse 155
Mepivacain......................... 9
Merkel-Zellkarzinom 310
Merozele..........................303
Merseburger-Trias 321
Mesenchymom............57, 435
Mesenterialabriss 186
Mesenterialinfarkt **72**, 217
 - Ileus...........................229
Mesenterialtumoren...............188
Mesenterialvenenthrombose........ 72
Mesenterikokavaler Shunt 245
Mesh graft 359
Meso 158
Mesoblastisches Nephrom........498
Mesocolon transversum 261
Mesodermale Hirntumoren 455
Mesohepatektomie................249
Mesotheliom.......................102
Metabolisches Syndrom35, 133, 181
Metacarpophalangealgelenk385, 388
Metallclips........................... 8
Metallentfernung.................343
Metallimplantatbruch............343
Metallspiralen 79
Metamizol 291
Metaphyse...................347, 433
Metastasen........................ 14
 - Gehirn....................249, **471**
 - Wirbelkörper 473
Metatarsalfraktur.................420
Metatarsalgie.....................486
Meteorismus 219, 264, 268
Methotrexat 155
Metoclopramid....................161
Metric.............................. 8
Meyer-Druckpunkte 81
MIBG-Szintigraphie 332
MIDCAB-Verfahren...............135
Mikroadenome,Hypophyse 468
Mikrodiskektomie 478
Mikrofrakturierung 406
Mikrohämaturie...................291
Mikromastie.......................145
Mikrosomale-AK 323
Mikrothromben 26
Mikroverkalkungen 153
Milchbrustgang 90
Milchdrüsen 143
Milchgang 143
Milchgangpapillom...............149

Stichwortverzeichnis

Milchproduktion 144
Milles-Rektumexstirpation......... 202
Milligan-Morgan-Op 210
Milz.. 274
- Abszess............................... 275
- Buckel..........................288, 295
- Exstirpation 276
- Hilus..................................... 274
- Neoplasma 276
- Ruptur 274
- Szintigraphie....................... 276
- Tumor.................................. 276
- Venenthrombose...........242, 276
- Verletzung 274
- Zysten 274
Minderung der Erwerbsfähigkeit 501
Minderwuchs 336
Mineralokortikoid 330
Miniplatten................................ 432
Miosis.. 103, 109, 112, 445, 453, 474
MIPPO.........................341, 371, 401
Mirizzi-Syndrom 256, 258
Mistelextrakte 16
Mitbewegungen,pathologische... 481
Mitotan 337
Mitralklappeninsuffizienz........... 132
Mitralklappenstenose................ 132
Mitralöffnungston 132
Mittelfußfraktur.......................... 420
Mittelgesichtsfraktur.................. 431
Mittelhandfrakturen 386
Mittelliniengliome 458
MMN-Syndrom 316, 331
Moebius-Zeichen 321
Molluscum contagiosum 49
Monaldi-Drainage 98
Mönckeberg-Mediaverkalkung 76
Mondbeinluxation 385
Mondgesicht............................. 469
Mondor-Krankheit 85
Mononeuropathien.................... 479
Mononukleose 94
Monooxygenasedefekt.............. 335
Monroi-Foramen 438
Monro-Linie 190
Monro-Zyste 464
Monteggia-Fraktur............380, 382
Montgomery-Abszess............... 146
Montgomery-Talgdrüsen........... 143
Moon-Spirale 25
Morbus Basedow 318, 320
Morbus Boeck.....................94, 116
Morbus Bornholm 217
Morbus Bowen....................210, 216
Morbus Crohn.... 192, 197, 205, 213, 217, 223, 225, **230**
Morbus Hirschsprung..229, 490, 491
Morbus Ménétrier 174
Morbus Moschcowitz 30
Morbus Ormond........................ 284
Morbus Paget 146, 150
Morbus Sudeck......................... 345
Morbus Werlhof 30, 276
Morbus Wilson....................242, 249
Morgagni-Falten 203
Morgagni-Hernie 279
Morgagni-Krypten 206
Morgagni-Spalte 278
Morphin 18
Morton-Neuralgie 486
Morvan-Syndrom 53, 446
Moya-Moya-Syndrom 66
MPFL-Rekonstruktion 408
MRCP 254, 260, 268, 271
MRSA-Infektion **24**, 227
MSH 468
MTBE-Lyse............................... 254
Mucosa 158
Muir-Torre-Syndrom 197

Mukolytika 105
Mukomyotomie......................... 164
Mukopolysaccharidosen..... 440, 482
Mukoviszidose 105, 114, **262**, 493
Mukozele 192
Müller-Etlg. (Beckenfraktur)...... 392
Multiorganversagen............293, 364
Multiple endokrine Neopl.... 316, 331
Multiple Sklerose............... 473, 475
Multiresistente Keime........ **24**, 227
Münchhausen-Syndrom 315
Münchmeyer-Syndrom 57
Mundvolle Expektorationen 105
Murphy-Zeichen 254, 258
Muskelfaserriss 350
Muskellogensyndrom 343
Muskelprellung......................... 350
Muskelquetschung 351
Muskelverkalkungen 57
Muskelverletzungen 350
Muskelzerrung 350
Myasthenie 109, 116, 311
Mycobacterium avium 217
Mycophenolatmofetil 297
Myelinscheide 479
Myelitis transversa 475
Myelodysplasie 443
Myelom 106
Myelozele................................. 443
Mykobakteriosen 48
Myoblastenmyom 166
Myogelosen.............................. 475
Myokardinfarkt 129, **133**, 292, 502
Myokarditis............................... 141
Myokardszintigraphie 134
Myome 57
Myopathie 109
Myositis ossificans 57, 435, 437
Myotomie,extramuköse 164
Myxödem 321, 482
Myxom 140

N

N.axillaris 375
N.femoralis 395, 396, 479
N.genitofemoralis 301
N.intercostobrachialis 156
N.ischiadicus 65, 393, 395, 396, 480, 485
N.laryngeus recurrens 159, 317
N.medianus.378, 384, 385, 479, **482**
- Engpasssyndrom..................482
N.peroneus 343, 393, 479
N.phrenicus.............................. 278
N.pudendus 203
N.radialis 377, 384, 483
- Engpasssyndrom..................483
N.statoacusticus 462
N.suralis 481
N.thoracicus longus.................. 156
N.thoracodorsalis 156
N.tibialis 343, 479, 485
- Engpasssyndrom..................485
N.ulnaris 378, 479, 484
- Engpasssyndrom..................484
N.vagus............................ 169, 189
N.vestibulocochlearis 462
Nabelbruch 495
Nabelfistel 185, 495
Nabelhernie 299, 304, 495
Nabelschnurbruch 305, 494
Nabelschnurtetanus 42
Nachblutung 6
Nachsorge 15
Nachtschweiß 48
Nadeln... 8
Nadelstichprobe 358
Nadelstichverletzung............ 48, 51

Nadroparin................................. 11
Naevus flammeus 449
Nagelgeschwür 52
Nagelhämatom 54
Nagelkeilexzision 54
Nagelkrankheit 52
Nagelkranzfraktur 388
Nagelpilz 55
Nageltrepanation 54, 388
Nagelumlauf 53
Naht 8
Nahtmaterial............................... 7
NAKOS...................................... 16
Naloxon 18
Narbenhernie....................299, 307
Narbenkarzinom 106, 360
Narbenkeloid 6
Nasenbeinfraktur.....................431
Nasenspalte............................496
Natriumbicarbonat 27, 32, 363
Natrium-Haushalt..................... 39
Nearthrose..............................343
Nebenmilz 274
Nebennieren....................286, **330**
- Karzinom 337
- Tumoren 296, 336
- Unterfunktion 331
- Zyste 337
Nebennierenmark 310, 330
- Überfunktion 331
- Unterfunktion 330
Nebennierenrinde 330
- Insuffizienz........................469
- Überfunktion 330
- Unterfunktion 330
Nebenschilddrüsen...........317, **327**
- Karzinom 329
Neck dissektion 325
Negri-Körperchen 46
Nekrosektomie ... 41, 266, 352, 359
Nekrotisierende Enterokolitis 492
Nekrotisierende Fasziitis....**5**, 27, 45, 205, 353
Nekrotisierende Pankreatitis 266
Nelson-Syndrom 334, 468
Nephrektomie 74, 289, 293, 295, 498
Nephroblastom ... 294, 472, **497**, 500
Nephrolithiasis 257, **290**, 292
Nephrolithotomie 292
Nephrom 294
Nephronophthise 296
Nephroptose 288
Nephrosklerose 75
Nephrostomie 237, 292, 293
NERD 160
Nervenläsion,periphere.............479
Nesidioblastom 313
Netzeinklemmung....................300
Neunerregel n. Wallace 357
Neuralrohr 445
- Defekt 443
Neuraltherapie 18, 423, 478
Neurapraxie 480
Neurinome.. 112, 116, 455, **462**, 473
Neuroblastom 285, 336, 436, 472, 498, 499
Neurochirurgie 438
Neuroendokrine Tumoren 310
Neuroepitheliale Tumoren.........455
Neurofibrom...............106, 316, 435
Neurofibromatose 57, 331, 437, 464, 497
Neurogener Schock 25
Neurohypophyse 144, 310, 468
Neurolemm.............................462
Neuroleptika 179
Neurologisches Defizit.............427
Neurolyse 481
Neurombildung 481

Stichwortverzeichnis | Seite 523

Neuronspezifische Enolase 316, 500, 503
Neurotmesis 480
Neurotraumatologie 364
Neutral-Null-Methode 508
Nicht nukleosidale reverse Transkriptase Inhibitoren 50
Nickelexposition 106
Nicoladoni-Branham-Test 79
Niebulowicz-Op 92
Niedermolekulare Heparine ... 11, 34, 83, 342
Nieren................................**286**, 310
- Agenesie 287
- Aplasie 287
- Arterienstenose 74
- Arterienthrombose 74
- Becken 286
- Beckenabgangsstenose 288
- Beckenkarzinom 294
- Buckel 288, 296
- Degeneration,polyzystische 287
- Ektopie 287
- Fehlbildungen 287
- Fettkörper 286
- Hypoplasie 296
- Infarkt 75
- Insuffizienz 89, 287, 296
- Karbunkel 296
- Karzinom 294
- Kolik 217
- Rindennekrose 75
- Steine 290, 328
- Transplantation 296
- Trauma 288
- Tumoren 293
- Venenthrombose 75
- Verletzung 288
- Versagen 27, 30, 296
- Zellkarzinom 106, 113, 246, **294**, 434, 455, 471
- Zyste **287**, 296
Nikotinabusus 66, 75, 106, 133
Nimodipin 449, 452
Nissen-Rosetti-Fundoplicatio **161**, 165, 281
Nitrate.................................... 134
Nitrosamine 175
Nll.axillares 143
Nll.infraclaviculares 143
Nll.pectorales 143
N-myc-Amplifikation 500
NNRTI 50
Noack-Syndrom 442
Noble-Dünndarmplikatur 229
Nocardia 105
Nodi 13, 94
Nokardiose 48
NOMI 72
Nomogramm 179
Non-Hodgkin-Lymphome 94, 457
Nonne-Milroy-Syndrom 91
Non-specific abdominal pain 217
Non-ulcer Dyspepsie 174
Noonan-Syndrom 120, 446
Noradrenalin 310
Normaldruckhydrozephalus 438
Norwood-Op 128
Nosokomiale Infektion 23, 25
NOTES 255, 319, 329
Notfalleingriff 10
Notfallkraniotomie 367
Notfalltracheotomie 369
Notoperation 363
NPP 476
NSAP 217
NSAR **17**, 171, 182, 395, 406
NSCLC 107
NSE 316, 500
Nüchternschmerz 183
Nucleus-pulposus-Prolaps 476
NUD 174

Nukleosidanaloga 50
Nussknackerösophagus 166
Nussknacker-Phänomen 75
NYHA................................**129**, 132
Nystagmus 445

O

Oberarmkopffraktur 376
Oberarmschaftfraktur 377
Obere Einflussstauung 116
Obere Extremität 376
Obere GI-Blutung 223
Oberer Nierenpol 286
Oberer Ösophagussphinkter 159
Oberflächenanästhesie 9
Oberkörperhochlagerung 366
Oberlippenspalte 496
Oberschenkel 397
- Amputation 353
- Blutverlust 362
- Fraktur 400
- Halsbruch 398
- Venenthrombose 82
Oberst-Leitungsanästhesie 9
Obstipation... 18, 192, 208, 209, 210, 299
Obstruktive Pankreatitis 268
Obturator............................... 496
Obturator-Aufnahme 392, 393
Obturator-Zeichen 191
Odynophagie 159, 160, 165
Offene Frakturen 338
Offene Wundversorgung 3, 207
Offener Pneumothorax 97
Off-Pump-Eingriff 135
Okklusionsstörung 432
Okklusivhydrocephalus 461
Okkultes Blut 198
Olekranonfraktur 381
Oligodendrogliome 455, **460**
Oligomenorrhoe 469
Ölzyste.................................. 149
Omarthrose 375, 377
Omeprazol .. 161, 170, 172, 183, 313
Omphalozele 305, **494**
Ondansetron 17, 157
Onkosphäre 241
Onychogryphosis 54
Onychomykose 55
OÖS 159
Oozephalie 441
Operationskomplikationen 13
Operationsvorbereitungen 10
Operkulum-Syndrom 454
Op-Indikationen 10
Opioide 17
Opisthotonus 42
Opponieren,Daumen 483
OPSI-Syndrom 277
Opsomyoklonisches Syndrom ... 500
Orbitawandfraktur 431
Orchiektomie 302
Organspenderausweis 20
Organultraschall 121
Ormond-Syndrom 284
Orthotonus 42
Orthotope Transplantation 21
Ortner-Syndrom 72
Os capitatum 385
Os coccygis 422
Os cuboideum 420
Os cuneiforme 420
Os frontale 441
Os hamatum 385
Os ilium 391
Os ischii 391
Os lunatum 385
Os metacarpalis 385

Os metatarsale 420, 421
Os naviculare 385, 420
Os occipitale 441
Os odontoideum 429
Os parietale 441
Os pisiforme 385
Os pubis 391
Os sacrum 40, 422
Os scaphoideum 385
Os trapezium 385
Os trapezoideum 385
Os triquetrum 385
OSG **413**, 414, 418
- Distorsion 415, 485
- Frakturen 413
Osgood-Schlatter-Krankheit 353, 409
Osler-Krankheit 79, 223
Osmotherapie 447
Ösophagitis 217
Ösophagogastroskopie 167, 224
Ösophagus 115, **159**
- Atresie 487
- Divertikel 161, **163**
- Fistel 165
- Karzinom 116, 166
- Perforation 99, 162
- Ruptur 162
- Spasmus 166
- Sphinkter 159
- Stenose 488
- Tumoren 166
- Varizen 224, 243
- Varizenblutung 244
- Verätzung 162
- Verletzung 162
Ossifikationen 57
Osteoblastom 433
Osteochondrom 433
Osteochondrose 476
Osteochondrosis dissecans 353, 407, 435
Osteodystrophia deformans 353
Osteodystrophia fibrosa 352, 467
Osteogenes Sarkom 106, 353
Osteoidosteom 353, 433
Osteom................................ 112
Osteomyelitis 343, **351**, 353, 448
Osteomyelosklerose 277
Osteophyten 476
Osteoporose157, 233, 321, 328, 333, 398, **399**, 426
Osteoporoseprophylaxe 400
Osteosarkom 113, 434, 497
Osteosyntheseprinzip 340
Ostium ileale **185**, 186, 228, 256
Ostium ureteris 286
Ostium-primum-Defekt 124
Ostium-secundum-Defekt 123
Ott-Zeichen 477, 508
Ovarialfibrom 99
Ovarialkarzinom 99, 113, 150
Ovarialzysten 192, 217
Ovarien,polyzystische 336
Overhead-Extension 401
Oxaliplatin............................. 199
Oxygenator 29, 119
Oxytocin 143, 468
Oxyzephalus 441

P

P2Y12-Rezeptorantagonisten 11, 135
Pacchioni-Granulationen ...438, 449, 450, 453
Pacer................................... 137
Pachymeningeosis haemor........ 451
Pachyzephalus 441
Pacing 137
Paclitaxel 155
PA-Druck............................... 34

Stichwortverzeichnis

Page-Niere 289
Paget-Krankheit 353
Paget-v.Schroetter-Syndrom ..81, 84
Palatoschisis 495
Palatum fissum 495
Palisadenform 462
Palliativeingriff 10
Palmaraponeurose 52, 390
Palmarfibromatose 390
Panaritium 52
Panarthritis 349
Pancoast-Tumor 112, 474
Pancreas aberrans 262
Pancreas anulare 262
Pancreas divisum 262, 267
Paneth-Körnerzellen 185
Panhypopituitarismus 330, 469
Pankreas 261
- Gangzerreißung.................. 262
- Insuffizienz 268
- Karzinom 83, 246, **270**, 503
- Lipomatose 272
- Nekrose 266
- Pseudozysten 263, 266
- Teilresektion 269
- Transplantation 272
- Verletzungen 262
- Zysten 220, 257, 262, **266**
Pankreatisches Polypeptid......... 310
Pankreatitis.. 35, 217, 256, **263**, 267, 272, 292
- akute 263
- chronische........................ 267
Pankreatoblastom........272, 497, 498
Pankreatojejunostomie 269
Pankreolauryltest 268
Panner-Erkrankung 379
Pannikulektomie 181
Pansynostosis 441
Panzerherz 139, 242
PAO.................................169, 172
Papilla duodeni major.182, 252, 489
Papilla ileatis........................... 185
Papilla mammae 143
Papilläres Schilddrüsen-Ca....... 343
Papillarmuskel 132
Papillenkarzinom 259, 270
Papillenstenose 182, 257
Papillitis 206
Papillom 166, 259, 465
- Milchgänge 149
Papillotomie 255
Paracetamol-Intoxikation 249
Paradoxe Atmung 99, 430
Paradoxe Diarrhoe 492
Paradoxe Embolie 60, 66, 124
Paradoxe Zwerchfellbewegung.. 282
Parafollikuläre Zellen 317, 326
Paragangliom 117, 331, 436
Paralytischer Ileus 492
Paraneoplastisches Syndr. ...81, 109
Paraösophageale Hernie 280
Paraparese 425
Parasternallinie 95
Parastomale Hernie **237**, 299, 307
Paratenonitis crepitans 55
Parathormon.... 109, 291, 310, 327
Paravertebrallinie 95
Parazentese 244
Parenchymikterus 257
Parierfraktur 382
Parietales Peritoneum 225
Parinaud-Syndrom 462
Parkland-Formel 359
Parks-Fistulektomie 205
Paronychie 53, 54
PARP-Inhibitor 155
Pars affixa 238
Pars intermedia 468
Pasteurella 4, 52

Patchverschluss 59
Patella 402, 409
- bipartita 409
- Fraktur 407
- Luxation 407
- Spitzensyndrom 351
Paternoster-Prinzip 85
Pathologische Fraktur . 16, 156, **338**, 399, 426, 431, 434, 475
Pathologische Mitbewegungen... 481
Pauwels-Etlg............................ 398
Payr-Zeichen 82, 405
PCR 50
PDA 125
PDS-Banding **7**, 370, 372
Peak acid output 169
Peau d'orange 152
PECH-Regel **338**, 351
Pecten ossis pubis 304
Pectenosis 208
Pedikelschraube 429
PEEP-Beatmung 28
PEG 167, **177**
Peitschenschlagverletzung 422
Peliosis hepatis 249
Pelveoperitonitis 220
Pelvirektale Fisteln 204
Pendelluft......................... 97, 430
Pendred-Syndrom 320
Pentagastrinstimulation**169**, 172, 313
Pentamidin............................. 50
Penumbra 68, 446
Pepsinogen 169
Peptisches Ulkus 171
Perforansvenen................. 81, 85
Perforation 217
- Bauchtrauma 221
- Duodenum 183
- Ulcus ventriculi 173
Perfusionsszintigraphie 109
Perianale Thrombose 210
Periareolärer Schnitt 147
Periduralanästhesie 9
Perikard 118
- Erkrankungen 139
- Fensterung 139
- Punktion 139
- Tamponade 25, 31
- Zysten 117
Perikarditis 139
Perilunäre Luxation 385
Perinephritischer Abszess 293
Perineurium.......................... 479
Perioperative Antibiotikaprophylaxe
.... **12**, 24, 64, 342, 395
Periphere Nervenläsionen 479
Perirenaler Abszess 293
Peristaltika 230
Peritenonitis crepitans 55
Peritoneallavage 221, **226**, 239
Peritonitis 194, 217, 222, **225**
Perityphlitis 190
Perizystektomie 241
Perkutane Nephrostomie........ 293
Perniones 362
Perniziosa 174
Peronealsehnenluxation......... 416
Persistierender Duct.arteriosus . 120, 125
Persistierender Urachus 495
Perthes-Krankheit 353, 395, 397
Perthes-Test 87
Pertrochant.Oberschenkelfraktur 400
Pes anserinus 402
Pes equinovarus 443
PET.. 68
Petit-Hernie 307
Peutz-Jeghers-Syndrom.... 178, 187, 194, 270
Peyer-Plaques 185

Pfählungsverletzung.. 1, 3, 213, 221, 429
Pfeiffer-Drüsenfieber 94
Pfeiffer-Syndrom 442
Pfeilnaht 441
Pflastersteinrelief 231
Pfortader 261
Pfortaderhochdruck 242
Pfortaderthrombose 242
Phakomatosen 294, 449, 467
Phalangenfraktur 387
Phantomschmerz 354, 481
Phäochromozytom. 35, 75, 310, 316, 326, **331**
Pharmakopoe 7
Pharyngoplastik 496
Phenol-Verödung 54
Phenprocoumon . 11, 61, 69, 82, 131
Phlebitis migrans 90
Phlebographie 82, 85, 87
Phlebolymphödem 92
Phlebothrombose23, 32, **80**, 271, 345
Phlegmasia coerulea dolens..60, 62, 81, **83**, 345
Phlegmone 4
Phlegmonöse Cholezystitis....... 258
Phlegmonöse Enzephalitis.........448
Photodynamische Therapie 161
Phrygische Mütze..................252
Phylloidestumor 149, 157
Pickwick-Syndrom 179
Piercing 4, 48, 145
Pierre-Robin-Syndrom............496
Pilonidalsinus 206
Pilon-tibiale-Fraktur 412
Pilztoxine 246
Pinealome 336, 455, **461**
Pinless Fixateur 342
PIP 385, 388
Pipkin-Etlg. 397
Pirogow-Spitzy-Amputation....354
Pivot-shift-Test 402
Plagiozephalus 441
Plantaraponeurose 390
Plasmaexpander 27
Plasminogenaktivator 61
Plasmozytom 434
Plateaufraktur 410
Plateauphänomen 152
Plattenosteosynthese 341
Platzbauch............................. 5
Platzwunde 3
Plazenta 310
Pleomorphes Sarkom 436
Pleura 95
- Dekortikation 102
- Empyem 101
- Erguss 99, 103, 111
- Mesotheliom 101, 102
- Punktion 101, 102, 103
- Schwarte 100
- Tumoren 102
- Zysten 96
Pleuritis 217
Pleurodese 98, 103
Pleuropneumektomie 103
Pleurothotonus 42
Plexus brachialis 70
Plexus choroideus 438, 465
Plexus coeliacus 182
Plexus haemorrhoidalis 203
Plexus myentericus 158, 169
Plexus pampiniformis............301
Plexus rectalis 209
Plexus submucosus......158, 169
Plexus testicularis 301
Plexusläsion 479
Plexuspapillome 465
Plica duodenojejunalis 182, 223

Plica mediopatellaris 405, **407**
Plica transversalis recti 203
Plötzlicher Herztod 138
Plummer-Vinson-Syndrom........ 167
PMMA-Knochenzementkugeln... 352
Pneumatosis coli 200
Pneumatosis cystoides intestini . 185
Pneumektomie........................ 111
Pneumenzephalon................... 368
Pneumocystis 48
Pneumokokken.......................... 50
 - Sepsis 277
 - Vakzination......................... 277
Pneumomediastinum 115
Pneumonie 29, 99, 101, 104, 217
Pneumothorax 97, 217
PNL 292
POF-Syndrom.......................... 157
Pohl-Laschenschraube 401
Poland-Symptomenkomplex..... 144
Polyadenomatosis-Syndrom 174, 316
Polyadenomatosis polyposa 174
Polychemotherapie 111, 154
Polydaktylie 441
Polyfraktur 339
Polyglobulie 66
Polymastie 144
Polymerase-chain-reaction 50
Polyneuropathie.. 41, 49, 78, 89, 481
Polypen, Dickdarm 194
Polypen, Ösophagus 166
Polyposis coli 194
Polypropylen-Netz 303, 307
Polythelie 144
Polytrauma... 96, 170, 222, 289, 339,
 362, 365, 393, 427, 431
Polyzyst. Leberdegeneration 249
Polyzyst. Nierendegeneration ... 287
Polyzyst. Ovarien..............179, 336
Polyzythämie.................66, 81, 277
Pons 445
Poplitealzyste 407
Porphyrie 217
Portale Hypertonie 242
Portocavale Anastomose ...169, 203,
 238, 245
Porzellangallenblase..........258, 259
Postaggressionssyndrom......24, 364
Postcholezystektomiesyndrom... 257
Postdiskotomiesyndrom........... 479
Posthepatischer Block 242
Posthepatischer Ikterus 257
Postkommotionelle Beschwerden 367
Postmyokardinfarktsyndrom 136, 139
Postoperative Krankheit............. 24
Postoperatives Fieber................ 23
Post-partum-Thyreoiditis.......... 322
Postpunktionelles Syndrom 10
Postthrombotisches Syndrom .83, 85
Posttraumatische Arthrose.401, 406,
 413, 414
Posttraumatische Epilepsie....... 368
Posttraumatische Osteomyelitis. 351
Pouchitis 235
Pouparti-Band 301
PPI 161, 170, 172, 183, 313
PPom 315
PP-Zellen................................ 310
Prader-Willi-Syndrom............... 179
Prähepatischer Block............... 242
Prähepatischer Ikterus............. 257
Präkanzerose 195
Prämedikation.......................... 12
Pratt-Test................................. 87
Pratt-Zeichen............................ 60
Prechtel-Etlg........................... 148
Prednisolonäquivalent 334
Prevot-Pins 341, 377, 401
Pridie-Bohrung........................ 406

Primär biliäre Zirrhose........ 249, 257
Primär sklerosierende Cholangitis
 ....235, 249, **257**, 258, 259
Primärharn 286
Primärnaht 3
Primärtumor 13
PRIND............................... 60, **65**
Pringle-Manöver..................... 239
Prinzmetal-Angina................... 136
Probelaparotomie..................... 73
Proc.coracoideus 379
Proc.coronoideus 381
Proc.styloideus........................ 384
Proc.supracondyloideus 485
Proc.xiphoideus 422
Procain.................................... 10
Procidentia recti 212
Produktiver Husten.................. 105
Profundaplastik 78
Profuse Durchfälle................... 492
Prokinetika 161
Proktalgie 214
Proktitis 205
Proktodealdrüsen.................... 203
Proktodealmembran 210
Proktokolektomie 196, 199, 235
Proktosigmoiditis 233
Proktoskopie 204, 209, 224
Prolaktin 144, 147, 468
Prolaktinhemmer 146, 148
Prolaktinom 468
Prolene 7
Pronatio dolorosa 380
Pronation 380
Proportionierte Entzündung 233
Propriozeptorentraining........... 415
Prostatakarzinom 106, 113, 434, 455,
 471, 474
Proteaseninhibitoren 50
Protein-C-Mangel 33, 66, 81
Protein-S-Mangel 33, 66, 81
Prothesenlockerung 396
Protonenpumpeninhibitoren 161, 172,
 313
Protoplasmatische Astrozytome . 458
Protoscolices........................... 241
Protrusio 476
Prox.Interphalangealgelenk 385, 388
Proximale Vagotomie 183
Pruritus ani............................. 215
Psammomatöses Meningeom ... 466
Psammomkörper..................... 465
Pseudarthrose 343, 386, 419
Pseudoappendizitis................. 192
Pseudocholera........................ 315
Pseudodivertikel, Kolon 192
Pseudodivertikel, Ösophagus... 163
Pseudogynäkomastie 147
Pseudohermaphroditismus. 145, 146
 - femininus 336
Pseudohyperparathyreoidismus . 328
Pseudo-Meigs-Syndrom............. 99
Pseudomonas aeruginosa.......... 24
Pseudoneurom....................... 481
Pseudoperitonitis 218, 227
Pseudotumor cerebri 446
Pseudo-Verner-Morrison-Syndr.. 315
Pseudozysten
 - Leber 240
 - Milz 274
 - Pankreas 263, 266
Psoasrandschatten 283, 284
Psoaszeichen 190
PTA 70, 74, 77
PTC 254, 260, 271
PTCA 135
PTEN-Gen 150
pTNM-Klassifikation 14
Ptosis .. 103, 109, 112, 445, 453, 474

Pubertas praecox 336, 462
Pubertät.................................. 147
Pubertätsfettsucht................... 181
Puerperalsepsis........................ 29
Pugh-Etlg. (Leberfunktion) 243
Pulmonalarterien-Druck 118
Pulmonale Hypertonie 114, 141
Pulmonalstenose 120, 122
Pulmonalvalvuloplastie 122
Pulsionsdivertikel.................... 163
Pulsoxymetrie.......................... 96
Pulvertaft-Naht 389
Punktionstracheostomie 369
Puppenkopfphänomen.............. 20
Purkinje-Fasern....................... 137
Purpura Schoenlein-Henoch.30, 491
Purtscher-Retinopahtie 267
Puumula-Virus........................ 296
Pyelolithotomie 292
Pylethrombose 242
Pyloromyotomie..................... 489
Pyloroplastik 183
Pylorus 169, 488
 - Stenose 160, 169, 488
Pyoderma gangraenosum...231, 234
Pyodermia fistulans sinifica....... 207
Pyonephrose 293
Pyothorax 99, 101
Pyramidenbahn....................... 473
Pyrogene 23

Q

Quadrant 144, 151
Quadrantenanopsie 471
Quadrantenresektion 153
Quadrizepssehnenruptur 409
Querfraktur 339
Querschnittlähmung .. 213, 423, **425**,
 429, 474, 500
Querschnittmyelitis 475
Quervain-Fraktur 385
Quervain-Krankheit................. 389
Quervain-Thyreoiditis 320, 322
Quetelet-Index........................ 179
Quetschung............................ 480
Quick 82, 131, 243, 502

R

RAA-System.....................330, 334
Rabies 44, 45
Radfahrerlähmung 484
Radialiskompressionssyndrom ...483
Radiatio 111, 157, 455
Radikuläre Syndrome 477
Radiochirurgie 295, 472, 475
Radiofrequenzablation... 18, 161, 248
Radio-Iod-Therapie 321, 325
Radiomenolyse...................... 155
Radioulnargelenk.................... 380
Radius.................................... 382
 - Fraktur,distale 383
Radiusköpfchen...................... 380
 - Fraktur 381
Radon.................................... 106
Rahmenfixateur 341
Ramus circumflexus 118
Ramus interventricularis anterior 118
Rankenangiom 449
Ranson-Kriterien..................... 264
Raphefistel 206
Rapunzel-Syndrom 186
Rathke-Taschen-Tumor............ 470
Rauchfuß-Beckenschwebe....... 392
Rauchgase 28
Rauchvergiftung 356
Raynaud-Phänomen. 62, 71, 76, 483
RCA 118, 133

Stichwortverzeichnis

RCX 118, 133
Reanimation 31
Rebound-Kompartmentsyndrom 345
Rechtsherzbelastung 33
Rechtsherzkatheter 27, 33
Rechts-Links-Shunt 121
Recklinghausen-Krankheit 187
Rectotomia posterior 196
Rectum 189
Redo-Eingriffe 181
Reflektorischer Ileus 229
Reflexdystrophie 345
Reflux 159, 160
Refluxösophagitis 160, 166, 281
Refraktur 343
Regionalanästhesie 9
Regionäre Lymphknotenmetas. ... 13
Regurgitation 159, 163
Rehabilitationsbehandlung 367
Rehbein-Op 490, 492
Rehn-Delorme-Op 212
Reifenstein-Syndrom 146
Reinnervation 356
Reiterknochen 57
Reiter-Krankheit 277
Reithosenanästhesie 479
Reizdarmsyndrom 194, 233, 236
Reizgase 28
Reizkolon 194, 233, 236
Reizmagen-Syndrom 177
Rejektion 21, 298
Rektopexie 212
Rektoskopie 195, 204, 224
Rektum 189
- Adenom 194
- Amputation 202
- Atresie 489
- Exstirpation 202
- Karzinom 200, 246
- Prolaps 210, 211
Rektusdiastase 306
Rekurrensparese 164, 168, 319, 324
Relaxatio diaphragmatica ...279, 280
Remodeling 2, 342
Ren 286
- mobilis 288
Renale Abflussbehinderung 285
Renale tubuläre Azidose 290
Renin 310, 330, 334
Rentenneurose 424
Reperfusionssyndrom 62, 344
Replantation 355
Reposition en bloc 300
Reposition Schultergelenk 375
Repositionsmanöver 345
RES 274, 276
Residualtumor-Klassifikation 14
Resorptionsfieber 23
Retentionszyste 166
Retikuloendotheliales System ... 274
Retikulosarkom 116
Retikulumzellsarkome 434, 457
Retinaculum flexorum 385, 482
Retinaculum patellare 409
Retinoblastom 497
RET-Protoonkogen 316, 326
Retropatellararthrose 405
Retroperitoneale Blutung 283
Retroperitoneale Fibrose ... 284, 311
Retroperitoneale Tumoren 285
Retroperitoneales Hämatom 222, 283, 429
Retroperitoneum 283
Retropharyngeales Hämatom ... 429
Retrosternale Struma 117, 319
Retroviren 47
Reverse Hill-Sachs-Läsion 375
Reye-Syndrom 446
Rhabdomyolyse 29, 343, 345

Rhabdomyom 57, 140, 435
Rhabdomyosarkom57, 140, **436**, 497, 498, 500
Rheumatische Endokarditis 129
Rhythmuschirurgie 138
Richter-Hernie 299, 304
Riedel-Struma 320, 323
Rielander-Zeichen 81
Riesenfalten 174
Riesenzellarteriitis 62, 76
Riesenzellen 230, 236, 322, 459
Riesenzelltumor 434
Right coronary artery 118
Rindenprellungsherde 365
Ringbänder 388
Riolan-Anastomose 72, 189, 199
Rippen 422
- Fraktur 429
- Prellung 430
- Serienfraktur 96, 99, 101, 274, **429**
- Usuren 430
Ripstein-Op 212
Riss-Quetschwunde 1
Risswunde 1
Risus sardonicus 42
RIVA 118, 133
Rivaroxaban **11**, 34, 396
R-Klassifikation 14
Rockwood-Etlg. 372
Rockwood-Röntgen 370
Roemheld-Syndrom 281
Rolando-Fraktur 386
Ross-Op 122
Rotablation 135
Rotanda-Spritze 100
Rotationsanomalien 228
Rotationsinstabilität 402
Rotatorenmanschette 373
- Ruptur 375
Röteln 94
Rotor-Syndrom 257
Rotter-Halsted-Op 154
Rotter-Lk 152
Routinelabor 502
Roux-Y-Anastomose 173, 177
Roviralta-Syndrom 489
Rovsing-Zeichen 190
rt-PA 61, 68, 82, 85, 135
Rückenmarktrauma 424
Rückenmarktumoren 473
Rucksackverband 370
Ruheangina 134
Rumpfskelett 422
Rundrücken 399
Rush-pin-Nägel 341
Rutkow-Op 303

S

SAB 451
Säbelscheidentrachea 320
Saegesser-Zeichen 275
Sakraldermoid 206, 207
Sakralisation 444
Sakrumfraktur 391
Salter und Harris-Etlg. 347
Salzverlustsyndrom 335
Samenstrang 301
Sanarelli-Schwartzman-Syndrom . 29
Sanduhrform 165
Sanduhrmagen 173
Sanduhrtumor 473, 499
Santorini-Ductus 261
Sarkoidose 94, 105, 116
Sarkome 57, 436
Sarmiento-Brace 377
Saugdrainage 98
Säureverätzung 162

Savary-Miller-Etlg. 160
SCA 109, 503
Scapula 370
Schädelbasisfraktur 365, 432
Schädeldachdefekte 443
Schädeldeformität 441
Schädeldysostose 441
Schädel-Hirn-Trauma ..... siehe SHT
Schädelnähte 439, 441
Schädelübersicht 365
Schaftfraktur 339
Schallschatten 254, 291
Schambein 391
Schanz-Verband 423, 478
Schatzki-Ring 161, 281
Schaumsklerosierung 87
Scheibenmeniskus 405
Scheingelenk 343
Schenkelhals 397
- Fraktur 397, **398**
Schenkelhernie 299, 303
Schiefschädel 441
Schilddrüse 317
- Karzinom 113, 323, 434, 472
- Szintigraphie 319
Schildwächterlymphknoten 14
Schistosomiasis 242
Schlafapnoesyndrom 181
Schlaganfall 65
Schlagvolumen 118
Schlatter-Osgood-Krankheit353, 409
Schlauchmagen 180
Schleimbeutelentzündung 350
Schleimhautanästhesie 9
Schleudertrauma 422
Schluckauf 447
Schlüsselbeinbruch 371
Schmerzensgeld 501
Schmerzgedächtnis 17
Schmerztherapie **16**, 456
Schmetterlingsfraktur 391
Schmetterlingsgliom 459
Schminke-Tumor 470
Schnapp-Phänomen 389
Schneeballknirschen 56, 115
Schnellender Finger 389
Schnittwunde 1
Schober-Zeichen 477, 508
Schock **25**, 30
- Blase 429
- Index 26
- Lunge 28, 364
- Niere 364
Schrägaufnahmen 423, 428
Schrägfraktur 339
Schrauben 341
Schrittmachertherapie 137
Schrotkugelbrust 148
Schrumpfgallenblase 258
Schublade,Kniegelenk 402
Schüller-Röntgen 463
Schultereckgelenkluxation 372
Schultergelenkluxation 373
Schultergürtel 370
Schürfwunde 1
Schusswunde 1
Schütteltrauma 369
Schwangerschaft
- Diabetes 35
- HIV 48
- Hypertonie 75
- Ikterus 257
- Karpaltunnelsyndrom 482
- Mastitis 145
Schwannom 57, 117, 435, 462
Schwartz-Bartter-Syndrom 310
Schweineklappe 130
Schwerbehindertenrecht 501
Schwindel 70, 463

Stichwortverzeichnis | Seite 527

SCLC.................................. 107
Scribner-Shunt........................ 89
Seddon-Etlg.......................... 480
Segmentbronchien..................... 95
Segmentresektion, Kolon............. 196
Segmentresektion, Lunge............. 110
Sehnenscheidenhygrom.......55, 437
Sehnenverletzung..............350, 388
Seidenpapierknirschen................ 56
Seiler-Schräglage..................... 41
Seitenbänder......................... 402
Seitenventrikel...................... 438
- Weite............................. 440
Sekretin-Pankreozymin-Test...... 268
Sektglasform......................... 165
Sekundärnaht........................... 3
Sekundärneoplasien.................. 497
Selbsthilfegruppen............16, 509
Seldinger-Technik.................... 59
Selektive prox. Vagotomie ..173, 183
Sella turcica....................... 469
Semifundoplicatio **161**, 281
Sengstaken-Blakemore-Sonde . 224, 244
Senkungsabszess..................... 285
Sensibilitätsstörung,dissoziierte. 445
Sensing............................. 137
Sentinel-Lk **14**, 94, 143, 154
Septischer Schock...............25, 293
Septum-pellucidum-Zyste ...440, 457
Sequester........................... 351
Sequesterektomie.................... 352
Serienfraktur....................... 339
Serokonversion...................47, 50
Serom............................6, 437
Seropneumothorax..................... 99
Seropurulente Appendizitis........ 189
Serosa.............................. 158
Serothorax.......................99, 111
Serotonin.......................310, 311
Serratiertes Adenom................. 195
Sertoli-Zelltumor................... 146
S-förmige Niere..................... 287
Shaldon-Katheter..................... 89
Sheehan-Syndrom..............330, 470
Sherren-Dreieck..................... 190
Shimada-Klassifikation............. 499
Shouldice-Op........................ 302
SHT **364**, 432, 448, 449, 450
Shunt,Hämodialyse.................... 89
Shuntvitien......................... 121
SIADH............................... 109
Sichere Frakturzeichen............. 340
Sick-Sinus-Syndrom............31, 137
Siderose............................ 453
Siegelringzellen.................... 175
Sigmadivertikulitis................. 193
Sigmoidoskopie.................195, 201
Silikonantirefluxprothese........... 161
Silikonprothese,Mamma 148, 156
Silikose............................ 114
Simethicon.......................... 269
Simian Vacuolating Virus........... 103
Simmonds-Krankheit................. 469
Simultanprophylaxe..............43, 46
Single-port-Op 191, 255
Singultus........................... 447
Sinterungsfrakturen................. 399
Sinus anales..................203, 206
Sinus lactiferus.................... 143
Sinus pilonidalis................... 206
Sinus sagittalis.................... 438
Sinusknoten......................... 137
Sinusvenenthrombose ..70, 446, 449
Sinus-venosus-Defekt................ 123
SIOP-Klassifikation................. 498
Sipple-Syndrom................316, 317
SI-QIII-Typ.......................... 33

SIRS................................. 25
Sitkowski-Zeichen................... 191
Sitzbein............................ 391
Skalenushypertrophie................. 71
Skalenussyndrom...................... 71
Skaphozephalus...................... 441
Skapulafrakturen.................... 373
Skapularlinie........................ 95
Skelettszintigraphie15, 109, 153, 352
Skeletttumoren...................... 433
Skistock-Verletzung................. 386
Sklerodermie....................57, 159
Sklerosierende Cholangitis......... 249
Sklerosierung........... 87, 210, 245
Skoliose............................. 96
Skybala............................. 208
SLAP-Läsion......................... 375
Sleeve-Gastrektomie................. 180
Sludge-Phänomen...................... 26
Smedal-Etlg......................... 324
Smith-Gayrand-Fraktur............... 383
Sodbrennen.....................159, 160
Soft disc........................... 476
Sokolow-Index....................... 129
Somatostatin...................261, 310
Somatostatinom................35, 331
Somatotropes Hormon................. 468
Sonnenuntergangszeichen............ 439
Soor................................. 49
Sorafenib......................248, 295
Sourcil............................. 395
Spalthaut........................... 359
Spaltlinien d.Haut................. 2, 7
Spann-Gleitlochplatten.............. 341
Spannungspneumothorax 96, 97
Spanverblockung..................... 428
Spasmoanalgesie..................... 291
Spastische Bronchitis............... 105
Spastischer Ileus................... 227
Spastisch-hypertr.Pylorussten..... 488
Spätabszess....................368, 448
Spätdumping-Syndrom................. 178
Spatium interosseum................. 383
Specht-Schienung.................... 377
SPECT................................ 68
Speichenbruch....................... 383
Speicherkrankheiten................. 277
Sphärozytose........................ 276
Sphenoidalphalus.................... 441
Sphinkter Oddi...................... 261
Sphinktermanometrie...........205, 213
Sphinktermyektomie.................. 492
Sphinkterplastik.................... 214
Sphinkterspasmus.................... 208
Sphinktertonus...................... 203
Spickdraht.......................... 341
Spickdrahtosteosynthese............ 384
Spiegel......................102, 228
Spieghel-Hernie..................... 306
Spiegler-Tumoren.................... 57
Spina bifida...................429, 443
Spinalanästhesie...................... 9
Spinale Angiome..................... 475
Spinale Muskelatrophie.............. 481
Spinale Tumoren................473, 479
Spinaler Schock................424, 429
Spiralfraktur....................... 339
Spitzfuß............................ 486
Spitz-Holter-Shunt.................. 440
Spitzschädel........................ 441
Spitzy-Op........................... 305
Splen............................... 274
Splenektomie........................ 276
Splenom............................. 277
Splenomegalie............ 242, 274, 276
Splenoptosis........................ 274
Splenorenaler Shunt................. 245
Splenosis........................... 275

Split-liver....................22, 250
Spondylarthrose..................... 476
Spondylodese........................ 428
Spondylolisthesis...... 429, 444, 479
Spondylose.......................... 476
Spongioblastome..................... 458
Spongiosaplastik...............342, 352
Spontanhypoglykämie................. 313
Spontanpneumothorax................. 98
Spreizfuß........................... 486
Spritzenlähmung..................... 480
Sprungbeinfraktur................... 418
Sprunggelenk
- Arthrose....................414, 415
Sprunggelenkdistorsion............. 414
Sprunggelenkfraktur..........**413**, 485
Sputum.............................. 105
SPV................................. 183
Squatting........................... 121
St.Gallener-Risikoeinteilung....... 152
Stadiengruppierung TNM/UICC ... 14
Staging...**15**, 109, 167, 176, 198, 276, 295
Stakkatomiktion..................... 291
Stammfettsucht................333, 469
Stammvarikosis.................86, 88
Stanford-Etlg........................ 63
Staphylococcus aureus...23, 24, 145
Stapler-Hämorrhoidopexie........... 210
Starling-Hypothese................... 85
Stauffer-Syndrom.................... 295
Stauungspapille..............447, 461
Steal-Effekt..............70, 76, 89
Steatorrhoe......................... 268
Steilstellung....................... 423
Steinabgang......................... 291
Steincholangitis.................... 240
Steiner-Voerner-Syndrom............ 311
Stein-Leventhal-Syndrom ...179, 336
Steinmann-Zeichen.................. 404
Steinschnittlage...............204, 209
Steißbein........................... 422
- Fistel........................... 206
- Teratom......................... 207
Stellschraube..........341, 414, 416
Stellwag-Zeichen.................... 321
Stelzner-Kontinenzorgan........... 203
Stemmer-Zeichen...................... 91
Stenozephalie....................... 441
Stent......... 64, 77, 135, 177, 260
Stent-Retriever-System.............. 68
Stenvers-Röntgen.................... 463
Steppergang....................477, 486
Steppling-Etlg....................... 28
Sterilität.....................336, 469
Steristrips........................... 8
Sterkoralileus...................... 262
Sternoklavikulargelenk............. 370
- Luxation........................ 370
Sternum............................. 422
- Fraktur......................96, 430
- Spalten.......................... 96
Steroiddehydrogenasedefekt........ 335
Stewart-Treves-Syndrom.........92, 156
STH................................. 468
Stichwunde........................ 1, 3
Stiff-neck-Orthese................. 428
Stillen........................145, 146
Stillhütchen........................ 146
Still-Krankheit..................... 277
Stimmbandparese..................... 320
Stippchengallenblase............... 260
Stirnfontanelle..................... 441
Stirnnaht........................... 441
Stoma-Versorgung.................... 236
Stoppa-Op........................... 303
Stoßstangenverletzung............... 411
Stoßwellenlithotripsie..........254, 292
Strahlenfibrose...................... 16

Strangulation 228
Stratum germinativum............... 347
Streckapparatverletzung 409
Strecksehnen 388
Strecksynergismen 447
Streptococcus pyogenes........ 5, 25
Streptokinase 61, 82, 85, 135
Stress.................... 66, 133, 170
Stressfraktur 338, 421
Stressgallenblase 258
Stressulkus....................171, 182
Striae medullaris................. 469
Striae rubrae distensae............ 333
Stridor........................... 318
Stroke unit 68
Struma......................117, **317**
 - lymphomatosa 322
 - maligna 318
Struther-Ligament................. 485
Struvitsteine..................... 290
Strychninvergiftung............... 44
ST-Senkung 134
Stückfraktur 339
Stufenbett........................ 478
Stuhlinkontinenz 213
Stuhlregulierung 210, 211
Stumpfes Bauchtrauma 221
Stumpfkarzinom.................... 179
Sturge-Weber-Syndrom 79, 331, 469
Subarachnoidalblutung 439, 448, **451**
Subclavian-Flap-Technik 123
Subclavian-steal-Syndrom 70
Subcutis 356
Subduralblutung 448, **450**
Subdurales Empyem 448
Subdurales Hygrom 451
Subduralhämatom 367
Subkapitale Humerusfraktur 376
Subklavia-Anzapf-Syndrom 70
Subkutannaht 8
Sublay-Technik 307
Subluxation,Radiusköpfchen 380
Submucosa 158, 163
Subpektoralphlegmone.............. 146
Subpelvine Harnleiterstenose 288
Subphrenischer Abszess 282
Substitutive Transplantation....... 21
Subtrochant.Oberschenkelfraktur 400
Subunguales Hämatom 54, 421
Sucralfat....................171, 172
Sudeck-Syndrom 343, **345**, 384, 481
Sulcus coronarius 118
Sulcus interventricularis 118
Sulcus-ulnaris-Syndrom 484
Sulfasalazin 231, 234
Sulkus-Tumor 112
Sunderland-Etlg................... 480
Supination 380
Supinationstrauma 415
Supinatorsyndrom 480, 483
Supratentorielle Hirntumoren 455
Surfactant......................... 28
Susac-Syndrom..................... 66
Sutura coronalis 441
Sutura frontalis 441
Sutura lambdoidea 441
Sutura sagittalis 441
SV 40 103
Sylvii-Aquaeductus 438
Syme-Amputation 354
Sympathische Reflexdystrophie. 345
Sympathoblastom 499
Symphyse.......................... 391
 - Ruptur 391
 - Sprengung 392
Symptomfreies Intervall 275, 289
Syndaktylie 441
Syndesmose 410, 413

 - Ruptur........................416
Syndrom X 133
Syngene Transplantation 19
Synkinesen 481
Synovektomie 349
Synovialhernie 407
Synovialom 350
Synovialsarkom.... 57, 350, 436, 497
Synovitis 349
Syringobulbie 445
Syringomyelie 71, 443, **445**, 475, 481
Syringostomie 445
Systolikum 131
Szintigraphie,Schilddrüse........319

T

T4-Helfer-Lymphozyten............. 47
Tabakbeutelnaht 9, 191
T-Abstützplatte..................411
Tacrolimus 232, 251, 297
Tailgut-Zyste 205
TAK.............................323
Takayasu-Arteriitis 62, 71
Talgretentionszysten............. 56
Talusfraktur 418, 485
Talusnekrose 418
Talusvorschub....................415
Tamoxifen 155
Tanzende Patella 349, 404
TAPP 303
Tarsalgie 486
Tarsaltunnelsyndrom.......... 480, 485
Tarsus...........................420
Tätowierungen.................... 48
Taussig-Bing-Komplex 128
TAVI-Verfahren 132
Tawara-Schenkel 137
Taxan............................155
Taxis 300
TBG 317
T-Drainage 256
TEA........................... 69, 78
Tear-drop-Fraktur................427
TEE 63, 129, 140
Teerstuhl 224, 244
Teleskop-Phänomen 161
Temperaturdifferenz 191
Tendinitis 390
Tendo calcaneus 416
Tendolyse 389
Tendovaginitis 350, 351
 - crepitans 56
 - stenosans......................389
Ten-Horn-Zeichen 191
Tennisellenbogen 351
TENS 18, 478
Tentorielle Einklemmung 365
Tentorium cerebelli..............455
Tentoriumschlitz.................446
TEP 342, 395, 397, 399, 406
TEPP 303
Teratome 116, 455, 457, 462
Terlipressin 244
Terminales Ileum.................230
Testikuläre Feminisierung 146
Tetanus............................ 42
 - Immunglobulin.................. 44
 - Prophylaxe..................... 46
 - Schutz......................3, 90
Tethered-spinal-cord-Syndrom ... 443
Tetraparese 425
T-Fraktur 400
TGA 127
Thalassämie......................276
Thalidomid 120
Thelitis 145
Thenaratrophie 483
Thenarphlegmone.................. 52

Thermoregulation 23
Thesaurismosen...................440
Thibièrge-Weissenbach-Syndrom 57
Thiersch-Op......................212
Thiersch-Transplantat............359
Thompson-Op 92
Thompson-Test....................417
Thoracic-inlet-Syndrom........... 84
Thoracic-outlet-Syndrom 70
Thorakalniere....................287
Thorakotomie 110
Thorax........................... 95
 - Drainage 363
 - Instabilität 97, 430
 - Kompressionssyndrom............ 70
 - Magen 280
 - Prellung....................... 96
 - Trauma **96**, 139, 429
 - Wandtumoren 106, 113
Thrombektomie.................... 82
Thrombendarteriektomie.. 61, 69, 74, 78
Thrombininhibitor 83
Thromboembolien 66
Thrombolyse..............68, 82, 135
Thrombophilie................. 66, 81
Thrombophlebitis **80**, 88, 90
Thrombose.................. 271, 426
 - arterielle...................... 60
 - par l'effort.................... 84
 - perianale 210
 - venöse.......23, 32, 80, 271, 345
Thromboseprophylaxe **11**, 34, 83, 342, 396, 399
Thrombozytenkonzentrat 503
Thrombozytose................ 81, 277
Thymom 116
Thymus...........................115
Thyreoglobulin-AK 323
Thyreoidale Autonomie............320
Thyreoideastimulier.Hormon.......468
Thyreoidektomie 323, 325, 326
Thyreoiditis 318, **322**
 - De Quervain............... 320, 322
Thyreostatika....................321
Thyreotoxische Krise 322, 469
Thyreotropin 468
Thyroxin.........................317
Thyroxinbindendes Globulin 317
TIA 60, **65**
Tibia 410
 - Fraktur........................411
 - Gelenkfraktur..................412
 - Kantensyndrom.................351
 - Kopffraktur.............. 405, 410
Tibialis-Logen-Syndrom 343
Tiefe Venenthrombose 80
Tiefer Ileus.....................228
Tiegel-Kanüle 98
Tietze-Syndrom 136
Tiffeneau-Test 110
TIG 44
Tinel-Hoffmann-Zeichen 481
Tinnitus.........................463
TIPSS............................245
TNM-Klassifikation............... 13
Tollwut.......................44, 45
TOLOSA-HUNT-Syndrom.............453
Toremifen 155
Torkildsen-Ventrikeldrainage 440
Torsionsfraktur 339
Torsionsovar................ 192, 217
Tossy-Etlg.......................372
Totale Lungenvenenfehlmündung
    ....121, **127**
Totalendoprothese **342**, 395, 397, 399, 406
Totenlade 351
Totenstille 219, 228, 230
Toupet-Semifundoplicatio 161

Stichwortverzeichnis | Seite 529

Tourniquet ... 59
- Syndrom ... 62, 344
Toxic shock syndrome ... 29
Toxic shock-like syndrome 5, 25, 353
Toxisches Megakolon . 229, 234, 493
Toxoplasmose ... 48, 94
TP53-Gen ... 150
Tr.arteriosus communis ... 120
Tr.coeliacus . 72, 169, 176, 182, 189, 238, 261, 274, 278
Tr.pulmonalis ... 118
Tr.thyrocervicalis ... 317
Trac.corticospinalis ... 473
Trac.iliotibialis ... 402
Trac.pyramidalis ... 473
Trac.spinothalamicus ... 473
Trachea ... 95
Trachealbifurkation ... 95
Trachealstenose ... 369
Tracheazielaufnahme ... 319
Tracheobronchialbaum ... 95
Tracheomalazie ... 320, 369
Tracheostoma ... 359, 369
Tracheotomie ... 369
TRAK ... 321
Traktionsdivertikel ... 163
Tramadol ... 17, 291
TRAM-Flap ... 154
Transmurale Entzündung ... 230
Transösophageale Sonographie .. 63
Transossäre Ausziehnaht ... 389
Transplantatbiopsie ... 142
Transplantation ... 19
- Dünndarm ... 73, 188
- Hand/Arm ... 355
- Haut ... 359
- Herz ... 141
- Leber ... 249
- Lunge ... 114
- Niere ... 296
- Pankreas ... 272
Transposition großer Arterien ... 120, **127**
Transskapuläre Rö-Aufnahme ... 374
Transsphinktere Fisteln ... 204
Transsudat ... 99
Transversorektostomie ... 199
Transversumresektion ... 199
Trastuzumab ... 155
Traumatische Psychose ... 367
Traumatologie ... 338
Traverso-Longmire-Op ... 269, 271
Treitz-Band ... 182, 223
Treitz-Hernie ... 309
Trendelenburg-Hinken ... 477
Trendelenburg-Test ... 86
Trepanation ... 367, 447
Tribasilarsynostose ... 441
Trichlorethylen ... 294
Trichterbrust ... 96
Trigonozephalus ... 441
Trigonum lumbale ... 308
Trikuspidalklappe ... 127, 129
- Atresie ... 120, 127
- Fehler ... 133
- Fibrose ... 311
Triple-A-Syndrom ... 164
Triple-negativ-Mammakarzinom. 153
Triple-Therapie ... 170, 172, 183
Tripus Halleri ... 238, 274
Trismus ... 42
Trisomie 21 ... 120, 164
Trochanter major ... 40
Trochlea ... 378
Trochoginglymus ... 402
Trommelschlägelfinger ... 105, 121
Trommlerlähmung ... 484
Trousseau-Syndrom ... 81
Trümmerfraktur ... 339
Truncus ... siehe Tr.

Trypanosoma cruzi ... 164
Trypsin ... 263
Tscherne- u. Oestern-Etlg. ... 338
Tschmarke-Zeichen ... 81
TSH ... 317, 468
TSI ... 321
Tuber calcanei ... 416, 419
Tuberculum supraglenoidale ... 379
Tubergelenkwinkel ... 419
Tuberkulose 34, 48, 94, 99, 101, **105**, 106, 112, 113, 117, 146, 170, 200, 225, 227, 233, 322, 349, 353
Tuberöse Sklerose ... 294
Tuberositas radii ... 379
Tuberositas tibiae ... 409
Tubuläres Adenom ... 195
Tubulovillöses Adenom ... 195
Tumeszenz-Lokalanästhesie .. 9, 147
Tumorblutung ... 448
Tumoren, Kindesalter ... 496
Tumoren, Zwerchfell ... 282
Tumorklassifikation ... 13
Tumormarker ... 15, 472, **503**
Tumornachsorge ... **15**, 200
Tumornekrosefaktor-α ... 232
Tumor-plop ... 140
Tumorschmerzen ... 16
Tumorsuppressorgene ... 436
Tunica mucosae ... 163
Turbantumor ... 57
Turcot-Syndrom ... 194
Turmschädel ... 441
Turnbull-Op ... 235
Turner-Syndrom ... 120
Turrizephalus ... 441
Twiddler-Syndrom ... 138
Typhlitis ... 189
Typhus abdominalis ... 233

U

Übelkeit - DD ... 220
Überbein ... 55
Übergangsfraktur ... 347
Überlaufblase ... 425
UFN ... 401
UHN ... 341, 377
Uhrglasnägel ... 105
UICC-Stadiengruppierung ... 14
Ulcus cruris ... 41, 86, **88**
Ulcus Dieulafoy ... 174
Ulcus duodeni ... **182**, 218, 220
Ulcus molle ... 205
Ulcus recti simplex ... 212
Ulcus trophoneuroticum ... 89
Ulcus ventriculi ... 170, **171**, 174
Ulkusfinger ... 172
Ulkusnische ... 172
Ulkusperforation ... 173, 292
Ulkuswall ... 173
Ullrich-Turner-Syndrom ... 120, 145
Ulnarislähmung ... 484
Ulnarisrinnensyndrom ... 484
Ultraschalldensitometrie ... 399
Ultraschallfeindiagnostik ... 121, 496
Ulzero-phlegmon. Appendizitis ... 189
Umlagern ... 41
U-Naht ... 9
Underlay-Technik ... 307
Unfallchirurgie ... 338
Unfallversicherung ... 501
Unguis incarnatus ... 53
Unhappy-Triad-Verletzung ... 403
Unkarthrose ... 476
Unreamed femur nail ... 401
Unterarmfrakturen ... 382
Unterarmschaftfraktur ... 382
Untere GI-Blutung ... 223

Unterer Ösophagussphinkter ... 159
Unterkühlung ... 361
Unterschenkel ... 410
- Amputation ... 353
- Frakturen ... 411
- Venenthrombose ... 81
UÖS ... 159, 164
Upside-down-stomach ... 280
Urachusfistel ... 495
Uranexposition ... 106
Uranokoloboma ... 495
Uranoplastik ... 496
Uranoschisis ... 495
Uratsteine ... 290
Ureter ... 286
- Abgangsstenose ... 288
- Hals ... 286
- Stenose ... 288
Ureterolithiasis ... 290
Ureterolithotomie ... 292
Ureterolyse ... 284
Urikosurika ... 290
Urinom ... 289
Urokinase ... 61, 82, 85
Urolithiasis ... 285, **290**
Urolitholyse ... 291
Urosepsis ... 292
Urostoma ... 237
Ursodeoxycholsäure ... 254
USG ... 413
USP ... 7
Usuren ... 123
Uterus-Gasödem ... 44

V

V.axillaris ... 84
V.cava ... 81, 295
- Schirm ... 34
V.cephalica ... 89
V.coronaria ventriculi ... 175
V.femoralis ... 88
V.iliaca int. ... 203
V.portae ... 182, **238**, 261
- Hypoplasie ... 242
- Thrombose ... 242
V.renalis ... 286
V.saphena ... 81, 85
V.subclavia ... 84
V.thyreoidea ... 317
Vakuumversiegelung ... 41, 88
Vanillinmandelsäure ... 331
Varikophlebitis ... 80
Variköse Lymphektasie ... 93
Varikosis ... 33, 79, 83, **85**, 88, 303
Varikozele ... 295, 303
Varizellen ... 48
Varizen ... 85
Vaskulitis ... 30
Vasoaktives intestin. Polypeptid .. 315
Vasopressin ... 468
Vasovagale Synkope ... 31
Venen ... 80
- Entzündung ... 80
- Stern ... 85
- Stripping ... 87
- Thrombose ... 80
Venerische Infekte ... 205
Venöse Gangrän ... 83
Venöse Insuffizienz ... 88
Ventilinsuffizienz ... 440
Ventilpneumothorax ... 98
Ventrale Fusion ... 428
Ventriculus dexter, -sinister ... 118
Ventrikeldrainage ... 440, 449, 453
Ventrikelrekonstruktion ... 138
Ventrikelseptumdefekt 120, **125**, 126
Ventrikulo-atrialer Shunt ... 440
Ventrikuloaurikulostomie ... 440
Ventrikulozisternostomie ... 440

Stichwortverzeichnis

Verbrauchskoagulopathie 26, **29**, 66, 293
Verbrennungen 6, 25, 344, **356**
Verbrennungskrankheit 356
Verbundosteosynthese 342
Vergiftungen 31, 32
Verkalkungen,Gehirn 460
Verkehrsunfall 362, 426
Verletzungskrankheit 362
Vermis cerebelli 461
Verner-Morrison-Syndrom .310, 315, 331
Vernichtungskopfschmerz 452
Verrenkung 348
Verriegelungsnagel 401, 411
Verschlusshydrozephalus 439
Verschmelzungsnieren 287
Vertebra prominens 422
Vertebroplastie 428
Verwandtenspende 22
Verzögerte Bruchheilung 343
Vesica fellea 252
Vesikoumbilikalfistel 495
Vicryl 7
Videokapsel-Endoskopie 188
Villöses Adenom 195
Vinylchloridintoxikation 242
VIP 310, 315
VIPom 315
Virchow-Lk 169, 175
Virchow-Trias 80
Virusäquivalente 50
Viszerale Lymphzysten 93
Viszerales Peritoneum 225
Viszeralgefäßverschlüsse 72
Viszero-viszerale Reflexe 218
Vit. B12 .... 169, 170, 177, 178, 185
Vit. C 3
Vit. D 327, 400
Vitalkapazität 109
Vogt-Etlg. (Ösophagusatresie)... 487
Volkmann-Dreieck 414
Volkmann-Muskelkontraktur 343
Vollhauttransplantation 360
Vollmar-Etlg. (Arterienverletzung) 58
Vollmar-Etlg. (AV-Fisteln) 79
Vollmondgesicht 333
Volumenersatz 27
Volumenmangelschock 25, 283
Volvulus 228, 489, 490
Vordere Schublade 402
Vorhofflimmern 60, 66, 72, 137
Vorhofmyxom 60, 140
Vorhofseptumdefekt 66, 120, **123**
Vorpostenfalte 208
Vorsorge 196, 200
V-Phlegmone 52
VSD 125, 126

W

Wachkoma 368
Wächterlymphknoten 14
Wachtposten,fibröser 208
WAGR-Syndrom 497
Wahleingriff 10
Wallace-Neunerregel 357
Waller-Axondegeneration 480
Wallstent 260
Wandermilz 274
Wandernieren 288
Warfarin 61, 69, 82
Warmer Knoten 319

Warren-Shunt 245
Warzenhof 143
Wasserhaushaltstörungen 38
Wasserkopf 438
Wasting-Syndrom 48
Waterhouse-Friedrichsen-Syndr. ..29
WDHH-Syndrom 315
Weber-Derotationsosteotomie ... 375
Weber-Etlg. (Sprunggelenk) 413
Weber-Sprunggelenkfraktur 403, **413**
Weber-Syndrom 79
Wechselschnitt 191
Wedge resection 110, 113
Weichteilsarkome 113, 435
Weichteilschaden 342
Weichteiltumoren . 57, 353, **435**, 497
Wells-Op 212
Wermer-Syndrom 316
West-Haven-Einteilung 244
Whiplash injury 422
Whipple-Op 260, 269, 271
Whipple-Trias 313
Widmer-Etlg. (Varikosis) 86
Wiedemann-Beckwith-Syndrom .497
Willebrand-Jürgens-Syndrom 11
Williams-Campbell-Syndrom 105
Wilms-Tumor 294, 472, **497**, 500
Winiwarter-Buerger-Krankheit 76
Winkelstabile Platte 341, 376
Winterstein-Fraktur 386
Wirbelfrakturen 424, 425
Wirbelkanalstenose 476
Wirbelkörperfrakturen 426
Wirbelsäule 422
 - Fixateur 428
 - Frakturen 426
Wirsungi-Ductus 261
Wismut 172
Witwenbuckel 399
Witzel-Fistel 167, 177
Wochenbett 145
Wolfsrachen 495
Wolter-Etlg. 427
Wolter-Platte 373
Wuchereria bancrofti 91
Wunde 1
 - Behandlung 2, 4
 - Heilung 1
 - Heilungsstörungen . **3**, 38, 76, 136, 354, 437
 - Infektion **4**, 343, 360
 - Keloid 6
 - Ruptur 5
 - Versorgung 2
Wundstarrkrampf 42
Wurmfortsatzentzündung 189
Wurzelkompressionssyndrom .. 476
Wurzeltod 477

X

Xanthinoxidasemangel 290
Xanthom 116
Xenogene Transplantation 19
Xiphoid 305

Y

Y-Anastomose n.Roux 173, 177
Yersinia pseudotuberculosis 192
Yersinien 94, 233, 349
Y-Fraktur 378, 400, 410
Y-Prothese 64, 78
Y-Symbol 14

Z

Zanca-Syndrom 194
Zangenfixateur 342
Zehenamputation 354
Zehenverletzung 421
Zeiss-Schlinge 292
Zellweger-Syndrom 440
Zementierte Prothese 395
Zenker-Divertikel 159, 163
Zentraler Venendruck 26, 503
Zentralisation 26
Zephale Phase 171
Zerebrale Metastasen 455
Zerebralparese,infantile 440
Zerebrovaskuläre Insuffizienz 65
Zerrung 348
Zervikale Myelopathie 475, 479
Zinkleimverband 411
Zirbeldrüse 310, 461
ZNS-Lymphome 49
ZNS-Tumoren **454**, 497
Zollinger-Ellison-Syndrom ...171, 182, 184, 310, **312**, 331
Zona anocutanea 203
Zona fasciculata 330, 333
Zona glomerulosa 330, 334
Zona haemorrhoidalis 209
Zona reticularis 330
Z-Sehnenverlängerung 389
Zuchthaut 360
Zuckerkrankheit 35
Zuelzer-Wilson-Syndrom 492
Zuggurtung 341, 408
Zugschraube 341
Zustimmungslösung 20
ZVD 26, 503
Zweietagenfraktur 339
Zweigipfliges P 129
Zweihöhlenverletzung 97
Zwerchfell 278
 - Hernien 279, 299
 - Hochstand 282
 - Kontusion 222
 - Ruptur 97, 278, 279
 - Tiefstand 282
 - Tumoren 282
Zwergniere 287
Zwiebelschalenformationen 465
Zwölffingerdarmgeschwür 182
Zyanotische Herzfehler 120
Zyklusstörungen 469
Zylindrom 57, 112
Zystadenokarzinom 240
Zyste
 - Gallengang 252
 - Kniegelenk (Baker) 407
 - Knochen 352, 433
 - Leber 240
 - Meniskus 405
 - Milz 274
 - Nebennieren 337
 - Niere 287
 - Pankreas 262
 - Septum pellucidum ... 440, 457
Zystennieren 287, 296, 453
Zystinurie 290
Zystische Adenomatose 96
Zystische Fibrose 105, 114, 236, **262**, 493
Zystojejunostomie 266, 269
Zytomegalie 48, 114
Zytostatika 155, 171, 290

Pädiatrie

Unser Kurzlehrbuch für die gesamte Pädiatrie von Dres. M. Eppinger und M. Müller gibt einen kurzgefassten, vollständigen Überblick über das komplette **kinderheilkundliche Stoffgebiet** in einem streng didaktisch, gegliederten Aufbau. Berücksichtigt wurden **viele wichtige Lehrbücher** und die **aktuellen klinischen Fachzeitschriften**, die internationale Klassifikation der Krankheiten **ICD-10**, der Gegenstandskatalog sowie die allgemein gebräuchlichen, **klinischen Einteilungen** sowie alle bekannten **Selbsthilfeorganisationen** und Internet-Adressen.

- Alle Gebiete der Kinderheilkunde
- Didaktisch, streng gegliederter Aufbau
- Modernste Satz- und Drucktechnik, klares Schriftbild
- Stets aktuell durch ständige Neuauflagen
- Günstiger Preis

PÄDIATRIE

FÜR STUDIUM UND PRAXIS

Unter Berücksichtigung des Gegenstandskataloges und der mündlichen Examina in den Ärztlichen Prüfungen

Eppinger • Müller

Medizinische Verlags- und Informationsdienste • Breisach

Neurologie u. Psychiatrie

Unser Kurzlehrbuch für die gesamten Gebiete der beiden Fächer **Neurologie** und **Psychiatrie** von Dres. C. Gleixner, M. Müller und S. Wirth gibt einen **kurzgefassten, vollständigen Überblick** über das komplette nervenheilkundliche Stoffgebiet in einem streng didaktisch, gegliederten Aufbau. Berücksichtigt wurden **viele wichtige Lehrbücher** und die **aktuellen klinischen Fachzeitschriften**, die internationale Klassifikation der Krankheiten **ICD-10**, der Gegenstandskatalog sowie die allgemein gebräuchlichen, **klinischen Einteilungen**.

- Alle Gebiete der Neurologie und Psychiatrie
- Didaktisch, streng gegliederter Aufbau
- Stets aktuell durch ständige Neuauflagen
- Mit herausnehmbarer NEURO-/PSY-Taschenkarte
- Günstiger Preis

NEUROLOGIE UND PSYCHIATRIE

FÜR STUDIUM UND PRAXIS

Unter Berücksichtigung des Gegenstandskataloges und der mündlichen Examina in den Ärztlichen Prüfungen

Gleixner • Müller • Wirth

Medizinische Verlags- und Informationsdienste • Breisach

Mengenpreise, Antiquariat u. Mängelexemplare auf Anfrage (E-Mail: med.verlag-dr.mueller@t-online.de)

Gynäkologie u. Urologie

Unser Kurzlehrbuch für die gesamten Gebiete der **Gynäkologie** und **Urologie** von Dres. P. Haag, N. Hanhart und M. Müller gibt einen **kurzgefassten, vollständigen Überblick** über die Gynäkologie, Geburtshilfe, Reproduktionsmedizin, Venerologie, Urologie und die Andrologie in einem streng didaktisch, gegliederten Aufbau. Berücksichtigt wurden **viele wichtige Lehrbücher** und die **aktuellen klinischen Fachzeitschriften**, die internationale Klassifikation der Krankheiten **ICD-10**, der Gegenstandskatalog sowie die allgemein gebräuchlichen, **klinischen Einteilungen.**

- Alle Gebiete der Gynäkologie und Urologie
- Didaktisch, streng gegliederter Aufbau
- Stets aktuell durch ständige Neuauflagen
- Mit herausnehmbarer GYN-Taschenkarte
- Günstiger Preis

GYNÄKOLOGIE
UND
UROLOGIE

FÜR STUDIUM UND PRAXIS

Unter Berücksichtigung des Gegenstands-Kataloges und der mündlichen Examina in den Ärztlichen Prüfungen

Haag • Hanhart • Müller

Medizinische Verlags- und Informationsdienste • Breisach

ORTHOPÄDIE
UND
UNFALLCHIRURGIE

FÜR STUDIUM UND PRAXIS

Unter Berücksichtigung des Gegenstands-Kataloges und der mündlichen Examina in den Ärztlichen Prüfungen

Elsen • Eppinger • Müller

Medizinische Verlags- und Informationsdienste • Breisach

Orthopädie u. Unfallchirurgie

Unser neues Kurzlehrbuch für die gesamten Gebiete der **Orthopädie** und **Unfallchirurgie** von Dres. A. Elsen, M. Eppinger und M. Müller gibt einen **kurzgefassten, vollständigen Überblick** über die Orthopädie, Traumatologie, Rheumatologie und Sportmedizin in einem streng didaktisch, gegliederten Aufbau. Berücksichtigt wurden **viele wichtige Lehrbücher** und die **aktuellen klinischen Fachzeitschriften**, der **ICD-10**, die AO-Klassifikation, der Gegenstandskatalog sowie die allgemein gebräuchlichen, **klinischen Einteilungen.**

- Alle Gebiete der Orthopädie und Traumatologie
- Didaktisch, streng gegliederter Aufbau
- Modernste Satz- und Drucktechnik, klares Schriftbild
- Stets aktuell durch ständige Neuauflagen
- Günstiger Preis

Mengenpreise, Antiquariat u. Mängelexemplare auf Anfrage (E-Mail: med.verlag-dr.mueller@t-online.de)